原 著
第3版

吸入
毒理学

Inhalation Toxicology (3rd ed)

(美)哈里·塞勒姆　悉尼 A.卡茨　主编
Harry Salem　　Sidney A. Katz

胡清源　聂广军　等译

化学工业出版社

·北京·

内容简介

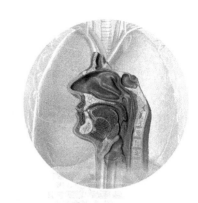

　　《吸入毒理学》作者为来自学术界、工业界和政府机构的科学家，他们从不同角度全面阐释了呼吸系统和吸入物质毒理学之间的关系。本书涵盖了以下主题：①暴露和试验相关的法规；②试验设备和程序；③呼吸过敏症和呼吸道的刺激；④风险评估；⑤毒理学理论；⑥毒理学建模；⑦几种毒性物质的毒效应。阐述了从空气中颗粒物的收集和表征，到石棉纤维和纳米颗粒吸入毒理学，以及体内反应的肺芯片技术的发展等内容，同时每个主题结尾还附有发人深省的思考题及答案。适合为实践者和学生提供一本实用的教材。

　　北京市版权局著作权合同登记号：01-2021-4546

图书在版编目（CIP）数据

　　吸入毒理学 /（美）哈里·塞勒姆（Harry Salem），（美）悉尼 A. 卡茨（Sidney A. Katz）主编；胡清源等译. —北京：化学工业出版社，2022.7

　　书名原文：Inhalation Toxicology

　　ISBN 978-7-122-41068-9

　　Ⅰ.①吸… Ⅱ.①哈… ②悉… ③胡… Ⅲ.①呼吸系统疾病-临床医学-毒理学 Ⅳ.①R595.9

　　中国版本图书馆 CIP 数据核字（2022）第 049282 号

责任编辑：李晓红	文字编辑：毕梅芳　师明远
责任校对：王　静	装帧设计：刘丽华

出版发行：化学工业出版社（北京市东城区青年湖南街 13 号　邮政编码 100011）
印　　装：北京建宏印刷有限公司
787mm×1092mm　1/16　印张 36　字数 839 千字　2022 年 9 月北京第 1 版第 1 次印刷

购书咨询：010-64518888　　　　　　售后服务：010-64518899
网　　址：http://www.cip.com.cn
凡购买本书，如有缺损质量问题，本社销售中心负责调换。

定　　价：298.00 元　　　　　　　　　　　　　版权所有　违者必究

译者人员名单
Translators

主　译　胡清源　聂广军

副主译　侯宏卫　田雨闪　黄　龙　刘兴余　王红娟

其他翻译人员：

李　丹	陈　欢	王立云	付亚宁	罗诚浩	魏　敏	王丽达	韩书磊
刘　彤	庞登红	董爱君	陈莉莎	路丰军	李仙美	刘兴乐	马淑浩
李　冉	严莉红	王文明	王　昊	吴佳彤	彤　霖	唐家优	刘　磊
李世刚	何昀潞	王露璐	祝　浩	张曼滢	张　璟	刘　敏	吴　峤
肖静淑	吴夏青	李　俊	周文娟				

编写人员名单
Contributors

Melvin E. Andersen
The Hamner Institutes for Health Sciences
Research Triangle Park, North Carolina

Bryan Ballantyne (deceased)
Consultant
Charleston, West Virginia

David M. Bernstein
Consultant
Geneva, Switzerland

Vincent Castranova
Health Effects Laboratory Division
National Institute for Occupational Safety and Health
Morgantown, West Virginia

Finis Cavender
Cavender Enterprises, Inc.
Highland Haven, Texas

Harvey J. Clewell III
Center for Human Health Assessment
The Hamner Institutes for Health Sciences
Research Triangle Park, North Carolina

Stephanie Cole
Edgewood Chemical Biological Center
US Army
Aberdeen, Maryland

Rhian B. Cope
Toxicology Excellence for Risk Assessment
Cincinnati, Ohio

Joseph L. Corriveau
Edgewood Chemical Biological Center
US Army
Aberdeen, Maryland

Russell Dorsey
Edgewood Chemical Biological Center
US Army
Aberdeen, Maryland

Mike Dourson
Toxicology Excellence for Risk Assessment
Cincinnati, Ohio

Arik Eisenkraft
NBC Protection Division
Office of the Assistant Minister of Defense for
 CBRN Defense
Ministry of Defense
Tel Aviv, Israel

Nabil M. Elsayed
Independent Consultant
Chatham, New Jersy

Avshalom Falk
NBC Protection Division
Israeli Ministry of Defense
Tel Aviv, Israel

Michael Feasel
Edgewood Chemical Biological Center
US Army
Aberdeen, Maryland

Shayne C. Gad
Gad Consulting Services
Cary, North Carolina

Brian E. Hawkins
Battelle
CBRNE Defense—Threat Assessment
Columbus, Ohio

Terry J. Henderson
Edgewood Chemical Biological Center
US Army
Aberdeen, Maryland

Tom Ingersoll
Joint CBRN Center of Excellence
Defense Threat Reduction Agency
Aberdeen, Maryland

Gregor Jereb
Department of Health Sciences
University of Ljubljana
Ljubljana, Slovenia
and
School for Environmental Sciences
University of Nova Gorica
Nova Gorica, Slovenia

Pius Joseph
Toxicology and Molecular Biology Branch
National Institute for Occupational Safety and Health
Morgantown, West Virginia

Sidney A. Katz
School for Environmental Sciences
University of Nova Gorica
Nova Gorica, Slovenia
and
Department of Chemistry
Rutgers University at Camden
Camden, New Jersey

Steven G. Kelsen
Division of Pulmonary, Critical Care, and
    Allergy Medicine
Department of Medicine
School of Medicine
Temple University
Philadelphia, Pennsylvania

Albert P. Li
In Vitro ADMET Laboratories, LLC
Columbia, Maryland

Wenli Li
Department of Toxicology
Fourth Military Medical University
Xi'an, Shaanxi, People's Republic of China

Paul J. Lioy
Robert Wood Johnson Medical School
Rutgers, The State University of New Jersey
and
Environmental and Occupational Health Sciences
    Institute
Piscataway, New Jersey

Janna Madren-Whalley
Edgewood Chemical Biological Center
US Army
Aberdeen, Maryland

Gediminas Mainelis
Department of Environmental Sciences
Rutgers, The State University of New Jersey
New Brunswick, New Jersey

Loyda B. Mendez
Department of Microbiology and Molecular
  Genetics
University of California at Irvine
Irvine, California

Glenn Milner
Principal Toxicologist
Center for Toxicology and Environmental Health
North Little Rock, Arkansas

Janet Moser
Chemical Security Analysis Center
US Department of Homeland Security
Gunpowder, Maryland

Patricia Nance
Toxicology Excellence for Risk Assessment
Cincinnati, Ohio

Yevgen Nazarenko
Department of Atmospheric and Oceanic
  Sciences
McGill University
Montréal, Québec, Canada

Michael J. Oldham
Regulatory Affairs

Altria Client Services
Virginia Commonwealth University
Richmond, Virginia

Jonathan Oyler
Medical Research Institute of Chemical Defense
US Army
Aberdeen, Maryland

Juergen Pauluhn
Department of Experimental Toxicology-
  Inhalation
Bayer Pharma AG
Wuppertal, Germany

Robert F. Phalen
Health Effects Laboratory Division
Centers for Disease Control and Prevention
University of California at Irvine
Irvine, California

Borut Poljšak
Departmant of Health Sciences
University of Ljubljana
Ljubljana, Slovenia
and
School for Environmental Sciences
University of Nova Gorica
Nova Gorica, Slovenia

Dale W. Porter
Health Effects Laboratory Division
National Institute for Occupational Safety and
  Health
Morgantown, West Virginia

Patricia Richter
Office on Smoking and Health

Centers for Disease Control and Prevention
Atlanta, Georgia

Harry Salem
Edgewood Chemical Biological Center
US Army
Aberdeen, Maryland

Jeffry D. Schroeter
Applied Research Associates, Inc.
Raleigh, North Carolina

Rajendran Sellamuthu
Department of Environmental Health
School of Public Health
Indiana University
Bloomington, Indiana

Douglas R. Sommerville
Edgewood Chemical Biological Center
US Army
Aberdeen, Maryland

Shuichi Takayama
Department of Biomedical Engineering
Biointerfaces Institute
University of Michigan
Ann Arbor, Michigan

Christina Umbright
Toxicology and Molecular Biology Branch

National Institute for Occupational Safety and
  Health
Morgantown, West Virginia

Joshua B. White
Department of Biomedical Engineering
Biointerfaces Institute
University of Michigan
Ann Arbor, Michigan

Ian C. Whittaker
Battelle
CBRNE Defense—Threat Assessment
Columbus, Ohio

Patrick H. Wilson
Battelle
CBRNE Defense—Threat Assessment
Columbus, Ohio

David J. Winkel
Battelle
CBRNE Defense—Threat Assessment
Columbus, Ohio

Chao Zhang
Department of Biomedical Engineering
Biointerfaces Institute
University of Michigan
Ann Arbor, Michigan

前言

Preface

人体受到外部环境中大量化学物质暴露的影响。大气作为环境中的最大组分，是人体三个毒性来源之一，而肺是该环境条件下的最大接触暴露器官。

保护肺部不受环境中有害化学物质的影响，往往比保护人体不受摄入和皮肤吸收的危害更困难。在职业和家庭环境中，有害化学物质通过肺部进入人体。在经常与空气一起吸入的物质中，有一系列自然和人为来源的气体、气溶胶和微粒。此外，有些人偶尔还会吸入治疗性药物和/或滥用药物。

《吸入毒理学》的目的是为有实践经验的专业人士和有抱负的学生提供实用的教科书，内容涵盖了学术、商业/工业和政府部门科学家的贡献，重点关注暴露和测试、测试设备和程序、呼吸道过敏和呼吸道刺激、风险评估、毒理学理论和毒理学建模及监管方面，以及某些个别毒物的毒性作用。这些贡献者来自中国、德国、以色列、斯洛文尼亚、瑞士和美国。

《吸入毒理学》指出，$100m^2$ 的肺表面积和 $15L/min$ 的呼吸速率为有毒的和治疗性化学品进入人体提供了一个重要的机会。通过肺泡-气体界面的转移是非常快速的，且常常以大的分配系数得以增强。

《吸入毒理学》英文版第三版包含了空气中颗粒物的收集和表征、石棉纤维和纳米颗粒的吸入毒理学、肺芯片技术的发展用于预测体内反应等主题章节。为了提高其教育效用，在每一章的末尾添加了一些发人深省的问题和答案。

我们对 Phyllis Meltzer 富有同情心的友谊深表感激。她的支持和鼓励使 Harry Salem 得以挺过失去亲人的痛苦，并继续专注于这个世界上的生活。

特别感谢 Donna M. Hoffman 和出版商，有了他们的帮助才使得该书得以顺利出版。

Harry Salem

Sidney A. Katz

主编简介

Editors

Harry Salem，理学博士，现任马里兰州阿伯丁试验场美国陆军埃奇伍德化学生物中心首席科学家。他曾担任德雷塞尔大学、罗格斯大学、天普大学、宾西法尼亚大学的访问教授，并在制药行业和商业毒理学实验室担任多种职务。他也曾担任 *the Journal of Applied Toxicology* 的主编。他于 2001 年当选为毒理学学会（SoT）委员，也是纽约科学院、美国临床药理学会、美国毒理学会和美国毒理科学院的成员。

Sidney A. Katz 博士，美国罗格斯大学卡姆登分校化学荣誉退休教授。在此期间，他被邀请到加拿大、英国、德国、匈牙利、斯洛文尼亚和南非担任客座教授。他曾在美国陆军埃奇伍德化学生物中心担任研究员，在伦敦大学反应堆中心担任北约高级研究员。他还获得了两项 NSF/AEC 博士后奖学金。在学术生涯之前，他曾在杜邦公司和 R. M. Hollingshead Corporation 担任技术职务。1997～2002 年，他担任新泽西州危险废物设施选址专员。他主要致力于环境生物分析化学的研究。

导言

Introduction

Dorato（1990）在总结吸入性研究的材料和方法时表示，吸入研究经过一百多年的发展，虽然基本原理几乎没有改变，但吸入技术一直处于不断发展中。他概述了暴露室设计、试验材料的引入和浓度的确定、毒性的评估、受试者的护理等方面取得的重大进展。

除了《吸入毒理学概论》（Dorato, 1990）所述的进展外，用动物替代品进行毒理学试验的趋势已成为一种更加接受的研究方法。正常的人气管-支气管上皮细胞已被通过使用无血清培养基形成一个三维的、类似呼吸道上皮组织的结构。这种材料可从Mat Tek 公司（马萨诸塞州亚什兰）以 EpiAirways™ 的形式购买。EpiAirways™ 在吸入毒理学研究中的众多用途包括在职业领域检测引发哮喘的媒介，通过鼻腔途径评估药物的递送效率（Quay 等，2001）以及与牛鼻外植体进行鼻腔药物转运的比较（Chemuturi 等，2005）。尽管 EpiAirways™ 已在吸入毒理学研究中开展了广泛的应用，但作为一个静态模型来描述动态系统还存在不足。肺芯片模型能够避免这种问题。

正如 Takayama 等人在第 3 章中指出的，微流体领域的最新进展推动了肺芯片技术的发展。肺器官芯片通常不是整个肺的模型或者用于动物或人类气体交换的装置，而是增强体外细胞培养模型，以提高预测化学毒性和/或药效，获得肺部病理生理学的见解。这类装置的一个应用实例是，预测在相同的剂量和相同时间内肿瘤患者接受白介素-2 药物治疗后诱发肺水肿的毒性。这些研究还导致了潜在的新疗法的出现，包括血管生成素-1 和一种新的瞬时受体电位香草醛四离子通道抑制剂，它们可能在未来能够阻止白介素-2 这种毒性物质对生命的威胁（Huh 等，2012）。这一成就被认为是在模仿器官方面取得的重大进展，这类装置可以作为治疗多种疾病的新药的试验场。肺器官芯片不仅能模拟严重的呼吸系统疾病，而且还能准确预测导致该疾病的化合物的毒性以及新药防治该疾病的能力（Service, 2012）。未来肺芯片技术的进步可以减少对更慢、更昂贵、极具争议性的动物试验的需求，同时促进更有效的药物开发和患者治疗。

技术的新发展有时与危害及利益相关。材料的危险因素引发了其释放到环境中以及随后人类和动物暴露的可能性的问题。Nazarenko 等（第 9 章），Porter 和 Castranove（第 10 章）从不同的角度解决了这些问题。纳米技术作为一门新科学，其在暴露方面的研究还不完善。目前的风险评估可能是保守的（Rudd, 2008; Seaton 等, 2009; Goldstein, 2010; Sahu 和 Prusty, 2010）。由于研究中的空白与更多的信息有关，因此将来会重新进行风险评估。

第 5 章中，Hawkins 等人坚持应用吸入毒理学的概念，通过对健康结果的预测建模来提出减轻后果策略，这是 21 世纪毒理学的一个重要方面。这需要特殊的终点，根据毒理学信息对描述这些终点的剂量-反应数据进行统计估计，以及严谨的剂量-反应关系的数学计算。毒理学概念的误用可能导致对后果的夸大估计，可能使决策者感到困惑甚至误导决策者。这种情况在应急响应和扩散建模分析中经常遇到，这些分析基于防护指南［如急性暴露指导水平（AEGL）］来描述后果。这样的分析通常会高估结果。结合数学、统计和毒理学技术的多学科方法可以确保预测建模在合理毒理学概念的基础上提供最好的指导。

吸入风险评估侧重于确定急性应急响应指导值，如 ERPG（应急响应规划指南）或 AEGL（急性暴露指导水平），需要定量评估非致命影响出发点（POD）的浓度时间（$c \times t$）影响。实验/数学程序可用于估算多次暴露持续时间，以调整半数致死浓度（LCt_{50}）值。然而，当应用于 LCt_{01} 和 LCt_{05} 时，这些程序就经常失败。对这些值的估计必须依靠主观比较和不同专家之间的多重假设，但同时也存在许多争议。因此，在缺乏对最新的浓度-时间-反应数据和对毒性终点的主要作用方式清晰认知的情况下，毒理学家对提供这些估计持保留意见。如果吸入剂量的物种特异性变量和相关剂量度量没有充分的表征，在啮齿动物生物测定中发现的有效关系可能不适用于人类（第 6 章）。

Yu 等人（2010）对在缺乏公认的吸入毒理学方法的情况下评估纳米颗粒的健康影响表示担忧。他们建议进行一系列的试验来监测吸入毒性试验室，包括用一个差分电迁移率分析仪（DMA）来测量颗粒的数量、尺寸分布和表面积，及估算质量浓度，通过透射电子显微镜（TEM）或扫描电子显微镜（SEM）和能量色散 X 射线分析（EDXA）来确定化学成分，以评估吸入暴露于纳米颗粒的风险。这些是 Jereb 等人在第 1 章中采用的技术。在第 1 章中描述了他们对沉积在海运码头及其周围的空气颗粒物来源的调查。

Donaldson 和 Seaton（2012）在《吸入颗粒物毒理学简史》中指出，颗粒物毒理学的产生是为了了解三种主要颗粒类型的不良影响机制，这三种颗粒类型在历史上对人类健康造成的损害最大，包括石英、煤和石棉。在第 18 章中，Joseph 等人介绍了他们对二氧化硅毒性和全球基因表达变化之间关系的研究。Barlow 等人（2013）认为，纤维类型在间皮细胞中作用的研究结果是有缺陷的，因为它们缺乏剂量-反应关系。在第 14 章中，Bernstein 对蛇纹石和角闪石石棉的物理特性和生理效应进行了细致而全面的对比和分析。

Li 和 Pauluhn 已详细描述了光气的急性毒理学和病理生理学的机制（第 19 章）。Haber 定律是他们在第 19 章中描述的毒理学考虑因素之一。使用第 7 章中描述的 Haber 模型和 ten-Berg 模型在比较因果关系的模拟中，Ingersoll 等人发现两种预测模型都倾向于高估因果数，并且认为考虑毒性负荷会使对伤亡人数的预测更加准确。这些模型是建立在接触有毒物质的基础上的。第8章讨论的基于生理学的动力学模型，Clewell等人更侧重于吸入挥发性化合物后的代谢事件。在第4章中，Cope等人在介绍吸入性物质的风险评估时，考虑了粒径对颗粒物进入呼吸系统的影响，以及Haber法则和ten-Berg修正。Salem等人将这些原理应用于防暴剂的吸入毒理学，Corriveau和Feasel在第12章中对失能剂的毒理学进行了类似的应用。Cavender和Milner合并审查了氨暴露的致死和非致死作用的数据，第13章中描述了几次意外的氨释放事件。

吸入不必局限于挥发性化合物。Hiraiwa和van Eden（2013）在综述中提出，空气污染物可根据其来源、化学成分、大小、释放方式（气体或微粒）和空间（室内或室外）进行分类。空气颗粒物的粒径分布是在第2章中Phalen等人对仅鼻暴露系统的讨论主题之一。本章中的另一个主题是实验动物控制暴露的气溶胶扩散。Kelson的综述在第16章清楚地展示了动物模型如何极大地扩展了我们对慢性阻塞性肺疾病发病机制和肺气肿相关机制的认识，以及它们与吸烟和基因表达改变的关系。在第15章中，Li等人描述了一个可以测量八种香烟烟雾冷凝液和尼古丁对三种肺细胞毒性的实验系统。

在第17章中，Eisenkraft和Falk描述了在工业事故和恐怖行动中释放的有毒化学品被吸入后的医疗反应和干预措施，以及接触氯、光气和烟气的治疗方法。除了吸入有毒物质外，还可通过吸入途径给予治疗剂。Gad在第22章中提到了对此类管理的安全性评估进行审查的内容。

本版《吸入毒理学》所提供材料的广度和深度有助于解决之前工作中提出的一些问题。

Harry Salem
US Army Edgewood Chemical Biological Center
Aberdeen Proving Ground, Maryland

Sidney A. Katz
Rutgers University
Camden, New Jersey

参考文献　Barlow, C.A., Lievense, L., Gross, S., Ronk, C.J., and Paustenbach, D.J. 2013. The role of genotoxicity in asbestos-induced mesothelioma: An explanation for the differences in carcinogenic potential among fiber types, *Inhal. Toxicol.*, 25(9): 553–567.

Chemuturi, N.V., Hayden, P., Klausner, M., and Dononvan, M.D. 2005. Comparison of Human Trachael/Bronchial Epithelial Cell Culture and Bovine Nasal Respiratory Explants for Nasal Drug Transport Studies, *J. Pharm. Sci.*, 94(9): 1976–1985.

Donaldson, K. and Seaton, A. 2012. A short history of the toxicology of inhaled particles,

Particle Fiber Toxicol, 9(13). http://www.particleandfibertoxicology.com/conten/t9/1/13. doi: 10.1186/1743-8977-9-13, accessed April 6, 2014.

Dorato, M.A. 1990. Overview of inhalation toxicology, *Environ Health Perspect*, 85, 163–170.

Goldstein, B.D. 2010. The Scientific Basis for the Regulation of Nanoparticles: Challenging Paracelsus and Paré, *J. Environ. Law*, 28(7): 7–28.

Hiraaiwa, K. and van Eden, S.F. 2013. Contribution of lung macrophages to the inflammatory response induced by exposure to air pollutants, *Mediat Inflam*. http://dx.doi.org/1155.org/1155/2013/619523, doi:10.1155/2013/619523.

Huh, D., Leslie, D.C., Matthews, B.D., Fraser, J.P., Jurek, S., Hamilton, G.A., Thorneloe, K.S., MacAlexander, M.A., and Ingber, D.E. 2012. A Human Disease Model of Drug Toxicity–Induced Pulmonary Edema in the Lung–on–a–Chip Microdevice, *Sci. Trasnl. Med.*, 159ra: 147.

Quay, S.C., deMeirelel, J., Wormuth, D., Vangalla, S., and Biswas, M., 2001. Effects of enhancers on macromolecules formation on membrane penetration, cell viability and resistance using Epiairway™ tissue model, *AAPS Pharm. Sci.*, 3(3): S–57.

Rudd, J. 2008. Regulating the Impacts of Engineered Nanoparticles under TSCA: Shifting Authority from Industry to Government, Columbia *J. Environ. Law*, 33(2): 215–282.

Sahu, S.K. and Prusty, A.K. 2010. Toxicological and Regulatory Considerations of Pharmacologically Important Nanoparticles, *J. Current Pharm. Res.*, 3(1): 8–12.

Seaton, A., Tran, L., Aitken, R., and Donaldson, K. 2009. Nanoparticles, human health hazard and regulation, *J. Royal Soc. Interface*, 7(Suppl. 1), S 119–129. doi: 10.1098/rsif.2009.0252.focus.

Service, R.F., 2012. Lung–on–a–Chip Breaths New Life into Drug Discovery, *Science*, 338(6108): 731.

Shaesgreen, J., Klausner, M., Kubilus, J., and Ogle, P. (1999) Reconstructed Differentiated Airway Epithelial Cultures to Detect Occupational Asthma Causing Agents, *Toxicologist*, 48(1–S): 126.

Yu, I.J., Ji, J.H., and Ahn, K.H. 2010. Development of International Standards for Nanotechnology and Risk Assessment, IEEE–NANO, 10th IEEE Conference on Nanotechnology, August 17–20.

目录

Contents

第1章　沉积颗粒物的收集和表征

1.1　引言	1	
1.1.1　颗粒物沉积	1	
1.1.2　科佩尔港	1	
1.1.3　扬尘排放	2	
1.1.4　公众健康影响	3	
1.1.5　工作目的	3	
1.2　材料与方法	**4**	
1.2.1　采样地点及采样方法	4	
1.2.2　重量分析	6	
1.2.3　金属测定法	7	
1.2.4　伽马射线光谱法	7	
1.2.5　扫描电子显微镜-X射线荧光光谱法	7	
1.2.6　质谱分析	8	
1.2.7　定向采样	9	

1.3　结果与讨论	**10**
1.3.1　立法	10
1.3.2　重量分析	10
1.3.3　金属的测定	20
1.3.4　γ射线的测定	21
1.3.5　电子显微镜	22
1.3.6　质谱分析	24
1.3.7　颗粒物沉积与矿石和煤炭运动的相关性	26
1.3.8　定向采样	27
1.4　总结和结论	**33**
习题	33
致谢	34
参考文献	34

第2章　仅鼻气溶胶暴露系统的设计、操作和性能

2.1　引言	**37**
2.2　仅鼻暴露	**38**
2.3　历史	**39**
2.4　减少动物应激	**40**
2.5　呼吸数据的获取	**40**
2.6　可吸入性	**41**
2.7　气溶胶沉积	**43**
2.7.1　气溶胶沉积测量	43

2.7.2　气溶胶沉积实验	43
2.7.3　气溶胶沉积预测	44
2.7.4　实验与预测的气溶胶沉积	44
2.8　仅鼻吸入系统的其他应用	**45**
2.9　小结与讨论	**45**
习题	46
致谢	47
参考文献	47

第3章　芯片肺

3.1　引言	**51**
3.2　为何建立芯片肺?	**51**

3.3　常用的微加工技术	**52**
3.3.1　光刻法	52

3.3.2 软光刻	53	
3.4 小气道的微流体模型	**54**	
3.4.1 平行板模型	54	
3.4.2 微通道模型	55	
3.5 肺泡的微流体模型	**57**	

3.5.1 微通道模型	57
3.5.2 微流控末端囊模型	58
3.6 小结	**59**
习题	**60**
参考文献	**61**

第4章 吸入性物质的人体健康风险评估

4.1 基本原则和定义	**62**	
4.1.1 风险和危害评估范例	62	
4.1.2 支持风险评估范式的基本假设	62	
4.1.3 基本定义	63	
4.2 风险评估流程	**65**	
4.2.1 规划和范围界定	65	

4.2.2 危害识别	66
4.2.3 剂量反应评估	77
4.2.4 暴露评估	88
4.2.5 风险表征	89
习题	**89**
参考文献	**91**

第5章 吸入毒理学概念在风险和后果评估中的应用

5.1 吸入毒理学在职业卫生中的应用	**93**
5.2 吸入毒理学的应急响应	**94**
5.3 吸入毒理学在风险和后果评估中的应用	**95**
5.3.1 确定适当的损伤终点	95

5.3.2 剂量-概率的数学解释	96
5.3.3 包含统计不确定性	101
5.4 小结	**103**
习题	**103**
参考文献	**105**

第6章 剂量和反应时间的时间标度——毒性负荷指数

6.1 引言	**106**	
6.2 时间标度要求的背景	**107**	
6.3 毒理学结果的时间依赖性	**109**	
6.4 Haber 法则和毒性负荷指数	**113**	
6.4.1 Haber 法则、刺激和影响剂量测定的变量	114	

6.4.2 Haber 法则、暴露方案和物种差异	116
6.5 危险识别和风险评估的含义	**117**
6.6 小结	**117**
习题	**118**
参考文献	**119**

第7章 不当使用哈伯法则会导致预测模型错误地估计死亡率

7.1 引言	**121**	
7.2 方法	**123**	
7.3 结果	**125**	
7.4 讨论	**127**	

习题	**128**
致谢	**128**
参考文献	**128**

第8章 基于生理学的吸入动力学建模

8.1	引言	130	8.7	PBPK 建模示例：氯乙烯	137
8.2	吸入 PBPK 模型的发展史	131	8.8	CFD 建模示例：丙烯醛	142
8.3	挥发性化合物的 PBPK 建模	133	8.9	结语	147
8.4	CFD 建模	134	习题		147
8.5	CFD-PBPK 混合模型	136	参考文献		148
8.6	风险评估中的应用	137			

第9章 基于纳米技术的消费产品的纳米材料吸入暴露

9.1	引言	155	9.3.2	基于纳米技术消费品的分析技术概述	164
9.1.1	纳米技术及其在研究中的独特地位	155	9.3.3	调查基于纳米技术的消费品的潜在	
9.1.2	消费品中纳米材料的生产和使用	156		暴露时面临的挑战	165
9.1.3	纳米材料暴露的潜在影响	156	9.4	消费品定量吸入暴露评估	167
9.2	消费品中的纳米材料	158	9.5	小结	171
9.3	基于纳米技术的消费产品中纳米材料		习题		173
	暴露的可能性	161	参考文献		173
9.3.1	基于纳米技术的消费品的研究	161			

第10章 理化性质对碳纳米管/纳米纤维和金属氧化物纳米颗粒生物活性的影响

10.1	引言	180	10.3.1	分散状态	186
10.2	碳纳米管和碳纳米纤维	180	10.3.2	活性氧生成	186
10.2.1	SWCNT 的分散状态	181	10.3.3	溶解度	186
10.2.2	金属污染物和氧化应激	181	10.3.4	金属氧化物纳米颗粒形状和功能化的	
10.2.3	SWCNT 与 CNF 和石棉	182		作用	187
10.2.4	MWCNT 长度	183	10.3.5	表面涂层	187
10.2.5	与纤维厚度相关的多壁碳纳米管的		10.4	小结	188
	团聚状态	183	习题		188
10.2.6	多壁碳纳米管功能化的影响	183	参考文献		189
10.2.7	单壁碳纳米管与多壁碳纳米管	185			
10.3	金属氧化物	186			

第11章 控暴剂毒理学

| 11.1 | 引言 | 192 | 11.1.2 | 控暴剂历史 | 193 |
| 11.1.1 | 控暴剂 | 193 | 11.2 | 控暴剂的化学性质 | 194 |

11.2.1	CN：氯苯乙酮（MACE）	194
11.2.2	CS：邻氯苯亚甲基丙二腈	194
11.2.3	CR：二苯并氧氮杂䓬	196
11.2.4	OC	196
11.2.5	DM（AdAmSITE）	198
11.2.6	芬太尼	198

11.3　CS　199

11.3.1	毒理学效应	199
11.3.2	代谢	200
11.3.3	不同条件下的人体暴露	201
11.3.4	临床症状和体征	202
11.3.5	人体暴露实例	203

11.4　CR　205

11.4.1	毒理学效应	205

11.4.2	人体毒理学	207

11.5　OC　208

11.5.1	毒理学效应	208

11.6　DM　209

11.6.1	毒理学效应	209
11.6.2	人体暴露	210

11.7　芬太尼　211

11.7.1	毒理学效应	211
11.7.2	人体暴露	212

11.8　小结　213

习题		214
免责声明		215
参考文献		215

第 12 章　失能剂

12.1　引言　224

12.1.1	ICA 定义	225

12.2　BZ 作为 ICA　225

12.2.1	毒代动力学和临床效应	226
12.2.2	吸入毒理学	226
12.2.3	临床检测	227

12.3　芬太尼作为 ICA　227

12.3.1	毒代动力学和临床效应	228
12.3.2	吸入毒理学	229
12.3.3	临床检测	229

12.4　小结和讨论　229

习题		230
免责声明		231
参考文献		231

第 13 章　氨气暴露的危害

13.1　引言　234

13.2　动物毒性数据　234

13.2.1	气味阈值	234
13.2.2	肺/感官刺激	237
13.2.3	急性致死性研究	238
13.2.4	非致死效应	240

13.3　氨气对人体的毒性　240

13.3.1	人体暴露：意外暴露的结果（按时间顺序）	241
13.3.2	志愿者的毒性研究（按时间顺序）	243

13.3.3	建模研究	248

13.4　基于人体数据的结论　250

13.5　来自动物研究的急性疾病和刺激性补充数据　252

13.5.1	肺部刺激数据	252
13.5.2	急性致死率数据	252

13.6　基于动物和人体暴露的结论　255

13.7　环境注意事项　260

13.7.1	北达科他州米诺特市的氨气泄露事件	260

13.7.2 管道氨气泄露 262

13.7.3 杰克兔项日氨气释放 263

习题 264

参考文献 265

第 14 章　蛇纹石和角闪石石棉

14.1 引言 270

14.1.1 温石棉特征 271

14.1.2 角闪石特征 274

14.2 影响纤维毒理学的因素 275

14.3 体外毒理学 276

14.4 体外生物耐久性 276

14.5 生物持久性 278

14.5.1 高温石棉与温石棉的清除机理 281

14.5.2 短纤维清除 281

14.6 慢性吸入毒理学研究 282

14.6.1 纤维长度 288

14.6.2 样品纯度 289

14.7 流行病学 289

14.8 小结 292

习题 293

参考文献 294

第 15 章　一种新型细胞培养系统共培养肺原代细胞，集成离散多细胞型共培养系统（IdMOC）：八种卷烟烟气冷凝物和尼古丁的肺细胞毒性

15.1 引言 302

15.2 材料和方法 303

15.2.1 IdMOC 实验系统 303

15.2.2 卷烟烟气冷凝物 304

15.2.3 烟碱 304

15.2.4 原代人体细胞 304

15.2.5 其他化学品 304

15.2.6 细胞培养和处理 304

15.2.7 活性测量 305

15.2.8 数据分析 305

15.3 结果 305

15.3.1 CSC 的细胞毒性 305

15.3.2 烟碱 308

15.4 讨论 308

习题 310

参考文献 311

第 16 章　慢性阻塞性肺疾病动物模型（COPD）

16.1 引言 315

16.2 吸烟在慢性阻塞性肺疾病动物模型中的影响 317

16.3 慢性阻塞性肺疾病动物模型概述 317

16.4 人和动物肺的解剖对比分析 318

16.5 卷烟烟气暴露 319

16.6 卷烟烟气暴露的响应评估 320

16.6.1 肺气肿 320

16.6.2 小气道重塑 321

16.6.3 肺动脉高压 322

16.6.4 炎症 322

16.7 对卷烟烟气反应的品系差异 322

16.8 Nrf2 和 NF-κB 在吸烟诱发肺癌中的影响 324

16.8.1 主要抗氧化转录因子 Nrf2 324

16.8.2 主要促炎症转录因子 NF-κB 325

| 16.9 | 小结及未来研究方向 | 326 | 参考文献 | 327 |

习题   327

第 17 章   毒物吸入性损伤的处理及医学治疗

17.1	**引言**	**335**	17.3.1	氯	357
17.2	**毒物吸入性损伤：一般注意事项**	**336**	17.3.2	光气	363
17.2.1	问题描述	336	17.3.3	烟气吸入伤害	371
17.2.2	毒性吸入性损伤的发病机制	337	**17.4**	**小结**	**378**
17.2.3	毒物吸入性损伤和 ALI/ARDS	338	**习题**		**379**
17.2.4	管理原则和医疗处理	339	**参考文献**		**380**
17.3	**特定毒物的性质和治疗**	**357**			

第 18 章   结晶二氧化硅暴露的转录组学反应

18.1	**引言**	**400**	18.2.8	结晶二氧化硅致肺毒性的新机制	418
18.1.1	结晶二氧化硅暴露	400	**18.3**	**结晶二氧化硅暴露/毒性预测**	**419**
18.1.2	结晶二氧化硅暴露对健康的影响	400	18.3.1	血液转录组学和结晶二氧化硅的致肺	
18.1.3	转录组：一个灵敏且机制相关的			毒性	419
	毒性靶点	401	18.3.2	大鼠血液转录组学变化反映结晶	
18.2	**结晶二氧化硅暴露的转录组学反应**	**401**		二氧化硅的致肺毒性	420
18.2.1	结晶二氧化硅暴露的转录组反应与		18.3.3	血液转录组的生物信息学分析揭示	
	二氧化硅诱导的毒性一致	401		结晶二氧化硅致肺毒性的分子机制	421
18.2.2	结晶二氧化硅和氧化应激	405	18.3.4	血液基因表达标记预测大鼠亚毒性	
18.2.3	结晶二氧化硅和 DNA 损伤	406		浓度的结晶二氧化硅暴露	425
18.2.4	结晶二氧化硅和细胞凋亡	413	18.3.5	血液转录组学监测人体结晶二氧化硅	
18.2.5	结晶二氧化硅和炎症	414		暴露	426
18.2.6	结晶二氧化硅和肺纤维化	416	**习题**		**426**
18.2.7	结晶二氧化硅和癌症	417	**参考文献**		**427**

第 19 章   光气吸入毒性的机制

19.1	**引言**	**436**	19.3.2	急性吸入毒性和病理生理学	443
19.2	**光气和光气类物质**	**437**	19.3.3	中性粒细胞的致病机理	449
19.2.1	理化性质和化学反应性	437	19.3.4	肺部炎症和一氧化氮	450
19.2.2	急性吸入致死毒性比较	438	**19.4**	**光气诱导 ALI 的推测机理**	**451**
19.3	**实验模型**	**439**	**19.5**	**毒性及物种差异**	**453**
19.3.1	急性吸入毒性和哈伯法则	439	**19.6**	**对策及药物干预**	**454**

19.7 展望 456
习题 456
参考文献 458

第20章 化学战剂和核武器

20.1 引言 465

20.2 化学战简史 465

20.3 化学战剂分类 467

20.3.1 致命化学战剂 471

20.3.2 非致命性化学战剂 475

20.4 美国和俄罗斯联邦的化学战剂储备 476

20.5 核武器 478

20.5.1 主要的核武器类型 478

20.5.2 核爆炸的能量分布 479

20.5.3 电离辐射的化学和生物学效应 482

20.5.4 电离辐射暴露引起的急性放射综合征和癌症 482

20.5.5 辐射激效假说 485

20.5.6 1950～2020年寿命研究和LNT模型 487

20.6 放射性扩散装置（RDD，脏弹）及放射性爆炸装置 487

20.6.1 放射性爆炸造成的健康危害和污染 488

20.6.2 应对放射性扩散装置袭击的准备工作 489

20.7 蓄意放射性中毒 489

20.7.1 1957年尼古拉·科赫洛夫中毒事件 490

20.7.2 2003年约瑞·舍科钦中毒事件 490

20.7.3 2004年罗曼·采波夫中毒事件 490

20.7.4 2006年亚历山大·利特维年科中毒事件 491

20.8 小结 491

习题 491

参考文献 492

第21章 应急计划指南

21.1 引言 498

21.1.1 社区保护的背景和需要 498

21.1.2 1986年是否有适用于应急计划的健康数据？ 499

21.2 制定应急计划指南 500

21.2.1 应急计划指南的诞生 500

21.2.2 组织资源顾问的角色 500

21.2.3 美国工业卫生协会的作用 500

21.2.4 关注的程度是什么？ 501

21.2.5 什么时段是合适的？ 502

21.2.6 这些数字是如何推导出的？ 503

21.2.7 化学品选择和数据要求 503

21.2.8 评审过程 504

21.2.9 审查中的ERPG发表评论策略 504

21.3 ERPG在应急响应指南中的应用 505

21.3.1 如何使用数据？ 505

21.3.2 使用ERPG数据的限制 506

21.3.3 未来会怎样？ 506

习题 507

参考文献 508

第22章 呼吸系统给药途径的安全性评价

22.1 引言 510

22.2 治疗性吸入气体和蒸气的肺部给药 512

22.3 吸入性气溶胶的肺部给药 512

22.4 吸入性气溶胶的吸收和清除 514

22.5 吸入性气溶胶、气体和蒸气的药物
　　　毒性　　　　　　　　　　　514

22.6 鼻腔给药治疗　　　　　　　515
22.6.1 鼻—脑传递　　　　　　　518
22.6.2 配方的优点　　　　　　　519

22.7 吸入疗法的安全性评估方法　522
22.7.1 毒性评价参数　　　　　　524
22.7.2 呼吸安全药理学　　　　　529

22.8 治疗性药物的吸入暴露技术　536
22.9 监管指南　　　　　　　　　539
22.10 毒性数据的作用　　　　　　539
习题　　　　　　　　　　　　　　540
术语解释　　　　　　　　　　　　540
参考文献　　　　　　　　　　　　541

第1章

沉积颗粒物的收集和表征

Gregor Jereb, Sidney A. Katz, Borut Poljšak

1.1 引言

1.1.1 颗粒物沉积

大气尘埃（大颗粒或粗颗粒，也称为尘土或沙砾）历来被认为主要是令人讨厌而非危害健康的物质。然而，颗粒物质的沉积不仅使人困扰，而且还可能产生健康和其他问题（Hall 等，1993），它可以通过直接吸入、摄入或经由次级途径沉积在蔬菜、水果或饮用水中被摄入。

由沉积过程可知，可以通过两种方式将颗粒从大气中清除并沉积到地球表面：干法沉积和湿法沉积，具体取决于粒子撞击地球表面的阶段（Finlayson Pitts 和 Pitts, 2000）。干法沉积的特征是将植被、水域和其他地球表面的气相和微粒物质从空气直接转移到地面。这种转移可以通过沉降、撞击和扩散到表面，或者植被生理吸收。在没有降水的情况下，干法沉积起着从大气中去除污染物的主要作用（Finlayson Pitts 和 Pitts, 2000）。湿法沉降包括雨、雪、雾、云、露水的形成和大气冲刷（Godish, 2004; Vallero, 2008）。

通常使用简单的无源设备来测量颗粒物的沉积。然而，由于采样压力计的空气动力学特性以及风的影响（压力计周围的气流阻止颗粒进入压力计开口，或在压力计内部因风产生的循环而沉积后除去颗粒），这些样品采集方法具有一些不足之处（Hall 等，1993）。另外，由于会受到各种干扰，这样的测量可靠性不高。随着测量装置的改进，目前测量结果具有了一定的指示性和有效性。下面将介绍颗粒物沉降采样方法的一些改进，以及用于颗粒物沉降识别和表征的不同分析技术，以便了解颗粒物来源。

1.1.2 科佩尔港

科佩尔港位于斯洛文尼亚共和国，在亚得里亚海的顶部，威尼斯对面的里雅斯特下方。在斯洛文尼亚共和国独立后的 20 年里，港口活跃度逐年增强。2010 年该港口的吞吐量为 15372047t，近 50 万个 10t 集装箱和 25 万辆汽车通过港口。然而，港口处理数量最多的货品是干散货，为 6363557t（Luka Koper, 2012）。煤炭占这种干散货的近三分之二，铁矿石是这种干散货的另一个重要组成部分。煤炭和铁矿石都出口到意大利和奥地利（Carinska uprava Republic Slovenije, 2012）。煤炭从远东和南非进口到斯洛文尼亚，暂时存放在科佩尔港，该港口露天储存面积 10 万平方米，可存放 50 万吨煤炭和 30 万吨铁矿石。露天储煤堆如图 1.1 所示。

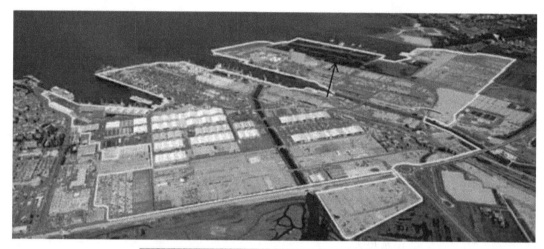

图 1.1 科佩尔港和露天储煤堆（如箭头所示）
图片由斯洛文尼亚科佩尔港公共关系办公室提供

目前储煤堆被 11m 高的围栏包围，并安装了喷水系统，以减少装载作业期间产生的粉尘。图 1.2 显示了该防尘/控制系统的一部分。欧洲能源码头（EET）周围运输道路的湿清洁已作为一项额外的粉尘控制措施启动。

港口中一些煤炭在国内使用，但很大一部分出口到邻近的欧洲国家，意大利最大的电力公司 ENEL 从科佩尔港进口了大量煤炭。由 Cargotec 提供的一台容量为 2000t/h（密度在 $0.8\sim1.2t/m^3$ 之间）的 Siwerell 散煤装载机目前正在科佩尔港投入运营（MacGregor, 2012）。

1.1.3 扬尘排放

在储煤堆东北方向 2 公里范围内的住宅区 Ankaran 和 RožNik，居民对于疑似来自科佩尔港 EET 的黑尘排放产生了诸多抱怨。最近的住宅距离储存点约 1000m，在

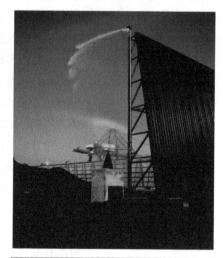

图 1.2 科佩尔港的部分防尘/控制系统
图片由斯洛文尼亚科佩尔港公共关系办公室提供

庭院、花园、露台和刚洗好的衣服中都可以看到颗粒物沉积。图 1.3 显示了在 2006 年 10 月的一段强西风之后颗粒物沉积的证据。根据斯洛文尼亚共和国环境局（ARSO）2005 年对 Ankaran 环境污染的调查（ARSO, 2005），Ankaran 的 24h 限值粒子 PM_{10} 已超标。根据 2003～2008 年

Inhalation Toxicology (3ʳᵈ ed)
吸入毒理学（原著第三版）

收集的年度数据，Cepak 和 Marzi（2009）报告称该地区从未超过法律规定的限制（40μg/m³）。然而，本报告提供的数据显示，在科佩尔港及其周围的部分采样点，粉尘总量超过了法律规定的限值。

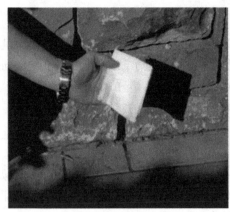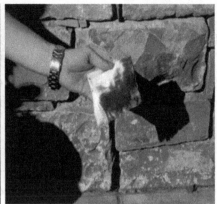

(a) 干净纱布   (b) 强风过后的同一纱布

图 1.3 2006 年 10 月强风过后在距离煤堆约 1000m 的 Rožnik 的一处住宅露台地面上擦拭前后拍摄的照片

经授权引自：Jereb, G. et al. *Int. J. Sanit. Eng. Res.* 2009, 3(1): 4.

1.1.4 公众健康影响

几项流行病学研究（Clancy 等，2002；Hoek 等，2002；Brook 等，2004；Dominici 等，2006；Miller 等，2007；Pope III 等，2008）表明，空气中颗粒物浓度的增加与呼吸系统和心血管疾病发病率的增加之间存在相关性。

煤矿工人吸入煤尘会导致众所周知的尘肺病（Wouters 等，1994；Cohen 等，2008）。居住在煤矿作业及煤炭运输路线附近的儿童呼吸不良影响事件及其产生的隐患正在增加（Bradin 等，1994；Pless-Mulloli 等，2001）。Schins 和 Borm（1999）研究了煤尘吸入毒理学，其重点是巨噬细胞和中性粒细胞、上皮细胞和成纤维细胞与活性氧、细胞因子、生长因子和其他与呼吸道组织损伤有关的大分子的相互作用。Kania 等人（2011）报道了大鼠对煤尘及煤尘加香烟烟雾的受控吸入暴露情况。实验结果表明，暴露于粉尘中会引发全身氧化应激。动物暴露于 12.5mg/m³ 的 PM_{10} 煤尘 5min 后，血液中丙二醛水平显著升高，血清超氧化物歧化酶活性显著降低；动物在煤尘暴露后再在香烟烟雾中暴露 5min 后这种变化差异更加明显。

1.1.5 工作目的

本章所述工作的目的是收集和描述科佩尔（Koper）市及其周边地区的粉尘沉积情况，以确定港口的露天煤炭和铁矿石储存库可能对居民区的粉尘沉积产生的影响（如果有的话）。尤其值得关注的是储煤库周围粉尘沉积的空间分布，以及从储煤库周围不同位置收集的粉尘沉积的特征。到目前为止，还没有关于科佩尔港排放的颗粒物对周围地区影响的研究。这里描述的工作是基于两项为期一年的研究。第一项研究的重点是制订样本收集和表征的方法；第二项研究更新了这些技术，并将其应用于评估储煤库对 Ankaran 和 RožNik 居民区粉尘沉积的影响。

1.2 材料与方法

采用标准和改进的颗粒物沉降收集方法。为了优化收集进行了一些改进，通过重量法测定沉积物。此外，进一步分析了样品中的金属含量，并进行了电子显微镜检测和稳定碳同位素测量，目的是检测和表征沉积中的颗粒，并将这些颗粒与科佩尔港 EET 的活动相关联。此外，在研究过程中还开发了一种快速估算空气中颗粒物方向和数量的新技术。

1.2.1 采样地点及采样方法

在 2005～2006 年的研究阶段中使用了 1～6 个采样点，它们相对于储煤点的位置如图 1.4 所示。在 2007～2008 年的研究中，又增加了 4 个地点。以采样点 6 和 7 为对照点。采样点 6 位于 Hrvatini 居民区。采样点 7 位于科佩尔港以北几公里处的 Debeli RTIč。

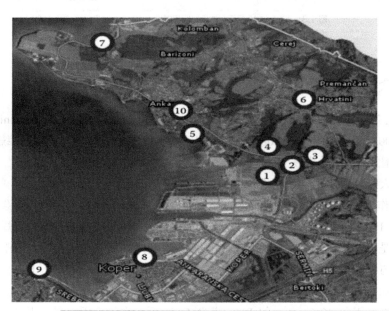

图 1.4 采样点位置

如图 1.4 所示，在 2005、2006 年初步研究期间，用于收集颗粒物沉积和估计科佩尔港对周围地区总粉尘沉积影响的采样点位于港口东北部。部分采样点直接放置在居民区。在微观层面上选择采样点是基于对邻近地区排放的预期影响。微观层面，从这个意义上说，是指测量地点的位置以及对周围环境的影响可能出现在这个地点（附近建筑物、树木等之间的距离）。采样器放置在离地面 1.5～2m 的高度（一般成年人的呼吸区高度）。注意确保通过采样器的气流不会受到任何离抽样点很近的障碍物的影响。

在研究的第一年，从 2005 年 10 月到 2006 年 10 月，在 Ankaran 及其周边地区建立了 6 个采样点，它们的位置如图 1.4 所示。第一个采样点被放置在盛行的风向或朝向居民区的方向。

为了预估距离对粉尘沉积的影响，1号、2号和3号采样点位于储煤库的顺风向，第6个采样点位于 Hrvatini 居民区。由于其距离科佩尔港较远，且海拔较高，预计科佩尔港 EET 储煤库的影响可以忽略不计。采样点6作为对照采样点测量背景沉积。

根据德国工程师协会的方法 VDI 2119 第2部分，使用标准贝氏沉降器收集颗粒沉积物，该方法采用玻璃（贝氏法）或塑料收集容器（1996年）。南斯拉夫清洁空气协会第201号（SDČVJ，1987）规定了同样的方法。该方法被用作斯洛文尼亚颗粒物沉积测量的标准方法。在研究的第一年，根据德国工程师协会（VDI）标准（1996年），在每个采样点放置了三个贝氏沉降器。

在 VDI 2119 第2部分（1996）中描述的用于收集颗粒物沉积的方法，在某一方面是有缺陷的，它可能会受到风力造成的颗粒物损失的影响。当风吹过样品容器时，一些颗粒可能会被吹走，不会被算作沉积物的一部分。当风力减弱或遇到障碍物时，这些颗粒可能会在另一个地方沉淀。为此，增加了一个朝向仓库的金属屏风作为障碍物。为了改进收集方法，添加了蒸馏水，以防止风吹走容器中沉积的颗粒物。这些措施的目的是建立和量化来自储存库方向的风载颗粒物的比例。修改后的（模型 B）和未修改的（模型 A）采样器示意图见图1.5，实际的采样器图片见图1.6。

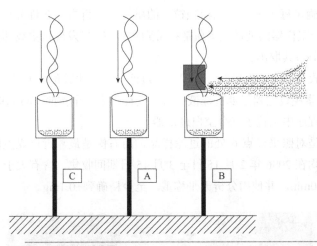

图1.5 采样器示意图
经授权引自：Jereb, G. et al. *Int. J. Sanit. Eng. Res.* 2009, 3(1): 4.

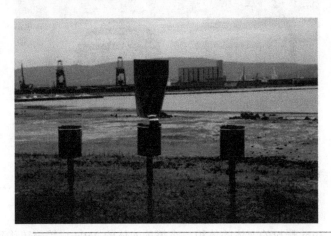

图1.6 采样器照片
经授权引自：Jereb, G. et al. *Int. J. Sanit. Eng. Res.* 2009, 3(1): 4.

在第一年的研究中，在每个采样点放置了三个采样器。每月测定第一个容器（容器A）中沉积的物质质量。存放在第二个容器C中的物质的质量应该每年测定一次。每月测定第三个容器（容器B）中沉积的物质质量，代表垂直和水平对沉积的贡献。由于腐烂的昆虫和植物叶子的存在以及藻类的污染，容器C的年度样本无法使用。颗粒物沉降量的年度值由月平均值计算出来。因此，在研究的第二年，从2007年12月到2008年12月，容器（C）被省略了。第二年增加了4个采样点，从6个增加到10个。第二年采样点的位置如图1.4所示。2005~2006年的研究中保留了编号为1到6的采样点。编号为7~10的采样点为2007~2008年新增采样点。

1.2.2　重量分析

在第一次研究中，从2005年10月到2006年10月的一年中，每个月的第15天收集样本进行重量分析。在第二次研究中，采样时间缩短到15天，从2007年12月到2008年11月，每个月的1号和15号采集两次样品进行重量分析。

通过重量分析确定每个采样点沉积颗粒物的质量。分析方案允许分离和测定大于或小于3μm的颗粒物。每个采样器的玻璃采集瓶都被带到实验室。当发现昆虫或部分昆虫、叶子等时，在开始重量分析之前将其取出。

用蒸馏水冲洗收集瓶中的颗粒物。使用真空过滤装置，通过预先干燥、冷却和称重的孔径为3μm的硝酸纤维素膜过滤器过滤洗涤液。研究过程中未完全按照ISO 11923（1997）程序进行，在处理样品的程序中设置了三个空白过滤器。

图1.7中左侧是对照采样点6处的过滤样品，而右侧是最靠近储煤点的采样点1处的过滤样品。两种样品均在2006年2月15日至3月15日期间收集。含有大于3μm颗粒的滤纸在105℃±5℃下干燥60min，并使用分析天平称重，至少精确到±0.1mg。

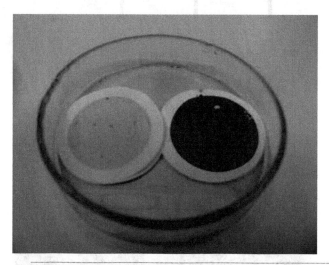

图1.7　对照采样点（左）和距离储煤点最近（右）的采样过滤样品

测量含有小于3μm颗粒的液体的体积，将每种液体的250mL等分转移到单独的预先干燥（105℃±5℃）、冷却和称重的蒸发皿中。液体在80℃±5℃的温度下蒸发至干燥，然后在105℃±

5℃下烘干 1h，冷却后称重。计算大于或小于 3μm 的颗粒物质量，以 mg/(m² · d)表示。将颗粒物保留下来，进行原子吸收光谱分析、伽马射线光谱分析、$^{13}C/^{12}C$ 质谱法和电子显微镜检测。

1.2.3 金属测定法

在 2005～2006 年研究期间，通过原子吸收光谱法对每个采样位置全年收集的颗粒沉积物进行了金属测定。这些测量是在科佩尔公共卫生研究所的化学实验室进行的。

在 2007～2008 年研究期间收集的样品已送到 Celje 公共卫生研究所卫生化学实验室，用于测定铝、镉、铬、铜、铁、铅、镍和锌。称取含有大于 3μm 颗粒物的过滤器，一半过滤器用 10mL HNO_3 微波消解，然后稀释至最终体积 500mL。通过电感耦合等离子体质谱法（ICP-MS）确定金属的浓度，每种金属的计算结果用 μg/(m² · d)表示。由于各种原因（故意破坏、样品的机械破坏、有机污染等），一些滤纸被丢弃而没有进行分析。

1.2.4 伽马射线光谱法

由于放射性核素经常以杂质形式存在于煤中（van Hook, 1979; Dowdall 等，2004; Ward 和 Suárez-Ruiz, 2008），因此对煤和铁矿石样品进行了伽马辐射发射测量。当发现伽马射线活动高于背景水平时，将对颗粒物沉积样本进行进一步分析。在 Jočef Stefan 研究所的 LMR-DN-10（Korun and GlavičCindro, 2003）程序之后，用高分辨率伽马能谱测量了煤和铁矿石样品中的 γ 射线发射体的活度。其中，不确定度是根据 GUM 指南（ISO/IEC, 1995）计算的。用伽马射线光谱法测量样品的结果是样品中所有伽马射线发射器的放射性，其浓度超过其最小可探测放射性。^{40}K 的测量活度可以与化学分析的结果进行比较，为活度测量的独立检查提供了一种方法。

在煤样中测得 ^{40}K 的比活度为（25±4）Bq/kg，对应的钾含量为（780±120）μg/g。在铁矿石样品中测得 ^{40}K 的比活度为（35±6）Bq/kg，对应的钾含量为（1100±190）μg/g。^{226}Ra 的活度是由短寿命氡子体 ^{214}Pb 和 ^{214}Bi 的活度确定的。根据样品的氡析出率和样品制备与测量之间的时间间隔，计算出了镭和氡子体之间的平衡系数。铀活度的测定假定 ^{238}U 与子体 ^{234}Th 和 ^{234m}Pa 处于平衡状态，且 ^{235}U 和 ^{238}U 的浓度之比等于其自然值。

放射性核素分析只是在 2005～2006 年对在科佩尔港各储存库收集的煤炭和铁矿石样本进行研究期间进行的。伽马射线发射器的光谱活度计算回溯到 2006 年 8 月 25 日，对一份煤样和一份 1160g 铁矿石进行了分析。此外，还对斯洛文尼亚未开垦地区的土壤样本进行了分析，作为土壤中放射性核素正常含量的参考。

1.2.5 扫描电子显微镜-X 射线荧光光谱法

当试图视觉识别和量化包含植物碎片、昆虫碎片、花粉等环境样品中的煤颗粒时，经常会遇到问题。因此，采用扫描电子显微镜-能量色散 X 射线荧光光谱（SEM-EDXS）来确定颗粒物沉积中颗粒的形态结构，并测量其某些金属成分。SEM-EDXS 测量在 Jožef Stefan 研究所纳米结构材料部进行。

在初步研究（2005～2006 年）中，只对 2006 年 2 月 15 日至 2006 年 3 月 15 日期间收集的样本进行了 SEM-EDXS 评估，因为在这段时间内发生了极高的颗粒物沉积。对于 SEM-EDXS

分析，只从原始过滤器中提取出一小部分过滤物质。为了测定来自科佩尔港 EET 仓库颗粒物沉积样品中的煤和铁矿石，对采集的颗粒物的形状、大小和元素化学成分进行了测定。

对于 2007～2008 年期间的电子显微镜研究，将在每个采样点全年采集的单个样品部分进行合并。选择每个原始过滤器的一部分进行进一步分析处理。对样品进行定性和定量分析。

硝酸纤维素膜过滤器（孔径 3μm）的总直径为 47mm，有效直径为 41mm。从每一段中切出一个直径为 6mm（样品表面的 1/61）的圆。由于各种原因 [人为污染的样品（沙子、爆竹等），样品的有机污染（树叶和鸟粪），检测过程中的错误（酒精溢出、氧化铜的出现、样品中盐的出现）]，有必要从全年各个采样点进行进一步分析，以排除个别采样点的一些样品。将滤纸剪切部分（2R = 6mm）合并（按年计），并插入容量为 50mL 的试管中。在几次超声均质化之后，将颗粒物重悬于 50mL 蒸馏水中。

用自动移液器从每份匀浆中取出 10mL，转移到 Macherey-Nagel 聚碳酸酯膜层（孔径 0.4μm，2R = 47mm），用真空过滤装置过滤。通过这种方法制备的样品被送到 Jožef Stefan 研究所纳米结构材料部进行扫描电子显微镜检测。

在预制的聚碳酸酯（孔径 0.4μm）的中心切割出约 5mm×5mm 的试件，并用 SEM 进行检测。用双面不干胶导电胶带将一片片样品固定在样品架上，用 Balzers 碳涂布机在过滤样品上沉积了一层薄薄的碳。

样品在 500 倍的放大倍数下进行研究。在每个样本上，最多调查 12 个区域。计算每个分析区域内的颗粒数，单位为 cm^{-2}。粒子的平均数量乘以 2551.02（规格化为 $1cm^2$），结果是以每平方厘米的平均颗粒数给出的。

对单个颗粒进行了定性元素分析、形态观察和尺寸测量。此外，还进行了定量的体视学分析——在已知大小区域内计算颗粒的数量，结果以表面颗粒数来表示。

1.2.6 质谱分析

轻生物元素（包括碳）的稳定同位素是理想选择，是监测不同环境中生物地球化学和迁移过程的自然通量。使用 ^{13}C 可以监测环境中的碳循环。另外，还可以确定有机碳的来源。环境中不同的碳源具有特定的碳同位素比值。通过对颗粒物沉积样品中 $^{13}C/^{12}C$ 同位素比的分析，可以估算出 EET 储存的煤中碳的比例。

使用质谱法确定颗粒物质沉积样品中稳定碳同位素 $^{13}C/^{12}C$ 的比率。同位素组成或碳的较重和较轻同位素之间的比率表示为 δ 值。δ 值表示同位素组成的相对差异（‰），用以下方程式表示：

$$\delta(^{13}C) = \frac{R_{se} - R_{ss}}{R_{ss}} \times 1000 \qquad (1.1)$$

式中，R_{se} 是样品中 $^{13}C/^{12}C$ 的同位素比；R_{ss} 是标准物中 $^{13}C/^{12}C$ 的同位素比。

同位素测量的国际标准可从维也纳国际原子能机构（IAEA）获得。根据自然界中某些同位素的平均患病率的相似性来选择标准品。对于碳，使用碳酸盐标准 V-PDB（维也纳小便迪贝利姆石），$R_{ss} = 0.0112372$（Craig, 1957）。

仅在 2007 年至 2008 年的研究样本中测量了碳同位素 $^{13}C/^{12}C$ 的比率。为了进行分析，将来自同一月份的两个过滤器中每个过滤器的 1/4 合并在一起。通过这种方式，每个采样点都获得了 12 个月度样本。用外科手术刀刮擦，从过滤器的每个 1/4 处除去沉积的颗粒物，并放置在试管中（体积为 10mL）。对样本的进一步分析在 JožEF Stefan 研究所的环境科学部完成。每个样品都被插入到银囊中进行分析。

向装有样品的银囊中加入盐酸，并在 60℃加热银囊及其内容物，直到样品完全干燥，从而除去无机碳。测定碳同位素组成采用质谱法，使用实验室标准监测测量的准确性和精密度。碳采用尿素标准，$\delta(^{13}C)$ 值为 $-30.6‰ ±0.2‰$[1]。此外，使用国际原子能机构标准物质 IAEA-NBS（OIL）、IAEA-CH-7 和 IAEA-CH-6 对测量质量进行监测，$\delta^{13}C$ 值分别为 29.7‰±0.2‰、31.8‰±0.2‰和 10.4‰ ±0.2‰，测量精度一般为±0.2‰。

在与标准相同的条件下，对对照样品（空白硝酸纤维素）和 EET 储备库中的一份煤样品进行了分析。基于每月样品、对照样品和 EET 库煤中稳定碳同位素 $^{13}C/^{12}C$ 的比值，根据以下同位素质量平衡方程计算样品的含煤量：

$$\delta(^{13}C_{sample}) = F_{coal} \times \delta(^{13}C_{coal}) + F_{control} \times \delta(^{13}C_{control})$$
$$1 = F_{coal} + F_{control}$$

式中，$\delta(^{13}C_{sample})$ 是样本的同位素组成；$\delta(^{13}C_{coal})$ 是煤的同位素组成；$\delta(^{13}C_{control})$ 是对照样品的同位素组成；F_{coal} 是样品中煤炭的比例；$F_{control}$ 是样品中对照样品的分数。

1.2.7　定向采样

为了快速估计颗粒物沉积的方向和沉降量（这两项都是确定粉尘排放的主要来源所必需的），开发了一种基于沉积和黏附的简单替代测量装置。其基本方法是将空气中的颗粒物收集在黏合剂材料（医用凡士林）上。该测量装置能够在水平和垂直方向上收集颗粒。测量装置采用涂有医用凡士林的塑料球，底部的一个洞采用一根木棍作为支撑，该装置在其他地方有详细描述（Goličnik 等，2008）。球的直径为 20cm，球（陷阱表面）的计算面积为 1256cm²。取样装置放置在离地面 1.5～1.7m（成年人的呼吸高度）的地方，位于科佩尔港的煤炭和铁矿石仓库周围。

在 2007～2008 年，在不同月份样本采集间隔内，在 1～5 个和 10 个采样点放置定向采样装置，这些位置都在图 1.4 标记的站点中。暴露时间结束后，在实验室对这些球进行分析。在指南针的每个主要位置（北、南、东、西）和朝向 EET 矿库的方向上，使用 Magnier 透镜手动颗粒计数。在球的每一侧使用特殊的模板模型在 1cm² 的表面上颗粒计数 5 次。

除了手动颗粒计数外，还使用单反相机（Canon EOS 350D）拍摄了每个球的数码照片，以进行进一步的分析。对 2008 年 10 月 15 日至 11 月 15 日拍摄的照片进行了处理和分析，与人工颗粒计数不同，人工计数是对六个月平均样品进行分析。

使用计算机颗粒计数软件（IT 3.0，Image Tool 3）对数字照片进行分析。该程序是一个用于分析和图像处理的开放代码程序。该项目是由得克萨斯大学圣安东尼奥健康科学中心（UTHSCSA）的 Don Wilcox, Brent Dove, Doss McDavid 和 David Greer 组成的专家小组开发的。

---

[1] ‰已不提倡使用，1‰=0.1%。

该程序可以查看、编辑、分析、压缩、存储和打印图像。该程序可以处理不同类型的图像格式，包括 BMP、PCX、IF、GIF 和 JPEG。该程序允许在预先准备的图片中自动计数颗粒（黑点），计数结果以每平方厘米颗粒数表示。

此外，还利用 SEM-EDXS 分析了采样装置上捕获的颗粒形貌结构，并确定了它们的化学组成。扫描电镜-电子能谱测量是在 Jožef Stefan 研究所的纳米结构材料系进行的。刮掉 $1cm^2$ 的表面转移到 Macherey Nagel 聚碳酸酯薄膜上（孔径 $0.4\mu m$，$2R = 47mm$），用电子显微镜进行分析。

1.3 结果与讨论

1.3.1 立法

在斯洛文尼亚，颗粒物沉积以前受到关于大气中物质的限制值、警戒阈值和临界排放值的法令（1994 年）的管制。月沉降量 $[350mg/(m^2 \cdot d)]$ 和年沉降量 $[200mg/(m^2 \cdot d)]$ 均达到最大值。2007 年 7 月，这项法令被废止。因此，自 2007 年以来，斯洛文尼亚仅将这些尘埃沉降限值用作推荐值。英国、欧洲或世界卫生组织（WHO）机构没有为粉尘滋扰（粉尘沉积）设定法定或官方的空气质量标准；然而，在世界上部分国家的环境评估中广泛使用了一种非惯例指南（Environment, 2004）：

- 在英格兰和威尔士，使用尘埃沉降计进行测量的惯例限值是 $200mg/(m^2 \cdot d)$。
- 在美国，华盛顿为居民区设定了 $187mg/(m^2 \cdot d)$ 的州级标准。
- 德国 TA Luft 对于可能造成的危害和非常可能造成的危害的标准分别为 $350mg/(m^2 \cdot d)$ 和 $650mg/(m^2 \cdot d)$。
- 西澳大利亚州还制定了两个阶段的标准，第一阶段的舒适度损失为 $133mg/(m^2 \cdot d)$，空气质量的不可接受降幅为 $333mg/(m^2 \cdot d)$。
- 斯德哥尔摩环境研究所推广的瑞典限量范围从农村地区的 $140mg/(m^2 \cdot d)$ 到城镇中心的 $260mg/(m^2 \cdot d)$。

1.3.2 重量分析

采用两种收集方法：方法 A 收集垂直沉积的颗粒物；方法 B 收集垂直和水平沉积的颗粒物。方法 A 和方法 B 的采样器如图 1.5 和图 1.6 所示。图 1.8 和图 1.9 给出了在每个采样点使用标准收集方法（方法 A）测量的每月颗粒物垂直沉降量。图 1.10 和图 1.11 显示，通过添加朝向铁矿石和煤炭库的 20cm×30cm 金属筛网（图 1.5 和图 1.6）对采样设备进行改造时，收集的粉尘比使用标准方法（方法 A）收集的粉尘更多。通过金属筛网还可以收集风带来的水平传送的灰尘。此外，加入了蒸馏水以防止强风作用下干燥粉尘样品的损失。需要强调的是，限制（推荐）值仅适用于使用标准测量装置（方法 A）。图 1.8～图 1.11（研究的第二部分——2007/2008 年）包括 $350mg/(m^2 \cdot d)$ 的限值，仅供参考。在 2005 年 10 月至 2006 年 10 月的采样期间，Ankaran 及其周边地区所有采样点的颗粒物沉降总量均超过 $350mg/(m^2 \cdot d)$ 限值 11 次，相当于所有测量值的 15%。

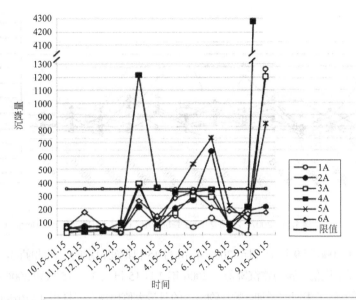

图 1.8 2005～2006 年期间的颗粒物沉降量［方法 A 的限值为 350mg/（m²·d）］

经授权引自：Jereb, G. et al. *Int. J. Sanit. Eng. Res.* 2009, 3(1): 4.

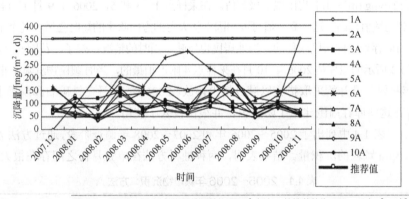

图 1.9 2007～2008 年期间的颗粒物沉积［方法 A 的推荐值为 350mg/（m²·d）］

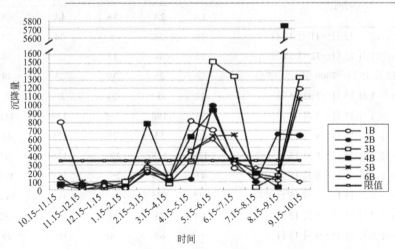

图 1.10 2005～2006 年期间的颗粒物沉降量［方法 B 的限值为 350mg/（m²·d）］

经授权引自：Jereb, G. et al. *Int. J. Sanit. Eng. Res.* 2009, 3(1): 4.

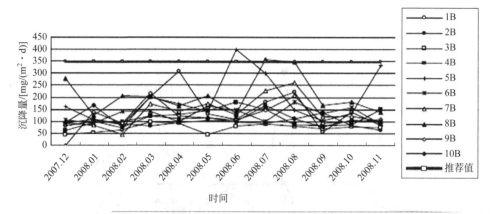

图 **1.11** 2007～2008 年期间的颗粒物沉积［方法 B 的推荐值为 350mg/（m² · d）］

最高月值是在 2006 年 9 月 15 日至 2006 年 10 月 15 日期间记录的。在此期间，几乎所有采样点都超过了每月的排放限值。颗粒物沉降值在 2006 年 2 月 15 日至 3 月 15 日和 2006 年 6 月 15 日至 7 月 15 日期间也观察到了类似的增加。颗粒物沉降的月最大值出现在采样点 4（Rožnik 居民区），时间段为 2006 年 9 月 15 日至 10 月 15 日［4283mg/(m² · d)］。在同一采样点，2006 年 2 月 15 日至 3 月 15 日期间［1216mg/(m² · d)］也出现了极高值。在采样点 1、3 和 5，2006 年 9 月 15 日至 10 月 15 日期间观测到的数值很高。这些高数值可以归因于从大海的方向吹来的短时强风（几个小时），穿过煤炭和铁矿石储存堆，向居民区移动。当地居民也反映了当时的情况：院子、花园和立面上都有灰尘沉积。图 1.3 所示的照片是 2006 年 10 月在采样点 4 附近拍摄的，当时颗粒物沉降值非常高。

2007 年科佩尔港开始采取措施以减少扬尘排放。2006 年 10 月在铁矿石和煤堆上安装了喷水装置，并在这些库存周围建造了防尘帘，并很快投入了使用。

在表 1.1～表 1.4 中列出了 2005～2006 年和 2007～2008 年调查阶段，通过方法 A 和方法 B 收集的小于 3μm 颗粒的沉积量。结果表明，两种抽样方法在单独月份之间存在很大差异。

表 1.1　2005～2006 年颗粒物沉积：方法 A

时间	小于 3μm 颗粒的沉积量/[mg/(m² · d)]					
	1A	2A	3A	4A	5A	6A
2005 年 10 月 15 日～11 月 15 日	18	28	5	54	37	31
2005 年 11 月 15 日～12 月 15 日	15	48	13	5	30	97
2005 年 12 月 15 日～2006 年 1 月 15 日	28	25	39	23	49	52
2006 年 1 月 15 日～2 月 15 日	13	5	24	39	5	5
2006 年 2 月 15 日～3 月 15 日	35	198	365	329	341	245
2006 年 3 月 15 日～4 月 15 日	115	53	25	125	42	110
2006 年 4 月 15 日～5 月 15 日	129	178	122	146	247	176
2006 年 5 月 15 日～6 月 15 日	45	229	291	301	498	279
2006 年 6 月 15 日～7 月 15 日	115	625	265	311	712	149
2006 年 7 月 15 日～8 月 15 日	50	23	56	34	152	148
2006 年 8 月 15 日～9 月 15 日	—①	68	149	180	79	53
2006 年 9 月 15 日～10 月 15 日	1228	207	1094	4157	828	148

① 未分析样品（样品被破坏）。

表1.2 2007～2008年颗粒物沉积：方法 A

时间	小于 3μm 颗粒的沉积量/[mg/(m² · d)]									
	1A	2A	3A	4A	5A	6A	7A	8A	9A	10A
2007 年 12 月 1 日～12 月 15 日	50	58	39	56	152	61	60	110	—①	62
2007 年 12 月 15 日～2008 年 1 月 1 日	25	40	58	25	111	40	28	—①	—①	38
2008 年 1 月 1 日～1 月 15 日	160	59	49	85	67	50	43	60	84	40
2008 年 1 月 15 日～2 月 1 日	60	69	46	99	67	56	65	84	74	49
2008 年 2 月 1 日～2 月 15 日	28	21	34	23	59	29	27	242	90	20
2008 年 2 月 15 日～3 月 1 日	40	37	39	190	84	58	37	91	54	47
2008 年 3 月 1 日～3 月 15 日	29	44	43	46	133	55	35	—①	94	95
2008 年 3 月 15 日～4 月 1 日	94	86	228	193	194	108	115	119	—①	63
2008 年 4 月 1 日～4 月 15 日	26	29	54	43	100	127	14	83	199	28
2008 年 4 月 15 日～5 月 1 日	49	53	42	63	165	51	53	82	55	56
2008 年 5 月 1 日～5 月 15 日	16	28	25	20	103	49	41	64	16	23
2008 年 5 月 15 日～6 月 1 日	78	107	82	103	379	89	229	130	77	74
2008 年 6 月 1 日～6 月 15 日	52	50	71	43	243	60	98	76	58	47
2008 年 6 月 15 日～7 月 1 日	—①	84	48	49	215	67	108	70	57	59
2008 年 7 月 1 日～7 月 15 日	49	110	57	67	252	226	170	123	94	66
2008 年 7 月 15 日～8 月 1 日	92	95	111	249	117	43	127	78	60	80
2008 年 8 月 1 日～8 月 15 日	44	221	110	133	—③	177	211	34	—②	337
2008 年 8 月 15 日～9 月 1 日	61	61	37	35	138	46	144	89	141	51
2008 年 9 月 1 日～9 月 15 日	62	70	67	72	172	82	111	82	—①	113
2008 年 9 月 15 日～10 月 1 日	13	43	11	8	26	34	20	—①	48	7
2008 年 10 月 1 日～10 月 15 日	49	80	85	76	102	85	44	102	49	52
2008 年 10 月 15 日～11 月 1 日	93	97	86	108	—③	138	118	166	92	76
2008 年 11 月 1 日～11 月 15 日	32	46	34	133	—③	33	40	101	46	26
2008 年 11 月 15 日～12 月 1 日	51	47	29	33	305	287	43	72	—②	49

① 未分析样品（样品被破坏）；
② 由于存在 NaCl 或 Cu 化合物而导致的高数值；
③ 由于样品存在有机污染（植物或昆虫、藻类的腐烂部分）而导致的高数值。

表1.3 2005～2006年颗粒物沉积：方法 B

时间	小于 3μm 颗粒的沉积量/[mg/(m² · d)]					
	1B	2B	3B	4B	5B	6B
2005 年 10 月 15 日～11 月 15 日	88	57	32	54	18	117
2005 年 11 月 15 日～12 月 15 日	23	15	5	45	46	—①
2005 年 12 月 15 日～2006 年 1 月 15 日	64	81	12	47	5	16
2006 年 1 月 15 日～2 月 15 日	78	8	77	19	24	5

时间	小于 3μm 颗粒的沉积量/[mg/(m²·d)]					
	1B	2B	3B	4B	5B	6B
2006 年 2 月 15 日～3 月 15 日	165	171	203	419	281	139
2006 年 3 月 15 日～4 月 15 日	92	63	49	70	113	85
2006 年 4 月 15 日～5 月 15 日	687	79	265	217	256	231
2006 年 5 月 15 日～6 月 15 日	613	916	1305	846	591	599
2006 年 6 月 15 日～7 月 15 日	222	290	1286	309	605	203
2006 年 7 月 15 日～8 月 15 日	108	75	20	160	140	234
2006 年 8 月 15 日～9 月 15 日	64	628	111	17	100	146
2006 年 9 月 15 日～10 月 15 日	1145	625	1317	5657	918	58

① 未分析样品（样品被破坏）。

表1.4 2007～2008 年颗粒物沉积：方法 B

时间	小于 3μm 颗粒的沉积量/[mg/(m²·d)]									
	1B	2B	3B	4B	5B	6B	7B	8B	9B	10B
2007 年 12 月 1 日～12 月 15 日	90	80	56	49	262	92	56	167	—①	79
2007 年 12 月 15 日～2008 年 1 月 1 日	23	52	–5	26	37	69	61	—①	—①	49
2008 年 1 月 1 日～1 月 15 日	111	86	36	53	90	71	53	73	48	197
2008 年 1 月 15 日～2 月 1 日	58	73	48	86	80	78	64	107	190	80
2008 年 2 月 1 日～2 月 15 日	15	126	52	56	59	82	281	15	—②	34
2008 年 2 月 15 日～3 月 1 日	90	135	49	97	81	98	46	—①	88	70
2008 年 3 月 1 日～3 月 15 日	43	26	34	62	115	64	99	—①	—②	82
2008 年 3 月 15 日～4 月 1 日	249	108	113	97	190	92	144	138	213	70
2008 年 4 月 1 日～4 月 15 日	117	53	52	126	—③	68	72	107	150	50
2008 年 4 月 15 日～5 月 1 日	217	53	52	59	165	90	79	89	29	70
2008 年 5 月 1 日～5 月 15 日	31	29	25	48	95	80	69	85	23	21
2008 年 5 月 15 日～6 月 1 日	151	100	—①	118	—③	140	133	173	115	101
2008 年 6 月 1 日～6 月 15 日	59	78	69	248	342	101	109	101	108	67
2008 年 6 月 15 日～7 月 1 日	111	66	49	49	—③	98	98	95	75	66
2008 年 7 月 1 日～7 月 15 日	87	—①	70	151	370	61	289	—①	164	74
2008 年 7 月 15 日～8 月 1 日	221	138	63	84	126	45	124	321	101	46
2008 年 8 月 1 日～8 月 15 日	138	64	92	—①	—③	218	223	—②	—②	118
2008 年 8 月 15 日～9 月 1 日	140	89	29	52	104	41	—①	270	18	3 34
2008 年 9 月 1 日～9 月 15 日	66	70	69	59	134	77	157	85	—①	66
2008 年 9 月 15 日～10 月 1 日	8	49	3	26	20	57	18	—①	61	18

时间	小于 3μm 颗粒的沉积量/[mg/(m² · d)]									
	1B	2B	3B	4B	5B	6B	7B	8B	9B	10B
2008 年 10 月 1 日～10 月 15 日	115	69	70	72	123	143	64	198	59	75
2008 年 10 月 15 日～11 月 1 日	144	74	75	73	—③	110	160	148	118	106
2008 年 11 月 1 日～11 月 15 日	47	35	61	76	126	42	55	88	81	27
2008 年 11 月 15 日～12 月 1 日	67	52	36	138	460	73	84	—①	—②	112

① 未分析样品（样品被破坏）；
② 由于存在 NaCl 或 Cu 化合物而导致的高数值；
③ 由于样品存在有机污染（植物或昆虫、藻类的腐烂部分）而导致的高数值。

与 A 型采样器相比，采用 B 型采样器几乎所有采样点都收集到更高的颗粒物沉积值。使用采样器 A 和采样器 B 收集的 Spearman 相关系数（ρ）相对较高。唯一的例外是采样点 1，未观察到相关性。对于采样点 2，$\rho = 0.84$（$p = 0.001$）；对于采样点 3，$\rho = 0.797$（$p = 0.002$）；对于采样点 4，$\rho = 0.699$（$p = 0.011$）；对于采样点 5，$\rho = 0.902$（$p = 0.000$）；对于采样点 6，模型 A 和模型 B 的 $\rho = 0.783$（$p = 0.003$）。对于被风吹起的灰尘，当颗粒遇到 B 型采样器上的金属筛网时会被释放。因此，在 B 型采样器中沉积的颗粒物的数量高于 A 型采样器。天然障碍物如建筑物、树木和其他植被可能产生类似的影响。此外，颗粒物沉积量似乎取决于与天气相关的因素（风和雨），不仅仅是对煤炭的操作和 EET 仓库的煤堆数量。

1.3.2.1 气象数据

整理了有关风向和风速的数据以匹配采样间隔，表 1.5 列出了穿过 EET 储油库的煤和铁矿石吹向采样点的风的比例。风速、相对湿度和环境温度是与粉尘沉积相关的因素。但是，由于采样颗粒物沉积的时间间隔太长，因此没有获得风与尘埃沉积之间的相关性。研究的第二阶段，有关温度、降水、风向和风强的气象数据是从 ARSO 和科佩尔港获得的，由普里莫斯卡自然科学技术研究所（PINT）测量。

表 1.5 从储油库吹向采样点的风量占总风量的比例

时间	比例/%				
	1（SW）	2（SW）	3（SW）	4（SW）	5（S）
2005 年 10 月 15 日～11 月 15 日	1.4	1.4	1.4	1.4	8
2005 年 11 月 15 日～12 月 15 日	2.4	2.4	2.4	2.4	12.6
2005 年 12 月 15 日～2006 年 1 月 15 日	—①	—①	—①	—①	—①
2006 年 1 月 15 日～2 月 15 日	1.3	1.3	1.3	1.3	9.7
2006 年 2 月 15 日～3 月 15 日	2.8	2.8	2.8	2.8	8.7
2006 年 3 月 15 日～4 月 15 日	3.2	3.2	3.2	3.2	5.8
2006 年 4 月 15 日～5 月 15 日	3.2	3.2	3.2	3.2	5.8
2006 年 5 月 15 日～6 月 15 日	2.8	2.8	2.8	2.8	6.4

时间	比例/%				
	1（SW）	2（SW）	3（SW）	4（SW）	5（S）
2006 年 6 月 15 日～7 月 15 日	2.5	2.5	2.5	2.5	4.5
2006 年 7 月 15 日～8 月 15 日	2.1	2.1	2.1	2.1	6.8
2006 年 8 月 15 日～9 月 15 日	2.6	2.6	2.6	2.6	8.4
2006 年 9 月 15 日～10 月 15 日	—①	—①	—①	—①	—①

① 数据不可用。

　　研究中的风向和风强数据是在位于科佩尔港行政大楼屋顶的气象站进行测量的。此外，还在位于科佩尔港附近 Markovec Hill 的科佩尔气象站收集了有关温度和降水的数据以及风速和风向数据。两个气象站均由 ARSO 管理。关于风速和风向的信息也可以从科佩尔港环境与职业卫生部获取。这些测量是由 PINT 在科佩尔港的气象站进行的。有时不记录数据，有时仅提供每日值。在科佩尔港内的气象站（ARSO 和 PINT）上测得的风向和风速数据与在 Markovec Hill 的气象站（ARSO）上收集的数据之间存在不一致的地方。尽管这三个测量位置之间的距离小于 4km，但可以观察到明显差异（图 1.12～图 1.14），这很可能是地形的拓扑结构所致。

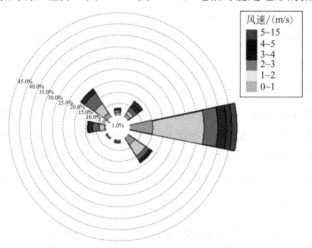

图 1.12 2007 年 12 月至 2008 年 11 月的风玫瑰图（EET-ARSO 站）

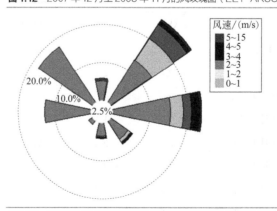

图 1.13 2007 年 12 月至 2008 年 11 月的风玫瑰图（在科佩尔港内部，由 PINT 测量）

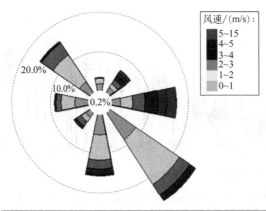

图 1.14 2007 年 12 月至 2008 年 11 月的风玫瑰图（气象站 Markovec，Koper-ARSO）

风向数据分为八个方向：北方、东北方、东方、东南方、南方、西南方、西方和西北方。风速数据分为六类：0～1m/s、1～2m/s、2～3m/s、3～4m/s、4～5m/s 以及大于 5m/s。图 1.12～图 1.14 中的风玫瑰图（United States Department of Agriculture，2012）显示了在同一地区不同地点收集的气象数据测量结果。Markovec Hill 自动监测站（ARSO）的数据每半小时记录一次，行政大楼屋顶的测量站（ARSO）每小时提供一次的数据，科佩尔港（PINT）内的测量站每天只提供一次风速和风向值。在分析气象结果时需要格外注意，因为从三个测量点获取的数据测量值不同，并且该值可能取决于微观位置和场地地形。举一个极端的例子，行政大楼屋顶测量站记录的最大风速为 10.8m/s（38.9km/h），Markovec Hill 自动监测站记录的最高风速为 12.4m/s（44.64km/h），而科佩尔港内的测量站在同一时期（2007～2008 年）报道的最大值为 7.3m/s（26.3km/h）。

根据第二阶段研究期间每个双月采样期的风向和风速数据，又另外编制了风玫瑰图（United States Department of Agriculture，2012）。风玫瑰图显示了风向和风速，并以频率百分比表示。从这些风玫瑰图的结果可以看出，在频率和强度上东风都占主导地位。4 月至 6 月风向通常为西北风，9 月至 11 月风向通常为东南风。正如上文提到的，偶尔有短时间内从西部向西北方向吹的强烈西风。经历一系列事件之后，Rožnik 的居民反映他们的生活环境中有大量黑色粒子沉积。由于这些强劲的西风持续时间较短，因此没有记录到极端天气数据，例如突然出现从港口库存点吹向采样点的强风。

整个时段的最高气温是在 2008 年 6 月 26 日 15 时 30 分记录的 34.6℃，最大降雨量是在 2008 年 7 月 18 日记录的 35.5L/m²。温度和降雨量的日变化如图 1.15 所示。在整个研究期间，降雨量为 910mm（2007 年 12 月 1 日至 2008 年 11 月 30 日）。研究中有关沿海地区的降雨量记录大部分出现在夏季，几乎 60%（910mm 中的 526mm）的降雨量出现在 4～8 月的夏季月份。

图 1.16 和图 1.17 显示了逐月颗粒物沉积与风速之间的典型相关性。采样点沿主要风向（东北—西南）（图 1.4）评估了煤和铁矿石距 EET 仓库的距离对颗粒物沉积量的影响。地形简图如图 1.18 所示。

科佩尔港环境与职业卫生部提供了有关科佩尔港 EET 装卸煤炭和铁矿石数量的信息。将煤炭和铁矿石移动的时间间隔调整为颗粒物沉积以及风速和风向的时间间隔，这些物质的运动与附近沉积的颗粒物的数量无关。最高的斯皮尔曼相关系数 ρ 为 0.44。图 1.19 和图 1.20 显示了 EET 颗粒物沉积与煤铁矿石运动之间的典型关系。

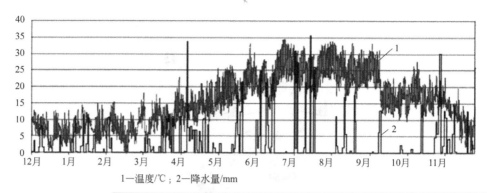

1—温度/℃；2—降水量/mm

图1.15 由Markovec-ARSO自动测量站记录的2007年12月1日至2008年11月30日的每日气温和降水量

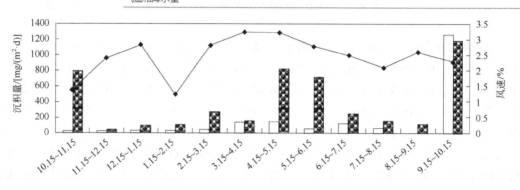

1A；1B；限值；风速

图1.16 采样点1颗粒物沉积和风速之间的相关性

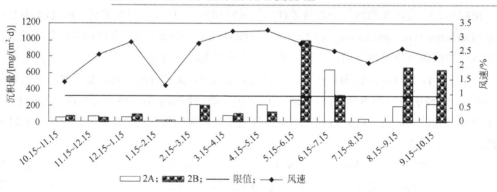

2A；2B；限值；风速

图1.17 采样点2颗粒物沉积与风速之间的相关性

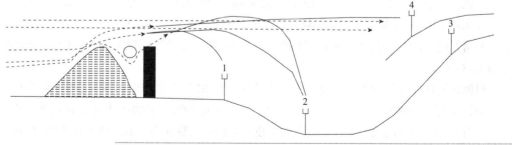

图1.18 悬浮颗粒从EET仓库向采样点1、2、3和4的潜在传输

Inhalation Toxicology (3ʳᵈ ed)
吸入毒理学（原著第三版）

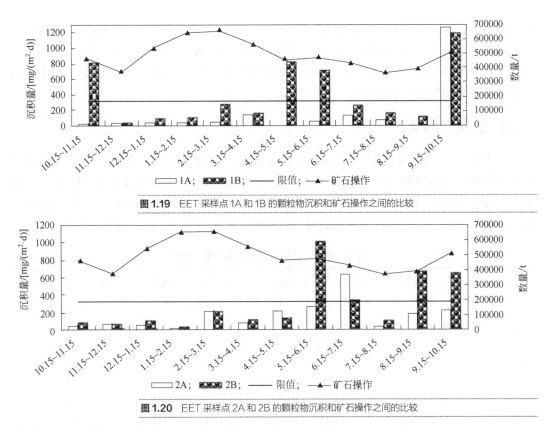

图1.19 EET采样点1A和1B的颗粒物沉积和矿石操作之间的比较

图1.20 EET采样点2A和2B的颗粒物沉积和矿石操作之间的比较

1.3.2.2 方法A和B的比较

根据VDI和Deutsches Institut für Normung/德国标准化协会（DIN）指南（VDI, 1996），使用贝氏沉降器收集颗粒物沉积的标准方法可能是有缺陷的，因为它无法捕获水平方向上由风携带的空气中的颗粒物。因此，通过在收集器上增加朝向EET仓库的金属滤网，改进了空气中沉降颗粒物的采样方法。图1.21中给出的修正方法B和标准方法A的比较，结果表明，风的

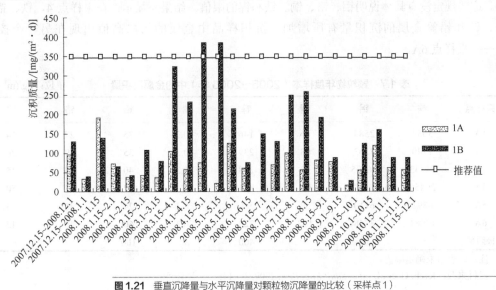

图1.21 垂直沉降量与水平沉降量对颗粒物沉降量的比较（采样点1）

水平贡献显著增加了采样点 1 收集的粉尘，采样点 1 距离储存堆最近。在 24 次采样中，有 22 次方法 B 收集的颗粒物沉积质量大于方法 A。采样点 1A 和 1B 的斯皮尔曼相关系数（ρ）约为 0.7，p 值为 0.000，在其他采样点也有类似的观察。在 24 个实例中，至少有 15 例通过方法 B 收集到的颗粒物质量明显大于方法 A。

1.3.3　金属的测定

在 EET 仓库的煤炭和铁矿石以及邻近地区的土壤中检测到了几种金属，这些检测是在科佩尔公共卫生研究所的化学实验室和 Celje 公共卫生研究所的卫生化学实验室进行的。表 1.6 中列出的结果表明，在铁矿石或煤炭中，没有一种金属元素的含量与土壤样本中的含量相当，土壤样本中铁元素的高含量反映了周围陆地富含铁的事实。

表 1.6　煤炭、铁矿石和土壤中的金属含量

金属	煤炭（d.w.）/（mg/kg）	土壤（d.w.）/（mg/kg）	铁矿石（d.w.）[①]/（mg/kg）	铁矿石（d.w.）[②]/（mg/kg）
铁	4800	29600	649000	558240
铝	9800	13500	3200	3150
铜	8.9	46.9	41.1	40
锌	15.1	116.8	18.7	16
锡	<1	<1	<1	0.1
铅	2.5	25.0	3.6	10
铬	5.9	66.7	6.5	9
镍	4.5	94.8	1.6	5

① 科佩尔公共卫生研究所。

② Celje 公共卫生研究所。

表 1.7 所示的金属沉积量测定结果，是在 2005～2006 年初步研究期间从所有六个原始采样点收集的为期一年的沉积颗粒物样品中获得的。锌的限值（Decree, 1994）仅在采样点 4A 处超标。这些规定没有具体说明铝、铬、铜、铁和镍的限值。结果还显示，在采样点 4，铁、铝、铜、锌和铅等金属的沉积量有所增加。沉积样品中金属的第二高值出现在另一个控制点——采样点 6A。

表 1.7　颗粒物年度样本（2005～2006 年）中的金属沉积量　　单位：$\mu g/(m^2 \cdot d)$

采样点	铁	铝	铜	锌	锡	铅	铬	镍
1A	3054	2584	66	146	<0.3	25	27	14
2A	7740	7263	93	239	<0.3	35	39	26
3A	14433	16805	93	278	<0.3	40	90	35
4A	29450	31942	371	861	1.2	87	98	50
5A	6892	6110	80	93	<0.3	24	28	14
6A	13081	8748	172	324	<0.3	60	46	42
极限值	—	—	—	400	2	100	—	—

注：—表示未确定限值。

资料来源：Jereb, G. et al. *Int J. Sanit Eng. Res.*, 2009, 3（1）：4. 经许可。

从前面提到的缓解控制措施实施以来，扬尘排放量显著减少是可以预见的，与上一年相比，在 2007～2008 年调查阶段的金属沉积量明显减少。铅沉积量低于 $10\mu g/(m^2\cdot d)$，远低于推荐值 $100\mu g/(m^2\cdot d)$。镉的沉积量为 $0.1\mu g/(m^2\cdot d)$ 以下，砷的沉积量为 $0.2\mu g/(m^2\cdot d)$ 以下。锌的沉积减少了约 90%，但铜的沉积增加到了 $100～1000\mu g/(m^2\cdot d)$。为抑制藻类生长而添加到取样瓶中的铜线所造成的污染，可能是造成这种增加的原因。在研究的第二阶段，铁和铝的沉积减少了大约 90%。

根据金属测定的结果，不可能将疑似源自科佩尔港的煤尘与其他来源有机碳（燃烧化石燃料、TRAFC、花粉等）区分开来，也不能根据金属测定结果将科佩尔港的矿石储存与土壤中的铁化合物区分开来。

许多作为颗粒物沉积样品而收集的灰尘颗粒都有有机来源，包括花粉、植物、藻类、昆虫，以及来自煤颗粒和煤烟中的碳。颗粒物质在本质上似乎主要是有机物。表 1.8 列出了燃烧后剩余的质量分数。

表 1.8　小于 3μm 的颗粒的灼烧残渣量　　　　　　　　　　　　　单位：%

时间	1A	1B	2A	2B	3A	3B	4A	4B	5A	5B	6A	6B
2006 年 5 月 15 日至 6 月 15 日	—[①]	13	—[①]	4	—[①]	1	—[①]	7	—[①]	2	—[①]	1
2006 年 6 月 15 日至 7 月 15 日	1	7	1	4	2	4	1	4	10	9	5	7
2006 年 7 月 15 日至 8 月 15 日	—[①]	—[①]	—[①]	—[①]	—[①]	—[①]	<1	4	4	12	<1	13
2006 年 8 月 15 日至 9 月 15 日	—[①]	5	3	8	13	18	26	30	8	0	11	6
2006 年 9 月 15 日至 10 月 15 日	10	10	3	4	4	11	10	12	12	10	6	1

① 无可用数据。

ARSO 研究报告"2005 年 6 月 28 日至 9 月 11 日 Ankaran 空气污染的测量"（ARSO, 2005）中报道了 PM_{10} 中铁含量在 6.6～13.9mg/kg 之间，并显示铁含量与 PM_{10} 含量之间存在高度相关性。Žitnik 等人（2005）报道了 EET 中铁矿石运动与 PM_{10} 中铁浓度之间的相关性。Topič（2009）发现铁矿石堆的表面形成了一层薄膜，只要堆料不受干扰，就可以防止扬尘。因此，一些研究报道了铁矿石操作与空气颗粒中铁浓度之间的相关性。与铁矿石的情况相反，对煤的储存和操作意味着连续的粉尘源，因为在煤表面没有薄膜形成。煤必须连续压缩以防止自燃。因此，煤炭储存库是空气中颗粒物的来源之一，特别是在大风的情况下。

1.3.4　γ 射线的测定

许多天然存在的放射性核素以杂质形式存在于煤和铁矿石中（van Hook, 1979; Dowdall 等, 2004; Ward 和 Suárez-Ruiz, 2008）。来自科佩尔港 EET 仓库的代表性煤炭和铁矿石样品检测出了 γ 射线活性。测量结果如表 1.9 和表 1.10。这些 γ 射线的放射性比活度可以回溯到 2006 年 8 月 15 日。后面的数字±符号是特定活动中组合标准不确定度的数值，对应于 68% 置信区间。符号后面的值表示给定放射性核素的最小可检测活度，也对应于 68% 置信区间。除了煤炭和铁矿石样品外，还测量了土壤样品的 γ 辐射，作为该地区通常存在的放射性元素的参考。这些测量是在 Jožef Stefan 研究所进行的，测量结果如表 1.11。煤和铁矿石样品中 γ 射线发射体活动结果与土壤样品中的主要差异是 ^{137}Cs。土壤样本中 ^{137}Cs 的存在被归因于切尔诺贝利事故。Janković 等人（2011）报告了塞尔维亚煤中 ^{226}Ra、^{232}Th、^{40}K、^{235}U、^{238}U、^{210}Pb 和 ^{137}Cs

的存在，他们也将 ^{137}Cs 的存在归因于人为原因。由于煤和铁矿石样品的 γ 射线发射体活度没有明显增加，因此停止了对颗粒物中放射性的进一步评估。Akkurt 等人（2009）为了在镭当量的基础上评估辐射危害，用碘化钠 γ 射线光谱法测定了煤样中的 ^{238}U、^{232}Th 和 ^{40}K。结果显示，暴露剂量低于推荐值。Saraevic 等人（2009）还利用 γ 能谱测量了 ^{238}U 及其子代、^{232}U 及其子代、^{40}K 煤以及在波斯尼亚和黑塞哥维那煤矿附近种植和饲养的食物中的放射性。除了实验室测量外，还测量了前面提到的剂量率，从而评估被风吹入居民区和农业地区的煤尘辐射所造成的风险。在紧邻煤矿周围的区域之外，发现吸收剂量率与波斯尼亚和黑塞哥维那的背景值相对接近，为 111nGy/h。

表 1.9　煤样中 γ 射线发射体的比活度

核素	比活度/（Bq/kg）	核素	比活度/（Bq/kg）
^{134}Cs	<0.04	^{228}Ra	6.1±0.3
^{137}Cs	<0.04	^{228}Th	6.1±0.2
^{210}Pb	19±11	^{230}Th	70±34
^{214}Bi	21±2	^{238}U	14±3
^{226}Ra	21±2		

表 1.10　铁矿石样品中 γ 射线发射体的比活度

核素	比活度/（Bq/kg）	核素	比活度/（Bq/kg）
^{134}Cs	<0.07	^{226}Ra	9.8±1.1
^{137}Cs	<0.25	^{228}Ra	7.7±0.6
^{210}Pb	8.7±2.8	^{228}Th	7.9±0.5
^{214}Bi	10.2±1.1	^{238}U	7.7±2.1

表 1.11　土壤样品中 γ 射线发射体的比活度

核素	比活度/（Bq/kg）	核素	比活度/（Bq/kg）
^{7}Be	2.1±1.2	^{226}Ra	39.0±2.7
^{40}K	364±36	^{228}Ra	30.1±1.3
^{137}Cs	32.4±1.6	^{228}Th	29.0±1.5
^{210}Pb	63±40	^{230}Th	<90.6
^{214}Bi	39.0±3.9	^{238}U	19.6±5.3

1.3.5　电子显微镜

通过扫描电镜获得了在科佩尔港 EET 仓库周围收集的颗粒物沉积中存在煤炭和铁矿石的证据，煤炭和铁矿石颗粒的存在将粉尘沉积与港口的煤炭和铁矿石库存联系在一起。用电子显微镜对煤的存在进行了形态和化学分析。典型的电子显微照片和 X 射线能谱分别如图 1.22～图 1.24 所示。

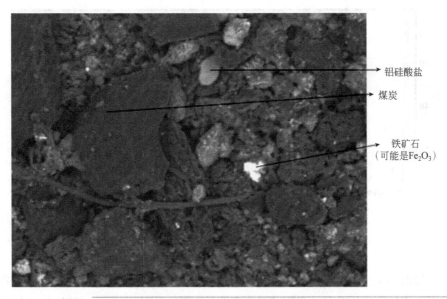

铝硅酸盐

煤炭

铁矿石
（可能是Fe₂O₃）

图1.22 样本4A电子显微照片（330倍放大，图像宽度400μm）

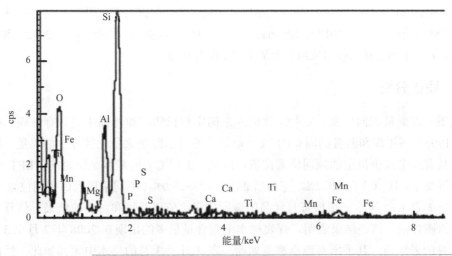

图1.23 硅酸铝的典型EDXS谱

2006年2月15日至2006年3月15日，在采样点1～5采集的颗粒物沉降样品中检测到氧化铁和煤粒。在取样点6（对照点）采集的样品中，铁也存在，但并不是以Fe₂O₃的形式存在，而是始终与二氧化硅和氧化铝共存，因此可以推测这种铁的来源可能是周围环境土壤，即所谓的蔷薇土。在采样点6采集的颗粒物样品中未检测到煤粒。此外，没有检测到可能污染样品的铁锈（垢）的形态特征。在Beli Križ地区靠近Portorož（距离科佩尔港约15km）的额外参考采样点，也没有检测到煤炭和铁矿石颗粒。然而，却检测到了二氧化硅、碳酸钙和碳酸镁。

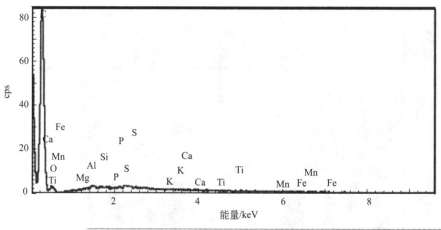

图1.24 煤颗粒的典型 EDXS 光谱

扫描电镜的结果有力证明，科佩尔港铁矿石和煤炭的移动促进了周围环境中颗粒物的沉积，根据形态和化学成分确定了该颗粒物中铁矿石和煤的存在。（Anaja, 2012）等人采用体积收集方法，通过 SEM 以及 ICP-MS 进行表征，研究发现，某居民区附近 12 个样本中有 10 个样本的 PM_{10} 超标，美国弗吉尼亚州农村地区罗达社区旁一处露天煤矿附近 12 个样本中有 6 个样本的 PM_{10} 超标（Anaja, 2012）。Stizmann 等人（1999）在英国、Ault 等人（2012）和 Xie 等人（2009）在中国将这项技术应用于表征空气中的颗粒物。

1.3.6 质谱分析

试图通过测量碳同位素 $^{13}C/^{12}C$ 比值，来确定颗粒物沉积样品中是否存在煤。Ohuchi 等人（1995）利用煤和沥青的固有的 $^{13}C/^{12}C$ 比值通过示踪剂来量化馏分中的煤量。同一来源的煤具有或多或少恒定的碳同位素比值，因此，$\delta(^{13}C)$ 值基本是恒定的。EET 仓库的煤炭分析显示，$\delta(^{13}C)$ 为 -28.2‰。空白后 $\delta(^{13}C)$ 为 -25.0‰。不同采样点的碳同位素 $^{13}C/^{12}C$ 比值结果如表 1.12 所示。根据每月样品的碳同位素比值以及煤和对照的结果，估算了煤源样品中的碳含量。这些结果表明，煤炭样本中碳含量最多的出现在 2008 年 2 月至 3 月和 4 月至 5 月的采样期，几乎所有地点都是如此。在 2 月至 3 月的样本中尤其如此。然而，很难将这些结果与风或其他天气参数影响联系在一起。在 2008 年 2 月至 3 月的采样期内，盛行风是北半球和东北地区的波拉风。这段时间里气温比较低，碳含量的增多可能是因为人们使用化石燃料进行住宅采暖，或是煤源中的 $\delta(^{13}C)$ 本身较低，并不能说明碳来自港口库存的煤尘。整个冬天的气温几乎是一样的，二月份也不低，因此很难将质谱测量结果与颗粒物沉积量联系起来。二月份的沙尘沉降量相对较低，在炎热干燥的夏季沉积量较多。然而，颗粒物沉积量代表的是沉降到地面的总悬浮颗粒物，而不是碳同位素组成的结果，碳同位素组成来自煤炭。B 方法（垂直+水平沉积）采集的样品中碳含量高于 A 方法，这表明它们的来源是煤堆，因为所有陈旧的采样设备都是朝向 EET 和科佩尔港的。然而，有必要强调，使用碳同位素 $^{13}C/^{12}C$ 进行分析是识别沉积样品中碳来源的一种新方法，存在出现

Inhalation Toxicology (3ʳᵈ ed)
吸入毒理学（原著第三版）

错误的可能性，因为样品在组成和结构上并不均匀，它们含有大量来自环境的颗粒。在可能的碳来源中，确实有煤粒，但也有昆虫、花粉、植物、藻类、煤烟和其他物质的碎片。同位素 $\delta(^{13}C)$ 值是其中每个来源特有的，在对不均匀样品进行测量的情况下，$\delta(^{13}C)$ 值可能代表这些不同来源的平均值，这可能产生关于碳来源的错误结论。此外，还给出了煤中碳含量的估算方法，即样品中碳含量的质量分数。实际上，样品中的碳含量并没有测定出来。因此，样本中的碳（可能来自每个采样点的煤）与颗粒物沉积量（重量分析）之间的相关性，无法从迄今收集的数据中得出。因此，为了进一步研究，有必要对样品中的总碳含量进行定量，同时改进方法。

表1.12　颗粒物沉积中测定的 $\delta(^{13}C)$ 值　　　　　单位：‰

时间	1A	1B	2A	2B	3A	3B	4A	4B	5A	5B
12 月	−26.4	−26.6	−26.0	−26.4	−25.5	−26.5	−25.7	−25.9	−26.7	−25.4
1 月	−26.2	−26.3	−26.5	−25.8	−25.3	−25.3	−25.9	−26.2	−26.2	−25.2
2 月	−26.6	−27.1	−28.1	−27.4	−26.3	−27.1	**−31.0**	−26.7	−28.2	−27.6
3 月	−25.5	**−28.4**	—	−27.2	−25.1	−25.8	−25.7	−25.5	−25.2	−25.5
4 月	**−28.9**	−27.3	−27.6	−25.4	**−28.2**	**−28.6**	**−34.8**	**−27.7**	**−29.9**	**−29.4**
5 月	−25.1	−24.5	−26.0	−25.5	−26.9	−25.2	−22.5	−25.3	−25.9	−25.6
6 月	—	−25.6	−26.0	−25.4	−26.0	−25.0	—	−23.9	−25.7	−25.5
7 月	—	−25.4	−25.2	−24.4	−25.2	−24.6	—	−25.3	−25.5	−26.0
8 月	−25.1	−26.0	−26.0	−25.2	−24.8	−25.2	−24.5	−24.4	−25.9	−25.4
9 月	−25.8	−25.7	−26.2	−26.2	−26.6	−23.5	−26.6	−26.3	−26.4	−26.2
10 月	−25.1	−24.7	−25.3	−24.8	−25.6	−23.6	−24.1	−24.7	−23.1	−24.7
11 月	−25.0	−26.6	−26.4	−25.8	−27.2	−26.2	−24.4	−26.0	−25.5	−25.4

时间	6A	6B	7A	7B	8A	8B	9A	9B	10A	10B
12 月	−26.4	−26.2	−25.9	−26.5	−25.8	−26.7	—	—	−26.1	−25.8
1 月	−25.3	**−29.4**	−25.8	−25.4	−25.9	−26.4	−26.1	−26.2	−26.0	−25.3
2 月	−27.5	−28.0	−26.9	−26.0	−27.7	−26.7	**−28.7**	−25.9	−26.2	−26.1
3 月	—	−25.4	−25.4	−25.9	—	−25.5	−25.1	—	—	−26.1
4 月	−25.9	−26.6	**−29.1**	−29.7	**−31.7**	**−27.6**	**−26.5**	**−28.1**	−21.5	−27.2
5 月	−25.0	−23.5	−26.7	−26.9	−25.8	−25.0	−25.7	−25.9	−26.7	−25.4
6 月	—	−26.0	−26.1	−26.1	−24.7	−25.4	—	—	−24.8	−26.4
7 月	−24.5	−26.3	−25.4	−25.9	−25.6	−25.5	−25.1	−25.5	−24.8	−25.5

时间	6A	6B	7A	7B	8A	8B	9A	9B	10A	10B
8 月	*−24.2*	*−24.7*	*−25.0*	*−25.0*	−24.4	−25.9	−24.9	−25.1	−25.8	−25.0
9 月	*−26.3*	*−26.9*	*−25.0*	*−26.3*	−25.3	−26.9	−26.1	−26.9	−25.7	−26.1
10 月	*−24.1*	*−24.8*	*−23.9*	*−25.2*	−26.4	−24.1	−24.8	−25.1	−24.9	−25.7
11 月	*−25.5*	*−26.4*	*−25.9*	*−26.6*	—	−26.9	—	**−29.0**	**−27.7**	**−28.7**

注：粗体表示 ¹³C/¹²C 同位素比值与煤相当。斜体字表示对照采样点（6 和 7）。

1.3.7 颗粒物沉积与矿石和煤炭运动的相关性

EET 的煤炭和铁矿石操作数据来自科佩尔港环境和职业卫生部。在图 1.25 和图 1.26 中，显示了科佩尔港 EET 的颗粒物沉积与铁矿石和煤炭操作之间的关系。根据第一阶段研究的结果，由于颗粒物沉积样品采集时间不够频繁，不会出现相关性。从图 1.25 和图 1.26 可以看出，在第二阶段研究期间，在港口周围的采样点收集的煤炭和铁矿石操作与颗粒物沉降量之间的相关性无法得到证实。

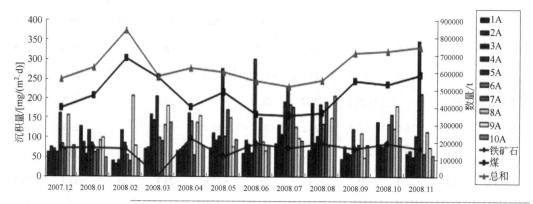

图 1.25 EET 采样点 A 的颗粒物沉积与煤和铁矿石操作之间的相关性

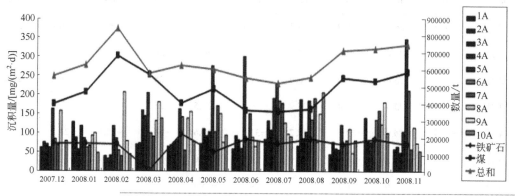

图 1.26 EET 采样点 B 的颗粒物沉积与煤和铁矿石操作之间的相关性

在夏季干旱的月份，颗粒物沉积的比例增加，这很可能是由于地面干燥，从而导致了周围的尘土飞扬。此外，在夏季，风主要从海上吹过仓库，吹向陆地。这是由夏季月份颗粒物沉积量的增加反映出的。全年矿石卸货量相对稳定，冬季卸煤量略有增加。因此，研究认为港口粉尘排放值受煤炭和铁矿石卸货过程影响较大的假设是不成立的。

1.3.7.1 年度样品中颗粒物的量化

在研究的第一部分，通过 SEM 检查证明了颗粒物沉积中煤的存在。在研究的第二部分，逐个站点的基础上合并了每个采样周期的样本后，对全年的样本进行了分析。为了进行这些分析，选择每个过滤器的一部分进行进一步处理。由于不仅要对颗粒进行定性检测（尺寸、化学沉积和单个颗粒的形态），而且要进行定量检测（来自单个采样点的颗粒数量），因此必须对样品进行稀释。由于与整个结果相比，在整个采样期间颗粒物的沉积量都非常低，颗粒物的数量会减少，因此煤和铁矿石颗粒物的数量也会减少。SEM 检查证实了这一点，观察到来自周围土壤的铝硅酸盐颗粒比煤和铁矿石多。在研究的第二部分（2007～2008 年），附近居住区 Rožnik 的居民没有报告令人不安的黑尘排放。

每平方厘米的颗粒数按稀释后每平方厘米的颗粒数计算。要转换为整个尘埃沉积中的粒子数，结果应再乘以 3079.5 倍。但由于所有样品都是使用相同程序处理的，所以这些值是以每平方厘米处理后的颗粒数给出的。表 1.13 显示了根据粒子的大小和化学成分按大小类别分组的结果。

数量最多的颗粒被鉴定为铝硅酸盐（具有 $KAlSiO_4$ 经验式的化合物）。它们的大小从 $1\mu m$ 到 $10\mu m$ 不等。这些颗粒物中大多数被认为是自然来源。除了铝硅酸盐颗粒外，还发现了许多二氧化钛（TiO_2）颗粒，它们都是以较小的粒度（小于 $1\sim5\mu m$）存在的。另外还检测到了煤粒，其中大部分大于 $5\mu m$，煤粒均未小于 $1\mu m$，在对照采样点 6 和 7 处也发现了煤粒。对于 6 号和 7 号控制点这些煤粒的来源，一个可能的来源是从科佩尔港向的里雅斯特运送煤炭的船只，在船只中发现了一些氧化铁颗粒，它们大部分都很小（$1\sim5\mu m$），离仓库最近的采样点 1 的氧化铁颗粒数量最多。这些颗粒在每个采样点的相对数量如图 1.27 所示。

1.3.8 定向采样

开发了一种简单、廉价的替代装置，用于快速估计空气中颗粒物的方向和大小。这种装置基于塑料球体表面的沉积/撞击和黏附，能够在水平和垂直方向上收集颗粒。

1.3.8.1 视觉感知

定向采样装置放置在科佩尔港煤炭和铁矿石仓库周围的居民区。通过目测颗粒在球体表面的黏附情况，可以估计颗粒沉积的方向和强度，并对其来源进行推测。通过目测评估，可以观察到颗粒在球表面的不均匀沉积。这可能与尘埃粒子来源方向有关。如图 1.28 所示，取样器朝向科佩尔港和 EET 矿场（B）一侧的颗粒数量高于远离 EET 矿场（A）一侧的同一球上的颗粒数量。

表 1.13　每平方厘米过滤表面积颗粒平均数

样本	含铝、硅、钾的化合物（硅酸盐、铝硅酸盐等）				二氧化钛				氧化铁（FeO，Fe₂O₃，Fe₃O₄）				含碳颗粒（煤）				总计
	<1μm	1~5μm	5~10μm	>10μm	<1μm	1~5μm	5~10μm	>10μm	<1μm	1~5μm	5~10μm	>10μm	<1μm	1~5μm	5~10μm	>10μm	
1A	0	20918	4082	1020	2041	4082	0	0	0	1531	0	0	0	510	0	0	34184
1B	0	7289	1822	364	1093	3644	0	364	1093	2551	364	364	0	1822	364	364	21137
2A	0	5102	1701	850	9354	14456	0	0	0	850	0	0	0	0	0	0	32313
2B	0	5952	6803	0	11054	9354	850	0	0	850	0	0	0	0	7653	2551	45068
3A	0	0	0	0	638	0	0	0	0	0	0	0	0	1913	638	0	3189
3B	1020	1276	255	0	765	1020	0	0	255	0	0	0	0	510	0	255	5357
4A	283	1134	0	0	850	567	0	0	0	283	0	0	283	283	283	0	3685
4B	1786	2041	0	0	255	255	0	0	255	0	0	0	255	255	255	255	5357
5A	0	425	0	0	0	0	0	0	0	0	0	0	0	0	0	0	425
5B	0	1160	696	0	4638	0	0	0	0	232	0	0	0	696	928	232	8581
6A	0	2551	5102	0	1701	17857	0	0	0	0	0	0	0	2551	4252	0	34014
6B	0	5102	638	1913	7015	6378	638	0	0	0	0	0	0	0	3189	2551	27423
7A	0	1701	0	0	5952	0	0	0	0	0	0	0	3401	3401	850	0	11905
7B	6633	14286	510	0	7143	4592	0	0	0	0	0	0	0	2551	2551	1020	36735
8A	3189	9566	0	0	4464	5102	0	0	0	0	0	0	0	638	1276	0	24235
8B	1913	5740	0	638	5102	0	0	0	638	1276	0	0	0	0	0	0	15306
9A	1913	7653	638	638	3827	4464	0	0	0	0	0	0	0	1276	1276	0	20408
9B	3189	16582	5102	0	1913	8929	0	0	0	0	0	0	1276	1276	5102	0	42092
10A	18707	52721	2551	850	3401	20408	0	0	0	0	0	0	0	0	0	2551	101190
10B	12755	38265	51020	2551	58673	114796	0	0	0	0	0	0	0	0	0	7653	285714

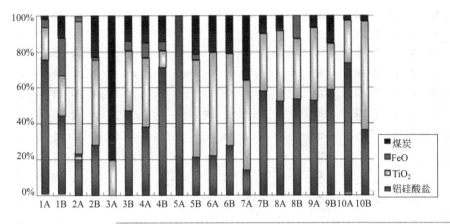

图1.27 各采样点不同颗粒物的质量分数

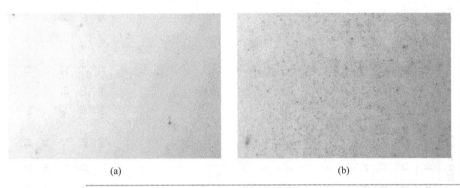

图1.28 暴露1个月后，远离（a）和朝向（b）科佩尔港以及煤/铁矿库的采样装置表面

1.3.8.2 手工粒子计数

为了对沉积进行定量，对单位面积的颗粒数量采用手工计数。结果表明，交替采样器表面颗粒分布不均匀。在取样器表面的不同位置观察到的颗粒数量差异高达10倍，有时甚至更大。在采样器的南侧和西南侧，朝向科佩尔港和EET仓库的一侧发现了最多的颗粒物。

随机选取4月1日～5月1日、5月1日～6月1日、8月1日～9月1日、9月15日～10月15日和10月15日～11月15日的时间间隔在1～5点和10点进行定向采样，对所有采样点和时间间隔的样品进行手工计数分析。使用计算机软件仅对10月15日～11月15日期间的样品进行颗粒物计数。手工颗粒物计数结果如表1.14所示。

1.3.8.3 计算机粒子计数

使用计算机软件（IT 3.0）在交替采样装置（球）上的每平方厘米的颗粒数计数如表1.15所示。只对2008年10月15日～11月15日期间收集的样本进行颗粒物计数，在朝向EET仓库的采样设备上观察到最高颗粒数量。

1.3.8.4 手工粒子计数与计算机粒子计数的比较

图1.29比较了手工计数的每平方厘米粒子数与使用计算机软件在五个采样点计数的粒子数。这些结果表明，手工粒子计数与计算机粒子计数有很好的相关性。

表 1.14 每立方厘米取样装置 1（球）上的颗粒物数量

位置	取样地点 1					取样地点 2					取样地点 3					取样地点 4					取样地点 5					取样地点 10				
方向	N	S	E	W	SW①	N	S	E	W	SW①	N	S	E	W	SW①	N	S	E	W	S,SW①	N	S	E	W	S①	N	S	E	W	S①
2008.4.1~5.1	15	57	32	146	134	21	12	17	130	108	3	71	12	32	134	41	11	13	101	85	11	200	15	39	200	20	85	41	25	85
	21	64	24	149	184	25	15	26	124	78	0	98	18	34	184	33	12	8	154	103	21	151	8	51	151	26	84	44	16	84
	7	94	31	178	148	20	16	10	149	42	2	98	26	26	148	28	21	13	95	128	19	209	15	17	209	21	88	40	20	88
																					17	204	8	31	204	25	63	23	20	63
																					23	187	17	67	187	13	79	36	16	79
每平方厘米颗粒数／平均颗粒数	14.3	71.7	29	157.7	155.3	22	14.3	17.7	134.3	76	1.7	89	18.7	30.7	155.3	34	14.7	11.3	116.7	105.3	18	190	13	41	190	21	80	37	19	80
2008.5.1~6.1	41	84	11	186	309	16	47	18	50	102	13	5	17	60	16						2	17	3	16	17					
	28	53	19	232	301	15	39	21	56	93	15	19	33	39	19						14	25	2	17	25					
	34	63	25	211	292	17	30	16	53	96	20	16	15	42	14						7	17	4	19	17					
	39	86	36	141	248	7	34	19	39	69	8	6	16	41	14						4	10	3	6	10					
	28	45	35	238	224	14	31	8	47	66	19	10	12	48	7						8	20	1	10	20					
每平方厘米颗粒数／平均颗粒数	34	66.2	25.2	201.6	274.8	14	36.2	16.4	49	85	15	11	18.6	46	14						7	17.8	2.6	14	17.8					
2008.8.1~9.1	28	99	46	85	153											68	25	29	69	52	29	52	26	27	52	19	26	36	26	26
	31	53	50	117	152											60	14	41	91	62	31	36	40	23	36	13	28	38	29	28
	31	79	36	95	136											59	22	25	87	47	32	24	26	7	24	8	34	24	20	34
	30	78	36	64	150											59	26	21	61	27	9	29	9	11	29	5	37	39	18	37
	32	45	44	116	148											35	17	22	58	45	13	20	12	14	20	12	33	42	21	33
每平方厘米颗粒数／平均颗粒数	30.4	70.8	42.4	95.4	147.8											56	20.8	27.6	73.2	46.6	23	32.2	23	16	32.2	11	32	36	23	32

续表

位置	方向	取样地点1					取样地点2					取样地点3					取样地点4					取样地点5					取样地点10				
		N	S	E	W	SW①	N	S	E	W	SW①	N	S	E	W	SW①	N	S	E	W	S,SW①	N	S	E	W	S①	N	S	E	W	S①
2008.9.15~10.15		41	35	74	171	/	12	65	39	82	177	48	29	23	101	153	53	57	36	28	/										
		49	29	109	184	/	12	42	49	103	174	53	35	32	128	92	29	60	63	36	/										
		27	37	89	153	/	10	60	33	99	158	51	37	21	120	101	53	49	49	17	/										
		14	33	62	131	/	11	77	38	80	194	14	31	18	108	115	48	39	31	16	/										
	每平方厘米颗粒数	11	34	89	159	/	6	57	42	113	131	25	45	22	123	73	32	40	28	13	/										
	每平方厘米平均颗粒数	28.4	33.6	84.6	159.6	/	10	60.2	40.2	95.4	167	38	35	23.2	116	106.8	43	49	41.4	22	/										
2008.10.15~11.15																	32	68	33	67	87	48	146	15	23	146	34	109	49	14	109
																	32	39	39	77	81	47	159	18	41	159	35	129	48	20	129
																	31	54	27	52	85	29	124	17	21	124	27	105	39	21	105
																	36	30	21	57	86	13	91	24	25	91	31	122	40	12	122
	每平方厘米颗粒数																15	32	49	64	77	27	105	18	16	105	37	116	49	13	116
	每平方厘米平均颗粒数																29	44.6	33.8	63.4	83.2	33	125	18	25	125	33	116	45	16	116

① 朝向EET仓库的方向。

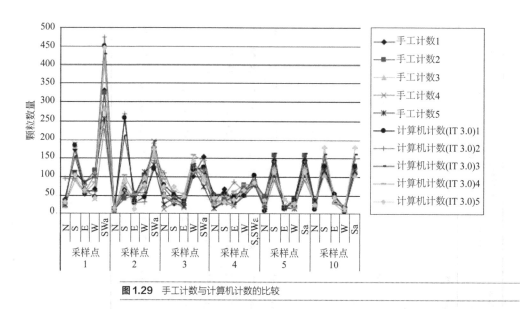

图1.29 手工计数与计算机计数的比较

计算机计数与手工计数的 Spearman 相关系数（ρ）较高，$\rho=0.874$（$p=0.000$）。然而，在 $1cm^2$ 上沉积了大量颗粒的地方，计算机计数得到的颗粒数量更多。在这种情况下，使用计算机软件可能会获得更准确的结果，因为当大量粒子出现在较小区域时手工计数误差更大。在饱和度较高的情况下，很难将焦点集中在每个单独的粒子上。这种情况的一个例子是采样点 1 的结果，与手工计数相比，使用 IT 3.0 计数的颗粒物多 35%。

1.3.8.5 使用 SEM-EDXS 研究交替采样装置上沉积颗粒物的形态和化学组成

使用电子显微镜和 EDXS 对使用交替采样收集装置收集的灰尘颗粒进行评估。如图 1.30 所示，观察到了煤、氧化铁和氧化钛的颗粒，以及自然环境等有机来源的颗粒。煤颗粒和铁氧化物颗粒可能源自科佩尔港 EET 的煤和铁矿石仓库，这些颗粒在形态上与第 1.3.4 节中颗粒物沉积分析的颗粒相似。

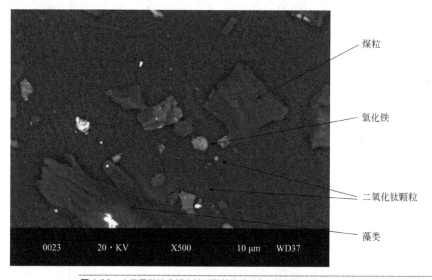

图1.30 电子显微镜分析交替采样装置（球）上的样品

1.4 总结和结论

研究人员采用多种方法调查了与科佩尔港装卸作业相关的扬尘排放，与附近居民区偶尔被大量黑色颗粒物沉积污染之间的可能关系。通过对传统的贝氏沉淀器进行改装，可以区分空气中颗粒物的水平沉积和垂直沉积，而定向沉积/黏附采样设备的开发，能够识别空气中颗粒物的潜在来源。将数码摄影和计算机颗粒计数与定向沉积/黏附采样装置相结合，为快速估计大气颗粒物沉积的来源和强度提供了一种途径。空气中颗粒物沉降与当时天气条件的相关性表明考虑气象数据的重要性。$^{13}C/^{12}C$ 质谱分析、元素化学分析和伽马射线分析，无法将科佩尔港的煤炭和铁矿石库存与 Ankaran 和 Rožnik 居住区空气中颗粒物沉积相关联。另外，扫描电镜在识别空气颗粒物沉积中的煤和铁矿石方面，具有重要作用。

在第一阶段（2005～2006 年）的调查中，在港口东北方向附近检测到了颗粒物沉降的极值，个别月份的数值超过了限值，甚至超过了年度限值。在调查的第二阶段（2007～2008 年），没有检测到悬浮颗粒物水平升高。粉尘污染值低的原因可能是科佩尔港采取了补救措施，减少了与煤炭和铁矿石移动活动有关的逃逸粉尘排放。这些措施是减少或限制向邻近居民区排放粉尘颗粒的有效方法。

新的采样装置适用于主要气载颗粒源方向的快速估计。由于采样设备的成本相对较低，可以用来快速筛选地形，以便找到最具代表性的位置，便于日后放置更复杂、更准确和更昂贵的空气监测设备。

习　题　将有效直径为 72mm 的圆形采样面的贝氏沉淀器连续 15 天在采样点 2B 处采集的颗粒物，用 500mL 蒸馏水冲刷到孔径为 3μm、有效直径为 41mm 的硝酸纤维素膜上。干燥后膜的初始质量为 71.5mg，干燥后含有颗粒物的膜质量为 78.5mg。蒸发 250mL 滤液得到的残留物质量为 7.1mg。

1. 计算在采样点 2B 处大于 3μm 颗粒物质的沉积量 $[mg/(m^2 \cdot d)]$。

答：$(78.5-71.5)/[15 \times \pi(72/2000)^2] = 114.5[mg/(m^2 \cdot d)]$

2. 计算在采样点 2B 处小于 3μm 颗粒物质的沉积量 $[mg/(m^2 \cdot d)]$。

答：$2 \times (7.1)/[15 \times \pi(72/2000)^2] = 235.5[mg/(m^2 \cdot d)]$

3. 斯洛文尼亚共和国颗粒物沉积的推荐值[以 $mg/(m^2 \cdot d)$ 为单位]是多少？

答：$350mg/(m^2 \cdot d)$。

4. 采样点 2B 处的总颗粒物沉降量与推荐值相差多少？

答：$(114.5+235.5)-350=0 [mg/(m^2 \cdot d)]$

5. 既然没有规定的限值，为什么还要测量颗粒物沉降量？

答：颗粒物沉积对居民来说是很大的困扰。虽然大多数颗粒物是大颗粒物（直径大于

10μm），但在较大的颗粒物中，也存在较小的颗粒物（PM_{10} 或更小），它们可能对健康有直接影响。更大、更粗的颗粒物除了令人烦恼外，还会对上呼吸道造成伤害，因此它们也可能是健康和其他问题的原因，要么直接吸入或摄入，要么颗粒物沉积在蔬菜、水果或饮用水后通过二级途径产生影响。因此，颗粒物的化学成分以及形态和物理结构，对于颗粒物沉积与健康影响关联性是非常重要的。另外，度量粒子沉降量也是一种简单、廉价的方法，无需现场电源供电，因此可以用一种相对简单的方法持续多年监测与粒子沉降量相关的环境变化。此外，由于在主要发电厂和其他粉尘较多的工厂附近，通常有一些关于颗粒物沉积的数据，因此可以与研究结果进行比较。

致 谢　如果没有科佩尔港及环保部门专家 Marzi Boris、MSc 和 Franka Cepak、MSc 的积极参与和支持，这项研究是不可能进行的。为此非常感谢在整个工作过程中给予的支持和鼓励，还要感谢科佩尔港公共关系办公室的 Mateja Dominko 协助安排允许使用图 1.1 和图 1.2 中的照片。特别感谢卢布尔雅那大学纳米结构材料系 Goran Dražlć 教授、Jožef Stefan 研究所环境科学系助理教授 Nives Ogrinc、ARSO 理学硕士 Tanja Bolte 以及卢布尔雅那大学 BlažGoličNik 和 Bojana TrivunčEvić 卫生工程学士学位课程的学生（现已毕业）。

参考文献　Akkurt, I., Mavi, B., Akyıldırım, H., and Günoglu, K. 2009. Natural radioactivity of coals and its risk assessment, *Intern. J. Phys. Sci.*, 4(7): 403–406.

Anaja, V.P., Isherwood, A., and Morgan, P. 2012. Characterization of particulate matter (PM10) related to surface coal mining operations in Appalachia, *Atmosph. Environ.*, 54: 496–501.

ARSO (Environmental Agency of the Republic of Slovenia. 2005. Air pollution measurement in Ankaran city from 28th of June to 11th of September 2005—Study report. (Meritve onesnaženosti zraka v Ankaranu od 28. junija do 11. septembra 2005). Ljubljana, Slovenia.

Ault, A.P., Peters, T.M., Sawvelt, G.S., Casuccioŝ, G.S., Willis, R.D., Norris, G.A., and Grasslan, V.H. 2012. Single—Particle SEM—EDX analysis of iron—Containing coarse particulate matter in an urban environment: Sources and distribution of iron within Cleveland, Ohio, *Environ. Sci. Technol.*, 46(8): 4331–4339.

Bradin, B., Smith, M., Millgan, P., Benjamin, C., Dunne, E., and Pearson, M. 1994. Respiratory morbidity in Merseyside schoolchildren exposed to coal dust and air pollution, *Arch. Dis. Child.*, 70: 305–312.

Brook, R.D., Franklin, B., Cascio, W., Hong, Y., Howard, G., Lipsett, M., Luepker, R., et al. 2004. Air pollution and cardiovascular disease: A statement for healthcare professionals from the expert panel on population and prevention science of the American Heart Association, *Circulation*, 109: 2655–2671.

Carinska uprava Republike Slovenije/Customs Administration of the Republic of Slovenia. http://www.carina.gov.si/fileadmin/curs.gov.si/internet/Za_medije/Sporocila_za_medije/Port_of_Koper_Zornada_Vrabec.pdf (accessed August 20, 2012).

Cepak, F. and Marzi, B. 2009. Environmental impact of the Port of Koper, *Varstvo Narave*, 22: 97–116.

Clancy, L., Goodman, P., Sinclair, H., and Dockery, D.W. 2002. Effect of air-pollution control on death rates in Dublin, Ireland: An intervention study, *Lancet*, 360(9341): 1210–1214.

Cohen, R.A., Patel, A., and Green, F.H. 2008. Lung disease caused by exposure to coal mine and silica dust, *Semin. Respir. Crit. Care Med.*, 29(6): 651–661.

Craig, H. 1957. Isotopic standards for carbon and oxygen and correction factors for mass spectrometric analysis for carbon dioxide, *Geochim. Cosmoschim. Acta*, 12: 133.

Decree on limit values, alert thresholds and critical emission values for substances into the atmosphere (1994) (Uredba o mejnih, opozorilnih in kritičnih imisijskih vrednostih snovi v zraku). Ur. L. RS št.73/1994.

Dominici, F., Peng, R.D., Bell, M.L., Pham, L., McDermott, A., Zeger, S.L., and Samet, J.M. 2006. Fine particulate air pollution and hospital admission for cardiovascular and respiratory diseases, *JAMA*, 295(10): 1127.

Dowdall, M., Vicat, K., Frearson, I., Gerland, S., Lind, B., and Shaw, G. 2004. Assessment of the radiological impacts of historical coal mining operations on the environment of Ny-A Lesund, Svalbard, *J. Environ. Radioact.*, 71: 101–114.

Environment Agency (2004) Monitoring of particulate matter in ambient air around waste facilities, Technical Guidance Document (Monitoring) M17. UK Environment Agency, Bristol, U.K.

Finlayson Pitts, B.J. and Pitts, J.N. 2000. *Chemistry of the Upper and Lower Atmosphere. Theory, Experiments and Applications*. Academic Press, San Diego, CA, pp. 15–43: 349–440.

Godish, T. 2004. *Air Quality*, 4th edn. Lewis, Boca Raton, FL.

Goličnik, B., Jereb, G., Poljšak, B., Katz, S.A., and Bizjak, M. 2008. Alternate method for quick estimation of direction and quantity of particulate matter deposition, *The European Aerosol Conference 2008*, Thessaloniki, Greece, Abstract T04A033P.

Hall, D.J., Upton, S.L., and Marsland, G.W. 1993. Improvements in dust gauge design. In: *Measurement of Airborne Pollutants*, Couling, S. (ed.). Butterworth-Heinemann Ltd, Oxford, U.K.: 301.

Hoek, G., Brunekreef, B., Goldbohm, S., Fischer, P., and van den Brandt, P.A. 2002. Association between mortality and indicators of traffic-related air pollution in the Netherlands: A cohort study, *Lancet*, 360(9341): 1203–1209.

ISO Standard 11923 1997. Water quality. Determination of suspended solids by filtration through glass-fiber filters. International Organization for Standardization—ISO/TC 147/SC 2; 6.

ISO/IEC Guide. 1995. Guide to the expression of uncertainty in measurement (GUM). International Organization for Standardization, Geneva, Switzerland: 98.

Janković, M.M., Todorović, D.J., and Nikolić, J.D. 2011. Analysis of natural radionuclides in coal, slag and ash in coal—Fired power plants in Serbia, *J. Min. Metall. B*, 47: 149–155.

Jereb, G., Marzi, B., Cepak, F., Katz, S.A., and Poljšak, B. 2009. Collection and analysis of particulate matter deposition around the Port of Koper. Sanitarno inženirstvo, *Int. J. Sanit. Eng. Res.*, 3(1): 4–16.

Kania, N., Setiawan, B., and Chandra Kusuma, H.M.S. 2011. Oxidative stress in rats caused by coal dust plus cigarette smoke, *Universa Medicina*, 30(2): 80–87.

Korun, M. and Glavič Cindro, D. 2003. Visokoločljivostna spektrometrija gama v laboratoriju. Delovno navodilo LMR-DN-10. Institut Jožef Stefan, Ljubljana, Slovenia.

Luka Koper/Port of Koper, Terminals and Cargo, http://www.luka-kp.si/eng/terminals-and-cargo (accessed August 20, 2012).

MacGregor, Cargotech equipment handles increased coal and container capacity at Koper, http://www.macgregor-group.com (accessed August 20, 2012).

Miller, K.A., Siscovick, D.S., Sheppard, L., Shepherd, K., Sullivan, J.H., Anderson, G.L., and Kaufman, J.D. 2007. Long-term exposure to air pollution and incidence of cardiovascular events in women, *N. Engl. J. Med.*, 356(5): 447–458.

Ohuchi, T., Muehlenbachs, K., Steer, J., and Chambers, A. 1995. Insights into coal solubilization during coal—Bitumen coprocessing as monitored by 13C/12C ratios, *Fuel Technol.*, 41(2): 101–124.

Pless-Mulloli, T., Howel, D., and Prince, H. 2001. Prevalence of asthma and other respiratory symptoms in children living near and away from opencast coal mining sites, *Int. J. Epidemiol.*, 30: 556–563.

Pope III, C.A., Renlund, D.G., Kfoury, A.G., May, H.T., and Horne, B.D. 2008. Relation of heart failure hospitalization to exposure to fine particulate air pollution, *Am. J. Cardiol.*, 102(9): 1230–1234.

Saracevic, L., Samek, D., Mihalj, A., and Gradascevic, N. 2009. The natural radioactivity in vicinity of the brown coal mine Tusnica—Livno, BiH, *Radioprotection*, 44(5): 315–320.

SDČVJ (1987) Određivanje taložne tvari (sediment)—Measurement of deposited matter. Smjernica SDČVJ 201—prijedlog. Savez Društava za čistoću Vazduha Jugoslavije, Sarajevo, Jugoslavija.

Schins, R.P.E. and Borm, P.J.A. 1999. Mechanisms and mediators in coal dust induced toxicity: A review, *Ann. Occup. Hyg.*, 43(1): 7–33.

Sitzmann, B., Kendall, M., Watts, J.F., and Williams, I.D. 1999. Characterization of airborne particulates in London by computer—Controlled scanning electron microscopy, *Sci. Total Environ.*, 241(1–3): 63–73.

Topič, N. 2009. An analysis of fugitive dust emission from coal stockpile in the Port of Koper. Master thesis. Jožef Stefan International Postgraduate School, Ljubljana, Slovenia, June 2009.

United States Department of Agriculture, Natural Resources Conservation Service, Water and Climate Center, Wind Rose Data, http://www.wwc.nrcs.usda.gov/climate/windrose.html (accessed August 20, 2012).

Vallero, D. 2008. *Fundamentals of Air Pollution*, 4th edn. Elsevier/Academic Press, Oxford, U.K., pp. 64–65, 355–313, 396–359.

Van Hook, R.I. 1979. Potential health and environmental effects of trace elements and radionuclides from increased coal utilization, *Environ. Health Perspect.*, 33: 227–247.

VDI 2119 Blatt 2 1996. Bestimmung des Staubniederschlags mit Auffanggefassen aus Glass (Bergerhoff-Verfahren) oder Kunststoff. Verein Deutscher Ingenieure, Dusseldorf, Germany.

Ward, C.R. and Suárez-Ruiz, I. 2008. Chapter 1: Introduction to applied coal petrology. In: *Applied Coal Petrology: The Role of Petrology in Coal Utilization*, Suárez-Ruiz, I. and Crelling, J.C. (eds.). Elsevier Ltd., Amsterdam, the Netherlands, pp. 1–18.

Wouters, E.F., Joma, T.H., and Westenend, M. 1994. Respiratory effects of coal dust exposure: Clinical effects and diagnosis, *Exp. Lung Res.*, 20(5): 385–394.

Xie, R.K., Seip, H.M., Liu, L., and Zhang, D.S. 2009. Characterization of individual airborne particles in Taiyuan City, China, *Air Qual. Atmos. Health*, 2(3): 123–131.

Žitnik, M., Jakomin, M., Pelicon, P., Rupnik, Z., Simi, J., Budnar, M., Grlj, N., and Marzi, B. 2005. Port of Koper—Elemental concentrations in aerosols by PIXE, *X-Ray Spectrom.*, 34(4): 330–334.

第2章
仅鼻气溶胶暴露系统的设计、操作和性能

Robert F. Phalen, Loyda B. Mendez, Michael J. Oldham

2.1 引言

将实验动物模型暴露于气溶胶中的方法有多种,每种方法都有其优缺点(表 2.1)。全身暴露系统在吸入毒理学中有着悠久的历史。动物的负荷能力和对多物种适应性是不同的。由于需要大量暴露材料、向动物输送气溶胶的效率低下、暴露途径多样(如口腔、皮肤和眼睛)以及暴露对象的外部污染,腔室通常不适合与放射性、传染性以及其他潜在危险的暴露材料一起使用。此外,腔室成本高昂,需要相当大的实验室空间,需要昂贵的空气供应,而且难以净化。

表 2.1 吸入暴露方法比较

方法	优点	缺点	需要考虑的问题
全身(腔室)	适合大量的受试动物; 对慢性研究效率高; 不需要约束; 可进行良好的环境控制	多种暴露途径:皮肤、眼睛、口腔; 剂量的可变性; 不能脉冲暴露; 研究者与受试动物接触不良; 投资昂贵; 动物副产物、空气污染物(皮屑、氨气、粪便)	结构材料; 研究材料损失; 噪声、振动、空气温度、RH(相对湿度); 清洗排风量
仅头	适用于反复暴露; 限制暴露途径; 比腔室更有效地利用研究材料	对受试动物的压力; 对颈部的封闭; 引起受试动物头痛; 二次呼吸	压力波动; 研究材料损失; 空气温度、相对湿度; 受试动物的舒适度; 受试动物的约束
仅鼻子/嘴巴(包括口罩)	主要接触呼吸道; 使用较少的暴露材料; 有很好的隔离	对某些物种的压力; 对面部/鼻的密封; 引起受试者头痛; 暴露时间限制为数小时	暴露管的设计; 体温; 受试动物的舒适度; 系统管路中的损失

方法	优点	缺点	需要考虑的问题
仅肺或仅部分肺	剂量的精密度； 使用较少的暴露材料； 可以使用同一动物的未暴露对 照组织； 不经过鼻	技术上难以侵入； 剂量和反应方面的伪影； 不经过鼻	气温和相对湿度； 对受试动物的影响； 可能需要生理支持； 需要手术或插管

　　鉴于以下几个原因，在将实验动物暴露于危险的空气传播介质中时，仅通过鼻系统将会非常有效：①可以足够紧凑，以便进入二次安全壳；②当考虑到动物的舒适性时，受试动物对它们的耐受性很好（在对动物进行初步训练的前提下）；③在暴露期间可以获得呼吸频率、呼吸量、流量和其他生理参数；④可以提供可靠、均匀、有效的气溶胶输送；⑤在大多数情况下，处于可接受的自然气溶胶暴露模拟状态；⑥相对容易清洁；⑦一些功能设计在文献中有较好的记载（例如，Chengand Moss, 1995; Phalen, 1997; Pauluhn, 2003; Jaeger 等, 2005; Wong, 2007; Stone 等, 2012）。

2.2 仅鼻暴露

　　图 2.1 和图 2.2 描述了经典的仅鼻暴露系统，包括二次安全壳和气溶胶生成。暴露部分有一个中央集气室（或暴露歧管），气溶胶生成并经调节（例如，稀释、干燥和放电）后进入该中央集气室。一端伸入暴露气溶胶的连接管可以以各种方式布置在充气室周围，以允许多个动物同时暴露。如果暴露管设计得好，动物就会进入，向前移动，通过管子前面的一个洞把鼻子伸出来。动物可以在静止的（即没有气流）腔室呼吸，也可以朝向气流方向经鼻呼吸。呼出空

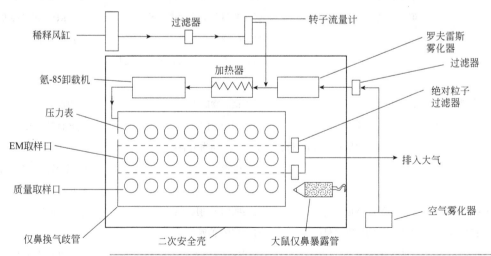

图 2.1 带有二次安全壳（不锈钢室）的仅鼻暴露系统（一）
适用于放射性气溶胶暴露。由加州大学欧文分校空气污染健康影响实验室提供

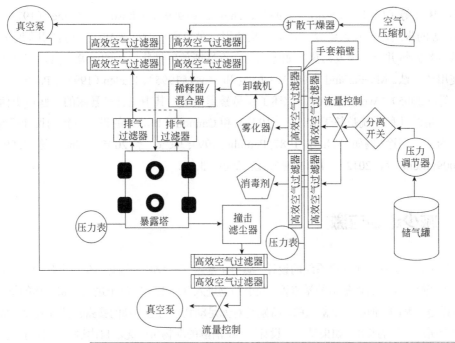

图 2.2 带有二次安全壳（不锈钢室）的仅鼻暴露系统（二）
适用于放射性气溶胶暴露，由加州大学欧文分校空气污染健康影响实验室提供

气和输送空气相混合从系统中排出，在排放到环境中前，可以清除其中的气溶胶和暴露气体。对于二级安全壳内的仅鼻系统（例如，腔室、生物安全罩或手套箱），可能需要为气溶胶生成设备使用绝缘外壳，以将暴露的动物与热、噪声和振动隔离。Hoskins 等人（1997） 描述了这样一种使用多个手套箱对啮齿动物进行暴露的系统。

为了防止在暴露期间对实验室造成污染，对于二次安全壳而言，仅机头系统可保持在负压状态，而对于暴露室而言，二次安全壳保持在负压状态。如果会造成环境污染，整个实验室大楼相对于外部环境需要保持负压状态。

如果系统设计得不够完善，仅鼻暴露会对动物造成压力。建议训练动物接受仅鼻暴露管的约束，以减轻压力并保持正常的生理状态。此外，在管道设计、冷却系统或者与热源隔离方面，必须考虑受试动物的温度调节（例如，用于干燥气溶胶的泵和加热器）。

啮齿类动物特别适合在仅鼻暴露管中近距离暴露。兔子、雪貂和大多数其他小型动物也可以承受这种暴露，但它们可能需要进行额外的训练。一些物种，例如绵羊、猪、兔子、狗和马，可以训练接受使用仅鼻暴露的口罩，但在将其连接到暴露系统之前可能需要镇静，并且在暴露期间可能需要约束。非人灵长类动物通常只暴露在头部系统中（使用完整的头盔状头部外壳），但可能需要对其进行镇静（Dabisch 等，2010）。

2.3　历史

仅鼻暴露系统有很长的应用历史。早期暴露研究和系统包括 Baes（1947）、Henderson

（1952）、Bair 等（1961）、Casarett（1964）、Thomas（1969）、Johnson 和 Ziemer（1971）、Raabe（1973）等的报道。在吸入研究中，第一次使用仅鼻暴露的时间未知。任何希望在吸入过程中尽量减少暴露量并避免毛发污染（如感染性、毒性或放射性物质）的研究人员，都会在吸入研究中使用该方法。MacFarland（1983）、Cheng 和 Moss（1995）、Phalen（1997）、Pauluhn（2003）、Jaeger 等（2005）、Wong（2007）综述了仅鼻暴露系统，其中包含鼻暴露的一些历史信息。目前正在使用的几种系统是基于 Raabe（1973）和 Cannon（1983）的设计。新的设计已经出现，通常作为特殊用途（例如，Yeh 等，1987; Pauluhn，1994; Jaeger 等，2005; Oldham 等，2009; Werley 等，2009; Stone 等，2012）。其中一些系统已经商业化。

2.4 减少动物应激

如果不仔细关注整个仅鼻系统的设计，动物在暴露气溶胶时可能会产生应激反应。最重要的是需要一个能够紧密贴合而舒适的暴露管，吸引动物进入并向前移动鼻子进入暴露气体的位置。管体外壳可以是紧贴的，但必须是舒适的，特别是对无足动物。包围头部的暴露管部分应设计成能够无痛地贴合所用物种的头部。如果暴露管设计不当，清醒的动物可能无法自由进入，可能挣扎或转身，甚至在试图逃跑时窒息。设计不当的暴露管会导致异常的生理状态，从而使暴露相关的数据失真。

另一个基本设计要求是，在仅鼻暴露期间维持生理上可耐受的环境条件。暴露管中的热应力会导致动物死亡，因此有时会使用导热或通风的材料。热源，如泵和加热气溶胶干燥装置，应与动物隔离，应监测环境温度并控制在容许范围内。尤其是大鼠，它们通过调节无毛尾巴的血流来调节体温，因此如果可能的话，应该避免在没有冷却的情况下封闭尾巴，除非暴露时间很短。任何物种都可能需要提供流经暴露管的冷空气。啮齿动物需要经常饮水，这将暴露时间限制在几个小时之内（例如，最多 6h）。不同的物种极限暴露时间不同，但超过时长的不人道行为必须避免。

应激反应也可以通过渐进式的训练来减轻，这种训练包括最初短暂的假暴露，然后是实际研究中使用的约束时间。对大鼠和小鼠的这种训练可能需要长达 14 天，呼吸和心脏功能才能完全恢复正常（Narciso 等，2003）。经过适当训练的动物通常会自由进入暴露管，并在暴露期间处于放松状态，而不会试图逃跑。当动物在操作过程中挣扎时，应确定原因并予以解决。在低压力暴露时很少使用镇静，但必要时可以使用。除非提供镇静剂或止痛药，否则应避免产生明显急性呼吸道刺激的暴露。

振动、噪声和不熟悉的气味，也会使啮齿动物和其他物种产生应激。由于许多啮齿动物在夜间活动，白天暴露可能更好。如果需要提高呼吸频率，可以向暴露的大气中添加二氧化碳。无论如何，在暴露条件下测量动物的生理状态是可行的。强烈建议将对照组同时暴露于空气中，因为笼中的对照组并未经历与暴露相关的处理、密闭和其他环境条件。

2.5 呼吸数据的获取

呼吸数据，特别是频率和潮气量，是估算吸入剂量所必需的，它们也是衡量暴露影响的有效方法。Mauderly（1990）介绍了在吸入暴露期间获取实验动物数据的几种方法。一种方法是体积描记法，特别适用于仅鼻暴露。体积描记法是一种测量和记录受试动物体积变化的技术。全身、头部和四肢以及手指是体积描记技术的具体描述对象。当受试动物的封闭部分大小改变时（例如，由于呼吸或血液流量的变化），体积描记器外壳中的压力会发生变化，记录压力变化或进出密室的空气流量的测量值。如果设备经过校准（例如，使用注射器或呼吸机泵），则可以转换记录以提供准确的体积变化。Murphy 和 Ulrich（1964）对未老化豚鼠、Mautz 和 Buffalino（1989）对未老化大鼠采用了这种技术。Mautz（1997）使用的仪器如图2.3 所示。Mauderly（1986, 1990）也描述了类似的方法。对于不明动物，可以使用流量计或肺活量计（与动物串联或并联）来获取呼吸数据。Boecker 等人（1964）描述了一种适用于犬的系统，这种系统也可以适用于其他物种。

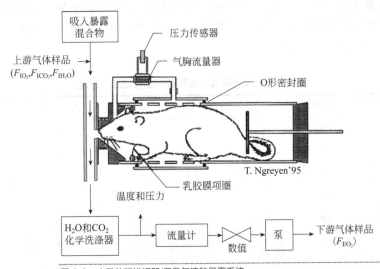

图2.3 大鼠体积描记器/仅鼻气溶胶暴露系统
摘自 Mautz, W. J. Animal monitoring. Phalen, R. F. *Methods in Inhalation Toxicology* in CRC Press. Boca Raton, FL, 1997, Chapter 6: 85-99；由加利福尼亚州欧文市加利福尼亚大学空气污染健康影响实验室提供

2.6　可吸入性

可吸入性在吸入毒理学中有几个定义，包括深肺部的暴露效率和进入气管的暴露物质。气溶胶粒子可吸入性的现代概念是从采样器效率研究演变而来的（例如，Ogden and Birkett, 1978）。已制定了适用于成年人的可吸入颗粒物取样标准（Soderholm, 1989）。气溶胶可吸入性（I、AI 或 IF）定义为直接呼吸区中实际吸入到鼻子和嘴巴中的气溶胶分数。可吸入性也被称为暴露对象的吸入效率或采样效率。它类似于气溶胶监测仪或采集器的采样效率。对于工人来说，采样效率取决于外部风速、通风率、工作面朝向风的方向，最重要的是气溶胶粒子的空气动力学直径。表 2.2 显示了美国政府工业卫生学家会议（ACGIH®, 2012）低风速下空气动力学直径≤100μm 的颗粒在所有风向上可吸入性的平均值。这些广泛使用的数值只适用于普通成年工人。体型大小、劳累程度、高风速或零风速以及其他因素，会改变气溶胶的可吸入性。

可吸入性概念也被应用于评估向动物输送气溶胶的效率，例如，当暴露在仅鼻系统中时（Menache 等，1995）。在设计良好的仅鼻暴露系统中，可使用来自呼吸区的无偏样品（例如，来自未使用的暴露端口）来确定受试者的采样效率。受试者体内的总沉积量除以准确的呼吸区样本得出可吸入性。如表 2.3 所示，Miller（2000）使用 Menache 等人（1995）的方程式，公布了大鼠的可吸入性数值。表 2.3 中还显示了 Asgharian 等（2003）报道的大鼠在仅鼻暴露系统中测量得到的较低值（可吸入性数值）。动物暴露比那些通常经历低风速的工人更复杂。暴露管中动物鼻子处的气流速度可能非常高，这不仅会改变气溶胶的可吸入性，还可能产生回避行为，这是暴露动物承受压力的一个迹象。

受试者呼吸频率和潮气量可能出现异常。这些参数应在实际暴露条件下测量。一个重要的设计要求是提供超过动物需求的呼吸空气（例如，每分钟通风量的 2～10 倍）。较低的供给率会导致呼出的空气再次吸入，这会使剂量的测定复杂化。过高的速率会产生回避行为和未知的吸入剂量，甚至对动物造成伤害。由于呼吸和可吸入性参数取决于动物特征和用于暴露的特定系统，文献值很少，因此建议实际表征。

表 2.2　工人可吸入性与颗粒的空气动力学直径

采样效率（可吸入性）/%	D_{ae}[①]/μm
100	0
97	1
94	2
87	5
77	10
65	20
58	30
54.5	40
52.5	50
50	100

① D_{ae} 为空气动力学直径。
资料来源：ACGIH®数据，美国政府工业卫生学家会议，俄亥俄州辛辛那提，2012 年。

表 2.3　Miller（2000）使用 Menache 等（1995）的方程式得到的可吸入性，以及 Asgharian 等（2003）在仅鼻暴露期间测量计算的大鼠可吸入性与颗粒的空气动力学直径[①]

可吸入性（Miller, 2000）/%	可吸入性（Asgharian 等，2003）/%	颗粒空气动力学直径/μm
97	97	0.5
95	85	0.8
93	82	1
85	68	2
77	48	3
71	37	4

可吸入性（Miller, 2000）/%	可吸入性（Asgharian 等，2003）/%	颗粒空气动力学直径/μm
65	30	5
55	21	7
44	15	10
未完成	7	20

① 数据是从三种呼吸频率的图表中估计出来的平均值：缓慢、正常和快速。

2.7 气溶胶沉积

2.7.1 气溶胶沉积测量

吸入研究的一个重要方面是确定给动物的剂量。吸入气溶胶剂量测定比其他常用给药方式（如口服、皮肤或注射）更复杂。尽管基本上所有仅鼻吸入系统都允许在暴露期间测量气溶胶浓度，但应测量或至少详细估计动物呼吸道内的实际气溶胶沉积。否则，暴露的剂量将是未知的。测量总的（呼吸道的任何地方）气溶胶沉积通常比测量局部的（如鼻子、气管支气管树和肺泡）沉积更容易。可通过计算吸入和呼出空气中的颗粒浓度来测量总沉积量，放射性气溶胶或处死可用于测量区域沉积量。可通过外部检测器获得的放射性颗粒清除曲线来测量吸入颗粒的区域沉积，方法是进行初始计数（总计数）并在 20～24h 内分析清除率，以分离区域沉积。一个常见的假设是：假定暴露超过 24h 留在动物体内的难溶性物质沉积在纤毛气道的远端，这可能并不总是正确的。

2.7.2 气溶胶沉积实验

Raabe 等（1977, 1988）的一系列研究中，公布了迄今为止关于使用仅鼻系统测量气溶胶沉积的最完整的数据，其中研究了几种未老化小动物（即小鼠、大鼠、仓鼠、豚鼠和兔子）中单分散放射性气溶胶的总沉积和区域沉积情况。在 1988 年的论文中，使用了基于 Guyton（1947）发表公式中的小鼠、大鼠、仓鼠、豚鼠和兔子的通气值。近单分散颗粒的直径约为 0.2～10μm。表 2.4 和表 2.5 显示了小鼠和大鼠的沉积数据。因为仅鼻暴露到示踪粒子的时间长达 45min，所以前期清除可能已经发生。在表 2.4 和表 2.5 中胃肠道里检测到的物质分散到了头部和喉部。除 Raabe 及其同事外，其他研究小组也报道了啮齿动物的沉积分数，使用其他（更小和更大的）粒径（Alessandrini 等，2008; Thomas 等，2008; Oldham 等，2009）来表征其研究中的仅鼻吸入系统和气溶胶输送情况。数据表明，即使是小动物模型，尽管肺部沉积很小，但也有一些大直径颗粒，如表 2.4 和表 2.5 所示。

表 2.4 CF₁小鼠气道气溶胶沉积分数

D_{ae}/μm	头和喉	气管与支气管	肺	全呼吸道
0.27	10.5	14	45	70
1.09	43	6.1	9.7	59

D_{ae}/μm	头和喉	气管与支气管	肺	全呼吸道
3.45	90	2.7	0.9	94
4.49	99	1.1	0.23	100
5.98	98	1.4	0.4	100
9.65	99	0.66	0.04	100

资料来源：数据改编自 Raabe, O. G. et al. *Ann. Occup. Hyg.* 1988，32（S1）：53。

表2.5　Fischer 344 大鼠气道气溶胶沉积分数

D_{ae}/μm	头和喉	气管与支气管	肺	全呼吸道
0.29	4.9	8.4	13	27
1.02	7.4	4.9	6.5	19
1.03	10	8.3	11	29
3.11	88	4.4	6.6	99
4.26	80	15	4.8	100

资料来源：数据改编自 Raabe, O. G. et al. *Ann. Occup. Hyg.*，1988，32（S1）：53。

2.7.3　气溶胶沉积预测

　　传统的机械性呼吸道气溶胶沉积模型（ICRP, 1994; NCRP, 1997; MPPDep, 2002）以及流体动力学（CFD）计算技术（Jeon 等，2012），已被用于设计和解释在仅鼻吸入系统中得到的实验结果。在基于形态测量的基础上，传统的机械模型将三种主要的沉积机制（即惯性碰撞、重力沉降和布朗扩散）应用于对简单气道中的颗粒测量。吸入颗粒物沉积计算可能是区域性的（胸外、气管支气管和肺），或通过气管支气管气道生成数乘以气道生成数得到结果。在这些机制模型中利用物种特异性和菌株特异性解剖学进行分析，气溶胶沉积的预测可用于指导调整目标的暴露浓度和持续时间，以获得研究所需的沉积剂量并外推和解释结果。

　　CFD 技术也被用于预测区域沉积，例如对啮齿动物（Fischer 344 和 SD 大鼠）、新西兰白兔和恒河猴的鼻腔的区域沉积进行预测（Morgan 等，1991; Kimbell 等，1993, 1997a; Godo 等，1995; Corley 等，2009, 2012; Jiang 和 Zhao, 2010）。尽管这些预测主要是针对气态毒物（甲醛、丙烯酸、丙酮等）（Cohen Hubal 等，1997; Kimbell 等，1997b; Bush 等，1998; Kimbell 和 Subramaniam, 2001）来实施的，但 CFD 技术也开始用于预测大鼠鼻腔中的气溶胶沉积（Garcia 和 Kimbell, 2009）。由于 CFD 技术的计算要求和气管支气管气道的复杂性，这些气道中的气溶胶沉积（Corley 等，2012）还是很难预测到的。目前，只有少数物种和菌株具有适合用于气溶胶沉积计算模型的解剖学呼吸数据。

2.7.4　实验与预测的气溶胶沉积

　　一些研究试图用经验数据验证气溶胶沉积预测模型（Nadithe 等，2003; Wichers 等，2006; Oldham 等，2009）。在这些研究中，实验气溶胶沉积测量似乎与气溶胶沉积的预测值一致。CFD

技术也被用来设计专门用于纳米气溶胶的仅鼻吸入装置（Jeon 等，2012）。根据粒子直径的不同，测量沉积的剂量预测差异从 10%到 40%不等（Wichers 等，2006; Oldham 等，2009; Jeon 等，2012）。这可能是应变特定的呼吸道解剖、通气参数（例如，测量与估计）以及仅鼻吸入系统的设计等多重因素造成的（Oldham 等，2009）。

2.8　仅鼻吸入系统的其他应用

Cathcart 等人（2011）的一篇综述指出了呼出气和呼出气冷凝液在大型动物毒理学研究中的应用。在大鼠和小鼠身上所做的工作要少得多，这很可能是因为要从足够多的动物身上收集呼出的气体，以便可靠地检测出潜在的标记物。仅鼻暴露系统非常适合这一研究。低内部容积的仅鼻暴露系统提供了良好的检测灵敏度。de Broucker 等人（2012）收集了仅鼻暴露系统的呼出气体，并由此确定，在统计上显著升高的 NO_x 和 H_2O_2 水平是由脂多糖诱导的大鼠急性肺损伤引起的。在动物仅鼻暴露系统的众多应用中，Stone 等人（2012）设计了一个系统，用于测试各种过滤介质对预防空气传播感染的有效性。

2.9　小结与讨论

仅鼻气溶胶暴露系统有着悠久而成功的历史。由于并非所有的研究人员都成功地使用了这种暴露方式，因此考虑如何纠正某些问题是很重要的。早期的仅鼻系统在暴露期间使用玻璃（例如，苏打水瓶）或塑料（例如，离心管）固定动物。这种管子虽然便宜方便，但却很难适用于动物的身体或头部。这种不适应不仅会导致动物拒绝处在管中，还会对啮齿动物的眼睛造成严重的摩擦损伤（可能与管的锥形端直接接触）。暴露管可使用巨大的力量推动动物后部的柱塞等方式实现对动物的控制。这种力量可能会挤压动物，或者扭曲它的姿势，会产生巨大的压力。此外，在玻璃管或塑料管的后部使用橡胶塞会导致过热，时间长了甚至会导致死亡。使用设计良好的动物暴露管，既不太紧也不太松，且形状适合动物头部，是暴露成功的关键。动物通常会进入适当大小和形状的管子，在不受强迫的情况下向前移动。即使是相同年龄的近交系啮齿动物，其体型也会有所不同，因此应选择合适的暴露管尺寸。

在一些不成功的设计中，热应力导致了动物死亡。气溶胶生成和调节设备会产生大量热量，因此，如果暴露时间超过几分钟，则不应将此类热源放置在暴露管附近。即使附近没有热源，也可能需要冷却空气来冷却暴露管，以克服代谢热的产生。

啮齿动物和其他小动物利用其广泛的嗅觉系统来探测捕食者，因此不熟悉的气味会使其产生躁动和逃避行为。因此，气味控制很重要。每次使用前，应彻底清洗暴露管（例如，高温清洗机）。处理动物的技术人员应该穿上干净的实验服，在试验期间不要使用香水或其他有香味的个人护理产品。气味控制也适用于将动物运送到暴露区域和暴露系统中的手推车上。缺乏对这些细节的控制，可能会导致仅鼻暴露给受试动物（和实验者）带来应激，甚至导致实验失败。

对动物的温和处理也是暴露成功的关键。技术人员应接受温和处理技术的培训，目的是获得受试动物的信任和配合。应该清楚的是，良好的系统设计、维护和操作是进行仅鼻暴露所必需的。

仅鼻暴露系统只是将实验动物暴露在气溶胶中的实用技术之一。这种暴露方式对于需要控制剂量和有害污染的潜在危险或昂贵的暴露材料尤其有效。尽管有许多设计可用，但研究人员应选择或构建适合其物种和研究设计的系统。动物的舒适性是一个重要的考虑因素。如果设计和操作得当，仅鼻暴露系统可被视为在小动物中测量沉积效率（取决于粒径）的有效标准。

习　题　A. 选择题

1. 哪种类型的暴露系统更适合于对啮齿动物开展慢性无毒气溶胶研究？
（每天暴露 24 小时，持续 9 个月。）
a. 仅鼻
b. 仅部分肺
c. 全身
d. 以上都是合适的
答案：c

2. 对于暴露于炭疽孢子的雪貂，建议采用哪种暴露系统？（暴露浓度为每立方厘米空气中 1 个和 10 个孢子，群体大小为 10 只动物。）
a. 仅鼻
b. 仅部分肺
c. 全身
d. 以上都是合适的
答案：a

3. 如设计一项大鼠研究，以检测爆炸产生的钚粒子对深肺巨噬细胞的毒性。粒子的空气动力学直径为 20μm，暴露时间非常短（例如，几秒钟）。应选择什么样的暴露方法？
a. 仅鼻，以防止毛发污染
b. 全身，因为它是最真实的
c. 仅肺，以绕过大鼠鼻子的过滤
d. 替代外部伽马射线暴露来模拟辐射效应
答案：c

B. 简答题

1. 如设计一个只用于小鼠、大鼠和兔子的仅鼻暴露系统，使用的气溶胶将从水悬浮液中雾化，然后热处理干燥并将微小的气溶胶粒子融合在一起。应如何防止对动物的热应力？
答：热源与暴露位置相隔离；使用可以将身体热量传导到远离动物处且舒适的暴露管。

2. 仅鼻暴露的哪些因素可能影响暴露气溶胶的可吸入性？
答：包括气溶胶特性、动物呼吸区的空气速度、动物暴露管的设计和通风特性三项。

致　谢　加州大学欧文职业与环境健康中心和 Charles S.Stocking 基金为 Phalen 博士提供了支持。Phalen 博士得到了加州空气资源委员会和加州大学欧文分校的 Michael Kleinman 博士编号为 ARB-08-30 合同的支持。感谢 Leslie Kimura 和 Robin Ferguson 进行文字处理和提供行政支持。

参考文献　ACGIH® 2012 TLVs® and BEIs®, ACGIH®. *American Conference of Governmental Hygienists*, Cincinnati, OH, 2012.

Alessandrini, F., Semmler-Behnke, M., Jakob, T., Schulz, H., Behrendt, H., and Kreyling, W. 2008. Total and regional deposition of ultrafine particles in a mouse model of allergic inflammation of the lung, *Inhal. Toxicol.*, 20: 585–593.

Asgharian, B., Kelly, J.T., and Tewksbury, E.W. 2003. Respiratory deposition and inhalability of monodisperse aerosols in Long-Evans rats, *Toxicol. Sci.*, 71: 104–111.

Bair, W.J., Willard, D.H., and Temple, L.A. 1961. Plutonium inhalation studies-I. The retention and translocation of inhaled Pu23902 particles in mice, *Health Phys.*, 7: 54–60.

Barnes, J.M. 1947. The development of anthrax following the administration of spores by inhalation, *Br. J. Exp. Pathol.*, 28: 385–394.

Boecker, B.B., Agular, F.L., and Mercer, T.T. 1964. A canine inhalation exposure apparatus utilizing a whole-body plethsymograph, *Health Phys.*, 10: 1077–1089.

Bush, M.L., Frederick, C.L., Kimbell, J.S., and Ultman, J.S. 1998. A CFD-PBPK hybrid model for simulating gas and vapor uptake in the rat nose, *Toxicol. Appl. Pharmacol.*, 150: 133–145.

Cannon, W.C., Blanton, E.F., and McDonald, K.E. 1983. The flow-past chamber: An improved nose-only exposure system for rodents, *Am. Ind. Hyg. Assoc. J.*, 44: 923–928.

Casarett, L.J. 1964. Distribution and excretion of Polonium-210, *Radiat. Res. Suppl.*, 5: 148–165.

Cathcart, M.P., Love, S., and Hughes, K.J. 2011. The application of exhaled breath gas and exhaled breathe condensate analysis in the investigation of the lower respiratory tract in veterinary medicine: A review, *Vet. J.*, 191: 282–291.

Cheng, Y.S., and Moss, O.R. 1995. Inhalation exposure systems, *Toxicol. Methods*, 5: 161–197.

Cohen Hubal, E.A., Schlosser, P.M., Conolly, R.B., and Kimbell, J.S. 1997. Comparison of inhaled formaldehyde dosimetry predictions with DNA-protein cross-link measurements in the rat nasal passages, *Toxicol. Appl. Pharmacol.*, 143: 47–55.

Corley, R.A., Kabilan, S., Kuprat, A., Carson, J., Minard, K., Jacob, R., Timchalk, C. et al. 2012. Comparative computational modeling of airflows and vapor dosimetry in the respiratory tracts of a rat, monkey and human, *Toxicol. Sci.*, 128: 500–510.

Corley, R.A., Minard, K.R., Kabilan, S., Einstein, D.R., Kuprat, A.P., Harkema, J.R., Kimbell, J.S., Gargas, M.L., and Kinzell, J.H. 2009. Magnetic resonance imaging and computational fluid dynamics (CFD) simulations of rabbit nasal airflows for the development of hybrid CFD/PBPK models, *Inhal. Toxicol.*, 21: 512–518.

Dabisch, P.A., Kline, J., Lewis, C., Yeager, J., and Pitt, M.L.M. 2010. Characterization of a head-only aerosol exposure system for nonhuman primates, *Inhal. Toxicol.*, 22: 224–233.

de Broucker, V., Hassoun, S.M., Hulo, S., Cherot-Kornobis, N., Neviere, R., Matran, R., Sobaszek, A., and Edme, J.-L. 2012. Non-invasive collection of exhaled breath condensate in rats: Evaluation of pH, H_2O_2 and NO_x in lipopolysaccharide-induced acute lung injury, *Vet. J.*, 194: 222–228.

Garcia, G.J., and Kimbell, J.S. 2009. Deposition of inhaled nanoparticles in the rat nasal passages: Dose to the olfactory region, *Inhal. Toxicol.*, 14: 1165–1175.

Godo, M.N., Morgan, K.T., Richardson, R.B., and Kimbell, J.S. 1995. Reconstruction of complex passageways for simulations of transport phenomena: Development of a graphical user-interface for biological applications, *Comput. Methods Programs Biomed.*, 47: 97–112.

Guyton, A.C. 1947. Analysis of respiratory patterns in laboratory animals, *Am. J. Physiol.*, 150: 78–83.

Henderson, D.W. 1952. An apparatus for the study of airborne infection, *J. Hyg.*, 50: 53–58.

Hoskins, J.A., Brown, R.C., Cain, K., Clouter, A., Houghton, C.E., Bowskill, C.A., and Hibbs, L.R. 1997. The construction and validation of a high containment nose-only rodent inhalation facility, *Ann. Occup. Hyg.*, 41: 51–61.

ICRP, *Human Respiratory Tract Model for Radiological Protection*, International Commission on Radiological Protection Publication 66, Pergamon Press, New York, 1994.

Jaeger, R.J., Shami, S.G., and Tsenova, L. 2005. Directed-flow aerosol inhalation exposure systems: Application to pathogens and highly toxic agents. In *Inhalation Toxicology*, 2nd edn., Salem, H. and Katz, S.A., eds., Taylor & Francis, Boca Raton, FL, Chapter 4: 73–90.

Jeon, K., Yu, I.J., and Ahn, K.H. 2012. Evaluation of newly developed nose-only inhalation exposure chamber for nanoparticles, *Inhal. Toxicol.*, 24: 550–556.

Jiang, J.B., and Zhao, K. 2010. Airflow and nanoparticle deposition in rat nose under various breathing and sniffing conditions: A computational evaluation of the unsteady and turbulent effect, *J. Aerosol Sci.*, 41: 1030–1043.

Johnson, R.F., Jr. and Ziemer, P.L. 1971. The deposition and retention of inhaled 152–154 Europium oxide in the rat, *Health Phys.*, 20: 187–193.

Kimbell, J.S., Godo, M.N., Gross, E.A., Joyner, D.R., Richardson, R.B., and Morgan, K.T. 1997a. Computer simulation of inspiratory airflow in all regions of the F344 rat nasal passages, *Toxicol. Appl. Pharmacol.*, 145: 388–398.

Kimbell, J.S., Gross, E.A., Joyner, D.R., Godo, M.N., and Morgan, K.T. 1993. Application of computational fluid dynamics to regional dosimetry of inhaled chemicals in the upper respiratory tract of the rat, *Toxicol. Appl. Pharmacol.*, 121: 253–263.

Kimbell, J.S., Gross, E.A., Richardson, R.B., Conolly, R.B., and Morgan, K.T. 1997b. Correlation of regional formaldehyde flux predictions with the distribution of formaldehyde-induced squamous metaplasia in F344 rat nasal passages, *Mutat. Res.*, 380: 143–154.

Kimbell, J.S., and Subramaniam, R.P. 2001. Use of computational fluid dynamics model for dosimetry of inhaled gases in the nasal passages, *Inhal. Toxicol.*, 13: 325–334.

MacFarland, H. 1983. Designs and operational characteristics of inhalation exposure equipment—A review, *Fundam. Appl. Toxicol.*, 3: 603–613.

Mauderly, J.L. 1986. Respiration of F344 rats in nose-only inhalation exposure tubes, *J. Appl. Toxicol.*, 6: 25–30.

Mauderly, J.L. 1990. Measurement of respiration and respiratory responses during inhalation exposures, *J. Am. Coll. Toxicol.*, 9: 397–405.

Mautz, W.J., Animal monitoring. In *Methods in Inhalation Toxicology*, Phalen, R.F., ed., CRC Press, Boca Raton, FL, 1997, Chapter 6, pp. 85–99.

Mautz, W.J. and Buffalino, C. 1989. Breathing patterns and metabolic rate responses of rats exposed to ozone, *Resp. Physiol.*, 76: 69–78.

Menache, M.G., Miller, F.J., and Raabe, O.G. 1995. Particle inhalability curves for humans and small laboratory-animals, *Ann. Occup. Hyg.*, 39: 317–328.

Miller, F. 2000. Dosimetry of particles: Critical factors having risk assessment implications, *Inhal. Toxicol.*, 12(S3): 389–395.

Morgan, K.T., Kimbell, J.S., Monticello, T.M., Patra, A.L., and Fleishman, A. 1991. Studies of inspiratory airflow patterns in the nasal passages of the F344 rat and rhesus monkey using nasal molds: Relevance to formaldehyde toxicity, *Toxicol. Appl. Pharmacol.*, 110: 223–240.

MPPDep, Multiple path particle Deposition model V. 1.11, RIVM Report 650010030, National Institute of Public Health, Bilthoven, the Netherlands and the Environment and Centers for Health Research (CIIT), Research Triangle Park, NC, 2002. Currently version 2.11 available at http://www.ara.com/products/MPPD.html, accessed April 8, 2012.

Murphy, S.D. and Ulrich, C.E. 1964. Multi-animal test system for measuring effects of irritant gases and vapors on respiratory function in guinea pigs, *Am. Ind. Hyg. Assoc. J.*, 25: 28–36.

Nadithe, V., Rahamatalla, M., Finlay, W.H., Mercer, J.R., and Samuel, J. 2003. Evaluation of nose-only aerosol inhalation chamber and comparison of experimental results with mathematical simulation of aerosol deposition in mouse lungs, *J. Pharm. Sci.*, 92: 1066–1076.

Narciso, S.P., Nadziejko, E., Chen, L.C., Gordon, T., and Nadziejko, C. 2003 Adaptation to stress induced by restraining rats and mice in nose-only inhalation holders, *Inhal. Toxicol.*, 15: 1133–1143.

NCRP, Report 125—Deposition, retention and dosimetry of inhaled radioactive substances, National Council on Radiological Protection and Measurements, Bethesda, MD, 1997.

Ogden, T.L. and Birkett, J.L. 1978. Inhalable dust sampler for measuring hazard from total airborne particulate, *Ann. Occup. Hyg.*, 21: 41–50.

Oldham, M.J., Phalen, R.F., and Budiman, T. 2009. Comparison of predicted and experimentally measured aerosol deposition efficiency in BALB/C mice in a new nose-only exposure system, *Aerosol Sci. Technol.*, 43: 970–977.

Pauluhn, J. 1994. Validation of an improved nose-only exposure system for rodents, *Appl. Toxicol.*, 14: 55–62.

Pauluhn, J. 2003. Overview of testing methods used in inhalation toxicity: From facts to artifacts, *Toxicol. Lett.*, 140(SI): 183–193.

Phalen, R.F., Inhalation exposure methods. In *Methods in Inhalation Toxicology*, Phalen, R.F., ed., CRC Press, Boca Raton, FL, 1997, Chapter 5, pp. 69–84.

Raabe, O.G., Al-Bayati, M.A. 1988. Teague, S.V., and Rasolt, A., Regional deposition of inhaled monodisperse coarse and fine aerosol particles in small laboratory animals, *Ann. Occup. Hyg.*, 32(S1): 53–63.

Raabe, O.G., Bennick, J.E., Light, M.E., Hobbs, C.H., Thomas, R.L., and Tillery, M.I. 1973. An improved apparatus for acute inhalation exposure of rodents to radioactive aerosols, *Toxicol. Appl. Pharmacol.*, 26: 264–273.

Raabe, O.G., Yeh, H.C., Newton, G.J., Phalen, R.F., and Velasquez, D.J., Deposition of inhaled monodisperse aerosols in small rodents. In *Inhaled Particles IV*, Part I, Walton, W.H., ed., Pergamon Press, Oxford, U.K., 1977, pp. 1–21.

Soderholm, S.C. 1989. Proposed international conventions for particle size-selective sampling, *Ann. Occup. Hyg.*, 33: 301–320.

Stone, B.R., Heimbuch, B.K., Wu, C-Y., and Wander, J.D. 2012. Design, construction and validation of a nose-only inhalation exposure system to measure infectivity of filtered bioaerosols in mice, *J. Appl. Microbiol.*, 113: 757–766.

Thomas, R.J., Webber, D., Sellors, W., Collinge, A., Frost, A., Stagg, A.J., Bailey, S.C., et al. 2008. Characterization and deposition of respirable large- and small-particle bioaerosols, *Appl. Environ. Microbiol.*, 74: 6437–6443.

Thomas, R.L. 1969. Deposition and initial translocation of inhaled particles in small laboratory animals, *Health Phys.*, 16: 417–428.

Werley, M.S., Lee, K.M., and Lemus, R. 2009. Evaluation of a novel inhalation exposure system to determine acute respiratory responses to tobacco and polymer pyrolysate mixtures in Swiss-Webster mice, *Inhal. Toxicol.*, 21: 719–729.

Wichers, L.B., Rowan, W.H., Nolan, J.P., Ledbetter, A.D., McGee, J.K., Costa, D.L., and Watkinson, W.P. 2006. Particle deposition in spontaneously hypertensive rats exposed via whole-body inhalation: Measured and estimated dose, *Toxicol. Sci.*, 93: 400–410.

Wong, B.A. 2007. Inhalation exposure systems: Design, methods and operation, *Toxicol. Pathol.*, 35: 3–14.

Yeh, H.C., Snipes, M.B., and Brodbeck, R.D. 1987. Nose-only exposure system for inhalation exposures of rodents to large particles, *Am. Ind. Hyg. Assoc. J.*, 48: 247–251.

第 **3** 章
芯片肺

Shuichi Takayama, Joshua B. White, Chao Zhang

3.1 引言

许多药物和毒理学测试无法直接在人体上进行。因此，一般通过动物试验来预测人类患者的反应。但是，动物与人之间的解剖和生理差异使得很难将结果从动物推及到人。此外，出于道德和成本的原因，以及更好地预测人而不是动物的反应，人们对构建更能反映人体生理性的体外细胞培养模型越来越感兴趣。微流控技术是一种处理小体积液体的技术，近年来微流控领域的进展使得芯片肺技术能够满足人们的上述需求。值得注意的是，芯片肺通常指的并不是整个肺的模型，也不是用于研究动物/人体体内气体交换功能而制造的装置，其目的主要是完善体外细胞培养模型，从而更好地将其用于化学毒性和/或诊疗效果的评价预测，并进行肺病理生理学机制的研究。本章将介绍芯片肺领域的基本概念和代表性示例。我们将从更深入的讨论开始，讨论为什么人们可能需要付出更多的努力来创建这些微工程细胞培养物，然后解释用于构建这些系统的微加工的基本方法。本章的核心部分将分为两个部分，包括小气道和肺泡的微流体模型。最后，得出结论并讨论未来的发展方向。

3.2 为何建立芯片肺?

现在细胞生物学的进展允许体外培养许多类型的细胞，包括原代人肺上皮细胞。此类细胞在常规培养皿和微孔中的培养方法已被很好的建立，可使用现成的培养工具轻松进行，在许多细胞生物学的研究中已经得到有力的证明。

微流体肺细胞培养可以提供哪些常规体外培养不能提供的功能?

活体内的肺部环境与培养皿环境间的主要区别在于前者是动态的，并且伴随着每次呼吸会有相应的运动，而培养皿是刚性和静态的。现在，生物化学的进步，使得更加易于将相关生物分子添加到细胞培养基中，而使细胞暴露于相关生物分子中。然而，细胞反应也受到机械刺激的显著影响。典型的细胞培养平台不能重建对细胞生理功能至关重要的生理机械刺激。典型培养皿与体内肺环境的其他区别还在于，肺中的上皮细胞，其顶端与空气直接接触，而其底部则与其他细胞类型（如内皮细胞和成纤维细胞）相互作用，这些都不能在培养皿中实现。微流控芯片肺平台旨在填补典型培养皿培养和生理肺环境之间的这些空白（图 3.1）。该平台可通过由柔性材料制成的可伸展的培养平台［图 3.1（a）］，在可产生液塞的微通道中培养细胞［图 3.1（b）］，以及通过在多孔膜上培养细胞［图 3.1（c）和（d）］等一系列手段来实现。

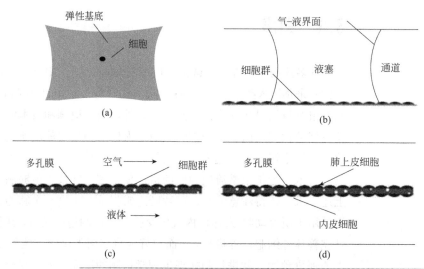

图 3.1 生理肺部环境使肺上皮细胞遭受拉伸和压缩（a），遭受流体机械应力（b），尤其是各种疾病（例如充血性心力衰竭）使流体积聚在肺中并且在细胞表面传递时暴露在气液界面（c），与其他类型的细胞如内皮细胞的相互作用（d）

3.3 常用的微加工技术

构造芯片肺需模仿小气道和肺泡的微结构。用于制造这些微结构的基础技术源于光刻技术，该技术是为微电子工业开发的一种技术。但由于光刻技术成本高昂，且材料上有一定的限制（通常需使用硅基底），在其基础上，开发出了一种替代性微加工技术，通常称为软光刻。下面将简要介绍这两种技术。

3.3.1 光刻法

光刻技术是一个多步骤过程，最初是为在硅衬底中创建结构而开发的。该过程的示意图如图 3.2 所示。该过程通常在高度专业化的洁净室设施中进行，从而保证创建必要微结构的复杂制造步骤能够得以完成。高度优化的工艺可以产生非常精确的结构，但由于需要专门的设备，成本昂贵，许多实验室不容易获得。

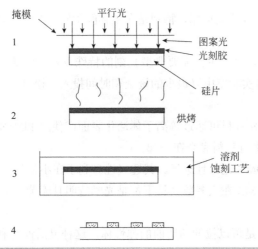

图 3.2 光刻的基本步骤

用光刻胶涂覆硅片（未显示）；将光刻胶暴露于图案光下（步骤 1）；烘烤（步骤 2）；使用区域特异性溶剂溶解光刻胶（步骤 3）；进一步烘烤和干燥得到具有微图案光刻胶结构的硅衬底，该硅衬底可作为软光刻的快速原型技术中的主模（步骤 4；也可参见图 3.3 软光刻部分）

3.3.2 软光刻

为了克服光刻技术的一些局限性，如高成本和使用硅基材料，开发了替代的微加工技术——软光刻（Whitesides 等，2001），但仍需要光刻制作一个微结构主模。然后，将预聚物浇注在主模上固化，制成主模的聚合物复制品（图 3.3）。尽管可使用多种聚合物，但最常用的材料是聚二甲基硅氧烷，通常简称为 PDMS。在 PDMS 中创建的复制结构可粘接到平面基底上，并形成最终的微通道器件。

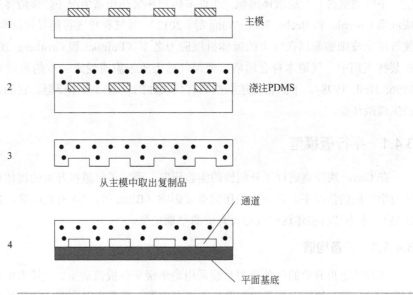

图 3.3 软光刻的基本步骤

起始主模是光刻获得的图案化的光刻胶结构（步骤 1）；将聚二甲基硅氧烷聚合物浇注在主模上，并通过加热固化（步骤 2）；将固化的聚合物复制品从主模上剥离（步骤 3）；将复制品密封在平面基底上，形成封闭的微通道（步骤 4）

软光刻微加工技术已经广泛应用，特别是在生物医学研究领域。利用软光刻技术制造肺芯片具有以下优势：

① 可及性和低成本。虽然主模需要典型光刻的特殊设备，但随后聚合物的浇注是简单、廉价的，并且可以在任何实验室中以最少的资金和时间投入轻松进行。多个微通道器件可通过主模重复制造。

② 容易黏合。PDMS 片材可通过等离子体活化表面或使用 PDMS 预聚物作为胶水与包括其他 PDMS 片材在内的多种材料黏合在一起。

③ 生物相容性。PDMS 无毒且透气。其透气性有利于在小体积微通道中长期培养细胞。

④ 光学透明度。PDMS 在大多数波长下都是光学透明且无荧光的。这使得 PDMS 微通道可用显微镜观察。

⑤ 灵活性。PDMS 是可以拉伸和弯曲的弹性体。这种灵活性有利于重建肺的拉伸环境。诸如杨氏模量等材料特性，也可以进行调整以匹配典型的肺组织。

然而，软光刻也有一些局限性。因其疏水性，PDMS 可以吸收包括许多药物在内的疏水化学物质，从而限制了其在某些药物测试中的应用（Toepke 和 Beebe，2006；Wang 等，2012）。由于不能使用 PDMS 进行注塑成型，以及因材料的固有柔韧性而很难进行对准，PDMS 难以用于大规模制造。但无论如何，目前许多芯片肺设备都在使用软光刻和 PDMS。以下是一些代表性的例子。

3.4 小气道的微流体模型

小气道壁衬有一层液体薄膜，在许多病理和某些正常情况下，该液体层会变得不稳定，形成液塞（Toepke 和 Beebe，2006；Wang 等，2012）。吸气和呼气可能导致这些液塞的运动和破裂，使气道上皮细胞暴露在较大的流体机械应力之下（Fujioka 和 Grotberg，2004；Tai 等，2011）。在某些疾病中，气道本身会塌陷，使得气道上皮细胞遭受进一步的机械力挤压（Gaver 等，1996；Heil，1998）。下面将描述一些具有代表性的气道微流体模型，它们是在体外重建模拟一些生理微环境。

3.4.1 平行板模型

在 Gaver 实验室进行了开创性的实验研究，确定了气道再开放的流体机械应力（在没有固体力学效应的情况下）对细胞损伤的重要影响（Bilek 等，2003；Kay 等，2004；Jacob 和 Gaver，2005）。本小节将描述这些气道再开放的早期模型。

3.4.1.1 设备构造

这种气道再开放的体外模型系统采用毫米级平行板流动室。该模型中，一块平板上培养肺上皮细胞；另一块板平行于该细胞培养表面放置，两个表面之间的间隙约为小气道的直径。尽管间隙的宽度比实际气道宽得多，但气道的流体力学参数与平行板模型非常相似，因此，利用该模型得到的流体机械应力与实际生理情况有一定相关性。

3.4.1.2　细胞培养

在这个系统中，细胞是在常规的体外细胞培养条件下进行的。也就是说，将细胞浸没在培养基中生长，并且细胞顶部不会长时间暴露于空气中。如下面所述的流体机械应力损伤实验，是在单层细胞上进行的。

3.4.1.3　Air fingers 机械应力

在这种气道模型中，通过向装置中吹入空气，然后空气指（air fingers）在衬有肺上皮细胞液体的腔室内传播。细胞损伤通过活/死细胞染色和细胞分离来评估，前者的原理主要是通过细胞膜通透性的变化来反映细胞活性的。通过改变经过气（空气）-液弯液面的速度，以及使用不同黏度的液体，该模型证明了空气-液体弯液面附近的压力梯度是决定上皮细胞损伤程度的主要因素。此外，表面活性剂的使用降低了液体的表面张力，显著减少了组织损伤。这项研究对了解新生儿的第一次呼吸、深入了解了肺部疾病（如新生儿呼吸窘迫综合征）中的肺损伤有很大的帮助。但该模型并未涉及具有一定长度的液体塞［图 3.4（a）］的移动和破裂对细胞损伤的影响。此外，在该系统中观察到的细胞损伤和细胞分离的程度可能比生理学上发生的更为严重，因为未暴露于空气-液体培养条件下的上皮细胞通常活性低（有关空气-液体界面培养的更多详情，见下一节）。

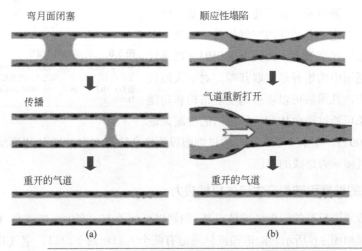

图 3.4　气道关闭的两种主要方式：弯月面闭塞（a）和顺应性塌陷（b）
气道重开是通过液塞的传播进行的，当液塞丢失足够量的液体并破裂时，气道就会重新打开

3.4.2　微通道模型

尽管在先前的气道平行板模型中使用的半无限气泡比较容易创建和控制，但其并未考虑由液塞引起的气道关闭和重新打开等许多特征［图3.4（a）］。在生理上，液塞是由随机发生的液膜的不稳定性造成的，也具有随机性。因为液塞的形成、传播和破裂不能很好地控制，这使得对液塞效应的系统研究很难在体内进行。在培养皿中进行常规的体外培养不能重建这种液塞。即使是前面描述的平行板模型，也难以可靠地控制纳米级甚至微微米级液塞的形成和传播。因此，人们构建了一个小型气道微通道模型（Huh 等，2007; Tavana 等，2010, 2011），该模型结

合了专门的液塞发生器。此外，该模型旨在气-液界面上培养肺上皮细胞，从而诱导细胞分化出更具生理功能的单层细胞，且这些细胞对施加的流体机械应力更具抵抗力。

3.4.2.1　设备构造

利用软光刻技术建立了小型气道的微通道模型。所需通道特征的主模具通过光刻的四个步骤生成（图 3.2）；然后使用这些模具通过软光刻在 PDMS 中创建复制阴模（图 3.3）。这些设备中，创建了两个不同的主模具。一个模具提供上部通道的通道特征，另一个模具提供下部通道的通道特征［图 3.4（a）］。将这两个通道对齐并在中间夹一层孔径为 400nm 的多孔聚酯膜，随后在其上培养细胞。该膜孔径足够小，使细胞无法通过，但可以使液体和营养物质通过。两层通道和膜利用 PDMS 预聚物黏合在一起，后者主要起到砂浆/胶水的作用，用于黏合所有缝隙，使之成为一个整体（Chueh 等，2007）。

3.4.2.2　细胞培养

在该系统中，肺上皮细胞［例如人原代小气道上皮细胞（Huh 等，2007）或人肺上皮细胞系（Tavana 等，2011）］在上下通道间的多孔膜上进行培养（图 3.5）。一旦细胞被接种、附着并生长到连续状态，就可以移除上部通道中的细胞培养基并用空气代替。因此，上皮细胞的顶端暴露在空气中，而其下部仍旧可以通过多孔膜从下部通道中的培养基获取营养。对于人原代小气道上皮细胞，几周后可以观察到生理结构和功能的分化，该现象可通过染色体和特殊蛋白的检测来证

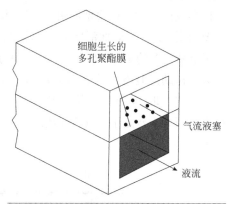

图 3.5　小气道微通道模型
肺上皮细胞在多孔膜上的上部通道中培养，使得细胞的顶端暴露在空气中，从下部通道向细胞提供培养基
摘自：Huh, D., et al. *Proc. Natl. Acad. Sci.*, USA, 2007, 104: 18886

实（Huh 等，2007）。如下一节所述，通过细胞膜损伤和隔离观察，气-液界面培养的上皮细胞更能抵挡流体机械应力造成的损伤。

3.4.2.3　液塞的扩展和破裂产生流体机械应力

小型气道微通道模型的一个关键特点是：能够以可控的方式产生小型液塞（Huh 等，2007）。生成液塞的机理如图 3.6 所示。K 形微流体通道有两个入口和两个出口。空气和液体从两个入口进入，在适当的流动条件下，液体和空气从废物出口排出，而只有空气可流入通向细胞培养室的通道。当将液塞送至细胞培养室时，气流会迅速停止，液体会沿着通道的整个宽度流动。当气流恢复时，会产生一个小液塞，并沿着细胞培养室的长度传播。控制压差和气流中断持续时间，可调节液塞的尺寸和通过通道的速度（Tavana 等，2010）。在适当的操作条件下，可以使液塞在细胞培养区破裂。这种液塞破裂可模拟发生在肺部的类似情形，即通过听诊器听诊胸部时所识别到的爆裂声（Huh 等，2007）。

这一类的液塞传播和破裂会产生明显的流体机械应力，从而可能引起肺上皮细胞的损伤（Huh 等，2007）。微通道模型的可控环境可以更好地研究细胞损伤与液塞的传播及破裂的关联性。人们发现，细胞水平的损伤程度会随着液塞长度的缩短和在细胞上的传播加速而增加。微流体小气道损伤模型也被用来证明临床上使用的表面活性剂疗法对此类液塞传播具有保护作

用（Tavana 等，2011）。通过掺入临床使用浓度的表面活性剂 Survanta™（降低表面张力），可以减轻磷酸盐缓冲液形成的液塞（高表面张力）所引起的细胞损伤。

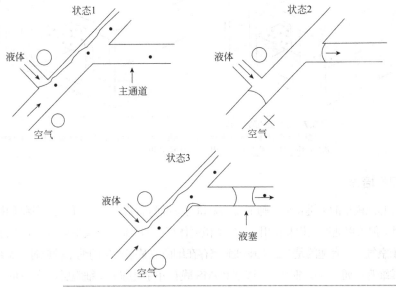

图 3.6 微通道中形成纳米级液塞的微流体机理
基态状态下，空气和液体平行流动。细胞培养通道只接收空气（状态 1）。当气流短暂停止时，通道充满液体（状态 2）。当空气重新开始流动时，一个小的液塞被送入细胞培养通道（状态 3）
摘自：Huh, D., et al. *Proc. Natl. Acad. Sci.*, USA, 2007, 104: 18886

3.5　肺泡的微流体模型

随着每一次呼吸，肺泡伸展和扩张，然后放松和收缩。在某些情况下，肺泡会塌陷或充满液体，使肺泡上皮细胞暴露于固体和液体的机械应力之下。本节将描述两种在机械应力刺激条件下培养肺上皮细胞的肺泡微流体模型。

3.5.1　微通道模型

Ingber 实验室开发了一种简洁的肺泡模型，将肺上皮细胞和内皮细胞结合在一起，使内皮细胞暴露于类似肺血管流动的流体中，并使两组细胞在血管侧流体流动状态下进行动态拉伸（Huh 等，2010）。

3.5.1.1　设备构造

该设备的结构类似于基于微通道的小气道模型中所使用的两层通道系统（图 3.5），但多孔膜为 PDMS 而非聚酯膜制成。该装置还有两个单独的侧通道，允许在真空操作时拉伸 PDMS 膜（图 3.7）（Huh 等，2010）。该系统首先制造出两个具有上下通道特征的 PDMS 平板。然后，通过将 PDMS 预聚物浇注在微制造的柱状阵列结构上，以形成通孔阵列，制造薄且多孔的 PDMS 膜。再将上 PDMS 通道结构、多孔 PDMS 膜和下通道的 PDMS 片黏合在一起。最后，使用基于溶剂的 PDMS 蚀刻技术（Takayama 等，2001）选择性蚀刻掉侧通道中的 PDMS 膜。

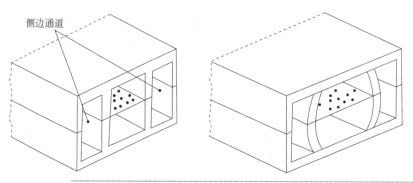

侧边通道

图 3.7 芯片上的肺泡模型
该模型结合了柔性的 PDMS 膜和真空驱动的侧通道，使培养在膜上的细胞处于单轴拉伸状态
摘自：Huh, D., et al. *Science*, 2010, 328: 1662, 2010

3.5.1.2 细胞培养

这种芯片肺泡模型的关键特征是肺上皮细胞和内皮细胞的共培养。两种类型的细胞接种在 PDMS 多孔膜的对侧，但可以通过孔相互作用。与气道微流体模型相类似，该模型可通过下部通道培养细胞，使顶侧暴露于空气中。有趣的是，当上皮细胞侧存在细菌或某些类型的纳米颗粒时，流经内皮细胞通道的嗜中性粒细胞可通过内皮细胞层、透过 PDMS 膜孔并穿过肺上皮细胞层扩散（Huh 等，2010）。该单芯片肺泡系统是迄今为止报道的最复杂的体外多细胞微流体细胞培养模型的典型代表之一。

3.5.1.3 线性拉伸加剧纳米粒子和药物的毒性

除了进行生理上皮-内皮细胞共培养外，这种芯片肺泡系统还具有独特的功能，即能够使细胞暴露于拉伸状态，同时还能对细胞层进行高分辨率光学显微镜检测。例如，共聚焦显微镜显示，与静态条件相比，拉伸后肺泡上皮和下层内皮细胞层对纳米颗粒的吸收增强（Huh 等，2010）。有趣的是，很多炎性因子，如暴露于二氧化硅纳米颗粒或羧基化量子点引起的氧自由基物质的产生和中性粒细胞增加等，会因生理性细胞的拉伸而加剧。重要的是，通过动物模型研究证实了这些体外微流体肺泡结果的生理相关性。这项纳米颗粒毒性研究可能是微流体模型中最相关的吸入毒性示例，因为纳米颗粒毒性通常是由吸入特定的纳米气溶胶引起的。

另一项研究中，微流体肺泡模型被用于重建白介素-2(IL-2)毒性诱导的肺水肿(Huh 等，2012)。同样，生理拉伸在与病理毒性相关的细胞通透性增加过程中起着重要作用。此外，作者还展示了芯片用于治疗病理症状的能力。对于 IL-2 和牵张性肺水肿，血管生成素-1（Ang-1）和瞬时受体电位香草醛-4（TRPV4）离子通道抑制剂（GSK2193874）被证明可减轻症状（Huh 等，2012）。

3.5.2 微流控末端囊模型

Takayama 实验室开发了一种旨在研究流体力学效应和拉伸效应的肺泡模型（Douville 等，2011）。

3.5.2.1 设备构造

该设备也具有与上一节所提到的设备中类似的三层 PDMS 结构（图 3.8）。然而，培养细胞的中间 PDMS 膜是无孔的。在培养肺泡上皮细胞的膜背面施加负压，使细胞和膜受到拉伸。该种设备设计的一个关键特征是，当通道部分充满培养基或其他液体时，不仅能够拉伸肺泡上皮细胞，而且还能够使其暴露于气-液弯液面的运动中。这使得对细胞同时进行固体和液体机械应力刺激的评估成为可能（Douville 等，2011）。

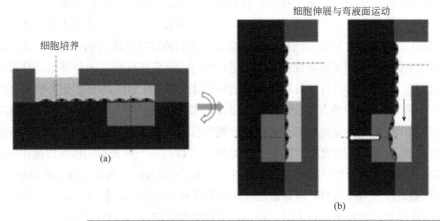

图 3.8 一种可同时使肺泡上皮细胞暴露于拉伸和流体机械应力的末端肺泡芯片模型
（a）在细胞培养模式下的设备都装有细胞培养基；（b）启动状态下，当培养的细胞受到拉伸时，装置被半充入空气并向侧面转动，以使弯液面在培养的细胞间上下移动
摘自：Douville, N. J., et al. *Lab Chip*, 2011, 11: 609

3.5.2.2 细胞培养

肺泡上皮细胞在 PDMS 膜上进行深层培养。PDMS 膜不是多孔的，因此无法长期培养细胞使之顶端暴露于空气中。但是，可以短期（数小时）暴露于空气中，并可以用于不同的固体和流体机械作用对细胞损伤的综合评价。人肺泡细胞系（A549 细胞）和鼠原代肺泡上皮细胞均已在该系统中成功培养。

3.5.2.3 固液结合的机械应力加剧细胞损伤

这种微流体肺泡模型的新功能，主要是能使肺泡上皮细胞同时受到因弯液面这一气-液界面在细胞上运动时而产生的拉伸作用和流体机械应力。用于评估细胞损失的肺泡模型包含以下三种条件：①健康条件下，肺泡充满空气；②胎儿（fetal）条件下，整个肺充满液体；③水肿状态下，肺泡部分充满液体，当呼吸时，与肺泡容积变化相关联的气-液弯液面在细胞上移动。条件①和②中肺泡充满空气或液体时，细胞的损害很小；条件③时，肺泡中部分充满液体导致严重的细胞损伤甚至细胞分层。虽然生理甚至病理水平的拉伸不会立即损伤细胞，但当拉伸与因运动的弯液面前缘产生的陡峭压力梯度同时存在时，细胞的损伤往往会加速且范围更大（Douville 等，2011）。重要的是，当液体富含治疗性表面活性剂时，芯片上的许多病理症状都会得到缓解。这是利用微流体体外细胞培养模型研究损伤机制和治疗手段，明显优于常规细胞培养方法的另一个典型例子。

3.6 小结

本章简要概述了微流体肺细胞培养模型（通常称为芯片肺）的最新技术。该领域仍处于起步阶段，但已经展现出其他方式无法实现的测试治疗能力，以及探究疾病生理学和毒理学的能力。传统细胞培养与这些肺微流体模型的主要区别在于，后者结合了肺动力学和机械刺激。虽然在非微流体模型中可以加入细胞拉伸，但只有使用微通道设备，才有可能使肺细胞暴露于与扩张的液塞或移动的弯液面相关的流体机械应力中。事实上，由于目前无法对纳升体积的肺液进行体内操作，因此只有使用微流体模型才能对肺中的流体机械应力的作用进行系统的研究。

当然，该技术还有许多局限性和需要改进的地方。许多疾病涉及多种细胞、组织和器官之间的相互作用。独立的肺芯片在毒理学方面的研究还有其局限性。随着多种类型器官芯片的不断开发以及不同类型间的整合，这一领域有望在未来几年取得重大进展。另一个需要改进的方面是分析技术。尽管光学显微镜和荧光细胞计数分析已经十分方便，但给出的数值通常很简单（例如细胞数和活细胞/死细胞比例）。这种参数除了可以与某一些极端的疾病状况相对应外，很难与真实患者或健康人群的实际情况联系起来。因此，更深入的生物标志物分析显得十分必要。虽然可以从微流控装置中取样，但是微流控细胞培养模型中的小体积流体对其进行操作的难度较大，需要开发新的微尺度分析方法。最后，将微型的微流控器官模型与真人大小的人体生理学联系起来，还需要数学建模和分析才能发挥最大作用。

总而言之，芯片肺是一个令人振奋的跨学科领域，具有许多挑战和机遇。尽管该领域尚处于起步阶段，但已经取得了可喜的初步成功。随着微型设备工程师、毒理学家和计算建模人员之间越来越多的协作，相信该技术将继续迅速发展并取得重大突破。

习　题

1. 使用软光刻技术制造芯片肺上的微通道有哪些优点和缺点？

答：优点包括：使用的模塑易于制造；使用等离子体活化或聚合物固化易于黏合结构；其机械灵活性能够为肺细胞培养创建可拉伸基质。缺点包括：其疏水结构容易吸收疏水性化学物质和药物。这种材料的灵活性对于精确制造和其规模化也是一个挑战。

2. 肺细胞在小气道中受到哪些特定的动态机械力，微流体设备又是如何在体外细胞培养模型中实现这些力的重建？

3. 肺细胞在肺泡中受到哪些特定的动态机械力？微流体设备又是如何在体外细胞培养模型中实现这些力的重建？

答（问题2和问题3）：肺细胞可能经历固体和液体两种机械刺激。例如，呼吸运动使细胞伸展。当气道和肺泡充满液体时，气-液弯液面的运动也会产生大量的流体机械应力，特别是在表面活性剂功能紊乱的情况下。已经创建的微流体装置可以产生所谓的液塞，从而在肺内重新产生流体机械应力。使用柔性材料，还可以模拟肺的拉伸运动并将其施加到细胞水平上。

4. 未来芯片肺的挑战和机遇是什么？

答：挑战包括：寻找合适的细胞和材料，整合多种细胞类型，甚至开发与其他器官系统相连的系统，以更好地重建人类生理学。这些设备的复杂性也给药物研发等高通量应用的扩大生产和制造带来了挑战。另外，还面临的挑战是开发方便可靠的读数器，将微流体肺芯片功能与实际人体生理学联系起来，并能够指导药物的疗效和毒性。

参考文献　Bilek, A. M., Dee, K. C., Gaver, D. P. III. 2003. Mechanisms of surface-tension-induced epithelial cell damage in a model of pulmonary airway reopening. *J. Appl. Physiol.* 94: 770–783.

Chueh, B. H., Huh, D., Kyrtsos, C. R., Houssin, T., Futai, N., Takayama, S. 2007. Leakage-free bonding of porous membranes into layered microfluidic array systems. *Anal. Chem.* 79: 3504–3508.

Douville, N. J., Zamankhan, P., Tung, Y.-C., Li, R., Vaughan, B. L., White, J., Grotberg, J. B., Takayama, S. 2011. Combination fluid and solid mechanical stresses contribute to cell death and detachment in a microfluidic alveolar model. *Lab Chip* 11, 609–619.

Fujioka, H., Grotberg, J. B. 2004. Steady propagation of a liquid plug in a two-dimensional channel. *J. Biomech. Eng. Trans. ASME* 126: 567–577.

Gaver, D. P. III, Halpern, D., Jensen, O. E., Grotberg, J. B. 1996. The steady motion of a semiinfinite bubble through a flexible-walled channel. *J. Fluid Mech.* 319: 25–65.

Halpern, D., Grotberg, J. B. 2003. Nonlinear saturation of the Rayleigh instability due to oscillatory flow in a liquid-lined tube. *J. Fluid Mech.* 492: 251–270.

Heil, M. 1998. Airway closure: Occluding liquid bridges in strongly buckled elastic tubes. *J. Biomech. Eng.* 121: 487–493.

Huh, D., Fujioka, H., Tung, Y.-C., Futai, N., Paine, R., Grotberg, J. B., Takayama, S. 2007. Acoustically detectable cellular-level lung injury induced by fluid mechanical stresses in microfluidic airway systems. *Proc. Natl. Acad. Sci. USA* 104: 18886–18891.

Huh, D., Leslie, D. C., Matthews, B. D., Fraser, J. P., Jurek, S., Hamilton, G. A., Thorneloe, K. S., McAlexander, M. A., Ingber, D. E. 2012. A human disease model of drug toxicity-induced pulmonary edema in a lung-on-a-chip microdevice. *Sci. Transl. Med.* 4: 159ra147.

Huh, D., Matthews, B. D., Mammoto, A., Montoya-Zavala, M., Hsin, H. Y., Ingber, D. E. 2010. Reconstituting organ-level lung functions on a chip. *Science* 328: 1662–1668.

Jacob, A. M., Gaver, D. P. III. 2005. An investigation of the influence of cell topography on epithelial mechanical stresses during pulmonary airway reopening. *Phys. Fluids* 17: 031502.

Kay, S. S., Bilek, A. M., Dee, K. C., Gaver, D. P. III. 2004. Pressure gradient, not exposure duration, determines the extent of epithelial cell damage in a model of pulmonary airway reopening. *J. Appl. Physiol.* 97: 269–276.

Tai, C.-F., Bian, S., Halpern, D., Zheng, Y., Filoche, M., Grotberg, J. B. 2011. Numerical study of flow fields in an airway closure model. *J. Fluid Mech.* 677: 483–502.

Takayama, S., Ostuni, E., Qian, X., McDonald, J. C., Jiang, X., LeDuc, P., Wu, M.-H., Ingber, D. E., Whitesides, G. M. 2001. Topographical micropatterning of poly(dimethylsiloxane) using laminar flows of liquids in capillaries. *Adv. Mater.* 13: 570–574.

Tavana, H., Kuo, C.-H., Lee, Q. Y., Mosadegh, B., Huh, D., Christensen, P. J., Grotberg, J. B., Takayama, S. 2010. Dynamics of liquid plugs of buffer and surfactant solutions in a micro-engineered pulmonary airway model. *Langmuir* 26: 3744–3752.

Tavana, H., Zamankhan, P., Christensen, P. J., Takayama, S., Grotberg, J. B. 2011. Epithelium damage and protection during reopening of occluded airways in a physiologic microfluidic pulmonary airway model. *Biomed. Microdevices* 13: 731–742.

Toepke, M. W., Beebe, D. J. 2006. PDMS absorption of small molecules and consequences in microfluidic applications. *Lab Chip* 6: 1484–1486.

Wang, J. D., Douville, N. J., Takayama, S., El-Sayed, M. 2012. Quantitative analysis of molecular absorption into PDMS microfluidic channels. *Ann. Biomed. Eng.* 40: 1862–1873.

Whitesides, G. M., Ostuni, E., Takayama, S., Jiang, X. Ingber, D. E. 2001. Soft lithography in biology and biochemistry. *Ann. Rev. Biomed. Eng.* 3: 335–373.

第4章
吸入性物质的人体健康风险评估

4.1 基本原则和定义

4.1.1 风险和危害评估范例

人体健康风险评估是一种用于评估污染环境中的化学品对人体所产生的可能不利于健康影响（现在或将来）的方法。该过程的目标是：①确定评估过程中使用的环境、目的、范围和技术方法（规划和范围界定）；②确定并描述与人类暴露于特定材料或混合物（危害识别）相关的公认的不良健康影响（或威胁）的范围（危害识别）；③记录暴露（或剂量）与个体危害或不良影响（剂量反应评估）之间的关系；④评估受影响人群的暴露程度（或剂量）（暴露评估）；⑤给出与特定材料或混合物所关联的一组特定情况的定性或定量风险结论。在实践中，最后一步可能涉及设置与可接受风险水平（例如，呼吸参考浓度）相联系的暴露（或剂量）阈值，或确定特定人群或亚人群的暴露限度以及癌症单位吸入风险［致癌斜率因子（SF）］。

4.1.2 支持风险评估范式的基本假设

目前人体健康风险评估范式的一些关键假设如下：

暴露与不良反应之间的关系是因果关系，而不仅仅是关联关系。总的来说，这意味着危险是相关暴露的直接后果；也就是说，暴露是充分和必要的或有助于观察到的不利影响。这一假设意味着布拉德福德·希尔标准的因果关系已经得到满足。如果暴露与不良事件之间的关系不是直接因果关系，那么改变暴露水平可能不会影响风险水平。

① 危害可被识别也就是说，不良事件可以用某种可识别的方式表达出来。

② 危害、不利影响或事件的大小程度可以衡量。

③ 暴露水平（或剂量）可以被检测和测量。

④ 风险程度在某种程度上与暴露（或剂量）有关，即在剂量反应曲线上的某一合理范围内，减少剂量会降低风险,增加剂量会增加风险。

剂量-反应关系可以是阈值的，也可以是连续关系。这实际上是因果假设的一部分。

⑤ 鉴于风险评估是在一系列特定情况下有意识地进行的，因此，只有在相关参照系保持不变的情况下，分析结果才具有直接相关性。当风险评估结果超出其规定的参考范围时，需要特别注意。例如，针对体力劳动者和年轻劳动者亚群制定的风险评估结果，可能无法直接推断出居住在养老院的人群。

4.1.3 基本定义

在人体健康风险评估范式中，"危害"（hazard）一词是指对一个人或多个人造成伤害或不利健康影响的潜在来源。这一定义说明了人类健康风险评估中一个关键但往往未阐明的基本主题：在一个群体中，对个人的整个生命周期的福利的关注和重要性。第二个未阐明的基本主题和假设是：如果个体没有受到危害影响，或者只受到最小程度的危害影响，那么整个种群将生存和繁衍。这种对个体的关注与其他类型的化学品风险评估的关注有所不同，后者关注的是群体的总体生存状况，而对个体命运的关注较少。危害的概念还包括对危害或健康影响的严重性的一些估计（通常是定性的或隐含的），例如，认为死亡是比呼吸感官刺激更有害（harmful）的危害。

风险（risk），是指一个人如果暴露于危险时受到伤害或遭受有害健康影响的可能性（机会或概率）。从这一定义出发，风险评估提出了以下问题：在一组特定的情况下，特定危险的影响可能发生的频率有多高？进一步地，风险评估实际上是遵循概率论原理的定量、半定量或定性概率估计；也就是说，它们依赖于概率分布和数学中心极限理论的概念。

气体（gas），是指物质的一种状态，由既没有限定体积也没有限定形状的粒子组成。在毒理学中，"气体"一词通常仅限于在正常温度和压力下符合此定义的材料。

蒸气（vaper），指可冷凝的气体，也是一种物质状态，它通过温度和/或压力的改变可转化为另一种物理形式。这一定义的难点在于，在所有实际用途中，蒸气和气体之间没有明显的化学或物理差异。这两个词的主要区别在于内涵。蒸气这个术语更常用于下列情形：①当有一个气相与相应的液体或固体处于平衡状态时；②强调化学物质的气相；③按照惯例，例如，大气中气相中的水通常被称为水蒸气，而不是水气，尽管两者在技术上都是正确的。

粒子（particle），指的是可被认为是体积和质量小的局部物体。这是一个非常笼统和不精确的说法：一个物体的大小相对于人体来说很小或可以忽略不计，可以被认为是一个粒子。微粒，是指在介质（通常是空气）中不连续的、悬浮的、不相连的微粒。定义中"不相连"在毒理学上很重要，这意味着每个单独粒子的运动基本上独立于任何其他粒子。

气体/蒸气与颗粒物的分离在吸入风险评估范式中非常重要，因为它们的剂量测定方法完全不同。位于气体和粒子物理形态之间边界上的物质，以及在呼吸道内改变物理形态的物质，剂量测定和剂量反应、毒理学和毒代动力学的评估是非常具有挑战性的。一个未说明的假设是，气体/蒸气本质上是可吸入的；也就是说，空气中100%（质量分数）的气体/蒸气可以通过口或鼻子进入呼吸系统。

气溶胶（aerosol），是指空气中固体颗粒或液体的悬浮物。有人建议，术语气溶胶应限定于空气中的悬浮颗粒。然而，这个词的用法仍有很多混淆。无论气溶胶是由固体颗粒还是液滴组成，在剂量测定和剂量反应分析方面都被视为微粒。

尘埃（dust），通常泛指悬浮在空气或气溶胶中的颗粒。"雾"一词通常用来指空气中的液滴悬浮液。尘埃或雾粒子（或 BER）的大小与产生过程中所涉及的能量有关：能量越高，所产生的粒子越小；能量越低，所产生的粒子就越大。

在吸入毒理学中，颗粒（和气溶胶）的大小通常由其质量中位数、空气动力学直径（MMAD 或 D_{50}）和空气动力学当量直径（AED）决定。MMAD 通常用微米表示，并且应始终伴随几何标准偏差值（g 或 σg）。MMAD 是空气中颗粒质量相对于空气动力直径的分布的中位数，即按质量计的平均颗粒直径。

粒子的 AED 是单位密度球体（即纯水的完美球形液滴）的直径，该球体的沉降速度与等效的水粒子相同。AED 的使用考虑了影响颗粒沉降速度的因素。实际上，AED 是一种标准化评定的统计形式，它考虑了颗粒的真实尺寸、相对密度、形状因子、表面特性和滑移因子。

σg 表示粒子群几何尺寸分布的可变性。σg 在粒子剂量学中是至关重要的，因为它允许计算可吸入和沉积在呼吸道特定部分的总粒子浓度或剂量的比例。

可吸入分数（inhalable fraction），是指能够进入呼吸系统的颗粒的质量分数。可吸入分数内的颗粒可以沉积在呼吸道内的任何地方；也就是说，可吸入分数包括胸外、胸廓和可吸入性颗粒分数。在人体中，可吸入颗粒物分数 50% 的截止值通常被视为 AED=100μm。然而，实际截止值受风向和风速的影响较大。表 4.1 总结了可吸入粉尘的部分呼吸穿透情况。

胸外部分是可吸入颗粒物的部分，这些颗粒物沉积在鼻孔/嘴和喉头末端之间的呼吸道区域的任何地方。AED>25μm 的可吸入颗粒物通常会落入胸外部分。

胸廓部分包括可吸入颗粒部分，可穿透头部气道进入肺部气道。在人体中，98% AED≤25μm 的颗粒进入胸廓部分，该部分的 MMAD 为 10μm（50% 的 AED 为 10μm 的颗粒将穿透肺气道）。表 4.2 总结了此类粒子的穿透情况。

表 4.1　空气动力学当量直径与进入呼吸系统的比例

空气动力学当量直径/μm	穿透比例/%
0	100
5	87
10	77
40	54.5
100	50

表 4.2　空气动力学当量直径与胸部穿透比例

空气动力学当量直径/μm	穿透比例/%
0	100
2	94
4	89
10	50

空气动力学当量直径/μm	穿透比例/%
14	23
18	9.5
25	2

表 4.3　空气动力学当量直径与进入肺部气体交换区的比例

空气动力学当量直径/μm	穿透比例/%
0	100
2	91
4	50
6	17
8	5
10	1

可吸入分数是能够穿透呼吸道至肺纤毛呼吸道和肺部气体交换区（即末端细支气管远端的结构：呼吸细支气管、肺泡管和肺泡）的颗粒的质量分数。在人体中，99% AED≤10μm 的微粒属于可吸入类，该类微粒的 MMAD 为 4μm。表 4.3 总结了该类微粒的穿透情况。

4.2　风险评估流程

风险评估过程大致由五个连续的步骤组成：
① 规划和范围界定；
② 危害识别；
③ 剂量反应评估；
④ 暴露评估；
⑤ 风险表征。

4.2.1　规划和范围界定

规划和范围界定阶段的目标是仔细界定正在解决的风险评估问题（如，Dourson 等，2013）。为此，风险评估师通常试图确定一系列问题的答案，以便为风险评估过程提供背景和参考框架：
① 谁有风险？这个问题的答案可能包括个人、一般人群、特定的亚群体（如工人）、特定的生命阶段和人群亚群体。
② 关注的具体动因是什么？这可能包括一种特殊的化学物质、一种复杂的混合物、多种效应的组合等。
③ 风险的来源是什么？这可能包括工作场所、点源、非点源、自然源等。
④ 暴露是如何发生的？在本文中，暴露途径是吸入。但是，应该记住，呼吸系统的损伤

可以通过非吸入途径发生。这个问题还涉及更普遍的暴露途径问题：吸入的物质可以来自空气、地表水、地下水、土壤、固体废物等。

⑤ 人体对这种物质有何反应？换句话说，物质的主要毒代动力学特征（吸收、分布、代谢和排泄）是什么？

⑥ 对健康的主要影响是什么？换句话说，这种物质对人体有什么作用（包括毒性和不良反应）？在吸入毒理学的背景下，该领域的关键问题将包括以下内容：a. 不良反应是否主要发生在呼吸道内（例如，首次暴露影响的部位）；b. 不良反应是否依赖于呼吸道远端靶器官或组织的全身吸收和分布；c. 呼吸道和全身影响是否同时发生；d. 这些影响是否可逆（通过修复或其他机制）或随着时间的推移是否出现耐受性或适应性。

⑦ 产生不利影响的时间尺度是什么？换句话说，产生影响需要多长时间？不利影响是否取决于暴露的关键窗口期或暴露在生命的关键阶段？例如，致畸效应主要与胎儿发育期间的器官发生期有关，几乎所有的致畸效应都依赖于发育期间的关键窗口暴露期。

⑧ 现有的知识体系是否足够和可靠，能够继续进行这一探索性的过程？通常这种探索性过程包括搜索所有相关数据、整理数据、数据差距分析以及对可用数据集的质量和可靠性进行初步评估。

4.2.2 危害识别

危害识别过程的总体目标是确定暴露于某一物质是否会导致特定有害健康影响发生率的增加，以及有害健康影响是否可能发生在人类身上。这可分为以下几个具体目标：①确定暴露物质可能造成的不良健康影响的类型；②客观评估可能导致不良健康影响的 MOAs 与人类的相关性；③对支持假定不良健康影响的证据质量和权重进行客观评估，包括对用于风险评估目的的数据适用性进行客观评估。

对于非癌症毒性，危害识别旨在识别暴露的靶器官或关键影响，即随着剂量增加而发生的第一个不良影响，或其已知和直接的前兆（US EPA，2002）。然而，人体可能会表现出一系列的反应，并非所有的反应都是不利的。风险评估者必须从真正的临界效应中辨别适应性效应，即增强身体抵御挑战的能力，或补偿效应，即身体作出调整以维持整体功能而不受进一步损害。临界效应的选择是剂量反应评估的基础。

对于癌症，危害识别还寻求识别癌症发展过程中的靶器官和前兆事件，癌症和非癌症危害识别都涉及评估人类（流行病学）和动物中的临界效应或肿瘤的发生率、机制或毒作用模式（MOA）数据、化学和物理性质、结构-活性关系（SARs）以及代谢和药代动力学性质，最终确定证据的总体权重（例如，US EPA，2005）。癌症评估通常也会考虑突变试验的结果，因为肿瘤发展的一个可能的先兆是突变的形成。在这种情况下，一个重要的问题是突变是否在肿瘤的形成中起到早期的因果作用，或者是否为先前已存在的突变的扩增或突变的晚期发生而起次要作用。

4.2.2.1 危害识别的数据来源

危险识别的数据来源包括直接的人体实验研究（出于伦理考虑，可使用少量物质）、人类（可能还有其他物种）种群的流行病学研究、动物实验研究和体外研究。

流行病学是研究人类疾病或健康状况的分布和决定因素的学科。进行良好的流行病学研究，证明一种物质与一种疾病之间的正相关性，被认为是人体风险评估强有力的证据。关键是，流行病学研究很难证明真正的因果关系。在大多数情况下，流行病学研究证明的是相关性，而不是直接的因果关系。然而，足以体现这种关系的人类数据很少。职业和意外暴露于某种药剂很难转化为有意义的风险估计，因为暴露水平没有量化，暴露往往通过多种途径发生，并且暴露的持续时间往往未知。流行病学数据信息量很大，但通常需要来自其他数据源的确凿证据，以增加对病原体风险的理解。

临床研究是一种对照实验，旨在评估暴露于某种物质对人体的特殊影响。临床研究能够控制受试者的剂量、持续时间和暴露途径，以及年龄、性别、健康和行为特征（例如，吸烟者与非吸烟者）。

在许多情况下，在动物（通常是哺乳动物）身上进行的实验研究可以作为人类数据的替代品。这些研究可以用来控制许多相关变量（剂量、暴露途径、暴露持续时间、年龄等）。当然，实验动物体内的剂量必须转换成相关的人体剂量，这一过程被称为种间推断。可以通过多种方式来实现，例如，使用不确定因子（UF）来划分实验动物的剂量、异速生长标度，根据人类和受试物种之间的结构和生理差异进行剂量调整，或开发和使用基于生理学的药代动力学（PBPK）模型。

体外试验是在活体组织外进行的试验。与在活体中进行的体内试验相比，体外试验通常更便宜，更快捷。体外试验可以在细菌或细胞培养物中进行，也可以在动物组织中进行。

交叉参照是一种主要用于消除数据缺口的技术。交叉参照技术的基本原理是，结构相关化学家族的成员通常具有相似的毒理学特征；因此，如果缺乏某一特定化学物质的特定数据，可以通过从同一化学家族成员的已知危险特性推断填补数据空白。交叉参照有两种基本的方法：模拟方法和类别方法。模拟方法是基于对少量化学品的分组，而类别方法则依赖于大组或大系列相关化学品的数据。欧洲生态毒理学和化学品毒理学中心（ECETOC）116 号技术报告中提供了关于交叉参照方法的详细指南。

在缺乏毒性数据的情况下，基于对结构相似的化学品和试验系统中特殊反应的理解，理化分析数据可用于预测健康影响。现代 SAR 系统广泛使用计算机建模，属于模拟计算（源自药物开发的模拟计算阶段）。当从类似物推断时，重点是关键的反应性化学基团，这些基团被认为是确定毒性的最可能的化学特征。定量构效关系模型（QSAR 模型）是基于这些原理建立的回归或分类模型。目前的 QSAR 系统是基于 Cramer 描述符（Cramer 规则）或该系统的相关变体。

不良影响的识别通常还涉及危害分类过程。目前国际上公认的化学品危害分类准则指南是全球化学品统一分类和标签制度（GHS）。GHS 已作为分类、标签和包装（CLP）法规纳入欧洲法律。GHS 的主要目的是为危害分类和危害沟通制定一个通用标准。

4.2.2.2　布拉德福德·希尔标准

布拉德福德·希尔标准（希尔标准），是为了支持一个事件和一个结果之间的因果关系而必须满足的一组最低限度的条件，特别是流行病学研究。然而，布拉德福德·希尔标准是在流行病学之外推断出来的，并在更广泛的意义上应用于疾病（包括毒理学疾病）的病因学研究中。标准包括以下几个方面。

① 强度：关联性小时可排除因果关系；然而，关联越强或越大，因果关系的可能性就越大。

② 一致性：不同实验室、不同研究和研究设计以及不同人群之间的一致性，可增加因果关系的可能性。

③ 特异性：如果在某个特定地点有一个非常特殊的人群和疾病而没有其他可能的解释，则其可能是病因。

④ 暂时性：效果必须在暴露后发生。这是标准中唯一的绝对要求。

⑤ 生物梯度（剂量反应）：一般来说，随着剂量的增加，效果也应该增加。或者，可能存在阈值型剂量反应。这一标准常常被误解为同一种药剂必须引起具有相同的剂量反应的不同效果，这是不正确的，也不是应用这一标准的正确方法。有时，效应关系可能是一种保护关系；即，随着剂量的增加，效应降低，或剂量反应可能显示激效。

⑥ 生物学上的合理性：虽然不是绝对必要的，但生物学上合理的 MOA 有助于建立因果关系。然而，对潜在 MOA 的理解可能受到现有知识的限制。有时也有可能是观察到了一些全新的科学现象（即范式转变）。

⑦ 一致性：流行病学研究和实验室研究之间的一致性增强了因果联系。然而，缺乏一致性并不能否认流行病学显示出相关性的事实（尽管相关性不是因果关系）。

⑧ 实验：实验证据可能支持因果关系。

⑨ 类比：可考虑相似因素的影响。

4.2.2.3 作用方式评估

阶段性作用方式被定义为一系列关键事件和过程，从药物与其靶器官、组织或细胞的相互作用开始，经过病理生理学和解剖学的改变，并产生不利的健康影响。关键事件的关键之处在于它本身是 MOA 的发生必不可少的（或者是这种元素的生物标记物）能够被检测和测量的前体步骤。多个 MOA 可能适用于同一种化学品，甚至在同一个靶器官、组织或细胞内。

一些常见 MOA 示例如下：

a. 导致突变的直接 DNA 反应；

b. 间接 DNA 反应（例如，与纺锤体蛋白的相互作用）；

c. 细胞增殖（如细胞毒素和有丝分裂原）；

d. 受体结合（例如 TCDD 和过氧化物酶体增殖物）；

e. 激素紊乱（如甲状腺滤泡细胞癌变）。

作用机制与 MOA 的区别在于对导致不良健康影响的过程（通常在分子水平上）有更详细和复杂的描述。

4.2.2.4 作用方式的人类相关性框架

国际化学品安全规划（IPCS）最初为癌症 MOA 制定了一个人类相关的框架。这个框架已经被其他研究者和组织采用，并应用于非癌症风险评估。IPCS 框架基本上是一个基于以下关键问题的渐进过程（图 4.1）：

a. 证据是否足够充分以确定动物的 MOA；

b. 动物 MOA 中的关键事件在人类中是否可信；

c. 考虑到动力学因素，动物 MOA 中的关键事件在人类中是否合理。

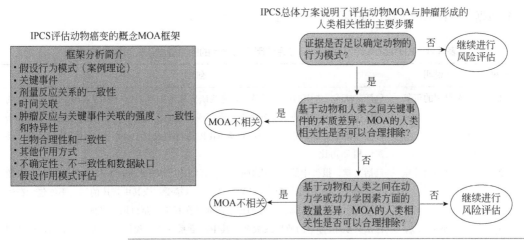

图 4.1 国际化学品安全规划（IPCS）人类癌症相关性框架

从这一框架的发展中得出了一些一般性的观点和结论：①在开始框架分析之前，需要仔细评估实验动物致癌反应的证据权重。②同行参与和独立审查是普遍接受和科学防御新 MOA 的必要先决条件。③该框架适用于致癌物的所有 MOA，包括 DNA 反应性。④尽管大多数 DNA 反应性致癌物可能仅与人类有关，但人类相关性分析是一个重要的有价值的研究方法，可以加强了解，改善特征的危害和风险，并识别例外情况。⑤当处理可能通过新型 MOA 运行的化学品时，分析的重点是该化学品，并需要通过 HRF 的详细评估。当一种特殊的化学物质产生的肿瘤反应与已经建立和同行评审的 MOA 一致时，其他化学物质已经被证明是通过 MOA 发挥作用的，分析的重点是已确定的MOA，并确定该化学品是否通过该途径确定的相同关键事件而产生致癌作用。⑥在评估实验动物中发现了肿瘤反应的人类相关性时，关键事件的一致性分析是针对 MOA 的，不一定是针对 MOA的化学特性评估。与致癌过程相关的化学物质和一般信息在分析中可能很有价值。随着知识的拓展，MOA 将变得不那么具有化学特性，而更多地基于所涉及的关键生物过程，从而使人类从一种化合物到另一种化合物的相关性得到更广泛的概括。⑦对关键事件的生物学理解，可以为使用癌症风险的剂量反应外推法提供信息帮助，因此，理解 MOA 可对危害和风险表征产生深远影响，特别是当非线性过程或剂量转换是相关生物学所固有的情况时。⑧建议建立和维护一个普遍接受的 MOA 数据库，并对信息性案例进行研究。它应该提供一些实例，补充到 ILSI RSI 和 IPCS 研究的现有案例中，并对框架分析的应用具有指导意义。这个数据库特别重要，因为针对致癌物作用模式方面的经验已有积累。⑨在分析中考虑潜在易感亚群和不同的生命阶段，是很重要的。

4.2.2.5 风险评估数据的质量、证据的权重和合理性评估

为了监管而评估动物毒理学研究可靠性的常用系统是 Klimisch 评分系统（表 4.4）。ECETOC第 104 号技术报告还提供了一个国际公认的方案（ECETOC，2009），对用于风险评估的人类数据的相关性进行分类（图 4.2），这是一个矩阵评分系统，用来对人体健康风险评估中动物数据的质量、可靠性和适用性进行评估，其中包含了国际化学品安全规划人类相关性框架（图 4.3）和一个明确的系统，用于确定在危害和风险评估过程中是否应优先考虑现有的人类或动物数据。ECETOC 矩阵系统是由每个数据源的固有优势和劣势驱动的，而不是由研究结果驱动的。ECETOC 矩阵方法的最大优势在于，它为基于人类健康风险评估目的而借助人类和动物数据集

进行数据质量评估的过程，提供了一个清晰的矩阵（图4.4）。

表4.4　Klimisch 评分系统：一种评估用于防火目的的毒理学研究可靠性的方法

分数	说明	细节
1	无限制的可靠	包括文献或报告中的研究或数据，这些研究或数据是根据一般有效和/或国际公认的测试指南（最好根据 GLP 进行）进行或生成的，或者其中记录的测试参数是基于特定（国家）测试指南（最好根据 GLP 进行）或其中描述的所有参数与指导方法密切相关/可比
2	有限制的可靠	包括文献、报告中的研究或数据（大部分未按照 GLP 执行），其中记录的试验参数不完全符合特定试验指南，但数据结果可以接受；或其中描述的调查不能包含在试验指南中，但这些都有很好的记录，而且在科学上是可以接受的
3	不可靠	包括文献/报告中的研究或数据，其中测量系统和试验物质之间存在干扰，或使用了与暴露无关的生物体/试验系统（例如，非生理应用途径），或根据不可接受的方法进行或产生的，其结果不足以进行评估，也不是令人信服的专家判断
4	无法确定	包括文献中的研究或数据，这些研究或数据没有给出充分的实验细节，只在简短的摘要或二级文献（书籍、评论等）中列出

资料来源：Klimisch, H. J.，et al. *Regul. Toxicol. Pharmacol.*, 1997, 25: 1。

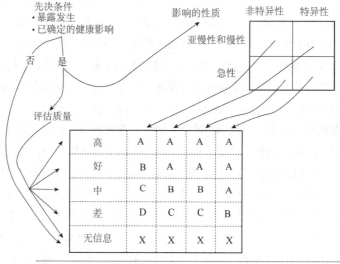

图4.2 对人体数据质量进行评分的 ECETOC 系统

图 4.2 是基于风险评估目的对人体数据质量进行评分的 ECETOC 系统
①该方案包括以下几个方面：满足的数据前提条件是，必须证明暴露于所述物质，暴露必须先于声称的不良影响，不良健康影响应根据公认的有效疾病终点或症状定义的公开标准确定，其他对不良反应或疾病的发生有重大影响的因果因素应予以考虑；②如果满足先决条件，则对数据进行详细评估，并将数据划分质量类别（高、好、中、差或无信息）；③然后考虑健康影响的性质，例如，特异性或非特异性，急性或亚慢性，再将其与类别相结合，生成一个质量分数，该质量分数在 A（最高质量）~D（最低质量）或 X（无信息）范围内。高质量人类数据的特点是采用公认的流行病学设计的几项研究，其中 2/3 以上的研究显示相互一致的结果，并与其他生物学证据一致。高质量人体数据也有与个体相关的量化暴露数据，明确测量和控制混杂因素或证据，和/或令人信服的论点，即潜在混杂因素的影响不会影响研究的结论。当高质量数据的大多数标准都得到满足时，高质量的人体数据就具有了特征，并且以下限制条件不超过三个：①研究之间的一致性不高，但仍然具有启发性（>50%的研究是一致的）；②暴露数据并不总是可量化的或与个人相关的；③不存在相关良好的生物学理解来支持这些结果；④在大多数研究中，并非所有强混杂因素都能被排除；⑤健康结果测量没有得到很好的验证；⑥置信区间超过一个数量级；⑦大部分的研究存在单调的剂量-反应关系（或空白数据缺乏单调的剂量-反应关系）。病例报告和原始发病率/流行率数据或研究中存在重大方法学缺陷的研究，出于风险评估目的，属于不良数据的类别。（摘自 ECETOC，《化学品风险评估中人体和动物数据整合框架》，104 号技术报告 ISSN-0773-8071-104，欧洲化学品生态毒理学和毒理学中心，比利时布鲁塞尔，2009 年）

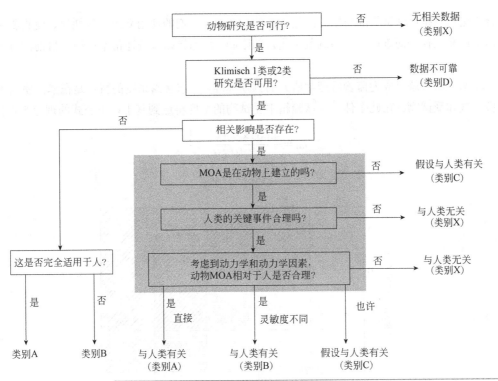

图 4.3 用于人体风险评估的动物数据相关性分类的 ECETOC 系统
阴影区域代表 IPCS 人类相关性框架

4.2.2.6 通常用于危害识别的动物研究类型

动物吸入毒理学研究按暴露方法可分为全身暴露和仅鼻（仅头部）暴露两大类。全身暴露是将整个动物（不受限制）置于吸入室内。这种系统的优点是能够在同一时间和同一室内暴露多种动物（减少后勤工作和剂量学方面的问题），使用最小限度的限制（这在长时间重复剂量研究中变得越来越重要），减少劳动力需求（有可能自动化），该技术适用于对慢性、近寿命暴露研究。然而，该方法需要大量的受试物、多种可能的暴露途径（经口吸收、经皮吸收和经眼部黏膜吸收），难以在试验室内获得受试物的均匀浓度和分布，工作人员有可能会接触到试验物品，动物可通过毛发过滤其暴露。

另一种方法是仅头部或仅鼻暴露。这些系统的优点是只暴露呼吸道，能够更好地测试研究高毒性的测试物品，受试物的使用也相对有效。这些系统的最大缺点是，它们很难应用于长时间重复暴露研究，因为动物可能会产生束缚压力；需要更高的劳动需求；难以在头部和鼻子周围保持足够的密封。

一些更专业的研究技术包括肺暴露和部分肺暴露。这些研究通常需要麻醉和生理支持（如呼吸器），因此不适合较长时间的重复暴露研究。此外，此类研究在非生理暴露条件、每个暴露组动物数量的生物学限制以及受试物集中沉积（而其他技术导致肺部分布更均匀）等方面受到质疑。专门的肺研究和部分肺研究更常用于研究肺的毒代动力学。

吸入研究也可根据使用的暴露系统进行划分。较早的研究使用静态暴露系统。静态暴露系统是指将一定量的受试物引入封闭系统（即，没有空气流动或空气交换），并允许与滞留空气混合。这些系统在受试物的使用方面是有效的；然而，它们的使用受到氧气耗尽、废物积聚以及由于试验剂损失而难以进行精确剂量测定的限制。静态暴露系统通常不适用于目前的毒理学试验标准。

动态暴露系统已成为监管毒理学研究的预期标准。动态暴露系统的特点是在暴露室内不断更换空气和受试物。在此条件下，试验箱中受试物的浓度将达到基于以下公式的理论平衡值：

$$t_{99} = \frac{4.605 \times \text{室内体积}}{\text{室内气流}}$$

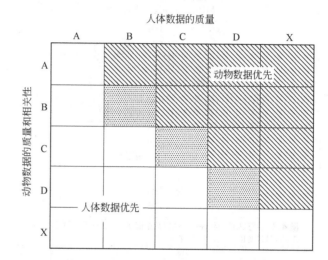

图4.4 基于人体健康风险评估的数据质量评估整合人体和动物数据的 ECETOC 矩阵

无论动物数据的质量如何，A 类人体数据（高质量数据）始终应优先作为人体健康风险评估的基础。如果人体和动物数据具有同等的数据质量，则可以同时使用这两种数据源，特别是当来自不同动物物种的数据基本一致时。然而，在确定人体健康毒理学阈值时，通常首选需要较少调整、评估或修正的数据。在大多数情况下，这将是人体的数据。如果人体和动物数据不一致，则建议采用以下方法。①危害评估：如果人体和动物数据得分相同（即 B/B、C/C 或 D/D），则通常应优先考虑表明危害的数据；②剂量反应评估：如果动物数据表明较低的安全水平［即如果得分相同（即 B/B、C/C 或 D/D）］，则产生的最积极（即较低）安全水平的数据应优先考虑；其他数据源应用作上限。以这种方式，获得与两个数据集一致的范围，同时允许以保护性方式使用最积极的数据。（摘自 ECETOC，《化学品风险评估中人体和动物数据整合框架》，104号技术报告，ISSN-0773-8071-104，欧洲化学品生态毒理学和毒理学中心，比利时布鲁塞尔，2009）

如果腔室能够达到足够平衡，精确的剂量测定是可能的。至关重要的是，应该记录有关试验箱平衡和受试物浓度随时间变化的信息。这些数据必须在研究报告中提出。

无论使用的暴露方法和暴露系统类型如何，关键是对照组（包括仅限载剂的对照组）动物的处理方式与受试品暴露组是完全相同的。这是通过假暴露、时间安排和随机化来实现的。环境因素如温度、湿度、气压、噪声、振动、气流和空气质量都会影响研究结果。研究中使用的所有吸入室必须保持在一套给定的规格范围内，并且每个相关参数的规格和实际获得的读数都要记录在研究报告中，这一点至关重要。

还应注意的是，高活性材料的测试（例如，与水和氧气的反应电位）面临其他难度。在这种情况下，确定人体实际接触到的是什么至关重要。如果人类更可能暴露于降解产物中，则将降解产物而不是母体化学品用作受试物可能更为相关。在试图解释这些研究的结果时，高活性材料对呼吸道以外的组织产生第一次接触损伤的部位也很常见，这会导致重大的动物福利挑战以及实质性的因素干扰。

普遍使用的除湿干燥空气可能会造成特殊的情况出现。空气湿度可能显著影响呼吸道内的毒理学过程。因此，作为一般规则，评估人体实际暴露的条件并在暴露系统内复制相关的毒理学条件是至关重要的。

与大多数其他类型的毒理学研究一样，吸入研究也可以根据暴露时间进行分类。经典的急性吸入毒理学研究（例如，OECD 试验指南 403 和 436，与第 39 号试验和评估系列急性吸入毒性试验指导文件一起使用）主要在大鼠和小鼠身上进行，使用全身或仅鼻暴露，通常包括 1~4h 的一次持续暴露，表 4.5 总结了急性吸入毒性试验的一般设计。急性吸入毒性试验的总体目标是基于分类和标记目的建立相对毒性指数，为长期研究暴露浓度提供参考，并帮助制订对生命和健康有直接危险的暴露限值和短期暴露限值。

表 4.5　急性吸入毒性研究的一些典型设计参数

每种性别五只动物
最多五个暴露水平（包括无暴露和单方式暴露控制）
使用两种动物（通常是小鼠和大鼠）
全身或仅鼻/头部暴露
单次暴露 1~4h
暴露后 14 天观察期
需要尸检和大体解剖病理学检查（推荐组织病理学检查）

许多急性研究将采用极限试验设计，特别是当已知受试物具有低吸入毒性时。对于颗粒和气溶胶，暴露极限通常定义为最大可及浓度（MAC），MMAD 为 1~4μm，浓度为 5mg/L（基于分类和标记的 GHS）。如果 MAC 的杀伤力低于 50%，则无需进一步测试。应当指出的是，5mg/L 的 GHS MAC 通常在技术上是不可能达到的，并且远远高于人类实际接触的水平。特别是，随着气溶胶/颗粒浓度的增加，颗粒聚集或液滴聚结的趋势更大。这导致气溶胶的 MMAD 增加，从而影响呼吸能力和在呼吸道内的沉积。因此，在高浓度下，观察到毒性的虚假降低是很常见的。

高浓度的活性聚合物和干粉气溶胶带来了其他特殊的挑战。在高浓度下，这些物质容易在上呼吸道形成团块，导致上呼吸道的物理性阻塞（粉尘负荷）。鉴于啮齿动物是专性的鼻子呼吸（除了濒死呼吸外），这些影响可能被错误地解释为毒理学效应。

作为一般经验法则，对于大多数气溶胶和颗粒试验品，可以实现 2g/L 的浓度，而不存在聚集/聚结/凝聚的问题。浓度高于 2g/L 的测试通常在技术上具有挑战性。

对于气体，通常在 20000ppm[❶]下进行极限试验，对于蒸气，在 20mg/L 下进行极限试验。如果不能达到这些浓度，则使用 MAC。理论上，蒸气的 MAC 应与顶空饱和蒸气浓度（CS）相同。CS 可使用以下公式估算：

$$CS（ppm）= \frac{蒸气压（mmHg）}{760mmHg} \times 10^6$$

作为一个实际问题，在吸入毒理学研究中使用的实验环境下，在技术上通常很难产生与 CS 相当的浓度。粗略地说，在这种情况下，蒸气的 MAC 值通常约为 CS 的三分之一。

鉴于引起实验室爆炸通常是急性吸入毒理学研究中不可取的做法，因此需要注意相关受试物的爆炸上限和下限以及闪点，特别是在进行极限试验时。爆炸上限是指氧气不足时发生爆炸的浓度。爆炸下限是指燃料不足导致爆炸的浓度。闪点是指液体释放出足以形成可燃混合物的蒸气的最低温度。

在急性吸入毒性研究中，最终的设计考虑可能很重要。在急性吸入毒性试验中使用高浓度的刺激性物质和腐蚀性物质，确实存在动物福利和科学问题的担忧。在这些研究中使用的最大剂量需要限制在已知产生明显皮肤/眼睛刺激性和腐蚀的水平以下。这意味着在进行急性吸入毒性试验之前，需要了解受试物的皮肤/眼睛刺激性特性。

目前 OECD 有关于亚急性、亚慢性和慢性反复吸入暴露毒性研究的指南（分别为试验指南 412、413 和 452/453）。亚急性研究的典型持续时间为 28 天，每天暴露 6h。亚慢性研究的持续时间通常为 90 天，而慢性研究的持续时间通常至少为 12 个月。出于实用性和减少动物应激源的考虑，全身暴露系统更有可能用于这些研究设计中。表 4.6～表 4.8 总结了其他典型设计参数。附加组通常包括在这些实验设计中以测试可逆性，允许临时舍弃和采用特殊技术，如支气管肺泡灌洗、额外的临床病理学和组织病理学评估。随着相对便宜的啮齿动物专用诊断成像设备的出现，磁共振成像、计算机辅助断层扫描和正电子发射断层扫描研究已成为这类研究的重要内容。

表4.6　亚急性（28天）吸入毒性研究的一些典型设计参数

研究设计可包括初步剂量范围研究

每组每种性别五只动物

三个或三个以上的暴露水平（包括无暴露和单方式的暴露控制）

可包括用于可逆性研究或专门研究（如支气管肺泡灌洗）的对照组

使用两种动物（通常是小鼠和大鼠）

全身或仅鼻/头部暴露

暴露 6h/天，5 天/周（最多 7 天/周）

大体和显微解剖病理学要求

---

❶ ppm 为非法定计量单位，对于气体可换算为 10^{-6}、μL/L 或 mg/m³。——编者注

表 4.7　亚慢性（90 天或 13 周）吸入毒性研究的一些典型设计参数

每组每种性别 10 只动物
三个或三个以上的暴露水平（包括无暴露和单方式的暴露控制）
可包括用于可逆性研究或专门研究（如支气管肺泡灌洗）的对照组
使用两种动物（通常是小鼠和大鼠）
全身或仅鼻/头部暴露
暴露 6h/天，5 天/周（最多 7 天/周）
通常包括血液学
通常包括临床化学
通常包括尿液分析
大体和显微解剖病理学要求

表 4.8　慢性（12 个月或更长）吸入毒性的一些典型设计参数

每组每种性别 20 只动物
三个或三个以上的暴露水平（包括无暴露和单方式的暴露控制）
可包括用于可逆性研究或专门研究（如支气管肺泡灌洗）的对照组
使用两种动物（通常是小鼠和大鼠）
全身或仅鼻/头部暴露
暴露 6h/天，5 天/周（最多 7 天/周）
通常包括血液学
通常包括临床化学
通常包括尿液分析
大体和显微解剖病理学要求

4.2.2.7　全球化学品统一分类和标签制度

联合国全球化学品统一分类制度已逐步成为国际公认的化学品危害分类方法。在欧盟内部，该系统基本上已纳入 CLP 法规中。其他国家也进行了类似的立法调整。表 4.9 和表 4.10 总结了与吸入毒理学危害评估相关的一些 GHS 分类界限。

表 4.9　吸入物质急性（4h 暴露）毒性效应的全球协调体系分类 LC_{50} 标准

物质形态	类别 1	类别 2	类别 3	类别 4
气体/10^{-6}	100	500	2500	20000
蒸气/（mg/L）	0.5	2.0	10	20
烟尘/（mg/L）	0.05	0.5	1.0	5

物质形态	分类类别或实验获得的急性毒性范围估计	换算急性毒性点估算[①]
气体/10^{-6}	0＜类别 1≤100	10
	100＜类别 2≤500	100
	500＜类别 3≤2500	700
	2500＜类别 4≤20000	4500

物质形态	分类类别或实验获得的急性毒性范围估计	换算急性毒性点估算[①]
蒸气/（mg/L）	0 ＜类别 1≤0.5	0.05
	0.5＜类别 2≤2	0.5
	2.0＜类别 3≤10	3
	10 ＜类别 4≤20	11
烟尘/（mg/L）	0 ＜类别 1≤0.05	0.005
	0.05＜类别 2≤0.5	0.05
	0.5＜类别 3≤1.0	0.5
	1.0＜类别 4≤5.0	1.5

① 如果使用急性毒性类别方法，则进行转换。

注：

1. 急性毒性评估（ATE）通过 LD_{50} 除以 LC_{50} 计算。

2. 饱和蒸气浓度可用于某些监管系统，以提供特定的健康和安全保护（例如，联合国关于危险货物运输的建议）。

3. 吸入截止值基于 4h 暴露试验。根据 1h 暴露产生的现有吸入毒性数据的转换，应除以气体和蒸气的系数 2 与粉尘和雾气的系数 4。

4. 吸入毒性单位是吸入物质形态的函数。粉尘和雾的数值以 mg/L 表示。气体的数值原书中以 ppmV 表示，本书中我们以 $\times 10^{-6}$ 形式表示。考虑到测试蒸气困难，其中一些蒸气由液相和气相的混合物组成，该表提供了以 mg/L 为单位的值。但是，对于接近气相的蒸气，分类应基于 ppmV（$\times 10^{-6}$）。

5. 对于某些物质，试验气氛将不仅仅是蒸气，而由液相和气相的混合物组成。对于其他物质，试验气氛可能由靠近气相的蒸气组成。在后一种情况下，应根据 ppmV（$\times 10^{-6}$）分类如下：第 1 类（100×10^{-6}）、第 2 类（500×10^{-6}）、第 3 类（2500×10^{-6}）、第 4 类（20000×10^{-6}）。

6. 第 5 类分类旨在识别具有低急性毒性危害但仍可能对易受伤害人群构成危险的物质。5 类分类的要求如下：

a. LD_{50} 在 2000～5000mg/kg 范围内，吸入的等效剂量；

b. 对人类的毒理学影响显著；

c. 当测试到第 4 类值时发现有死亡率（任意值）；

d. 当测试到第 4 类值时，专家判断证实了显著的毒性临床体征，除了腹泻、毛发竖起或无修饰（ungroomed）外观；

e. 专家判断证实信息可靠，表明其他动物研究可能产生显著的急性影响。

7. 特别重要的是，在粉尘和雾的最高危险类别中使用明确的数值。吸入的颗粒物在 1～4μm MMAD 之间会沉积在大鼠呼吸道的所有区域。该粒径范围对应于约 2mg/L 的最大剂量。为了实现动物实验对人体暴露的适用性，粉尘和雾最好在大鼠中在该范围内进行测试。

8. 除了吸入毒性的分类外，如果有数据表明毒性机制是物质的腐蚀性，某些权威结构可以选择将其标记为对呼吸道的腐蚀性。呼吸道腐蚀是指呼吸道组织在经过一段类似于皮肤腐蚀的有限暴露期后受到破坏，包括黏膜的破坏。

表 4.10　吸入暴露后重复暴露靶器官毒性的全球统一分类制度

物质形态（物种）	1 类指导值	2 类指导值
气体（大鼠）	≤50×10^{-6}，6h/d	50×10^{-6}＜类别 2≤250×10^{-6}，6h/d
蒸气（大鼠）	≤0.2mg/L，6h/d	0.2mg/L＜类别 2≤1.0mg/L，6h/d
灰尘/雾/烟	≤0.02mg/L，6h/d	0.02 mg/L＜类别 2≤0.2mg/L，6h/d

4.2.2.8　调整暴露时间：哈伯法则和十伯格修正

Eest Warren 和 Fritz Haber 在研究毒气（特别是 Fritz Haber 的气体武器、光气、氯甲酸甲酯、氰化物气体、氯丙酮、二甲苯溴化物)的急性(暴露时间为 1~120min)致死效应时指出,长时间暴露在低浓度的有毒气体(氯)中,通常与短时间暴露在高浓度气体中产生相同的效果(死亡)。一般采用一个简单的数学关系式:$c \times t = k$,其中 c 是有毒气体的浓度,t 是暴露时间,k 是一个常数或有毒负荷。如果使用不同的浓度和暴露时间,这意味着 $c_1 \times t_1 = c_2 \times t_2$。理论上,这种关系也可用于推断短期和长期暴露之间的浓度值:

$$c_2 = \frac{c_1 \times t_1}{t_2}$$

在现代风险评估中,哈伯法则的十伯格修正是常用的:$c^n \times t = k$。n 是暴露浓度-暴露持续时间相关影响关系的回归系数。一般来说,n 的值介于 1~3 之间。如果没有合适的数据来推导 n,则 $n = 1$ 的默认值用于从较短到较长的暴露持续时间外推,$n=3$ 的默认值用于从较长到较短的暴露持续时间外推。利用十伯格修正,哈伯法则方程变成:

$$c_2 = \frac{c_1^n \times t_1}{t_2}$$

然而,请注意,在许多情况下,哈伯法则和十伯格修正哈伯法则不能准确地描述气体毒理效应的剂量-时间关系。使用这些简单的关系可能会严重地过度或低估毒理学效应的程度,特别是在暴露时间有大量的外推时。与使用哈伯法则或十伯格修正法相比,高质量的特定暴露时间数据更为可取。

4.2.3 剂量反应评估

剂量反应评估的主要目的是:①确定剂量反应曲线的类型和形状,最感兴趣的区域是曲线的左侧(即,较低剂量时的形状);②对处于危险中的人群,确定具有可接受安全性的毒理学试验阈值或可接受的剂量-反应曲线内的风险。"可接受的安全性"一词通常被认为是指即使对易受影响的亚群体也有足够的保护。这种性质的人体阈值的确定通常涉及外推,以说明不同的暴露持续时间,从动物数据外推,潜在的调整,并说明不确定性。在这种情况下,"不确定性"意味着对未知事物的解释(我们不知道未知的事物)。如果可以对已知影响特定终点的因素做出合理的定量估计,那么该因素不再是不确定性因素,尽管可能仍需要调整毒理学阈值。

由此可以推测,具有可接受安全性的人体毒理学阈值的设置,通常是半定量的。这至少有两个明确的含义:①通过这些方法设置的人体毒理学阈值可能具有一个数量级的不确定性(即±100.5);②人体毒理学阈值不是一成不变的,随着时间的推移、知识的增长和监测的发展而变化。因此,一个正确计算的人体毒理学阈值完全有可能(尽管概率很小)无法为一些迄今未知的易感人群提供足够的保护。

呼吸暴露后人体毒理学阈值[人体等效浓度(HEC)或衍生无影响水平(DNEL)]的推导通常包括若干连续步骤:①从剂量-反应曲线左侧确定相关毒理学阈值;②将剂量反应阈值调整到正确的起点;③UFs 的应用;④对产生的 HEC/DNEL 进行整体概述,以确保其具有生物学和实际意义。

4.2.3.1 用于确定毒理学阈值的效应类型

一般来说，毒理学效应分为两大类：阈值效应和非阈值效应。阈值效应意味着存在一个明显的剂量阈，低于该阈值，不良反应不再发生。这意味着，至少在理论上，与低于阈值的风险敞口相关的风险为零。然而，在现实中，阈值通常是由在毒理学研究中检测到背景以上效应的能力（研究灵敏度或信噪比）决定的。检测效果的能力实质上受到实验设计中的考虑因素（例如，动物群大小）的影响。事实上，经典的监管毒理学研究具有统计能力，可以检测出高于背景值约 5%～10% 的生物反应变化（在特殊情况下偶尔为 1%）。因此，经典毒理学研究中未观察到的不良反应水平（NOAEL），实际上可能相当于 5%～10% 的风险（即，100 个个体中有 5～10 个体可检测到影响）。一般来说，阈值毒理学效应的概念通常叠加在连续的生物变量上（具有连续的概率分布）；也就是说，在变量的范围内，任何值都是可能的。大多数生物现象都属于连续变量的范畴。

毒理学阈值设置中遇到的另一种数据类型是非阈值剂量反应。对于非阈值效应，不可能（至少在理论上）确定一个剂量，低于这个剂量就没有不良影响。经典的非阈剂量-反应关系被应用于经典的直接 DNA 反应突变和经典的突变致癌。通常这种类型的数据是离散的（计数数据），也就是说，不能接受变量限制内的所有值。非阈剂量-反应关系意味着永远不可能存在风险为零的暴露水平。在这些情况下，风险评估人员通常只确定与可接受风险水平相关的剂量或暴露，以及给定剂量或暴露变化后的风险如何变化。通常情况下，可接受的致癌风险为每 10 万人中有 1 例额外病例（10^{-5}）到每 100 万人中有 1 例额外病例（10^{-6}）。传统上，线性低剂量外推模型已用于推导这些参数，特别是在尚未建立确切的致癌 MOA，或使用毒理动力学模型进行剂量外推尚不可能的情况下。

4.2.3.2 从剂量-反应曲线左侧确定相关毒理学阈值

该步骤通常涉及使用动物数据，并且由于存在多个效应或关键事件，可能涉及需确定多个阈值。在这一阶段，关键是确定所有潜在不利影响（和关键步骤）的阈值，而不仅仅是最明显的敏感终点，因为不同的 UFs 可能适用于不同的影响。由于不确定性效应的不同应用，在一些罕见的情况下，最敏感的不利影响可能不会导致最低的 HEC 或 DNEL。

在风险评估中，通常假设剂量-反应曲线是单调的；也就是说，随着剂量的变化，影响的大小以某种形式的比例关系增加（或减少）。然而，也存在一些非单调剂量-反应曲线的例子（例如，兴奋和剂量-反应曲线的分段）。维生素、必需营养素、激素效应和内分泌干扰是已知的非单调剂量响效曲线的例子。非单调剂量-反应关系更可能出现在低剂量曲线的左侧，这正是设置毒理学阈值时最感兴趣和关注的区域。这对用于设置毒理学阈值的经典技术提出了实质性挑战，因为这些技术通常涉及低于实际实验剂量的大量外推，并且依赖于低剂量到极低剂量的影响可以被忽略的假设（通常未经证实且几乎没有证据支持其有效性），通过在更高（实验测试）剂量下观察到的效应合理预测。

事实上，风险评估人员最感兴趣的是剂量-反应曲线的左侧低剂量，这对毒理学研究的设计也有重大影响。首要意义在于研究的剂量水平选择。目前的建议包括至少三个剂量水平，范围从 NOAEL 到可检测的毒性水平或直到出现其他监管限制（例如 MAC 和监管限制剂量）。在确定毒理学阈值方面，如果至少有两个剂量水平显示中等毒性水平，并且这些剂量水平在

NOAEL 以上相对紧密地分布，则特别有用。这提高了准确确定剂量-反应曲线左侧特征的能力。

经典的毒理学研究中确定高剂量的一般标准有：①最大耐受剂量（MTD）；②监管限制剂量；③基于暴露饱和的最高剂量（来自毒理学/毒代动力学研究）；④最大可行/实际剂量（如MAC 或 CS）；⑤与人体暴露相比，提供 50 倍暴露幅度的剂量。MTD 被定义为研究期间可耐受的最高剂量。推导 MTD 的主要目的是确定可观察到目标器官毒性的剂量，但剂量不太高，因此研究的完整性不会受到发病率、死亡率或其他重要的异常生物学混杂因素的影响。

设定最大剂量的困难在于，对于 MTD 的构成没有明确的共识或国际标准。一个经验法则表明，MTD 的剂量可导致高达 10%的体重下降，没有死亡，没有严重毒性的迹象。最近关于设置 MTD 的其他指南将此剂量水平定义为产生中度毒性的剂量水平，由以下一个或多个临床症状证明：

a. 减重达 20%；

b. 72h 内，食物和水的消耗量低于正常值的 40%；

c. 毛发竖立；

d. 驯服的动物，即使受到刺激也表现出驯服的行为模式；

e. 很少的同伴互动；

f. 间歇性驼背姿势；

g. 有眼鼻分泌物；

h. 间歇性呼吸异常；

i. 间歇性震颤；

j. 间歇性抽搐；

k. 短暂性虚脱（少于 1h）；

l. 无自残行为。

对于阈值引发的不良反应评估，目前使用两种基本方法：经典的 NOAEL/LOAEL 技术（LOAEL，最低可观察不良反应水平）和基准剂量技术。NOAEL/LOAEL 技术是这些技术中最悠久和最简单的。NOAEL 是指与对照组相比，不会产生显著不良反应增加的最高剂量水平。应该注意的是，重点是生物学意义。统计意义不是设置 NOAEL 的绝对要求。NOAEL 与未观察到的效应水平不同，因为受试物不一定产生对生物有害的效应，或者存在非有害生物适应的证据。毒理学研究中对 NOAEL 的定义包含三种基本类型：①明显毒性（即临床体征和解剖病理 NDING）；②不良毒性的替代标记物（即临床表现及解剖病理学表现）；③夸大药效作用。如果研究剂量范围不包含 NOAEL，则可以使用 LOAEL。然而，这将增加与毒理学阈值相关的不确定性水平。

NOAEL/LOAEL 技术的局限性如下：①NOAEL/LOAEL 值可能受到实验设计的重大影响，并且严重依赖于研究中使用的剂量范围和剂量间隔。②NOAEL/LOAEL 严重依赖于研究的敏感性，即检测的统计能力高于背景的效果。反过来，这在很大程度上取决于数据方差、每个治疗组的动物数量、使用的剂量水平和剂量间隔水平。一般而言，涉及较少动物的研究往往产生较高的 NOAEL。③由于两项毒理学研究不具有相同的统计效力，不同的 NOAEL/LOAEL 值将决定不同水平的实际统计风险。因此，在同一毒理学研究中，不可能定量比较一个化学类别、化学家族甚至不同不良反应的不同 NOAEL/LOAEL 值。这种比较充其量是定性的。

④NOAEL/LOAEL 的测定通常基于最佳的科学判断，经常引起争议。⑤剂量-反应曲线的斜率在确定毒理学阈值方面几乎没有作用。⑥NOAEL 没有确定给定暴露水平的风险大小，也没有记录风险如何随着暴露水平的变化而变化。对现有公布值的分析表明，与 NOAEL 相关的风险水平约为 10^{-1}（每 10000 人中有 1 人），然而该值有相当大的变化。⑦NOAEL 严重依赖于人口平均数。例如，NOAEL 可能是在研究人群中产生 10%平均应答剂量；然而，在该剂量下，实际个体应答可能在 5%（抗性个体）到 15%（易感个体）之间。因此，NOAEL 不能解释易感亚群。暴露于 NOAEL 剂量的易感亚群中可能存在实质性毒性；然而，这些影响是平均的，因为在平均个体和耐药个体中没有不良影响。⑧根据定义，NOAEL 必须是研究中测试的剂量之一。⑨NOAEL/LOAEL 技术不包含数据测量方差和不确定性。⑩LOAEL 不能用于推导研究中未检测到的 NOAEL。目前的方法是将 UF 10 应用于 LOAEL，以期产生一个接近真实 NOAEL 的数值。⑪NOAEL/LOAEL 技术倾向于本质上可能更高值的不良实验设计。⑫由于毒理学研究统计能力的限制，NOAEL 实际上是一个剂量，它能产生 5%~20%的生物反应，而不是 0%的生物反应；也就是说，NOAEL 的风险不是零。NOAEL/LOAEL 方法的主要优点是简单易懂，不依赖于假定的剂量-反应模型，可以用于连续或离散数据。

基准剂量（通常称为基准低剂量或 BMDL）是一个统计置信下限，通常为 95%置信区间的统计下限，但在某些情况下，99%置信区间可用于发现在背景下（图 4.5）不良反应（基准反应，BMR）应答率（或预定风险水平）的预定变化剂量。BMDL 方法涉及将数学模型与可用剂量反应数据相匹配。BMR 通常设置在较低的反应水平附近，该水平可根据研究的统计能力进行准确测量（通常为 5%~10%的反应水平，尽管 1%的反应水平可以做一些非常棒的研究）。

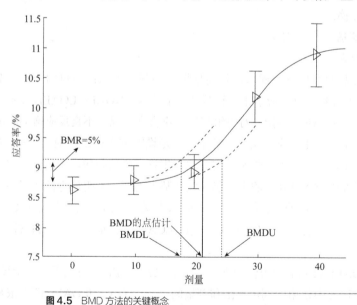

图 4.5 BMD 方法的关键概念

通常使用相关的软件包来执行 BMD 终止。BMDL 方法的优点如下：①它适用于所有毒理学效应（包括阈值效应和非阈值效应）；②它利用所有可用的剂量反应数据来估计特定终点的剂量-反应曲线形状；③受实验设计的影响较小；④它包含了实验数据的可变性和不确定性的统计度量；⑤它通过使用与定义的 BMR 相关的剂量的较低置信区间，来解释易感人群的可能性；⑥BMDL 方法通过考虑特定数据的所有方面，提供了数据质量的正式定量评估；⑦即使面对低质量的数据，BMDL 值的含义仍然很明确，它反映了一个剂量水平，其中相关效应的大小不太可能大于确定的 BMR；⑧可以在不同剂量水平之间进行插值，并具有一定的统计精度，BMDL 总是与计算了相应剂量的预测效应大小相关（这与通常未计算相应效应大小的 NOAEL 不同）；⑨允许更定量地比较不同化学类别和不同不良终点的效力，使用 BMDL 技术可以开发定量相对效力估计；⑩可以使用 BMDL 方法分析剂量-反应关系（例如，性别、暴露持续时间和化学共暴露）的协变量效应；⑪BMDL 方法在衍生毒理学阈值方面提供了更高水平的可信度，因为数据质量和所有可用数据都比 NOAEL/LOAEL 方法有更好的考虑；⑫BMDL 方法倾向于更好的实验设计，特别是增加统计能力和减少数据差异的设计。与 BMDL 技术相关的风险是，结果将是模型驱动而不是数据驱动，这可以通过谨慎应用所涉及的相关技术来避免。与任何技术（包括 NOAEL/LOAEL 方法）一样，总是存在垃圾输入、垃圾输出的问题。BMDL 方法无法使那些在科学上毫无希望的研究得以突破。这并不是解决糟糕科学的解药。在这种情况下，唯一的解决办法就是放弃这项研究，寻找更好的数据。与 BMD 相关的另一个问题是，它更耗时，需要适当的计算机系统（一些 BMD 平台与某些安全网络类型不兼容），并且需要培训和专业知识来执行该技术和审查结果。

重要的是，NOAEL/LOAEL 和 BMDL 技术并不是相互不兼容的。这两种技术在同一个数据集上使用，作为对结果进行大致真实性验证的一种形式，是很常见的。

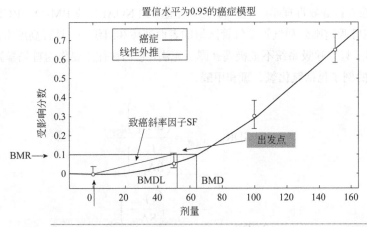

图 4.6 癌症线性低剂量外推技术

经典 DNA 反应性诱变剂和经典突变（基因毒性）致癌的剂量反应分析，通常在可能的情况下使用线性低剂量外推（LLDE）技术，对每种特定肿瘤类型进行分析（图 4.6）。对于该程序，从剂量-反应曲线上的一点（出发点，POD）向原点延伸出一条直线。使用由可用数据充分支持的最低 POD。在大多数情况下，这是数据支持的最低剂量的 95%置信区间下限。POD 通常是 1%～10%累积肿瘤发病率 BMR 的 BMDL（95%置信区间）（通常称为较低有效剂量或 10% BMR 的 LED_{10}）。外推线的斜率称为 SF。SF 实际上是每剂量增量的上限估计值或风险。因此，以 mg/(kg·d)为单位的 SF 可用于估计给定暴露水平的额外风险概率 [风险特定剂量（RSD）]，也可用于计算暴露水平。假设 BMR 为 10%（或 LED_{10} 为 10%），SF 的公式如下：

$$SF = \frac{风险}{剂量} = \frac{BMR}{BMDL} = \frac{0.1}{LED_{10}}(\mu m/m^3)$$

在吸入的特殊情况下，SF 与单位风险相同，不需要单位转换。值得注意的是，单位风险估计通常假设标准化的每日呼吸量（m^3/d）和体重（kg）。可能需要调整这些值以匹配感兴趣的人群（例如，体力劳动者的标准化每日呼吸量与久坐职业者不同）。

应该注意的是，LLDE 技术实际上是一种默认技术，当剂量-反应曲线低剂量区域的形状没有足够的数据时使用。可用的高统计功率研究表明，超线性和亚线性癌症剂量-反应曲线可以出现在不同的组织中，并且在同一动物的不同癌症类型中。亚线性反应不那么令人担忧，因为 SF 往往会高估风险，从而就分析中设置的任何监管毒理学阈值的安全性提供额外的风险边际。然而，超线性反应是值得关注的，因为 LLDE 技术可能严重低估了风险。基于这些原因，目前首选低剂量外推癌症风险的毒理动力学模型。然而，对于许多物质来说，这些技术缺乏足够的机械信息和数据。

4.2.3.3 区域气体/蒸气剂量率调整

出于风险评估的目的，可能有必要确定吸入气体或蒸气在人体呼吸道（或全身）特定部位与动物模型中的作用比例。为此，美国环保署根据气体类型的作用部位和毒代动力学特征，开发了三个单独的区域气体剂量率（RGDR）方程。使用 RGDR 调整相关毒理学阈值以说明特定作用部位的一般公式如下：

区域特异性人体等效毒理学阈值 = 毒理学阈值（如 NOAEC 或 BMD）×RGDR

1 类气体在呼吸道胸外和气管支气管区域的表面液体和组织中，具有高度水溶性和/或不可逆反应性。因此，只要呼吸系统不被极端暴露所充满，它们往往主要作为首先暴露毒物的场所。此类气体/蒸气的例子包括氟化氢、氯和甲醛。

$$RGDR_{胸腔外区域} = \frac{\left(\dfrac{V_E}{SA_{ET}}\right)_{动物}}{\left(\dfrac{V_E}{SA_{ET}}\right)_{人体}}$$

$$RGDR_{气管支气管区域} = \frac{\left(\dfrac{V_E}{SA_{TB}}\right)_{动物}}{\left(\dfrac{V_E}{SA_{TB}}\right)_{人体}}$$

$$RGDR_{肺区} = \frac{\left(\dfrac{Q_{ALV}}{SA_{PU}}\right)_{动物}}{\left(\dfrac{Q_{ALV}}{SA_{PU}}\right)_{人体}}$$

式中　V_E——呼吸分钟容积，mL/min；

SA_{ET}——胸腔外区域的表面积，cm^2；

SA_{TB}——气管支气管区域的表面积，cm^2；

SA_{PU}——肺区的表面积，cm^2；

Q_{ALV}——肺泡通气率，可近似为 $0.6V_E$，mL/min。

3 类气体/蒸气是那些相对不溶于水，且在呼吸道的胸外和气管支气管区域不起反应的气体/蒸气。这些气体/蒸气不会在上呼吸道和导气管中被清除。因此，它们渗透到肺深部从而被吸收到体循环中。典型的例子是苯乙烯和大多数常见的麻醉气体和蒸气。这些气体的 RGDR 适用于发生在呼吸道以外的全身效应：

$$RGDR_{系统性类别3} = \frac{(H_{b/g})_{动物}}{(H_{b/g})_{人体}}$$

式中，$H_{b/g}$ 为血液：气体/蒸气的气体分离系数。

2 类气体介于 1 类和 3 类气体之间。它们具有适度的水溶性、快速和可逆的反应性和/或在呼吸组织内中度到缓慢的不可逆代谢。这些气体对初次暴露和全身毒性都有潜在的影响。一个典型的例子是二氧化硫。早期的 1 类和 3 类气体的 RGDR 公式可根据最感兴趣的作用部位使用。

4.2.3.4　气溶胶、烟雾和粉尘的区域沉积剂量比

区域沉积剂量比（RDDRs）是一种剂量学调整因子，基本上与 RGDRs 的作用相同，只是它们用于吸入颗粒物暴露。RDDR 是为特定感兴趣动物物种给定的暴露区域沉积剂量与人体相同暴露的区域沉积剂量之比。该比率用于调整物种间剂量学差异的暴露效应水平，从而得出粒子的 HEC。RDDRs 最好使用各种当前可用的软件建模系统来计算。一般来说，RDDR 的确定需要有关 MMAD 和 σg 的数据。

4.2.3.5　未知情况的说明：UFs 的使用

在文中，区分可变性和不确定性的概念是至关重要的。可变性是由于反应在时间和空间上的异质性而产生的，并且是被检查的特定人群所固有的。可变性通常来源于个体之间和群体之间的毒理学和毒代动力学差异。进一步的数据的收集可能有助于澄清可变性的程度和导致可变性的机制，但这并不能减少现有可变性案例出现的数量。另外，不确定性本质上是由缺乏知识造成的。通过进一步收集数据或进行更好的科学实验（特别是在识别和控制混杂因素方面或通过使用更好的技术），可以减少不确定性。

UF_S 用于解释与以下相关的未知因素：

a．普通人群和敏感亚群（UF_H）之间的剂量反应差异；

b．从动物到人体的毒理学数据外推（UF_A）；

c．从亚慢性到长期（慢性）暴露持续时间（UF_S）的推断；

d．从 LOAEL 推断，以解释缺乏实验测定的 NOAEL（UF_L）；

e．数据库缺陷和数据质量不确定性（UF_D）。

美国使用食品质量保护系数（FQPA）来解释儿童对杀虫剂的敏感性。

重要的是，不同的国家和组织对特定类型的 UF 使用不同的值（表 4.11）。通常，每个 UF 使用默认值为 10，不同的 UF 相乘，即，

$$UF_总 = UF_H × UF_A × UF_S × UF_L × UF_D × FQPA$$

表 4.11　不同国家和组织使用的不确定因素比较

UFs	加拿大卫生部	国际化学品安全规划署	荷兰国家公共卫生及环境研究院	美国毒物和疾病登记署	美国环保署
个体间（H）	10（3.16×3.16）	10（3.16×3.16）	10	10	10（3.16×3.16）
种间（A）	10（2.5×4.0）	10（2.5×4.0）	10	10	≤10（3.16×3.16）
亚慢性到慢性（S）	1～100	1～100	10	NA	≤10
LOAEL-NOAEL（L）	1～10	1～10	10	10	≤10
不完整数据库（D）	10（3.16×3.16）	10（3.16×3.16）	NA	NA	≤10
修正系数（MF）	10（2.5×4.0）	10（2.5×4.0）	NA	NA	0～10（含）（不连续）

每种 UF 类型的默认值为 10 很大程度上源于工程实践，而不是生物现实。然而，长期的经验观察通常支持默认值，尽管值为 10 可能会超过或低估特定情况下存在的不确定性。

两种最常用的 UF 是动物对人体的外推 UF 和人内变异 UF。这些 UFs 可细分为毒代动力学（即身体对化学物质的作用）和毒理学（化学物质对身体的作用）：

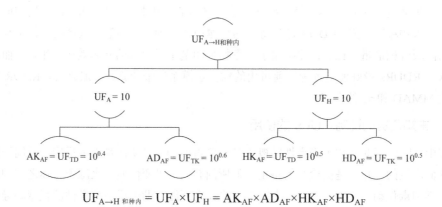

$$UF_{A→H\,和种内} = UF_A×UF_H = AK_{AF}×AD_{AF}×HK_{AF}×HD_{AF}$$

式中，TK 表示毒代动力学；TD 表示毒理学；A 表示动物；H 表示人；AF 表示调整系数。

UF_A 和 UF_H 因子的这种细分，允许开发利用任何可用的种间比较毒代动力学和毒理学数据的化学特异性调整因子（CS_{AF}）。值得注意的是，只有当存在与所讨论物质的最终毒理学形式（最终毒物）有关的数据时，才能开发 CS_{AF}。关于吸收的代谢前体的毒代动力学和毒理学信息不足以推导 CS_{AF}。

假设人体和动物的毒代动力学数据都可用于该物质的最终毒理学形式（即活性化学物种），则在推导毒代动力学种间 CS_{AF}（即 AK_{AF}）时需关注：度量的选择和实验数据的适用性检查。有关指标选择的确定是基于"什么毒代动力学参数是靶器官剂量和反应的最佳预测因子的问题"作出的，对靶器官的影响可能与传递到作用部位的毒物总量或其最大浓度有关。时间-组织（血浆）浓度曲线下的峰值血浆浓度（c_{Max}）和面积（AUC）通常反映作用部位毒物的浓度（除非存在明显的蛋白质结合）。全身清除率（CL）与 AUC 呈负相关。值得注意的是，AUC、c_{Max} 和 CL 均与体重标准化。毒物半衰期（$T_{1/2}$）未标准化为体重，不能用于推导：

对于亚慢性重复暴露：
$$\dfrac{\dfrac{AUC_{人}}{剂量}}{\dfrac{AUC_{动物}}{剂量}}$$

对于亚慢性重复暴露：
$$\dfrac{CL_{人}}{CL_{动物}}$$

对于单次急性暴露：
$$\dfrac{\dfrac{c_{max人}}{剂量}}{\dfrac{c_{max动物}}{剂量}}$$

应该注意的是，使用 AUC 或 CL 比率的方程式通常更能保护健康。如果数据支持，其他类型的种间毒代动力学指标也是可能的。如果要使用 AUC 比率计算，在建立毒代动力学稳态条件后确定 AUC 是很重要的。如果化学或物种的 AUC、c_{Max} 或 CL 数据不可用，则可以使用限速化学相关参数，如肾小球滤过率或肾血流量。PBPK 建模通常会考虑 AK_{AF}，通常不需要为该参数提供单独的值。

评估数据来源的相关性是发展 CS_{AF} 的关键步骤。CS_{AF} 是基于平均动物数据与平均人体数据的比较。这意味着所选择的人体毒代动力学或毒理学研究需要充分代表高危人群。在动物和人类研究中所考察的生命阶段的差异也必须考虑在内。一般来说，来自人类敏感亚群的数据不应用于推导种间 CS_{AF}，因为人类群体易感性的变化而产生的差异属于 UF_H 而不是 UF_A。

用于测定 AK_{AF} 的动物和人体的毒代动力学研究，应使用与所关注的不良影响相同的暴露途径进行；否则，可能需要对数据应用途径进行推断。理想情况下，用于获得 AK_{AF} 的数据应基于暴露在相当或类似于 BMDL 或 NOAEL 剂量的动物，并且在剂量条件下，类似于 BMDL 或 NOAEL 所基于的毒性研究中的动物。如果这是不可能的，应仔细评估差异的影响，特别是非线性动力学的可能性。理想情况下，支持 AK_{AF} 推导的人体研究中使用的剂量，应与估计或预测的真实人体暴露水平相似。用于支持 AK_{AF} 推导的研究中的样本或实验组规模应足够大，以便对中心趋势进行可靠估计（即确定可靠的平均值或中位数）。

用于确定种间毒性 CS_{AF}（AD_{AF}）的默认方程式为：

$$AD_{AF} = \dfrac{有效剂量_{动物10\%效应}}{有效剂量_{人体10\%效应}}$$

无论人体和动物的剂量-反应曲线是否平行（即具有相同的数学模型），该方程都适用。在剂量 C 反应曲线平行的特殊情况下，可使用 10%～90% 之间任何水平反应的有效剂量。与 AK_{AF} 一样，只能使用倒数第二位有毒物质/活性化学物质的数据。与用于比较的人群的相关性、暴露途径的相关性和实验组规模的充分性以及 AK_{AF} 的确定相关的问题，也与 AD_{AF} 值的推导直接相关。可使用以下公式计算 HK_{AF}：

$$HK_{AF} = \dfrac{AUC_{95\%置信区间}}{AUC_{均值}} \ 或 \ \dfrac{c_{最大95\%置信区间}}{c_{最大均值}} \ 或 \ \dfrac{CL_{均值}}{CL_{5\%置信区间}}$$

对于单一急性暴露，c_{Max} 比率是通常的默认方法。AUC 比率和 CL 比率通常是亚慢性至慢性重复暴露的默认方法。先前关于用于比较的人群的相关性、暴露途径的相关性以及实验组规模的充分性的讨论，也与 HK_{AF} 的推导有关。HK_{AF} 值通常根据 PBPK 模型确定。

遇到的大多数化学物质都没有足够的人体数据来推导 HD_{AF}。但是，如果这些数据可用，可以使用以下公式：

$$HK_{AF} = \frac{\text{平均有效剂量}_{10\%\text{效应}}}{\text{有效剂量的5\%置信区间}_{10\%\text{效应}}}$$

4.2.3.6 异速缩放

异速生长标度的原理被用作 CS_{AF} 方法的一种替代，用于推导种间 UF 的一部分。异速生长研究身体大小与形状、解剖学和生理学之间的关系。在毒理学中，毒代动力学参数和一些毒理学参数，根据体表面积或热量需求或基础代谢率的差异，在物种间合理准确地定标。异速标度法通常用于估计健康成人药物初始临床试验的最大安全暴露量。一些监管机构也可能在化学风险评估中使用异速定标，因为它考虑了 UF_A 的某些毒代动力学和毒理学成分。

毒理学中异速定标的基本方程是：

$$\text{剂量学调整因子（DAF）} = \left(\frac{\text{体重}_{\text{动物}}}{\text{体重}_{\text{人体}}}\right)^{0.25}$$

这个方程是基于这样一个前提：从老鼠到大象，哺乳动物的基础代谢率、热量需求、肾小球滤过率、葡萄糖周转率、食物消耗量和水消耗量都与体重 0.734 成比例。指数值 0.734 通常四舍五入为 0.75。应该注意的是，代谢率的指数在 0.6～0.8 之间，不同的监管机构可能会在这个范围内使用不同的指数。已知其他毒理学相关机制与体表面积成比例（指数为 0.67）的异速生长比例。

就使用异速生长比例来解释种间毒代动力学差异（即 AK_{AF}）而言，重点要注意以下几点：

① 呼吸参数，例如呼吸道内的表面积和呼吸量，通常与体重成异速比例关系。

② 一般来说，跨生物膜的吸收（即跨细胞吸收）很大程度上取决于毒物的物理化学性质，而不是物种。但也有一些例外，例如，狗比其他物种更善于从肠道吸收亲脂性物质。

③ 毒物的分布在很大程度上取决于血液流速、扩散速率和主动转运速率。毒物在血液循环中与蛋白质结合的能力存在很大的种间差异。蛋白质结合本质上限制了结合毒物部分在血浆中的分布体积，从而限制了可循环扩散到靶组织的毒物的数量。因此，异速缩放通常被认为不适合与血浆蛋白有显著结合的毒物。如果不发生血浆蛋白结合，值得注意的是，毒物的分布体积在 0.8～1.1 的指数范围内以异速计量的方式缩放。尽管缺乏数据，但主动转运机制依赖于代谢率，因此预计会以异速生长的方式扩展。

④ 一般来说，在异源物质的代谢/生物转化过程中，往往存在着巨大而复杂的种间差异。从整体的角度来看，药物生物转化系统与身体大小无关，它们可能不适合异速生长比例。这意味着异速缩放可能不适用于经历广泛代谢/生物转化的毒物。

⑤ 目前的证据支持这一观点，即异速标度与大部分由肾滤过排出的毒物有关。然而，通过胆道途径的排泄异速标度法不能预测。

⑥ 对药物的研究表明，大约 25%的药物会按比例增长。异速标度法最适合预测代谢/生物

转化最少或没有代谢/生物转化的药物，这些药物主要通过肾小球滤过排出。

⑦ 通常有很大的种间药效差异，特别是如果有一个受体或第二信使为基础的 MOA。已知毒物在其效应谱和剂量-反应曲线形状上表现出较大的种间差异，通常不按异速生长比例缩放。

⑧ 同一物种的不同生命阶段之间往往存在着巨大的毒理学和毒代动力学差异。通常不建议根据体重或表面积在不同生命阶段之间使用异速生长比例。

⑨ 作为一般规则，急性单次暴露的影响通常不会与体重或皮肤表面积成比例。

基于此，如果可能的话，通常最好使用 CS_{AF} 方法而不是异速缩放。然而，异速生长标度可能对毒物有用，这些毒物在物种间没有表现出明显的毒代动力学差异，不与循环中的蛋白质结合，在代谢/生物转化方面没有表现出明显的物种差异，并且大部分在尿液中排出。

考虑到异速生长比例仅能解释部分种间 UF，谨慎的做法是将其与补偿任何剩余种间毒理学和毒代动力学差异的因子结合使用，即

$$UF_A = 异速比例因子 \times UF_{剩余差额}$$

困难在于，国际上对参数 $UF_{剩余差额}$ 的价值没有达到共识。作为一般经验法则，如果使用异速生长标度，则应满足 $UF_{剩余差额} \geq 100.5$。

欧洲化学品管理局（ECHA）REACh 异速标度法：目前的 ECHA REACh 异速标度法基本上结合了哈伯法则和异速标度标准呼吸量，以调整大鼠 6h/天、5 天/周的暴露 NOAEC 或 BMDL：

$$工人的NOAEC_{校正8h/天,5天/周} = NOAEC \times \frac{暴露条件_{大鼠}}{暴露条件_{人体}}$$

$$= NOAEC \times \frac{暴露持续时间_{大鼠}}{暴露持续时间_{人体}} \times \frac{标准呼吸量_{人静止8h}}{标准呼吸量_{人活动8h}}$$

$$= NOAEC \times \frac{6h}{8h} \times \frac{6.7m^3}{10m^3}$$

每周 7 天 24h 暴露的普通人群的校正 NOAEC 为：

$$普通人群的NOAEC_{校正24h/天,5天/周} = NOAEC \times \frac{暴露5天/周}{暴露7天/周} \times \frac{暴露6h/天}{暴露24h/天}$$

所用的人体标准呼吸量是以平均体重 70 千克的人的呼吸量为基础的，不考虑性别差异。

4.2.3.7 小结

整个剂量反应评估过程的总体目标是，确定适合人群（包括易感亚群）的吸入毒理学阈值。这个过程的整体方程是

$$人源性毒理学阈值（例如，RfC或者DNEL）= \frac{调整毒理学阈值}{UF}$$

对于阈值毒理学终点，该过程中的相关步骤可总结如下：

① 确定关注的影响（危害评估）。

② 确定关注的影响是不利的还是适应性的（危害评估）。

③ 进行剂量反应分析以确定 NOAEC 或 BMDL。

④ 使用哈伯法则或十贝格修正法将 NOAEC 或 BMDL 调整到所需的暴露持续时间。

⑤ 使用 RGDR 或 RDDR 方程调整 NOAEC 或 BMDL，以考虑人体呼吸道的区域效应或全身效应。

⑥ 一些系统如 REACh DNEL 系统将根据哈伯法则加上单位时间的标准呼吸量来调整 NOAEC 或 BMDL。这种技术实际上是异速缩放的一种变体。

⑦ 通过使用默认值（如果没有足够的数据）或结合 CSAF 和/或异速缩放技术（视情况而定），得出总 UF。

⑧ 将调整后的 NOAEC 或 BMCL 除以总 UF。

⑨ 检查衍生的 RfC 或 DNEL 是否具有生物学和毒理学意义。

⑩ 避免分析瘫痪现象，也就是说，避免过度分析（或过度思考）情况的出现，以至于永远不会做出决定或采取行动。

⑪ 本能灭绝和分析瘫痪一样致命。"本能灭绝"是指基于对现有数据或肠道反应的仓促或不完整的评估，而作出的糟糕或致命的决定或结论。对于非阈值终点，程序基本相同，只是毒理学阈值是根据可接受风险的预定水平从致癌斜率因子 SF 得出的，即 RSD：

$$RSD = \frac{\text{目标风险（例如}10^{-6}\text{）}}{\text{单位风险}}$$

4.2.4　暴露评估

美国环境保护署规定，暴露是指药剂与人的可见外部（例如，皮肤和身体开口）之间的接触。因此，暴露评估是定量评估人类暴露于环境因素（在这种情况下吸入）的程度、频率和持续时间的过程。暴露评估还对尚未释放的未来潜在暴露作出预测或估计。不可避免地，暴露评估确定了暴露于有毒物质的人群的规模、性质和类型。它还包括关于暴露情景和结论的不确定性水平的信息。

在某些情况下，暴露仍然是直接测量的。然而，在现代风险评估实践中，潜在的吸入暴露更常见的是通过建模来确定。有许多已出版的基于计算机的模型，用于确定在不同环境和条件下吸入物质的暴露（例如，美国环保署 APEX/TRIM Expo$_{Inhalation}$，美国环保署 HAPEM4，美国环保署 pNEM 和 ECETOC TRA）。不同的国家和监管区域通常有自己的一套首选模型或定制系统。与所有建模一样，必须特别注意确保模型生成的结果与实际情况数据的真实性。与建模方法相关的大的风险是，各种系统通常被外推或应用于其原始设计参数或设计参考框架之外。这可能会导致一个耗时的过程。建模也很容易受到垃圾输入、垃圾输出现象的影响，这意味着建模只与它所基于的基础数据和假设一样即可。重要的是要检查建模系统的结果，以确保它们具有基本的物理和生物学意义。

关于吸入暴露模型的另一个问题是，当前的许多系统被设计成高度保守的，以尽量减少结果保护不足的可能性。虽然这本身是完全有效的，但保守的风险敞口模型和风险评估当与其他方面的固有保守相结合时，可能会导致极端（可能过度）保守的结果。极端和过度保守的结果可能和保护不足的结果一样有害。

4.2.5　风险表征

风险评估的最后一步是风险表征。这一步骤整合了暴露数据和剂量-反应（根据危害特征），以获得风险估计，并为风险管理者提供有关健康风险的可能性质和分布信息。它有定量和定性两个部分，清楚地描述了不确定性和数据差异。风险表征的关键是透明度、清晰性、一致性和合理性。

一个用于向暴露人群传达实际风险可能性的工具是危险系数。通过比较每日暴露量和RfC，对每种关注化学品的个人风险进行估计，如下式所示：

$$危险系数 = \frac{暴露}{RfC（或RSD）}$$

当危险系数大于1时，暴露超过RfC，暴露人群可能处于危险之中。实际风险与接触超过RfC的程度以及接触人群的特征有关。因此，使用RfC的目的是描述保护性接触限值，而不是预测给定化学接触水平的风险。风险评估的最终目标是为风险管理员提供充分的信息，以可理解的方式进行清晰的沟通，使他们掌握关于特定情况下风险的已知和未知信息。

习　　题　　**1. 以下哪项不是人类健康风险评估的典型目标？**

a. 确定评估过程中使用的背景、目的、范围和技术方法

b. 确定和描述与人类暴露于特定材料相关的公认不良健康影响（或威胁）的范围或混合物

c. 记录暴露（或剂量）与个体危害和/或不良影响之间的关系（剂量反应评估）

d. 评估受影响人群的暴露（或剂量）程度（暴露评估）

e. 评估不同环境介质中的质量分数分布

答案：e

2. 以下哪项是与风险评估相关的基本假设？

a. 暴露与不良影响之间的关系是因果关系，而不仅仅是关联

b. 可以识别危害；也就是说，不良事件可以用某种形式的可识别方式表示

c. 危害的大小，不良反应或事件可以用

d. a+b

e. 以上所有内容

答案：e

3. 以下哪项不是风险评估的绝对要求？

a. 暴露水平（或剂量）可以被检测和测量

b. 风险的程度不一定与暴露的程度有关

c. 暴露和影响之间的关系必须是因果关系

d. 危害、不利影响或事件的大小可以测量

e. 危险是可以识别的

答案：b

4. 为了证明因果关系，必须满足以下哪项 Bradford-Hill 准则？

a. 关联强度

b. 时间关系

c. 一致性

d. a+b

e. 以上所有

答案：b

5. 以下哪项不是危害评估的特征？

a. 危害是指对一个人或多个人造成伤害或有害健康影响的潜在来源

b. 危害评估包括对特定危害可能导致实际伤害的频率的客观概率估计

c. 危险评估通常包括危险程度或严重程度的描述

d. a+b

e. 以上都是

答案：b

6. 以下哪项不是危害和风险评估的高可靠性数据来源？

a. 根据 GLP 进行的报告良好的 OECD 慢性毒性研究

b. 根据良好临床实践进行的报告良好的多地点大规模前瞻性人类流行病学研究

c. 患者的医学图表和临床笔记

d. 设计良好且报告良好的大规模资料汇集性分析研究

e. 进行良好且报告良好的实验室研究，未使用 OECD 测试方法

答案：c

7. 以下哪项是吸入毒理学研究的重要特征？

a. 记录有关试验室平衡和随时间变化的受试物浓度的充分信息至关重要

b. 无论采用何种暴露方法和暴露系统类型，绝对关键的是，对照组（包括仅限载剂的对照组）动物的处理方式应与受试品暴露组完全相同

c. 研究中使用的所有吸入室必须保持在给定的规格范围内，并且每个相关参数的规格和实际获得的读数都要记录在研究报告中，这一点至关重要

d. a+b

e. 以上所有

答案：e

8. 以下哪种外源性物质的剂量阈值最有可能以合理的准确度进行异速生长？

a. 广泛代谢的外源性物质

b. 大量在胆汁中排泄的外源性物质

c. 主要通过肾滤过而未改变（即未代谢）排泄的外源性物质

d. 一种与血浆蛋白紧密结合的外源性物质

e. 一种外源性物质，其剂量阈值与肺气体交换区的表面积成正比

答案：c

参考文献

Dourson M., Becker R.A., Haber L. T., Pottenger L. H., Bredfeldt T., Fenner-Crisp P. 2013. Advancing human health risk assessment: Integrating recent advisory committee recommendations. *Crit Rev Toxicol* 43(6): 467–492.

Klimisch H.J., Andreae M., Tillmann U. 1997. A systematic approach for evaluating the quality of experimental toxicological and ecotoxicological data. *Regul Toxicol Pharmacol* 25: 1–5.

Bogen K. T. 1990. Of apples, alcohol, and unacceptable risk. *Risk Anal* 10(2): 199–200.

Bolt H. M., Kappus H., Buchter A., Bolt H. M. 1976. Disposition of [1,2-14C] vinyl chloride in the rat. *Arch Toxicol* 35: 153–162.

Clewell H. J., Covington T. R., Crump K.S. 1995b. The application of a physiologically based pharmacokinetic model for vinyl chloride in a noncancer risk assessment. Prepared by ICF Kaiser/Clement Associates for the National Center for Environmental Assessment, U.S. Environmental Protection Agency, Washington, DC, under EPA contract number 68-D2-0129.

Clewell H. J., Gentry P. R., Gearhart J. M., Allen B. C., Covington T. R., Andersen M. E. 1995a. The development and validation of a physiologically based pharmacokinetic model for vinyl chloride and its application in a carcinogenic risk assessment for vinyl chloride. Prepared by ICF Kaiser for the Office of Health and Environmental Assessment, U.S. Environmental Protection Agency, and the Directorate of Health and Standards Programs, Occupational Safety and Health Administration, Washington, DC.

ECETOC. 2009. Framework for the integration of human and animal data in chemical risk assessment. Technical Report 104. ISSN-0773-8071-104. European Center for Ecotoxicology and Toxicology of Chemicals, Brussels, Belgium.

Farrar D., Allen B., Crump K., Shipp A. 1989. Evaluation of uncertainty in input parameters to pharmacokinetic models and the resulting uncertainty in output. *Toxicol Lett* 49(2–3): 371–385.

Hill A. B. 1965. The environment and disease: Association or causation? *Proc R Soc Med* 58: 295–300.

IPCS (International Programme on Chemical Safety). 2005. Chemical-specific adjustment factors for interspecies differences and human variability: Guidance document for use of data in dose/concentration–response assessment. Available at: http://whqlibdoc.who.int/publications/2005/9241546786_eng.pdf.

Meek M. E., Boobis A. R., Crofton K. M., Heinemeyer G., Raaji M. V., Vickers C. 2011. Risk assessment of combined exposure to multiple chemicals: A WHO/IPCS framework. *Regul Toxicol Pharmacol* 60(2): S1–S14.

NAS (National Academy of Science). 1983. Risk assessment in the federal government: Managing the process. Committee on the Institutional Means for Assessment of Risks to Public Health, National Academy Press, Washington, DC.

NAS (National Academy of Science). 2009. Science and decisions: Advancing risk assessment. National Research Council, National Academies Press, Washington, DC. AKA, "Silverbook".

US EPA (United States Environmental Protection Agency). October 1994. Methods for derivation of inhalation reference concentrations and application of inhalation dosimetry. EPA/600/8-90/066F.

US EPA (United States Environmental Protection Agency). 2000. Science policy council handbook: Risk characterization. EPA 100-B-00-002. Offices of Science Policy & Research and Development, Washington, DC.

US EPA (Environmental Protection Agency). December 2002a. A review of the Reference Dose (RfD) and Reference Concentration (RfC) processes. Risk Assessment Forum. EPA/630/P-02/002F. Environmental Protection Agency, Washington, DC.

US EPA (United States Environmental Protection Agency). 2002b. Determination of the appropriate FQPA safety factor(s) in tolerance assessment. US Environmental Protection Agency, Office of Pesticide Programs, Washington, DC. Available at: http://www.epa.gov/pesticides/trac/science/determ.pdf.

US EPA (United States Environmental Protection Agency). March 2005. Guidelines for carcinogen risk assessment. EPA/630/P-03/001B. Available at: http://www.epa.gov/ncea/iris/backgr-d.htm.

US EPA (United States Environmental Protection Agency). June 2012. Benchmark dose technical guidance document. Final Draft. EPA/100/R-12/001. Available at: http://www.epa.gov/raf/publications/benchmarkdose.htm.

第5章
吸入毒理学概念在风险和后果评估中的应用

Brian E. Hawkins, David J. Winkel,
Patrick H. Wilson, Ian C. Whittaker

5.1 吸入毒理学在职业卫生中的应用

1984 年之前，毒理学方面的许多努力都集中于限制职业接触有害物质。这些早期的努力产生了众所周知的安全限值，如允许暴露限值（PEL）、推荐暴露限值（REL）和阈限值（TLV）。这些设计保守的限值是为了保护工人在其工作生涯中免受短期和长期暴露的伤害（OSHA, 2006; ACGIH, 2012; NIOSH, 2012）。

① TLV：美国政府工业卫生学家会议（ACGIH）指南规定，空气中的物质浓度几乎每天都可反复暴露在空气中，而不会对健康造成不利影响。TLV 可以由以下表示（ACGIH, 2012）。

a. TWA（time-weighted average）：在工作寿命中，常规 8 小时工作日和 40 周工作日的时间加权平均暴露浓度。

b. STEL（short-term exposure limit）：以 15min 的平均浓度表示的短期接触极限，不应导致刺激、慢性或不可逆的组织损伤或麻醉。STEL 是 TWA 的补充。

c. c（ceiling exposure concentration）：在工作寿命的任何部分都不应超过的最高暴露浓度。

② PEL：美国职业安全与健康管理局（OSHA）法规对空气中某种物质的含量或浓度进行了限制。它们还可能包含一定的皮肤危害。PEL 可以用以下形式表示（OSHA, 2006）。

a. TWA（time-weighted average）：在工作寿命的传统 8 小时工作时间内，按时间加权的平均暴露浓度。

b. c（ceiling exposure concentration）：不应超过最高暴露浓度。

③ REL：美国国家职业安全卫生研究所（NIOSH）建议工人可以安全接触的最大化学品浓度。REL 也由以下各项表示（NIOSH, 2012）。

a. TWA（time-weighted average）：在每周 40h 的工作中，最多 10 小时的工作日的时间加权平均暴露浓度。

b. STEL（short-term exposure limit）：短期暴露极限，以 15min TWA 浓度表示，在工作日内任何时间均不得超过该浓度。

c. c（ceiling exposure concentration）：任何时候都不应超过的最高暴露浓度。

工业卫生限制具有内在的安全因素，旨在尽量减少对健康产生不利影响的可能性。这些注意事项在工作场所中绝对适当，并且是必需的，在这些场所中，低水平的有害化学物质暴露是真实存在且具有安全隐患的。因此，指导方针设定得很低，以避免对劳动人员造成伤害。此类水平可被视为类似于无影响水平（NOEL）值或有效剂量，从而使工作人群（可能是健康成人）造成伤害的概率为零。

5.2 吸入毒理学的应急响应

1984 年 12 月 3 日，印度博帕尔一家农药厂 40 多吨甲基异氰酸酯发生泄漏。在泄漏事件发生后不久，周围地区约有 3800 人死亡，估计在其后的 20 年中，还有 20000 人的死亡与泄漏有关（Broughton, 2005）。事件发生后，吸入毒理学领域开始从工业卫生应用扩展到应急计划和对一般人群的保护。1986 年，成立了美国国家有害物质急性暴露标准水平制定咨询委员会（AEGL委员会），以制定和推荐用于化学紧急情况的 AEGL（EPA, 2012a）。1988 年，最初是组织资源顾问公司的紧急应变计划（ERP）委员会，开始制定紧急应变计划指南（ERPG）（AIHA, 2006）。在努力开发定义暴露水平的适当方法之后，1997 年发布了第一个 AEGL 化学优先级清单（EPA, 2012b）。除 AEGL 和 ERPG 外，美国能源部后果评估和保护行动小组委员会（SCAPA）规定的临时紧急暴露限值（TEEL）也提供了应急计划水平。每项指南的定义和级别如下。

① AEGL：针对五个不同的短期暴露时间（10min，30min，1h，4h 和 8h）开发了 AEGL。以下 AEGL 级别指定了一种物质的空气传播浓度，高于该浓度时，预计普通人群，包括易感人群，都会受到影响（NRC, 2001）。

a. AEGL-1：明显的不适、刺激，或某些无症状、无感觉的作用。然而，这些影响并不是致残的，而是短暂的，并且在停止接触后是可逆的。

b. AEGL-2：不可逆或其他严重、持久的健康不良影响或逃脱能力受损。

c. AEGL-3：危及生命的不良健康影响或死亡。

② ERPG：规定了最大的空气传播浓度，低于该浓度，认为几乎所有个体都可以暴露长达 1h，而没有经历或产生以下影响（AIHA, 2006）。

a. ERPG-1：轻微、短暂的不良健康影响或对明确定义的异味的感知。

b. ERPG-2：不可逆的或其他严重的健康影响或症状，可能损害采取防护措施的能力。

c. ERPG-3：威胁生命健康的影响。

③ TEEL：由美国能源部 SCAPA 制定的暴露极限。TEEL 规定了最大空气传播浓度，低于该浓度，则认为几乎所有个体都可以暴露，而没有经历或产生以下影响（DOE, 2008 年）。

a. TEEL-1：轻微、短暂的不良健康影响或明显的异味。

b. TEEL-2：不可逆或其他严重的健康影响或症状，可能损害采取保护措施的能力。

c. TEEL-3：威胁生命健康的影响。

必须理解这三个总体人体限制之间的差异：

a. AEGL 和 TEEL 定义为导致伤害的暴露水平，而 ERPG 定义为不会导致伤害的暴露水平。

b. TEEL 是在采用 AEGL 或 ERPG 之前使用的临时值。

c. 暴露限值基于不同的时间间隔。ERPG 和 TEEL（有效的）是基于 1h 的暴露，而 AEGL 是针对多个暴露持续时间（包括 10min、30min、60min、4h 和 8h）生成的。

d. 由于 TEEL 和 ERPG 的暴露时间限制为 1h，因此，如果将其应用于其他暴露时间，则它们不会反映该化学品的毒性负荷（TL）（请参阅本书第 6 章）。但是，在确定五个时间相关的 AEGL 时会考虑使用 TL。

化学工业已广泛采用这些准则，并利用这些准则制定了基于危险区的应急响应计划。使用这些应急计划级别来确定危险区内的人群风险或危险释放后的适当响应计划，可能会产生误导。应急计划级别包括应用于实验数据的安全性和不确定性因素，以保护一般人群（Bogen, 2005）。与上一节中讨论的 TLV、PEL 和 REL 一样，此处给出的浓度限值也可以视为与 NOEL 相似，因为该浓度代表最高的估计浓度，不会对健康造成不利影响。此外，校正因子应用于一些应急计划指南，以进一步保护易感人群。

5.3 吸入毒理学在风险和后果评估中的应用

21 世纪，风险和后果评估作为将有限的资源与广泛的潜在危害进行优先排序的方法，被广泛地接受。目前的计算技术和预测建模能够为目标时空产生精细分辨的浓度估算值。这些浓度数据确定了潜在受害者的吸入剂量，并可转换为特定地点和时间的可能伤害概率。了解可能的伤害的了解可用来确定紧急情况下最有效的救助地点。因此，随着执行风险和后果评估的需求增加，对毒理学家关注的损伤终点的确定，基于对现有毒理学信息的解释，对确定的损伤终点的剂量反应数据进行统计估计，以及严格的剂量反应关系的数学应用的需求也随之增加。使用职业健康或紧急计划水平，无法准确评估危险区内对人体的潜在后果。

5.3.1 确定适当的损伤终点

评估场景后果的第一步，是确保损伤终点适当，为决策提供信息。损伤终点是出于评估目的而选择的伤害类别，这些伤害是基于症状、必要的医疗保健或提供可用于分类伤害标准的其他信息的组合。损伤终点的选择有助于评估潜在的后果和对医疗反应系统的后续负担，量化医疗反应的益处，或比较不同危害情景的结果。

确定适当损伤终点的一个例子是 2012 年国土安全部化学恐怖主义风险评估（CTRA）的医疗缓解建模要点。CTRA 的损伤终点如下（Good 等，2013）：

a. 威胁生命：威胁生命的伤害被认为是对个人生命的直接威胁；如果不及时治疗，这些伤害会导致死亡。

b. 严重：严重伤害是非致命伤害；这些受害者的损伤会导致性能下降或以其他方式影响个人的能力。这些受害者将寻求护理，并在正常情况下接受护理。

c. 轻度至中度：轻度至中度伤害是非致命性伤害；这些受害者的损伤严重到足以使大多

数人在正常情况下寻求治疗。

下面列出了与氯的各损伤终点有关的症状，例如：

a．威胁生命：肺水肿、支气管炎和化学性肺炎。

b．严重：使人虚弱的咳嗽、支气管痉挛、流口水（吞咽困难）和呼吸困难。

c．轻度至中度：非缓解性咳嗽、支气管痉挛和呼吸困难。

5.3.2　剂量-概率的数学解释

如前所述，安全阈值（TLV、PEL 等）不适用于通过建模估算暴露事件的后果。这些指导方针的基本假设是相当保守的（在工人应尽量减少接触的职业环境中，这是理所当然的），并且可能导致对后果的估计大大降低。预测模型更有用的方法是估计暴露结果的剂量响应技术，特别是暴露导致的每一级别损伤的概率。下面将详细解释剂量响应数据在预测暴露结果中的应用。具体而言，完成将有效剂量转化为损伤可能性的逐步概率计算。

5.3.2.1　概率转换

在毒理学中，剂量-反应数据通常以对数形式呈现，呈 S 形。如本书第 6 章所述，基于 Bliss（1934）和 Finney（1947）提出的概念，产生了将非线性剂量-反应曲线转化为直线的概率方法。图 5.1 说明了使用假设的理想化数据集进行的概率转换。

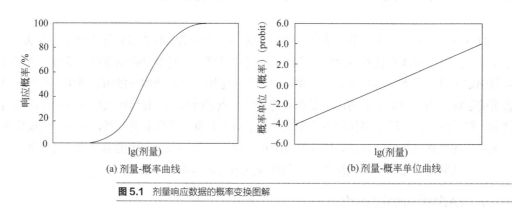

(a) 剂量-概率曲线　　　　　(b) 剂量-概率单位曲线

图 5.1　剂量响应数据的概率变换图解

如图 5.1 所示，将 y 轴从响应概率转换为概率单位（或 probit）得到一条线性曲线。关于剂量-概率曲线构造的讨论如图 5.2 所示。

绘制剂量-概率曲线，如图 5.1 所示，是使用剂量-响应数据进行预测建模的第一步。剂量-概率曲线的线性回归方程为：

$$Y^{-1}(P) = b \times \lg(\text{Dose}) + a \tag{5.1}$$

即

$$a = -b \times \lg(\text{Dose}_{50}) \tag{5.2}$$

式中，$Y^{-1}(P)$ 表示概率函数，在给定的有效剂量下用 Dose 表示对应于响应概率 P 的概率值；b 表示概率斜率；a 表示概率截距参数；Dose_{50} 表示对应于 50% 应答概率的有效剂量。

剂量-响应数据是在假设数据可用标准正态分布表示的情况下转换的。该变换具有将概率密度集中在原点附近［即，在 $Y^{-1}(P) = 0$ 附近］的效果。在 $Y^{-1}(P) = 0$ 的情况下，将公式（5.2）代入公式（5.1）（并知道这必须对应于 Dose_{50} 的剂量），从而可以计算公式（5.2）中的概率截距 a。

当用于预测性建模时，式（5.1）和式（5.2）中方法的其他解释包括：P 表示在有效剂量中受到伤害的暴露人群比例；Dose 表示有效剂量；Dose_{50} 表示损伤半数（50%）暴露人群所需的有效剂量。

尽管概率变换背后的数学有些复杂，但如果使用正确的工具，图5.1中的剂量-概率曲线的构建就非常简单。例如，Microsoft Excel允许使用 "NORMSINV" 或 "NORMINV" 函数根据相应的概率值简单地计算任何概率值，这

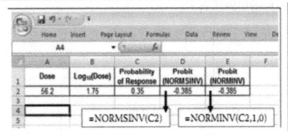

些函数中的每一个都返回给定概率的概率值（假设响应的分布由正态分布表示）。这两个函数之间的唯一区别是，NORMSINV函数自动利用标准正态分布的参数（即平均值为0和标准偏差为1），而NORMINV则需要指定平均值和标准偏差。此图显示了使用Excel对一个剂量-反应数据实例进行的简单概率计算。除了使用Excel，z 分布的概率值通常以表格形式在统计资料中列出，并且此类表也可以在Internet上找到。

与给定问题相关的概率也可用于计算响应概率。在这种情况下，使用NORMSDIST或NORMDIST函数。与前面介绍的函数一样，这两个函数之间的主要区别在于NORMSDIST函数假定标准正态分布的参数（即，平均值为0，标准偏差为1），NORMSDIST要求指定平均值和标准偏差。NORMDIST函数还有第四个参数，必须将其设置为TRUE才能返回适当的值。

图 5.2 使用 Microsoft-Excel 计算概率值

5.3.2.2 概率法在预测建模中的应用

假设概率参数（斜率和截距）是已知量，应用剂量-概率曲线进行预测建模是简单的。例如，考虑代表吸入氯气造成的危及生命伤害的概率参数（表 5.1）。请注意，在本示例中，剂量参数可以通过 Juergen-Pauluhn 的 ten Berge TL 模型（在本书第 6 章中详细讨论）来估算，以近似估计吸入剂量，同时通过使用 TL 指数来考虑暴露的持续时间和暴露的严重程度（ten Berge 和 van Heemst, 1983; ten Berge 等，1986）。

表 5.1 吸入氯气导致危及生命伤害的概率参数

参数	值
概率斜率 lg，b_{LT}	6.0
$\text{Dose}_{50LT}/[(\text{mg/m}^3)^N \cdot (\text{min})]$[①]	2.6×10^{10}
概率截距 a_{LT}	−62.5

①指数 N 表示 TL 指数，假定为 2.8。

利用表 5.1 中的数据，将式（5.1）改为：

$$Y^{-1}(P)_{LT} = b_{LT} \cdot \lg(\text{Dose}) + a_{LT} = 6.0\lg(\text{Dose}) - 62.5 \tag{5.3}$$

式（5.3）中的下角标 LT 表示危及生命的伤害。式（5.3）也可写成以下形式，以针对 P_{LT}

进行求解。

$$P_{LT} = Y \times [b_{LT} \times \lg(\text{Dose}) + a_{LT}] = Y[6.0 \times \lg(\text{Dose}) - 62.5] \tag{5.4}$$

在式（5.4）中，Y 表示括号中的后续值是 z 值（而不是概率值 P）。假设在 60min 的持续时间内不断吸入 900mg/m^3 的氯，得出的有效剂量为 $(900\text{mg/m}^3)^N \times 60\text{min}$。给定 TL 指数的值（$N=2.8$），计算出的剂量为 $1.1 \times 10^{10} \text{mg} \cdot \text{min/m}^3$［即 $\lg(\text{Dose})$ 为 10］。氯的剂量-概率曲线见图 5.3，$\lg(\text{Dose})$ 用虚线表示。

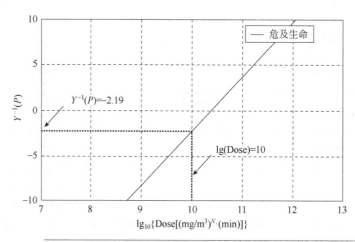

图 5.3 氯概率参数图解（单概率）

然后，可使用式（5.4）计算个体因剂量而受到危及生命伤害的概率为 1.4%，用式（5.5）中的特定数值再现：

$$P_{LT} = Y \times \{6.0 \times \lg[(900\text{mg/m}^3)^{2.8} \times 60\text{min}] - 62.5\} = Y \times (-2.19) = 1.4\% \tag{5.5}$$

当应用于预测建模时，式（5.5）中计算的危及生命的损伤概率可应用于整个暴露人群（假设为同质人群）。例如，如果在这个假设情景中有 1000 人受到辐射，那么其中 14 人可能会受到危及生命的伤害。

概率论扩展到多种伤害等级

大面积的危险会对暴露人群造成各种伤害。并不是所有的伤害都会危及生命。有些会相当温和，有些会使人衰弱，但不会危及生命。可以通过多概率计算来解释这些额外的损伤类型，除了前面显示的简单概率关系之外，还需要额外的数学和逻辑考虑（除了识别每个损伤类型的概率参数）。上述等式中的概率关系提供了至少与所述损伤类型同等严重的损伤概率。因此，为了避免对受害者进行多次计数，必须通过减去特定剂量下所有更严重伤害的概率，来调整任何特定伤害水平的概率。

理想情况下，每个不同期望的损伤水平或终点的概率参数都是已知的。实际上，对于给定的化学物质，由于估算这些值困难，只能根据经验生成有限数量的独特剂量概率曲线。以下分析结合了三种不同伤害类型的氯剂量概率数据：危及生命（致命）、严重和轻中度伤害。公式（5.6）是公式（5.4）的再现，它可以计算危及生命的伤害的概率，并且没有变化。公式（5.7）和公式（5.8）分别通过减去较严重伤害等级的概率来计算严重（SEV）和轻度至中度伤害的概率。

$$P_{LT} = Y \times [b_{LT} \times \lg(\text{Dose}) + a_{LT}] \tag{5.6}$$

$$P_{SEV} = Y \times [b_{SEV} \times \lg(\text{Dose}) + a_{SEV}] - P_{LT} \tag{5.7}$$

$$P_{MM} = Y \times [b_{MM} \times \lg(\text{Dose}) + a_{MM}] - P_{LT} - P_{SEV} \tag{5.8}$$

表 5.2 列出了 2012 年 CTRA 吸入氯气引起的不同伤害程度的概率参数。

表 5.2　吸入氯气导致生命危险、严重和轻中度伤害的概率参数

参数	伤害类型特定值		
	危及生命（LT）	严重（SEV）	轻度至中度（MM）
概率斜率 $\lg(b)$	6.0	6.0	6.0
$\text{Dose}_{50LT} / [(\text{mg/m}^3)^N \cdot (\text{min})]$ [①]	2.6×10^{10}	4.1×10^9	1.1×10^9
概率截距 a	−62.5	−57.7	−54.2

① 指数 N 表示 TL 指数，假设所有损伤类型的 TL 指数为 2.8。请注意，尽管此计算中的所有伤害类型都是相同的，但其他化学品的伤害程度也可能不同。

当与阈值或指南（例如 AEGL 或 ERPG）进行比较时，伤害终点的剂量-概率数据可以更好地估计由大规模暴露引起的伤害。图 5.4 表示短期暴露的多个伤害终点的阈值极限和平均概率值。伤害终点需要的浓度要比几个被广泛接受的阈值/准则值高大约三个数量级。因此，使用阈值可预测更多的伤害（可能比剂量-概率数据预测的伤害数量高几个数量级）。

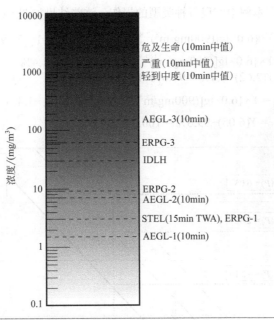

图 5.4　短期暴露氯的时间阈值和平均概率值

对于长时间的暴露（8h），使用阈值来模拟损伤仍然是可行的，将提供预期的结果。以氯为例，图 5.5 所示的伤害终点浓度比其职业指南和应急响应对应物高出多个数量级（例如，严重伤害浓度比 ERPG-2 和 AEGL-2 高出约 2~3 个数量级）。

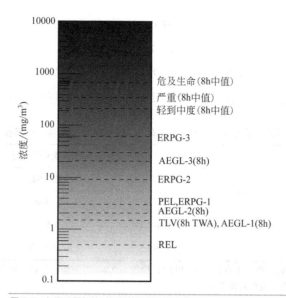

图5.5 长期暴露氯的时间阈值和平均概率值

前面提供的关于危及生命的伤害概率的示例计算，现在可以扩展到考虑其他伤害类型。如前所述，个体遭受致命伤害的概率可计算为 1.4%［式（5.9）］。个体遭受严重伤害的概率可计算为 98.2%［式（5.10）］。个体遭受轻至中度伤害的概率可计算为 0.4%［式（5.11）］。尽管本例中的概率总和为 100%，但这个结果仅仅是由于概率曲线的性质。它们彼此相距甚远，选择所选剂量是为了确保在本例中实现每种类型的损伤。这些结果如图 5.6 所示。

$$P_{LT} = Y \times \{6.0 \times \lg[(900\text{mg/m}^3)^{2.8} \times 60\text{min}] - 62.5\} = Y(-2.19) = 1.4\% \tag{5.9}$$

$$P_{SEV} = Y \times \{6.0 \times \lg[(900\text{mg/m}^3)^{2.8} \times 60\text{min}] - 57.7\} - 1.4\%$$
$$= Y(2.62) - 1.4\% = 99.6\% - 1.4\% = 98.2\% \tag{5.10}$$

$$P_{MM} = Y \times \{6.0 \times \lg[(900\text{mg/m}^3)^{2.8} \times 60\text{min}] - 54.2\} - 1.4\% - 98.2\%$$
$$= Y(6.05) - 99.6\% = 100.0\% - 99.6\% = 0.4\% \tag{5.11}$$

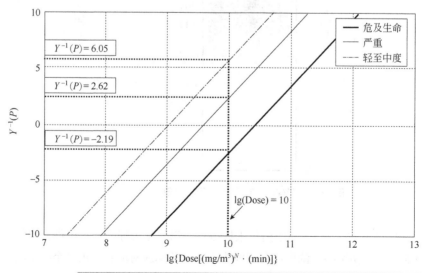

图5.6 多个氯概率参数和相应伤害概率图（多概率）

不同程度的伤害可能是化学或其他危害作用于不同的器官系统，或通过不同的行为方式造成的。概率参数可能具有不同的斜率、TL 指数等以反映这种可变性。结果，概率曲线有可能在参数空间的给定区域相交，或者较小的损伤曲线完全低于较严重的损伤曲线。无论哪种情况，应用式（5.7）和式（5.8）都会产生负的受伤概率，这在数学上当然是不可能的。因此，可以修改式（5.7）和式（5.8），使受伤概率不小于零。式（5.12）和式（5.13）对此进行了修正，其中，如果概率计算产生的伤害概率为负，则使用 Max 运算符实现零伤害概率。这种附加的逻辑迫使较小的损伤概率曲线等于或大于其更严重的损伤对应曲线。请注意，对于最严重的伤害级别（危及生命的伤害），不需要调整概率曲线的交点。

$$P_{\text{SEV}} = \text{Max}\{Y[b_{\text{SEV}}\times\lg(\text{Dose})+a_{\text{SEV}}]-P_{\text{LT}},\ 0\} \qquad (5.12)$$

$$P_{\text{MM}} = \text{Max}\{Y[b_{\text{MM}}\times\lg(\text{Dose})+a_{\text{MM}}]-P_{\text{LT}}-P_{\text{SEV}},\ 0\} \qquad (5.13)$$

假设先前引入的氯的轻度至中度概率参数发生了改变，如图 5.7 所示，以允许在低有效剂量下增加此类损伤的可能性。

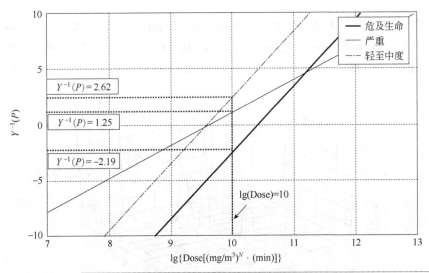

图 5.7 调整后的概率参数和相应损伤概率（多个相交概率）图

显然，对于前面的示例计算中考虑的相同剂量，轻度到中度概率曲线现在低于重度概率曲线。虽然致命和严重伤害的概率与之前所示相同，但如式（5.14）所示，轻至中度伤害的概率现在为 0%。

$$P_{\text{MM}} = \text{Max}[Y(1.25)-1.4\%-98.2\%,\ 0] = \text{Max}[89.4\%-99.6\%,\ 0] = 0\% \qquad (5.14)$$

5.3.3 包含统计不确定性

通常，对吸入毒理学不确定性的处理涉及应用数量级不确定性因素，以将实验动物研究中的数据转换为人体的保护性指导原则或工业卫生暴露标准。因此，毒理学中的术语"不确定性"通常与引起损伤或效应所需剂量的绝对减少有关。尽管这样的减少适合于建立与伤害潜在发作相对应的有意识的保守阈值，但在用于预测模型的剂量反应参数中纳入不确定性需要采取不同的方法。

通过估计剂量响应参数的统计置信范围，不确定性更适合纳入建模工作中。例如，图 5.8 显示了使用标准商业软件（如 Microsoft® Excel 或 SYSTAT® SigmaPlot）对实验剂量响应数据进行基于概率的分析结果，其中通过统计回归纳入了中位剂量和概率斜率的不确定性。

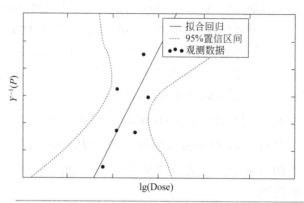

图 5.8 基于概率的不确定性回归示例

尽管采用加权方案的方法更严格，但 Microsoft® Excel 中的回归数据分析功能提供了一种随时可用的方法，来估计剂量响应数据的置信区间。以这种方式合并不确定性的效果将单个剂量-概率曲线转化为剂量-概率曲线的密度，可以使用三维（图 5.9）或颜色密度方案（图 5.10）将

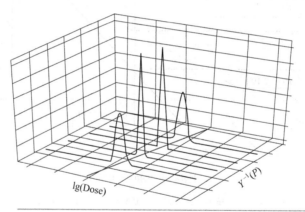

图 5.9 概率分析中不确定性的三维可视化

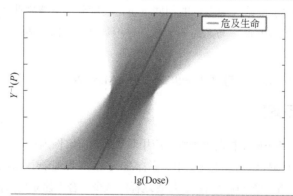

图 5.10 概率分析中不确定性的色密度可视化

其可视化。注意，与保护性指南中的不确定因素（将估计值抵消为较低剂量）不同，将不确定因素纳入后果评估的剂量响应工作中，会在实验观察结果周围造成不确定因素的高斯分布。如图 5.11，这个概念可以进一步应用于多个问题。随后的建模工作可以使用蒙特卡罗技术从产生的概率参数分布中取样，以提供与可用数据约束一致的后果的最佳可能估计。

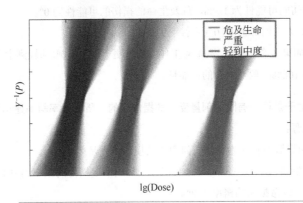

图 5.11 多概率分析中剂量响应不确定性的可视化

5.4 小结

应用吸入毒理学的概念，通过对健康结果的预测建模，为解决策略提供信息，是 21 世纪毒理学的一个重要方面。这需要指定关注的终点，根据毒理学信息对描述这些终点的剂量响应数据进行统计估计，以及严格的剂量-反应关系的数学应用。毒理学概念的误用可能导致对后果的夸大估计，这可能会使决策者感到困惑甚至误导。这种错误在应急响应和离散建模分析中经常遇到，这些分析是基于保护准则（如 AEGLs）来描述后果的。这种分析明显高估了后果。基于这种类型的接触指导方针的误用作出的决定实际上会加剧后果，因为它会促使关键资源集中在影响较小的活动上。只有将数学、统计和毒理学技术相结合的多学科方法，才能确保预测建模通过健全的毒理学概念基础提供最佳的指导。

习 题   1. 使用表 5.2 中的氯含量信息，确定当暴露于 1500mg/m³ 的氯浓度达 30min 时可能危及生命的伤害的可能性。

答：39%的致命伤害概率。

2. 如果发生致命伤害的概率为 80%，那么一个人在 90min 内接触的氯浓度是多少？

答：氯浓度为 1180mg/m³。

3. 暴露于浓度为 2000mg/m³ 的氯气中 10min，造成危及生命、严重和轻到中度伤害的可能性有多大？

答：轻到中度伤害概率为 0.01%，重度伤害概率为 85%，致命伤害概率为 15%。

4. 在制定职业指导方针时，当数据稀少或在物种之间进行推断时，通常使用系数 10。

a. 如果 $Dose_{50}$ 的中位数暴露量增加 10 倍（毒性较小），那么问题 3 的伤害概率是多少？

答：如果三个 $Dose_{50}$ 都提高 10 倍（毒性较小），则轻到中度损伤的可能性为 87%，重度损伤的可能性为 1.3%，危及生命的损伤的可能性为 0%。

b. 如果它们降至 1/10（毒性更大）怎么办？

答：如果三个 $Dose_{50}$ 都降至 1/10（毒性更大），则 0% 的轻到中度损伤，0% 的重度损伤和 100% 的危及生命的可能性。

5. 由于是根据有限的剂量反应数据估计的，所以概率斜率通常是不确定性的一个重要来源。

a. 如果概率斜率为 2 倍，问题 3 的损伤概率是多少？

答：如果三个概率斜率均为 2 倍，则轻到中度损伤的概率为 0%，严重损伤的概率为 98%，致命损伤的概率为 2%。

b. 如果概率斜率降低原来的 1/2 怎么办？

答：如果三个概率斜率均降至原来的 1/2，则轻到中度损伤的概率为 2.9%，重度损伤的概率为 66.8%，致命损伤的概率为 30.3%。

6. 根据下图回答以下问题：

a. 假设损伤的严重程度随着剂量的增加而增加，确定对应于最严重和最不严重损伤类型的曲线。

答：曲线 1 表示最轻的伤害类型。曲线 3 表示最严重的伤害类型。

b. 假设曲线 1、2 和 3 分别对应于轻中度、重度和危及生命的损伤类型。鉴于曲线 1 的斜率较小，与严重或危及生命的损伤相比，轻至中度损伤的毒性机制和/或靶器官可以得出什么结论？

答：不同的斜率表示轻到中度损伤的不同毒性机制和/或靶器官，并为这些损伤的发生创造了较高的可能性。

c. 根据曲线 2 和 3 的相对接近度/间距，可以得出关于曲线 2 所代表的损伤类型的哪些可能性的结论？

答：曲线 2 损伤类型（严重）的容量/窗口相对较低。

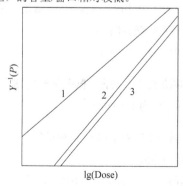

参考文献

ACGIH (American Conference of Governmental Industrial Hygienists). 2012. Products—TLV® chemical substances introduction. https://www.acgih.org/Products/tlvintro.htm (accessed March 26, 2013).

AIHA (American Industrial Hygiene Association). 2006. AIHA ERP committee procedures and responsibilities. http://www.aiha.org/insideaiha/GuidelineDevelopment/ERPG/Documents/ERP-SOPs2006.pdf (accessed March 26, 2013).

Bliss, C.I. 1934. The method of probits. *Science* 79: 38–39.

Bogen, K.T. 2005. Risk analysis for environmental health triage. *Risk Anal* 25: 1085–1095.

Broughton, E. 2005. The Bhopal disaster and its aftermath: A review. *Environ Health* 4: 6.

Finney, D.J. 1947. *Probit Analysis: A Statistical Treatment of the Sigmoid Response Curve.* Cambridge, U.K.: University Press.

Good, K., Winkel, D., VonNiederhausern, M., Hawkins, B., Cox, J., Gooding, R., and Whitmire, M. 2013. Medical mitigation model: Quantifying the benefits of the public health response to a chemical terrorism attack. *J Med Toxicol* 9(2): 125–132.

NIOSH (National Institute for Occupational Safety and Health). 2012. NIOSH pocket guide to chemical hazards, introduction. http://www.cdc.gov/niosh/npg/pgintrod.html (accessed March 26, 2013).

NRC (National Research Council) Subcommittee on Acute Exposure Guideline Levels. 2001. Standing operating procedures for developing acute exposure guideline levels for hazardous chemicals (executive summary). Washington, DC: The National Academies Press.

OSHA (Occupational Safety and Health Administration). 2006. Occupational safety and health standards, standard 1910 subpart Z—Toxic and hazardous substances, 1910.1000—Air contaminants. http://www.osha.gov/pls/oshaweb/owadisp.show_document? p_table=STANDARDS& p_id=9991 (accessed March 26, 2013).

ten Berge, W.F. and van Heemst., M.V. 1983. Validity and accuracy of a commonly used toxicity-assessment model in risk analysis. In *Fourth International Symposium on Loss Prevention and Safety Promotion in the Process Industries*, Vol. 1, Institute of Chemical Engineers, Rugby, U.K.

ten Berge, W.F., Zwart A., and Appelman, L.M. 1986. Concentration-time mortality response relationship of irritant and systemically acting vapours and gases. *J Hazard Mater* 13: 310–309.

US DOE (Department of Energy). 2008. Temporary emergency exposure limits for chemicals: Methods and practice. DOE-HDBK-1046-2008. http://www.hss.doe.gov/nuclearsafety/techstds/docs/handbook/DOE-HDBK-1046-2008.pdf (accessed March 26, 2013).

US EPA (Environmental Protection Agency). 2012a. History of the AEGL program. http://www.epa.gov/opptintr/aegl/pubs/history.htm (accessed March 26, 2013).

US EPA (Environmental Protection Agency). 2012b. Chemical priority lists. http://www.epa.gov/opptintr/aegl/pubs/priority.htm (accessed March 26, 2013).

第 6 章

剂量和反应时间的时间标度
——毒性负荷指数

Juergen Pauluhn

6.1 引言

Ferdinand Flury 和 Fritz Haber 在 20 世纪初描述了战争气体的行为（Witschi, 1999），他们还提出了一个概念，即某种物质的浓度和动物暴露于该物质的时间的乘积，对给定的终点会产生固定水平的影响。虽然人们认识到 $c \times t = k$ 仅在某些条件下适用，但为了确定相应的化学物质、生物终点、生物测定和暴露场景是否适合，许多毒理学家仍然使用这一规则来分析实验数据。在毒理学的早期，当双对数（1g-1g）曲线是曲线时，以及当剂量-死亡率曲线的斜率是 C 的函数时，使用由两个或多个直线段组成的 C 和 t 的双对数曲线，可以直接得到数学解。这种关系的实验数据表明，在给定的短时间内，C 和 t 是可以互换的，但在特定条件下，浓度在预测毒性方面变得比时间更重要。当吸入剂量不再与 C 成比例时，这种剂量率相关变量可能起作用，因为吸入率受通气时间相关变化的影响。同样，吸入并不一定意味着摄入，对于气体来说，摄入取决于滞留。由于直接摄取区的 t 依赖性饱和，滞留随时间变化。因此，随着暴露时间的增加，呼吸道的组织变得越来越饱和，根据化学反应性和水溶性，吸入的气体可能被呼出而不被保留。在稳定状态下，吸入气体的滞留量逐渐减少，通气变得不如灌注重要。随着时间的推移，洗入/洗出平衡的变化可能会使这种情况更加复杂。因此，必须谨慎地分析和解释 $c \times t$ 关系，并需要区分代表早期非稳态条件和稳态条件的暴露持续时间。当在 $c^a \times t^b$ 中时，毒性负荷指数 $n = a/b$，该方程简化为 $C^n \times t =$ 恒定效应结果，该结果似乎反映了影响摄取剂量率的大多数变量。

毒性负荷指数很难被认为是化学特异性的，因为氮似乎取决于通风和吸收中物种特异性的变化。确定经验数据的时间窗也很重要，t 是否足够长以达到稳定状态。因此，毒性负荷指数 "n" 不能仅归因于 C，而是取决于 C 和 t 的幂函数的复合导数（Miller 等，2000）。这些作者还

Inhalation Toxicology (3ʳᵈ ed)
吸入毒理学（原著第三版）

指出，吸入剂量是产生这种效应的原因，关键因素是吸入剂量的量化是吸入毒理学中一项复杂的工作。

特别是对呼吸道刺激物而言，这种情况随强度变得更加复杂——随着时间的推移，生理效应会在相对较短的吸入暴露期内发生变化。根据测试物质是挥发性的、化学反应性的和/或充分水溶性的气溶胶，可能会出现特定部位剂量的碳依赖前后梯度和呼吸道损伤。由于刺激受体相对丰度的位置特异性差异，包括位点特异性吸入剂量，啮齿动物中常见的换气不足可能转化为人体的过度换气。到目前为止，这些变量对非均质系统（如呼吸道）中入口给药的时间动力学的影响还没有被完全探索和阐明。本章的目的是分析大鼠和小鼠在暴露于感觉刺激物时发生的 C 和 t 依赖性生理变化的程度，以及它们是否可以被认为是偏离 Haber 法则的主要原因。

6.2 时间标度要求的背景

毒性是暴露的函数，取决于浓度和非中断暴露持续时间。在吸入物质在呼吸道内沉积的初始位置被有效消除或立即反应掉的情况下，综合损伤随时间累积，并与时间和剂量率成正比。当解毒或适应性途径发挥作用时，间歇性暴露可能不符合这一条件。当处理间歇性重复暴露模式时，与时间标度相关的复杂性大幅增加，因为必须考虑动力学因素。因此，当消除、修复和重建可以在某时间段内发生时，累积剂量可能与最终效果或总暴露的持续时间不成正比。图 6.1 描述了 1~4 周的间歇性高水平暴露可能会导致相应的 $c×t$ 比例的肺负担和毒性效应。在每个暴露间隔之间清除的部分剂量与吸入部分剂量相匹配的时间点，达到了稳定状态，那么身体或肺部负担就变得与暴露时间无关。

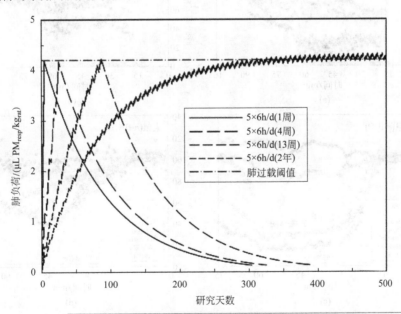

图 6.1 大鼠暴露于体积浓度（$μL/m^3$）分别为 0.86、0.24、0.105 和 0.069 的可吸入颗粒物中 5 天/周，持续 1 周、4 周、13 周或 104 周的累积肺负荷模型
体积过载阈值定义为 $4.2μL\ PM_{resp}/kg_{rat}$。
摘自：Pauluhn J. *Toxicology*, 2011a, 279: 176.

吸入剂量比其他给药途径的剂量更难描述。对于口服或肠胃外给药途径，通常以丸剂的形式给予离散量的化学品。相对地，吸入剂量取决于物质的理化性质、暴露浓度、通气模式以及吸入物质在呼吸道内沉积、滞留和清除的其他因素。呼吸道各区域内的沉积模式也很重要，它们可能以浓度×时间依赖的方式出现。

尽管有相似的 $c \times t$ 关系，实际吸入剂量可能与 c 或 t 依赖的方式不同。通气的变化通常是由于传入伤害性反射的刺激而发生的 c 依赖性。在小型实验室啮齿动物中，这种刺激伴随着换气不足，而在人体中，经常观察到相反的反应。变化的程度取决于这些传入是否在上呼吸道和/或下呼吸道内触发。类似地，蒸气或气体渗入的深度也取决于浓度，尤其是在小型实验室啮齿类动物中，在这些动物中，反应性和水溶性气体在上呼吸道内被擦洗到可感知的程度。当保留时间在感兴趣的时间段内发生变化时，必须考虑时间相关变量。例如，氨，一种高水溶性气体，主要保留在上呼吸道。在人类吸入氨的研究中，得出的结论是，当上呼吸道的吸收内层液体/表面组织中氨浓度的上升被这种气体变得更加饱和时，保留率下降到20%（Silvermanet 等，1949）。因此，氨会逐渐深入呼吸道的推断没有被观察到的症状所证实。据推测，吸入的氨继续被上部通道排出，然后随着其通过这些表面，逐渐向呼出的空气返回更多的量，这与冲入/冲出现象一致。与小型啮齿动物明显的换气不足相反（图6.2），人类暴露在500ppm（50μL/L）的氨中会产生严重的过度换气。

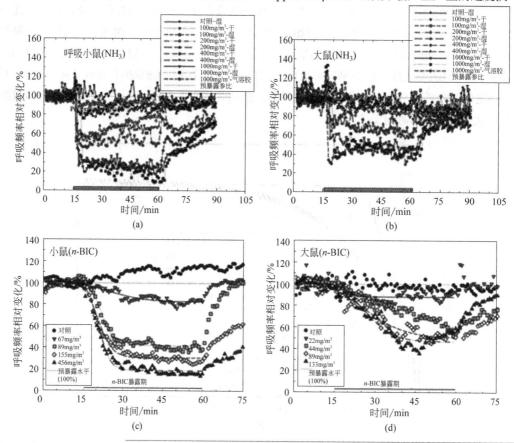

图6.2 大鼠和小鼠在暴露于上呼吸道水溶性刺激性氨（NH₃）气体（a和b）和呼吸道中水溶性刺激性 n-BIC（蒸气）气体（c和d）之前（15min）、期间（45min）和之后的呼吸功能比较测量数据代表四种动物/组的平均值；纵坐标呼吸频率的变化是相对于暴露期之前的数据

吸入风险评估需要解决多种暴露情况，但并非所有情况都有经验数据支持（经验数据准确反映了所关注的暴露模式）。这些暴露情况可能包括短暂的急性暴露（如发生在意外情况下）和持续暴露环境污染物，以及在工作场所反复间歇性暴露。吸入毒性评估中时间标度的目标，实际上试图在不同的连续急性暴露模式下调整累积吸入剂量。

特别是对于侧重于急性应急响应指导值推导的吸入风险评估，如应急响应规划指南（ERPGs）或急性暴露指导水平（AEGLs），需要定量评估浓度×时间（$c \times t$）对非致死效应起点（POD）的影响（例暂时性肺部炎症或水肿的程度）和致死效应（例如1%或5%时的统计推导致死阈值浓度，即 LC_{01} 或 LC_{05}）。实验/数学程序可用于估算多次暴露持续时间的时间调整致死浓度中值（LCt_{50}）。然而，当应用于 LCt_{01} 和 LCt_{05} 时，这些程序通常会失败。对这些值的估计还依赖于主观比较和不同专家之间的多种假设，围绕这一问题产生了许多争议。因此，在缺乏最先进的浓度×时间响应数据和对毒性终点主要作用模式的理解的情况下，毒理学家对提供这些预测稍显谨慎。如果吸入剂量和相关剂量指标的物种特异性变量没有得到充分描述，在啮齿动物测定中发现的有效关系可能对人体无效。

6.3 毒理学结果的时间依赖性

对使用鼻子接触系统的啮齿动物吸入研究，同时接触有可能得到监测的时间过程变化的关键生理指标。研究的终点主要是体温和心肺功能的变化。特别是在啮齿动物吸入研究中，重要的是要认识到可能由体温变化引起或调节的毒性结果的潜在偏差。与人体不同，小型实验室啮齿动物由于其较小的热惯性，在暴露于呼吸道刺激物时会反射性地产生低温反应（图 6.3）。这

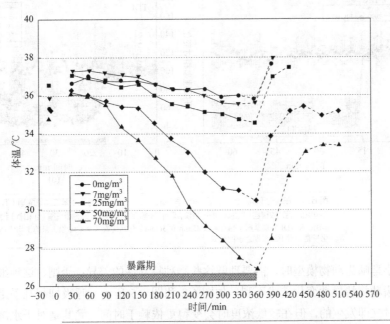

图 6.3 小鼠仅用鼻子暴露 6 小时，呼吸刺激物脂肪族单异氰酸酯的浓度增加
暴露前测量体温（−30~0min）和在暴露期间（0~360min）在只鼠于鼻阻管中。刺激停止后，正常宿主体温再次上升。体温是用皮下植入的应答器测量的，它提供了无需操作的数据收集

种与刺激相关的低体温通常与通气量（图6.2）、心率（参见本书第19章关于光气的内容）和新陈代谢的降低同时发生。每个端点都遵循其特定物种的惯性。这些反应，统称为反射性缓慢呼吸，可能赋予对刺激性毒物更高的抵抗力。由于体重小，小鼠明显比大鼠更不耐热（Gordon等，2008）。

暴露在脂肪族单异氰酸酯正丁基异氰酸酯（n-BIC）或芳香族甲苯二异氰酸酯（TDI）蒸气中的大鼠，显示出浓度依赖性呼吸速率下降，下降幅度高达暴露前水平的70%（图6.4）。对于呼吸道刺激物，低浓度时潮气量减少，高浓度时潮气量增加，足以进入肺泡（图6.4）。这似乎是上呼吸道感觉刺激和来自抑制通气的三叉神经（Kraetschmar反射）的传入的典型反映。在高浓度下，会出现下呼吸道刺激（Paintal反射），表现为浅而频繁的呼吸模式。两者的乘积通常是减小的呼吸分钟容积（图6.5）。尽管在呼吸分钟容积中有一定程度的最大抑制，但穿透深度可能因浓度不同而不同，无法根据所示的测量值进行可靠估计。因此，根据暴露浓度和时间以及由此产生的综合生理反应来调整吸入剂量绝非易事。

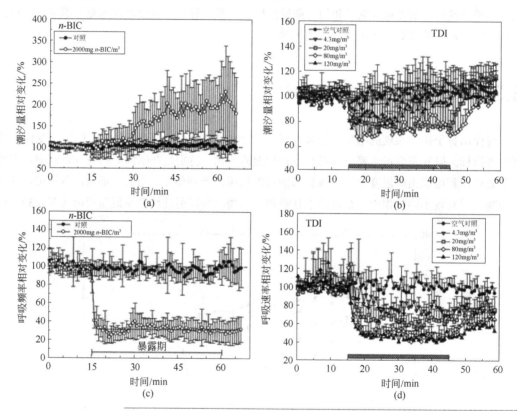

图6.4 在暴露于脂肪族正丁基（单）异氰酸酯（n-BIC）和芳香甲苯二异氰酸酯（TDI）的气相之前、期间和之后，放置容积置换体积记录仪，测量有意识的潮呼吸大鼠的潮气量（a和b）和呼吸频率（c和d）。n-BIC和TDI分别暴露于感官刺激45min和30min。数据代表至少4只/组大鼠的平均值±SD。纵坐标相对变化量是相对于暴露期之前的数据

当使用小型啮齿动物模型时，需要理解这些物种特异性的差异；否则，这种继发于体温过低的小型啮齿动物特异性变化造成不利。如图6.2和图6.5所示，呼吸抑制几乎是在暴露到感官刺激浓度时立即发生的，但在较低浓度时会变得更依赖于时间，尤其是对于水溶性较低的蒸气，如n-BIC（图6.2）。由于小鼠的呼吸频率比大鼠高2.5倍，因此小鼠获得稳定的呼吸模式比大鼠更快、更明显（图6.2）。对于高水溶性氨气，达到最大效果的时间似乎更取决于刺激物

的水溶性，而不是种类。水溶性气体和蒸气浓度的增加可触发下呼吸道内的J-受体反射，通常表现为潮气量的增加（图6.4）。如具反应性但水溶性差的气体光气（图6.5），大鼠暴露后，反射性诱发的通气抑制可能会很快减弱。这使得短暴露持续时间在剂量学上更易变，更不精确，并且有高估吸入剂量（和低估毒性）的普遍趋势。尽管通气量发生了显著变化，但呼吸频率仅发生了微小变化。这表明通气量的变化归因于潮气量的变化。

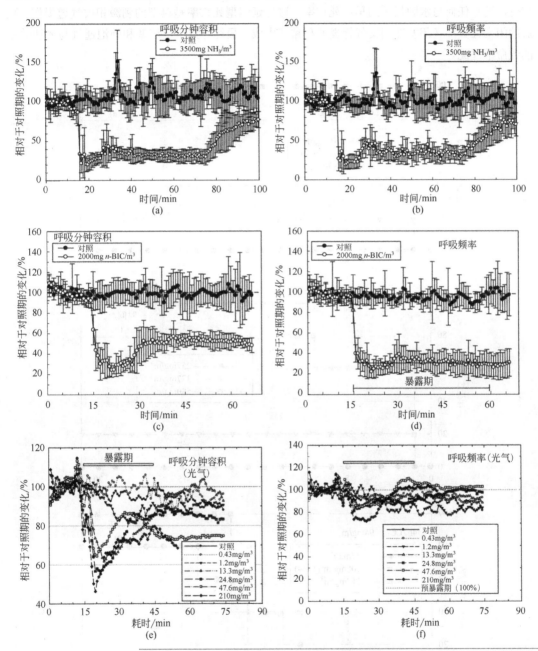

图6.5 在暴露于上呼吸道刺激性氨（气体）、呼吸道刺激性 n-BIC（蒸气）和下呼吸道刺激性光气（气体）之前、期间和之后，在容积位移体积描记器中测量有意识潮式呼吸大鼠的呼吸分钟容积（a、c、e）和呼吸频率（b、d、f）
数据表示4只大鼠/组的平均标准差（图中省略了标准差）

潮气量和呼吸速率的浓度依赖性变化表明，每个 $c \times t$ 可能有其优先损伤部位，因为蒸气或气体的穿透深度更多地取决于浓度而不是暴露时间。因此，损伤的主要部位和作用方式是浓度依赖性的，如暴露于 n-BIC 的大鼠初始死亡（图 6.6）。暴露持续时间长达 1 小时的 n-BIC 浓度足以穿透下呼吸道，导致暴露后 1 天内急性肺水肿，成为死亡原因。在暴露时间分别为 4 小时和 6 小时的较长时间内，浓度较低时，在暴露后第 8~14 天，这种死亡率模式完全向晚发模式转变，没有任何与水肿相关的早期死亡率。这种延迟型死亡率是典型的刺激相关气道损伤，随后的闭塞性炎症（闭塞性细支气管炎）和黏液生成，最终导致气道堵塞和肺泡通气与灌注关系的致命不匹配。

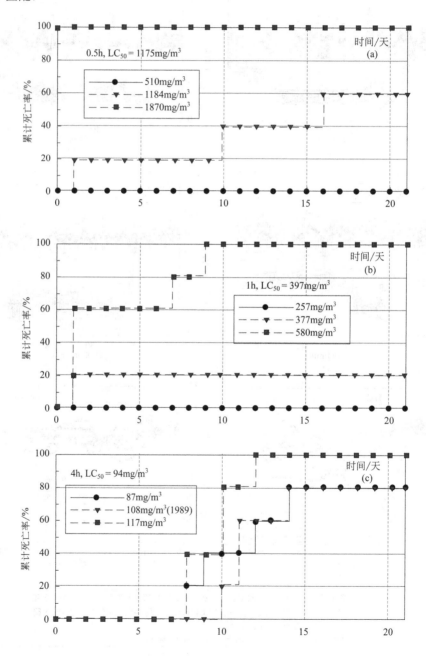

Inhalation Toxicology (3rd ed)
吸入毒理学（原著第三版）

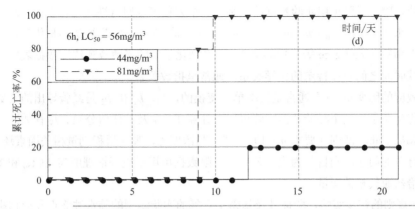

图 6.6 $c \times t$——暴露于脂肪族正丁基（单）异氰酸酯气相 0.5h、1h、4h 或 6h 的大鼠，暴露后 3 周期间死亡率的发生率相关性
通过概率元分析计算半数致死浓度（LC_{50}）

这些例子表明，需要仔细分析 $c \times t$ 关系，同时记住同一终点（死亡率）可能涉及几个关键的给药部位/损伤依赖的作用模式。这种依赖性似乎仅限于反应性的水溶性气体和蒸气。相反，非反应性亲脂性气体、蒸气和气溶胶在气道内不会表现出类似的渗透依赖性擦洗效应，因此关键的给药部位是最高的表面积和易受伤性肺泡——肺泡。值得注意的是，这些物质显示出与 Haber 法则的严格一致性，因为没有上呼吸道感觉刺激可以最大限度地减少通气和滞留中的 $c \times t$ 依赖性变化。考虑到这些生理变量，在从啮齿动物到人体的任何推断之前，需要仔细和谨慎地应用 $c \times t$ 分析的数学模型。

6.4 Haber 法则和毒性负荷指数

如前所述，Haber 法则（Haber, 1924）是基于 Flury（1921）的早期工作，在吸入毒理学中通常被理解为，吸入空气中暴露浓度（c）和吸入该浓度以产生相同强度生物反应的持续时间（t），二者的积是恒定的（Witschi, 1999）。在 Flury（1921）的原始工作中，考虑了第三个因素，即动物在暴露期（t）吸入的实际量。当时没有考虑非稳态和稳态条件下吸入剂量的滞留相关属性。这些测试系统特定变量的忽略，意味着空气中特定浓度的危险物质的吸入量在暴露组之间是恒定的，无需进一步考虑。这种简化是有挑战性的，特别是在分析小型实验室啮齿类动物的刺激性气体的 $c \times t$ 关系时，已知这些动物会立即依赖性地降低其通气浓度，而人体可能会发生相反的变化。以往，Haber 法则用于浓度×时间推断，假设每个单位的损伤是不可逆的，在暴露期间没有发生修复，因此，每个单位的暴露是 100% 累积的。然而，对短期暴露的急性毒性反应通常不是这种情况。

ten Berge 等人使用一系列结构多样的化学物质，进一步完善和验证了 Haber 法则（1986, 1989）；Zwart 等人（1988, 1990）引入毒性负荷指数（n），结合暴露浓度（c）和暴露时间（t），得出以下等式：$c^n \times t = k$，其中 k 是常数。结合指数加权因子可以更好地数学描述碳和硫的相对贡献（Miller 等，2000）。为了实用，毒性负荷指数"n"是两者的组合。这种经验关系必须来源于实验值，因此受到可用实验数据的限制。这个方程可以用毒性（死亡率）和时间相关的双变量表面图来概括：$y = b_0 + b_1 \times \lg (c) + b_2 \times \lg (t)$，$n = b_1/b_2$。"$n$" 被认为是化学特异性和毒性终点特异性指数（ten Berge 等，1986 年）。一系列化学品的半数致死浓度数据表明，暴露浓度和暴露持续时间之间存在特定的化学关系，通常呈指数关系。

代表效应的因变量 "y" 通常是概率单位变换的，b_0、b_1 和 b_2 是经验导出的常数。这种方法的明显优势在于，整个经验数据矩阵可用于计算 LCt_{50} 及其任何分数。尽管如此，它并没有解决任何偏离 Haber 法则（要求 $n = 1$）主要是与浓度 C、吸入累积剂量相关因素还是真正的 t 依赖因素有关的问题。到目前为止，公布的有限数据可用于更好地理解与 LCt_{50} 和毒性负荷指数相关的给药通气相关变量。

Haber 规则的初步实验，验证涉及暴露于光气的实验动物的肺水肿终点和死亡率，该终点随后已针对氯和其他肺部刺激物进行了建模（ten Berge, 1986; Zwart 和 Woutersen, 1988）。类似地，对大鼠的实验研究表明，对于肺刺激性蒸气（Pauluhn, 2002, 2006a,b; Pauluhn 等，2007）和肺刺激性气溶胶（聚亚甲基二苯基-4,4'-二异氰酸酯，Pauluhn, 2002），致死和非致死终点均遵循 Haber 法则。这些发现似乎支持肺刺激物的概念，只要暴露时间足够长以中和最初观察到的通气中的短暂抑制（参见第 19 章和图 6.5），则遵循 $n = 1$ 的 $c^n \times t$ 范式，因为吸入性暴露浓度 $c_1 = c \times MV$，呼吸 MV 随时间是恒定的，并且初始损伤的关键部位与 c 无关。相比之下，除了上呼吸道的气道之外，更多的水溶性和/或反应性气道刺激物还具有至少两个必须考虑的额外的碳依赖性损伤部位，即支气管气道和肺泡。这伴随着对死亡率发生的额外的碳依赖性，如图 6.6 所示，这些发现需要一种改进的方法，该方法考虑了所选特定终点或 POD 的 $c \times t$ 相互关系，以及吸入剂量刺激相关变化的幅度，严格观察所选浓度是否高到足以依赖于 c 或 $c \times t$ 穿透远端气道。

6.4.1 Haber 法则、刺激和影响剂量测定的变量

由于感觉刺激引起的通气中的碳依赖性变化的关系，必须放在从实验数据中得到的各自的过氧化物酶的上下文中。如果通气量的最大减少量已经达到了感兴趣的碳范围以下，如氨（图 6.5），通气量对 Haber 法则的依赖偏差可能不会达到任何可感知的程度。然而，如果不满足这一先决条件，则需要考虑吸入物质吸收的测试物种特异性调节剂。这通常是中度到低度水溶性气体和蒸气，如 n-BIC 和光气（图 6.5）。对于氨，大鼠在 10min、30min、60min 和 240min 暴露时间下的 LC_{01} 分别为 19727mg/m³、11442mg/m³、8113mg/m³ 和 4080mg/m³。这些浓度高于 900mg/m³ 的 RD_{50}，无论大鼠暴露的是干燥气体还是溶解在含水气溶胶中的氨，差异都很小。总的趋势是，干燥空气中的氨是一种稍微更强的感官刺激物。因此，在所有致命的暴露水平下，都可能出现最大限度的通气抑制。因此，与 $n = 1$ 的偏差可能与时间相关的滞留减少以及具有不同敏感性的滞留部位的 c 依赖性变化有关，而不是与呼吸 MV 的变化有关。

将这一基本原理的逻辑应用于环境保护目标，可得出氨的 ERPG-2（空气中的最大浓度，低于该浓度时，据信几乎所有人都可以暴露长达 1 小时，而不会经历或出现不可逆或其他严重的健康影响或症状，从而损害其采取保护行动的能力）和 ERPG-3（空气中的最大浓度，低于该浓度时，据信几乎所有人都可以暴露长达 1 小时，而不会经历危及生命的健康影响）。ERPG-3 的推导如下：

$$ERPG\text{-}3 = PODA \times \frac{MV_A}{MV_H} \times \frac{r_A}{r_H} \times \frac{1}{AF} = 10067 \times \frac{0.8 \times 0.3}{0.25 \times 3} \times \frac{1}{3}\left(\frac{mg}{m^3}\right)$$

$$= \frac{3221}{3}\left(\frac{mg}{m^3}\right) \approx \frac{4500}{3}(\mu L/L) = 1500(\mu L/L)$$

其中，PODA 基于该大鼠吸入研究（1h $LC_{01}=10067mg/m^3$），MV_A/MV_H 是大鼠（A）和人（H）的每分钟通气量（基于千克体重）的比率，该比率根据预期发生的最大换气不足（A）和换气过度（H）进行调整。在大鼠中，通气的最大抑制是正常的 30%（图 6.5），而人体的最大抑制是正常的 300%（Silverman 等，1949）。在大鼠和人体中，后者分别定义为 0.8L/（kg·min）和 0.25L/（kg·min）（Bide 等，2000; Pauluhn 和 Thiel，2007）。据报道，稳定状态在 10～30min 内（500μL/L）出现在人体内，预计在大鼠体内也会出现类似的范围。因此，物种特异性保留差异（r_A/r_H）被抵消。1500μL/L 的主要气体滞留部位仍局限于上呼吸道。因此，对于后气道的任何突破和该位置存在的原有疾病，不需要调整因子。由于氨的浓度-死亡率曲线非常陡峭，并且据报道在人体内发生喉痉挛和声门水肿的范围为超过 1700ppm(1.7×10^{-3})（DFG，1986），上述效应阈值（4500/3μL/L = 1500μL/L）的房颤 = 3 被认为是可防御的 ERPG-3。这一估计阈值似乎与人类 2500～6500μL/L（暴露持续时间 30min）的报告致死范围不一致（DFG, 1986）。相应的 AEGL-3 当量为 1100μL/L（AEGL，2007）。这些相似之处证实了所采取方法的效果。

对呼吸道刺激物 n-BIC 和下呼吸道光气进行了类似的分析。虽然暴露于 n-BIC 的大鼠表现出类似于氨的稳定的呼吸下降平台，但光气仅引起短暂的反应（图 6.5）。每一个变化都会降低吸入剂量，对"n"产生影响。对于呼吸道刺激物 n-BIC，大鼠的 4 小时半数致死浓度（LC_{50}）与半数致死浓度（RD_{50}）之比为 60∶40 = 1.5。基于 n-BIC 的 MV 下降（图 6.2 和图 6.5），$LCnt_{50}$ 的"n"可能会受到通气中 c 依赖的影响变化。当通过呼吸分钟通气量 [$c' = c^n \times (1-fMVd)$] 的比例减少来调整实际测量的暴露浓度"c"时，FMVd 相对于正常基线的呼吸分钟通气量略有减少，实际吸入的 c' 的比例导致 n = 1.04，而不是 n = 0.73，如图 6.7 所示这一结果证实了"n"更多地代表了"吸入剂量"的校正因子，而不是任何化学特异性指数。

当在暴露于光气的大鼠中观察到呼吸发生短暂变化时，"n"似乎与总暴露持续时间无关，只要暴露时间足够长以补偿暴露开始时发生的短暂变化（图 6.5）。因此，使用高 c 和短 t 产品可能会低估肺毒性。在这种情况下，结果偏向于产生 n<1。同样，在更长的暴露时间内，呼吸模式变得正常，"n"接近 1。

这表明，在引发啮齿类动物特异性保护反射的暴露条件下，啮齿类动物接受的剂量可能比同等暴露的大型物种要低。影响"n"的另一个因素是，较高的浓度可能会更深地进入肺部。支气管气道和肺泡的 $c \times t$ 相关局部损伤通常导致双相死亡模式。与图 6.6 所示的存活时间模式相似，肺泡损伤反映在暴露浓度高于 117mg/m³ 时的早期死亡率，而在较低浓度时，毒性结果主要是气道损伤。这些例子表明，毒性负荷指数"n"取决于所选择的实验方案、吸入剂量的关键决定因素（通气量）受到影响的程度，以及所选择的实验窗是否随着滞留量的减少而从非稳定状态变为稳定状态。总之，这一分析支持了毒性负荷指数"n"取决于吸入物质的感觉刺激能力和相关的啮齿动物特有的通气抑制的假设。如果不加以考虑，在很短的暴露时间内，具有感觉刺激潜力的吸入物质的毒性会被低估。

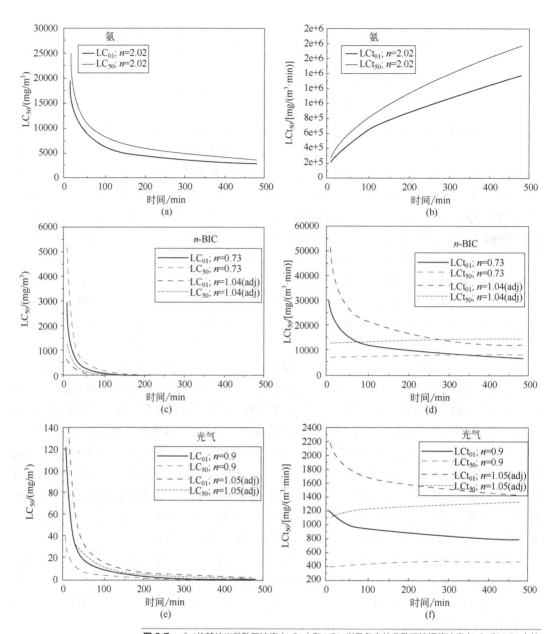

图6.7 $c^n \times t$ 依赖的半数致死浓度（LC$_{50}$）和 LCt$_{50}$ 以及各自的非致死性阈值浓度（LC$_{01}$ 和 LCt$_{01}$）的大鼠暴露于上呼吸道刺激性氨（气）（a 和 b），呼吸道刺激性 n-BIC（蒸气）（c 和 d）和下呼吸道刺激性光气（气）（e 和 f）

实际暴露浓度作为测量值进行分析或根据时间依赖性通气抑制进行调整；图 6.7 可与图 6.5 各分图对应分析

6.4.2　Haber 法则、暴露方案和物种差异

　　所示的例子表明，啮齿动物特有的因素可能影响吸入剂量测定，这只能通过使用较大的非啮齿动物物种来克服。这是吸入药物的常见做法，但化学物质除外。由于前面描述的啮齿动物特异性伤害感受反应，使用高 C 和短 t 暴露方案从小型实验室啮齿动物生物测定中推断 POD 越来越复杂。人们普遍认为，在意外化学物质释放条件下可能发生的人类暴露模式，至少可以

在使用较大动物物种的生物测定中部分模拟。然而，这通常需要单独设计的解决方案来解决测试物质和测试物种的具体特征。不同物种的比较有时很难进行，因为小型啮齿动物和大型实验动物（如狗或猴子）的暴露模式不一定相同。动物暴露装置必须合适，以防止技术人员被动暴露。较大的动物通常会识别暴露系统的任何物理弱点，并会利用它。这些因素要求构建紧密贴合的面罩和/或对较大的动物进行有效的约束，这可能会引起痛苦，改变呼吸行为，并使得对呼吸区内的大气进行所需的分析表征变得困难甚至不可能。进一步的问题是唾液会分泌到面罩（狗）的管道系统中，而管道系统的死腔与特定物种的潮气量有关。这些考虑表明，证据权重方法不一定要与用于评估吸入物质的 $c×t$ 依赖性的试验物种的权重一致，不与所选动物模型的稳健性一致。因此，在应用任何专业实验方法的数据之前，必须充分理解和实施每种进程的优缺点。

6.5 危险识别和风险评估的含义

分析表明，当采用足够长时间的最低刺激性浓度时，会产生最可靠的经验吸入数据。在这种情况下，降低吸入剂量的浓度依赖性生理变化很小，跨物种推断的不确定性最小。在刺激性暴露水平下，不能排除啮齿动物特有的二次变化对剂量测定和/或代谢的影响。这些变量为从小型啮齿动物到人体的毒性数据推断增加了复杂性。

在小鼠和大鼠中观察到的热不稳定性很少在人体中有任何必然结果，因为它们的体重热惯性明显较高。在专性鼻呼吸啮齿动物的伤害感受性反射系统保护下，呼吸道免受有害物质的吸入，不能直接转化为口呼吸的人类。加载的动力学也高度依赖于物种，考虑到大鼠呼吸约 100～150 次/min，而人体呼吸的频率明显较低。伤害感受性反射由传入神经元触发，然后传入神经元将神经冲动从感觉器官传递到中枢神经系统。虽然传入反射在更大的物种中也起作用，但对伤害感受的最终传出反应通常被翻译，并在表型上表现出不同的物种特异性。已经在人体中观察到感觉刺激现象（Shusterman 等，2006），但是它们似乎更多地局限于单纯的感觉和相关的心理和/或心理生理后遗症。反射性介导的通气中的明示保护性变化，通常与在啮齿动物中观察到的相反。

图 6.5 和图 6.7 中显示的实验数据支持这样的结论，即从急性、短时间高浓度暴露方案中推断数据是有偏差的，其结果低估了啮齿动物特定的低通气毒性。因此，基于急性长时间暴露和较低浓度的时间调整似乎比使用相反方法的方案更保守。同样，对于达到稳定状态的长期暴露，暴露时间本身相对于单位时间吸入和保留的部分剂量越来越不重要（图 6.1）。然而，尽管吸入剂量相同，当接近稳定状态时，滞留量也会减少。大多数监测方法，在没有其他支持数据来确定任何替代时间调整的合理性的情况下，建议当从较短的暴露持续时间外推至较长的暴露持续时间时，使用 $n=1$ 的毒性负荷指数，当从较长的暴露持续时间外推至较短的暴露持续时间时，使用 $n=3$（NRC，2001）。只要导致 $n=1$ 偏差的通风与滞留属性仍未被完全表征和理解，该分析就会受到挑战。

6.6 小结

迄今为止，Haber 法则和其他更广义的幂律模型在等暴露强度的不同 $c×t$ 条件下，对不同物种的反应性/水溶性和非反应性/低溶解性呼吸道或肺部刺激物的预测，都没有得到系统的评估。事实上，假设所有剂量相关变量在不同浓度和物种中保持不变，$c^n \times t = k$ 可以对给定终点产生固定水平效应。而对于呼吸道刺激物，必须通过在短暴露时间内过度增加实验浓度来解释通气中啮齿动物特有的抑制，以达到期望的等效效果。这就产生了越来越不同于 Haber 法则的实验条件。因此，现在似乎是时候重新考虑 Flury 早在一个世纪前就提出的在 $c \times t$ 分析中进行通气和剂量测定调整。

总之，扩大模型的范围，以考虑特定空气中有毒物质的物理化学、剂量测定和生物影响的全部可用信息，可能会产生更强有力的 Haber 法则的后继者，以解释实验吸入毒理学中的浓度-时间关系。因此，基于生理学的药代动力学模型，可能成为毒理学家更好地理解和执行跨物种时间调整的越来越重要的工具。

习　　题

1. 当 $n = 1$ 时，$c^n \times t =$ 常数，满足 Haber 法则。常数是什么意思？

（a）恒定终点

（b）恒定效应

（c）吸入剂量

答案：b

2. 方程 $c^n \times t =$ 常数的毒性负荷指数 "n" 被认为更好地匹配 $C^1 t =$ 常数关系。指数 "n" 的作用是什么？

（a）更好地拟合数据的数学修正系数

（b）一种特定物质的毒性效能因子

（c）刺激引起的通气变化的物质特异性潜在因素

答案：c

3. 在动物吸入生物测定中重现短暂的高水平刺激性物质意外暴露，以下哪种动物种类和暴露方式最合适？

（a）小鼠，暴露持续时间为 0.5h、1h 和 4h

（b）猴子，暴露时间为 1min、2min 和 5min

（c）大鼠，暴露时间为 4h

答案：c

4. 对于（Ⅰ）刺激性亲脂性蒸气或气体与（Ⅱ）高反应性非挥发性刺激性高可吸入性气溶胶的毒性负荷指数 "n"，最常见的结果是什么？

（a）Ⅰ和Ⅱ均为Ⅰ

（b）Ⅰ的 $n < 1$，Ⅱ的 $n = 1$

（c）Ⅰ、Ⅱ均不等于 1

答案：a

5. 等式 $c^n \times t =$ 常数中的毒性负荷指数 "n" 被定义为大鼠的致死率。

（a）相同的 "n" 可适用于任何物种的任何其他终点

（b）相同的"n"可以应用于任何其他终点，但不能跨物种外推

（c）"n"是终点特异性的，只有当主要作用模式相同且剂量测定没有明显差异时，才能在物种间外推

答案：c

参考文献

AEGL. 2007. Acute exposure guideline levels for selected airborne chemicals, Vol. 6, Ammonia. Prepared by the National Research Council of the National Academies. The National Academies Press, Washington, DC, pp. 58–114.

Bide, R.W., Armour, S.J., and Yee, E. 2000. Allometric respiration/body mass data for animals to be used for estimates of inhalation toxicity to young adult humans. *J. Appl. Toxicol.* 20: 273–290.

DFG. 1986. The MAK collection for occupational health and safety: MAK value documentation for ammonia updated 1973, 1986, 1993, 1996, 1999, and 2000. Available at: Wiley Online Library (http://onlinelibrary.wiley.com/book/10.1002/3527600418/topics). Accessed April 8, 2014.

Haber, F. 1924. Zur Geschichte des Gaskrieges (On the history of gas warfare). In: *Fünf Vorträge aus den Jahren 1920–1923* (*Five Lectures from the Years 1920–1923*), Springer, Berlin, pp. 76–92.

Flury, F. 1921. über Kampfgasvergiftungen. I: über Reizgase. *Z. Ges. Exp. Med.* 13: 1–15.

Gordon, C.J., Spencer, P.J., Hotchkiss J., Miller, D.B., Hinderliter, P.M., and Pauluhn, J. 2008. Thermoregulation and its influence on toxicity assessment. *Toxicology* 244: 87–97.

Miller, F.J., Schlosser, P.M., and Janszen, D.B. 2000. Haber's rule: A special case in a family of curves relating concentration and duration of exposure to a fixed level of response for a given endpoint. *Toxicology* 149: 21–34.

NRC (National Research Council). 2001. *Standing Operating Procedures for Developing Acute Exposure Guideline Levels for Hazardous Chemicals*. National Academy Press, Washington, DC.

Pauluhn, J. 2000a. Acute inhalation toxicity of polymeric diphenyl-methane-4,4'-diisocyanate (MDI) in rats: Time course of changes in bronchoalveolar lavage. *Arch. Toxicol.* 74: 257–269.

Pauluhn, J. 2000b. Short-term inhalation toxicity of polyisocyanates aerosols in rats: Comparative assessment of irritant-threshold concentrations by bronchoalveolar lavage. *Inhal. Toxicol.* 14: 287–301.

Pauluhn, J. 2006a. Acute nose-only exposure of rats to phosgene. Part I: Concentration × time dependence of LC_{50}s and non-lethal-threshold concentrations and analysis of breathing patterns. *Inhal. Toxicol.* 18: 423–435.

Pauluhn, J. 2006b. Acute nose-only exposure of rats to phosgene. Part II: Concentration × time dependence of changes in bronchoalveolar lavage during a follow-up period of 3 months. *Inhal. Toxicol.* 18: 595–607.

Pauluhn, J. 2011a. Poorly soluble particulates: Searching for a unifying denominator of nanoparticles and fine particles for DNEL estimation. *Toxicology* 279: 176–188.

Pauluhn, J., Carson, A., Costa, D.L., Gordon, T., Kodavanti, U., Last, J.A., Matthay, M. A., Pinkerton, K.E., and Sciuto, A.M. 2007. Workshop summary — Phosgene-induced pulmonary toxicity revisited: Appraisal of early and late markers of pulmonary injury from animals models with emphasis on human significance. *Inhal. Toxicol.* 19: 789–810.

Pauluhn, J., Eben, A., and Kimmerle, G. 1990. Functional, biochemical, and histopathological evidence of airway obstruction in rats following a four-hour acute inhalation exposure to n-butyl isocyanate. *Exp. Pathol.* 40: 197–203.

Shusterman, D., Matovinovic, E., and Salmon, A. 2006. Does Haber's law apply to human sensory irritation? *Inhal. Toxicol.* 18: 457–471.

Silverman, L., Whittenberger, J.L., and Muller, J. 1949. Physiological response of man to ammonia in low concentrations. *J. Ind. Hyg. Toxicol.* 31: 74–78.

ten Berge, W.F. and Zwart, A. 1989. More efficient use of animals in acute inhalation toxicity testing. *J. Hazard Mater.* 21: 65–71.

Witschi, H. 1999. Some notes on the history of Haber's rule. *Toxicol. Sci.* 50: 164–168.

Zwart, A., Arts, J.H.E., Klokman-Houweling, J.M., and Schoen, E.D. 1990. Determination of concentration-time-mortality relationships to replace LC50 values. *Inhal. Toxicol.* 2: 105–117.

Zwart, A. and Woutersen, R.A. 1988. Acute inhalation toxicity of chlorine in rats and mice: Time concentration mortality relationships and effects on respiration. *J. Hazard Mater.* 19: 195–208.

第7章
不当使用哈伯法则会导致预测模型错误地估计死亡率

Tom Ingersoll, Janet Moser, Douglas R. Sommerville, Harry Salem

7.1 引言

中毒受害者长期暴露于化学毒物的剂量受特定毒物、浓度、暴露途径（例如吸入、摄入和皮肤吸收）、暴露持续时间和受害者的生理状态的影响（Eaton 和 Gilbert, 2013）。生理状态可以包括许多因素，如年龄、性别、基因组成、健康和营养状况。生理属性中突出的是受害者的物种。对于一个物种内的吸入暴露，重要的预测变量是毒物的浓度和暴露持续时间（Haber, 1924; Prentiss, 1937）。吸入暴露蒸气/气体毒物有两种常用衡量的方法：浓度与时间的乘积和毒性负荷。

文献资料中最常用于估算吸入暴露的公式是浓度和时间的乘积。

$$k = c \times t \tag{7.1}$$

式中，k 是毒性负荷常数；c 是个体接触的化学物质的浓度；t 是暴露的持续时间。

式（7.1）称为 Haber 法则（Haber, 1924），常用于预测暴露后的死亡概率。Haber 法则发展于 20 世纪 20 年代初。然而，很快就确定 $c \times t$ 不足以解释毒性随暴露时间的变化。因此，毒性负荷在 20 世纪 80 年代被引入并随后迅速推广（ten Berge 等，1986）。毒性负荷的 ten Berge 模型由以下公式表示：

$$k = c^n \times t \tag{7.2}$$

式中，n 值是毒性负荷指数，是每个毒物的属性。毒性负荷指数决定了浓度与持续时间的相对权重。当 $n<1$ 时，暴露时间的增加对毒性负荷的影响大于浓度的增加。当 $n>1$ 时，浓度增加的影响大于暴露时间的增加。当 $n=1$ 时，出现了一种特殊情况，式（7.2）简化为其前身 Haber 法则的公式。n 的值可以使用最大似然估计从实验数据中确定（Sommerville, 2006）。

历史上大多数的动物模型毒性研究在暴露时间（通常为 10min 或更短）时使用可变浓度。当出现暴露偏离特定持续时间的特殊情况时，基于这些数据的预测模型将失去精度。必须进行不同暴露时间的研究，以估计毒性负荷指数，从而提高更一般情况下预测的可靠性。Mioduszewski 等人（2001）描述了一个执行良好的具有可变暴露持续时间的毒性负荷研究实例，提供了包括毒性负荷指数在内的参数估计的详细解释。Sommerville 等人（2006）提供了毒性负荷数学的一般描述。

ten Berge 和 Haber 方法的一个缺点是，它们假设暴露浓度随时间的变化不变，只有有毒气体或气溶胶充分混合并释放到密闭空间（如试验箱）时，才可能会发生这种情况。然而，当固定量的此类化学品被释放到户外时，随着化学品在越来越大的区域内扩散，暴露浓度会随着时间而下降。在这种情况下，某个短时间间隔内的浓度可近似为时间的函数，总毒性负荷成为所有时间间隔内毒性负荷的总和。任意短时间间隔的毒性负荷可由以下表达式（Sommerville 等，2006）表示：

$$k = \int_0^T c(t)^n \mathrm{d}t \tag{7.3}$$

其中毒性负荷在从 $t = 0$ 到 $t = T$ 的所有时间间隔内进行积分［其他项与式（7.1）中的相同］。当一定数量的气溶胶分散在空间上均匀的人群中时，每一个时间步长都会遇到更大的人群；同时，化学物质的浓度随着其体积的增加而降低。结果是暴露浓度随时间变化，人群中的暴露不平等。离释放地点最近的人比离释放地点较远的人受到更高的毒性负荷。那些距离释放点不远的个体可能暴露在致命浓度的毒物中，而在很远的地方，毒性负荷可能小到足以造成亚致死。

这种群体内的不平等暴露，影响了基于 Haber 和 ten-Berge 模型的死亡率估计的差异。当毒物的毒性负荷指数大于 1 时，距释放点较远的毒物浓度较低时，Haber 模型的致死率估计值往往大于 ten-Berge 模型。当使用 Haber 法则时，分散在大量人群中的小初始释放通常会导致高估，因为大多数已知的毒性负荷指数大于 1。然而，在特定情况下，当大量释放发生在集中人群中时，Haber 模型可能会低估，这取决于释放的毒性物质的初始数量、在人群中的扩散速度、毒性负荷指数、人群的空间分布和暴露持续时间。

毒性负荷和预期死亡人数（或一般伤亡人数）之间的关系，可以通过实验室动物实验来建立（Boyland 等，1946; Mioduszewski 等，2001）或源自人类意外暴露的历史数据（Nelson, 2006）。所需数据是死亡人数、存活率、化学物质浓度和暴露时间。然后使用二项式广义线性模型对死亡率进行建模，该模型具有概率单位连接函数和最大似然参数估计。这个模型的 ten Berge 公式是：

$$\mathrm{Probit}[Pr(m)] = \beta_0 + \beta_1 \times c^n \times t \tag{7.4}$$

式中，$Pr(m)$ 是死亡率的概率；β_0 和 β_1 是标量系数。

基于 Haber 法则的模型将指数 n 设置为 1。将该模型与数据进行拟合的一个重要结果是，截距值 β_0 可能被不切实际地估计为非零值。这可能会对低毒性负荷下的死亡率估计产生不利影响。线性模型，如基于 Haber 法则的模型，可能比更灵活的曲率模型（如 ten Berge 公式）更容易错误地估计截距值。

在典型实践中，考虑到传统的剂量反应方法，自变量 C 和 t 在拟合模型前通常进行对数变换：

$$\text{Probit}[Pr(m)] = \beta_0 + n \times \lg(c) + \lg(t) \tag{7.5}$$

然而，值得注意的是，这种转换改变了截距 β_0 的值，并混淆了系数 β_0 和 β_1 的估值，以便反转换为式（7.4）。截距 β_0 的正确估值很重要，因为它测量背景死亡率，其中毒物浓度是亚致死的。因此，由式（7.4）给出的未转换公式可能更适合于致死率的预测。非固定时间间隔吸入毒性研究非常罕见，文献中没有很好地建立标准公式。

阿卡克的信息标准（AIC；Akaike，1973）是一种比较和选择模型的客观方法，计算 AIC 分数比较模型的相对可能性，同时也惩罚模型的复杂性。AIC 用来选择模型，为结果提供最佳拟合和解释，而不增加过多的模型项。与更传统的假设检验不同，如似然比检验或方差分析，当没有嵌套时，AIC 可以用来在模型之间进行选择（Burnham 和 Anderson，2002）。当分析目标是估计参数，如毒性负荷指数，而不是建立零假设的置信水平时，AIC 可能比假设检验更合适。因此，AIC 是一个在 Haber 法则和 ten Berge 毒性负荷模型之间可以选择的合适工具。

当毒性负荷指数不等于 1 时，当毒性负荷根据 Haber 法则建模时，死亡人数被错误地估计，因为时间与浓度的权重不合实际。对于许多毒性负荷指数大于 1 的化学品，Haber 模型可能会高估低浓度或长持续时间下的死亡率，而低估高浓度或短持续时间的死亡率（Sommerville 等，2006）。对于毒性负荷指数已知小于 1 的少数化学品，这种关系应该会逆转。在所有情况下，当模型截距值非零或偏离背景死亡率时，低毒性负荷下的死亡率可能会被错误地估计。

氯提供了一个例子，说明意外释放的伤亡预测不同于曾经观察到的情况。尽管公认 Haber 法则不适用于氯，但目前流行的大气迁移和扩散模型中使用的许多毒性估算都是基于 Haber 法则。利用毒性负荷模型，得出了一个新的人体氯吸入致死率的估计，并通过一系列传输和扩散模拟试验评估了新估值的影响（Sommerville 等，2010）。使用新的估值，预测的顺风危险距离与历史值一致。

7.2　方法

我们使用了 Mioduszewski 等人（2001）发表的数据估计毒性负荷的致死率。在这项研究中，大鼠被用作动物模型，用于确定暴露于化学战剂沙林后对毒性负荷反应的死亡率。数据描述了在 $2.1 \sim 54.4 \text{mg/m}^3$ 的暴露浓度和 $5 \sim 360 \text{min}$ 的暴露持续时间下的大鼠死亡率。时间和浓度是成比例的，因此在较低浓度时持续时间较长。这项研究使用了 10 只大鼠，34 种不同的浓度/时间水平，总共 340 只大鼠。

使用最大似然法来选择毒性负荷模型的指数，该模型对 Mioduszewski 等人（2001）给出的数据具有最高的模型似然性。假设大鼠死亡率是一个二项分布的反应，我们计算了一系列毒性负荷指数值下每个观察结果的二项概率，死亡或存活。可能性被计算为研究中所有大鼠的这些概率的乘积。给出最高可能性的毒性负荷指数值是其最大似然估计。

然后，将两个模型拟合到大鼠数据：一个 Haber 模型的指数（n）为 1，一个毒性负荷模型的指数通过最大似然估计。利用 AIC 比较了两种模型的信息含量。从这些模型中提取参数值，以估计与毒性负荷相关的死亡率概率，并用于模拟人群的致死率估计。

首先，模拟了一个空间均匀分布的老鼠种群，在 200m 的圆内，每平方米 10 只老鼠。在时间=0 时，模拟了 3g 沙林在圆中心的释放。使用一个简单的均匀径向扩散模型，沙林形成固定高度和浓度混合均匀的圆柱体。圆柱体的直径随着时间的推移而增加，因此每米浓度随着圆柱体体积的增加而减少，并且暴露于毒物的增加的大鼠的数量随着时间的推移而增加（图 7.1）。使用了 20 个间隔，每个间隔 1min，每分钟扩散 1m。（请注意，这并不意味着代表真实的扩散率，而是提供了最简单的扩散模型，因为扩散不是我们感兴趣的参数。）计算了毒性负荷和 Haber 模型预测的总致死率，并将其绘制为时间序列进行比较。

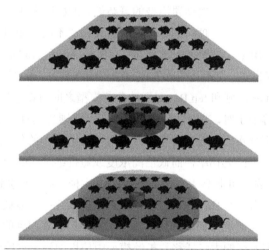

图 7.1 空间均匀总体上径向扩散的示意图
随着每个时间步长，更多的新个体被添加到暴露的群体中（阴影区域）

其次，模拟了 3g 沙林沿 10m 宽的隧道在空间上均匀分布的每平方米 10 只大鼠群体中的释放，以 1m/min 的均匀扩散速率，沿单一线性轴以混合均匀的浓度分散，持续 20min。这种情况允许暴露区域在每个时间步长增加相同数量的新暴露大鼠（图 7.2），随着受影响区域的增加，浓度以恒定的速率下降。

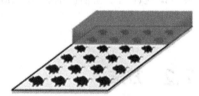

之后，在 10min 的时间内，将相同隧道人群中沙林的初始释放量增加到 5g，计算两种模型预测的致死率。

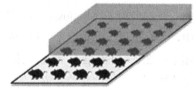

最后，模拟了 1～6g 的初始释放量和 1～20min 的暴露时间。计算了 Haber 模型和毒性负荷模型在这些范围内预测之间的差异，并将差异绘制为时间序列。

对于每一种情况，计算了两个时空矩阵，代表了每一个模拟人群中大鼠的沙林暴露。一个矩阵使用毒性负荷指数 1（Haber 法则），一个矩阵使用毒性负荷指数 1.6（毒性负荷模型）。矩阵值是距释放点的每个距离和每个时间点的累积剂量之和。为了简单起见，假设大鼠体内没有清除任何化学物质。

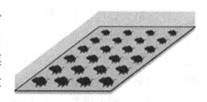

图 7.2 空间均匀总体上线性扩散的示意图
随着每个时间步长，相同数量的新个体被添加到暴露群体（阴影区域）

使用二项广义毒性负荷线性模型和 Haber 公式来预测其各自暴露矩阵的致死率。然后比较了两种模型的致死率预测，假设 AIC 选择的模型提供了最真实的预测。

7.3 结果

最大似然估计表明，毒性负荷指数（n）为 1.6，符合观测数据的最高可能性。指数（n）为 1.6 的 ten Berge 模型与指数（n）为 1 的 Haber 模型相比，其 AIC 值如表 7.1 所示，这表明 Haber 模型与 ten Berge 模型相比实际上是信息不详细。从模型中提取的致死概率图显示了 ten Berge 模型和 Haber 模型的非零截距值（图 7.3）。因此，两个模型都不切实际地预测了一些死亡，即使毒性负荷为零，导致在毒性负荷非常低的情况下死亡率被高估。这是将模型拟合到所有数据的结果，而不是局部拟合到截距的极值。更灵活的 ten Berge 模型产生的截距接近于零，因此低剂量致死率的高估程度将小于 Haber 模型。

表 7.1　AIC 比较模型表

模型	模型指数	D.F.	似然对数值	AIC	ΔAIC	w_i
毒性负荷	$K \sim c^{1.6} \times t$	2	−200.54	405.1	0	1
Haber	$K \sim c \times t$	2	−232.2527	468.5	63.4	1.7×10^{-14}

注：模型重量（w_i）为 1.7×10^{-14} 表明，与毒性负荷模型（$w_i = 1$）相比，Haber 模型提供的信息非常少。

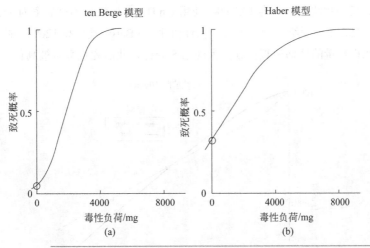

图 7.3　大鼠暴露沙林的毒性负荷模型（a）和 Haber 模型（b）的比较估计
来自 Mioduszewski 等人（2001）的数据。毒性载荷为零的 y 截距（圆）处的非零致死率对于两种模型都是不现实的，尽管在更灵活的毒性载荷模型中更接近于零

对一圈大鼠的径向扩散进行模拟，使用 Haber 模型的预测存活率为 18.63%，使用 ten Berge 模型的预测存活率为 69.90%［图 7.4（a）］。在这种情况下，Haber 模型给出的死亡率估计值比 ten Berge 模型高 270%。随着时间的推移，Haber 模型在大约第 3 分钟之前对死亡率略有低估，此后死亡率被高估。

模拟大鼠在矩形区域的线性扩散，使用 Haber 模型的预测存活率为 10.56%，使用 ten Berge 模型的预测存活率为 44.12%［图 7.4（b）］。在这种情况下，Haber 模型给出的死亡率估计值比 ten Berge 模型高 160%。随着时间的推移，Haber 模型再次低估了死亡数量，直到大约第 3 分钟，此后死亡数量被高估。

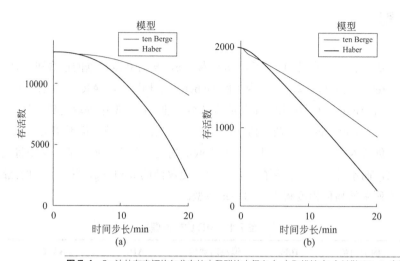

图7.4 3g 沙林在空间均匀分布的大鼠群体中径向（a）和线性（b）扩散 20min 存活暴露时间序列的预测模拟
径向扩散与线性扩散的不同之处在于，随着受影响区域半径的增加，每个时间步长都会遇到更大的种群增长

将沙林的初始释放量增加到 5g，将总时间减少到 10min，模拟了大鼠在矩形区域的线性扩散，使用 Haber 模型预测存活率为 19.74%，使用 ten Berge 模型预测存活率为 36.11%（图 7.5）。在这种情况下，Haber 模型给出的总死亡率估计值比 ten Berge 模型高 126%。随着时间的推移，Haber 模型对死亡数量的低估一直持续到大约第 5 分钟，此后死亡数量被高估。

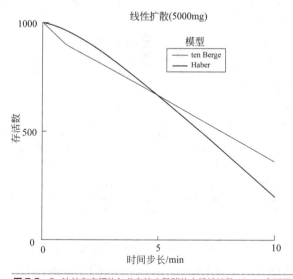

图7.5 5g 沙林在空间均匀分布的大鼠群体中线性扩散 10min 存活暴露时间序列的预测模拟
高初始浓度说明了浓度和时间之间的相互作用，这种相互作用影响了致死率错误估计的方向，无论是低还是高

当释放的时间和数量变化时，在大多数情况下，Haber 模型的致死率估计值高于 ten Berge 模型（图 7.6）。例外情况是当毒物浓度高而暴露时间短时。在这些特殊情况下，Haber 模型给出的致死率估计值低于 ten Berge 模型。

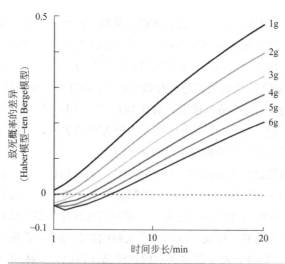

图 7.6 使用不同的初始释放量（1～6g）时，Haber 和毒性负荷模型预测之间的差异
低于零（虚线）的数值表明在高浓度和短持续时间下，Haber 模型低估了潜在致死率，高于零的值表示高估

7.4 讨论

吸入毒理学研究经常受到该学科开创性文献中传统方法的束缚。这些方法是谨慎的、成熟的，并且受到可用数据范围狭窄的限制。这些方法通常依赖于动物模型，这些模型基于在恒定毒物浓度下的固定且短暂的暴露持续时间。随着更多可变暴露持续时间的数据变得可用，Haber 法则显然只适用于特殊情况，其通过 ten Berge 毒性负荷模型扩展为更一般的情况增加了现实性。然而，在模拟场景中，对 Haber 法则伤亡估计的依赖仍然存在。

依赖于 Haber 法则的传统方法，假设在所有暴露浓度水平下，包括可能预计为亚致死的低浓度，概率单位转换的致死概率呈线性响应。虽然低浓度下线性非阈值效应的假设基于简单的理论，并且便于建模，但它可能并不总是基于仔细地观察或实验数据（Calabrese, 2013）。某些非线性效应必然发生在最低浓度是亚致死浓度。线性模型通过将致死截距（图 7.3 中描述为 y 轴截距）设置在高于或低于零的值。高于零的截距值意味着，一些最低剂量是致命的。低于零的截距值意味着，在没有使用毒物的情况下，小剂量会提高背景水平以上的存活率。因为毒性负荷模型相对于浓度是指数的，而不是线性的，所以它具有比 Haber 模型更接近低浓度下非线性亚毒性的灵活性。

使用从实验数据中开发的参数来构建模拟情景的预测机制模型，发现 Haber 模型和 ten Berge 模型在预测死亡数量方面存在重要差异，这些差异可以解释将 Haber 模型应用于有毒物质意外释放到开放空间的数据时出现的伤亡高估。当毒物在空间均匀群体中自由扩散时，该群体中的大多数在暴露低浓度后将接受相对较低的剂量。这有利于 Haber 模型对致死率的高估（图 7.6）。然而，当高浓度的有毒物质释放到有限的空间时，Haber 模型可能会低估伤亡人数。

和所有模型一样，毒性负荷模型和 Haber 模型都不是绝对正确的。当暴露为零时，这两个模型都显示出与可信的致死值不切实际的差异（图 7.3）。然而，当剂量反应偏离线性趋势时，毒性负荷模型比 Haber 模型更接近于零的合理低剂量值。此外，当毒物在露天释放时，预计最大似然拟合的毒性负荷模型在暴露范围内将给出比 Haber 模型更准确的预测，这将适用于沙林和许多其他毒物，其中毒性负荷指数通过实验确定不等于 1。AIC 模型的选择表明，在对 Mioduszewski 等人（2001）的大鼠数据进行参数估计时，毒性负荷模型比 Haber 模型更受青睐。AIC 模型权重（w_i）为 1（毒性负荷模型）对 1.7×10^{-14}（Haber 模型）表明，与毒性负荷模型（表 7.1）相比，Haber 模型实际上没有可比性。这些 AIC 值表明，毒性负荷模型的更大复杂性是合理的，因为应用于实验数据的模型可能性增加了。

错误的伤亡估计可能会产生深远的影响。例如，为了评估化学威胁和缓解对策的需要（即医疗对策、净化、检测和保护能力），许多组织都参与了预测化学泄漏和化学攻击对公共健康的影响。预测取决于准确的毒性数据和通常用于预测高毒性化学品（如化学战剂、杀虫剂、有毒工业化学品和有毒工业材料）释放造成的伤亡人数的扩散模型。普遍的假设是化学物质遵循 Haber 法则。然而，如上所述，对于许多关注的化学品（例如，沙林和氰化氢），Haber 法则不适用，伤亡人数被高估。过高估计伤亡人数可能会导致不准确的威胁评估，进而导致制定和部署不适当的缓解对策。

已经证明，使用 Haber 法则来预测死亡人数，可能会导致对许多有毒化合物释放造成的伤亡人数的错误估计。通过采用毒性负荷模型，可以大大提高对暴露人群中伤亡人数的准确预测，该模型考虑了浓度依赖机制，并采用指数来增加浓度的重要性，因为浓度成为剂量的控制因素。

习　题

1. 定义 Haber 法则和毒性负荷模型，并写出它们的数学表达式。

答：Haber 法则规定，毒物浓度与时间的乘积为常数：$k = c \times t$。

毒性负荷模型规定，毒性负荷指数与时间的乘积为常数：$k = c^n \times t$。

2. Haber 法则和毒性负荷模型，哪个模型是正确的？

答：这两个模型都不正确，但毒性负荷模型在大多数情况下提供了更好的致死率近似值。

3. 毒性负荷模型的截距值是什么意思？

答：截距是暴露剂量、浓度或持续时间为零时的致死率。

4. 当一种毒物的浓度和它的毒性负荷指数很高时，Haber 法则会高估短期暴露的伤亡人数吗？

答：不，在这种情况下，伤亡人数往往被低估。

致　谢

感谢埃奇伍德化学生物中心公共事务办公室的 Steven Skurski 提供了图 7.1 和图 7.2。

参考文献

Akaike, H. 1973. Information theory as an extension of the maximum likelihood principal. *In Second International Symposium on Information Theory*, eds. B. N. Petrov and F. Caski, pp. 267-281. Budapest, Hungary: Akademiai Kiado.

Boyland, E., McDonald, F. F., and Rumens, M. J. 1946. The variation in toxicity of phosgene for small animals with the duration of exposure. *British Journal of Pharmacology* 1: 81-89.

Burnham, K. P., and Anderson, D. R. 2002. *Model Selection and Multimodel Inference: A Practical Information Theoretic Approach*. New York: Springer.

Calabrese, E. J. 2013. How the US National Academy of Sciences misled the world community on cancer risk assessment: new findings challenge historical foundations of the linear dose response. *Arch Toxicol* 87: 2063-2081.

Eaton, D. L., and Gilbert, S. G. 2013. Chapter 2: Principles of toxicology. In *Casarett & Doull's Toxicology: The Basic Science of Poisons*, 8th edn., ed. C. D. Klaassen, pp. 13-48. New York: McGraw-Hill Education.

Haber, F. R. 1924. *Zur Geschichie des gaskrieges, in Funf Vortage aus Jahren 1920-1923*. Berlin, Germany: Springer.

Mioduszewski, R. J., Manthel, J. H., Way, R. A., et al. 2001. ECBC low level operational toxicology program: Phase 1-Inhalation toxicity of sarin vapor in rats as a function of exposure concentration and duration. Technical Report 183. Aberdeen Proving Ground, MD: Edgewood Chemical Biological Center.

Nelson, G. 2006. Effects of carbon monoxide in man: Exposure fatality studies. In *Carbon Monoxide and Human Lethality: Fire and Non-Fire Studies*, ed. M. M. Hinschler, pp. 3-62. New York: Taylor & Francis.

Prentiss, A. M. 1937. *Chemicals in War*. New York: McGraw Hill.

Sommerville, D. R., Bray, J. J., Reutter-Christy, S. A., Jablonski, R. E., and Shelly, E. E. 2010. Review and assessment of chlorine mammalian lethality data and the development of a human estimate. *Military Operations Research* 15: 59-86.

Sommerville, D. R., Park, K. H., Kierzewski, M. O., Dunkel, M. D., Hutton, M. I., and Pinto, N. A. 2006. Toxic load modeling. In *Inhalation Toxicology*, eds. H. Salem and S. A. Katz, pp. 137-158. New York: CRC Press.

ten Berge, W. F., Zwart, A. and Appelman. L. M. 1986. Concentration-time mortality response relationship of irritant and systemically acting vapours and gases. *Journal of Hazardous Materials* 13: 301-309.

第8章
基于生理学的吸入动力学建模

Harvey J. Clewell III, Jeffry D. Schroeter, Melvin E. Andersen

8.1 引言

药代动力学定量研究体内控制化学物质吸收、分布、代谢和排泄时间进程的各种因素。药代动力学（PK）模型提供了一组方程式，可模拟化学物质及其代谢产物随时间在人体不同组织中的时程。毒理学 PK 建模源于需要将活性化合物在其目标部位的实际浓度，与给予动物或人体等研究对象的化学剂量相关联起来。当然，毒理学的一个基本原则是找到原因，即化合物的有益和不良反应都与到达目标组织的活性化学物质的浓度有关，而不是与化学物质在吸收部位的数量有关。组织剂量与给药剂量之间的关系可能很复杂，尤其是在高剂量毒性测试研究中，需要每天重复多次给药，或者当新陈代谢或进入途径中的毒性物质改变了各种暴露途径的吸收过程。所有 PK 模型本质上是一种工具，用于在广泛的暴露情况下评估目标组织的化学剂量。

在基于生理学的药代动力学（PBPK）建模中，区室相当于离散的组织或对测试化学物质具有适当的体积、血流量和代谢途径的组织分组（Bischoff 和 Brown, 1966）。这些 PBPK 模型包括每个区室中与代谢和溶解度相关的生化和物理化学常数。给药途径包括在它们与生理学固有的关系中。构成 PBPK 模型的基础方程式对受试对象输入剂量物的时列进行解释，并允许在特定的暴露情况下通过多种途径输入。描述模型中每个区室的质量平衡微分方程（MB-DE），在数学上代表生物过程。该方程组通过数值积分求解，以模拟化学物质及其代谢物在组织中的时程浓度。

一些 PBPK 模型阐明了循环化合物与特定受体的相互作用或化学物质与组织成分的共价相互作用。对这些与细胞成分可逆和不可逆的分子相互作用进行建模是第一步，旨在开发基于生理学的药代动力学/药效学（PBPK/PD）模型，以研究化学物质对生物过程的影响。关于 PBPK 建模有许多评论（Himmelstein 和 Lutz, 1979; Gerlowski 和 Jain, 1983; Leung, 1991），包括对已出版的 PBPK 模型的全面评论（Reddy 等, 2005）。

8.2 吸入 PBPK 模型的发展史

PBPK 模型最初被吸入麻醉师用来研究或了解他们非常感兴趣的通气速率、血流速率和组织溶解度对挥发性麻醉药在中枢神经系统的吸收和分布作用。在 20 世纪 20 年代，Haggard（1924a,b）定量描述了在最初的几次呼吸中生理因素对于将乙醚吸收到体内的重要性。要完成此分析，需要为吸入的乙醚与血液中的乙醚浓度之间建立方程。由于无法获取处理随时间变化方程的工具，因此，数学分析仅限于静脉浓度较小时的最初几次呼吸。Henderson 和 Haggard（1943）在控制暴露、吸收和生理作用的背景下，对吸入化合物的毒理学进行了首次详细讨论。这是职业和环境毒理学中对 PBPK 建模策略的首次阐述。

Kety（1951）、Mapleson（1963）和 Riggs（1963）提供了更多完整的 PBPK 吸入模型。在这些模型中，根据血液灌注率将身体组织合在一起，从而得到称为高灌注或低灌注的组织组。Mapleson（1963）使用模拟计算机求解了这组方程，为各种组织中的完整时间过程提供了解决方案。Fiserova-Bergerova 及其同事（1975, 1979, 1980）扩展了这些用于吸入气体和蒸气的模拟计算机 PBPK 模型，将其重点放在职业环境中的化合物上，并描述了这些化合物在肝脏中的代谢。包括代谢在内的扩展对于毒理学的后续工作尤为重要，因为职业毒理学中大多数感兴趣的化合物都被代谢，并且代谢物通常涉及毒性反应。

在 20 世纪 30 年代，Teorell（1937a,b）提出了一组方程式，用于人体吸收、分布和清除药物。这些论文被认为是提供药物分布的第一个生理模型。但是，当时尚不能使用计算方法来求解方程组，仅在简化的模型中才能获得化合物在体内分布的精确数学解，在简化模型中，身体被缩小为与特定生理实体不直接对应的少量区域。在接下来的三十年中，PK 建模专注于更简单的区室描述，而不是发展与生物系统本身结构和内容更一致的模型。在 20 世纪 60 年代和 70 年代初期，出现了两个面临挑战的领域，这是对区室 PK 模型的挑战：①清除途径的饱和；②血液流速而不是器官的代谢能力限制了清除率的可能性。

在一系列创新性研究中，将区室模型引入到毒理学和风险评估，旨在研究高剂量时代谢和排泄的去除途径饱和的 PK 情况（Gehring 等，1976, 1977, 1978）。这些方法已应用于一系列具有毒理学和重要商业意义的化合物，包括除草剂（Sauerhoff 等，1976, 1977），溶剂（McKenna 等，1982），塑料单体（McKenna 等，1978a,b）和碳氢化合物（Young 等，1979; Ramsey 等，1980）。工程界迅速发展的数字计算技术带来了一种完整的 PBPK 方法，用来研究决定化学处置的因素。

精通化学工程和计算方法的科学家，开发了用于化疗的化合物 PBPK 模型，即用于癌症治疗的化学药品（Bischoff 和 Brown, 1966）。这些化合物中有许多是高毒性的，并且对快速生长的细胞（癌细胞）的毒性比对正常组织的毒性稍大。氨甲蝶呤（Bischoff 等，1971）的初步成功使得 PBPK 模型应用于其他化合物，包括 5-尿嘧啶（Collins 等，1982）和顺铂（Farris 等，1988）。这些开创性的贡献表明，生理学和相关代谢途径的描述可以容易地纳入用于化学处置的 PBPK 模型，并为在毒理学和化学风险评估中更广泛地使用 PBPK 模型铺平了道路。这些模型利用了大型计算机上不断增长的可用的数字计算能力来解决 MB-DE 集。

Ramsey 和 Andersen（1984）应用 PBPK 建模方法描述了在大鼠和人类中，一定浓度范围和几种给药途径下苯乙烯的处理。使用工程模型常用的放大方法（Dedrick, 1973），苯乙烯的种间 PBPK 模型（图 8.1）能够预测大鼠口服和静脉给药以及受试吸入暴露人类志愿者中的血液和呼出气体时程曲线。

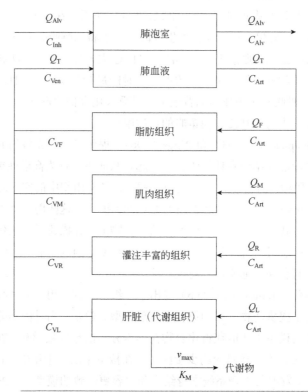

图 8.1 基于药代动力学的生理学的苯乙烯模型图

在本说明中，根据组织的体积、血液流量（Q）和化学物质的分配系数来定义组织组。蒸气的吸收量取决于肺泡通气量（Q_{Alv}）、心排血量（Q_T）、血液：空气分配系数（P_B）以及肺动脉和肺静脉血液之间的浓度梯度（C_{Art} 和 C_{Ven}）。虚线反映了一个事实，即肺泡室由稳态方程描述，假设与通气和灌注相比，肺泡空气和肺血液之间的扩散要快。用最大速度（v_{max}）和亲和力（K_M）限定的饱和代谢途径描述了肝脏中的新陈代谢。数学描述假定动脉血液和肺泡空气之间以及每个组织与从该组织排出的静脉血液之间保持平衡

这种支持外推到未测试（有时甚至无法测试）条件的能力，是风险评估的重要组成部分，并使这些 PBPK 模型成为各种人体健康风险评估中有吸引力的工具（Clewell 和 Andersen, 1985; National Research Council, 1987）。在苯乙烯 PBPK 模型中，肝脏被分开作为一个单独的隔室（而不是嵌入中央隔室），肝脏中的代谢是饱和的（例如，遵循 Michaelis-Menten 动力学），并且组织中苯乙烯清除直接基于血流和组织的代谢特征。

PBPK 方法提供的可行性包括：①从生理、生化和解剖学信息中创建模型，与收集详细的浓度-时间曲线完全分开；②通过比较 PK 结果与模型预测，来评估控制各种化合物处置生物学过程的机制；③将化学物质作为生物过程的探针，以获取有关化学特征控制体内各种传输途径方式的信息；④将模型运用到风险评估中以制定暴露标准；⑤将建模数据库的标注作为特定化合物毒性和动力学信息的资料库。

生物结构化 PBPK 模型的出现，对确定 PK 行为和评估组织剂量的实验产生了重大影响。在 PBPK 描述中，时程行为不是生物体的固有特性，只能通过直接实验才能获得。相反，它是一种复合行为，受到基本的生理和生化过程支配。更重要的是，这些基本过程可以在较简单的系统中研究，在实验中获得必要的 PBPK 模型参数，从而与收集时程浓度曲线分开。基于这些参数和适当的模型结构，可以通过使用 PBPK 模型进行计算机模拟来预测组织的时程行为，并将其与数据进行比较以测试模型性能（图 8.2）。

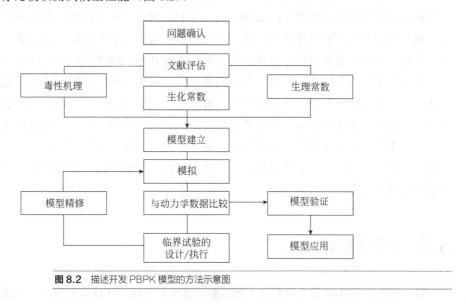

图 8.2 描述开发 PBPK 模型的方法示意图

8.3 挥发性化合物的 PBPK 建模

挥发性化学物质为检查这种 PBPK 建模方法提供了良好的测试平台。挥发物在体内的处理与呼吸速率、组织体积、组织血液流速、组织分配系数以及化学物质特定组织中代谢的动力学常数有关。Krishnan 和 Andersen（2001）讨论了在开发适当和有用的 PBPK 模型中生理因素的重要性。生理参数可以在由 Brown 等编辑（1997）的生物医学文献中找到。可以通过在小瓶中将组织匀浆与含有测试化学物质的气氛平衡来测量分配系数（Sato 和 Nakajima, 1979a; Gargas 等，1989）。代谢常数（饱和的酶动力学常数，一级或二级反应）可以在体外用组织匀浆、微粒体制剂、肝切片等测定，方法是在这些制剂中添加反应物以促进代谢反应（Sato 和 Nakajima, 1979b; Hilderbrand 等，1981; Kedderis 等，1993）。评估体内代谢参数的另一种方法依赖于密闭室吸入技术。在这里，将少量活体动物放在密闭的小室中，以测量各种小室浓度下化学物质的损失率（Hefner 等，1975; Filser 和 Bolt, 1979; Gargas 等，1986）。这些体外和体内实验可以提供为化学源建立 PBPK 模型所需的所有参数，并且根据这些辅助研究的结果，预测时程行为。开发预测性 PBPK 模型的其他方法如使用结构-活性关系（SAR）估算化合物种类的模型参数（Poulin 和 Krishnan, 1996, 1999; Parham 等，1997; Parham 和 Portier, 1998）。

已知多种低分子量的挥发性化合物可引起小鼠肺部肿瘤，并引起对鼻组织的损害，特别是对嗅觉上皮的损害。最初 PBPK 模型可用于 DCM，甚至是更广泛的苯乙烯及其代谢物模型

（Csanady 等，1994），这是另一种引起小鼠肺部肿瘤和啮齿类动物鼻腔组织毒性的化合物，但尚未开发出研究直接从气道到上皮组织的蒸气吸收模型。可溶性亲水性化合物的气道平衡限制了化学物质向更深的肺部和全身血液中的吸收，针对这种现象已经开发了与组织平衡的 PBPK 模型（Johanson, 1991; Kumagai 和 Matsunaga, 1995）。

近年来针对肺气道/组织界面更全面的 PBPK 模型，被用来评估苯乙烯对小鼠肺部肿瘤以及小鼠和大鼠鼻腔组织毒性的风险（Sarangapani 等，2002）。另一种包括气道平衡和肺上皮组织的局部代谢苯乙烯模型（Csanady 等，2003），利用了先前在鼻气道气流建模和气管支气管区域平衡过程方面的工作成果，来关联毒性反应与组织中苯乙烯代谢剂量。广泛的研究表明毒性反应是由于组织暴露于上皮组织中细胞色素 P450 家族酶复合物对苯乙烯的氧化作用，而产生的特定环氧化物代谢产物。在开发和应用这些更新的苯乙烯模型时，通过对呼吸道的描述，对于苯乙烯和其他挥发性化合物（如氯仿）的肺、肝和肾吸入毒性的剂量-反应关系的差异变得清晰。对于具有较高系统清除率的相对可溶化合物，由于气道组织与吸入的气体和蒸气直接平衡，因此肺的暴露浓度低于肝脏和肾脏的浓度。肝脏和肾脏仅与血液中的化学物质保持平衡。这项研究还表明，仅通过动脉血输送至肺组织的化合物引起的肺中新陈代谢的早期模型是不真实的。

8.4 CFD 建模

吸入刺激性气体通常会在人体最初接触的部位引起反应。具有高溶解性或反应性的气体在吸入时首先被吸收到上呼吸道，使鼻道成为目标靶组织。实验动物和人体的鼻腔通道具有复杂的气道形状和鼻甲结构，提高了吸入颗粒和气体的剂量测定难度。对鼻子模型中吸气气流的研究表明，鼻腔病变的分布部分归因于主气流的位置（Morgan 等，1991）。影响气相沉积的其他因素包括区域剂量、组织敏感性、鼻内层吸收特性以及吸入气体的物理化学特性。可以利用上呼吸道的计算流体动力学（CFD）模型，研究鼻腔几何形状和化学特性（如空气和组织相的扩散性，溶解度和反应性）对鼻腔摄取模式的影响。

CFD 建模涉及流体流动和嵌入材料的数值分析。对于吸入毒理学应用，我们关注吸入蒸气在空气中的传输和沉积。CFD 使用数值方法求解 Navier-Stokes 方程，这是一组描述流体运动的非线性偏微分方程。CFD 建模涉及四个主要步骤：模型开发、网格生成、求解过程以及结果的后处理。呼吸几何形状已经从 MRI 或 CT 扫描的连续横截面中得出，并且由呼吸空间的解剖学精确 3D 表示组成。问题表述通常涉及大量节点，导致大问题需要数小时计算时间，因此 CFD 解决方案通常使用第三方商业软件（例如 Fluent, ANSYS Inc.）执行。计算能力和图像分析工具的最新进展使 CFD 模型得以快速发展，包括动物或人体呼吸道的各个部分，以及通过这些区域的气流和物质输送的解决方案。

Kimbell 等人开发了第一个用于吸入毒理学分析的 CFD 模型（1993），具有 F344 大鼠的前身区域。该模型的目的是模拟吸入的可溶性、反应性气体（例如甲醛）的吸收模式，并将高吸收区域与相应的病灶分布进行比较。随后将该模型扩展到包括嗅觉区域在内的整个 F344 大鼠鼻道（Kimbell 等，1997a）。该模型能够表征整个大鼠鼻道中的区域气流，以及筛骨区域中存在的复杂流型。大鼠鼻子中甲醛吸收的模拟结果也支持以下假设：甲醛诱导的鳞状转移瘤的分布与高吸收的位置相关（Kimbell 等，1997b）。CFD 大鼠鼻腔模型随后被用于预测吸入臭氧（Cohen Hubal 等，1996）和硫化氢（Moulin 等，2002）的组织剂量，这两种气体在啮齿动物鼻腔中会引起其他作用。为 Sprague Dawley 大鼠的鼻道生成了 CFD 模型，以研究嗅觉区域中的气味吸收（Yang 等，2007），还研究了 Sprague Dawley 大鼠上下呼吸道反应气体的剂量学（Corley 等，2012）。

还开发了用于猴和人鼻道的 CFD 模型。猴子模型是根据右鼻道组织标本连续切片的气道轮廓构建的，并用于预测吸入的气流和气体吸收模式（Kepler 等，1998）。最初人类鼻腔建模工作集中于表征根据 MRI 或 CT 数据开发的鼻腔模型中的气流模式（Keyhani 等，1995；Subramaniam 等，1998）。按照现在的标准，这些模型的成像分辨率和数值网格相当粗糙。然而，网格生成软件和成像分析工具的进展促进了猴子和人体鼻腔建模工作的迅速发展。现在，人体鼻子的 3D 重建是从高分辨率的 CT 数据中开发出来的，该数据允许快速重建高保真、解剖学上准确的模型，可用于模拟蒸气吸收和颗粒沉积（例如 Wang 等，2009）。Corley 等（2012）开发了一个小恒河猴的 CFD 模型，该模型基于上呼吸道的 CT 成像和肺气道的硅胶铸模的 MR 成像。

实验室动物和人的鼻 CFD 模型可用于比较区域鼻气流、吸入气体的摄入量和颗粒沉积位置的估值，以进行种间推断风险估算。解剖学上的精确表示可以对区域剂量进行特定位置的预测，从而可以阐明物种间的剂量-反应行为的不同。在 Kimbell 等人的工作中（2001a,b），大鼠、猴子和人的鼻 CFD 模型用于比较物种之间局部的甲醛通量预测。将控制鼻气道壁上甲醛吸收的边界条件校准为测量大鼠的鼻吸收量，然后在所有物种中使用相同的传质系数。考虑到所有物种的高预测鼻吸收（在大鼠、猴子和人体中分别为 90%、67% 和 76%），在壁质通量模式中观察到了较大的前后梯度。局部位点特异性质的 CFD 甲醛通量预测，用于计算鼻道特定区域的平均通量，以供随后在甲醛致癌模型中使用。

早期的 CFD 建模工作着重于发展鼻腔几何形状、吸入气流模式的研究以及高活性气体（例如甲醛）的吸收，而最近的研究则集中在将化学特异性参数纳入控制气体吸收的边界条件中。在空间中吸入化学物质的行为取决于空气流型和化学物质气相扩散性，因此对于所有气体而言都非常相似。但是，吸收气体在组织中的处理可能会根据溶解度、组织相扩散率和代谢率而有很大差异。鼻黏膜中的清除过程会影响气体的鼻阻力和从空间的吸收速率，因此必须加以考虑，以研究这些参数对鼻吸收的影响。

Cohen Hubal 等（1996 年）在大鼠鼻腔的 CFD 模型中加入了虚拟的鼻腔内层，用来研究对臭氧的吸收。根据反应扩散方程对吸入臭氧处理的组织进行建模，臭氧的吸收和组织运输取决于其溶解度、扩散性和代表臭氧反应性的一级清除率。由于反应扩散方程中所有项的线性关系，可以获得针对组织处理和来自呼吸区域的臭氧通量的分析解决方案。后来，Schroeter 等人使用了这种方法（2006a）研究大鼠鼻道中硫化氢（H_2S）气体的吸收。鼻吸收 H_2S 表现为一个饱和行为，在较高的暴露浓度下具有较低的吸收比例。为了复制这种行为，控制 H_2S 组织处置的反应扩散方程中同时包含了一级和饱和清除率关系，并对其进行了数值求解以计算来自空间的通量。一阶条件和 Michaelis-Menten 参数已根据大鼠的鼻吸收数据进行了校准。对一阶条件和最大代谢率进行不对称缩放，用于人鼻 CFD 模型中，可以预测人吸入 H_2S 的鼻吸收（Schroeter

等，2006b）。将来自于大鼠和人嗅觉 CFD 模型的嗅觉区域通量结果，用于估算人类可接受的 H_2S 暴露极限。由于丙烯醛饱和的鼻吸收，因此使用相似的程序来预测吸入的丙烯醛在大鼠和人鼻中的吸收量（Schroeter 等，2008）。8.8 节中详细介绍了用于丙烯醛的定量风险评估方法。

8.5 CFD-PBPK 混合模型

高保真 CFD 建模方法的优势在于，它们能够以精准的呼吸系统解剖学来计算气流模式对特定部位吸收和壁质通量的影响。但是，呼吸道的 CFD 模型依赖于高分辨率的成像数据，可能难以构建并且计算量大。CFD-PBPK 混合模型的目标，是在 PBPK 蒸气吸收模型中利用可以从 CFD 模型得出有关气流分配和气相传质系数的信息，仍然是呼吸系统解剖学的代表，但更灵活并且适用于计算组织浓度以用于风险评估。

鼻腔中蒸气吸收的 CFD-PBPK 模型是基于 Morris 等人的开创性工作（1993），他开发了用于非反应性蒸气的鼻吸收的 PBPK 模型。在这项工作中，将大鼠的鼻腔分为三个隔间：一个隔间代表接受 88% 吸入气流的腹侧，背内侧气流的两个隔间（分别为呼吸和嗅上皮的一个区域）接受剩下的 12% 的空气流量。每个组织隔室用多层堆叠方式进行黏液、上皮和黏膜下层的建模。根据适当蒸气扩散性、新陈代谢和血液灌注，对上皮区室中的蒸气运输和清除进行建模。根据分配系数（黏液/空气）或（血液/空气），假定黏液层中的蒸气浓度与空气浓度平衡。使用了类似的模型结构（Plowchalk 等，1997; Bogdanffy 等，1999）来描述乙酸乙烯酯在大鼠鼻腔中的吸收和代谢。

吸入蒸气在黏液和空气之间平衡的假设不一定对所有气体都是有效的，因为它没有考虑到分子在空气相和组织相中传输的抗力影响。为了克服这一限制，将空气/黏液界面上的蒸气浓度与渗透系数结合，该渗透系数结合了空气和黏液中的传质系数（Bush 等，1998）。黏液相传质系数作为黏液相扩散率的函数来计算。气相传质系数是根据大鼠鼻腔模型中的 CFD 模拟计算得出的。在 CFD 模型中，对所有鼻气道壁设定"$C=0$"边界条件，这意味着对黏液或组织中的质量传输没有抗力。因此，鼻吸收仅受气体的空气阻力限制，该阻力是流速、气道几何形状和空气扩散系数的函数。通过计算鼻腔不同区域的摄入量，可以计算出大鼠鼻 PBPK 模型中每个隔室的气相传质系数。使用这种模型结构，可以很好地预测丙酮、丙烯酸和异戊醇的鼻摄入量，并与实验测量值几乎相当（Bush 等，1998）。

Frederick 等人（1998）基于每种物种的鼻部解剖结构，在 CFD-PBPK 模型中设计隔室结构，并将这种方法扩展到了大鼠和人体。吸入的空气经过位于鼻前庭的鳞状上皮，分成背侧和腹侧流，然后再次进入鼻咽。在大鼠模型中，腹侧气流通过两个腹侧呼吸室，背侧气流通过一个背侧呼吸室，然后是两个嗅觉室。人体模型是相似的，包含两个腹侧呼吸腔室和一个背侧嗅觉腔室，因为人体嗅觉上皮的表面积比大鼠小得多。根据大鼠和人鼻 CFD 模型计算的气流分配（Kimbell 等，1997; Subramaniam 等，1998）确定每个隔室的吸入气量比例。该 CFD-PBPK 混合模型用于比较不同物种吸入丙烯酸的组织浓度。研究发现，人类嗅觉区域暴露的丙烯酸组织浓度比大鼠低一半以下。该模型结构的变化也用于估算乙醛（Teeguarden 等，2008）和二乙酰（Morris 和 Hubbs, 2009）的鼻吸收。CFD-PBPK 模型能够估算鼻腔不同区域（例如，嗅觉上皮）中的目标组织浓度，以用于定量风险评估计算。

8.6　风险评估中的应用

过去 10～15 年 PBPK 模型快速扩展的主要原因在于，其对剂量效果关系评估和化学风险评估推断技术的重要贡献。PBPK 模型在风险评估中首次应用于 DCM（二氯甲烷）。首先开发了用于 DCM 的 PBPK 模型，以探索多种方式的组织剂量（称为剂量度量）与致癌性之间的因果关系（Andersen 等，1987）。PBPK 模型包含通过肝脏和肾脏中氧化和谷胱甘肽（GSH）结合组织清除率，说明由吸入或饮水进行给药，也可以模拟小鼠和人体的预期组织剂量指标。使用这种 PBPK 模型，针对小鼠和人体在肝脏和肺部的不同暴露条件，可能计算出预期由氧化和共轭途径代谢产物导致的组织暴露。

对于 DCM，选择用于分析肿瘤反应的剂量指标，是组织暴露于反应性中间体的累积强度，即单位体积的组织每次通过特定途径代谢的速率。DCM 的致癌反应与 GSH 途径代谢密切相关，而与氧化途径代谢无关。DCM 的工作是基于组织剂量指标将 PBPK 模型首次用于低剂量和种间拓展。该推断使用了人体特定的参数，用于组织体积、呼吸速率以及模型结构中参与氧化和结合的酶的分布。风险推断认为小鼠和人体组织对反应性 GSH 途径中间体的等效组织暴露具有同等的反应。此 PBPK 模型已被加拿大卫生部（加拿大卫生部，1993）和美国职业安全与卫生管理局（OSHA）（OSHA, 1997）引用并用于风险评估。用于 DCM 的风险评估活动为在风险评估中应用 PBPK 模型建立了一种模式，这一模式至今仍在沿用。此外，PBPK 模型激发了各种研究，以完善 PBPK 模型的变异性和不确定性分析（Clewell 等，2008），并进行有针对性的研究，以确认毒性与 GSH 途径代谢产物的关联。基于靶向机理研究优化的 DCM PBPK 模型结构，在建立 DCM 致癌作用的 GSH 途径作用方式方面是特别有用的，也增加了对该 PBPK 模型在风险评估中的应用信心。

自1987年首次提出将 PBPK 模型用于 DCM 风险评估的建议以来，与风险建模相关的 PBPK 建模领域一直在稳步扩大。近年来，越来越多的人将这些 PBPK 剂量测定模型用于各种风险评估应用，并对其评估标准进行了描述（Clewell 等，2008; McLanahan 等，2012）。美国 EPA 的参考浓度（RfC）文档明确包括了在评估 RfC 时常规应用种间差异的剂量学方法（US EPA, 1994）。美国 EPA 的综合风险信息系统 IRIS 中，包含的 RfC 文件中的氯乙烯（VC）文件，专门有描述并使用 PBPK 模型进行标准设定和剂量途径推断（US EPA, 2000a）。应用 PBPK 模型进行丙烯酸的风险评估（Andersen 等，2000），该模型与先前定义的鼻气流计算流体动力学（CFD）相联系（Frederick 等，1998），最终计算得出 RfC。有害空气污染物（HAPS）测试规则（Federal Register, 1996）提供某些经口毒性测试的替代方法，从而提高了测试的效率/功效，而不要求进行新的吸入研究，对于那些经过验证的 PBPK 模型可以进行剂量途径推导。

8.7　PBPK 建模示例：氯乙烯

氯乙烯的风险评估为 PBPK 模型在风险评估中的应用提供了很好的示例。在这种情况下，PBPK 模型最初是为氯乙烯的癌症风险评估而开发的（Clewell 等，2001），但实际上被美国环保署应用于癌症和非癌症的评估（US EPA, 2000a）。VC（氯乙烯）是一种气体，主要用作塑料和树脂生产中的化学前体。它是一种跨物种致癌物，可通过吸入和口腔接触的方式在许多物种的不同组织中产生肿瘤。特别是关于小鼠、大鼠和人体的大量研究中，发现暴露于 VC 与罕见的肿瘤、肝血管肉瘤有关联性。VC 致癌作用方式似乎是相对简单的，通过反应性代谢物形成 DNA 加合物从而导致突变、转录错误和肿瘤形成。

VC 的主要代谢途径是通过复杂的氧化酶（MFO）系统（现在称为细胞色素 P450 或 CYP）的作用形成氯乙烯氧化物（CEO）。VC 的代谢具有剂量依赖性，是一个可饱和的过程。CEO 是一种高反应性、短寿命的环氧化物，可迅速重排形成反应性的 α-卤代羰基化合物氯乙醛（CAA）。该转化也可以由环氧化物水解酶催化。这两种代谢物的主要排毒方式是与谷胱甘肽结合。CAA 与 VC 的细胞毒性有关，CEO 与致癌性有关。

VC 的致癌性与反应性代谢中间体的产生有关。反应性代谢物最合适的药代动力学剂量标准，是所产生的代谢物总量除以产生该代谢物的组织体积（Andersen 等，1987）。对于 VC，血管肉瘤的合理剂量标准应为代谢物形成的总量除以肝脏体积（RISK）。

VC 的 PBPK 模型如图 8.3 所示。对于像 VC 这样的难溶、挥发性化学物质，PBPK 模型仅需要四个组织隔间：一个多灌注的组织隔间，其中包括肝脏以外的所有器官；一个缓慢灌注的组织隔间，其中包括所有肌肉和皮肤组织；一个包括所有脂肪组织的脂肪腔室；一个发生新陈代谢的肝脏腔室。所有新陈代谢发生于肝脏中，这对于 VC 整体动力学是好的假设，但如果要认真尝试进行除肝脏以外组织的 VC 风险，则必须对其进行包括靶组织特异性代谢评估的修正（Andersen 等，1987）。该模型还假设流动受限的动力学或静脉平衡，也就是说，VC 在血液和组织之间的传输速度足够快，足以在其通过血液中的组织传输的时间内达到稳态。

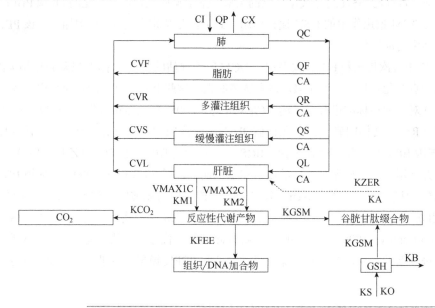

图 8.3 氯乙烯癌症风险评估中使用的 PBPK 模型图示

CA—动脉血浓度；QP—肺泡通气；CI—吸入浓度；CX—呼出浓度；QC—心排血量；QF，CVF—血流流向脂肪、流出脂肪的静脉浓度；QR，CVR—血流到静脉富集的组织（大多数器官）的量及静脉浓度；QS，CVS—缓慢灌注的组织（例如肌肉）的血流和静脉浓度；QL，CVL—血流流向肝脏、离开肝脏的静脉浓度；VMAX1C，KM1—对高亲和力氧化途径酶（CYP 2E1）的容量和亲和力；VMAX2C，KM2—对较低亲和力氧化途径酶的容量和亲和力（例如 CYP 2C11/6）；KZER—从饮用水中摄取 VC 的零级速率常数；KA—从玉米油中摄取 VC 的速率常数；KCO₂—VC 代谢为 CO₂ 的一级速率常数；KGSM—VC 代谢物与 GSH 反应的一级速率常数；KFEE—VC 代谢物与其他细胞物质（包括 DNA）反应的一级速率常数；KB—GSH 正常转化的一阶速率常数；KO—最大量 GSH 的零级速率常数；KS—参数控制的 GSH 消耗恢复率

VC 的代谢通过两种饱和途径进行建模，一种是高亲和力、低容量（参数 VMAX1C 和 KM1），另一种是低亲和力、高容量（参数 VMAX2C 和 KM2）。随后的代谢基于先前描述的 VC 代谢方案：反应性代谢产物（无论是 CEO、CAA 还是其他中间体）可能随后进一步代谢，导致产生 CO_2，与 GSH 反应或与其他细胞物质（包括 DNA）发生反应。由于已证明暴露于 VC 会耗尽 GSH 的循环水平，因此模型中还包括了简单的 GSH 动力学描述。

Clewell 等人的文章中（2001）有该模型的参数记录。生理参数是美国 EPA 参考值（US EPA, 1988），人体的肺泡通气量（QP）除外，该值根据美国 EPA 的标准通气量（每天 $20m^3$）计算得出，假定 33%的肺部死体积（US EPA, 1988）。人的心排血量（QC）选择使用 Astrand 和 Rodahl（1970）的数据值，以对应于与标准 US EPA 通气量相同的工作量。为了对人体受试者进行闭室建模研究，更典型的心排血量（QC）静息值为 15，肺泡换气（QP）的静息值为 18。在某些情况下，还需要在封闭腔室研究中略微改变动物的肺泡通气量和心排血量，以获得可接受的实验模拟。Fisher-344（F344）大鼠的分配系数取自 Gargas 等（1989），Sprague Dawley 大鼠则取自 Barton 等（1995）。Sprague Dawley 值也用于 Wistar 大鼠的建模。其他物种的血液/空气分配系数是从 Gargas 等人获得的（1989），相应的组织/血液分配系数，通过将 Sprague Dawley 大鼠的组织/空气分配系数除以适当的血液/空气值来估算。

根据对大鼠中 CYP2E1 底物之间竞争性相互作用的研究，将大鼠、小鼠和仓鼠中 2E1 途径（KM1）的亲和力设置为 0.1（Barton 等，1995）。在大鼠总代谢、谷胱甘肽耗损和代谢率数据的迭代拟合过程中，设置了在小鼠和大鼠中用于非 2E1 途径（KM2）的亲和力，如下文所述。小鼠、大鼠和仓鼠中两个氧化途径（VMAX1C 和 VMAX2C）的容量参数，是通过将模型拟合到每种感兴趣的物种和品系的密闭室暴露数据来估算的（Bolt 等，1977; Gargas 等，1990; Barton 等，1995），将所有其他模型参数保持固定，并要求将一对 VMAX1C 和 VMAX2C 值用于给定性别/品系/种类的所有数据。

对大鼠体内反应性代谢产物随后的代谢和谷胱甘肽亚模型的初始估计值，来自偏二氯乙烯的模型（D'Souza 和 Andersen, 1988）。然后，使用迭代拟合过程对这些参数估计值以及 VMAX2C 和 KM2 的估计值，对 Sprague Dawley 大鼠的 VC 情况进行完善，还包括 Sprague Dawley 和 Wistar 大鼠的密闭室数据（Bolt 等，1977; Barton 等，1995）以及有关谷胱甘肽耗损的数据（Jedrychowski 等，1985）、总代谢（Gehring 等，1978）和二氧化碳消除（Watanabe 和 Gehring, 1976）。反应性代谢物/为大鼠获得的谷胱甘肽亚模型参数用于具有适当类推关系的其他物种（例如，对于一级速率常数，体重为–1/4）。

人体中 P450 代谢途径的参数化按如下进行：没有证据表明在人体内高容量、低亲和力的氯乙烯 P450 代谢，基于另一种化学物质 TCE（三氯乙烯）的职业动力学研究结果得出；因此，人体中的 VMAX2C 设置为零。可以估算出 VMAX1C 与 KM1 之比，通过将模型与来自两个人体受试者封闭室研究的数据拟合（Buchter 等，1978），采用一种完全类似于动物封闭室分析的方法。

图 8.4（a）显示了将数据拟合到受试者 A 的结果，并将使用受试者 A 的估计值进行的模型预测与图 8.4（b）中受试者 B 的数据进行了比较。可以通过比较图中两个模型运行来评估 VMAX1C/KM1 的估算精度。对于 KM1=1.0 和 KM1=0.1，可以看出两个对象之间 VMAX1C/KM1 的比率有所不同。人体 CYP2E1 活性的广泛差异，是评估诸如 VC 等材料的人体癌症风险评估中平均人群风险和个人风险之间潜在差异的重要考虑因素，VC 的致癌性取决于代谢活化。

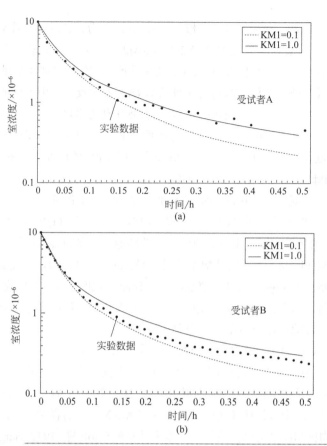

图8.4 人体受试者 A（a）和 B（b）在密闭的可循环室中进行 VC 暴露，室浓度的模型预测和实验数据
数据源自 Buchter 等的研究（1978）

要获得人体中 VMAX1C 和 KM1 的单独估计值，将需要更高的暴露浓度，使其更接近代谢饱和。幸运的是，啮齿动物和人体之间 CYP2E1 的跨物种换算似乎非常严格地遵循了代谢的异体测量预期。也就是说，新陈代谢的能力大约根据体重提高到 3/4（Andersen 等，1987）。可以从有关非人灵长类动物中 VC 代谢的数据中，获得将这一原理应用于 VC 的支持（Buchter 等，1980）。根据有关猕猴 VC 剂量依赖性代谢消除 VC 的数据，最大代谢能力估算为 50μmol/(h·kg)。对于 1kg 动物，VMAX1C（模型中使用的按比例换算的常数）约为 4mg/h，该值与根据封闭室暴露数据估算出的啮齿动物值在相同范围内。一项体外研究也证实了 VMAX1C 在人和大鼠中的相似性，该研究发现人微粒体的活性为大鼠的 84%。根据这些比较，将人体 VMAX1C 设置为灵长类动物的值，使用该 VMAX1C 的值和由封闭室分析得到的 VMAX1C/KM1 之比，计算 KM1。所得人体模型再现恒定浓度吸入暴露数据的能力（Buchter 等，1978）如图 8.5 所示。通过对 KM1=1.0 和 KM1=0.1 的模型预测的比较，可以看出在恒定浓度的吸入暴露中，化学源浓度的再现对于挥发性化合物的 PBPK 模型中的代谢参数的准确性，不是一个特别有用的测试。根据蒙特卡洛分析的结果，模型与数据之间的差异或一致性主要是由个体的生理描述细节，例如脂肪含量、通气率、血液/空气分配等）引起的，而不是新陈代谢的速度。

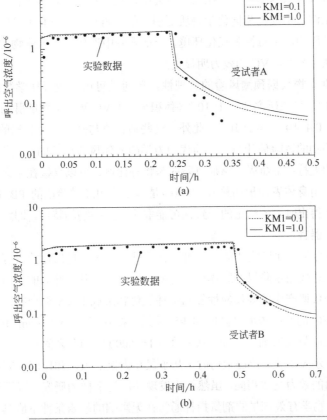

图 8.5 在人体受试者吸入恒定浓度（体积分数）为 2.5×10^{-6}VC 的过程中和之后，呼出空气浓度的模型预测和实验数据
数据源自 Buchter 等的研究（1978）

该模型用于计算动物生物检测以及人体吸入暴露的血管肉瘤（RISK）的药代动力学剂量度量。然后使用这些 RISK 剂量指标（以每升肝脏每天代谢的毫克数计，假设肝脏的密度为 1kg/L），来估计对一生暴露于 1×10^{-6}VC 的 95% 置信上限（UCL）的人体风险（来自每组动物生物测定数据）。根据 RISK 剂量指标，得出的终生暴露于 1×10^{-6}VC 的人体风险估计范围为 1.52×10^{-3} 至 15.7×10^{-3}。由于人体中新陈代谢发生饱和远在 1×10^{-6} 的浓度以上，因此可以通过线性假设来充分评估低于 1×10^{-6} 的风险估计值（例如，一生中人类暴露于 1×10^{-9}VC 的风险估计值范围约为 1.52×10^{-6} 至 15.7×10^{-6}）。应该注意的是，尽管动物研究既包括吸入也包括口服，但每种情况下的风险预测都是针对人体吸入。

基于雄性和雌性动物风险估计之间一致性的差异，在某些研究中，雌性风险高于雄性风险，而在某些研究中较低，但通常在 2～3 倍范围内。基于对小鼠的吸入研究（1×10^{-6} 浓度的风险估计值为 0.5×10^{-3}～4.3×10^{-3}）的风险估计与基于大鼠吸入风险评估研究相吻合（1×10^{-6} 浓度的风险估计值为 1.46×10^{-3}～5.94×10^{-3}），证明了药代动力学整合物种间剂量-反应信息的能力。

从饮食中摄入 VC（1×10^{-6} 浓度的风险估计值为 0.94×10^{-3} 至 3.13×10^{-3}）的估计风险也与从吸入生物测定法获得的风险高度吻合，表明基于药代动力学剂量指标的路径间药效对应性良好。但是，基于口服植物油中 VC 的估算值（1×10^{-6} 浓度的风险估计值为 6.58×10^{-3}～16.3×10^{-3}）

大约六倍高于饮食或吸入暴露。过去在氯仿研究中已经注意到，在玉米油中使用该化学物质，会产生比在悬浮水溶液中使用相同化学物质更明显的肝毒性作用（Bull 等，1986）。大量持续植物油给药会在肝脏中产生毒性和氧化环境，会增强肝中遗传毒性致癌物的作用。与通过饮食相比，用油管饲法给药时，VC 的效力明显更高。

为了评估根据动物数据预测风险的合理性，还通过可用的流行病学数据进行了风险计算（Clewell 等，2001）。三项研究估计 $1×10^{-6}$（体积分数）VC 暴露所致的肝癌终生风险范围仅超过约一个数量级：$0.4×10^{-3}～4.2×10^{-3}$。此外，这些估计值与基于动物数据的估计值非常吻合。基于药代动力学动物的风险估计与基于药代动力学的人体风险估计的一致性，为研究中使用的假设提供了有力的支持：生命周期癌症风险的跨物种比例，可以直接在生命周期平均日剂量的基础上进行（不应用身体表面积调整），当风险是基于使用经过验证的 PBPK 模型计算生物学上适当的剂量指标得出时。该结论的一致性可能取决于致癌物的特性，即跨物种的致癌物具有跨物种的共同目标器官。

VC 的药代动力学癌症风险评估，证明了有效目标组织剂量指标的所有属性。首先，度量标准的形式（每日总代谢量除以肝脏体积）与所关注终点（肝肿瘤）的作用方式相一致，这涉及由氯乙烯的新陈代谢产生的高反应性氯乙烯环氧化物形成 DNA 加合物。其次，尽管肝脏肿瘤的剂量反应与 VC 的暴露浓度呈高度非线性关系，在几百 ppm（$1ppm=10^{-6}$）保持稳定，但肝脏肿瘤的剂量反应与代谢剂量指标的关系在（$1～6000$）$×10^{-6}$ 之间是基本线性的。最后，当以代谢剂量指标表示 VC 肝脏致癌效力时，从小鼠和大鼠的吸入和口服研究以及从人体职业性吸入暴露中计算出的效力基本相同。虽然很少发现在广泛多样的研究情况下存在这种一致性情况，但足以代表生物学有效剂量的剂量指标通常在无影响的暴露条件下应具有较低的值，而在有毒的暴露条件下应具有较高的值，不论暴露情况、路径或种类有何差异。

8.8　CFD 建模示例：丙烯醛

吸入丙烯醛的定量风险评估提供了一个很好的例子，可以使用 CFD 模型估算吸入刺激性气体的暴露极限。丙烯醛是一种可溶性和反应性醛，主要用于合成其他化学物质，也可由有机材料燃烧形成。人体接触丙烯醛的主要途径是吸入香烟烟雾、汽车尾气或类似于木材烟雾（例如森林大火）等。丙烯醛蒸气具有辛辣刺激性气味，气味阈值约为 $0.25×10^{-6}$（ATSDR，2007）。室内空气中的暴露浓度通常低于 12ppb（$12×10^{-9}$），但在吸烟者或其他燃烧源附近可能会更高。

丙烯醛是一种强力的呼吸道刺激物，会在接触部位引起细胞毒性。吸入的丙烯醛已被证明能消耗大鼠鼻内的谷胱甘肽（Lam 等，1985），刺激大鼠呼吸道中的细胞增殖（Roemer 等，1993），并在啮齿动物中引起鼻部病理（Feron 等，1978; Cassee 等，1996; Dorman 等，2008）。丙烯醛诱导的鼻效应包括嗅觉神经元丢失以及呼吸道上皮的炎症、增生和鳞状化生。US EPA 利用啮齿动物的鼻部损伤来建立吸入的丙烯醛的 RfC（US EPA，1994）。美国环保署对丙烯醛的吸入风险评估，目前基于啮齿动物鼻腔通道中关键作用的种间推断，但依赖于物种之间摄取和剂量的默认假设。

在麻醉的大鼠分离的上呼吸道中测量丙烯醛的鼻吸收，发现其与流速和浓度有关（Morris，

1996; Struve 等，2008）。随着暴露浓度的增加，鼻吸收减少，这可能是由于饱和的代谢或反应过程。在大鼠的上呼吸道中，摄入量范围从在 9.1×10^{-6} 暴露浓度和 300mL/min 流速下的低至28%，到在 0.6×10^{-6} 暴露浓度和 100mL/min 流速下的98%。（Morris, 1996; Struve 等，2008）。Struve 等（2008）还测量了预先暴露于丙烯醛的大鼠的丙烯醛鼻摄入量，并报道了与预先暴露于空气中的对照动物相比，其鼻摄入量增加了约13%～38%。

  大鼠和人鼻通道的解剖学精确的 CFD 模型被开发，并用于模拟稳态吸气气流和丙烯醛摄入量，以比较物种间的剂量测定（图 8.6）（Schroeter 等，2008）。鼻黏膜的两层上皮结构应用于丙烯醛扩散、分配、一阶清除率项和饱和清除率项以及血液灌注对鼻吸收的影响（图 8.7）。鼻黏膜中丙烯醛饱和成分的清除，对于复制实验研究中观察到的摄入行为是必需的。丙烯醛的理化特性来自文献，清除率项［包括一阶项（k_f）和米氏参数（v_{max}, K_m）］已根据大鼠的鼻吸收数据进行了校准。人的鼻腔通道中假定具有相似的清除特性，并且根据物种代谢率差异相应地调整了动力学参数。将基于鼻腔黏液覆盖的上皮表面积的比例因子应用于一阶清除率项 $k_f V_t$（V_t 为非鳞状组织体积）和最大代谢率 v_{max}。米氏参数 K_m 被假定为物种不变。

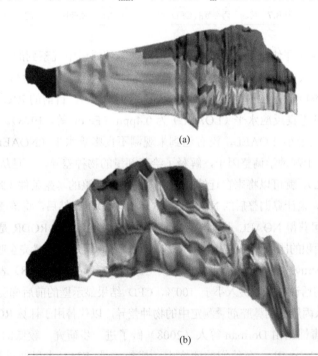

（a）

（b）

图 8.6 用于丙烯醛鼻腔剂量计算的大鼠（a）和人（b）鼻通道的 CFD 模型
鼻表面分为鳞状（黑色）、嗅觉区（深灰色）和呼吸道/过渡性（浅灰色）上皮

  在（0.1～10）$\times 10^{-6}$ 的暴露浓度下进行了丙烯醛摄入模拟。啮齿动物的鼻吸收预测值与实验数据吻合良好，可以准确地获取流速和浓度对吸收效率的影响。通过对每种物种的两倍分钟体积估值进行 CFD 模拟（在大鼠中为 434mL/min，在人体中为 13.8L/min），评估了丙烯醛鼻吸收的种间差异。人体 CFD 模型中的预测摄入量也显示出饱和摄入行为，并且摄入值始终低于大鼠鼻的摄入值。对模型参数的敏感性分析表明，摄入预测对最大代谢率、空气/组织分配系数和鼻部组织深度最敏感。

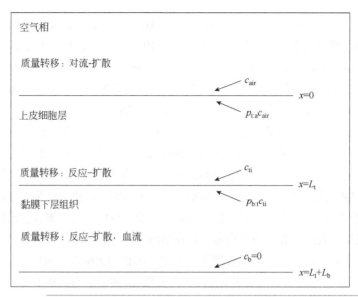

图 8.7 鼻吸入丙烯醛的 CFD 模型上皮层中控制传质药代动力学的边界条件

吸入丙烯醛的风险评估，是依据其对在啮齿动物鼻腔通道中观察到的影响来推断的。当前的吸入 RfC，定义为人体连续吸入暴露的估值 [很可能没有考虑人体生命周期明显的不良反应风险（US EPA，1994）]，为 $2×10^{-5}$mg/m³ 或约 9ppt（$9×10^{-12}$）。目前的 RfC 是基于大鼠的鼻腔病理，观察到的最低不良反应水平（LOAEL）为 0.4ppm（Feron 等，1978）。Feron 等人（1978）鼻腔病理研究中使用最小 LOAEL，没有达到未观测不良影响水平（NOAEL）。美国环保署的吸入 RfC 计算，基于剂量学调整因子，解释了给药剂量的物种差异。一旦从严重效果中确认出 NOAEL（或 LOAEL），就可以将来自连续暴露研究的时间调整的暴露条件（此情况下，每天 6～24h，每周 5～7 天），来计算调整后的 NOAEL（NOAEL [ADJ]）。然后，将该值乘以区域气体剂量比率（RGDR），即可获得 NOAEL 人体等效浓度（NOAEL [HEC]）。RGDR 是根据物种之间的微体积与上呼吸道表面的比值计算得出的，并假设整个鼻子以均匀的剂量完全吸收了气体。鼻吸收研究（Morris,1996; Struve 等，2008）和 CFD 建模工作（Schroeter 等，2008）表明，上述假设均不适用于丙烯醛。换句话说，鼻腔摄入小于 100%，CFD 结果显示壁的前后梯度不均匀吸收。CFD 模型可用于估计吸入丙烯醛的鼻腔剂量测定中的物种差异，以代替用于计算 RGDR 的默认假设。

丙烯醛的鼻腔毒性已由 Dorman 等人（2008）做了进一步研究。较低的暴露浓度用于建立呼吸和嗅觉影响的 NOAEL。在他们的研究中，成年雄性 F344 大鼠通过吸入暴露于浓度为 $0×10^{-6}$、$0.02×10^{-6}$、$0.06×10^{-6}$、$0.2×10^{-6}$、$0.6×10^{-6}$ 或 $1.8×10^{-6}$ 的丙烯醛 6h/d，5 天/周，长达 90 天。用与六个标准水平相对应的鼻腔横断面评估鼻腔病理组织学（Morgan, 1991）。位于 Ⅰ～Ⅳ 级的横截面由呼吸道和嗅觉上皮组成。Ⅴ级和Ⅵ级穿过鼻咽管。他们确定了呼吸上皮增生、炎症和鳞状化生的 NOAEL 为 $0.2×10^{-6}$，嗅觉神经元丢失的 NOAEL 为 0.6ppm。虽然呼吸作用的 NOAEL 低于嗅觉神经元丧失的 NOAEL，但嗅觉性 NOAEL 被用于 CFD 模型的后续风险评估计算中，因为大鼠嗅觉区域从吸入丙烯醛接受较低的组织剂量。

为了对鼻部组织病理学进行区域分析，根据解剖标志将 Ⅰ～Ⅳ 级的横截面气道周长划分为多个区域（图 8.8）。区域的长度相似，并从隔垫的腹侧开始连续编号。所有的 Ⅰ 级以及大多数 Ⅱ

级和Ⅲ级都由呼吸道上皮组成。嗅上皮存在于Ⅱ级6区、Ⅲ级4～6区和16区以及Ⅳ级1～15区。确定每级的每个区域病变发生率，以详细分析丙烯醛诱导的鼻腔组织病理学。在暴露了$0.6×10^{-6}$或$1.8×10^{-6}$的丙烯醛后，在Ⅰ和Ⅱ级观察到呼吸道上皮的鼻部病变。仅在$1.8×10^{-6}$暴露病例中观察到Ⅲ级呼吸道病变。暴露于$1.8×10^{-6}$丙烯醛后，在Ⅱ～Ⅳ级观察到嗅觉区域病变。

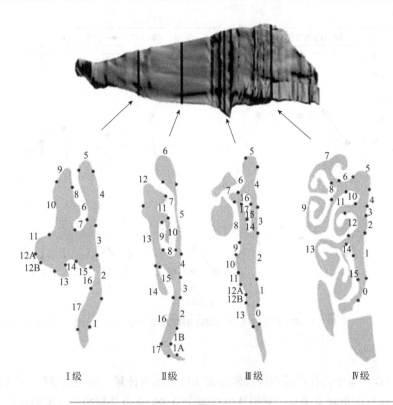

图8.8 大鼠鼻 CFD 模型的间隔图
显示了将丙烯醛通量平均预测值与病变发生率进行比较的横切面位置（Ⅰ～Ⅳ级）

在大鼠鼻 CFD 模型中确定了与Ⅰ～Ⅳ级相对应的冠状横断面（图 8.8）。将气道周界划分为与病变部位映射所使用区域相同的范围。在休眠研究中使用的暴露浓度下，计算吸入的丙烯醛在每个浓度水平的每个区域中的平均壁质量通量。从Ⅰ级到Ⅳ级的丙烯醛空气：组织通量大小显示出逐渐降低，这是由于鼻前部区域的吸收率较高。

对由 CFD 模型预测的每个区域的平均通量和病变发生率进行排序，并使用 Spearman 等级相关系数测试两组数据之间的相关性。在Ⅰ级和Ⅱ级无法建立通量与病变发生率之间的相关性，因为大多数病变发生率都等于或接近 100%。在Ⅲ级的呼吸道上皮以及Ⅲ级和Ⅳ级嗅觉上皮的通量和病变发生率之间存在很强的相关性，这表明高组织剂量的吸入丙烯醛诱发了病变的形成（图 8.9）。利用这一点，将丙烯醛剂量测定的 CFD 结果用于估计基于组织剂量的出发点，以形成不依赖于简化种间外推假设的吸入式丙烯醛定量风险评估的基础。在Ⅳ级中，暴露浓度为 $0.6×10^{-6}$（NOAEL）的最高预测通量为 $191pg/(cm^2·s)$，出现在区域 4 中。在该暴露浓度下，Ⅳ级中的多个区域中也出现了相对较高的通量值（图 8.9）。然而，通量值＜$191pg/(cm^2·s)$在区域 7～9、11 和 13 中出现在 $1.8×10^{-6}$ 的暴露浓度（LOAEL）下（图 8.9）。在区域 7、9 和 13

中，与对照组动物相比，病变的发生率没有统计学上的升高。区域 8 和 11 的病变十分显著（分别为 8/12 和 7/12）。这两个区域的最低通量值为 72pg/（cm² • s）。该值被认为是大鼠鼻中嗅觉损伤的阈值通量值，并且假设相等的组织剂量将在大鼠和人的嗅觉上皮中引起相似的反应，在随后的实验中将其用作基于组织剂量出发点计算人类的暴露极限。

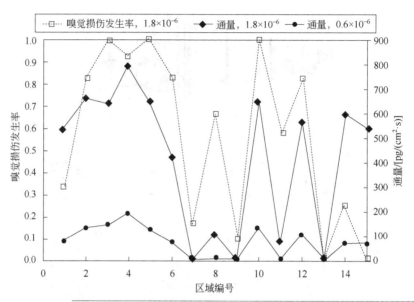

图 8.9　在大鼠鼻腔Ⅳ级中，丙烯醛诱导的嗅觉损伤发生率（1.8×10⁻⁶）和壁质量通量预测值（0.6×10⁻⁶ 和 1.8×10⁻⁶）

在人类 CFD 模型中，在广泛的丙烯醛暴露浓度范围内计算了嗅觉通量值。在每个浓度下，在每个结点处计算网格嗅觉通量按等级排序以确定第 99 个百分位数值（即通量值大于所有嗅觉通量值的 99%）。使用第 99 个百分位通量值代替实际的最大通量，以克服计算鼻道壁质量通量时可能出现的不准确性。45×10⁻⁹ 丙烯醛的暴露浓度产生的第 99 个百分位的嗅觉通量值，等于大鼠的通量阈值 72pg/（cm² • s）。随后调整休眠研究中使用的非连续暴露条件，基于组织剂量的丙烯醛 $NOAEL_{[HEC]}$ 估值约为 8×10⁻⁹。

美国环保署通常将不确定因素（UF）应用于 $NOAEL_{[HEC]}$，以得出最终 RfC。在其丙烯醛评估中，美国环保署对种间推断采用 UF 为 3，对人类变异性采用了 10，对从亚慢性转变为慢性的 UF 采用了 10，对于缺少 NAOEL 的 Feron 研究 UF 为 3。对于使用 CFD 分析的定量风险评估方法，Schroeter 等人（2008）主张使用复合的 UF 为 30，其中包含人类可变性的系数为 10，药效学中可能存在的物种差异系数为 3。由于 CFD 分析仅考虑了单个成人鼻腔模型，并且没有检验人际间鼻腔变化对丙烯醛剂量的影响，因此人类可变性的 UF 为 10 不变。由于 CFD 模型仅着眼于药代动力学差异，因此药效学差异的 UF 为 3 也被应用。对于针对嗅觉神经元的药物，从亚慢性到慢性外推法的 UF 值为 10 被认为是不必要的，因为过去对其他药物的研究没有表明，亚慢性暴露后嗅觉损害几乎没有进展。由于没有 NOAEL，因此也不需要 UF 为 3，传统的 NOAEL/LOAEL 方法已被放弃，取而代之的是基于组织剂量的定量分析。使用 UF 为 30，可获得 0.27×10⁻⁹ 的建议吸入 RfC。

可溶性和反应性气体（例如丙烯醛）在上呼吸道表现出中度至高度的吸收。风险评估过程中使用的默认假设未考虑物种间摄入或吸收率的差异，这在实验动物和人类之间可能有很大差异。在使用丙烯醛的案例研究中，大鼠和人类鼻腔通道的 CFD 模型用于阐明两个物种之间摄入模式的差异，并使用高度局限化的丙烯醛摄取速率预测，来对该化学品进行定量风险评估。由于人鼻对吸入丙烯醛的吸收量比大鼠低得多，因此还需要考虑肺通透。但是，Corley 等（2012）最近证明，吸入的丙烯醛的肺通量速率低于使用上下呼吸道组合的 CFD 模型获得的结果。然而，由于较低的摄入率，丙烯醛蒸气确实会在口腔呼吸过程中进一步深入。在考虑吸入蒸气的口鼻呼吸时，可能是一个问题。

8.9　结语

本章讨论的 PBPK 建模方法，代表了从更简单的隔室动力学模型，向对控制吸入化学物质在人体内分布起决定作用的更真实的生物学描述的演变。这些 PBPK 模型的开发经常受到怀疑，因为它们需要大量变量用于新陈代谢、运输、结合等，而旧的经典 PK 模型具有更少的变量集。对获得所有参数值的能力存在担忧。但是，这些参数中有许多是从与时间过程研究分离的实验中确定得出的，或者是从生理学或解剖学研究中得知的。这些独立测量的参数可以引入结构化 PBPK 模型和仿真（预测）中，将模型与数据进行比较，以确定模型结构是否准确或需要重新参数化或更大程度的重构。对模型提出的生理结构的这种迭代并针对数据进行测试，只是遵循了一种科学方法：假设生成和测试适用于化学吸入和处置问题。

在毒理学和化学风险评估领域，PBPK 建模已成为研究和分析的公认工具。如此成功地用于开发 PBPK 模型的技术，将自然支持其迁移至系统生物学中的应用，用以描述细胞信号传导途径、外源化合物对这些途径的干扰以及对长时间暴露干扰的适应性。不久的将来将有许多机会使用动力学和动力学的计算机建模和系统方法，对各种药代动力学和生物学研究进行定量分析。

习　题

1. 至少描述三个 PBPK 方法提供的机会。

答：PBPK 方法提供的机会包括：①从生理、生化和解剖学信息创建模型，与收集详细的浓度-时程曲线完全分开；②通过比较 PK 结果与模型预测，来评估生物学过程控制各种化合物处置的机制；③使用化学物质作为生物过程的探针，以获取有关化学特征控制体内各种运输途径重要方式的更多的信息；④将模型运用到风险评估中，制定暴露标准；⑤使用建模数据库的注释，作为特定化合物的毒性和动力学信息的资料库。

2. 小瓶平衡技术已用于确定挥发性化合物在大鼠组织中的分配。在这种方法中，将化学药品引入小瓶的顶部空间，并使其与组织匀浆平衡。然后对顶部空间进行采样以估计组织与空气的比例。针对该化合物确定的血液：空气、肌肉：空气、肝脏：空气、脂肪：空气分配系数分别为 2.4、1.0、1.7 和 24.0。该化合物在大鼠中的组织：血液分配系数是多少？

答案：肌肉：血液 = 0.4，肝脏：血液 = 0.7，脂肪：血液 = 10.0。

3．对于问题 2 中的化合物，人的血液：空气为 1．2。该化合物在人体中的组织：血液分配系数是多少？

答：肌肉：血液 = 0.8，肝脏：血液 = 1.4，脂肪：血液 = 20.0。

4．CFD 建模在混合 CFD-PBPK 模型中的作用是什么？

答：估算从上呼吸道气道的化学物质的组织吸收。

5．对于吸入在肝脏中快速代谢的相对可溶的化合物，为什么在上呼吸道以低于肝脏或肾脏的暴露浓度产生毒性？

答：由于肺泡区域吸收之前，在呼吸道中上呼吸道组织与吸入的化学物质直接达成平衡。

参考文献

Agency for Toxic Substances and Disease Registry. 2007. *Toxicological Profile for Acrolein.* Atlanta, GA: U.S. Public Health Service.

Andersen, M.E., Clewell, H.J., Gargas, M.L., Smith, F.A., and Reitz, R.H. 1987. Physiologically based pharmacokinetics and the risk assessment process for methylene chloride. *Toxicol. Appl. Pharmacol.* 87: 185–205.

Andersen, M.E., Sarangapani, R., Gentry, P.R., Clewell, H.J., III, Covington, T.R., and Frederick, C.B. 2000. Application of a hybrid CFD-PBPK nasal dosimetry in an inhalation risk assessment: An example with acrylic acid. *Toxicol. Sci.* 57: 312–325.

Astrand, P. and Rodahl, K. 1970. *Textbook of Work Physiology.* McGraw-Hill, New York.

Barton, H.A., Creech, J.A., Godin, C.S., Randall, G.M., and Seckel, C.S. 1995. Chloroethylene mixtures: Pharmacokinetic modeling and in vitro metabolism of vinyl chloride, trichloroethylene, and trans-1,2-dichloroethylene in the rat. *Toxicol. Appl. Pharmacol.* 130: 237–247.

Bischoff, K.B. and Brown, R.H. 1966. Drug distribution in mammals. *Chem. Eng. Prog. Symp. Series* 62: 33–45.

Bischoff, K.B., Dedrick, R.L., Zaharko, D.S., and Longstreth, J.A. 1971. Methotrexate pharmacokinetics. *J. Pharm. Sci.* 60, 1128–1133.

Bogdanffy, M.S., Sarangapani, R., Plowchalk, D.R., Jarabek, A., and Andersen, M.E. (1999). A biologically-based risk assessment for vinyl acetate-induced cancer and non-cancer inhalation toxicity. *Toxicol. Sci.* 51: 19–35.

Bolt, H.M., Laib, R.J., Kappus, H. et al. (1977). Pharmacokinetics of vinyl chloride in the rat. *Toxicology* 7: 179–188.

Brown, R.P., Delp, M.D., Lindstedt, S.L., Rhomberg, L.R., and Beliles, R.P. (1997). Physiological parameter values for physiologically based pharmacokinetic models. *Toxicol. Ind. Health* 13: 407–484.

Buchter, A., Bolt, H.M., Filser, J.G., Goergens, H.W., Laib, R.J., and Bolt, W. (1978). Pharmakokinetic und karzinogenese von vinylchlorid. Arbeitsmedizinische Risikobeurteilung. Verhandlungen der Deutchen Gesellschaft fuer Arbeitsmedizin, vol. 18, Gentner Verlag, Stuttgart, Germany, pp. 111–124.

Buchter, A., Filser, J.G., Peter, H., and Bolt, H.M. 1980. Pharmacokinetics of vinyl chloride in the Rhesus monkey. *Toxicol. Lett.* 6: 33–36.

Bull, R.J., Brown, J.M., Meierhenry, E.A., et al. 1986. Enhancement of the hepatotoxicity of chloroform in B6C3F1 mice by corn oil: Implications for chloroform carcinogenesis. *Environ. Health Perspect.* 69: 49–58.

Bush, M.L., Frederick, C.B., Kimbell, J.S., and Ultman, J.S. 1998. A CFD-PBPK hybrid model for simulating gas and vapor uptake in the rat nose. *Toxicol. Appl. Pharmacol.* 150: 133–145.

Cassee, F.R., Groton, J.P., and Feron, V.J. 1996. Changes in the nasal epithelium of rats exposed by inhalation to mixtures of formaldehyde, acetaldehyde, and acrolein. *Fundam. Appl. Toxicol.* 29: 208–218.

Clewell, H.J., III and Andersen, M.E. 1985. Risk assessment extrapolations and physiological modeling. *Toxicol. Ind. Health* 1: 111–131.

Clewell, H.J., Gentry, R., Gearhart, J.M., Allen, B.C., and Andersen, M.E. 2001. Comparison of cancer risk estimates for vinyl chloride using animal and human data with a PBPK model. *Sci. Total Environ.* 274: 37–66.

Clewell, R.A. and Clewell, H.J. 2008. Development and specification of physiologically based pharmacokinetic models for use in risk assessment. *Regul. Toxicol. Pharm.* 50: 129–143.

Cohen Hubal, E.A., Kimbell, J.S., and Fedkiw, P.S. 1996. Incorporation of nasal-lining mass-transfer resistance into a CFD model for prediction of ozone dosimetry in the upper respiratory tract. *Inhal. Toxicol.* 8: 831–857.

Collins, J.M., Dedrick, R.L., Flessner, M.F., and Guarino, A.M. 1982. Concentration dependent disappearance of fluorouracil from peritoneal fluid in the rat: Experimental observations and distributed modeling. *J. Pharm. Sci.* 71: 735–738.

Corley, R.A., Kabilan, S., Kuprat, A.P., Carson, J.P., Minard, K.R., Jacob, R.E., Timchalk, C. 2012. Comparative computational modeling of airflows and vapor dosimetry in the respiratory tracts of rat, monkey, and human. *Toxicol. Sci.* 128: 500–516.

Csanady, G.A., Kessler, W., Hoffmann, H.D., and Filser, J.G. 2003. A toxicokinetic model for styrene and its metabolite styrene-7,8-oxide in mouse, rat and human with special emphasis on the lung. *Toxicol. Lett.* 138: 75–102.

Csanady, G.A., Mendrala, A.L., Nolan, R.J., and Filser, J.G. 1994. A physiologic pharmacokinetic model for styrene and 7,8-styrene oxide in mouse, rat, and man. *Arch. Toxicol.* 68: 143–157.

Dedrick, R.L. 1973. Animal scale-up. *J. Pharmacokinet. Biopharm.* 1: 435–461.

Dorman, D.C., Struve, M.F., Wong, B.A., Marshall, M.W., Gross, E.A., and Willson, G. 2008. Respiratory tract responses in male rats following subchronic acrolein inhalation. *Inhal. Toxicol.* 20: 205–216.

D'Souza, R.W. and Andersen, M.E. 1988 Physiologically based pharmacokinetic model for vinylidene chloride. *Toxicol. Appl. Pharmacol.* 95: 230–240.

Farris, F.F., Dedrick, R.L., and King, F.G. 1988. Cisplatin pharmacokinetics: Applications of a physiological model. *Toxicol. Lett.* 43: 117–137.

Federal Register. June 26, 1996. Part II Environmental Protection Agency. 40 CFR 799. Proposed test rule for hazardous air pollutants; Proposed rule. *Fed. Regist*: 33178–33200.

Feron, V.J., Kruysse, A., Til, H.P., and Immel, H.R. 1978. Repeated exposure to acrolein vapor: Subacute studies in hamsters, rats and rabbits. *Toxicology* 9: 47–57.

Filser, J.G. and Bolt, H.M. 1979. Pharmacokinetics of halogenated ethylenes. *Archiv. Toxicol.* 42: 123–136.

Fiserova-Bergerova, V. 1975. Mathematical modeling of inhalation exposure. *J. Conibust. Toxicol.* 32: 201–210.

Fiserova-Bergerova, V. and Holaday, D.A. 1979. Uptake and clearance of inhalation anesthetics in man. *Drug Metab. Rev.* 9: 43–60.

Fiserova-Bergerova, V., Vlach, J., and Cassady, J.C. 1980. Predictable "individual differences" in uptake and excretion of gases and lipid soluble vapours simulation study. *Br. J. Ind. Med.* 37: 42–49.

Frederick, C., Bush, M.L., Subramaniam, R.P., Black, K.A., Finch, L., Kimbell, J.S., Morgan, K.T., Subramaniam, R.P., Morris, J.B., and Ultman, J.S. 1998. Application of a hybrid computational fluid dynamics and physiologically based inhalation model for interspecies dosimetry extrapolation of acidic vapors in the upper airways. *Toxicol. Appl. Pharmacol.* 152: 211–231.

Gargas, M.L., Andersen, M.E., and Clewell, H.J., III 1986. A physiologically based simulation approach for determining metabolic constants from gas uptake data. *Toxicol. Appl. Pharmacol.* 86: 341–352.

Gargas, M.L., Burgess, R.J., Voisard, D.E., Cason, G.H., and Andersen, M.E. 1989. Partition coefficients of low-molecular-weight volatile chemicals in various liquids and tissues. *Toxicol. Appl. Pharmacol.* 98: 87–99.

Gargas, M.L., Clewell, H.J., III, and Andersen, M.E. 1990. Gas uptake inhalation techniques and the rates of metabolism of chloromethanes, chloroethanes, and chloroethylenes in the rat. *Inhal. Toxicol.* 2: 285–309.

Gehring, P.J., Watanabe, P.G., and Blau, G.E. 1976. Pharmacokinetic studies in evaluation of the toxicological and environmental hazard of chemicals. In: *New Concepts in Safety Evaluation* (*Advances in Modern Toxicology*, vol. 1), M.A. Mehlman, R.E. Shapiro, and H.Blumenthal, eds., Hemisphere Publishing Corporation, New York, pp. 193–270.

Gehring, P.J., Watanabe, P.G., and Park, C.N. 1978. Resolution of dose-response toxicity data for chemicals requiring metabolic activation: Example—Vinyl chloride. *Toxicol. Appl. Pharmacol.* 44: 581–591.

Gehring, P.J., Watanabe, P.G., and Young, J.D. 1977. The relevance of dose-dependent pharmacokinetics in the assessment of carcinogenic hazard of chemicals. In: *Origins of Human Cancer, Book A: Incidence of Cancer in Humans* (*Cold Spring Harbor Conferences on Cell Proliferation*, vol. 4). H.H. Hiatt, J.D. Watson, and J.A. Winsten, eds., Cold Spring Harbor Laboratory, Cold Spring-Harbor, New York: 187–203.

Gerlowski, L.E. and Jain, R.J. 1983. Physiologically based pharmacokinetic modeling: Principles and applications. *J. Pharm. Sci.* 72: 1103–1126.

Haggard, H.W. 1924a. The absorption, distribution, and elimination of ethyl ether. II. Analysis of the mechanism of the absorption and elimination of such a gas or vapor as ethyl ether. *J. Biol. Chem.* 59: 753–770.

Haggard, H.W. 1924b. The absorption, distribution, and elimination of ethyl ether. III. The relation of the concentration of ether, or any similar volatile substance, in the central nervous system to the concentration in the arterial blood, and the buffer action of the body. *J. Biol. Chem.* 59: 771–781.

Health Canada. 1993. Canadian environmental protection act, priority substances list assessment report. Dichloromethane. Canada Communications Group—Publishing, Ottawa, Ontario, Canada, K1A 0S.

Hefner, R.E., Watanabe, P.G., and Gehring, P.J. 1975. Preliminary studies of the fate of inhaled vinyl chloride monomer in rats. *Ann. N. Y. Acad. Sci.*, 246: 135–148.

Hendersen, Y. and Haggard, H.W. 1943. *Noxious Gases and the Principles of Respiration Influencing Their Action.* American Chemical Society Monograph Series, Reinhold Publishing Corporation, New York.

Hilderbrand, R.L., Andersen, M.E., and Jenkins, L.J. 1981. Prediction of in vivo kinetic constants for metabolism of inhaled vapors from kinetic constants measured in vitro. *Fundam. Appl. Toxicol.* 1: 403–409.

Himmelstein, K. and Lutz, R.J. 1979. A review of the application of physiologically based pharmacokinetic modeling. *J. Pharmacokinet. Biopharm.* 7: 127–137.

Jedrychowski, R.A., Sokal, J.A., and Chmielnicka, J. 1985. Comparison of the impact of continuous and intermittent exposure to vinyl chloride, including phenobarbital effects. *J. Hyg. Epidemiol. Microbiol. Immunol.* 28: 111–120.

Johanson, G. 1991. Modeling of respiratory exchange of polar-solvents. *Ann. Occup. Hyg.* 35: 323–339.

Kedderis, G.L., Carfagna, M.A., Held, S.D., Batra, R., Murphy, J.E., and Gargas, M.L. 1993. Kinetic analysis of furan biotransformation by F-344 rats in vivo and in vitro. *Toxicol. Appl. Pharmacol.* 123: 274–282.

Kepler, G.M., Richardson, R.B., Morgan, K.T., and Kimbell, J.S. 1998. Computer simulation of inspiratory nasal airflow and inhaled gas uptake in a rhesus monkey. *Toxicol. Appl. Pharmacol.* 150: 1–11.

Kety, S.S. 1951. The theory and applications of the exchange of inert gas at the lungs. *Pharmacol. Rev.* 3: 1–41.

Keyhani, K., Scherer, P.W., and Mozell, M.M. 1995. Numerical solution of airflow in the human nasal cavity. *J. Biomech. Eng.* 117: 429–441.

Kimbell, J.S., Godo, M.N., Gross, E.A., Joyner, D.R., Richardson, R.B., and Morgan, K.T. 1997a. Computer simulation of inspiratory airflow in all regions of the F344 rat nasal passages. *Toxicol. Appl. Pharmacol.* 145: 388–398.

Kimbell, J.S., Gross, E.A., Joyner, D.R., Godo, M.N., and Morgan, K.T. 1993. Application of computational fluid dynamics to regional dosimetry of inhaled chemicals in the upper respiratory tract of the rat. *Toxicol. Appl. Pharmacol.* 121: 253–263.

Kimbell, J.S., Gross, E.A., Richardson, R.B., Conolly, R.B., and Morgan, K.T. 1997b. Correlation of regional formaldehyde flux predictions with the distribution of formaldehyde-induced squamous metaplasia in F344 rat nasal passages. *Mutat. Res.* 380: 143–154.

Kimbell, J.S., Overton, J.H., Subramaniam, R.P., Schlosser, P.M., Morgan, K.T., Conolly, R.B., and Miller, F.J. 2001a. Dosimetry modeling of inhaled formaldehyde: Binning nasal flux predictions for quantitative risk assessment. *Toxicol. Sci.* 64: 111–121.

Kimbell, J.S., Subramaniam, R.P., Gross, E.A., Schlosser, P.M., and Morgan, K.T. 2001b. Dosimetry modeling of inhaled formaldehyde: Comparisons of local flux predictions in the rat, monkey, and human nasal passages. *Toxicol. Sci.* 64: 100–110.

Krishnan, K. and Andersen, M.E. 2001. Physiologically based pharmacokinetic modeling in toxicology. In: *Principles and Methods of Toxicology*, A.W. Hayes, ed., Taylor & Francis, Philadelphia, PA, pp. 193–241.

Kumagai, S. and Matsunaga, I. 1995. Physiologically-based pharmacokinetic model for acetone. *Occup. Environ. Med.* 52: 344–352.

Lam, C.W., Casanova, M., and Heck, H.D. 1985. Depletion of nasal mucosal glutathione by acrolein and enhancement of formaldehyde-induced DNA-protein cross-linking by simultaneous exposure to acrolein. *Arch. Toxicol.* 58: 67–71.

Leung, H.W. 1991. Development and utilization of physiologically based pharmacokinetic models for toxicological applications. *J. Toxicol. Environ. Health* 32: 247–267.

Mapleson, W.W. 1963. An electric analog for uptake and exchange of inert gases and other agents. *J. Appl. Physiol.* 18: 197–204.

McKenna, M.J., Zempel, J.A., and Braun, W.H. 1982. The pharmacokinetics of inhaled methylene chloride in rats. *Toxicol. Appl. Pharmacol.* 65: 1–10.

McKenna, M.J., Zempel, J.A., Madrid, E.O., Braun, W.H., and Gehring, P.J. 1978a. Metabolism and pharmacokinetic profile of vinylidene chloride in rats following oral administration. *Toxicol. Appl. Pharmacol.* 45: 821–835.

McKenna, M.J., Zempel, J.A., Madrid, E.O., and Gehring, P.J. 1978b. The pharmacokinetics of [14C]vinylidene chloride in rats following inhalation exposure. *Toxicol. Appl. Pharmacol.* 45: 599–610.

McLanahan, E.D., El-Masri, H., Sweeney, L.M., Kopylev, L., Clewell, H.J., Wambaugh, J., and Schlosser, P.M. 2012. Physiologically based pharmacokinetic model use in risk assessment—Why being published is not enough. *Toxicol. Sci.* 126(1): 5–15.

Morgan, K.T. 1991. Approaches to the identification and recording of nasal lesions in toxicology studies. *Toxicol. Pathol.* 19: 337–351.

Morgan, K.T., Kimbell, J.S., Monticello, T.M., Patra, A.L., and Fleishman, A. 1991. Studies of inspiratory airflow patterns in the nasal passages of the F344 rat and rhesus monkey using nasal molds: Relevance to formaldehyde toxicity. *Toxicol. Appl. Pharmacol.* 110: 223–240.

Morris, J.B. 1996. Uptake of acrolein in the upper respiratory tract of the F344 rat. *Inhal. Toxicol.* 8: 387–403.

Morris, J.B., Hassett, D.N., and Blanchard, K.T. 1993. A physiologically based pharmacokinetic model for nasal uptake and metabolism of non-reactive vapors. *Toxicol. Appl. Pharmacol.* 123: 120–129.

Morris, J.B. and Hubbs, A.F. 2009. Inhalation dosimetry of diacetyl and butyric acid, two components of butter flavoring vapors. *Toxicol. Sci.* 108: 173–183.

Moulin, F.J.M., Brenneman, K.A., Kiimbell, J.S., and Dorman, D.C. 2002. Predicted regional flux of hydrogen sulfide correlates with distribution of nasal olfactory lesions in rats. *Toxicol. Sci.* 66: 7–15.

National Research Council. 1987. *Pharmacokinetics in Risk Assessment in Drinking Water and Health*, vol. 8. National Academy Press, Washington, DC, pp. 487.

Occupational Safety and Health Administration (OSHA). 1997. Occupational exposure to methylene chloride; final rule. *Fed. Reg.* 62(7): 1493–1619.

Parham, F.M., Kohn, M.C., Matthews, H.B., DeRosa, C., and Portier, C.J. 1997. Using structural information to create physiologically based pharmacokinetic models for all polychlorinated biphenyls. *Toxicol. Appl. Pharmacol.* 144: 340–347.

Parham, F.M. and Portier, C.J. 1998. Using structural information to create physiologically based pharmacokinetic models for all polychlorinated biphenyls. II. Rates of metabolism. *Toxicol. Appl. Pharmacol.* 151: 110–116.

Plowchalk, D.R., Andersen, M.E., and Bogdanffy, M.S. 1997. Physiologically-based modeling of vinyl acetate uptake, metabolism and intracellular pH changes in the rat nasal cavity. *Toxicol. Appl. Pharmacol.* 142: 386–400.

Poulin, P. and Krishnan, K. 1996. Molecular structure-based prediction of the partition coefficients of organic chemicals for physiological pharmacokinetic models. *Toxicol. Methods* 6: 117–137.

Poulin, P. and Krishnan, K. 1999. Molecular structure-based prediction of the toxicokinetics of inhaled vapors in humans. *Int. J. Toxicol.* 18: 7–18.

Ramsey, J.C. and Andersen, M.E. 1984. A physiologically based description of the inhalation pharmacokinetics of styrene in rats and humans. *Toxicol. Appl. Pharmacol.* 73:

159–175.

Ramsey, J.C., Young, J.D., Karbowski, R., Chenoweth, M.B., McCarty, L.P., and Braun, W.H. 1980. Pharmacokinetics of inhaled styrene in human volunteers. *Toxicol. Appl. Pharmacol.* 53: 54–63.

Reddy, M.B., Yang, R.S.H., Clewell, H.J., and Andersen, M.E. 2005. *Physiologically Based Pharmacokinetic Modeling: Science and Applications.* John Wiley & Sons, Hoboken, NJ.

Riggs, D.S. (1963). *The Mathematical Approach to Physiological Problems: A Critical Primer.* MIT Press, Cambridge, MA, pp. 445.

Roemer, E., Anton, H.J., and Kindt, R. 1993. Cell proliferation in the respiratory tract of the rat after acute inhalation of formaldehyde or acrolein. *J. Appl. Toxicol.* 13: 103–107.

Sarangapani, R., Teeguarden, J.G., Cruzan, G., Clewell, H.J., and Andersen, M.E. 2002. Physiologically based pharmacokinetic modeling of styrene and styrene oxide respiratory-tract dosimetry in rodents and humans. *Inhal. Toxicol.* 14: 789–834.

Sato, A. and Nakajima, T. 1979a. Partition coefficients of some aromatic hydrocarbons and ketones in water, blood and oil. *Br. J. Ind. Med.* 36: 231–234.

Sato, A. and Nakajima, T. 1979b. A vial equilibration method to evaluate the drug metabolizing enzyme activity for volatile hydrocarbons. *Toxicol. Appl. Pharmacol.* 47: 41–46.

Sauerhoff, M.W., Braun, W.H., Blau, G.E., and Gehring, P.J. 1976. The dose dependent pharmacokinetic profile of 2,4,5-trichlorophenoxy acetic acid following intravenous administration to rats. *Toxicol. Appl. Pharmacol.* 36: 491–501.

Sauerhoff, M.W., Braun, W.H., and LeBeau, J.E. (1977). Dose dependent pharmacokinetic profile of silvex following intravenous administration in rats. *J. Toxicol. Environ. Health* 2: 605–618.

Schroeter, J.D., Kimbell, J.S., Andersen, M.E., and Dorman, D.C. 2006b. Use of a pharmacokinetic-driven computational fluid dynamics model to predict nasal extraction of hydrogen sulfide in rats and humans. *Toxicol. Sci.* 94: 359–367.

Schroeter, J.D., Kimbell, J.S., Bonner, A.M., Roberts, K.C., Andersen, M.E., and Dorman, D.C. 2006a. Incorporation of tissue reaction kinetics in a computational fluid dynamics model for nasal extraction of inhaled hydrogen sulfide in rats. *Toxicol. Sci.* 90: 198–207.

Schroeter, J.D., Kimbell, J.S., Gross, E.A., Willson, G.A., Dorman, D.C., Tan, Y.M., and Clewell, H.J. III. 2008. Application of physiological computational fluid dynamics models to predict interspecies nasal dosimetry of inhaled acrolein. *Inhal. Toxicol.* 20: 227–243.

Struve, M.F., Wong, V.A., Marshall, M.W., Kimbell, J.S., Schroeter, J.D., and Dorman, D.C. 2008. Nasal uptake of inhaled acrolein in rats. *Inhal. Toxicol.* 20: 217–225.

Subramaniam, R.P., Richardson, R.B., Morgan, K.T., Kimbell, J.S., and Guilmette, R.A. 1998. Computational fluid dynamics simulations of inspiratory airflow in the human nose and nasopharynx. *Inhal. Toxicol.* 10: 91–120.

Teeguarden, J.G., Bogdanffy, M.S., Covington, T.R., Tan, C., and Jarabek, A.M. 2008. A PBPK model for evaluating the impact of aldehyde dehydrogenase polymorphisms on comparative rat and human nasal tissue acetaldehyde dosimetry. *Inhal. Toxicol.* 20: 375–390.

Teorell, T. 1937a. Kinetics of distribution of substances administered to the body. I. The extravascular modes of administration. *Arch. Int. Pharmacodyn.* 57: 205–225.

Teorell, T. 1937b. Kinetics of distribution of substances administered to the body. II. The intravascular mode of administration. *Arch. Int. Pharmacodyn.* 57: 226–240.

US Environmental Protection Agency (USEPA). 1988. Reference physiological parameters in pharmacokinetic modeling. EPA/600/6-88/004. Office of Health and Environmental

Assessment, Washington, DC.

US Environmental Protection Agency. 1994. Methods for derivation of inhalation reference concentrations and application of inhalation dosimetry, EPA/600/8-90/066F. Office of Research and Development, Washington, DC.

US Environmental Protection Agency. 2000a. Toxicological review of vinyl chloride. Appendices A-D. EPA/635R-00/004. Washington, DC.

Wang, S.M., Inthavong, K., Wen, J., Tu, J.Y., and Xue, C.L. 2009. Comparison of micron- and nanoparticle deposition patterns in a realistic human nasal cavity. *Respir. Physiol. Neurobiol.* 166: 142–151.

Watanabe, P.G. and Gehring, P.J. 1976. Dose-dependent fate of vinyl chloride and its possible relationship to oncogenicity in rats. *Environ. Health Perspect.* 17: 145–152.

Yang, G.C., Scherer, P.W., Zhao, K., and Mozell, M.M. 2007. Numerical modeling of odorant uptake in the rat nasal cavity. *Chem. Senses* 32: 273–284.

Young, J.D., Ramsey, J.C., Blau, G.E., Karbowski, R.J., Nitschke, K.D., Slauter, R.W., and Braun, W.H. 1979. Pharmacokinetics of inhaled or intraperitoneally administered styrene in rats. *Toxicology and Occupational Medicine: Proceedings of the Tenth Inter-America Conference on Toxicology and Occupational Medicine*, Elsevier/North Holland, New York, pp. 297–310.

第**9**章

基于纳米技术的消费产品的纳米材料吸入暴露

Yevgen Nazarenko, Paul J. Lioy, Gediminas Mainelis

9.1 引言

9.1.1 纳米技术及其在研究中的独特地位

美国国家纳米技术倡议（NNI）将纳米技术定义为在大约 1～100nm 的维度上理解和控制物质，其独特的现象可以实现新的应用（National Science and Techndogy Council，2007）。需要注意的是，存在纳米技术的替代定义（Balogh, 2010; Dionysios, 2004; Romig Jr 等, 2007; Schummer, 2007），任何物质的特定维度边界都不应始终被视为严格的限制，因为由在原子（约 0.2nm）和"块体"层次之间的维度参数导致的影响，也能在 1～100nm 的范围之外被观察到（Cedervall 等, 2007; Hu 等, 2006; Kim 等, 2004; Konan 等, 2002; Perrault 和 Chan, 2009; Shaw, 2011; Vayssieres, 2003）。

根据 Iavicoli 等人（2010）引用的 ISO/TS 27687，可以更好地定义纳米材料的尺寸特征。此处，"纳米物体"一词定义为一个、两个或三个外部尺寸大约在 1～100nm 范围内的材料。"纳米片"是一个外形尺寸为 1～100nm 的纳米物体；"纳米纤维"是两个外形尺寸为 1～100nm 的纳米物体，其中"纳米管"为空心纳米纤维，而"纳米棒"定义为固体纳米纤维；"纳米颗粒"是所有三维外部尺寸都在 1～100nm 范围内的纳米物体。"纳米材料"则是指一种纯形态的或是与较大的基体或基质结合在一起的纳米物体。

尽管目前关于纳米技术不同定义的适用性，以及不同尺寸范围内材料不同尺寸效应的表现形式争论不断，但纳米技术领域研究人员最关注的尺寸范围大约在 1～100nm 之间。在 10nm 以下，材料的光学、磁性和电子性质会受到量子效应的影响（Haglund Jr., 1998）。纳米材料的这些不同维度相关特性可以转化为消费品的期望特性，从而推动基于纳米技术的产品的开发和/或营销（Wardak 等, 2008）。尽管消费品中纳米物体的主要尺寸为纳米级，但它们可以凝聚或聚集成超过 1μm 的尺寸，直径可达 10μm（Lioy 等，2010; Nazarenko 等，2011, 2012b）。同时，围绕人体暴露于纳米材料以及人体内潜在接触和沉积位置的问题，取决于接触时纳米材料的最终尺寸和形式（Lioy, 2010）。

9.1.2 消费品中纳米材料的生产和使用

基于纳米材料和结构独特特性的技术开发兴趣一直在稳步增长。纳米材料和纳米工程结构的研究和工业生产，以及它们在普通消费品中的应用，正在迅速增长（Baxter 等，2009; Sarma, 2008）。纳米级产品的使用也提高了纳米材料暴露和大量释放到环境中的风险（Hansen 等，2008, Majestic 等，2010, Maynard 和 Aitken, 2007; McCall, 2011）。由于潜在的暴露（Lioy, 2010）以及纳米物体造成的负面健康和环境影响，此类释放引起了极大关注（Colvin, 2003; Dionysios, 2004; Drobne, 2007; Gwinn 和 Vallyathan, 2006; Ho 等，2004; Holgate, 2010; McCall, 2011; Nel 等，2006; Nowack 和 Bucheli, 2007; Riediker, 2009; Schmid 等，2009; Teow 等，2011）。

特意添加的纳米材料成分已经出现在市场上的一系列产品中，包括个人护理和化妆品喷雾和粉末、膳食补充剂和药物、清洁和消毒液体与喷雾、运动设备和服装（Bradford 等，2009; Maynard, 2007; Woodrow Wilson International Center for Scholars, 2011）。根据这类产品的数量，一般人群中的成员都会受到暴露。很难估计任何本地和全球市场中基于纳米技术产品的确切数量，因为它们的注册、标签和营销通常波动范围较大（Chatterjee, 2008; Fischer, 2008; Grure, 2011; Michelson, 2008）。估计市场上基于纳米技术的消费品数量并对其进行分类的最佳尝试，是在新兴纳米技术项目中创建基于纳米技术的消费品清单，截至 2012 年 5 月 31 日，该项目列出了 1317 种产品，由 587 家公司生产，分布在 30 个国家（伍德罗·威尔逊国际学者中心，2011 年）。与此同时，一项仅对一种基于纳米技术的消费品进行的在线搜索显示，可供消费者购买的此类产品的数量，远高于前面提到的清单中所列的数量，而纳米银消费品喷雾使用的方法与纳米技术消费品清单（Fauss, 2008）所用的方法相同（Nazarenko 等，2011），从而导致潜在的广泛暴露。此外，该数据库中仍然列出了许多已不复存在的产品，这是纳米产品市场本身高度透明的一个例子。这表明了建立和维护消费者纳米产品编目数据库的困难，以及此类数据库的固有不足。

同时，最近的研究发现，纳米材料可能存在于未标记为基于纳米技术的消费品中（Nazarenko 等，2011, 2012b）。一些常规产品的制造方式可能导致某些成分以纳米级分散在其中，从而在制造和使用此类产品的过程中，产生纳米材料吸入暴露的可能性。如前所述，原产品中存在的纳米颗粒，可能在产品保质期或使用前和使用时的储存期间，凝聚成较大的颗粒。与暴露于初始尺寸的颗粒相比，暴露于人体后，这种团聚现象将导致不同的颗粒沉积位置和潜在的不同健康终点（Lioy 等，2010; Nazarenko 等，2011, 2012a）。

9.1.3 纳米材料暴露的潜在影响

对纳米材料暴露的关注重点，是基于纳米材料的物理化学性质，包括其毒性、生物和健康影响，与散装相同材料的性质有很大不同（Maynard 等，2006）。与工程纳米材料相关的危害是对传统风险评估和管理方法的挑战（Maynard, 2007; Wittmaack, 2007）。纳米物体的物理化学性质可能在引起毒性效应方面发挥作用，包括粒径和粒径分布、团聚状态、形状、晶体结构、化学成分、表面积、表面化学、表面电荷和孔隙率（Oberdfirster 等，2005）。然而，大多数情况下，与健康相关的研究仅考虑这些参数中的一个或两个，例如，仅考虑粒径和晶体结构，或平均粒径和粒子组成中最多的化学物质。然而，吸入研究没有考虑人类吸入的纳米物体的形式，即凝聚与非凝聚，这是一个严重的错误（Lioy 等，2010）。

与皮肤接触途径一样，纳米材料的吸入途径也是纳米技术消费品中纳米材料与人体接触的两种主要途径之一。当使用以某些类型的纳米技术为基础的消费品时，如喷雾或粉末，粒子可以很容易地雾化。一旦空气传播，这些粒子的老化和动力学，特别是团聚和尺寸，会因蒸发和冷凝而发生变化（Hinds, 1999），并使其表征和潜在健康影响的评估变得复杂，因为含有纳米材料的气溶胶的理化性质，可能会在呼吸系统中的雾化点及颗粒接触和沉积的位置之间发生改变。

一旦吸入，一些颗粒（包括含有纳米材料的颗粒）会沉积在口腔、鼻腔和咽部。其余颗粒深入呼吸系统的气管、支气管和肺泡区域。由于粒子惯性、扩散、重力沉降、静电效应和其他机制，它们可能在那里沉积。可以用唾液冲洗掉咽中沉积的一些颗粒，然后将其吞下。沉积在气管支气管区域的一些颗粒也可以被吞咽，因为它们通过黏膜纤毛向上进入咽部，并且可以被吞咽。因此，吸入颗粒物可能同时进入呼吸系统和消化道。正如啮齿动物研究中观察到的那样，单个和团聚的纳米物体可以通过血流和神经组织转移到其他器官中，其易位取决于纳米物体的大小（Borm 等，2006; Kreyling 等，2007, 2011; Oberdorster 等，2004; Singh 和 Nalwa, 2007）。在心血管系统、肝脏、大脑、睾丸、脾脏、胃和肾脏中观察到，吸入纳米材料后存在游离纳米物体（Bakand 等，2012; El-Ansary 和 Al-Daihan, 2009; Reijnders, 2012）。有证据表明某些纳米物体也能通过胎盘屏障（Keelan, 2011; Wick 等，2009）。纳米材料对全身和细胞水平负面健康影响的机制有多种。最近的机制研究表明，吸入纳米材料会导致肺组织的炎症，从而导致代谢应激源和血小板白细胞聚集的形成（Plummer 等，2011; Reijnders, 2012; Xiong 等，2012）。代谢应激源和血小板白细胞聚集反过来又与其他器官的慢性炎症、心血管疾病和动脉硬化有关，它们也对胎儿的发育产生负面影响（Gomez-Mejiba 等，2008; Jackson 等，2012; Reijnders, 2012; Tabuchi 和 Kuebler, 2008; Tedgui 和 Mallat, 2006）。纳米物体聚集和团聚的效应被认为有助于粒子的吸收和转移（Borm 等，2006; Reijnders, 2012）。

已经完成了大量关于特定纯纳米物体所引起的生物效应研究。例如，在全身暴露后，发现 ^{13}C 石墨棒放电产生的 ^{13}C 颗粒（计数中值直径为 36nm）转移到大鼠中枢神经系统的嗅球（Oberdorster 等，2004）；氧化锰纳米颗粒（30nm，暴露浓度 $500g/m^3$）也会转移到大鼠中枢神经系统的嗅球中，并产生不同的全身暴露结果或鼻腔滴注后的炎症变化（Elder 等，2006）。大鼠吸入平均直径为 22nm 的二氧化钛气溶胶颗粒，随后（1h 和 24h）这些二氧化钛纳米颗粒在气道和肺泡的管腔侧、所有主要肺组织隔室和细胞以及毛细血管内被发现（Geiser 等，2005）。当肺巨噬细胞和红细胞暴露于三种不同尺寸（1000nm、200nm 和 78nm）的荧光聚苯乙烯微球时，纳米颗粒与其他颗粒相比，由于扩散或黏附相互作用而发生的颗粒摄入更大。具体而言，平均 77%±15%（平均 SD）的巨噬细胞含有 78nm 颗粒，21%±11%含有 200nm 颗粒，56%±30%含有 1000nm 颗粒（Geiser 等，2005）。然而，只有 78nm 和 200nm 颗粒之间的差异具有统计学意义。通过各种暴露途径（包括吸入）施用的二氧化钛纳米颗粒的粒径和聚集状态，已被证明会影响小鼠各种组织中的兴奋反应（Grassian 等，2007a,b; Wang 等，2007）。另一项研究调查了啮齿类动物暴露于化学性质相同且尺寸相似（主要粒径 25nm 和 100nm）的二氧化钛纳米颗粒（具有不同晶体结构：金红石、锐钛矿或其组合）后的肺效应（肺毒性、细胞毒性和不良肺组织效应）。研究结果表明，不同的肺部反应可能与不同的晶体结构、颗粒固有的 pH 值或表面化学反应有关（Warheit 等，2007）。纳米零价铁（nZVI，$Fe^0_{[s]}$）对支气管上皮细胞的毒性已被证实，其机制已被研究（Keenan 等，2009）。还观察到赤铁矿（γ-Fe_2O_3）的渗透（Baroli 等，2007）和氧化锌（Cross 等，2007）纳米物体进入人体皮肤（虽然没有穿过）。

这些和其他研究清楚地指出，接触纯纳米材料可能对健康产生影响。对纳米毒理学的研究结果表明，基于动物和动物细胞研究，人体内纳米材料的暴露可能与许多急性和慢性健康影响有关，包括哮喘、慢性肺部疾病和致癌等（Bakand 等，2012）。然而，在基于纳米物体暴露的临床观察或流行病学研究结果可用之前，很难确定任何特定的健康影响机制或暴露的响应关系。

9.2 消费品中的纳米材料

如前所述，由于暴露于纯纳米材料（包括吸入暴露）而产生的生物效应，已在动物研究中进行了一定程度的探讨。然而，由于实际消费品的使用和/或与相关废品的接触，纳米材料的暴露和后续影响呈现未知的健康和环境风险（Bradford 等，2009, Keenan 等，2009），这些在 21 世纪的第一个十年里几乎被忽视（Lioy 等，2010）。同时，市场上有各种各样的基于纳米技术的消费品（Bekker 等，2013; Grure, 2012; Nowack 等，2012）。为了正确监管纳米产品，了解此类产品暴露于纳米材料的可能性以及由此产生的健康影响，对于制定安全法规和指南至关重要（Drobne, 2007; Frater 等，2006; Schmid 等，2009; Segal, 2004; van Calster, 2006; Warheit 等，2007）。许多纳米产品很可能由于标签不充分或对纳米技术产品组成部分的定义不明确，而未被认定为纳米产品。表 9.1 列出了一些由研究人员调查的基于纳米技术的产品，这些产品目前或以前在市场上可以买到，结果发表在同行评审的科学文献中。本章稍后将对其中一些研究进行回顾。

表 9.1 从终端消费者市场获得并由研究人员进行调查的喷雾和粉末产品列表

产品	报道的工程纳米材料成分	应用目的	数据出处
浴室清洁剂/消毒剂（推进剂喷雾）	纳米 TiO_2	浴室清洁/消毒	Chen 等人（2010）
纳米银（泵喷雾）	纳米 Ag	未知	Hagendorfer 等人（2010）
纳米银（推进剂喷雾）	纳米 Ag	未知	Hagendorfer 等人（2010）
"Niveafi®Silver Protect" 止汗剂（推进剂喷雾）	未知	止汗剂	Lorenz 等人（2011）
"Nano Schmutz Blocker"鞋浸渍剂（推进剂喷雾）	未知	鞋的处理	Lorenz 等人（2011）
"Nano Wet Bloc" 鞋浸渍剂（推进剂喷雾）	未知	鞋的处理	Lorenz 等人（2011）
"Nano-Argentum" 植物强化剂（泵喷）	纳米 Ag	植物处理	Lorenz 等人（2011）

产品	报道的工程纳米材料成分	应用目的	数据出处
纳米银喷涂（泵喷涂）	纳米 Ag	抗菌通用型	Nazarenko 等人（2011）
面部纳米喷雾（泵喷雾）	铜、钙、镁、锌	局部化妆品	Nazarenko 等人（2011）
头发纳米喷雾（泵喷雾）	未知	纳米短发固定喷雾	Nazarenko 等人（2011）
消毒剂纳米喷雾（泵喷雾）	未知	表面消毒剂、清洁剂和除臭剂	Nazarenko 等人（2011）
皮肤保湿纳米喷雾（泵喷雾）	未知	局部化妆品	Nazarenko 等人（2011）
车轮纳米清洁剂（泵喷雾）	未知	车轮清洁器	Nazarenko 等人（2011）
纳米粉末 M	未知	保湿霜	Nazarenko 等人（2012a, b）
纳米粉末 D	未知	脸红的人	Nazarenko 等人（2012a, b）
纳米粉末 K	纳米 TiO_2 纳米 ZnO	散粉防晒霜	Nazarenko 等人（2012a, b）
纳米薄膜（泵喷雾）	可能没有	非吸收性地板材料涂层	Nørgaard 等人（2009）
纳米薄膜（泵喷雾）	可能没有	瓷砖涂层	Nørgaard 等人（2009）
纳米薄膜（泵喷雾）	纳米锐钛矿型二氧化钛	玻璃涂层	Nørgaard 等人（2009）
纳米薄膜（推进剂喷雾）	可能没有	多用途涂料产品	Nørgaard 等人（2009）
神奇纳米（泵喷雾）	可能没有	家用表面处理	Pauluhn 等人（2008）
神奇纳米玻璃/陶瓷清洁剂（推进剂喷雾）	可能没有	家用表面处理	Pauluhn 等人（2008）
神奇纳米浴室清洁剂（推进剂喷雾）	可能没有	家用表面处理	Pauluhn 等人（2008）
银色气味猎人（喷雾泵）	纳米 Ag	猎人用防臭喷雾剂	Quadros 和 Marr（2011）
健康胶体银喉喷雾（泵喷雾）	纳米 Ag	咽喉治疗喷雾剂	Quadros 和 Marr（2011）

当纳米材料加入产品中时，其尺寸、表面积、表面化学、溶解度和形状可能也许会影响其毒理学（Kanarek, 2007; Maynard 等，2006; Shrader-Frechette, 2007; Warheit 等，2007）。此外，产品中纳米材料和其他成分的浓度、分布和尺寸特征也可能影响其暴露并对健康产生不利影响（Hansen 等，2008）。产品中存在的纳米物体的凝聚是另一个重要过程，因为由多个纳米物体组成的粒子与大小相似的均匀粒子相比可以产生不同的生物效应（Bermudez 等，2004）。如果在产品使用过程中空气中的微粒被释放出来，则需要对微粒释放后的气溶胶特性和与活组织接触点的气溶胶特性之间的潜在差异进行表征，并用于设计毒理学和流行病学研究。

应特别关注使用纳米物体时没有固定在固体材料中的消费品，因为容易分散的纳米材料更可能导致吸入和皮肤接触（Hansen 等，2008; Shimada 等，2009）。人类接触这种游离纳米物体，最有可能是通过使用含有液体或粉末分散形式的市售纳米材料消费品（Hansen 等，2008; Nazarenko 等，2011, 2012b; Oberdfirster 等，2005; Shimada 等，2009; Wardak 等，2008）。当使用这种液体或粉末时，纳米材料作为单个颗粒或团聚体的暴露可能会增加，从而导致呼吸区附近或呼吸区内空气中颗粒的释放。

含纳米材料的液体或粉末状消费品的雾化方式，会严重影响吸入暴露的程度（Shimada等，2009; Wolff和Niven, 1994）。例如，与加压气体推进剂喷雾器相比，使用手动启动的非加压泵式喷雾器，将导致不同的气溶胶粒径分布，导致不同的颗粒可吸入性和在呼吸道不同区域的沉积：头部气道、气管支气管和肺泡。一项使用纳米银产品的研究表明，当使用泵式喷雾器时，没有可测量的纳米颗粒释放，但是当使用气体推进剂喷雾器时，可观察到大量的纳米银颗粒释放（Hagendorfer等，2010）。然而，Hagendorfer等人（2010）并未测量使用泵式喷雾器时纳米银作为附聚物的释放，因此，在这种情况下，没有单独的悬浮纳米银颗粒并不一定意味着所产生的气溶胶中完全没有纳米银。一项对四种商业纳米产品的研究（Lorenz等，2011）评估了泵式喷雾器中三种推进剂喷雾和一种喷雾产品。同样，当使用泵式喷雾产品时，没有检测到纳米尺寸的气溶胶，尽管在原始液体产品中使用透射电子显微镜（TEM）发现了纳米银颗粒。结果表明，纳米材料是以大于100nm的团聚颗粒形式雾化的。重要的是，Lorenz的研究还表明，在某些情况下，即使原始喷雾液体中没有纳米物体存在，在气溶胶生成过程中，也可以形成小于100nm的气溶胶粒子。Nørgaard等人（2009）观察到，不含纳米材料的产品中产生含有大量单个纳米颗粒的气溶胶。所有这些研究表明，产品使用过程中产生的气溶胶粒径分布，可能在很大程度上取决于气溶胶雾化的方法，产品中是否存在工程纳米材料可能并不是可靠的判断指标。同样，使用消费品产生的气溶胶中是否存在小于100nm的颗粒，并不一定能表明该产品中是否存在工程纳米材料。

德国浴室清洁喷雾剂"神奇纳米""神奇纳米玻璃/陶瓷清洁剂"和"神奇纳米浴室清洁剂"（Kleinmann GmbH; Sonnenbhl, 德国）说明了基于纳米技术的消费品所提出的几个先前提到的问题：①产品的标签和营销不明确；②产品的各种成分（不仅仅是纳米成分）对健康的影响；③产品应用或分配方法对产生的气溶胶特性的影响，以及潜在的健康影响。

当Kleinmann GmbH首次将"神奇纳米"投放到消费市场时，它是以泵喷雾的形式出现的。使用本产品未造成任何健康影响。后来，该公司以推进剂喷雾的形式开发了"神奇纳米玻璃/陶瓷清洁剂"和"神奇纳米浴室清洁剂"（Pauluhn等，2008）。使用这两种产品后导致至少153人报告严重的呼吸问题，包括强烈咳嗽、呼吸困难和严重肺水肿，导致大约13人住院（Pauluhn等，2008）。使用原泵喷洒的"神奇纳米"并没有造成这些健康影响，但是推进剂喷洒的"神奇纳米玻璃/陶瓷清洁剂"和"神奇纳米浴室清洁剂"却造成了健康影响（Kanarek, 2007）。最初的"神奇纳米""神奇纳米玻璃/陶瓷清洁剂"和"神奇纳米浴室清洁剂"后来在大鼠鼻吸入急性肺损伤模型的研究中进行了检测（Pauluhn等，2008）：①泵分配喷雾（"神奇纳米"）在浓度81222mg/m³时造成的死亡率，而两种推进剂喷雾中的一种（"神奇纳米玻璃/陶瓷清洁剂"）似乎毒性更大，仅在2269mg/m³即造成同样的死亡率；②第二种推进剂喷雾（"神奇纳米浴室清洁剂"）似乎不会引起肺部刺激或损伤，也不会导致死亡率达到常规喷雾剂达到的最大试验浓度28100mg/m³。

据披露，显然，制造商（Kleinmann GmbH）在产品名称中使用的术语"nano"指的是喷雾产生的防水涂层的厚度，而不是在其配方中存在任何工程纳米材料（Pauluhn等，2008）。在没有标签规定的情况下，人们无法确定制造商关于产品中存在/不存在纳米材料的声明是否代表实际销售的产品。因此，需要进行独立测试，以验证特定产品中是否存在纳米材料或物体。同时，测试通常只能检测到特定类型的纳米物体，阴性结果并不能保证给定产品中没有纳米物体。因此，制造商提供的纳米材料成分含量和浓度信息的准确性，对于暴露和安全评估以及毒理学研究至关重要。

目前，制造商很少提供产品中纳米材料含量的信息（Hansen 等，2008），这使得我们很难确定产品中纳米材料的浓度，因此，也无法确定用户可能接触到的纳米材料的量。最终产品的组成及其交付给消费者的形式，可导致初始纳米级成分的化学改性、凝结、凝聚和其他变化，这些变化可对纳米产品的暴露和健康影响产生重大影响。换言之，仅基于纳米和/或纳米结构成分的物理化学特征，不能准确地预测消费者纳米产品的纳米材料暴露和健康影响（Maynard，2007）。因此，以交付给最终用户的形式对基于纳米技术的消费品进行表征是至关重要的。毒理学和其他健康影响研究，不应仅依赖纯纳米材料或单独产品成分的数据，因为这些数据不能充分反映实际暴露的健康影响。

9.3　基于纳米技术的消费产品中纳米材料暴露的可能性

含有纳米材料的喷雾剂和粉末产品，由于其特殊的应用和使用方式，有可能吸入纳米材料（Nazarenko 等，2011；Quadros 和 Marr，2011）。这种暴露可能性可以通过产品使用的真实模拟进行测试，同时测量消费者可吸入的释放气溶胶粒子，并分析液体或粉末产品本身以及释放的气溶胶粒子（Lioy，2010）。下面综述了目前调查的纳米技术消费品接触情况的文献，并讨论了有关纳米技术消费品喷雾的问题。

9.3.1　基于纳米技术的消费品的研究

表 9.1 列出了通过独立研究和相关参考文献调查的消费者纳米产品样本，总结如下。

① Nazarenko 等人（2011）的一项研究检查了六种基于纳米技术和常规喷雾产品（图 9.1）。所有这些产品都是泵喷雾。这些产品被真实地喷洒在靠近人体模型头部呼吸区的地方，而人体模型的鼻孔中有取样入口（图 9.2）。这些产品还通过标准雾化技术进行雾化，并测定其粒径分布。六种基于纳米技术的喷雾剂中，一种被标记为含有纳米银（纳米银喷雾剂）；另一种纳米喷雾剂（面部纳米喷雾剂）被标记为含有铜、钙、镁和锌的纳米颗粒。其他三种纳米喷雾剂（毛发泵喷雾剂、消毒剂泵喷雾剂、皮肤保湿泵喷雾剂）被简单地标记为纳米产品，但在其标签上未标识出特定的纳米材料成分。使用实时气溶胶仪器［一种扫描迁移率粒度仪 SMPS 和空气动力学粒度仪 APS（TSI 公司，美国明尼苏达州肖尔维尤］，测量了被调查的 11 种喷雾产品中释放的和可能吸入的颗粒物的浓度和尺寸分布，其气溶胶尺寸范围在约 14～20μm 之间。TEM 用于确定干燥产品样品中颗粒的大小和形状，而光子相关光谱（PCS）也称为动态光散射（DLS），可以对原始液体产品中的颗粒进行分析。总体而言，使用喷雾产品会导致整个测量范围内的颗粒释放：从 14nm 到 20μm。不仅在基于纳米技术的产品中，而且在某些常规产品中均观察到了纳米级颗粒及其附聚物。重要的是，基于纳米技术的喷雾产品和常规喷雾产品的模拟应用，导致产生直径小于 100nm 的气溶胶颗粒（纳米颗粒）以及直径大于 10μm 的颗粒。结果表明，

使用某些基于纳米技术的粉剂以及常规的喷剂，会导致吸入暴露于单个纳米尺寸的颗粒，并且它们的附聚物可能包含复杂的含纳米材料的复合材料。

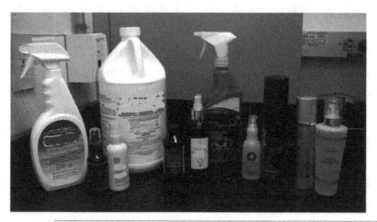

图9.1 Nazarenko 等人（2011）测试的基于纳米技术和常规喷雾产品

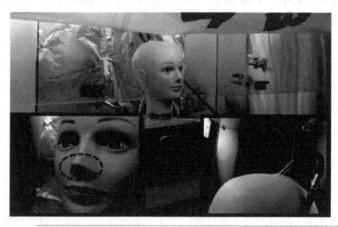

图9.2 Nazarenko 等（2011, 2012b）使用的鼻孔安装有气溶胶取样入口的人体模型头部

② Hagendorfer 等人（2010）开展的一项研究中，针对泵和推进剂分配器中一种商用纳米银喷雾产品产生的 10～500nm 颗粒（通过 SMPS 分析）在空气中的颗粒尺寸分布和老化效应进行了研究。研究人员在用静电采样器采集气溶胶粒子后，还用透射电镜对它们进行了研究。此外，还利用能量色散 X 射线光谱（EDX）对收集到的粒子进行了元素分析。结果表明，泵式喷雾器中没有可测量的纳米颗粒释放（SMPS 和 TEM 均未检测到）。然而，推进剂喷雾器产生了大量的单个银纳米颗粒和纳米团簇（凝聚体）。EDX 证实了所收集的纳米颗粒中有银存在，甚至显示了银纳米颗粒合成的特殊化学过程中留下的其他化学元素（Na 和 O）的痕迹。研究人员得出结论，银当使用泵式喷雾器时，纳米粒子分散在大的液滴中，以至于它们在到达使用的仪器之前就沉淀下来。还有人指出，气溶胶动力学发挥了重要作用。具体而言，原始气溶胶的粒径分布随时间而变化，并向较大粒径方向移动。喷雾过程中和喷雾后，颗粒形态也发生了变化：喷雾液滴干燥时颗粒团聚。

③ Lorenz 等人（2011）研究了四种商用喷雾剂，其中一种被标记为含有纳米银（一种用于植物治疗的泵式喷雾），第二种和第三种被标记为纳米产品（鞋浸渍推进剂喷雾），第四种被标记为含有抗菌银分子和柠檬酸银（止汗推进剂喷雾）。作者用电感耦合等离子体质谱（ICP-MS）和扫描透射电镜（STEM）结合能谱仪（EDX）对原始液体产品进行了检测，并用 SMPS 和 STEM 对原始喷雾机制产生的气溶胶进行了检测。他们发现三种推进剂喷雾产品释放到空气中的纳米颗粒量非常高，而泵喷雾产品的释放可以忽略不计。然而，在三种推进剂喷雾产品中，只有一种产品中发现了工程纳米颗粒。同时，在最初的液体泵式喷雾产品中也发现了工程纳米颗粒。因此，产生的气溶胶中纳米颗粒的存在并不总是与原始液体中工程纳米物体的存在相关。

④ Chen 等人（2010）在美国国家职业安全与健康研究所（NIOSH）和美国消费品安全委员会（CPSC）开展的这项研究，检测了一种含有纳米 TiO_2 的浴室清洁产品，该产品带有推进剂喷雾器，在模拟家庭环境和实验室中进行了研究。操作员模拟产品的典型用途，并通过浊度计（测量范围 0.08～10μm）、光学气溶胶光谱仪（0.3～20μm）、SMPS（15～680nm）和 APS（TSI 公司，美国明尼苏达州肖尔维尤）（0.5～20μm）测量用户呼吸区中的颗粒。用重量法测定了所产生的气溶胶的质量、干燥时质量随时间的变化以及蒸发后残留物的质量。此外，使用激光衍射分析仪测量 2～2000μm 范围内产生的喷雾液滴浓度。使用扫描电子显微镜（SEM）和 EDX 分析聚碳酸酯过滤器上收集的气溶胶喷雾颗粒的形态和元素组成。通过 EDX 将喷雾气溶胶中的颗粒识别为 TiO_2，其最初的计数中值直径（CMD）为 22μm，但由于干燥，其尺寸减小至 75nm TiO_2 纳米粒子大部分未凝聚。研究发现，在模拟的家庭环境中，试验箱和操作员产生的气溶胶在总质量和数量、气溶胶粒子浓度和粒径分布方面具有可比性。呼吸区的总气溶胶质量浓度为 $3.4mg/m^3$，其中 $170μg/m^3$ 在纳米范围内。然而，从数量上看，大多数粒子都是纳米级的（在 $1.6×10^5/cm^3$ 总浓度中有 $1.2×10^5/cm^3$）。

⑤ Quadros 和 Marr（2011）专注于三种含银喷雾剂，其中制造商声称含有纳米银粒子（猎人用除臭泵喷雾）、胶体银（咽喉治疗泵喷雾）或银离子（泵喷雾表面消毒剂）。泵喷雾表面消毒剂没有列在表 9.1 中，因为它没有作为纳米产品的广告或标签，研究人员也没有发现纳米材料，如纳米银粒子。需要注意的是，"胶体"指的是大约 1～1000nm 之间的粒径范围（Levine，2002），因此将产品标记为含有胶体，也不能表明其为纳米状态。在试验室内手动喷洒产品，使用 SMPS（14nm～0.7μm）和光学粒子计数器（OPC）对气溶胶进行采样，测量 0.3～10nm 的粒子。通过 ICPMS 和 DLS 以及 UV-Vis 分光光度法，分析原始液体产品中的银含量。此外，使用 TEM 和带有 EDX 的环境扫描电镜（ESEM），对通过热泳电泳法收集的气溶胶颗粒和原始液体产品的等分试样进行了检测。在唯一一个被标记为含有纳米银的研究产品中，作者发现大多数银与较大的颗粒（大于 450nm）有关。结果发现，标记含有胶态银的产品实际上大部分银为纳米颗粒形式，并且还与较大的颗粒相关。第三种被标记含有银离子的产品被证实含有几乎所有离子形式的银。与 Nazarenko 等人（2011）的研究相似，所有产品的气溶胶分布范围很广，从纳米级到 10μm（假设更大）。一个有趣的发现是，同一纳米银产品的两个不同批次的液体外观（颜色和浊度）和粒度分布存在很大差异，作者指出这是对监管机构的挑战。研究人员得出结论，液体的特性和喷雾机制都会影响产生的气溶胶的粒度分布。他们还观察到，液态产品中银的粒径分布与由此产生的喷雾的气溶胶粒径分布之间几乎没有关联。

⑥ Nørgaard 等人（2009）的研究中，对四种未标记为含有工程纳米材料的纳米喷涂产品（一种标记为含有纳米锐钛矿型 TiO$_2$ 的产品除外）进行了检测。其中三种产品是用手泵喷雾瓶分装的，包括含有纳米 TiO$_2$ 的喷雾。第四种产品装在加压罐中。这些产品的目的是产生一层厚度约为纳米的涂层，用于处理各种家用表面。使用试验箱对其进行评估，以测量挥发性有机化合物（VOCs）和颗粒物的释放量，范围为 6nm～20μm。其中一种产品（泵喷雾）的成分中列出了二氧化硅颗粒。这些颗粒可能是纳米级的，因为纳米二氧化硅颗粒用于制备疏水表面，作为化学系统的一个组成部分，类似 Nørgaard 及其同事（Hikita 等，2005）研究的产品。用快速流动性粒度仪（FMPS）测量了四种纳米薄膜喷雾产品的粒度分布。这些分布是多峰的，仅在 6～100nm 范围内就有 1～4 种模式。四种产品的气溶胶粒径分布均以纳米粒子为主。研究人员得出结论，使用这四种产品将导致空气中的纳米颗粒暴露非常高。他们还观察到，一种产品在加压喷雾中产生的微粒比泵喷雾要多得多。具体而言，对于三种泵式喷雾产品，每喷雾 1g 产品后测得的初始颗粒数约为 10^8，而对于加压罐式喷雾，则为 10^9。

前面提到的每项研究都调查了液体喷雾产品。迄今为止，我们只知道一项研究（Nazarenko 等，2012b）对基于纳米技术的粉末产品（化妆粉）进行了评估。化妆粉被应用到人体模特的脸上，以逼真地模拟它们的应用。

⑦ Nazarenko 等人（2012b）研究测试了三种基于纳米技术的粉末（保湿粉、腮红和散粉防晒霜）和三种常规化妆品粉末，如图 9.3 所示。对于化妆品粉末，作者采用了与图 9.2 相同的人体模型头部设置，其在早期的喷雾研究中使用过（Nazarenko 等，2011）。然而，此处化妆品粉末直接涂抹在人体模型的脸上，而产生的气雾剂通过鼻孔入口取样，并通过 SMPS 和 APS（TSI 公司，美国明尼苏达州肖尔维尤）进行测量。采用 TEM 和激光衍射光谱（LDS）对原粉体进行了分析。在这项研究中，观察了在使用化妆品粉末的过程中，粒径大于 100nm、最大为 20μm 微粒的释放和模拟吸入情况。透射电镜和气溶胶测量表明，由于使用化妆品粉末而接触到的纳米材料主要以纳米物体的形式存在，其中含有附聚物或附着在较大颗粒上的纳米材料。

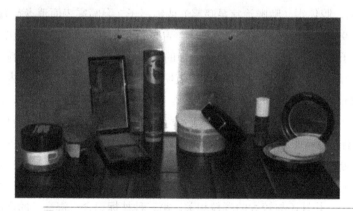

图 9.3 Nazarenko 等人（2012b）测试的基于纳米技术的普通化妆品粉末产品

9.3.2 基于纳米技术消费品的分析技术概述

基于纳米技术的消费品分析通常由两部分组成：原始产品（液体、粉末等）分析和产品产生的气溶胶分析。对于原始产品，研究人员采用 TEM（Hagendorfer 等，2010；Lorenz 等，2011；

Nazarenko 等，2011，2012a，b；Quadros 和 Marr，2011）、SEM（Chen 等，2010），包括环境 SEM（Quadros 和 Marr，2011）和 STEM（Lorenz 等，2011），来确定颗粒的大小和形状，以及它们如何与粉末产品和干燥喷雾产品样品中的电子束相互作用。这些电子显微镜技术有时与 EDX 结合，可以对粒子进行元素分析（Chen 等，2010；Hagendorfer 等，2010；Lorenz 等，2011）。此外，ICP-MS（Lorenz 等，2011；Quadros 和 Marr，2011）、DLS（也称光子相关光谱法 PCS）（Nazarenko 等，2011；Quadros 和 Marr，2011）和 UV-vis 分光光度法（Quadros 和 Marr，2011）用于液体产品，激光衍射光谱法（LDS）（Nazarenko 等，2012b）用于粉末产品。

为了分析消费品产生的气溶胶，即吸入暴露问题，研究人员使用了各种气溶胶光谱仪：SMPS（Chen 等，2010；Hagendorfer 等，2010；Lorenz 等，2011；Nazarenko 等，2011，2012a,b；Quadros 和 Marr，2011）、APS（TSI 公司，美国明尼苏达州肖雷维市）（Chen 等，2010；Nazarenko 等，2011）、FMPS（Nfigard 等，2009）、OPC（Quadros 和 Marr，2011）和浊度计（Chen 等，2010）。在一项研究中，除了单独使用气溶胶颗粒外，还使用质谱（MS）（Nfigard 等，2009）、气相色谱/质谱（GC/MS）（Nfigard 等，2009）和带有火焰电离检测器的气相色谱（GC/FID）（Nfigard 等，2009）分析了各种挥发性有机化合物。

9.3.3 调查基于纳米技术的消费品的潜在暴露时面临的挑战

9.3.3.1 气溶胶动力学的影响

Nørgaard 等人（2009）的一项研究表明，气溶胶的粒径分布在产生和吸入的时间之内会发生变化。Nørgaard 的研究是唯一一个公布的喷雾产品研究，研究人员使用了高时间分辨率系统，并能够以 1s 的时间分辨率研究气溶胶粒径分布的动力学，包括粒子形成、凝聚和蒸发。粒径分布的变化很大，不同产品的粒径分布差异很大。这些变化包括在纳米尺度范围内粒子数模浓度的增加和减少，以及在其他模式下浓度的缓慢下降。这些变化发生在几秒到几分钟的时间范围内。泵式喷雾与加压喷雾在气溶胶动力学上有显著差异。对于泵式喷雾，在喷雾后的多模态气溶胶粒径分布的所有模式下，总的趋势是粒子浓度按数量减少。然而，对于三分之二的泵产品，这种下降之前是粒子浓度的短期增加（长达 30s）。然而，对于加压喷雾，模式直径增加，并在喷雾后约 80s 达到最大浓度，包括最小纳米模式（11nm）的浓度。然而，在随后的 90s 内，该模式下的颗粒浓度迅速下降，随后缓慢下降。这些变化伴随着 19.1nm 模式浓度的显著增加和 34nm 模式浓度的缓慢增加。后一种模式的浓度在喷洒后 280s 达到峰值。这是一个值得注意的例子，气溶胶的复杂性和它的动力学所产生的多组分喷雾。由于气溶胶粒子在呼吸系统中的沉积取决于粒子的大小，因此在评估喷雾产品（包括基于纳米技术的喷雾）的吸入暴露时，气溶胶动力学是一个重要因素。气溶胶动力学也会对吸入和沉积的颗粒总数产生重大影响，特别是在纳米范围内（1~100nm）。该研究的作者还进行了一项重要的观察，即喷雾产品释放的气溶胶颗粒通常可能是固体颗粒、浓缩半挥发性化合物和气相反应产物的混合物（Nørgaard 等，2009）。

根据 Nørgaard 等人（2009）的研究，即使在正常使用条件下，喷雾产品产生的气溶胶动力学也可能非常复杂。它可以影响总颗粒浓度以及粒径分布，特别是在纳米尺寸范围内，这可能导致暴露水平的重大差异，以及由于吸入颗粒在呼吸系统不同区域的沉积而产生的潜在健康影响。这些差异可能取决于产品使用环境的温度、湿度和空气交换率。例如，如果在通风良好的房间内喷洒产品，吸入暴露将发生在新形成的气溶胶中，但在通风不良的空间内，气溶胶将有较长的时间停留和老化，从而可能充分改变其特性，对健康产生不同的影响。

9.3.3.2 雾化方法和喷雾器类型的影响

喷雾器（包括产品）（Chen 等，2010；Hagendorfer 等，2010；Lorenz 等，2011；Nazarenko 等，2011；Nørgaard 等，2009；Quadros 和 Marr，2011；Nazarenko 等，2011）的恒定气动输出雾化实验表明，喷雾技术实质上影响浓度和释放粒子尺寸的分布。这与其他研究（Hagendorfer 等，2010；Hansen 等，2008；Lorenz 等，2011；Nørgaard 等，2009；Quadros 和 Marr，2011）一致，这些研究表明推进剂与泵式喷雾器对释放的颗粒特性的影响，包括使用推进剂喷雾器时释放的较小颗粒的颗粒浓度和粒径分布。因此，基于纳米技术产品或常规产品中的颗粒，将受到产品组成和喷雾器类型的影响。

许多现有的推进剂喷雾产品，虽然不是基于纳米技术或纳米颗粒而设计生产，但实际上可能会产生大量纳米尺寸的气溶胶粒子。即使原始液体本身不含纳米颗粒，某些喷雾产品也会释放出纳米尺寸的气溶胶颗粒（Lorenz 等，2011；Nørgaard 等，2009；Quadros 和 Marr，2011）。换句话说，我们所描述的纳米颗粒并不存在于液体产品中，而是在气溶胶生成过程中形成或产生的。这些纳米颗粒也可以由人为的化学物质组成，在这种情况下，它们的工程状态可能会引起争论。然而，我们无法确定探讨这个问题的任何研究。喷雾剂产生的纳米级气溶胶颗粒可以是：①工程纳米颗粒，引入或形成于原始液体产品中；②纳米物体与其他产品成分的纳米级复合颗粒；③喷雾过程中由液体产品成分形成的纳米颗粒；④较大液滴中蒸发水或有机溶剂后产生的纳米颗粒；⑤从气相化学品中形成的新纳米颗粒。因此，在许多基于纳米技术的消费性喷雾产品的研究中，对纳米级气溶胶的简单测量，可能并不表明工程纳米物体在原始液体产品本身中的存在形式和浓度。有一种可能性是，暴露在这些微粒下对健康的影响将取决于它们的大小和组成。与由相同化学成分和相同质量制成的较大颗粒相比，当暴露于纳米颗粒时，可能会导致或加重对健康的不利影响。因此，虽然产品不含纳米材料，但纳米颗粒仅在产品使用过程中形成，也应作为暴露评估的一部分。

9.3.3.3 与基于纳米技术的消费品相关的标签问题

正如前面讨论的研究所表明的，即使制造商将产品标记为纳米或其他相关的词语，甚至在内容物中提及纳米成分，也不一定表明工程纳米材料事实上存在于产品中或将存在于使用过程中产生的气溶胶中。另外，如果没有标记为基于纳米技术的产品实际上是用工程纳米材料配制的，则情况可能恰恰相反。此外，应谨慎解释制造商报告的产品内容。例如，Nazarenko 等人（2011）研究的面部纳米喷雾剂被标记为含有铜、钙和镁的纳米颗粒，而这些颗粒不能作为高度分散的金属颗粒保持化学稳定性。有可能制造商的意思是产品中的纳米颗粒含有这些金属的化合物。

9.3.3.4 纳米颗粒测量中各种量度的使用

先前讨论的研究表明，某些消费性喷雾产品在使用过程中产生的微粒，数量最多的是在纳米尺寸范围内。同时，这些纳米颗粒通常对总气溶胶质量的贡献最小（Chen 等，2010；Nazarenko 等，2011, 2012a）。在这种情况下，必须提到的是，为了更好地描述健康影响，对超细（纳米级）气溶胶测量的不同量度标准仍然存在争议（Dhawan 等，2009）。粒子数、表面积和质量都已被证明是描述特定健康影响的不同类型纳米颗粒的适当指标。已证明沉积在呼吸系统中的纳米颗粒的表面积和数量，与空气传播材料的毒性作用密切相关，例如纳米颗粒石英、金属钴和镍以及元素碳 ^{13}C（Duffin 等，2002；Oberdorster 等，2004）。然而，纳米颗粒 TiO_2、炭黑、聚苯乙烯珠和表面改性石英颗粒质量与健康效应具有良好的相关性（Duffin 等，2007；美国环保署，2011b；Wittmaack，2007）。

9.3.3.5　颗粒团聚的影响

在工程纳米材料暴露和潜在健康影响的背景下，原始产品和其产生的气溶胶中颗粒的团聚和脱团聚是重要因素。纳米物体不仅可以彼此团聚，还可以与较大的粒子结合，从而形成可以包含工程纳米材料和非纳米材料的团聚。因此，纳米材料暴露不仅可以发生在纳米颗粒上，还可以发生在含有工程纳米材料的较大团聚体上。

目前可用的仪器无法准确测量凝聚纳米物体的数量和表面积，包括与较大颗粒相关的纳米物体凝聚物。这种团聚体被认为代表一个气溶胶粒级，通过它产品中纳米材料的大部分被输送到呼吸系统（Nazarenko 等，2011，2012b）。换言之，由纳米技术为基础的消费品产生的含有气溶胶的纳米材料，可以容纳各种粒径范围，包括超粗粒径的团聚体。在这种情况下，如果测量粒子数，则即使每个凝聚体本身包含大量纳米物体，也会将其计为一个粒子。也有可能，类似于对其他团聚体的观察（Park 等，2003），一些消费品的团聚体在主要颗粒之间有空隙，这些空隙填充了有机物和其他成分。在这种情况下，这种凝聚体的表面积可能不代表会嵌入其中的工程纳米物体。根据带有纳米物体的凝聚体的结构，它们在沉积于呼吸系统后可能会离解（Howard 等，2006；Petitot 等，2013；Wiebert 等，2006a,b），这将导致工程化纳米物体释放并与沉积部位的活组织接触。在这种情况下，对空气中粒子数和表面积的测量将不能代表实际剂量，并可能导致对健康影响的解释出现偏差。

含有纳米物体的较大团聚体主要沉积在人类呼吸系统的上呼吸道，而不是肺泡和气管支气管区域，如果仅考虑单个主要纳米物体，这是符合预期的（Nazarenko 等，2012a）。与单个纳米物体的行为和肺泡区域的毒理学研究预期的不同，整个呼吸系统中这种气溶胶颗粒沉积分布可能导致不同的健康影响。因此，在基于纳米技术的消费品的吸入毒理学研究中，必须考虑上呼吸道中主要纳米材料沉积的可能性。

9.3.3.6　消费品成分的一致性

Quadros 和 Marr（2011）发现了产品成分不一致的问题：同一产品的含量和性质可能随着产品储存时间的增加而不同，也可能因同一产品的批次而异。例如，如果在监管机构或独立调查人员进行的测试中发现某批无害，并且某产品被批准销售，而另一批已经被消费者购买的产品，可能会存在不一致的情况。消费产品的老化（制造和使用之间的时间），也会出现类似的问题。上述现象引起的产品物理性质和成分的变化，会影响产品使用过程中产生的气溶胶的性质，如颗粒浓度和粒径分布，从而导致出现一些潜在影响健康的变化。

9.4　消费品定量吸入暴露评估

当模拟含有消费品中纳米材料的应用并测量可吸入气溶胶时，可量化吸入暴露于气溶胶粒子的量，可表征为①不同粒径范围吸入粒子的质量、体积、数量或表面积，包括 100nm 以下的气溶胶分数；②颗粒沉积在呼吸系统的不同区域。

Chen 等人（2010）考虑了推进剂浴室清洁喷雾产品的人体暴露场景。他们用质量和数量两种方法测量了纳米颗粒浓度和总气溶胶浓度。所产生气溶胶中粒子的扫描电子显微照片显示，大小从 100nm 到 2~3nm 不等的球形 TiO_2 粒子似乎是包含大量初级纳米粒子（<10nm）的紧密团聚体。研究人员将这些颗粒描述为表面粗糙的单粒子。这些初级纳米颗粒的表观团聚体主要以单体形式存在（92%），但其中一些以成对或更高数量（8%）的形式相互连接。研究人员将沉积在 $1m^2$ 的肺泡上皮的各种尺寸的 TiO_2 颗粒的质量，作为评估在推进剂喷雾 1min 后肺部暴露的负荷，发现该暴露对于 33% 坐着和 67% 轻度锻炼的人的暴露量约为 0.075μg/$(m^2 \cdot min)$。

Lorenz 等人（2011）认为呼吸系统的肺泡、气管、支气管和鼻腔区域仅存在纳米级气溶胶沉积（约 10~100nm）。这与 Nazarenko 等人（2012a）的研究形成了对比，他们认为沉积的纳米材料中含有粒径从小于 100nm 到约 20μm 的气溶胶。Lorenz 及其同事指出，质量不是纳米颗粒的合适度量标准，而是基于粒子数的模型。使用的模型改编自欧洲化学品管理局（ECHA）建议的模型的早期版本（2008 年 7 月发布的 1.1 版），用于评估"化学品注册、评估、授权和限制"（REACH）下的吸入暴露。2.1 版本于 2012 年 10 月发布（European Chemicals Agency, 2012）。ECHA 模型本身还没有被验证用于纳米材料，这里也没有介绍。根据 SMPS 测量通道（使用中点通道直径），洛伦兹模型解释了 32 种不同粒径的沉积。这 32 个大小通道中每个通道的基于数字的浓度用作以下公式的输入（Lorenz 等，2011）：

$$E_{j\_region} = c_{inhj\_region} r_{depj\_region} F_{resp} IH_{air} T_{contact} \tag{9.1}$$

式中，E_{j_region} 为 SMPS 气溶胶成分 j 在肺泡、气管支气管或鼻腔区域的沉积；c_{inhj_region} 为 SMPS 成分 j 中以数字表示的气溶胶浓度，cm^{-3}；r_{depj_region} 为根据 ICRP 模型（国际放射防护委员会，1994 年）在 SMPS 成分 j 中对于粒径的沉积分数；F_{resp} 为 SMPS 成分 j 中纳米气溶胶的可呼吸分数；IH_{air} 为女性/男性消费者的吸入速率，cm^3/min；$T_{contact}$ 为一次产品应用事件中的暴露时间，min。

因此，这些沉积剂量计算解释了男性和女性呼吸频率的差异。Lorenz 等人（2011）使用了最坏情况下的产品应用持续时间。Bremmer 等人（2006）研究中发现作为止汗剂应用的持续时间是 5min，作为鞋喷雾应用的平均持续时间是 8min（USEPA, 1997）。研究人员还根据文献（Bremmer 等，2006; Engelund 和 Sørensen, 2005）推断了在实际喷洒过程中在手套箱中测得的微粒浓度，以匹配在暴露时间内分散的喷雾液质量：止汗喷雾剂为 4g，鞋浸渍喷雾剂为 12.65g（女性）和 18.48g（男性）。研究人员报道了呼吸系统三个区域的沉积，以及在一次产品应用事件中沉积的纳米尺寸区域（10~100nm）中纳米颗粒数量的组合沉积。研究发现，男性的沉积量高于女性，而鞋子浸渍喷雾的差异更大，因为分散的气溶胶质量更高（与男性鞋子尺寸大于女性的结果一致）。所有喷雾的总沉积量约为 10^{10} 粒。在肺泡区（$2.4×10^{10}$~$4.8×10^{10}$/次）发现纳米级气溶胶的沉积量最高，在鼻腔区（$2.6×10^9$~$4.9×10^9$/次）发现沉积量最低。同样，必须强调的是，先前报道的工作仅涉及纳米气溶胶的沉积，而不考虑工程纳米材料可能作为更大的团聚体输送到呼吸系统。因此，无法通过预测结果来描述许多消费品释放的粒子沉积的整个动力学。

Quadros 和 Marr（2011）以不同的方式对吸入剂量进行了估算。暴露估算的方法适用于拟喷涂在衣服上的银制品。他们应用了质量平衡来计算多少银气溶胶质量可以吸入（在一个特定的空气交换率下，在一个给定容积的房间内喷雾激活，一个人在该房间内的给定持续时间）。对于这种吸入性银气溶胶，使用 Hinds（1999）引用的 ICRP 模型计算人类呼吸系统鼻咽、气管支气管和肺泡区域的沉积。他们估计，如果在空气交换率为 $0.5h^{-1}$ 的 $10m^3$ 房间内，以 1s 的速率激活喷雾 20 次，在 10min 内吸入 0.62ng 银颗粒，总银沉积量为 0.38ng。在沉积的 0.38ng 银中 77% 沉积在鼻咽区，6% 沉积在气管支气管区，17% 沉积在肺泡区。研究人员发现，由于整个房间内的气溶胶混合不完全，以及使用者吸入区和喷雾器之间的距离不同，实际暴露量会有所不同。他们还估计，不到 1% 的沉积银以纳米级气溶胶的形式存在，但对凝聚纳米银的沉积未作评论。作者使用了一种不同的方法来估计咽喉治疗喷雾剂的吸入暴露。在这里，他们假设喷洒过程中释放的所有银都会被吸入。如果按照制造商的建议使用喷雾剂（每天 1~2 次），则银剂量估计为 70ng/天。鼻咽部占 82%，气管支气管占 2%，肺泡占 16%。

Nørgaard 等人（2009）估计了在实际使用纳米喷涂产品（用于涂覆各种表面）期间释放的挥发性有机化合物和气溶胶（包括纳米气溶胶）的暴露量（见表 9.1）。作者注意到粒子（包括纳米材料）和挥发性有机化合物可能引起协同毒性效应。在所测试的四种喷雾产品中，有三种是用于通风可能较低的室内使用，因此与室外应用相比，吸入暴露的可能性较高。研究人员计算了他们在喷雾剂中检测到的一些挥发性有机化合物，特别是氯丙酮和全氟硅烷的暴露量。他们假设在一个 $17.3m^3$ 完全闭合没有通风的房间，其中 $7m^2$ 的地板材料使用 $40g/m^2$ 的室内用产品进行处理，这种情况下处理后空气中会立即产生约 $6700\mu g/m^3$ 的氯丙酮和约 $3300\mu g/m^3$ 的全氟硅烷。对于氯丙酮，这一水平超过了美国政府工业卫生学家会议（ACGIH）规定的 $3800\mu g/m^3$ 皮肤吸收阈值上限（TLV-C）（Proctor 等，2004 年），该值由 Nfigard 等人确定（2009）。在没有任何确定的人体吸入限值的情况下引用（USEPA，2011a）。假设喷涂后没有颗粒形成，也没有颗粒动力学，计算了 6nm~20μm 的颗粒暴露量。但必须注意的是，本研究中的产品实际上观察到了这些现象。计算的依据是产品产生的气溶胶粒子数量，即每克产品中有 3×10^8 个用于前两种泵送喷涂：瓷砖和地板涂层产品。这将导致模拟室内空间中的气溶胶浓度（按数量计）超过 $3\times10^6 cm^{-3}$，高出用于室内表面处理的第三种产品的浓度 100 倍。作者将这些数值与交通繁忙的街道上的数值进行了比较，那里很少超过 $1\times10^6 cm^{-3}$。第四种喷雾产品是用于窗户玻璃的室外涂层，因此研究人员假设在使用过程中会快速稀释颗粒物和挥发性有机化合物。这种户外产品的暴露量无法估计，但作者建议，就吸入颗粒物的数量而言，它不会超过为室内使用的产品计算的水平。同时，上述最后一个产品是唯一一个内含工程纳米材料（纳米锐钛矿型二氧化钛）。因此，尽管该产品应用于户外，预计气溶胶暴露量较低，但它仍然是工程纳米物体暴露的最大问题。

Nazarenko 等人（2012a）研究了在模拟使用基于纳米技术的化妆品粉末期间，几种气溶胶粒径范围为 14nm~20μm 的吸入暴露。这项研究假设工程纳米材料分布在所有气溶胶粒级上，计算了它们在呼吸系统不同区域的沉积。使用测得的气溶胶浓度，通过计算吸入浓度来评估暴露，以及每分钟产品使用中粒子的沉积剂量。测定头气道、气管支气管和肺泡区域的沉积。以下方程式用于计算吸入剂量：

$$ID = \frac{f_{\text{nano}} c_{\text{inh}} Q_{\text{inh}} T_{\text{contact}}}{Bw} \tag{9.2}$$

式中，ID 是颗粒物的吸入剂量，ng/kg；c_{inh} 是吸入空气中颗粒物的质量浓度，ng/L；Q_{inh} 是给定性别/活动情景下的吸入流速，L/min；T_{contact} 是每次接触的持续时间，min；Bw 是体重，kg；f_{nano} 是纳米材料的质量分数。

式（9.2）中所用吸入空气中颗粒物的吸入气溶胶质量浓度（c_{inh}）描述如下：

$$c_{\text{inh}} = IF \times c_{\text{air}} \tag{9.3}$$

式中，c_{air} 是个人呼吸气中气溶胶颗粒物的质量浓度。式（9.3）中使用的可吸入性分数（IF）表示个人呼吸气中实际吸入呼吸系统的颗粒物分数，Hinds（1999）描述如下：

$$IF = 1 - 0.5\left(1 - \frac{1}{1 + 0.00076 d_{\text{p}}^{2.8}}\right) \tag{9.4}$$

式中，d_{p} 是颗粒直径。此公式适用于直径达 100μm 的颗粒。这项研究使用了一个人体头部模型来真实地模拟粉末的应用，释放的颗粒通过人体模型的鼻孔以真实的采样率进行采样。因此，可以假设通过人体模型鼻孔的粒子吸入效率与 IF 近似匹配。在这种假设下，C_{inh} 是通过使用 SMPS 和 APS（TSI 公司，美国明尼苏达州肖尔维尤）对释放的粒子进行实时测量而直接获得的。由于不同尺寸的颗粒具有不同的潜在健康影响，并且在呼吸系统中具有不同的沉积特征，因此计算了这些仪器测量的每个尺寸通道的吸入颗粒剂量。同时，将仪器的天然尺寸通道分为与给定研究或健康影响相关的气溶胶粒级：0.014～0.1μm、0.1～1μm、1～2.5μm、2.5～10μm 和 10～20μm。

沉积剂量 DD_i 计算为吸入剂量 ID 和沉积分数 DF_i 的乘积，在一定粒度范围 d_{p} 的积分（Nazarenko 等，2012a）：

$$DD_i = \int_{d_{\text{p}}} DF_i \times ID\left(d_{\text{p}}\right) \tag{9.5}$$

式中，$i = \text{HA}$，代表头部气道；$i = \text{TB}$，代表气管支气管区域；$i = \text{AL}$，代表肺泡区域；$i = \text{T}$，代表整个呼吸系统。

沉积分数 DF_i 是由于特定区域或呼吸系统中的沉积，而从气流中去除的吸入空气颗粒物的分数。这些沉积分数可以用不同的数学模型来计算。最常用的模型是基于 ICRP（国际辐射防护委员会，1994）标准条件下标准密度单分散球体模型的方程式，由 Hinds（1999）开发。如果使用人体模型头部采样器，则需要修改这些方程式以排除 IF，因为假设通过人体模型头部的鼻孔取样已经考虑了 IF [见式（9.3）]。DF_i 作为粒径函数的修正方程如下：

$$DF_{\text{HA}}\left(d_{\text{p}}\right) = \frac{1}{1 + \exp\left(6.84 + 1.183\ln d_{\text{p}}\right)} + \frac{1}{1 + \exp\left(0.924 - 1.885\ln d_{\text{p}}\right)} \tag{9.6}$$

$$DF_{\text{TB}}\left(d_{\text{p}}\right) = \frac{\dfrac{0.00352}{d_{\text{p}}} \times \left[\exp\left(-0.234\left(\ln d_{\text{p}} + 3.40\right)^2\right) + 63.9\exp\left(-0.819\left(\ln d_{\text{p}} - 1.61\right)^2\right)\right]}{1 - 0.5 \times \left(1 - \dfrac{1}{1 + 0.00076 d_{\text{p}}^{2.8}}\right)} \tag{9.7}$$

$$DF_{AL}(d_p) = \frac{\frac{0.0155}{d_p} \times \left\{ \exp\left[-0.416\left(\ln d_p + 2.84\right)^2\right] + 19.11\exp\left[-0.482\left(\ln d_p - 1.362\right)^2\right] \right\}}{1 - 0.5 \times \left(1 - \frac{1}{1 + 0.0007d_p^{2.8}}\right)} \quad (9.8)$$

$$DF_T(d_p) = 0.0587 + \frac{0.911}{1 + \exp\left(4.77 + 1.485\ln d_p\right)} + \frac{0.943}{1 + \exp\left(0.508 - 2.58\ln d_p\right)} \quad (9.9)$$

式中，DF_{HA} 是头部气道的沉积分数；DF_{TB} 是气管支气管区域的沉积分数；DF_{AL} 是肺泡区域的沉积分数；DF_T 是总沉积分数，其等于 DF_{HA}、DF_{TB} 和 DF_{AL} 之和。

由于气溶胶粒径分布数据是作为特定粒径通道中可吸入颗粒物的浓度收集的，因此可以使用前面的公式，其中 d_p 等于每个原生仪器粒径通道的中值直径。然后将 DF_{HA}、DF_{TB}、DF_{AL} 和 DF_T 计算为每个粒径通道中沉积剂量的总和：

$$DD_i = \sum_{d_p} DF_i(d_p) ID(d_p) \quad (9.10)$$

对三种基于纳米技术和三种常规化妆品粉末的这些计算结果表明，就气溶胶质量而言，吸入剂量最高的是粗气溶胶部分（2.5～10μm）（Nazarenko 等，2012a）。同时，单个纳米颗粒或纳米团聚体（小于 100nm 的团聚体）对吸入颗粒质量的贡献最小。在所有六种受试粉末中，85%～93%的气溶胶沉积发生在头部气道，小于 10%发生在肺泡区，而小于 5%发生在气管支气管区。如前所述，在使用消费性喷雾剂和粉末产品过程中形成的气溶胶中，纳米材料可能分布在整个气溶胶粒径范围内的团聚体中，包括超粗颗粒。虽然这些颗粒中纳米材料的实际含量通常是未知的，但根据气溶胶的粒径分布，可以假设大量纳米材料可能沉积在头部气道中，而一些纳米材料最终会沉积在肺泡和气管支气管区域。此外，沉积纳米材料的大部分质量主要是纳米物体的凝聚形式和较少的单个纳米颗粒。通过单独分散的纳米物体或小的纳米团聚体暴露纳米材料的可能性很小。然而，在沉积之后，含有纳米材料的较大团聚体可能解离或以其他方式引起由其纳米尺寸驱动的生物效应。因此，对于基于纳米技术的消费品的吸入毒理学研究，必须考虑所有可吸入气溶胶粒径分级，因为所有粒径都可以作为载体，将工程纳米材料输送到与活细胞和组织的接触点。同样，必须考虑整个呼吸系统、头部气道（包括鼻咽部）以及气管、支气管和肺泡区域的沉积。纳米材料吸收和转移到其他系统和器官，以及沉积后在呼吸系统内的迁移，是另一个需要考虑的因素。

9.5　小结

现有研究表明，以纳米物体形式存在的纳米材料以及含有纳米材料的团聚物，在使用过程中可以作为气溶胶颗粒从基于纳米技术的产品中释放出来。两类基于纳米技术的产品喷雾剂和粉末，呈现出吸入暴露于含纳米材料气溶胶的最高可能性。不同的研究小组对不同类型的产品进行了吸入暴露建模，结果表明，各种各样的产品有可能释放出含有纳米材料的可吸入颗粒。这类气溶胶粒子的气载粒径范围从单个纳米级物体（至少有一个尺寸小于 100nm）到 20μm（常用气溶胶粒径光谱仪的粒径限制）甚至更大的超粗粒子。凝聚态纳米材料预计存在于此类气溶胶的所有粒径分级中，导致吸入暴露和纳米材料沉积在人类呼吸系统的所有区域，可能对健康造成影响。

此外，除了工程纳米材料外，含有纳米材料的产品通常还含有其他有时可能有毒的成分。因此，从产品中释放的颗粒和附聚物可能含有产品基质的成分，包括不同挥发性的成分。这些额外的成分可能会对粒子和附聚物的表面进行化学修饰。此外，产品颗粒释放期间和之后的气溶胶动力学，可导致颗粒尺寸分布的快速变化，从而影响呼吸系统各个区域颗粒的可吸入性和沉积。同样，吸入后颗粒物中挥发性有机物含量的蒸发和呼吸系统中吸湿性颗粒物的生长引起的气溶胶动力学，也会改变气溶胶的粒径分布，从而影响沉积过程。初始气溶胶粒径分布及其吸入前后的变化，以及随后在呼吸系统中的粒子沉积，取决于产品成分和气溶胶的雾化方式，以及个人接触发生的实际微环境中的温度、湿度和空气循环。因此，在适当的环境下对实际产品使用的真实模拟，是估计潜在暴露的最合适的方法。

纳米技术产品的标记是一个问题，因为标记为基于纳米技术的产品实际上可能不包含工程纳米材料；同样，工程纳米材料可能存在于未标记或报告为基于纳米技术的消费品中。大多数被引用的研究都是基于制造商声称某一特定产品是基于纳米技术的，或其成分中含有纳米材料而选择为要调查的产品。当然，纳米材料，例如，金属纳米银或纳米二氧化钛，可以确定其在消费品中的存在甚至浓度，这种分析不可能适用于所有工程纳米材料。此外，某些产品配方可能导致无法使用某些分析技术进行产品分析。例如，具有未知折射率或存在非常大的粒子以及存在未知粒子的溶剂混合物，使得 PCS（动态光散射）和 LDS 不可靠或不可能。消费品中的许多高挥发性和有机成分会污染电子显微镜，许多材料在电子束作用下会分解或发生物理化学变化。此外，存在于某些消费品中的纳米物体可能会在制造过程中形成，而不是特意引入产品中。纳米材料的潜在健康影响、有关消费产品中纳米材料工程状态的信息、建立这种状态信息的分析表明，应该就含有工程纳米材料的产品的正确标签进行辩论。

就喷雾产品而言，液体雾化方法本身对纳米气溶胶粒子的气溶胶粒径分布和浓度有很大影响，特别是在推进剂驱动的喷雾中，因为它们在应用过程中通常会产生纳米粒子。迄今为止，在许多已发表的研究中尚不清楚纳米气溶胶暴露量与工程纳米材料暴露量之间的区别，但必须在未来的暴露量和毒理学研究中加以确定。尽管吸入颗粒的大小是决定其吸入分数和在呼吸系统中沉积位置的主要因素，但在产品使用过程中产生或吸入的单个纳米尺寸气溶胶颗粒的数量，与工程纳米材料的暴露之间并不一定存在联系。未来针对基于纳米技术的产品的暴露研究必须可靠地识别工程纳米材料，并在实际或实际模拟产品使用过程中，对原始产品以及在呼吸系统中释放、吸入和沉积在呼吸系统中的颗粒进行测量。不仅需要对给定产品中的工程纳米材料进行人体暴露评估，还需要对其他非纳米材料成分进行评估。考虑到在产品使用过程中出现的有关纳米颗粒及其附聚物（包括产品基质成分）释放的问题，至关重要的是，毒理学研究必须研究暴露于实际的基于纳米技术的产品而不仅仅是纯纳米材料的影响。此外，毒理学研究应考虑到，在实际产品使用过程中，颗粒可能会聚集，并且正如根据主要纳米颗粒尺寸预期的那样，大多数纳米材料沉积不会发生在肺泡区域，而是发生在头部气道。因此，对健康的影响可能是不同的，这应该在毒理学研究中加以考虑。

1．人类如何接触纳米材料？

答：人体外边界与纳米材料之间的接触。

2．关注人类与消费品中纳米材料接触的主要原因是什么？什么类型的消费品对公众的健康有重大影响？

答：①有害健康影响；大量人群接触；消费者可能非预期使用产品。

② 用于喷涂的液体和粉末是最大的问题。

3．基于纳米技术的消费品应用和/或分配方法如何影响纳米材料的吸入暴露？

答：不同的雾化方法可能会产生不同大小的气溶胶，从而影响颗粒进入和通过呼吸区以及颗粒在呼吸系统中的沉积。最靠近呼吸区的产品雾化可能导致更高的吸入暴露。

4．为什么纳米技术产品的正确标签对于暴露和毒理学评估以及最终的风险评估很重要？

答：表征和量化消费产品中的纳米材料是一项挑战。暴露、毒理学和风险评估需要了解纳米材料成分的化学性质及其浓度。

5．在吸入暴露的情况下，在产品使用过程中产生的气雾剂的粒径分布在发生气雾化后是否保持稳定，或是否随时间变化？如果有变化，变化的机制是什么？

答：它随时间而变化。变化机制包括不同粒径气溶胶颗粒的空间分布变化、颗粒凝聚、蒸发或凝结。

6．一旦喷雾或其他类型的纳米技术产品雾化后，消费者吸入纳米材料后，纳米材料可能会沉积在呼吸系统的何处？哪些因素会影响纳米材料在呼吸系统中的沉积过程？

答：整个呼吸系统，分布在各种粒径范围内。沉积特性将受到气溶胶颗粒尺寸分布、气溶胶颗粒的挥发性和吸湿性的影响。

参考文献

Bakand, S., Hayes, A., Dechsakulthorn, F. 2012. Nanoparticles: A review of particle toxicology following inhalation exposure. *Inhal. Toxicol.* 24(2): 125–135.

Balogh, L. P. 2010. Why do we have so many definitions for nanoscience and nanotechnology? *Nanomedicine* 6(3): 397–398.

Baroli, B., Ennas, M. G., Loffredo, F., Isola, M., Pinna, R., López-Quintela, M. A. 2007. Penetration of metallic nanoparticles in human full-thickness skin. *J. Invest. Dermatol.* 127: 1701–1712.

Baxter, J., Bian, Z., Chen, G., Danielson, D., Dresselhaus, M. S., Fedorov, A. G., et al. 2009. Nanoscale design to enable the revolution in renewable energy. *Energy Environ. Sci.* 2(6): 559–588.

Bekker, C., Brouwer, D. H., Tielemans, E., Pronk, A. 2013. Industrial production and professional application of manufactured nanomaterials-enabled end products in Dutch industries: Potential for exposure. *Ann. Occup. Hyg.* 57(3): 314–327.

Bermudez, E., Mangum, J. B., Wong, B. A., Asgharian, B., Hext, P. M., Warheit, D. B., et al. 2004. Pulmonary responses of mice, rats, and hamsters to subchronic inhalation of ultrafine titanium dioxide particles. *Toxicol. Sci.* 77: 347–357.

Borm, P. J., Robbins, D., Haubold, S., Kuhlbusch, T., Fissan, H., Donaldson, K., et al. 2006. The potential risks of nanomaterials: A review carried out for ECETOC. *Part Fibre Toxicol* 3(11): 11.

Bradford, A., Handy, R. D., Readman, J. W., Atfield, A., Mühling, M. 2009. Impact of silver nanoparticle contamination on the genetic diversity of natural bacterial assemblages in estuarine sediments. *Environ Sci Technol* 43(12): 4530–4536.

Bremmer, H. J., Prud'homme de Lodder LCH, Engelen van JGM. 2006. Cosmetics fact sheet. To assess the risks for the consumer. Updated version for ConsExpo 4. 320104001/2006.

Cedervall, T., Lynch, I., Lindman, S., Berggard, T., Thulin, E., Nilsson, H., et al. 2007. Understanding the nanoparticle–protein corona using methods to quantify exchange rates and affinities of proteins for nanoparticles. *PNAS* 104(7): 2050–2055.

Chatterjee, R. 2008. The challenge of regulating nanomaterials. *Environ. Sci. Technol.* 42(2): 339–343.

Chen, B. T., Afshari, A., Stone, S., Jackson, M., Schwegler-Berry, D., Frazer, D. G., et al. 2010. Nanoparticles-containing spray can aerosol: Characterization, exposure assessment, and generator design. *Inhal. Toxicol.* 22(13): 1072–1082.

Colvin, V. L. 2003. The potential environmental impact of engineered nanomaterials. *Nat Biotechnol* 21: 1166–1170.

Cross, S. E., Innes, B., Roberts, M.S., Tsuzuki, T., Robertson, T. A., McCormick, P. 2007. Human skin penetration of sunscreen nanoparticles: In-vitro assessment of a novel micronized zinc oxide formulation. *Skin. Pharma. Physiol.* 20(3): 148–154.

Dhawan, A., Sharma, V., Parmar, D. 2009. Nanomaterials: A challenge for toxicologists. *Nanotoxicology* 3(1): 1–9.

Dionysios, D. D. 2004. Environmental applications and implications of nanotechnology and nanomaterials: ASCE. *J. Environ. Eng.* 130(7): 723–724.

Drobne, D. 2007. Nanotoxicology for safe and sustainable nanotechnology. *Arh. Hig. Rada. Toksikol.* 58(4): 471–478.

Duffin, R., Tran, C. L., Brown, D., Stone, V., Donaldson, K. 2007. Proinflammogenic effects of low-toxicity and metal nanoparticles in vivo and in vitro: Highlighting the role of particle surface area and surface reactivity. *Inhal. Toxicol.* 19(10): 849–856.

Duffin, R., Tran, C. L., Clouter, A., Brown, D. M., MacNee, W., Stone, V., et al. 2002. The importance of surface area and specific reactivity in the acute pulmonary inflammatory response to particles. *Ann. Occup. Hyg.* 46(Suppl. 1): 242–245.

El-Ansary, A., Al-Daihan, S. 2009. On the toxicity of therapeutically used nanoparticles: An overview. *J. Toxicol.* 2009: 754810.

Elder, A., Gelein, R., Silva, V., Feikert, T., Opanashuk, L., Carter, J., et al. 2006. Translocation of inhaled ultrafine manganese oxide particles to the central nervous system. *Environ Health Perspect* 114(8): 1172–1178.

Engelund, B., Sørensen, H. 2005. Mapping and health assessment of chemical substances in shoe care products. (Survey of Chemical Substances in Consumer Products). No. 52 2005. Danish Toxicology Centre, Environmental Protection Agency, Danish Ministry of the Environment, Copenhagen, Denmark.

European Chemicals Agency. 2012. Chapter R.15: Consumer exposure estimation. In: *Guidance on Information Requirements and Chemical Safety Assessment*. Helsinki, Finland.

Fauss, E. 2008. *The Silver Nanotechnology Commercial Inventory*. Washington, DC: Woodrow Wilson International Center for Scholars.

Fischer, D. B. 2008. Nanotechnology—Scientific and regulatory challenges. *Villanova Environ. Law. J.* 19: 315–332.

Frater, L., Stokes, E., Lee, R., Oriola, T. 2006. *An Overview of the Framework of Current Regulation Affecting the Development and Marketing of Nanomaterials.* Cardiff, U.K.: Cardiff University, p. 192.

Geiser, M., Rothen-Rutishauser, B., Kapp, N., Schürch, S., Kreyling, W., Schulz, H., et al. 2005. Ultrafine particles cross cellular membranes by nonphagocytic mechanisms in lungs and in cultured cells. *Environ. Health Perspect.* 113(11): 1555–1560.

Gomez-Mejiba, S., Zhai, Z. A., Akram, H., Pye, Q., Hensley, K., Kurien, B., Scofield, R., et al. 2008. Inhalation of environmental stressors & chronic inflammation: Autoimmunity and neurodegeneration. *Mutat. Res.* 674(1–2): 62–72.

Grassian, V. H., Adamcakova-Dodd, A., Pettibone, J. M., O'Shaughnessy, P. T., Thorne, P. S. 2007a. Inflammatory response of mice to manufactured titanium dioxide nanoparticles: Comparison of size effects through different exposure routes. *Nanotoxicology* 1(3): 211–226.

Grassian, V. H., O'Shaughnessy, P. T., Adamcakova-Dodd, A., Pettibone, J. M., Thorne, P. S. 2007b. Inhalation exposure study of titanium dioxide nanoparticles with a primary particle size of 2 to 5 nm. *Environ. Health Perspect.* 115(3): 397–402.

Gruère, G. P. 2011. Labeling nano-enabled consumer products. *Nano Today* 6(2): 117–121.

Gruère, G. P. 2012. Implications of nanotechnology growth in food and agriculture in OECD countries. *Food Policy* 37(2): 191–198.

Gwinn, M. R, Vallyathan, V. 2006. Nanoparticles: Health Effects—Pros and Cons. *Environ Health Perspect* 114(12): 1818–1825.

Hagendorfer, H., Lorenz, C., Kaegi, R., Sinnet, B., Gehrig, R., Goetz, N. V., et al. 2010. Size-fractionated characterization and quantification of nanoparticle release rates from a consumer spray product containing engineered nanoparticles. *J Nanopart Res* 12(7): 2481–2494.

Haglund, Jr. R. F. 1998. Ion implantation as a tool in the synthesis of practical third-order nonlinear optical materials. *Mater Sci Eng: A* 253(1–2): 275–283.

Hansen, S. F., Michelson, E. S., Kamper, A., Borling, P., Stuer-Lauridsen, F., Baun, A. 2008. Categorization framework to aid exposure assessment of nanomaterials in consumer products. *Ecotoxicology* 17: 438–447.

Hikita, M., Tanaka, K., Nakamura, T., Kajiyama, T., Takahara, A. 2005. Super-liquid-repellent surfaces prepared by colloidal silica nanoparticles covered with fluoroalkyl groups. *Langmuir* 21(16): 7299–7302.

Hinds, W. C. 1999. *Aerosol Technology: Properties, Behavior, and Measurement of Airborne Particles.* 2, illustrated ed. New York: John Wiley & Sons, Inc.

Hoet, P. H. M, Brüske-Hohlfeld, I., Salata, O. V. 2004. Nanoparticles—Known and unknown health risks. *J. Nanobiotechnol.* 2: 12.

Holgate, S. T. 2010. Exposure, uptake, distribution and toxicity of nanomaterials in humans. *J Biomed. Nanotechnol.* 6(1): 1–19.

Howard, K. A., Rahbek, U. L., Liu, X., Damgaard, C. K., Glud, S. Z., Andersen, M. Ø., et al. 2006. RNA interference in vitro and in vivo using a chitosan/siRNA nanoparticle system. *Mol. Ther.* 14(4): 476–484.

Hu, C., Zhang, Z., Liu, H., Gao, P., Wang, Z. L. 2006. Direct synthesis and structure characterization of ultrafine CeO_2 nanoparticles. *Nanotechnology* 17(24): 5983–5987.

Iavicoli, I., Calabrese, E. J., Nascarella MA. 2010. Exposure to nanoparticles and hormesis.

Dose-Response 8(4): 501–517.

International Commission on Radiological Protection. 1994. Human respiratory tract model for radiological protection. ICRP Publication 66. *Ann. ICRP.* 24(1–3).

Jackson, P., Hougaard, K. S., Vogel, U., Wu, D., Casavant, L., Williams, A., et al. 2012. Exposure of pregnant mice to carbon black by intratracheal instillation: Toxicogenomic effects in dams and offspring. *Mutat. Res/Genet Toxicol. Environ. Mutagen.* 745(1–2): 73–83.

Kanarek, M. S. 2007. Nanomaterial health effects Part 3: Conclusion—Hazardous issues and the precautionary principle. *Wis. Med. J.* 106(1): 16–19.

Keelan, J. A. 2011. Nanotoxicology: Nanoparticles versus the placenta. *Nat. Nano* 6(5): 263–264.

Keenan, C. R., Goth-Goldstein, R., Lucas, D., Sedlak, D. L. 2009. Oxidative stress induced by zero-valent iron nanoparticles and Fe(II) in human bronchial epithelial cells. *Environ. Sci. Technol.* 43(12): 4555–4560.

Kim, Y.-G., Oh, S.-K., Crooks, R. M. 2004. Preparation and characterization of 1B€ '2nm dendrimer-encapsulated gold nanoparticles having very narrow size distributions. *Chem. Mater.* 16(1): 167–172.

Konan, Y. N., Gurny, R., Allemann, E. 2002. Preparation and characterization of sterile and freeze-dried sub-200 nm nanoparticles. *Int. J. Pharm.* 233(1–2): 239–252.

Kreyling, W. G., Möller, W., Schmid, O., Semmler-Behnke, M., Oberdörster, G. 2011. Translocation of inhaled nanoparticles. In: (Cassee FR, Mills NL, Newby D, eds) *Cardiovascular Effects of Inhaled Ultrafine and Nanosized Particles.* Hoboken, NJ: John Wiley & Sons, Inc., pp. 125–143.

Kreyling, W. G., Moller, W., Semmler-Behnke, M., Oberdorster, G. 2007. Particle toxicology. In: *Particle Toxicology.* Part 1st (Donaldson K, Borm P, eds). Boca Raton, FL: CRC Press/Taylor & Francis Group, LLC, pp. 48–74.

Levine, I. N. 2002. *Physical Chemistry.* Boston, MA: McGraw-Hill Companies.

Lioy, P. J. 2010. Exposure science: A view of the past and major milestones for the future. *Environ Health Perspect* 118: 1081–1090.

Lioy, P. J., Nazarenko, Y., Han, T. W., Lioy, M. J., Mainelis, G. 2010. Nanotechnology and exposure science—What is needed to fill the research and data gaps for consumer products. *Int. J. Occup. Environ. Health* 16(4): 376–385.

Lorenz, C., Hagendorfer, H., von Goetz, N., Kaegi, R., Gehrig, R., Ulrich, A., et al. 2011. Nanosized aerosols from consumer sprays: Experimental analysis and exposure modeling for four commercial products. *J. Nanopart. Res.* 13(8): 3377–3391.

Majestic, B., Erdakos, G., Lewandowski M., Oliver, K., Willis, R., Kleindienst, T., et al. 2010. A review of selected engineered nanoparticles in the atmosphere: Sources, transformations, and techniques for sampling and analysis. *Int. J. Occup. Environ. Health.* 16(4): 488–507.

Maynard, A. D. 2007. Nanotechnology: The next big thing, or much ado about nothing. *Ann. Occup. Hyg.* 51(1): 1–12.

Maynard, A. D, Aitken, R. J. 2007. Assessing exposure to airborne nanomaterials: Current abilities and future requirements. *Nanotoxicology* 1(1): 26–41.

Maynard, A. D., Aitken, R. J., Butz, T., Colvin, C., Donaldson, K., Oberdörster, G., et al. 2006. Safe handling of nanotechnology. *Nature* 444: 267–269.

McCall, M. J. 2011. Environmental, health and safety issues: Nanoparticles in the real world. *Nat. Nano* 6(10): 613–614.

Michelson, E. S. 2008. Globalization at the nano frontier: The future of nanotechnology policy in the United States, China, and India. *Technol Soc* 30: 405–410.

National Science and Technology Council. 2007. The National Nanotechnology Initiative Strategic Plan (NNISP).

Nazarenko, Y., Han, T .W., Lioy, P. J., Mainelis, G. 2011. Potential for exposure to engineered nanoparticles from nanotechnology-based consumer spray products. *J. Exp. Sci. Env. Epid.* 21: 515–528.

Nazarenko, Y., Zhen, H., Han, T., Lioy, P., Mainelis, G. 2012a. Nanomaterial inhalation exposure from nanotechnology-based cosmetic powders: A quantitative assessment. *J. Nanopart. Res.* 14(11): 1–14.

Nazarenko, Y., Zhen, H., Han, T., Lioy, P. J., Mainelis, G. 2012b. Potential for inhalation exposure to engineered nanoparticles from nanotechnology-based cosmetic powders. *Environ. Health Perspect* 120: 885–892.

Nel, A., Xia, T., Mädler, L., Li, N. 2006. Toxic potential of materials at the nanolevel. *Science* 311: 622–627.

Nørgaard, A. W., Jensen, K. A., Janfelt, C., Lauritsen, F. R., Clausen, P. A., Wolkoff, P. 2009. Release of VOCs and particles during use of nanofilm spray products. *Environ. Sci. Technol.* 43(20): 7824–7830.

Nowack, B., Brouwer, C., Geertsma, R. E., Heugens, E. H., Ross, B. L., Toufektsian, M.-C., et al. 2012. Analysis of the occupational, consumer and environmental exposure to engineered nanomaterials used in 10 technology sectors. *Nanotoxicology* 7(6): 1152–1156.

Nowack, B., Bucheli, T. D. 2007. Occurrence, behavior and effects of nanoparticles in the environment. *Environ. Pollut.* 150(1): 5–22.

Oberdörster, G., Maynard, A., Donaldson, K., Castranova, V., Fitzpatrick, J., Ausman, K., et al. 2005. Principles for characterizing the potential human health effects from exposure to nanomaterials: Elements of a screening strategy. *Particle Fibre Toxicol.* 2(8): 1–35.

Oberdorster, G., Sharp, Z., Atudorei, V., Elder, A., Gelein, R., Kreyling, W., et al. 2004. Translocation of inhaled ultrafine particles to the brain. *Inhal. Toxicol.* 16(6–7): 437–445.

Park, K., Cao, F., Kittelson, D. B., McMurry, P. H., 2003. Relationship between particle mass and mobility for diesel exhaust particles. *Environ. Sci. Technol.* 37(3): 577–583.

Pauluhn, J., Hahn, A., Spielmann, H. 2008. Assessment of early acute lung injury in rats exposed to aerosols of consumer products: Attempt to disentangle the "Magic Nano" conundrum. *Inhal. Toxicol.* 20(14): 1245–1262.

Perrault, S. D, Chan, W. C. W. 2009. Synthesis and surface modification of highly monodispersed, spherical gold nanoparticles of 50в∈'200nm. *J. Am. Chem. Soc.* 131(47): 17042–17043.

Petitot, F., Lestaevel, P., Tourlonias, E., Mazzucco, C., Jacquinot, S., Dhieux, B., et al. 2013. Inhalation of uranium nanoparticles: Respiratory tract deposition and translocation to secondary target organs in rats. *Toxicol. Lett.* 217(3): 217–225.

Plummer, L. E., Pinkerton, K. E., Madl, A. K., Wilson, D. W. 2011. Effects of nanoparticles on the pulmonary vasculature. In: (Cassee, Mills NL, Newby D, eds.) *Cardiovascular Effects of Inhaled Ultrafine and Nanosized Particles.* Hoboken, NJ: John Wiley & Sons, Inc., pp. 317–350.

Proctor, N. H., Hughes, J. P. M. D., Hathaway, G. J. 2004. *Proctor and Hughes' Chemical Hazards of the Workplace.* Hoboken, NJ: Wiley.

Quadros, M. E., Marr, L. C. 2011. Silver nanoparticles and total aerosols emitted by nanotechnology-related consumer spray products. *Environ. Sci. Technol.* 45(24): 10713–10719.

Reijnders, L. 2012. Human health hazards of persistent inorganic and carbon nanoparticles. *J. Mate.r Sci.* 47(13): 5061–5073.

Riediker, M. 2009. Chances and risks of nanomaterials for health and environment nano-net. In: *Proceedings of the Fourth International ICST Conference, Nanonet 2009*, Lucerne, Switzerland, October 18–20, 2009, Vol. 20, (Schmid A, Goel S, Wang W, Beiu V, Carrara S, eds), Berlin, Germany: Springer, pp. 128–133.

Romig, Jr. A. D., Baker, A. B., Johannes, J., Zipperian, T., Eijkel, K., Kirchhoff, B., et al. 2007. An introduction to nanotechnology policy: Opportunities and constraints for emerging and established economies. *Technol. Forecast. Soc. Change* 74(9): 1634–1642.

Sarma, B. 2008. Nanomaterials and PM industry. In: *Powder Metallurgy*. Part 1st (Ramakrishnan P, ed). New Delhi, India: New Age International Pvt Ltd Publishers, p. 396.

Schmid, A., Goel, S., Wang, W., Beiu, V., Carrara, S., Riediker, M. 2009. Chances and risks of nanomaterials for health and environment. In: *Nano-Net*. Vol. 20, (Akan O, Bellavista P, Cao J, Dressler F, Ferrari D, Gerla M et al., eds), Berlin, Germany: Springer, pp. 128–133.

Schummer J. 2007. Identifying ethical issues of nanotechnologies. In: *Nanotechnologies, Ethics and Politics*, (Have HAMJt, ed). Paris, France: UNESCO, pp. 79–98.

Segal, S. H. 2004. Environmental regulation of nanotechnology: Avoiding big mistakes for small machines. *Nanotechnol Law Bus* 1(3): 290–304.

Shaw, G. K. 2011. *"Principles" Issued. New Haven Independent*. New Haven, CT, July 1, 2011.

Shimada, M., Wang, W.-N., Okuyama, K., Myojo, T., Oyabu, T., Morimoto, Y., et al. 2009. Development and evaluation of an aerosol generation and supplying system for inhalation experiments of manufactured nanoparticles. *Environ. Sci. Technol.* 43(14): 5529–5534.

Shrader-Frechette, K. 2007. Nanotoxicology and ethical conditions for informed consent. *Nanoethics* 1: 47–56.

Singh, S., Nalwa, H. S. 2007. Nanotechnology and health safety toxicity and risk assessments of nanostructured materials on human health. *J. Nanosci. Nanotechnol.* 7(9): 3048–3070.

Tabuchi, A., Kuebler, W. M. 2008. Endothelium-platelet interactions in inflammatory lung disease. *Vascul. Pharmacol.* 49: 141–150.

Tedgui, A., Mallat, Z. 2006. Cytokines in atherosclerosis: Pathogenic and regulatory pathways. *Physiol. Rev.* 86(2): 515–581.

Teow, Y., Asharani, P. V., Hande ,M. P., Valiyaveettil, S. 2011. Health impact and safety of engineered nanomaterials. *Chem. Commun.* 47(25): 7025–7038.

USEPA. 2006, Symposium on Nanotechnology and the Environment: Fate and Transport of Nanomaterials: Highlights, Question and Answer Session, available at:http://www.epa.gov/oswer/nanotechnology/events/OSWER2006/pdfs/mc-fate-and-transport-highlights-qa.htm. Accessed 3 May 2013.

USEPA. 1997. *Exposure Factors Handbook*. EPA/600/P-95/002Fa,b,c. Washington, DC.

USEPA. 2011a. Acute Exposure Guideline Levels (AEGLs) for Chloroacetone (CAS Reg. No.78-95-5). (NAC Interim: February 2011).

USEPA. 2011b. *Exposure Factors Handbook*. EPA/600/R-090/052F. Washington, DC.

van Calster, G. 2006. Regulating nanotechnology in the European union. *Nanotechnol. Law Bus.* 3(3): 359–374.

Vayssieres, L. 2003. Growth of arrayed nanorods and nanowires of ZnO from aqueous solutions. *Adv. Mater.* 15(5): 464–466.

Wang, J., Zhou, G., Chen, C., Yu, H., Wang, T., Ma, Y., et al. 2007. Acute toxicity and biodistribution of different sized titanium dioxide particles in mice after oral administration. *Toxicol. Lett.* 168(2): 176–185.

Wardak, A., Gorman, M. E., Swami, N., Deshpande, S. 2008. Identification of risks in the life cycle of nanotechnology-based products. *J. Industr. Ecol.* 12(3): 435–448.

Warheit, D. B., Webb, T. R., Reed, K. L., Frerichs, S., Sayes, C. M. 2007. Pulmonary toxicity study in rats with three forms of ultrafine-TiO_2 particles: Differential responses related to surface properties. *Toxicol. Lett.* 230(1): 90–104.

Wick, P., Malek, A., Manser, P., Meili, D., Maeder-Althaus, X., Diener, L., et al. 2009. Barrier capacity of human placenta for nanosized materials. *Environ Health Perspect* 118(3): 432–436.

Wiebert, P., Sanchez-Crespo, A., Falk, R., Philipson, K., Lundin, A., Larsson, S., et al. 2006a. No significant translocation of inhaled 35-nm carbon particles to the circulation in humans. *Inhal. Toxicol.* 18(10): 741–747.

Wiebert, P., Sanchez-Crespo, A., Seitz, J., Falk, R., Philipson, K., Kreyling, W., et al. 2006b. Negligible clearance of ultrafine particles retained in healthy and affected human lungs. *Eur. Respir. J.* 28(2): 286–290.

Wittmaack, K. 2007. In search of the most relevant parameter for quantifying lung inflammatory response to nanoparticle exposure: Particle number, surface area, or what? *Environ. Health Perspect* 115(2): 187–194.

Wolff, R. K., Niven, R. W. 1994. Generation of aerosolized drugs. *J Aerosol Med* 7(1): 89–106.

Woodrow Wilson International Center for Scholars. 2011. The Project on emerging nanotechnologies. Available at http://www.nanotechproject.org/ (accessed May 26, 2011).

Xiong, J., Miller, V. M., Li, Y., Jayachandran, M. 2012. Microvesicles at the crossroads between infection and cardiovascular Diseases. *J. Cardiovasc. Pharmacol.* 59(2): 124–132, 110.1097/FJC. 1090b1013e31820c36254.

第 *10* 章

理化性质对碳纳米管/纳米纤维和金属氧化物纳米颗粒生物活性的影响

Dale W. Porter, Vincent Castranova

10.1 引言

纳米材料已经融入到许多消费品中，未来的应用预计将成为经济发展的主要来源，在许多方面影响我们的生活。纳米颗粒的广泛应用源于其独特的性质，即接近纳米尺寸、极高的比表面积和独特的物理化学性质。然而，这些独特的性质也引起了人们对与生物系统相容性差的担忧。不幸的是，工程纳米材料的发展已经超过了我们评估潜在人类健康影响的能力。因此，了解纳米颗粒的物理化学性质与其生物活性之间的关系，以便估计其相对危险性。

到目前为止，已经确定了几个关键的物理化学性质，这些性质在纳米颗粒的生物活性中起着关键作用。在本章中，我们将讨论这些物理化学性质如何影响两种重要的纳米材料：碳纳米管/纳米纤维和金属氧化物的生物活性。此外，我们将介绍几个研究良好的纳米颗粒的相对效力与其物理化学性质的关系。

10.2 碳纳米管和碳纳米纤维

在管状石墨烯晶格中排列碳原子的方法已经很完善。单壁碳纳米管（SWCNT）由单层的圆柱形石墨烯片组成，直径为 0.5～2nm。多壁碳纳米管（MWCNT）由多根管组成，其直径为 10～150nm，这取决于形成该结构的同心管的数量。碳纳米管（CNTs）的长度范围为 0.5～30μm（Shvedova 等，2009）。碳纳米纤维（CNFs）由石墨烯层组成，石墨烯层与纤维轴成一定角度排列。CNFs 的直径为 70～200nm，长度为 10～100μm（de Jong 和 Geus，2000）。碳纳米管具有很高的拉伸强度、独特的电学性质、耐酸耐高温、易于功能化。因此，作为结构材料、电子器件、加热元件，以及应用于电池、导电和耐沾污织物的生产、骨移植和牙科植入以及靶向药物递送，正在开发中。CNFs 是一种坚固、易弯曲的纤维，目前正被用于生产坚固、轻质的复合材料。

10.2.1 SWCNT 的分散状态

有多项研究报道了关于肺部对 SWCNT 的反应。通过比较多项研究结果发现，单壁碳纳米管的分散状态可能对这些暴露的反应有显著影响。第一项研究（Lam 等，2004）报道，在气管内（IT）滴注分散性差的 SWCNT 悬浮液后，观察到肉芽肿病变，并且在同等重量的基础上，SWCNT 比炭黑或石英毒性更大。随后在 IT 注射 SWCNT 的大鼠中进行的一项研究（Warheit 等，2004）结果显示，肉芽肿病变无剂量依赖性。他们还报道了一些由于大量单壁碳纳米管聚集物阻塞细支气管而死亡的病例。后来对小鼠进行的一项咽吸暴露研究（Shvedova 等，2005）表明，暴露于 SWCNT（一种含有大团聚体和小纳米绳结构的悬浮液）会产生两种不同的反应，即与团聚体相关的肉芽肿反应和与光镜下可见 SWCNT 团聚体沉积无关的进行性肺泡间质纤维化反应。这些数据表明，单壁碳纳米管的结构不是以大团聚体的形式出现的，也就是说，更分散的单壁碳纳米管，可能是导致进行性间质纤维化反应的原因。

为了确定对单壁碳纳米管的反应是否因单壁碳纳米管的分散状态而不同，进行了一项研究，比较了对更分散和更凝聚的单壁碳纳米管的肺反应（Mercer 等，2008）。这项研究的结论是，大约 80% 的分散性差的 SWCNT 以大团聚体的形式沉积在肺的末梢细支气管和近端肺泡，形成肉芽肿病变。这些单壁碳纳米管的另一部分，含有更小的纳米绳，分布在整个肺深部，并迁移到肺泡壁刺激过多的胶原生成。相反，暴露于分散良好的 SWCNT 制剂可产生更有效的肺泡间质纤维化反应，且完全没有肉芽肿。因此，这些数据表明分散的单壁碳纳米管参与进行性间质纤维化反应，而较大的团聚体刺激肉芽肿病变的形成。

体外研究还表明，与同等质量的分散性差的单壁碳纳米管相比，分散性好的单壁碳纳米管对培养中的肺成纤维细胞具有更大的直接作用，导致培养中的肺上皮细胞产生更大的成纤维细胞增殖和胶原生成以及更多的 TGF-β 生成（一种成纤维介质）（Wang 等，2010，2011）。

10.2.2 金属污染物和氧化应激

高压 CO 歧化法（HiPCO）是制备单壁碳纳米管的常用方法之一。该方法以连续流动气相中的 CO 为碳原料，$Fe(CO)_5$ 为含铁催化剂前驱体。然而，通过 HiPCO 工艺制造单壁碳纳米管后，会残留大量的铁。对角质形成细胞（Shvedova 等，2003）和单核巨噬细胞系 RAW 264.7（Kagan 等，2006）的体外研究表明，SWCNT 暴露诱导的毒性大部分是由于残余金属催化剂产生活性氧。因此，有人提出，纯化，即从碳纳米管中去除残留的金属催化剂，可以降低碳纳米管的毒性。

通过对含低金属和高金属的 SWCNT 进行体内比较（Shvedova 等，2005，2008），从 SWCNT 中去除残余金属催化剂以降低 SWCNT 毒性的假设得到检验。对未经纯化的单壁碳纳米管进行分析，确定它们含有铁（17.7%）以及其他金属，如铜（0.16%）、铬（0.049%）和镍（0.046%）。通过酸洗去除污染金属，得到的单壁碳纳米管的碳含量为 99.7%（质量分数），铁含量仅为 0.23%（质量分数）。经咽部吸入暴露于未经纯化或纯化的 SWCNT 后，肺部炎症表现出剂量和时间依赖性变化。通过支气管肺泡灌洗液（BAL）获得的多形核白细胞（PMN）水平来比较肺的炎症反应，结果显示未经纯化的 SWCNT 未产生比纯化的 SWCNT 更大的炎症反应。暴露于未经纯化的 SWCNT，确实导致肺总抗氧化物的短暂消耗和肺蛋白羰基水平的升高。考虑到这些单壁碳纳米管含有的大量铁是一种氧化还原活性金属，这样的结果并不奇怪。然而，尽管 SWCNT 中的铁含量要低得多，但暴露于纯化的 SWCNT，也会导致 BAL 中氧化应激的生物标志物 4-HNE 的短暂积累，以及肺中 GSH 的消耗。暴露于未经纯化和纯化的单壁碳纳米管，均产生持续性肉芽肿和间质纤维化。因此，单壁碳纳米管中的金属污染物似乎不会在体内引起肺部的炎症或致纤维化反应。Lam 等人（2004）也得出了类似的结论，他们报道了肺暴露于未经纯化或纯化的 SWCNT 后的肉芽肿病变。

10.2.3 SWCNT 与 CNF 和石棉

青石棉是石棉的一种特殊形式，肺部暴露与肺部疾病的发生有关。对石棉的病理反应与石棉纤维的高长径比（长宽比）和耐久性有关。CNT 和 CNF 表现出很高的长径比，并且耐酸处理或高温降解。因此，有人提出 CNT 和 CNF 可能导致石棉样肺病（Donaldson 等，2006）。

一项研究比较了单壁碳纳米管、碳纤维和青石棉的肺毒性（Murray 等，2012）。小鼠经咽部吸入 SWCNT（40μg/小鼠）、CNF（120g/小鼠）或青石棉（120μg/小鼠），并于暴露后 1 天、7 天和 28 天处死。暴露后 1 天，在同等肺负荷的基础上，SWCNT、CNF 和石棉（通过 BAL 采集的 PMN 数量测量）的肺内炎症反应分别比对照组高 813、150 和 50 倍（图 10.1）。暴露后 28 天，暴露于所有三种颗粒的小鼠的炎症反应已经下降并达到对照水平。在暴露后第 28 天确定了以胶原积累为特征的肺纤维化。在相等的肺负荷基础上，SWCNT 暴露小鼠的肺胶原水平比对照增加了 17.4 倍，而 CNF 暴露小鼠增加了 3 倍，石棉暴露小鼠增加了 2.8 倍（图 10.2）。暴露于这些纤维的肺部在暴露后 7 天，也增加了支气管肺泡灌洗液中的纤维化介质水平，即转化生长因子-β（TGF-β）。在相等的肺负荷基础上，超出对照组的倍数增加为 13.5（SWCNT）、2（CNF）和 2（石棉）。因此，关于肺泡间质纤维化的诱导，效价序列为 SWCNT＞CNF＝石棉。

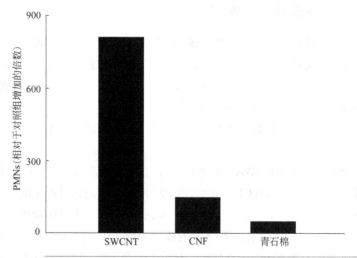

图 10.1 咽部吸入 SWCNT、CNF 或青石棉后 1 天，通过支气管肺泡灌洗获得的 PMN 增加

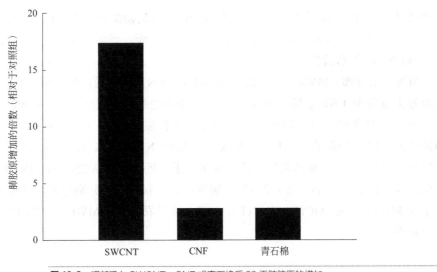

图10.2 咽部吸入 SWCNT、CNF 或青石棉后 28 天肺胶原的增加

10.2.4 MWCNT 长度

研究了完整（长 5.9μm）与碎片（长 0.7μm，研磨产生）MWCNT 的肺毒性，两种样品均在 IT 滴注 0.5～5mg MWCNT/大鼠，暴露后 3 天引起急性肺部炎症，并在暴露后 60 天诱发肺纤维化（Muller 等，2005）。在暴露后 3 天，500mg 研磨 MWCNT/大鼠在引起肺部炎症（BAL 中性粒细胞）和损伤（BAL 蛋白和 LDH）方面的效力是未研磨 MWCNT 的 2～3 倍。这可能会表明相同质量下研磨的 MWCNT 比未研磨 MWCNT 具有更多的结构。相反，在暴露后 60 天，5mg 未研磨的 MWCNT/大鼠的纤维化程度（肺羟脯氨酸和肺胶原含量）是研磨 MWCNT 的 2 倍。这可能表明研磨的 MWCNTs 从肺中清除的速度是未研磨 MWCNTs 的 3 倍，也就是说，在暴露后 60 天，81%的未研磨的 MWCNTs 留在肺中，而研磨的 MWCNT 为 36%。

10.2.5 与纤维厚度相关的多壁碳纳米管的团聚状态

吸入暴露于相对较厚（49μm）MWCNT 的分散制剂的小鼠，表现出剂量依赖性肺部炎症、损伤和肉芽肿炎症，以及肺纤维化的快速发展（Porter 等，2010）。在这项研究中，MWCNT 单线态结构显示穿透上皮细胞并进入肺泡壁诱导肺间质纤维化。同样地，实验室的数据表明，全身吸入暴露于这些 MWCNT 良好分散的气溶胶中的小鼠，表现出剂量依赖性的肺部炎症和损伤，以及与单线态结构迁移到肺泡间质相关的肺纤维化的快速发展（Porter 等，2013）。相比之下，细 MWCNT（Baytubes, 10～15nm）的气溶胶化导致 3μm 固结凝聚体（Pauluhn 等，2010）。大鼠吸入 0.4～6mg/m^3 多壁碳纳米管 13 周后，出现持续性肺部炎症和肉芽肿，伴有低水平间质纤维化，肺组织中缺乏单线态结构。这些数据表明，相对较厚的多壁碳纳米管更容易分散成更小的结构，并且比薄的多壁碳纳米管（如 Baytubes）更容易纤维化（Porter 等，2010），后者形成大的凝聚团聚结构（Pauluhn 等，2010）。

10.2.6 多壁碳纳米管功能化的影响

碳纳米管的改性是拓展其应用的关键。这些修饰可以改变纳米颗粒表面的电荷、疏水性和活性，进而改变其生物活性。带有 COOH 基团的功能化的 MWCNT 水溶性增强，并为进一步生物结合或与其他分子连接提供了端基。然而，正如将要讨论的，这种修饰也改变了 MWCNT 的生物活性。

与裸（未修饰）MWCNT 相比，COOH-MWCNT 使得通过咽部吸入暴露的小鼠肺中过量胶原生成较少（Wang 等，2011）。这一结果可能是由于裸（疏水）MWCNT 更大的间隙化。这些初始数据在随后的研究中得到证实和扩展（Sager 等，2014）。在本研究中，与 COOH-MWCNT 暴露的小鼠相比，暴露于裸 MWCNT 的小鼠表现出明显更多的肺部炎症和肺纤维化（图 10.3）。前两项研究的数据来源于最近对裸 MWCNT 与 COOH-MWCNT 肺反应的实验室评估（Bonner 等，2013）。研究中，小鼠和大鼠分别通过咽部吸入或 IT 滴注暴露于裸 MWCNT 或 COOH-MWCNT 中。综合结果表明，裸 MWCNT 比 COOH-MWCNT 更具有炎性。

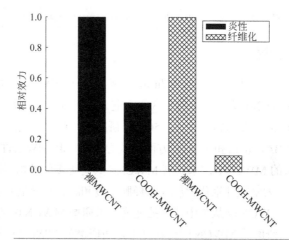

图 10.3 与未官能团化（裸）MWCNT 相比，咽部吸入 COOH-MWCNT40μg/小鼠后的小鼠，炎症（暴露后 1 天）和纤维化（暴露后 56 天）效力下降

在最近的一项研究中，Li 等人（2013）用共价键合的官能团修饰了 MWCNT，得到五种 MWCNT 类型，从表现出高度负表面电荷（羧基化 MWCNT）到高度正表面电荷（聚醚酰亚胺 MWCNT）不等。阴性羧基化（COOH）-MWCNT 在体外表现出较低的生物活性，即低表达的炎性小体白细胞介素-1β（IL-1β）、纤维化介质血小板衍生生长因子-α（PDGF-α）和转化生长因子-β1（TGF-β1）。相反，阳性的聚醚酰亚胺（PEI）-MWCNT 具有很强的生物活性。小鼠经咽部吸入暴露后，COOH-MWCNT 表现出较低的增强 BAL 中 PDGF-α 和 TGF-β1 水平和增加肺胶原的潜能。相比之下，PEI-MWCNT 比裸 MWCNT 更有效。这些结果表明，多壁碳纳米管的官能团化使其具有强正表面电荷的基团，从而形成了一个更为纤维化的纳米管。

CNT 的另一种改性方法是用另一种材料或元素对其进行"掺杂"。例如，MWCNT 可以被氮掺杂。众所周知，在吸入和吸入暴露后，多壁碳纳米管能够诱导肺部炎症、损伤和纤维化（Porter 等，2010, 2013）。与多壁碳纳米管相比，N 掺杂的多壁碳纳米管引起的急性肺部炎症较小（图 10.4）。暴露于 N 掺杂的 MWCNT 的小鼠仍出现肺纤维化，但明显少于暴露于未掺杂的 MWCNT 的小鼠。

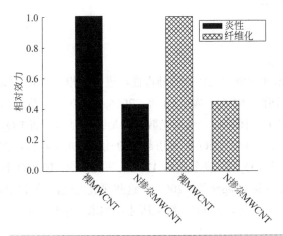

图 10.4 与未掺杂的 MWCNT 相比，咽部吸入 40μg/小鼠的 N 掺杂 MWCNT 后，炎症（暴露后 1 天）和纤维化（暴露后 56 天）效力降低

10.2.7 单壁碳纳米管与多壁碳纳米管

一般来说，肺对 SWCNT 和 MWCNT 的反应在性质上是相似的，这两种反应都会引起短暂的肺部炎症、持续的肉芽肿病变和纤维化（Porter 等，2010; Shvedova 等，2005）。然而，在数量上出现了差异。

在一项使用分散良好的多壁碳纳米管的研究中，在小鼠肺实质的每个细胞/细胞层中都发现了多壁碳纳米管（Porter 等，2010）。在暴露于剂量为 80μg 的分散良好的 MWCNT 后 56 天，发现 68% 的总肺负荷位于肺泡巨噬细胞内或穿透肺泡巨噬细胞；8% 位于肺泡组织间质；1.6% 位于胸膜下组织，其由内脏胸膜的间皮细胞和紧邻的间质组成；而肺泡腔的肉芽肿病变占肺负荷的 20%（Mercer 等，2010）。因此，暴露于多壁碳纳米管的肺泡巨噬细胞被多壁碳纳米管高负荷。这与吸入暴露的小鼠肺中分散良好的 SWCNT 的分布形成对比，其肺中只有 10% 的肺负荷在肺泡巨噬细胞中，而肺泡间质中有 90%（Mercer 等，2008）。多壁碳纳米管在胸膜下间质中也观察到了这种现象，并穿过内脏胸膜进入胸膜腔（Mercer 等，2010）。在胸膜下组织中观察到了单壁碳纳米管，但在胸膜内腔中没有发现（Mercer 等，2008）。与 MWCNT（49nm）相比，SWCNT 的直径较小（1～2nm），这可能是由于肺泡巨噬细胞对 SWCNT 缺乏识别，以及 SWCNT 不能穿透肺的外表面。

如上所述，对 SWCNT 和 MWCNT 的纤维化反应在性质上相似。然而，对 SWCNT 和 MWCNT 响应的肺泡壁胶原厚度的定量形态计量学分析表明，SWCNT 比 MWCNT 更具致纤维化作用（Mercer 等，2011）。肺反应的差异可能是由于在同等质量肺负荷的基础上，薄壁 SWCNT 传递数量多于厚壁 MWCNT。此外，不同的致纤维化能力可能是由于 SWCNT 和 MWCNT 传递到肺泡间质组织的剂量不同，即 90% 的 SWCNT 肺负荷但只有 8% 的 MWCNT 肺负荷分布到间质（Mercer 等，2011）。有趣的是，体外研究已经确定 SWCNT 和 MWCNT 诱导肺成纤维细胞产生类似的胶原诱导（Mishra 等，2012; Wang 等，2010）。

10.3 金属氧化物

10.3.1 分散状态

为评估 IT 滴注纳米和超细二氧化钛的肺毒性，进行了相关研究（Sager 等，2008; Warheit 等，2006, 2007）。在上述两项研究（Warheit 等，2006, 2007）中，将细和超细 TiO₂ 悬浮在 PBS 中，产生了细和纳米 TiO₂ 的团聚体。动态光散射测量结果显示，细 TiO₂ 和纳米 TiO₂ 结构的平均直径均等于 2.5μm。因此，两种 TiO₂ 制剂引起的急性炎症水平相似，没有明显的长期肺毒性。相反，当测试分散良好的 TiO₂ 时，在暴露后 42 天的研究期内，UFTiO₂ 比分散良好的超细 TiO₂ 造成的炎症和损害要大得多（Sager 等，2008）。这些研究之间的差异归因于两项研究之间的超细 TiO₂ 分散性差异（Sager 等，2008）。综上所述，纳米金属颗粒的分散状态对生物活性有重要影响。

10.3.2 活性氧生成

2006 年，提出了一个三层递阶氧化应激模型（Nel 等，2006）。第一级为氧化应激（tier 1），第二级为氧化应激引发的促炎反应，第三级为各种途径的细胞凋亡和坏死。自提出以来，这一模型得到了许多研究的支持。

对活性氧范式的支持来自一项研究，该研究检测了八种球形金属氧化物颗粒在体外产生活性氧和在体内引起肺部炎症的能力（Rushton 等，2010）。最初，在无细胞系统和肺泡巨噬细胞存在的情况下，对这些颗粒产生的活性氧进行了评估，并对这些颗粒的效力进行了排序。然后，用 IT 滴注的方法将大鼠暴露于 8 种球形颗粒，测定颗粒引起肺部炎症的程度。该研究得出的结论是，以颗粒表面积作为剂量度量时，体外脱细胞和细胞内 ROS 的产生与体内反应相关，其中细胞内 ROS 产生的相关性更强（$R = 0.9$）。

2011 年，提出了一个描述金属氧化物带隙和细胞氧化还原电位之间关系的理论模型（Burello 和 Worth, 2011）。这个模型表明，当材料和生物的能量状态相似时，涉及电子转移的反应会导致氧化应激，要么是 ROS 生成增加，要么是细胞抗氧化剂减少，要么两者兼而有之。该模型在一项使用 24 种金属氧化物纳米颗粒的研究中进行了测试（Zhang 等，2012）。作者证明，那些在传导带隙能级和细胞氧化还原电位之间表现出重叠的金属氧化物纳米颗粒，在体外颗粒诱导的氧化应激和体内炎症之间具有良好的相关性。此外，体外活性氧生成低的金属氧化物纳米颗粒，与吸入后小鼠肺部的急性中性粒细胞炎症和细胞因子反应低相关。

10.3.3 溶解度

纳米颗粒的溶解作用可以从最近的一项研究结果中看出，该研究比较了 ZnO 和 CeO₂ 纳米颗粒对两种细胞系 RAW 264.7 和 BEAS-2B 的影响（Xia 等，2008）。该研究证实，氧化锌可诱导 ROS 的产生，并伴随氧化损伤，引起炎症和细胞凋亡。CeO₂ 纳米颗粒被 BEAS-2B 和 RAW 264.7 细胞吸收，抑制 ROS 的产生，并且不引起细胞毒性或炎症反应。氧化锌在细胞培养基中的溶解，以及细胞摄取后，破坏了细胞锌稳态，最终导致细胞死亡。相反，CeO$_2$ 纳米颗粒不会溶解，一旦被吞噬到细胞中，就可以保护细胞免受外源性氧化应激。这项初步研究的结果在随后使用铁掺杂氧化锌纳米颗粒的研究中得到证实（George 等，2010）。铁掺杂的 ZnO 纳米颗粒的溶解性明显低于未掺杂的 ZnO。在 BEAS-2B 和 RAW 264.7 细胞中，ZnO 的溶解速率与未掺杂或掺杂 ZnO 的体外毒性相关。最后，在体内证实了这些体外研究的结论，即氧化锌的溶解与其毒性有关。具体而言，小鼠和大鼠分别通过咽吸和 IT 滴注的方式暴露于 ZnO 和铁掺杂的 ZnO 纳米颗粒（Xia 等，2011）。在这两个物种中，暴露于未掺杂的 ZnO 比铁掺杂的 ZnO 造成更大的肺损伤和炎症。

10.3.4　金属氧化物纳米颗粒形状和功能化的作用

矿物颗粒的纤维性与其致病性有关，例如石棉。长宽比似乎也影响着金属氧化物纳米颗粒的生物活性。通过对培养细胞进行体外暴露，发现 TiO$_2$ 纳米带比成分和直径相似的 TiO$_2$ 纳米球毒性更大（Hamilton 等，2009）。这些结果通过小鼠肺暴露（吸入；30μg/小鼠）研究扩展到 TiO$_2$ 纳米球、短纳米带（长 1～5μm）及长纳米带（长 6～12μm）（Porter 等，2013）。暴露后 3 天和 7 天，这些 TiO$_2$ 纳米颗粒的炎症效力为：长纳米带＞短纳米带＞纳米球=对照。在暴露后 112 天，这些 TiO$_2$ 纳米颗粒的纤维化潜能为：长纳米带＞短纳米带＞纳米球=对照。因此，二氧化钛纳米颗粒的纤维形状影响其毒性。

TiO$_2$ 纳米带的生物活性也受到表面功能化的影响。当通过添加 COOH 改变 TiO$_2$ 纳米带的表面时，发现在小鼠吸入模型中裸 TiO$_2$ 纳米带比 COOH 修饰的 TiO$_2$ 纳米带更具炎性（图 10.5）。

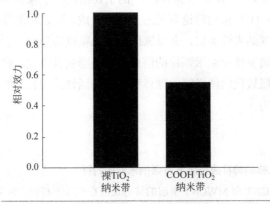

图 10.5　COOH 基团功能化的 TiO$_2$ 纳米带可在咽部吸入后 24h 降低小鼠肺部炎症

10.3.5　表面涂层

据报道，金属氧化物纳米颗粒涂层可改变生物活性（Warheit 等，2007）。大鼠通过 IT 滴注暴露于以下物质中：①UF-1，二氧化钛具有氧化铝表面涂层（98%二氧化钛和 2%氧化铝）；②UF-2，二氧化钛表面涂有二氧化硅和氧化铝涂层（88%二氧化钛，7%无定形二氧化硅和 5%氧化铝）；③UF-3，由未涂层的 80%锐钛矿/20%金红石 TiO$_2$ 颗粒组成。化学反应活性是通过维生素 C 消耗量测定法测定的，确定了 UF-3 样品与 UF-1 和 UF-2 样品相比具有最大的化学反应活性。对于大鼠肺模型，UF-1 和 UF-2 样品产生急性炎症反应，在暴露后 7 天内消退，并且没有引起任何明显的肺病变。相反，UF-3 暴露后 1 个月内可引起肺部炎症和细胞毒性以及病理结果。这项研究表明，包覆二氧化钛纳米颗粒降低了这些金属氧化物纳米颗粒的化学反应活性和体内毒性。

据报道，涂层还有效降低大鼠对吸入纳米 CeO_2 的炎症反应（Demokritou 等，2013）。利用通用工程纳米材料生成系统（VENGES）在 AME 喷雾热解反应器中生成了计数平均直径（CMD）为 89.5nm 的 CeO_2 纳米颗粒气溶胶。此外，还制备了无定形二氧化硅包覆的 CeO_2 纳米颗粒（具有薄而均匀的无定形二氧化硅包覆层的 CeO_2 核心，CMD 为 100.4nm），以确定是否可以通过包覆金属氧化物纳米颗粒来抑制毒性。吸入暴露（$2.7mg/m^3$，2h/天，4 天）后第 1 天，CeO_2 使支气管肺泡灌洗获得的中性粒细胞增加 5.5 倍，灌洗液 LDH 活性增加 2 倍。相比之下，二氧化硅涂层的 CeO 在致炎和肺损伤方面没有表现出明显的作用。

10.4 小结

关于碳纳米管，目前已经确定了几种影响其生物活性和发病机制的物理化学性质：①分散状态对发病类型有显著影响，即分散的碳纳米管产生有效的间质纤维化反应，而团聚的碳纳米管主要引起肉芽肿反应；②尽管基于体外研究，碳纳米管中的金属污染物与氧化应激有关，但当进行体内研究时，有和没有金属污染物的碳纳米管都表现出相似的炎症和纤维化水平；③长碳纳米管比短碳纳米管更具生物活性；④碳纳米管的功能化可以改变其生物活性，这在体内得到了证实：COOH-MWCNT 和 N 掺杂 MWCNT 的生物活性低于裸 MWCNT。

在金属氧化物方面：①与带隙理论有关的活性氧生成，可以预测暴露于金属氧化物纳米颗粒所产生的毒性；②与碳纳米管类似，金属氧化物纳米颗粒的分散状态影响暴露所产生的炎症效应和病理结果；③金属氧化物纳米颗粒的溶解度也会影响其毒性，增加毒性大小的同时缩短反应的持续时间；④金属氧化物纳米带比球体更具生物活性；⑤表面的功能化或涂层降低了金属氧化物纳米颗粒的效力。

习　题　**1．什么样的肺反应是肺暴露碳纳米管的特征？**

答：SWCNT 和 MWCNT 引起的肺部反应在性质上相似，这两种反应都会引起短暂的肺部炎症、持续的肉芽肿病变和纤维化。

2．分散状态、金属杂质、纤维长度和表面功能化如何影响肺对碳纳米管的反应？

答：数据表明，分散的 SWCNT 产生进行性间质纤维化反应，而较大的团聚体刺激肉芽肿病变的形成。单壁碳纳米管中的金属污染物在体内似乎不会引起肺部炎症或致纤维化反应。较短的多壁碳纳米管比较长的多壁碳纳米管引起更多的肺部炎症，这可能是由于单位质量的结构数量较多。较长的 MWCNT 比较短的 MWCNT 更易发生纤维化，这可能是由于较长的 MWCNT 的清除较慢或清除减少。与表面被 COOH 基团功能化的多壁碳纳米管相比，裸多壁碳纳米管表现出更明显的肺部炎症和肺纤维化。

3．单壁碳纳米管、碳纳米纤维和石棉在诱导纤维化中的相对效力是怎样的？

答：效价顺序为 SWCNT＞CNF，CNF 基本等同于石棉。

4．活性氧在球形金属/金属氧化物纳米颗粒的肺部炎症反应中起作用吗？

答：是的。提出了一个三层递阶氧化应激模型，该模型随后得到了一些研究的支持。

5．分散状态、形状和表面功能化或涂层如何影响肺对金属氧化物纳米颗粒暴露的反应？

答：一些不同的研究表明，金属纳米粒子的分散状态影响其生物活性。与石棉等矿物纤维类似，研究还证实长宽比也影响金属氧化物纳米颗粒的生物活性。在金属纳米粒子表面包覆可以降低其化学活性和/或体内生物活性。

6．肺对可溶性和不溶性金属氧化物纳米颗粒的反应有何不同？

答：铁掺杂的氧化锌纳米颗粒溶解性明显低于未掺杂的氧化锌。与铁掺杂的氧化锌相比，未掺杂的氧化锌对小鼠和大鼠的肺暴露造成更大的肺损伤和炎症，表明溶解速率影响肺反应。

参考文献

Bonner, J.C., Silva, R., Taylor, A., et al. 2013. Inter laboratory evaluation of rodent pulmonary responses to engineered nanomaterials: The NIEHS Nano GO Consortium. *Environ Health Perspect* 121(6): 676–682.

Burello, E., and Worth, A.P. 2011. A theoretical framework for predicting the oxidative stress potential of oxide nanoparticles. *Nanotoxicology* 5: 228–235.

De Jong, K., and Geus, J., 2000. Carbon nanofibers: Catalytic synthesis and applications. *Catal Rev Sci Eng* 42: 481–510.

Demokritou, P., Gass, S., Pyrgiotakis, G., et al. 2013. An in vivo and in vitro toxicological characterisation of realistic nanoscale CeO_2 inhalation exposures. *Nanotoxicology* 7: 1338–1350.

Donaldson, K., Aitken, R., Tran, L., et al. 2006. Carbon nanotubes: A review of their properties in relation to pulmonary toxicology and workplace safety. *Toxicol Sci* 92: 5–22.

George, S., Pokhrel, S., Xia, T., et al. 2010. Use of a rapid cytotoxicity screening approach to engineer a safer zinc oxide nanoparticle through iron doping. *ACS Nano* 4: 15–29.

Hamilton, R.F., Wu, N., Porter, D., Buford, M., Wolfarth, M., and Holian, A. 2009. Particle length-dependent titanium dioxide nanomaterials toxicity and bioactivity. *Part Fibre Toxicol* 6: 35.

Kagan, V.E., Tyurina, Y.Y., Tyurin, V.A., et al. 2006. Direct and indirect effects of single walled carbon nanotubes on RAW 264.7 macrophages: Role of iron. *Toxicol Lett* 165: 88–100.

Lam, C.W., James, J.T., McCluskey, R., and Hunter, R.L. 2004. Pulmonary toxicity of single-wall carbon nanotubes in mice 7 and 90 days after intratracheal instillation. *Toxicol Sci* 77: 126–134.

Li, R., Wang, X., Ji, Z., et al. 2013. Surface charge and cellular processing of covalently functionalized multiwall carbon nanotubes determine pulmonary toxicity. *ACS Nano* 7(3): 2352–2368.

Mercer, R.R., Hubbs, A.F., Scabilloni, J.F., et al. 2010. Distribution and persistence of pleural penetrations by multi-walled carbon nanotubes. *Part Fibre Toxicol* 7: 28.

Mercer, R.R., Hubbs, A.F., Scabilloni, J.F., et al. 2011. Pulmonary fibrotic response to aspiration of multi-walled carbon nanotubes. *Part Fibre Toxicol* 8: 21.

Mercer, R.R., Scabilloni, J., Wang, L., et al. 2008. Alteration of deposition pattern and pulmonary response as a result of improved dispersion of aspirated single-walled carbon nanotubes in a mouse model. *Am J Physiol Lung Cell Mol Physiol* 294:L87–L97.

Mishra, A., Rojanasakul, Y., Chen, B.T., et al. 2012. Assessment of pulmonary fibrogenic potential of multiwalled carbon nanotubes in human lung cells. *J Nanomaterials* Article ID 930931.

Muller, J., Huaay, F., Moreau, N., et al. 2005. Respiratory toxicity of multi-walled carbon nanotubes. *Toxicol Appl Pharmacol* 207: 221–231.

Murray, A.R., Kisin, E.R., Tkach, A.V., et al. 2012. Factoring-in agglomeration of carbon nanotubes and nanofibers for better prediction of their toxicity versus asbestos. *Part Fibre Toxicol* 9: 10.

Nel, A., Xia, T., Madler, L., and Li, N. 2006. Toxic potential of materials at the nanolevel. *Science* 311: 622–627.

Pauluhn, S. 2010. Subchronic 13-week inhalation exposure of rats to multiwalled carbon nanotubes: Toxic effects are determined by density of agglomerated structures, not fibrillar structure. *Toxicol Sci* 113: 226–242.

Porter, D.W., Hubbs, A.F., Chen, B.T., et al. 2013. Acute pulmonary dose-responses to inhaled multi-walled carbon nanotubes. *Nanotoxicology* 7: 1179–1194.

Porter, D.W., Hubbs, A.F., Mercer, R.R., et al. 2010. Mouse pulmonary dose- and time course-responses induced by exposure to multi-walled carbon nanotubes. *Toxicology* 269: 136–147.

Porter, D.W., Wu, N., Hubbs, A.F., et al. 2013. Differential mouse pulmonary dose and time course responses to titanium dioxide nanospheres and nanobelts. *Toxicol Sci* 131: 179–193.

Rushton, E.K., Jiang, J., Leonard, S. et al. 2010. Concept of assessing nanoparticle hazards considering nanoparticle dosemetric and chemical/biological response metrics. *J Toxicol Environ Health A* 73: 445–461.

Sager, T.M., Kommineni, C., and Castranova, V. 2008. Pulmonary response to intratracheal instillation of ultrafine versus fine titanium dioxide: Role of particle surface area. *Part Fibre Toxicol* 5: 17.

Sager, T.M., Wolfarth, M.W., Andrew, M., et al. 2014. Effect of multi-walled carbon nanotube surface modification on bioactivity in the C57BL/6 mouse model. *Nanotoxicology* In press.

Shvedova, A.A., Castranova, V., Kisin, E.R., et al. 2003. Exposure to carbon nanotube material: Assessment of nanotube cytotoxicity using human keratinocyte cells. *J Toxicol Environ Health A* 66: 1909–1926.

Shvedova, A.A., Kisin, E., Murray, A.R., et al. 2008. Inhalation vs. aspiration of single-walled carbon nanotubes in C57BL/6 mice: Inflammation, fibrosis, oxidative stress, and mutagenesis. *Am J Physiol Lung Cell Mol Physiol* 295:L552–L565.

Shvedova, A.A., Kisin, E.R., Mercer, R., et al. 2005. Unusual inflammatory and fibrogenic pulmonary responses to single-walled carbon nanotubes in mice. *Am J Physiol Lung Cell Mol Physiol* 289:L698–L708.

Shvedova, A.A., Kisin, E.R., Porter, D., et al. 2009. Mechanisms of toxicity and medical application of carbon nanotubes: Two faces of Janus? *J Pharmacol Ther* 121: 192–204.

Wang, L.Y., Mercer, R.R., Rojanasakul, Y., et al. 2010. Direct fibrogenic effects of dispersed single-walled carbon nanotubes on human lung fibroblasts. *J Toxicol Environ Health A* 73: 410–422.

Wang, X., Xia, T., Ntim, S., et al. 2011. Dispersal state of multiwalled carbon nanotubes elicits profibrogenic cellular responses that correlate with fibrogenesis biomarkers and fibrosis in the murine lung. *ACS Nano* 5: 9772–9787.

Warheit, D.B., Laurence, B.R., Reed, K.L., Roach, D.H., Reynolds, G.A., and Webb, T.R. 2004. Comparative pulmonary toxicity assessment of single-wall carbon nanotubes in rats. *Toxicol Sci* 77: 117–125.

Warheit, D.B., Webb, T.R., Reed, K.L., Frerichs, S., and Sayes, C.M. 2007. Pulmonary toxicity study in rats with three forms of ultrafine-TiO_2 particles: Differential responses related to surface properties. *Toxicology* 230: 90–104.

Warheit, D.B., Webb, T.R., Sayes, C.M., Colvin, V.L., and Reed, K.L. 2006. Pulmonary instillation studies with nanoscale TiO_2 rods and dots in rats: Toxicity is not dependent upon particle size and surface area. *Toxicol Sci* 91: 227–236.

Xia, T., Kovochich, M., Liong, M., et al. 2008. Comparison of the mechanism of toxicity of zinc oxide and cerium oxide nanoparticles based on dissolution and oxidative stress properties. *ACS Nano* 2: 2121–2134.

Xia, T.A., Zhao, Y., Sager, T., et al. 2011. Decreased dissolution of ZnO by iron doping yields nanoparticles with reduced toxicity in the rodent lung and zebrafish embryos. *ACS Nano* 5: 1223–1235.

Zhang, H., Ji, Z., Xia, T., et al. 2012. Use of metal oxide nanoparticle band gap to develop a predictive paradigm for oxidative stress and acute pulmonary inflammation. *ACS Nano* 6: 4349–4368.

第11章

控暴剂毒理学

Harry Salem, Michael Feasel, Bryan Ballantyne

11.1 引言

  《化学技术百科全书》把控暴剂列为战争中使用过的五类化学品之一，它们被认为是非致命的催泪毒剂，能够高效作用于未防护人员。化学战一词起源于 1917 年。在第一次世界大战中使用的刺激性化学战剂如催泪剂和喷嚏剂都是传统控暴剂。这些毒剂使人暂时丧失行动能力，但该作用是可逆的（Harris, 1992）。1975 年，美国总统杰拉尔德·鲁道夫·福特签署了 11850 号行政命令，宣布"放弃在战争中首先使用控暴剂，除非是在拯救生命的防御性军事情况中"（SECDEF, 2003）。

  控暴剂是指当接触眼睛或皮肤，或者被吸入时，会对人体产生失能生理效应的一类化学品，它能够强烈刺激皮肤、眼睛和呼吸道黏膜。控暴剂作为一类外周神经感觉刺激剂，可以和受其污染部位的皮肤和黏膜表面处的感觉神经受体结合产生药理作用，导致人体局部疼痛和不适，并伴有相关反射活动（Salem 等，2001）。与刺激剂吸入暴露相关的反射称为 Kratschmer 反射，该反射最早由 Kratschmer 于 1870 年报道（Kratschmer, 1870）。作者阐述了兔子持续暴露于氯仿和二氧化碳等刺激性化学品的反射响应。与刺激物接触后，即时响应是呼吸暂停或终止，这种反射是一种保护性反射或防御机制，旨在防止或减少有害化学物质进入下呼吸道以维持体内平衡。这种效应伴随着心脏跳动过缓和主动脉血压的双相下降和上升。Kratschmer 反射由嗅觉（Ⅰ）、三叉神经（Ⅴ）和舌咽（Ⅸ）颅神经介导，也被证明可以发生在人体身上（Allen, 1928, 1929）。Kratschmer 反射同样可以发生在暴露于挥发性溶剂中的啮齿类动物和犬类动物中（Aviado, 1971）。参与防御机制的心肺受体阻止吸入的刺激性化学品在重要器官的吸收和参与下游处理过程，同时促进刺激性化学品的排出，而体外循环机制则促进了被吸收化学品的代谢和排泄。Aviado 和 Salem（1968, 1987）以及 Aviado（2002）对这些内容进行了报道。当呼吸暂停或终止时，血液中的二氧化碳含量增加，从而促使呼吸中枢系统重新开始呼吸。免疫系统受损的个体，或因饮酒或非法药物摄入而导致神经衰弱的个体，或上述两者兼有的个体，可能会阻止呼吸重新启动，导致窒息死亡。这在一定程度上解释了造成 100 多人在拘留期间死亡的可能原因，执法机构将其归因于接触胡椒喷雾后的体位性窒息。

11.1.1　控暴剂

Edgewood 化学生物中心及其前身在化学和生物防御方面拥有超过 95 年的经验，拥有国家级别非致死性毒剂研发实验室（Salem，2003）。虽然控暴剂与化学战剂都被认为是军用化学品，但控暴剂却不同于化学战剂（CWAs）。CWAs 包括神经毒素：如塔崩（GA）、沙林毒气（GB）、索曼毒气（GD）、环沙林（GF）；糜烂性毒剂：如芥子气（HD）和路易斯毒气（L）；窒息性毒剂（又称肺刺激剂）：如光气（CG）；血液性毒剂：如氰化氢（AC）和氯化氰（CK）；失能性毒剂：如亚当氏气、二苯羟乙酸-3-奎宁酯（BZ）；中枢作用麻醉剂：如芬太尼。控暴剂是一类能使正常活动功能丧失或具有镇定作用的非致命性化学品毒剂。它们的药理学类别包括刺激剂、催泪剂、喷嚏剂、呕吐剂、镇静剂、催眠剂、血清素拮抗剂、降压药、体温调节干扰剂、恶心剂、视觉干扰剂、神经肌肉阻滞剂和恶臭物质。另外，军用化学品还包括训练剂、烟雾材料和除草剂（Salem 等，2001）。控暴剂或承压水可以用于分散、威慑那些目无法纪的人或者使他们丧失能力、迷失方向，或用于清理场所、封锁区域，或用于营救人质，控暴剂也用于维和运动（Ballantyne，1977a, b）。

11.1.2　控暴剂历史

催泪性和刺激性化学品的历史可以追溯到第一次世界大战，但首次记载利用窒息性有毒气体来战胜敌人，似乎是在公元前 431—404 年间雅典和斯巴达战争中。斯巴达人在围攻 Plateau 和 Belgium 时，在城市的城墙下点燃了用沥青和硫黄浸透的木头，希望通过毒气扼杀和削弱防御者的能力，从而使进攻变得不那么困难。中世纪也有类似的有毒气体使用记录。事实上，它们就像我们现代的臭球，当时是通过水枪喷射出去或装在瓶子里以类似于手榴弹的方式投射出去（West，1919; Fries 和 West，1921）。早在第一次世界大战之前，辣椒素就已经作为刺激化学品在使用。1492 年克里斯托弗·哥伦布和他的船员在伊斯帕尼奥拉登陆，与当地的阿拉瓦克印第安人部落发生了冲突。为了自保，哥伦布和他的船员建了一个栅栏。但印第安人用装满木灰和胡椒粉混合物的葫芦高掷到篱笆上，试图用充满辣椒素的烟雾迫使哥伦布和其他船员离开，但最终并没有成功（Garrett，2000）。

辣椒素被认为是胡椒喷雾的活性成分，20 世纪 20 年代初在 Edgewood 兵工厂合成，并作为刺激化学品进行了测试。继 1928 年英国化学家 Carson 和 Stoughton 合成邻氯苯亚甲基丙二腈（CS）之后，美国放弃了对辣椒素的研究，转而开发 CS（Carson 和 Stoughton，1928）。

氯化苦（三氯硝基甲烷）也被称为 Green Cross 和 PS，最早在 1850 年左右合成。在第一次世界大战中，氯化苦与氯气、光气和氯甲酸三氯乙酯等被用作扰乱性战剂和致命化学品毒剂。亚当氏剂，是一种呕吐和打喷嚏毒剂（喷嚏剂），也被称为氯化二苯胺胂或 DM（一种砷基化合物），是为在第一次世界大战中使用而开发的，战后被用作控暴剂。根据 Swearengen（1966）的说法，由于溴乙酸乙酯（EBA）于 1912 年被法国巴黎警方用于手榴弹中，使不法团伙暂时失去行为能力,因此被认为是第一种防暴剂。这种催泪毒气在 20 世纪 70 年代再次被使用(Royer 和 Gainet, 1973)。第一次世界大战中使用的其他催泪毒气包括丙烯醛(Papite)、溴丙酮(BA, B-stoff)、溴苯氰(BBC,CA)、氯丙酮(A-stoff)和苄基溴化甲(T-stoff)。溴丙酮是第一次世界大战中使用最广泛的强效催泪剂(Salem 等,2001)。氯苯乙酮(MACE)是由德国化学家 Graebe 于 1869 年发明的。有其他来源显示它最初是在 1871 年和 1881 年合成的。MACE™ 这个名字源自化学名称——methyl chloroacetophenone。这是 Smith 和 Wesson 最初生产的原始 MACE 化学品,被广泛认为是原始的催泪毒气(Graebe, 1881)。

虽然 MACE 被写作为 CN,但它通常被用作控暴剂的通用术语。第一次世界大战后,美国化学家和英国人对 CN 进行了研究,发现它是已知的最有效的催泪毒气之一。它的催泪效果和持续性相当或略好于 BBC,而且它含有的氯元素比溴元素便宜。在正常条件下,它非常稳定,不腐蚀钢铁。CN 是一种结晶固体,可以溶解在溶剂中或置于催泪手榴弹中。

在第一次世界大战后期,CN 作为催泪毒气使用了三十年,只是随着相对毒性更小、更有效、更安全的催泪剂 CS 的不断发展,CN 使用量才明显下降(CHPPM, 1996)。

11.2　控暴剂的化学性质

11.2.1　CN:氯苯乙酮(MACE)

它的 CAS 号是 532-27-4。氯苯乙酮也称为 ω-氯代苯乙酮、α-氯代苯乙酮、苯酰甲基氯、2-氯-1-苯乙酮。它是白色固体,有苹果花气味,摩尔质量 154.5g/mol,分子式为 C_8H_7OCl。20℃下的摩尔溶解度为 4.4×10^{-3}mol/L(68mg/100mL)。熔点和沸点分别为 54℃和 247℃。0℃时固体密度为 1.318g/cm³,58℃时液体密度为 1.187g/m³。蒸气比空气重 5.3 倍。固体的蒸气压在 0℃时为 2.6×10^{-3}Torr[●],在 20℃时为 4.1×10^{-3}Torr,在 50℃时为 15.2×10^{-3}Torr。

氯苯乙酮 (CN)

11.2.2　CS:邻氯苯亚甲基丙二腈

其 CAS 号为 2698-41-1。它是一种白色固体,摩尔质量为 188.5g/mol,分子式为 $C_{10}H_5N_2Cl$。20℃时在水中的摩尔溶解度为 2.0×10^{-4}mol/L(约 4mg/100mL)。溶解的 CS 会迅速水解,但由于其在水中的溶解度有限,因此可能会在环境中持续存在。熔点和沸点分别为 72℃和 335℃。蒸气比空气重几倍,在 20℃时固体的蒸气压为 0.00034mmHg。

邻氯苯亚甲基丙二腈(CS)

由于 CS 性质不稳定,所以制造了两种疏水性的衍生产品,CS1 和 CS2。CS1 是一种含有 5% 疏水性二氧化硅气溶胶的微粉制剂,在正常天气条件下(Ballantyne, 1977a, b)可耐受长达 2 周,CS2 是 CS1 的硅化微胶囊形式,具有较长的保质期、持久性、抗降解性和水上漂浮能力。CS 通常用作控暴剂和训练用兴奋剂(Thomas 等,2002)。军事组织和执法机构的成员在训练期间经常暴露在加热的 CS 中。热量使 CS 蒸发分散,从而凝结成气溶胶。

[●] Torr 为非法定计量单位,换算关系为:1Torr=133.322Pa,1mmHg=0.133kPa。全书同。——编者注

CS、CN 和 CR 是 SN_2 烷基化剂，具有与亲核位点反应的活性卤素基团，并与酶（如乳酸脱氢酶）上的胞内巯基结合以使其失活。这种效应是短暂的，因为酶被迅速激活。CS 与硫辛酸的两个巯基迅速反应，硫辛酸是丙酮酸脱羧酶系统中的一种辅酶。有人认为，组织损伤可能与某些酶系统失活有关。

在没有组织损伤的情况下有时依然会有疼痛的感觉，这可能是缓激肽介导的。经证明，CS 在体内和体外均能引起缓激肽的释放，随着体内缓激肽原的消除，CS 对全身的反应也会终止（USAMRICD，2000）。与皮肤和黏膜接触后，CS 释放的氯原子被还原为盐酸，从而引起局部刺激和烧伤（Anderson 等，1996）。

除了作为 SN_2 烷基化剂之外，CS、CN 和 CR 现在也被认为是瞬时受体电位通道锚定蛋白 1 或 TrpA1 受体的关键激动剂（Brone 等，2008）。TrpA1 受体是一种阳离子选择性通道，一旦被其中一种控暴剂激活，它会迅速使感觉神经元去极化，并将疼痛信号传导到大脑。TrpV1 与辣椒素受体属于同一个受体家族，却是一种不同的变种，TrpA1 受体是一种热受体和化学受体。它对低温和传统的异硫氰酸盐（如芥子油中的异硫氰酸盐）有内源性反应。CS、CN 和 CR 都能更有效地激活这一受体，使它们自身具有了失能作用。

暴露于催泪毒气所产生的感觉效应，是由三叉神经元传入神经形成的，这些传入神经有高浓度的 TrpA1 受体表达。例如，泪液刺激反射传递给三叉神经一个信号并记录为疼痛。也就是说，催泪毒气过度暴露治疗的潜在治疗靶点可能是 TrpA1 受体的拮抗剂。催泪剂的效力如表 11.1 所述。

表 11.1 催泪毒气效力

控暴剂	$TC_{50}/$ (mg/m^3)	$IC_{50}/$ ($mg \cdot min/m^3$)
CR	0.004	0.7
CN	0.3	20～50
CS	0.004	3.6
OC	0.0003～0.003	NA

资料来源：Blain, P. G. *Toxicol. Rev.*, 2003, 22(2): 103。

TC_{50} = 阈值浓度；IC_{50} = 失能浓度；OC 用于对比实验，并不是 TrpA1 激动剂。

用大鼠和狗作为实验对象，将它们重复暴露在热分散 CS 中。每天暴露 4～5min，每周 5 天，持续 5 周。大鼠暴露 25 天的累积剂量（$c×t$）为 91000mg · min/m³[3640mg · min/(m³ · d)]，狗暴露的累积剂量为 17000mg · min/m³[680mg · min/(m³ · d)]。狗没有出现死亡现象，而大鼠变得过度活跃并具有侵略性，咬其他老鼠的鼻子和尾巴，抓挠自己的鼻子。在整个试验过程中，钠、钾、蛋白质、白蛋白或肌酐的血液值没有变化。30 只大鼠中 5 只死亡，2 只在累积剂量 25000mg · min/m³ 后死亡，3 只在累积剂量 68000mg · min/m³ 后死亡。死亡大鼠的大体病理检查呈阴性，其他 6 只暴露 5 周后被处死的大鼠的病理检查也呈阴性。暴露的大鼠在 5 周内体重下降约 1%，而未暴露的大鼠体重增加约 20%。暴露 5 周后，心脏、肾脏、肺、肝或脾脏等器官与体重比率没有显著差异。结论是，反复暴露不会使动物对 CS 的致死效应更敏感。暴露于 CS 后死亡的动物显示呼吸和胃肠道及结膜杯状细胞数量增加，呼吸和胃肠道坏死，肺水肿，偶尔肾上腺出血。死亡似乎是由于氧气从肺弥散进血液的过程不畅所致，可能是因为肺水肿、肺出血和气道阻塞。Marrs 等人（1983a,b）也研究了重复暴露于 CS 的影响。小鼠、大鼠和豚鼠暴露于纯 CS 气雾剂中，每天 1 小时，每周 5 天，共 120 天。几次高浓度 CS 的暴露对动物是致命的，而低浓度和中浓度的 CS 死亡率与对照组无显著差异。他们得出结论，低于 $30mg \cdot min/m^3$ 的 CS 浓度对动物没有有害影响。

11.2.3　CR：二苯并氧氮杂䓬

CR 的 CAS 号是 257-07-8，是一种淡黄色固体，带有刺鼻的胡椒味，摩尔质量为 195.3g/mol 分子式为 $C_{13}H_9ON$。在 20℃下在水中的摩尔溶解度为 $3.5 \times 10^{-4}mol/L$（约 7mg/100mL）。熔点和沸点分别为 72℃和 335℃。蒸气比空气重 6.7 倍，在 20℃时固体的蒸气压为 0.00059mmHg。CR 是一种稳定的化学物质，可在环境中长期存在。它于 1962 年首次合成，被认为是一种低毒的强效感官刺激化学品，其结构式如右图所示。

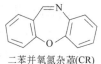

二苯并氧氮杂䓬(CR)

11.2.4　OC

天然产物辣椒油树脂（OC），是一种红棕色油状液体，通过提取成熟且干燥的辣椒果实获得，通常是一年生辣椒或小辣椒。辣椒油树脂是许多化合物的混合物。它的成分是可变的，并取决于不同种因素，如果实的成熟情况和植物生长的环境以及提取条件。辣椒油树脂中已鉴定出 100 多种化合物。在从辣椒油树脂中分离出的支链和直链烷基香草酰胺中，辣椒素是许多辣椒中的主要辛辣成分，尤其以其刺激性而著名。依据辣椒的种类，辣椒油树脂以烘干后质量计约含 0.01%～1.0% 的辣椒素成分。在辣椒油树脂中发现的一些辣椒素混合物中包括辣椒素（约 70%），CAS 号为 404-86-4；二氢辣椒素（约 20%），CAS 号为 19408-84-5；去氢辣椒素（约 7%），CAS 号为 28789-35-7；高辣椒素（约 1%），CAS 号为 58493-48-4；高二氢辣椒素（约 1%），CAS 号为 279-06-5。这些成分的结构如下所示。辣椒油树脂的其他成分，如酚类化合物、酸和酯，也可能具有刺激性。

辣椒素

高二氢辣椒素

二氢辣椒素

高辣椒碱

去甲二氢辣椒素

香草壬酰胺

OC 被认为是一种高效的刺激剂，因为它的低致死性，在民间、政府和军事部门受到广泛关注。近年来，OC 喷雾作为一种执法武器越来越流行。"因为 OC 是一种天然产物，所以它是安全的"这一观点或许不一定准确。OC 已被纳入多种配方中，并以胡椒喷雾销售，用于个人防护、执法和控暴等目的。OC 暴露后会引起如下症状。①眼：无意识的闭眼和流泪。②呼吸道：严重的咳嗽和打喷嚏、鼻刺激、支气管收缩和呼吸急促。③皮肤：引起皮肤灼热感。因此，暴露于 OC 中的成人很容易失去行为能力而被制服。辣椒素和辣椒素类成分的急性作用会导致水肿、高血压危象和体温过低。自 1990 年以来，有 100 多人因使用 OC 喷雾而死亡。虽然因果关系尚未确定，但大多数报告的死亡发生在接触后 1 小时内。虽然有大量辣椒素相关数据，但是辣椒油树脂的相关数据却很少。研究表明，辣椒素具有致突变和致癌作用、致敏作用、心血管和肺毒性以及神经毒性。据报道，辣椒素还可导致机体体温调节系统受损无法应对机体过热（Monsereenusorn 等，1982；Obal 等，1983；Suzuki 和 Iwai，1984；Buck 和 Burks，1986；Fuller，1990；Govindarajan 和 Sathyanarayana，1991；O'Neill，1991；Holzer，1992）。

辣椒素早在 20 世纪 20 年代就已经被制备出来并在人体中做过评价，但随着 CS 的合成，人们对辣椒素的研究兴趣减弱，将研究工作逐渐转向对 CS 的开发。与 CS、CR 和 CN 等具有明确化学成分的其他防暴剂不同，OC 是含有辣椒素、各种酸和酯、醇、醛、酮和类胡萝卜素等成分的混合物（Teranishni 等，1980；Games 等，1984；Govindarajan，1986；Cordell 和 Araujo，1993）。其中的主要成分辣椒素被认为是活性成分。虽然 OC 中其他的辣椒素类成分的活性相似，但效力不同（Cordell 和 Araujo，1993）。

由于 OC 是从辣椒中提取出来的，因此是一种食品，许多研究都是通过分析来确定辣味的，这有助于对世界上最辣的辣椒进行分类。2007 年，吉尼斯世界纪录将鬼椒命为世界上最辣的辣椒，它的史高维尔辣度得分为 1041427SHU。截至 2012 年，新墨西哥州立大学的辣椒研究所发现了一种更辣的辣椒。辣度是用 SHU 标度来衡量的，SHU 标度最初是基于评委们用了多少稀释液才不再品尝到辣椒提取物的辣味，现在是用更为标准化的高效液相色谱法（HPLC），对辣椒素类成分的含量进行分析。通过 HPLC 测量各种辣椒素类成分的相对浓度，从而得出分数。然而，只有一项研究科学地分析了鬼椒，并确定了其中存在的辣椒素类成分及其含量。前期研究表明，依据辣椒种类的不同，辣椒素成分相当于辣椒油树脂化学成分的 0.1%～1%。而鬼椒中，其水平接近 5 倍，即每 100g 鲜重中，有 5364mg 辣椒素类成分存在于鬼椒中。研究人员进一步确定并量化了这 5364mg 的辣椒素类成分的组成。在鬼椒、苏格兰帽辣椒和墨西哥胡椒中只发现了两种辣椒素：辣椒素（C）和二氢辣椒素（DHC）。每 100g 鬼椒中含有 4090mg 辣椒素和 1274mg 二氢辣椒素。墨西哥胡椒和苏格兰帽辣椒中 C∶DHC 分别为 12 和 14，而鬼椒中 C∶DHC 为 3.2。这一明显较低的比值表明鬼椒中 DHC 含量更多（Yunbao 和 Nair，2010），再加上鬼椒中辣椒素类成分的质量分数高，这两点是造成其辣度高的主要原因。

近期，这种鬼椒一直是人们谈论的话题，不仅因为它在食品界很热门，而且因为它在军事界也有使用。鬼椒主要生长在印度的纳加兰和曼尼普尔，印度开发了一种鬼椒的控暴装置。该装置是一种烟火传播装置，将干辣椒颗粒分布在烟火混合物中，固定在一个塑料圆柱壳内，圆柱壁上有一个通气孔。据推测，爆炸后，辣椒颗粒随着烟火混合物燃烧并雾化，形成可吸入的鬼椒颗粒云。虽然迄今为止美国还没有开发过这种装置，但从辣椒的化学成分可以推断，这种雾化粉末可能比目前的 OC 手榴弹装置更有效。印度国防研究与发展组织（DRDO）声明，这种装置的效力能够导致失去抵抗力、呕吐和窒息，但不会对健康产生长期影响（DRDO, 2010; Premier, 2012），但这些说法还没有得到证实。据新墨西哥州立大学（NMSU）辣椒研究所称，最近一种新辣椒据说比鬼椒更辣。新发现的辣椒是特立尼达莫鲁加蝎子椒。NMSU 称，这种辣椒的史高维尔辣度约为 2000000 SHU（Banister, 2012）。迄今为止，还没有关于这种辣椒中辣椒素含量的文献发表。

11.2.5 DM（AdAmSITE）

DM（亚当氏剂）的 CAS 号为 579-94-9，也称为二苯氨基氯胂。它是一种淡黄色、无味的固体，性质稳定。熔点为 195℃，蒸气压力可忽略不计（20℃时为 $2×10^{-13}$mmHg）。作为固体，当它是气溶胶时，水解速度很快。DM 的分子量为 277.5，分子式为 $C_6H_4(AsCl)(NH)C_6H_4$。DM 是一组化合物，包括二苯氯胂（DA）、二苯氰基胂（DC）和氯化苦，在军事上被归类为呕吐剂。DM 被描述为呕吐剂和打喷嚏剂（喷嚏剂），并在第一次世界大战中使用。Sidell（1997）预计人类 LCt_{50} 为 11000mg/m^3。与 CN、CS 和 CR 不同的是，DM 的作用有轻微的延迟和相对较长的恢复期。DM 影响发生在暴露后约 3min 内，可能持续数小时（British Ministry of Defence [BMOD], 1972; Ballantyne, 1977a）。与催泪剂不同的是，DM 更容易引起长期的全身效应。DM 暴露的体征和症状包括眼睛刺激、上呼吸道刺激、不受控制的喷嚏和咳嗽、窒息、头痛、急性疼痛、胸闷、恶心和呕吐以及步态不稳、四肢无力和颤抖。Ballantyne（1977a）也指出 DM 暴露后可能出现精神抑郁。暴露在高浓度下会导致严重的疾病，如肺损伤、水肿和死亡（British Ministry of Defence, 1972）。

二苯氨基氯胂（DM）

11.2.6 芬太尼

芬太尼是一种合成阿片类止痛剂，具有强效麻醉镇痛作用，但持续时间较短，广泛应用于动物和人体（Janssen, 1984; Hess 和 Knakel, 1985）。芬太尼或 N-[1-（2-苯基乙基）-4-哌啶基]-N-苯基丙胺是一种有效的麻醉性镇痛药，其分子量为 336.46，CAS 号是 437-38-7。芬太尼柠檬酸盐为结晶性粉末，有苦味，1g 溶于约 40mL 水中。芬太尼也可用作诱导和维持全身麻醉的辅助麻醉剂。它是一种 μ-阿片类激动剂。滥用此种药物会导致成瘾性。芬太尼有一些类似物，如舒芬太尼，CAS 号是 56030-54-7；卡芬太尼，CAS 号是 59708-52-0；瑞芬太尼，CAS 号是 132875-61-7。在冷战期间（1945—1991），大量的研究都是针对那些非致命性但会使敌方人员丧失能力的化学物质。特别是，美国和苏联研究了大量具有潜能的失能性药物制剂，如镇静剂、致幻剂、颠茄药和阿片剂衍生物（Chemical Biological Weapons Nonproliferation Treaty, 2002）。

芬太尼及此类似物的结构如下：

芬太尼

舒芬太尼

卡芬太尼

瑞芬太尼

11.3 CS

11.3.1 毒理学效应

CS 暴露对眼睛、鼻子、喉咙、呼吸道和胃肠道组织的黏膜具有高度刺激性。眼睛刺激可能引发疼痛、过度流泪、结膜炎和眼睑痉挛（不受控制地眨眼）。鼻子和嘴巴可能会产生刺痛或烧灼感，并伴有大量鼻涕排出。呼吸道刺激可能导致胸闷、打喷嚏和咳嗽，以及呼吸道分泌物增多。实验动物吸入高剂量 CS 后可以引发严重的肺损伤，进而导致呼吸循环衰竭。胃肠道刺激可引起呕吐和/或腹泻。皮肤暴露 6min 后，可能会有烧灼感，随后会发炎和发红。暴露过程中产生的强烈刺激是暴露人员试图逃脱的主因。吸入性暴露对动物的致命影响是由肺损伤导致的循环衰竭和窒息，或呼吸道损伤的继发性支气管肺炎。吸入大剂量 CS 后肝脏和肾脏的病理变化也会引发呼吸循环衰竭。Ballantyne（1977a,b）、Ballantyne 和 Callaway（1972）、Ballantyne 和 Swanston（1973, 1978）、Ballantyne 等人（1976）、Beswick 等人（1972）、McNamara（1969）、Owens 和 Punte（1963）、Punte 等人（1962a,b, 1963）做了 CS 动物和人体毒理学效应的相关实验。实验研究在北爱尔兰和美国得克萨斯州韦科市展开，研究对象包括几种动物物种以及人类。

McNamara（1969）总结了部分动物实验研究成果，在这些研究中，CS 气溶胶是通过不同分散方法产生的，动物们的一次暴露时间在 5～90min 之间。在小鼠、大鼠、豚鼠、兔子、狗和猴子身上观察到的中毒症状是立即出现的，包括多动症，随后除兔子以外的所有物种在暴露后 30s 内都会出现大量的流泪和流涎。在开始暴露后的 5～15min 内，起初的多动症状水平消退，表现出嗜睡和肺压力，在停止暴露后持续约一小时。其他症状在暴露后 5min 内消失。不同分散方法产生的 CS 气溶胶暴露后都能观察到中毒症状。

通过计算 LCt_{50} 来估计致死率。急性暴露于 10% CS 二氯甲烷分散剂中，LCt_{50} 数值如下：小鼠为 627000mg·min/m³；大鼠为 1004000mg·min/m³；豚鼠为 46000mg·min/m³。暴露于 CS 剂量为 47000mg·min/m³ 的兔子没有出现死亡现象。CS 剂量达到 30000mg·min/m³ 不会导

致任何患有肺土拉菌病的猴子死亡。小鼠、大鼠、豚鼠和兔子的 LCt_{50} 综合计算结果为 $1230000mg \cdot min/m^3$。山羊、猪和绵羊在暴露于 CS 时没有表现出多动症，它们对 CS 的致死作用有抵抗力，因此无法单独计算山羊、猪或绵羊的具体 LCt_{50} 值。但计算了包括小鼠、大鼠、豚鼠、兔子、狗、猴子、山羊、猪和绵羊所有受试物种综合的 LCt_{50} 值，估计为 $300000mg \cdot min/m^3$。实验还计算了 M18 和 M7A3 催泪手榴弹中 CS 的 LCt_{50} 值。暴露于 M18 催泪手榴弹中，LCt_{50} 数值如下：大鼠为 $164000mg \cdot min/m^3$，豚鼠为 $36000mg \cdot min/m^3$；暴露于 M7A3 催泪手榴弹中，LCt_{50} 数值如下：大鼠为 $94000mg \cdot min/m^3$，豚鼠为 $66000mg \cdot min/m^3$，兔子为 $38000mg \cdot min/m^3$，山羊为 $48000mg \cdot min/m^3$，猪为 $17000mg \cdot min/m^3$，狗为 $30000mg \cdot min/m^3$，猴子为 $120000mg \cdot min/m^3$。

综合所有急性暴露结果如下：所有啮齿类动物的 LCt_{50} 值为 $79000mg \cdot min/m^3$，所有非啮齿类动物的 LCt_{50} 值为 $36000mg \cdot min/m^3$，所有物种的 LCt_{50} 值为 $61000mg \cdot min/m^3$。实验还计算了 CS2（由 95% CS、5% Cal-o-Sil®、1%六甲基二硅氮烷组成[注]）的 LCt_{50} 值，结果如下：大鼠为 $68000mg \cdot min/m^3$；豚鼠为 $49000mg \cdot min/m^3$；狗为 $70000mg \cdot min/m^3$；猴子为 $74000mg \cdot min/m^3$。

实验人员对 CS 吸入对大鼠和家兔胚胎发育的影响进行了研究，CS 浓度与控暴情况下的预期浓度一致（约 $10mg/m^3$）。尽管浓度较低，暴露时间（5min）可能不足以评估 CS 对胎儿的毒性和致畸性，但未发现异常胎儿或胚胎再吸收的数量显著增加的情况（Upshall, 1973）。在微生物和哺乳动物中研究了 CS 和 CS2 的致突变潜力。CS 在 Ames 试验中呈阳性（von Daniken 等，1981）。而 Zeiger 等人（1987）认为 CS 对鼠伤寒沙门氏菌的遗传毒性存在不确定性，Reitveld 等人（1983）和 Wild 等人（1983）实验结果显示，当在鼠伤寒沙门氏菌菌株 TA 98、TA 1535 和 TA 1537 中进行有代谢活化和无代谢活化试验时，CS 呈阴性（NTP，1990a,b）。在哺乳动物中研究了 CS 和 CS2 的致突变潜力，如诱导姐妹染色单体交换（SCE）和染色体畸变（CA）的中国仓鼠卵巢细胞试验，诱导三氟胸苷（Tfi）产生耐药性的小鼠淋巴瘤细胞 L5178Y 试验。这些分析的结果表明，CS2 可以诱导 SCE、CA 和 Tfi 耐药性（McGregor 等，1988; Schmid 等，1989; NIH [NTP]，1990a,b）。国家研究委员会毒理学机构（1984 年）报告称，总的来说，CS 的基因突变和染色体损伤试验没有提供明确的致突变性证据，大多数证据与非突变性一致，国家研究委员会判断 CS 不太可能对人类造成致突变危害。在 NTP（1990a，b）为期 2 年的啮齿动物生物测定中，对 CS2 进行了致癌性评价。评价内容包括观察呼吸道复合性非肿瘤性病变；大鼠的病理变化，包括嗅上皮鳞状化生、呼吸上皮增生和化生；小鼠呼吸道上皮增生、鳞状化生。因该研究在大鼠和小鼠身上均未观察到肿瘤效应，所以得出 CS2 对大鼠和小鼠均无致癌作用的结论。McNamara（1973）在一项为期两年的研究中还测试了二氯甲烷中 CS 对小鼠和大鼠的致癌性，在 CS 暴露的动物中未观察到致癌作用。

11.3.2 代谢

CS 经呼吸道被迅速吸收，CS 及其主要代谢产物的半衰期极短（Leadbeater, 1973）。在所研究的剂量范围内，CS 的消除遵循一级动力学。CS 自发水解为丙二腈（Patai 和 Rappaport, 1962），丙二腈在动物组织中转化为氰化物（Nash 等，1950; Stern 等，1952）。在代谢过程中，

---

❶ 原文比例如此。——编者注

CS 会转化为 2-氯苄基丙二腈（CSH2）、2-氯苯甲醛、2-氯马尿酸和硫氰酸盐（Cucinell 等，1971；Feinsilver 等，1971；Leadbeater，1973；Leadbeater 等，1973；Paradowski，1979；Ballantyne，1977a,b）。吸入后，血液中可检测到 CS 及其代谢物，但只有在大剂量后才能检测到。在啮齿动物和非啮齿动物吸入 CS 后，血液中检测到了 CS 及其两种代谢物 2-氯苯甲醛和 2-氯苄基丙二腈（Leadbeater, 1973）。在 Leadbeater 的研究中，人体通过呼吸道吸收 CS，血液中只检测到微量的 2-氯苄基丙二腈。即使在 CS 剂量高达 90mg/m³，也没有检测到 CS 和 2-氯苯甲醛。这一发现与动物对 CS 代谢的研究一致，并且由于人体的最大耐受浓度低于 10mg/m³，因此不太可能吸入耐受浓度或接近耐受浓度的 CS。

11.3.3 不同条件下的人体暴露

受试者在不同条件和浓度下暴露于 CS，以确定 1min 内使 50%暴露人群丧失能力的剂量（ICt₅₀）。所有动物暴露实验结果显示，CS 作为喷嚏剂和催泪剂的效力很高，并且毒性低。如果 CS 可以替代 CN 和 DM 作为控暴剂，则有必要开展它对人体有效性的研究。普通军人和文职人员自愿参加这些研究，在暴露前进行医学评估后将受试者分为四组，建立基线，与暴露后结果进行比较。前两组是未经训练的男子，一组戴防护面罩，一组不戴；另外两组是受过训练的男子（以前接触过），一组戴防护面罩，一组不戴。特殊类别的受试者包括高血压患者、花粉症、药物敏感史或支气管哮喘患者、黄疸或肝炎患者、无消化道出血的消化性溃疡患者以及年龄在 50～60 岁之间的患者。在接触之前，所有男性都接受了使用防护面罩（M9A1 或 M17）的指导。每次将四名受试者暴露在 0～95°F（-17.8～35℃）温度下，固定速度为 5m/h 的风洞（8ft³）❶中。

CS 从 10% CS 丙酮溶液、10% CS 二氯甲烷溶液或微型 M18 催泪手榴弹中传播。从传播前到暴露后 1min 等速采集 CS 空气样本。使用六级修正级联冲击器进行粒径测定，使用贝克曼 DU 型分光光度计测定 260μm 处紫外线吸收来评价空气中 CS 的浓度。

丙酮中的 CS 中值直径为 3.0μm，二氯甲烷中 CS 中值直径为 1.0μm，微型 M18 催泪手榴弹中 CS 中值直径为 0.5μm。研究结果显示：许多未经训练的受试者在低浓度的 CS 下不需佩戴防护面罩，但在高浓度的 CS 下，需要在受污染的环境中持续佩戴防护面罩。正确佩戴这些防护面罩的受试者能够全面防护 CS 污染。而那些无法迅速佩戴的受试者会产生显而易见的恐慌情绪。9～10mg/m³ 的浓度下，50%的受试者在 30s 内离开试验场所；17mg/m³ 的浓度下，接近99%的受试者离开试验场所；40mg/m³ 或更大的浓度下，100%的受试者离开并丧失能力。前期接触过高浓度药剂的人会对药剂产生恐惧，即使后来接触到低浓度药剂，丧失行为能力的时间也比预期要短。与在温和温度下的受试者相比，尽管在 0～95°F（-17.8～35℃）温度下暴露于 CS 的受试者似乎无法耐受该药剂但他们丧失行为能力的时间没有显著差异。在 95°F（35℃），相对湿度分别为 35%和 97%时，皮肤灼烧感更显著，这可能是出汗过多所致。高血压患者对 CS 的反应和耐受性与血压正常者相似。然而，他们的血压升高比血压正常者更大，持续时间更长，这可能是因为暴露中产生的心理压力。高血压患者的恢复速度与血压正常者一样快。有消化道溃疡、黄疸或肝炎病史的受试者，以及年龄在 50～60 岁之间的受试者，他们的反应与

---

❶ 1ft=0.3048m。——编者注

正常受试者相似。有花粉症、哮喘或药物敏感史的人与正常人一样能够耐受 CS 暴露；然而，相比正常人，这一组中有更高比例的严重胸部症状。尽管其中许多人在地上趴了几分钟，但听诊时没有听到喘息声或回旋声，恢复时间和其他受试组一样快。过度换气的受试者在比正常呼吸的受试者在低得多的浓度下丧失能力，恢复时间稍微延长，但只有 1～2min。虽然没有显著差异，但暴露于 CS 二氯甲烷的受试者似乎比暴露于 CS 丙酮的受试者对该药剂的耐受时间稍长，微型 M18 催泪手榴弹传播的 CS 对受试者影响也没有太大差异。也有一组暴露于 CS 和 DM 组合的受试者。当 CS 在 30s 内起效时，DM 的影响可忽略不计（Gutentag 等，1960）。

11.3.4　临床症状和体征

受试小组由 7 名志愿者组成，在 15 天的时间内给予 10 次 1～13mg/m³ 的 CS 暴露，没有发现任何临床异常。第一次暴露的主要症状与后续暴露的主要症状相同。在 10 次暴露期间，没有志愿者对 CS 产生耐受性。

暴露于 CS 气溶胶后，眼部症状随即产生，表现为严重的结膜炎（持续 25～30min），伴有烧灼感和疼痛（持续 2～5min），这种烧灼感和疼痛通常突然消失，而不是逐渐消失。眼睑红斑现象持续约 1h，偶尔伴有眼睑痉挛。剧烈流泪持续 12～15min。受试者眼睛部疲劳症状有时会持续 24h。5%～10%的志愿者，会产生相当明显的畏光症状（持续约一个小时）。重复暴露，眼睛症状也会重复出现。在 10 次暴露期间，有大量的流鼻涕和流涎症状（持续约 12h）。

对呼吸系统的影响取决于暴露时间和呼吸深度。初始症状通常是从鼻子和喉咙开始的烧灼感，然后发展到呼吸道，有时伴有咳嗽。随着暴露的继续，烧灼感变成疼痛，紧接着整个胸部出现紧缩感，从而导致几分钟内丧失行为能力。恐慌情绪通常会加重受试者无法吸气或呼气。新鲜空气和鼓励能够减轻这些影响。暴露后立即对胸部进行听诊，未发现喘息、啰音或干啰音。气喘计测量的气道阻力未显示出明显的变化。便携式呼吸记录装置测量了受试者的呼吸模式，当吸入气溶胶时，受试者会不由自主地喘气，然后屏住呼吸或缓慢而浅地呼吸。随后出现短暂的咳嗽，迫使患者退出暴露。暴露终止后数分钟内出现不规则呼吸节律。许多个体在暴露后 1～2min 内失语，一些人在 24h 内声音嘶哑。研究人员得出结论：CS 导致受试者失去行为能力，与其对眼睛、呼吸道或两者的影响有关，但认为 CS 对呼吸系统的影响可能是导致失去行为能力的关键因素（Gutentag 等，1960）。Craig 等人对这一结论进行了追踪（Craig 等，1960），他们将佩戴着独立的远程控制呼吸记录系统的一组志愿者 CS 暴露于 5～150μg/L 中 110～120s 的风洞中。尽管 CS 暴露中干扰了呼吸模式，但肺仍能维持充分换气，因此他们得出结论，失去行为能力是由于不愉快的感觉，而不是任何程度的呼吸衰竭。吸入 CS 后观察到的呼吸暂停和心血管变化与 Kratschmer 反射并不一致。在距离暴露场所一定距离内接触小浓度 CS 的个体中，常出现打喷嚏症状（Craig 等，1960）。

自第一次世界大战以来，对气溶胶、干粉、丙酮或二氯甲烷溶液等熔融形式喷射的分散剂和手榴弹分散剂进行了吸入毒性研究。在 1958 年研究 CS 之前，没有使用弹药进行毒性研究。1965 年，对 CN 和 DM 进行了弹药研究。所有这些研究都表明，手榴弹分散剂的毒性低于其他方式的分散剂。根据综合动物物种毒性数据得出的人体官方 LD₅₀ 值，熔融分散 CS 为 52000mg·min/m³，M7A3 催泪手榴弹 CS 为 61000mg·min/m³（McNamara，1969）。

11.3.5 人体暴露实例

Park 和 Giammona（1972）报道了首例接触催泪毒气后引发肺炎的婴儿病例,一个 4 个月大的普通白人男婴被暴露在 CS 毒气中 2~3h。报道称为了制服一个精神紊乱的成年人,警察向男婴所在的房子里发射 CS 催泪弹。当婴儿从家里被送到急诊室时,他的鼻腔和口腔有大量的分泌物并伴有频繁的打喷嚏和咳嗽症状,需要吸痰来缓解上呼吸道阻塞。男婴的肺炎得到了积极治疗,他的血液和尿液培养物没有生长,呼吸问题已经缓解,体温也恢复了正常,并在第 12 天准许出院。然而,婴儿在 24h 内又被送回急诊室,并重新住院。胸部 X 光片显示肺浸润增加。经抗生素治疗后,17 日胸片清晰,病情持续好转,住院 28 天后出院。

Krapf 和 Thalmann（1981）报道了又一例严重酒醉患者 CS 毒气中毒病例。一名在刚经历 11 天全面的内科检查没有任何临床或病理发现的 43 岁男性,躺在一房间里,他的一个朋友开玩笑点燃了 CS 烟雾生成罐。随后他立即出现了眼睛流泪、上呼吸道灼痛、胸部疼痛、呼吸困难和咳嗽症状。这种非常规的 CS 暴露导致了患者长期严重的并发症,如中毒性肺水肿、胃肠道困难、肝损伤和右心功能不全。经 3 个月住院治疗后,患者的所有检查指标均为阴性,出院后能够正常工作。

Hill 等人（2000 年）报道了首例因吸入 CS 引发严重肝炎的病例。一名被关押的 30 岁男性被喷洒 CS 住院 8 天,出现了红皮病、气喘、肺炎伴低氧血症、肝炎伴黄疸和嗜酸性粒细胞增多症。几个月来,他一直遭受着全身性皮炎、反复咳喘的折磨,这与反应性气道功能障碍综合征和嗜酸性粒细胞增多症相一致。全身皮质类固醇治疗成功,但治疗后异常复发。虽然皮炎在 6~7 个月内逐渐消退,但哮喘样症状在接触后持续了一年。斑贴试验证实患者对 CS 过敏。延长反应的机制尚不清楚,但可能涉及细胞介导的超敏反应,可能是对 CS 加合物、代谢物和组织蛋白的超敏反应。据研究人员报道,这是首个有文献记载的由于对 CS 过敏引起了严重的多系统疾病,而不是直接的 CS 暴露中毒的病例。

Hu（1989）报道了其他人员暴露事件。1987 年 6 月韩国似乎使用了催泪毒气,引发了民众数个星期的咳嗽和呼吸困难。那些患有哮喘和慢性支气管炎的住院患者,吸入了飘入医院病房开放式窗户的 CS,导致肺功能恶化。靠近催泪毒气罐和催泪手榴弹的人员受到了塑料碎片的穿透性创伤,催泪毒气加剧了这种创伤。

Hu（1989）还提到了在加沙和以色列西岸接触催泪毒气与流产和死产增加有关的指控。国会议员 Ronald Dellums 请求大赦国际和人权医师组织等组织的问责,可以促使美国审计总署（Government Accounting Office, GAO）对这一情况展开调查。GAO Report（1989）得出结论,人权医师组织无法证实任何与吸入催泪毒气有关的死亡,也无法证实流产增加的传闻。也没有确凿的证据表明催泪毒气暴露与胎儿死亡有关。此外,美国国务院报告说,他们没有任何医学证据支持吸入催泪毒气与传言的死亡和流产人数之间有直接因果关系。美国国务院也否认以色列国防军（IDF）使用催泪毒气造成近 400 人死亡的夸大数字。他们的结论是,至少有 4 人在暴露催泪毒气的封闭场所中死亡,IDF 当时主要使用的是 CN（US GAO, 1989）。

驻越南美军使用 CS 是为了从掩体和地道中击溃敌人,攻击时降低敌人火力瞄准能力,替代长期以来的作战地点和路线。

1969 年 8 月 13—14 日北爱尔兰伦敦德里阿尔斯特警察局使用 CS,引发了人们对英国在维和行动中使用化学品产生不利影响的关注和担忧。由于 CS 首次用于人群控制，因此成立了三人调查委员会，以确定 CS 暴露对身体的影响（如果有的话）。他们在 1969 年发表的报告中建议扩大委员会的规模，并尽可能采用多种途径收集 CS 评估数据。报告说，在接触不同浓度的 CS 时，起初症状是眼睛和鼻腔有轻微的刺痛或辛辣感，之后出现眼睑痉挛、大量流泪、流鼻涕、流涎、干呕、有时呕吐、强烈的口腔和喉咙灼热、咳嗽、胸口剧痛症状。即使是在低浓度下，症状也是即刻出现的，脱离暴露后症状消失。英国数万名军人接受过 CS 暴露训练，美军也接受过类似训练，他们的体征和症状与前面描述的相似，没有明显的后遗症。暴露时，眼睛是红色的，但离开污染的环境后，症状就消失了。

CS 会引起裸露皮肤部位出现烧灼感，随后会出现红肿或摩擦点出现水泡。湿热或白皙的皮肤更易受到这些影响。从破碎的窗户进入的 CS 足以将婴儿从睡梦中唤醒并使其痛苦哭泣，他们脱离污染的环境后能迅速安静下来，不需要住院治疗。也没有发现老年人对 CS 的特殊易感性。50 岁以上的志愿者和 Himsworth 委员会成员暴露于 $35mg/m^3$ 的环境中，出现的症状和恢复的时间与年轻人无区别。暴露于 CS 对怀孕没有任何影响，将暴露后的 9 个月与前一年的 9 个月进行比较，表明流产、死胎或先天性畸形没有差异。中老年慢性支气管炎患者，暴露于 CS 后病情恶化程度与自然原因所致患者无明显差异。1969 年暴乱之后，慢性支气管炎和哮喘的死亡率没有增加。哮喘患者，尤其是暴露于 CS 的儿童，在发作次数上与暴露前没有任何差异。委员会报告认为有充分的证据表明 CS 导致人类失去意识是极罕见的，而且报告的许多病例（如果不是所有病例）更有可能是暴乱局势中发生的其他情况导致的结果。在动物中，吸入 CS 后不会出现失去意识症状（Himsworth 等，1971）。Himsworth 的报告（1969，1971）被认为是 20 世纪 60 年代末英国驻北爱尔兰部队对人体使用 CS 进行得最全面的研究，发现在北爱尔兰广泛使用 CS 不会导致死亡和长期伤害（美国国会，1996 年）。

1993 年 4 月 19 日，CS 被注入得克萨斯州韦科市大卫教派住宅的墙壁，以迫使建筑内居民离开，但没有成功。如果建筑是密封的（事实并非如此），那么注入到建筑中的总量将为 $411.92mg/m^3$，这个浓度远低于 $61000mg/m^3$（预计对 50%的特定人群是致命的浓度）。实际上，由于结构不良，空气能够不断流动，大卫教派建筑内的 CS 浓度没有达到这一水平。注入建筑物内的二氯甲烷与 CS 混合物的总量为 $1924.87mg/m^3$。由于没有公布的人体致死数值，因此将其与大鼠进行了比较，发现其远远低于大鼠 $2640000mg/m^3$ 的 LCt_{50} 值。因此，委员会得出结论，二氯甲烷不可能造成任何大卫教派人死亡。在将 CS 注入大卫教派建筑的过程中，他们的领袖大卫·考雷没有建议他的追随者离开；相反，他们在建筑内涂抹了高度易燃的液体，并纵火烧毁了整座建筑。火灾发生后，70 多具大卫教派的尸体被找到。根据得克萨斯州塔兰特县验尸官的尸检报告，30 人因吸入烟雾窒息死亡，2 人因钝器伤死亡，包括大卫·考雷和一名 20 个月大的婴儿在内的 20 人因近距离枪伤死亡。在火灾中幸存下来的 9 名大卫教派成员中，有 7 人通过战斗工程车逃生。几名逃离人员的鞋子和衣服中含有汽油、煤油和其他易燃液体。CS 不是化学促进剂或易燃剂，但在点燃时会支持燃烧。在 CS 传播过程中使用的二氯甲烷和二氧化碳不会燃烧，实际上会抑制着火（Union Calendar No. 395）。1993 年 4 月 12 日，联邦调查局向司法部长珍妮特·雷诺提交了催泪弹计划。从那一天到 4 月 17 日，她至少与军方和地方催泪毒气专家举行了 8 次会议，讨论了路障情况下的催泪毒气计划、所选催泪毒气的性质、有关催泪毒气和易燃性的科学和医学信息，以及催泪毒气对儿童、老人和孕妇等弱势群体的影响。4

月 17 日，总检察长批准了催泪毒气注入计划，并将她的决定通知了总统。

由于得克萨斯州韦科事件，美国国会发起了由众议院司法委员会犯罪小组委员会和国家安全、国际事务小组委员会，以及众议院刑事司法委员会关于政府改革和监督联邦机构在 1992 年底和 1993 年初参与执法活动进行的调查。作为调查的一部分，举行了 10 天的公开听证会，100 多名证人出庭作证，就政府行动的各个方面提供证词。此外，小组委员会还审查了参与这些行动的机构要求提供的数千份文件。这些文件中包括了本章引用的许多内容。报告指出，所有接受咨询的具有个人知识或专业知识的人都认同，使用催泪毒气是不使用武力或造成生命损失就能够迫使大卫教派离开建筑的唯一办法。庭审期间的证据和证词清楚地表明，CS 毒气不是起火或火势加速的直接或最接近原因。如前所述，CS 是美国和欧洲常用的控暴剂，其效果是刺激眼睛、皮肤和呼吸系统，以迫使个人离开建筑物或其他开放区域。CS 被认为是化学催泪毒气刺激剂家族中毒性最小的一种。要达到对 50% 人员致命的水平，CS 的浓度必须达到 25～150000mg·min/m^3。如果在一个封闭的房间内同时释放所有使用的 CS，并且居民连续暴露 10min，那么使用的 CS 气体的浓度将仅达到 16000mg·min/m^3。实际上，在韦科，CS 在建筑的不同区域释放，同时在窗户和墙壁上制造了洞口。在 6h 内，共注入 CS 5min，在催泪毒气输送过程中风速为 35kt（1kt = 1.852km/h）。因此，考虑到使用的 CS 数量、大风的存在、建筑物通风以及建筑中不同区域的气体输送，很难达到接近 50% 致死率。他们还指出，没有任何使用 CS 导致人类死亡的记录案例，而有关大赦国际将 CS 的使用与以色列西岸和加沙巴勒斯坦人的死亡联系起来的报道，是极为偏颇的解读。报告讨论了 CS 和 CN 的使用。据报道，CN 在封闭的区域内是致命的，而绝大多数关于 CS 不良影响的证据都是传闻。因此，没有可靠的科学数据可以得出 CS 与任何死亡有关的结论。人权医师组织也无法证实因吸入 CS 而导致死亡。国会报告还提到英国政府发表的 Himsworth 报告，该报告认为没有证据表明老年人、儿童或妇女具特殊敏感性。此外，Himsworth 委员会记录了 CS 暴露对婴儿的影响，该婴儿脱离影响区域后迅速康复。有趣的是，英国出生和死亡注册局根据医疗保密保证，研究了在康沃尔州南切库克制造 CS 的工厂工作至少 11 年的员工的个人健康记录，并将其与英格兰和威尔士的同年龄男子进行了比较。Himsworth 等人（1971）的报告附录 12 中的结果表明，工人可能多次接触小剂量 CS，但不会对其产生任何不良影响。与对照组相比，没有任何证据表明导致肿瘤、神经系统、循环系统、呼吸系统、消化系统、泌尿生殖系统、事故、中毒和暴力等风险增加。综合所有因素，与 20 年间预期死亡 48.3 人相比，死亡人数仅为 41 人。南切库克工人患呼吸系统疾病和消化以外其他病因的死亡率略低于英格兰和威尔士的工人。

在土耳其伊斯坦布尔塔克西姆广场的政治抗议活动中，警方使用催泪毒气对付骚乱者，因此受到了广泛关注（Kurtz, 2013）。迄今为止，这一事件中没有发生 RCA 相关死亡。

11.4　CR

11.4.1　毒理学效应

Ballantyne（1977a,b）总结了不同种类哺乳动物毒理学效应。CR（LD$_{50}$ 和 LCt$_{50}$）的急性

毒性研究表明，在所有暴露途径中，CR 的毒性均小于 CS 和 CN。暴露于 CR 的动物表现出共济失调、痉挛、抽搐、呼吸急促症状。在存活的动物中，这些症状在 15～60min 内逐渐消退。呼吸窘迫加剧死亡。静脉和口服给药后死亡的动物显示肝窦和肺泡毛细血管充血。解剖检验时，存活的动物没有显示任何全身或组织学异常。腹腔内给药后的中毒症状包括肌肉无力和接触高敏感性。这些影响持续了一天。一些动物也表现出中枢神经系统的影响。不同动物暴露于不同时长 CS 气溶胶和烟雾中。暴露于浓度为 13050～428400mg·min/m³ 的大鼠表现出鼻分泌物和眼睑痉挛或无法控制的眼睑闭合，在暴露结束后一小时内消退。在暴露期间或之后没有出现死亡。暴露于 68000mg·min/m³ 的兔子、豚鼠或小鼠也没有出现死亡。暴露于产生 CS 烟火中的动物，有肺泡毛细血管充血和肺泡内出血，以及肾和肝充血症状。

Pattle 等人（1974）对肺影响进行了评价。暴露于 115000mg·min/m³ 的 CS 气溶胶的大鼠电子显微镜照片，没有显示对细胞器（如片状嗜锇体）有任何影响。Colgrave 等人（1979）的研究评价了暴露于剂量为 78200mg·min/m³、140900mg·min/m³ 和 161300mg·min/m³ 的 CR 气溶胶中的动物肺组织，发现它们在全身检查时表现正常。然而，镜检显示肺部有轻度充血、出血和肺气肿。电镜显示上皮细胞肿胀、增厚，早期毛细血管损伤，内皮细胞膨胀。总之，高剂量的 CR 气溶胶只引发很小的肺损伤。

Lundy 和 McKay（1975）研究了静脉注射 CR 后的心血管效应，发现短时间内血压呈剂量依赖性升高，心率和动脉儿茶酚胺增加。研究人员假设 CR 的心血管效应与交感神经系统效应有关，酚妥拉明和 6-羟基多巴胺可消除 CR 诱导的升压反应。

Marrs 等人（1983a,b）进行了反复暴露研究，将小鼠和仓鼠暴露于浓度为 204mg/m³、236mg/m³ 和 267mg/m³ 的 CR 环境中，每周 5 天，持续 18 周。高浓度暴露导致这两种动物死亡，但不能确定死亡原因，因为在多种情况下都能发生肺炎。在小鼠中观察到慢性喉肿胀。在一个低剂量组和一个高剂量组的小鼠中发现了肺泡癌，但这些发现和结论存在异议，因为在许多小鼠品系中肺泡癌的自发发生率很高（Grady 和 Stewart, 1940; Stewart 等，1979）。此外，这种肿瘤类型在许多方面与人类肺部肿瘤不同。暴露于 CR 气溶胶的仓鼠中未发现肺肿瘤和病变。组织病理学显示小鼠肝脏有病变，但这些病变是感染性的，与 CR 无关。作者的结论是，高浓度的 CR 暴露降低了存活率，CR 产生的器官特异性毒性很小，其毒性剂量是人体耐受剂量 [$IC_{50} = 0.7$mg·min/m³（Ballantyne, 1977a,b）和 $IC_{50} = 0.15$mg·min/m³（Marrs 等，1983a,b; McNamara 等，1972）]的许多倍。

Owens（1970）在兔子和猴子身上反复给予 CR，Marrs 等人（1982）在小鼠身上反复给予 CR，他们每周 5 天将 CR 敷在皮肤上，持续 12 周。研究人员得出结论，皮肤反复施用 CR 对皮肤几乎没有影响。他们进一步假设，鉴于没有任何特定的器官效应，即使吸收大量的 CR 也不会有什么影响。

Higginbottom 和 Suschitzky（1962）首先注意到 CR 引起的严重流泪和皮肤刺激。观察到单剂量 1% CR 溶液引起兔子和猴子轻微和短暂的眼睛效应，如轻度发红和轻度结膜水肿。在 5 天的时间里多剂量 1% CR 溶液对眼睛产生的影响微乎其微。Biskup 等人（1975）的报道认为在单次或多次施用 1% CR 溶液后，动物没有眼睛刺激的迹象。Rengstorff 等人（1975）报道了兔眼给予 5% CR 溶液后出现的中度结膜炎，组织学检查显示角膜和眼睑组织正常。Ballantyne 和 Swanston（1974）也研究了 CR 对眼部的刺激性，并在一些物种中达到了眼睑痉挛的阈值浓度（TC_{50}）。Ballantyne 等人（1975）研究了 CR 以固体、气溶胶和聚乙二醇溶液三种形式的影响。10800mg·min/m^3 和 17130mg·min/m^3 的气溶胶暴露导致轻度流泪和结膜充血，1 小时症状消除。作者得出结论，CR 对眼睛的损伤比 CN 小得多，CR 的安全性比 CN 大得多。

Ballantyne（1977a,b）和 Holland（1974）报道了 CR 对皮肤可以产生短暂的红斑，但没有引起水泡或致敏，也没有延迟皮肤损伤的愈合。暴露后的灼热感持续 15～30min，红斑持续约 1～2h。

Upshall（1974）研究了 CR 对家兔和大鼠生殖和发育的影响。吸入浓度为 2mg/m^3、20mg/m^3 和 200mg/m^3 的 CR 气溶胶 5 和 7min。各组动物在怀孕的第 6、8、10、12、14、16 和 18 天实施灌胃给药。所有测量参数以及畸形数量和类型中，均未观察到 CS 剂量相关效应。各组中均未观察到外部可见的畸形，各组胎儿中均未观察到 CR 剂量相关效应。总之，作者认为 CR 对家兔和大鼠既没有致畸作用，也没有胚胎毒性。

只有一项关于 CR 的遗传毒性的研究报告。Colgrave 等人（1983）研究了工业级 CR 及其前体（2-氨基二苯醚）在各种鼠伤寒沙门氏菌菌株以及哺乳动物分析系统中的致突变潜力。CR 及其前体在所有检测中均为阴性，表明 CR 无致突变作用。为了排除对人类的遗传威胁，并确定致癌潜力及其他对慢性健康影响的作用，需要更深入的相关研究。Husain 等人（1991）研究了 CR 和 CN 气溶胶对大鼠血浆谷氨酸草酰乙酸转氨酶、血浆谷氨酸丙酮酸转氨酶、酸性磷酸酶和碱性磷酸酶的影响。暴露于 CR 的大鼠的这些参数中均未表现出任何变化，而暴露于 CN 的大鼠的所有这些参数均显著增加，表明 CN 可能导致组织损伤。

Upshall（1977）研究认为 CR 气溶胶在呼吸道很快被吸收。吸入后，血浆半衰期（$t_{1/2}$）约为 5min，与静脉注射后大致相同。French 等人（1983）研究了 CR 体内和体外代谢，并支持先前的结论，即 CR 在大鼠的主要体内代谢过程是氧化为内酰胺，随后环羟基化，结合成硫酸盐并随尿排出。

11.4.2　人体毒理学

Edgewood 兵工厂和其他研究中心研究并评价了 CR 气溶胶暴露、浸润和局部施用对人体的影响（Weigand，1970; Ballantyne 等，1973; Ballantyne 和 Swanston，1974; Holland，1974; Ballantyne 等，1976; Ashton 等，1978）。Edgewood 兵工厂在 1963～1972 年进行的人体气溶胶和皮肤研究，已于 1984 年在美国国家科学院关于刺激剂和糜烂剂的报告中进行了总结。气溶胶暴露后对呼吸系统影响包括呼吸刺激伴窒息、呼吸困难，而眼部影响包括流泪、刺激和结膜炎。Ballantyne 等人（1973）报道了 CR 稀释溶液对人面部飞溅污染或面部湿透污染的影响。这些暴露导致血压立即升高，伴随心率下降。Ballantyne 等人（1976）的研究中，人类全身湿透暴露，会导致血压立即升高和心动过缓。作者得出结论，这两项研究中的心血管效应并不是由于 CR，因为他们认为 CR 的吸收不足，无法对心脏产生系统效应。然而，他们没有解释心血管变化的原因。Lundy 和 McKay（1977）认为，这些心血管变化是由 CR 通过交感神经系统对心脏的影响引起的。Ashton 等人（1978）将受试者暴露于平均浓度 0.25mg/m^3（粒径 1～2μm）的 CR 气溶胶下 1 小时。暴露开始后约 20min，呼气流速降低。研究者推测 CR 刺激肺受体产生支气管收缩，并通过增强交感神经张力增加肺血容量。

11.5 OC

11.5.1 毒理学效应

虽然对 OC 的毒理学研究不多，但由于它是一种天然产物，是广泛使用的食品成分，因此被认为是相对安全且毒性较低的（Clede, 1993）。另外，辣椒素的药理毒理学研究在动物（Glinsukon 等，1980）和人体中具有一定特征性。在 20 世纪 50 年代对辣椒素和辣椒素类成分的药理作用进行过叙述（Issekutz 等，1950; Toh 等，1955）。Glinsukon 等人（1980）研究了几种辣椒素的急性毒性，发现除胃、直肠和皮肤给药外，其他所有给药途径辣椒素都具有强毒性。静脉注射辣椒素 5s 内惊厥，死亡时间 2～5min，中毒症状包括兴奋、抽搐、四肢伸直、呼吸困难、呼吸衰竭死亡。将小鼠静脉注射辣椒素 LD_{50} 与其他已知化学物质进行了比较，结果表明辣椒素对小鼠的急性毒性介于尼古丁和士的宁（两种众所周知的强效毒剂）之间。此外，Glinsukon 等人（1980）对辣椒素和辣椒油树脂对雌性小鼠腹腔急性毒性进行了比较，发现辣椒油树脂的毒性是辣椒素的 4 倍，LD_{50} 分别为 6.50mg/kg 和 1.51mg/kg。豚鼠比小鼠和大鼠更易受到辣椒素的伤害，而仓鼠和兔子则不易受到辣椒素的伤害。

辣椒素对肺部药理和毒理学研究是较详细的。吸入辣椒素与 Kratschmer 反射的诱导一致，即呼吸暂停、心动过缓和主动脉血压的双相下降和上升。暴露于辣椒素中会引发动物和人体支气管收缩，感觉神经末梢释放 P 物质（一种神经肽）以及黏膜水肿（Jansco 等 1977; Russel 和 Lai-Fook, 1979; Davis 等，1982; Fuller 等，1985; Hathaway 等，1993）。辣椒素的肺部效应似乎与物种有关。在豚鼠中，静脉注射和动脉注射均会引发支气管收缩（Biggs 和 Goel, 1985）。狗和猫静脉注射辣椒素后的支气管收缩则依赖于迷走神经胆碱能反射，猫暴露于辣椒素气溶胶后的支气管收缩也是如此（Adcock 和 Smith, 1989）。豚鼠气溶胶暴露后的支气管收缩依赖于迷走神经胆碱能和非胆碱能局部轴突反射（Buchan 和 Adcock, 1992）。静脉给药后的心肺效应导致血压的三相效应和心脏参数的改变。对心血管系统的复杂影响包括呼吸急促、低血压（Bezold-Jarisch 反射）、心动过缓和呼吸暂停（Chahl 和 Lynch, 1987; Porszasz 和 Szolesanyi, 1991，1992）。

有人猜测，警察使用 OC 过程中导致的人员死亡，是由于 OC 具有急性呼吸毒性，事实上，导致这些不幸事件的可能原因与药物/乙醇使用、体位性窒息或 Kratschmer 反射丧失有关。最近对瞬时受体电位阳离子通道亚家族 V 成员 1（TrpV1）受体的深入研究表明，乙醇对咳嗽反应有增强作用。呼吸道中的 TrpV1 受体在很大程度上介导了各种外源性化合物的化学刺激引起的咳嗽。辣椒素是这种受体的强效激动剂，接触后会引起灼热、瘙痒和咳嗽。在控释装置，特别是喷雾器中，OC 并不是唯一从容器中雾化的物质。除了 OC，还有各种喷射剂和稳定剂。在 OC 喷雾器中经常使用的介质是乙醇水溶液。意大利佛罗伦萨大学和费拉拉大学开展的一项研究表明，乙醇可增强气道高反应性患者的咳嗽反应（Gatti 等，2009）。气道高反应性是 OC 暴露的初始症状之一，表现得很像哮喘发作。支气管肿胀和黏液分泌的增加使呼吸更加困难。当添加乙醇后，豚鼠的咳嗽反应增加了近四倍。这种增强是通过 PKC 激活 TrpV1 通道磷酸化来实现的。在乙醇暴露后，PKC 磷酸化 TrpV1 受体，降低其对辣椒素、热或其他内源性化合物的激活阈值，伴随更强烈的咳嗽反应。表 11.2 显示了各种化学物质对小鼠（静脉注射）的毒性作用。

表 11.2　化学物质对小鼠的毒性作用

LD$_{50}$ mg/kg			
物质名称	LD$_{50}$/（mg/kg）	物质名称	LD$_{50}$/（mg/kg）
肉毒毒素	0.00001	对硫磷	13
VX	0.012	DM	35
GB	0.10	CR	37
尼古丁	0.30	CS	48
辣椒素	0.40	咖啡因	62
士的宁	0.41	CN	81
氰化钾	2.60	可卡因	161
芥子气	3.30	异丙醇	1509
甲基苯丙胺	10	乙醇	1973

数据源自：化学物质毒性数据库（RTECS）。

11.6　DM

11.6.1　毒理学效应

NAS（1984）在 Owens 等人（1963）和 McNamara 等人（1972）的研究基础上报道了 DM 的毒理学效应。猴子等多种动物暴露于 DM 后，表现出眼和鼻的刺激性反应、多动症、流涎、呼吸困难、共济失调和抽搐等症状。Punte 等人（1962a）发现高浓度暴露 90min DM 的情况下表现症状相同。

当暴露剂量低于 500mg·min/m³ 时，组织病理学无异常。高剂量时，死亡或被处死的动物表现为气管充血、肺充血和水肿以及肺炎症状。DM 毒性值见表 11.3。

表 11.3　DM 毒性

物种	LCt$_{50}$/（mg·min/m³）	LD/（mg/kg）[①]
小鼠	22400	17.9
大鼠	3700	14.1
豚鼠	7900	2.4

① 根据呼吸量计算的理论剂量。

Striker 等人（1967）将猴子暴露于不同浓度和不同持续时间的 DM 环境中。当 c×t 剂量为 2565mg·min/m³ 时，一只猴子有口腔和鼻腔分泌物，对刺激反应减弱。8540mg·min/m³ 的 c×t 可引发眼/鼻结膜充血、面部红斑和反应减弱，这些症状均在 24h 内消失。暴露于 28765mg/m³ 的高剂量下，所有暴露的猴子都会出现多动症、大量鼻涕、结膜充血、明显的呼吸窘迫以及喘息和呕吐。其中 8 只猴子在暴露后 24 小时内死亡。尸检发现这些动物的肺出现充血和水肿。镜检发现气管支气管溃疡和肺水肿。将猴子分别暴露于低浓度 DM100mg/m³ 和 300mg/m³，2～

60min 和 2～40min。随着暴露时间的延长，中毒症状增强。

在最大剂量为 13200mg·min/m³ 时，动物表现出恶心和呕吐、口腔和鼻腔分泌物以及结膜充血。低于 1296mg·min/m³，唯一的症状是眨眼。

DM 对胃肠道的影响被认为是可能的致死原因。给狗静脉注射和口服致死剂量的 DM，同时监测以下参数：中心静脉压、右心室压、皮层电活动、肺泡 CO_2、呼吸频率、心率、心电图和胃活动。DM 引起胃运动幅度和速率显著升高，15～20min 后恢复正常。外周和中枢催吐药曲美苄胺不能有效阻止 DM 引发的胃运动，但氯丙嗪是有效的。作者得出结论：DM 可以直接影响胃，但暴露于 DM 后死亡的主要原因是其对肺部的影响，与 Striker 等人（1967）的研究一致。

采用 DM 玉米油悬浮液滴于家兔眼睛，剂量分别为 0.1mg、0.2mg、0.5mg、1.0mg、5.0mg，观察 DM 对家兔眼及皮肤的影响。0.1mg 没有观察到效果；0.2mg 观察到轻度结膜炎；0.5mg 轻度眼睑炎；给予 1.0mg 和 5.0mg 的 DM，角膜混浊症状持续 14 天。将 DM（100mg/mL）玉米油混悬液以 1mg、10mg、50mg、75mg 和 100mg 的剂量在兔背皮肤上给药。在 10mg 及以上，观察到皮肤坏死。Rothberg（1969）研究了控暴剂对豚鼠皮肤的致敏潜力。他的研究结果是阴性的，表明 DM 没有皮肤致敏的可能。

11.6.2 人体暴露

Ballantyne（1977a,b）对 DM 的人体毒理学进行了综述。他叙述了暴露于 DM 的影响，初始症状是鼻子和鼻窦的急性疼痛。随后出现喉咙和胸部疼痛，打喷嚏和剧烈咳嗽，以及眼睛疼痛、流泪、眼睑痉挛、鼻漏、流涎、恶心和呕吐症状。通常在暴露后 1～2 小时恢复。症状和体征的出现延迟了几分钟，不像 CS 和 CN 的起效几乎是即刻的。DM 的缓慢发作使更多的 DM 在被察觉之前已经被吸收。咽喉刺激、下呼吸道刺激和咳嗽复发的起始剂量估计分别为 0.38mg/m³、0.5mg/m³ 和 0.75mg/m³。Punte 等人（1962a）和 Gongwer 等人（1958）研究了不同浓度的 DM 对人体受试者的影响，人体浓度为 22～92mg/m³ 的 DM 可耐受时间为 1min 或更长时间，而浓度范围为 22～220mg/m³ 时，50% 的人群似乎耐受不到 1min。

在 $c \times t$ 值为 7～236mg·min/m³ 的条件下对暴露于 DM 的人员进行研究，49mg·min/m³ 的剂量足以引起恶心和呕吐，但由于该评价是建立在高度可变数据上的，因此缺乏可靠性。Ballantyne（1977a） 估计，需要 370mg·min/m³ 的剂量才能引起恶心和呕吐。吸入高浓度的 DM 可导致严重的肺损伤和死亡（英国国防部，1972）。DM 作为一种控暴或失能性毒剂的效果不如 CS 和 CN，据推测不同人群对 DM 的易感性可能存在较大差异。

Castro（1968）发现 DM 和 CS 是胆碱酯酶抑制剂，认为这可能解释了它们的催泪作用。尽管 DM 对胃运动有直接影响，但 Striker 等人（1967）的证据表明，DM 的致死性是对呼吸道的作用导致的（表 11.4）。

表 11.4 人眼刺激效应

化合物	起效速度	阈值浓度/（mg/m³）	最大耐受浓度/（mg/m³）	10min 暴露致死浓度/（mg/m³）
CN	即刻	0.3	5～30	5～30
CR	即刻	0.002	1	10000
CS	即刻	0.004	3	2500

化合物	起效速度	阈值浓度/（mg/m³）	最大耐受浓度/（mg/m³）	10min 暴露致死浓度/（mg/m³）
DM	快速	1	5	650
BBC	快速	0.15	0.8	350
Acrolein	快速	2～7	50	350
OC	快速	—	—	

数据来源: Ballantyne, B. and Swanston, D.W., Acta Pharmacol. Toxicol., 1973, 32: 266; Ballantyne, B. and Swanston, D.W., Acta Pharmacol. Toxicol., 1974, 35: 412; Ballantyne, B., Riot-control agents（biomedical and health aspects of the use of chemicals in civil disturbances）, in Medical Annual, Scott, R.B. and Frazer, J., eds., Wright and Sons, Bristol, U.K., 1977a.

11.7 芬太尼

11.7.1 毒理学效应

应用于医药的阿片类药物的一个重大突破，是 20 世纪 50 年代末在比利时合成了芬太尼；1963 年由法国的 Janssen 首次获得专利。芬太尼在医学上的主要用途是单独或联合麻醉。它的主要并发症是呼吸抑制，这种并发症可以在手术室监测和消除，但如果在室外使用可能是个问题。自 1996 年以来，几种不同的芬太尼类似物被用于麻醉，如卡芬太尼、舒芬太尼、阿芬太尼和瑞芬太尼。它们具有阿片类药物的药理作用，产生海洛因的所有作用，包括镇痛、快感、瞳孔缩小和呼吸抑制。由于芬太尼的高脂溶性，无论何种给药途径，芬太尼都能很快到达大脑快速起效。

Brown 和 Pleury（1981）在兔子身上研究了从阿片类药物诱导的镇静作用中消除呼吸抑制作用的可行性。他们发现阿芬太尼的拮抗剂纳洛酮比芬太尼更有效。Mioduszewski 和 Reuter（1991）后来的研究也表明，在大鼠和雪貂中，通过阿片受体激动剂和拮抗剂的联合给药，可实现消除阿片类药物的呼吸抑制作用。阿片类药物引起的影响包括运动障碍、催化反应、复原反射损失、轻度麻醉和呼吸暂停。联合用药的药效学机理，可能涉及阿片受体拮抗剂在中枢神经系统内共同受体部位的竞争性，阿片受体激动剂被取代。阿片类药物的吸收、分布和清除也可能直接或间接地受到拮抗剂的影响。观察静脉注射阿片受体激动剂舒芬太尼和拮抗剂纳美芬后雪貂的呼吸频率、耗氧量和呼吸暂停的变化。结果表明从舒芬太尼诱导的镇静/麻醉作用中消除了严重的呼吸抑制作用。纳美芬合用缩短了持续时间，但并未显著延迟阿片类药物诱导的镇静/麻醉作用。纳美芬、纳曲酮、纳洛酮等麻醉性拮抗剂在药物成瘾的诊断、药物滥用的预防性治疗、药物过量的紧急处理等方面均有临床应用。这些拮抗剂从受体部位排出先前被同化的阿片剂，如果在麻醉前给药，将阻止麻醉激动剂在这些部位发挥作用（Langguth 等，1990）。

Manzke 等人（2003）报道，阿片剂镇痛的严重不良反应，如呼吸抑制，是由于脑干 pre-Bötzinger 复合体（PBC）中产生节律的呼吸神经元受到直接抑制。5-羟色胺 4（a）或 5-HT4（a）受体在这些神经元中高度表达，它们的选择性激活保护了自发呼吸活动。用 5-HT4 受体特异性激动剂治疗的大鼠，消除了芬太尼引起的呼吸抑制作用，在不丧失芬太尼镇痛作用的情况下恢复了稳定的呼吸节律。然而，这一发现并没有应用到人体。Lotsch 等人试图在人体上重现在大鼠身上观察到的效应。但不能使用 Manzke 曾经使用过的 5-HT4 激动剂 BIMU8，因为它没有被批准用于人类，所以在 2005 年的研究中，用莫沙必利替代作为这项研究的激动剂。众所周知，莫沙必利总体上中枢作用较小，具有更多的外周作用，如促进胃肠运动。由于莫沙必利代替 BIMU8 纳入本研究，未能在人体模型中显示呼吸抑制消除。也许未来与其他 5-HT4 激动剂的研究可能会显示出更具前景的结果。

一类更为新颖的药物称为安帕金（ampakines），因其在临床上能减轻阿片类药物引起的呼吸抑制而广受赞誉，并且随着进一步研究，它可能成为呼吸抑制的一种治疗方法。安帕金可调节氨基-3-羟基-5-甲基-4-异噁唑丙酸（AMPA）受体，通过谷氨酸能兴奋增强电导（Ren 等，2009）。PBC 中 AMPA 受体的这种兴奋已经证明是足够的刺激来克服同一区域的抑制性阿片效应，从而允许自发呼吸。Ren 的研究是在大鼠模型中进行的；为了确定这种现象在人体生理学中是否成立，Oertel 等人（2010）再次进行了测试，事实上，安帕金 CX717（专有指示剂）确实逆转了人体志愿者中阿片类药物引起的呼吸抑制。值得注意的是，芬太尼需要临床应用水平，而不是药物过量时才观察到这些效应，原则是这些化合物可以克服这类药物最危险的副作用，同时保持其镇痛作用完好。

Mioduszewski 根据对雪貂服用舒芬太尼和纳美芬后，镇静/麻醉作用和呼吸抑制分离的研究，1994 年他的一项安全性更好的阿片类镇痛剂配方获得了美国发明专利。本发明描述了阿片剂药物激动剂和阿片剂药物拮抗剂的均匀混合物，其适于通过静脉注射或作为气雾剂吸入对患者进行体内给药。芬太尼系列的阿片类激动剂（芬太尼、卡芬太尼、阿尔芬太尼和舒芬太尼）和拮抗剂纳美芬、纳洛酮或纳曲酮的比例是理想的，因此激动剂和拮抗剂作用的持续时间是相同的，如果激动剂的作用比拮抗剂持久，则不会导致再麻醉和相关的呼吸抑制。

阿片效应通过多种阿片受体介导，如 mu（μ）、kappa（κ）、delta（δ）和 sigma（σ）（Martin，1983）。μ-受体介导镇痛、兴奋、身体依赖和通气抑制，而 κ-受体介导镇静和死亡。药物可作用于多种阿片受体，效果各异。传统上，麻醉拮抗剂如纳洛酮和纳曲酮被用来逆转阿片类激动剂的作用，而在这些研究中，纳曲酮对卡芬太尼诱导的雪貂镇静/催眠作用的效力和起效没有任何影响。在临床上使用时，由于激动剂和拮抗剂的药代动力学差异，长效阿片类药物（如芬太尼）可能产生再麻醉作用（McGilliard 和 Takemori，1978）。

11.7.2　人体暴露

由于芬太尼没有被列入《化学武器公约》（CWC）中的任何附表，而且芬太尼具有起效快、镇痛时间短（15～30min）的传统特点，因此有人认为，根据《化学武器公约》中的定义，芬太尼在法律上应被视为一种控暴剂（不扩散条约[CBWNP]，2002）。

2002 年 10 月 23 日，在莫斯科杜布罗夫卡剧院中心，为了制服了劫持人质者（车臣恐怖组织），俄罗斯当局向大楼内注入很多人认为是芬太尼的物质（Couzin，2003），近 800 名人质中至少有 129 人死亡，也有人认为使用了芬太尼和氟烷的混合物（CBWNP, 2002; Couzin, 2003; Mercadente, 2003; Miller 和 Lichtblau, 2003）。还有人认为，可能使用的是瑞芬太尼，因为它具有起效迅速、作用时效短的特点。瑞芬太尼的化学结构也能使人体迅速将该物质代谢成无毒和水溶性的形式，从而将人质和劫持人质的风险降到最低。这是由于结构中存在一个酯键，这一结构能够通过循环酯酶不经肝脏进行代谢。尽管俄罗斯当局坚持急救人员在突袭前准备了解毒剂，但对于当地医院和医生手术期间是否充分了解使用的毒气仍存在争议（CBWNP, 2002; Glasser 和 Baker, 2002）。还有人声称，俄罗斯政府透露，在解救人质的过程中，使用芬太尼和氟烷的混合物使车臣恐怖分子丧失能力。有人进一步指出，为了达到最大效果，很可能在剧院内使用了浓度达到饱和大剂量卡芬太尼。卡芬太尼是一种有效的阿片类药物，用于快速制服大型野生动物、马和山羊等。它能迅速引发紧张性，以四肢和颈部过度伸展为特征。不良反应包括肌肉僵硬、呼吸缓慢和氧饱和度降低。据报道，当使用低剂量的拮抗剂时，循环利用和再麻醉是可能的致死原因（Miller 等，1996）。

十年前在杜布罗夫卡剧院使用的混合物似乎是由英国的研究人员确定的。Riches 等人在 2012 年发表了一篇论文，分析了 2002 年事件中暴露的人质的衣物和尿液，分析结果显示，被围困时，瑞芬太尼和卡芬太尼都出现在剧院里。关于其传播的进一步信息，或者是否有其他介质作为载体或辅助传播，目前仍不得而知，但证据确实表明，俄罗斯特种部队使用的是瑞芬太尼和卡芬太尼类似物。

尽管在剧院里发现了纳洛酮注射器，但剂量可能不足以逆转呼吸抑制（Mercadente, 2003）。阿片类药物过量和毒性并不是造成 2002 年 129 人死亡的唯一原因。那些从战区被拉到安全地带的人没有以正确恢复体位安放。相反，他们被长时间仰卧放置。由于阿片类药物给药后反射丧失，呕吐发生导致误吸，随后引发窒息。一些被送往医院的人由于沟通不畅而接受神经毒剂暴露治疗。他们被给予阿托品，这只会减缓他们的心跳和呼吸，从而导致死亡。导致这些人死亡的因素是复杂的。需要明确给出施救方案，才能正确地分类和护理那些暴露的人质。

11.8 小结

控暴剂暴露的毒理学效应（实际上是药理学效应）是有害的或有毒的，可以是局部的或表面的，也可以是吸收后全身性的。此外，这些影响可以是急性的，也可以是长期的。暴露可以是急性的，也可以是反复的。还需要考虑药剂在暴露者体内的转化过程 [即吸收、分布、代谢（生物转化）和排泄（ADME）]。

控暴剂被认为是非致命性或低于致命性的药剂。暴露其中会引起眼睛、皮肤和吸入效应，并间接通过口腔或胃肠道。它们主要产生局部作用或作用于眼睛表面，而眼睛似乎是最敏感的靶器官。它们也作用于皮肤和呼吸道。直接影响包括对眼睛、鼻子、喉咙和肺部的强烈刺激，以及皮肤刺激。不耐受的剂量和引起严重不良反应的剂量之间安全范围很宽。例如，预计的人体致死剂量是造成暂时致残所需剂量的 2600 倍，而 BBC 的致死剂量是 3000 倍。控暴剂通常不会引起长期或永久的毒性作用，但随着暴露浓度的增加、暴露时间的延长或暴露于易感人群中，会增加出现严重毒性作用、长期后遗症甚至死亡的风险。然而，总的来说，急性和短期反复接触控暴剂的毒性反应特征是很明显的。

1. 目前依据对 CS、CN、CR 作用机制的研究，它们可以被定义为什么类别的化合物？

a. S_N2 烷基化剂

b. TrpA1 受体激动剂

c. β 受体阻滞剂

d. SSRIs

e. a 和 b

答案：e

2. OC 通过肺和眼的哪种感觉受体引起反应？

a. μ-阿片受体

b. TrpA1 受体

c. BRCA1 受体

d. FSH 受体

答案：b

3. 哪个国防部组织在 20 世纪 20 年代首次合成并测试辣椒素作为控暴剂？

a. 美国陆军弹道研究实验室

b. 美国海军研究实验室

c. 爱达荷国家实验室

d. Edgewood 兵工厂

e. 美国陆军化学防御医学研究所

答案：d

4. RCA 暴露的一种潜在疗法是阻断 RCA 引起其反应的受体，即 CS、CN 和 CR 的 TrpA1 受体和 OC 或辣椒素的 TrpV1 受体。目前的研究表明，TrpA1 受体拮抗剂具有前景，但 TrpV1 不具备。事实上，TrpV1 拮抗作用能够导致器官衰竭和死亡。提出一个假说来解释为什么阻断 TrpV1 受体很不安全？

答：然而，TrpV1 受体在体温调节中起着非常重要的作用。通过拮抗这种受体，导致严重的、不可恢复的高热，最终会导致动物全身器官衰竭和死亡。TrpA1 拮抗作用似乎不会引起任何热调节障碍，因此被作为 CS、CN 和 CR 暴露和/或预防的可能治疗途径。

5. 解释辣椒素是如何用于治疗疼痛的，也就是说，该化合物的作用机制以及它是如何减轻局部疼痛的。

答：辣椒素暴露（急性）会导致 P 物质的释放，P 物质是一种参与疼痛传导的化合物。持续暴露于辣椒素后使用非处方（OTC）外用乳膏，会导致皮肤中感觉神经元的 P 物质局部耗竭，最终减弱或消除该部位的疼痛感。

6. 应该服用什么药物作为阿片类药物暴露/过量的治疗方法？可以考虑哪些新药可能用于治疗阿片类药物引起的呼吸抑制，它们的作用机制是什么？

答：应给予纳洛酮，并监测患者的再麻醉情况。氨苄和 5-HT4 激动剂在阿片类药物治疗中的应用正在受到重视，作用机制为减轻呼吸抑制，同时保持理想的阿片类药物活性。

参考文献 Adcock, J.J., and Smith, T.W. 1989. Inhibition of reflex bronchoconstriction by the opioid peptide BW 443C81 in the anaesthetized cat, *Br. J. Phamacol.*, 96: 596.

Allen, W.F. 1928–1929. Effect on respiration, blood pressure, and carotid pulse of various inhaled and insufflated vapors when stimulating one cranial nerve and various combinations of cranial nerves, *Am. J. Physiol.*, 87: 319–325.

Anderson, P.J., Lau, G.S.N., Taylor, W.R.J., and Critchley, J.A. 1996. Acute effects of the potent lacrimator o-chlorobenzylidene malononitrile (CS) tear gas, *Human Exp. Toxicol.*, 15: 461–465.

Ashton, L., Cotes, J.E., Holland, P., Johnson, G.R., Legg, S.J., Saunders, M.J., and White, R.G. 1978. Acute effect of dibenz (b,f)-1:4-oxazepine upon the lung function of healthy young men, *J. Physiol.*, 215: 85.

Aviado, D.M., and Aviado, D.G. 2002. The Bezold-Jarisch reflex a historical perspective of cardiopulmonary reflexes, *Ann. N. Y. Acad. Sci.*, 940: 48–58.

Aviado, D.M., and Salem, H. 1968. Acute effects of air pollutants on the lungs, *Arch. Environ. Health*, 16: 903–907.

Aviado, D.M., and Salem, H. 1987. Respiratory and bronchomotor reflexes in toxicity studies, in *Inhalation Toxicology*, Salem, H., ed., Marcel Dekker, New York.

Aviado, D.M. Kratschmer reflex induced by inhalation of aerosol propellants, in *Conference on Toxic Hazards of Halocarbon Propellants*, U.S. Food and Drug Administration, Washington, DC, 1971, pp. 63–77.

Ballantyne, B., and Callaway, S. 1972. Inhalation toxicology and pathology of animals exposed to o-chlorobenzylidene malononitrile (CS), *Med. Sci. Law*, 12: 43.

Ballantyne, B., and Swanston, D.W. 1978. The comparative acute mammalian toxicity of 1-chloroacetophenone (CN) and 2-chlorobenzylidene malononitrile (CS), *Arch. Toxicol.*, 40: 75.

Ballantyne, B., and Swanston, D.W. 1974. The irritant effects of dilute solutions of dibeozox-azepine (CR) on the eye and tongue, *Acta Pharmacol. Toxicol.*, 35: 412.

Ballantyne, B., and Swanston, D.W. 1973. The irritant potential of dilute solutions of ortho-chlorobenzylidene malononitrile (CS) on the eye and tongue. *Acta Pharmacol. Toxicol.*, 32: 266.

Ballantyne, B., Beswick, F.W., and Thomas, D. 1973. The presentation and management of individuals contaminated with solutions of dibenzoxazepine (CR), *Med. Sci. Law*, 13: 265.

Ballantyne, B., Gall, D., and Robson, D.C. 1976. Effects on man of drenching with dilute solutions of o-chlorobenzylidene malononitrile (CS) and dibenzo (b,f)-1:4-oxazepine (CR). *Med. Sci. Law*, 16: 159.

Ballantyne, B., Gazzard, M.F., Swanston, D.W., and Williams, P. 1975. The comparative ophthalmic toxicology of 1-chloroacetophenone (CN) and dibenzo (b,f)-1:4-oxazepine (CR), *Arch. Toxicol.*, 34: 183.

Ballantyne, B. Riot-control agents (biomedical and health aspects of the use of chemicals in civil disturbances), in *Medical Annual*, Scott, R.B. and Frazer, J., eds., Wright and Sons, Bristol, U.K., 1977a, pp. 7–41.

Ballantyne, B. 1977b. The acute mammalian toxicology of dibenz (b,f)-1:4-oxazepine, *Toxicology*, 8: 347.

Bannister, Justin. NMSU's Chile Pepper Institute names the Trinidad Moruga Scorpion hottest pepper on Earth. February 13, 2012. NMSU News Center. Available at http://newscenter.nmsu.edu/Articles/view/8341. Accessed April 2013.

Barclay, M. India's hot chili pepper grenade: The bhut jolokia is so potent it may be used for crowd control. Available at http://www.macleans.ca/news/world/indias-hot-chili-pepper-renade. Maclean's. Published: Thursday, April 8, 2010. Accessed April 23, 2013. Publisher: Penny Hicks. Editor: Mark Stevenson. Maclean's is part of Rogers Media, Inc.

Beswick, F.W., Holland, P., and Kemp, K.H. 1972. Acute effects of exposure to ortho-chlorobenzylidene malononitrile (CS) and the development of tolerance, *Br. J. Ind. Med.*, 29: 298.

Biggs, D.F., and Goel, V. 1985. Does capsaicin cause bronchospasm in guinea-pigs? *Eur. J. Pharmacol.*, 115: 71.

Biskup, R.C., Swentzel, K.C., Lochner, Ma.A., and Fairchild, D.G., Toxicity of 1% CR in propylene glycol/water (80/20), Technical report EB-TR-75009, Edgewood Arsenal, Aberdeen Proving Ground, Aberdeen, MD, May 1975.

Blain, P.G. 2003. Tear gases and irritant incapacitants, *Toxicol. Rev.*, 22(2): 103–110.

Boyd, K. Military Authorized to Use Riot Control Agents in Iraq. May 2003. Arms Control Association. Available at http://www.armscontrol.org/act/2003_05/nonlethal_May03. Accessed April 23, 2014.

Boyd, K. Military Authorized to Use Riot Control Agents in Iraq, Arms Control Today, May 2003, p. 36.

British Ministry of Defence, Medical manual of defence against chemical agents, JSP 312, Her Majesty's Stationary Office, London, U.K., 1972.

Brone, B., Peeters, P., Marrannes, R., Mercken, M., Nuydens, R., Meert, T., and Gijsen, H. 2008. Tear gasses CN, CR and CS are potent activators of the human TrpA1 receptor, *Toxicol. Appl. Pharmacol.*, 231: 150–156.

Brown, J.H., and Pleury, B.J. 1981. Antagonism of the respiratory effects of alfentanil and fentanyl by natoxone in the conscious rabbit, *Br. J. Anaesth.*, 53: 1033–1037.

Buchan, P., and Adcock, J.J. 1992. Capsaicin-induced bronchoconstriction in the guinea pig: Contribution of vagal cholinergic reflexes, local axon reflexes and their modulation by BW 443C81, *Br. J. Pharmacol.*, 105: 448.

Buck, S.H., and Burks, T.F. 1986. The neuropharmacology of capsaicin: Review of some recent observations, *Pharmacol. Rev.*, 38: 179.

Carson, B.B. and Stoughton, R.W. 1928. Reactions of alpha, beta unsaturated dinitriles, *J. Am. Chem. Soc.*, 50: 2825.

Castro, J.A. 1968. Effects of alkylating agents on human plasma cholinesterase, *Biochem. Pharmacol.*, 17: 295.

Chahl, L.A. and Lynch, A.M. 1987. The acute effects of capsaicin on the cardiovascular system, *Acta Physiol. Hung.*, 69: 413.

Chemical Biological Weapons Non-Proliferation Treaty, 2002. Available at http://www.Cws.gov/cwc_treaty.html. Accessed on April 24, 2014.

CHPPM (Center for Health Promotion and Preventive Medicine), Detailed and general facts about chemical agents, TG 218, U.S. Army Center for Health Promotion and Preventive Medicine, Aberdeen Proving Ground, Aberdeen, MD, 1996.

Clede, B., Oleoresin capsicum, *Law Order*, March, 63, 1993.

Colgrave, H.F., Brown, R., and Cox, R.A. 1979. Ultrastructure of rat lungs following exposure to aerosols of dibenzoxazepine (CR), *Br. J. Exp. Pathol.*, 60: 130.

Colgrave, H.F., Lee, C.G., Marrs, T.C., and Morris, B. 1983. Repeated-dose inhalation toxicity and mutagenicity status of CR (dibenz (b,f)-1:4-oxazepine), *Br. J. Pharmacol.*, 78: 169.

Cordell, G.A., and Araujo, D.E. 1993. Capsaicin: Identification, nomenclature and pharmacology, *Ann. Pharmacother.*, 27: 330.

Couzin, J. 2003. A sigh of relief for painkillers, *Science*, 301: 150.

Craig, F.N., Blevins, W.V., and Cummings, E.G., Breathing patterns during human exposure to CS, Report AD318487, Aberdeen Proving Ground, Aberdeen, MD, 1960.

Cucinell, S.A., Swentzel, K.C., Biskup, R. 1971. Snodgrass, H., Lovre, S., Stark, W., Feinsilver, L., and Vocci, R., Biochemical interactions and metabolic fate of riot control agents, *Fed. Proc.*, 30: 86.

Davis, B., Roberts, A.M., Coleridge, H.M., and Coleridge, J.C.B. 1982. Reflex tracheal gland secretion evolved by stimulation of bronchal c-fiber in dogs, *J. Appl. Physiol.*, 53: 985.

Feinsilver, L., Chambers, H.A., Vocci, F.J., Daasch, L., and Berkowitz, L.M. 1971. Some metabolites of CS from rats, Edgewood Arsenal Technical Report, Series, 4521.

French, M.C., Harrison, J.M., Inch, T.D., Leadbeater, L., Newman, J., and Upshall, D.G. 1983. The fate of dibenz (b,f)-1,4-oxazepine (CR) in the rat, rhesus monkey, and guinea pig, Part I, metabolism in vivo, *Xenobiotica*, 13: 345.

Fries, A.A., and West, C.J., The history of poison gases, in *Chemical Warfare*, McGraw-Hill Book Company, New York, 1921, pp. 1–9.

Fuller, R.W., Dixon, C.M.S., and Barnes, P.J. 1985. Bronchoconstrictor response to inhaled capsaicin in humans, *J. Appl. Physiol.*, 58: 1080.

Fuller, R.W. 1990. The human pharmacology of capsaicin, *Arch. Int. Pharmacodyn.*, 303: 147.

Games, D.E., Alcock, N.J., van der Greef, J., Nyssen, L.M., Maarse, H., and Ten, M.C. 1984. Analysis of pepper and capsicum oleoresins by high performance liquid chromatography–mass spectrometry and field desorption mass spectrometry, *J. Chromatogr.*, 294: 269.

GAO Report. Report to the Honorable Ronald V. Dellums, House of representatives, NSIAD-89-128, Israel's Use of Tear Gas, 1989.

Garrett, B. Toxin of the Month: Capsaicin, 2000. Available at www.wgsiwg:/main.l88/ http://chembio/subscribe/features/capsaicin.html.

Gatti, R., Andre, E., Barbara, C., Dinh, T., Fontana, G., Fischer, A., Geppetti, P., and Trevisani, M. 2009. Ethanol potentiates the TRPV1-mediated cough in the guinea pig, *Pulm. Pharmacol. Ther.*, 22: 33–36.

Glasser, S.B., and Baker, P., Russia confirms suspicions about gas used in raid, Washington Post Foreign Service, p. A15, October 31, 2002.

Glinsukon, T., Stitmunnaithum, V., Toskulkao, C., Buranawuti, T., and Tangkrisanavinot, V. 1980. Acute toxicity of capsaicin in several animal species, *Toxicon*, 18: 215.

Gongwer, L.E., Ballard, T.A., Gutentag, P.J., Punte, C.L., Owens, E.J., Wilding, J.L., and Hart, J.W. The comparative effectiveness of four riot-control agents, Technical Memorandum 24–18, U.S. Army Chemical Warfare Laboratories, Army Chemical Center, Edgewood Arsenal, MD, 1958.

Govindarajan, V.S., and Sathyanarayana, M.N. 1991. Capsicum-production, technology, chemistry, and quality. Part V. Impact on physiology, pharmacology, nutrition and metabolism; structure pungency, pain and desensitization sequences, *Crit. Rev. Food Sci. Nutr.*, 29: 435.

Govindarajan, V.S. 1986. Capsicum-production, technology, chemistry, and quality. Part II.

Processed products standards, world production and trade, *Crit. Rev. Food Sci. Nutr.*, 29: 207.

Grady, H.G., and Stewart, H.L. 1940. Histogenesis of induced pulmonary tumors in strain A mice, *Am. J. Pathol.*, 16: 417.

Graebe, C. *Berichte des Deutschem Chemisch Gesellscheft*, Commissionsverlog von R. Friedlander and Sohn, Berlin, Germany, 55, 35, 1881.

Gutentag, P.J., Hart, J., Owens, E.J., and Punte, C.L. The evaluation of CS aerosol as a riot control agent in man, Technical Report CWLR 2365, U.S. Army Chemical Warfare Laboratories, Army Chemical Center, April 1960.

Harris, B.L. Chemicals in war, in *Encyclopedia of Chemical Technology*, 4th edn., Vol. 5, Jacqueline I.K., and Mary Howe-Grant., eds., John Wiley & Sons, New York, 1992.

Hathaway, T.J., Higenbottam, T.W., Morrison, J.F., Clelland, C.A., and Wallwork, J. 1993. Effects of inhaled capsaicin in heart-lung transplant patients and asthmatic subjects, *Am. Rev. Respir. Dis.*, 148: 123.

Hess, L. and Knakel, J. 1985. First exposure with immobilization with carfentanil at Zoo Prague, *Gazella*, 3: 87–90.

Higginbottom, R. and Suschitzky, H. 1962. Synthesis of heterocyclic compounds. II. Cyclization of O-nitrophenyl oxygen, *J. Chem. Soc.*, 456: 2367.

Hill, A.R., Silverberg, N.B., Mayorga, D., and Baldwin, H.E. 2000. Medical hazards of the tear gas CS, *Medicine*, 79: 234–240.

Himsworth, H., Black, D.A.K., Crawford, T., Dornhorst, A.C., Gilson, J.C., Neuberger, A., Paton, W.M.D., and Thompson, R.H.S. Report of the enquiry into the medical and toxicological aspects of CS (orthochlorobenzylidene malononitrile). Part II. Enquiry into the toxicological aspects of CS and its use for civil purposes, Cmnd 4775, H.M.S.O., London, U.K., 1971.

Himsworth, H., Thompson, R.H.S., and Dornhorst, A.C. Report of the enquiry into the medical aspects of CS (orthochlorobenzylidene malononitrile). Part I. Enquiry into the medical situation following the use of CS in Londonderry on 13th and 14th August, 1969, Cmnd 4173, H.M.S.O., London, U.K., 1969.

Holland, P. 1974. The cutaneous reactions produced by dibenzoxazepine (CR), *Br. J. Dermatol.*, 90: 657.

Holzer, P. 1992. Capsaicin: Selective toxicity for thin primary sensory neurons, *Handb. Exp. Phamacol.*, 102: 420.

Hu, H. 1989. Tear gas—Harassing agent or toxic chemical weapon? *JAMA*, 262: 660.

Husain, K., Kumar, P., and Malhotra, R.C. 1991. A comparative study of biochemical changes induced by inhalation of aerosols of o-chloroacetophenone and dibenz (b,f)-1,4-oxazepine in rats, *Indian J. Med. Res.*, 94: 76.

Issekutz, B., Lichtneckert, I., and Nagy, H. 1950. Effect of capsaicin and histamine on heat regulation, *Arch. Int. Pharmacodyn.*, 81: 35.

Jansco, G., Kiraly, E., and Jansco-Gabor, A. 1977. Pharmacologically-induced selective degeneration of chemosensitive primary sensory neurons, *Nature*, 270: 741.

Janssen, P. The development of new synthetic narcotics. In: *Opioids in Anesthesia*, Esafenous, E.G., ed. Boston, MA: Butterworth Publishers, 1984.

Krapf, R., and Thalmann, H., Akute exposition durch CS-rauchgas und linische beobachtungen, *Schweiz. Med. Wochenschr*, 11, 2056, 1981.

Kratschmer, F. 1870. Uber Reflexe von der Nasenschleimhaut auf athmung und Kreislaub, *Sirzungsber. Akad. Wiss.*, 62: 147–170.

Kurtz, J. Arwa Damon reports on clash between police and protesters in Turkey: "Incredibly intense fire with the tear gas, water cannons...when that happens there's complete chaos", 11 June 2013. http://piersmorgan.blogs.cnn.com/2013/06/11/arwa-damon-reports-on-clash-between-police-and-protesters-in-turkey-incredibly-intense-fire-with-the-tear-gas-water-cannons-when-that-happens-theres-complete-chaos/?iref=allsearch. Accessed on April 24, 2014.

Langguth, P., Khan, P.J., and Garrett, E.R. 1990. Pharmacokinetics of morphine and its surrogates. XI. Effects of simultaneously administered naltrexone and morphine on the pharmacokinetics and pharmacodynamics of each in the dog, *Biopharm. Drug Dispos.*, 11: 419–444.

Leadbeater, L., Sainsbury, G.L., and Utley, D. 1973. o-Chlorobenzyl malononitrile, a metabolite formed from o-chlorobenzylidene malononitrile (CS), *Toxicol. Appl. Pharmacol.*, 25: 111.

Leadbeater, L. 1973. The absorption of ortho-chlorobenzylidenemalononitrile (CS) by the respiratory tract, *Toxicol. Appl. Phamacol.*, 25: 101.

Lopez, S. L. Bhut Jolokia Hottest Chili in the World. 2007. NMSU News Release. Available at http://web.archive.org/web/20070219124128/http://www.nmsu.edu/~ucomm/Releases/2007/february/hottest_chile.htm. Accessed April 1, 2013.

Lotsch, J., Skarke, C., Schneider, A., Hummel, T., and Geisslinger, G. 2005. The 5-hydroxytryptamine 4 receptor agonist mosapride does not antagonize morphine-induced respiratory depression, *Clin. Pharm. Ther.*, 78(3): 278–287.

Lundy, P.M., and McKay, D.H. Mechanism of the cardiovascular activity of dibenz [b,f] [1,4] oxazepine (CR) in cats, Suffield Technical Paper 438, Defence Research Establishment, Ralston, Alberta, Canada, 1975.

Manzke, T., Guenther, U., Ponimaskin, E.G., Haller, M., Dutschmann, M., Schwarzacher, S., and Richter, D.W. 2003. 5-HT4(a) receptors avert opioid-induced breathing depression without loss of analgesia, *Science*, 301: 226–229.

Marrs, T.C., Colgrave, H.V., and Cross, N.L. 1983a. A repeated dose study of the toxicity of technical grade dibenz-(b,f)-1.4 oxazepine in mice and hamsters, *Toxicol. Lett.*, 17: 13.

Marrs, T.C., Colgrave, H.V., Cross, N.L., Gazzard, M.F., and Brown, R.F.R. 1983b. A repeated dose study of the toxicity of inhaled 2-chlorobenzylidene malononitrile (CS) aerosol in three species of laboratory animals, *Arch. Toxicol.*, 52: 183.

Marrs, T.C., Gray, M.L., Colgrave, H.F., and Gall, D. 1982. A repeated dose study of the toxicity of CR applied to the skin of mice, *Toxicol. Lett.*, 13: 259.

Martin, W.R. 1983. Pharmacology of opioids, *Pharm. Rev.*, 35: 285–323.

McGilliard, K. and Takemori, A.E. 1978. Antagonism by naloxone of narcotic-induced respiratory depression and analgesia, *J. Pharmacol. Exp. Ther.*, 207: 454–503.

McGregor, D.B., Brown, A., Cattanach, P., Edwards, I., Mcbride, D., and Caspary, W.J. 1988. Responses of the L5178Y tk.+/tk− mouse lymphoma cell forward mutation assay II: 18 coded chemicals, *Environ. Mol. Mutagen.*, 11: 91.

McNamara, B.P., Owens, E.J., Weimer, J.T., Ballard, T.A., and Vocci, F.J. *Toxicology of Riot Control Chemicals—CS, CN, and DM*. Edgewood Arsenal, MD: US Army Biomedical Laboratory, 1969. Technical Report EATR 4309.

McNamara, B.P., Renne, R.A., Rozmiarek, H., Ford, D.F., and Owens, E.J. *CS: A Study of Carcinogenicity*. Aberdeen Proving Ground, MD: US Army Biomedical Laboratory, 1973. Edgewood Arsenal Technical Report, EATR 4760.

McNamara, B.P., Vocci, F.J., Owens, EJ., Ward, D.M., and Anson, N.M. The search for an effective riot control agent solvent system for large volume dispersers, Edgewood arsenal technical report 4675, October 1972.

Miller, J., and Lichtblau, E. U.S. Investigates Moscow Theatre Seige Seeking Qaeda Link, 2003. Available at wystwyg://17/http://www.nytirnes.com/200...DI.html?8br = &pagewanted = print&position =. Accessed on April 24, 2014.

Miller, M.W., Wild, M.A., and Lance, W.R. Efficacy & Safety of naltrexone hydrochloride for antagonizing carfentanil citrate immobilization in captive Rocky Mountain elk (Cervus elaphus nelsoni), *J. Wild Dis.*, 32, 234–239, 1996.

Mioduszewski, R., and Reutter, S. Dissociation of opiate-induced sedation and respiratory depression in ferrets by opiate antagonistic co administration: Potential pharmacological mechanisms, in *Proceedings of the 1991 U.S. Army Chemical Research, Development and Engineering Center Scientific Conference on Chemical Defense Research*, Natick, MA, November 19–22, 1991, AD-A269 546, ADE479569, 1991, pp. 691–698.

Mioduszewski, R. US Patent 5834477, 1994.

Monsereenusorn, Y., Kongasamut, S., and Pezalla, P.D. 1982. Capsaicin—A literature survey, *CRC Crit. Rev. Toxicol.*, 22: 321.

Nash, J.B., Doucet, B.M., Ewing, P.L., and Emerson, G.A. 1950. Effects of cyanide antidotes and inanition on acute lethal toxicity of malononitrile in mice, *Arch. Int. Pharmacodyn.*, 84: 395.

National Academy of Sciences, *Possible Long-Term Health Effects of Short-Term Exposure to Chemical Agents*, Vol. 2. Cholinesterase Reactivators, Psychochemicals, and Irritants & Vesicants, National Academy Press, Washington, DC, 1984.

National Institutes of Health (National Toxicology Program), Toxicology and Carcinogenesis Studies of 2-Chloroacetophenone (CAS 532-27-4) in F344/N Rats and B6C3F I Mice (Inhalation Studies), NTP TR 379, March 1990, National Toxicology Program, Research Triangle Park, NC, 1990a.

National Institutes of Health (National Toxicology Program), Toxicology and Carcinogenesis Studies of CS2 (94% o-chlorobenzalmalononitrile) (CAS 2698-41-1) in F344/N Rats and B6C3F1 Mice (Inhalation Studies), NTP TR 377, March 1990, National Toxicology Program, Research Triangle Park, NC, 1990b.

National Research Council, Committee on Toxicology, Cholinesterase reactivators, psychochemicals, and irritants and vesicants, in, *Possible Long-Term Health Effects of Short-Term Exposure to Chemical Agents*, Vol. 2. Washington, DC: National Academy Press, 1984, pp. 221–119.

Obal Jr., F., Obal, F., Benedek, G., and Jansco-Gabor, A. 1983. Central and peripheral impairment of thermoregulation after capsaicin treatment, *J. Therm. Biol.*, 8: 203–206.

Oertel, B.G., Tran, P.V., Bradshaw, M.H., Angst, M.S., Schmidt, H., Johnson, S., Greer, J.J., Geisslinger, G., Varney, M.A., and Lotsch, J. 2010 Selective antagonism of opioid-induced ventilatory depression by an ampakine molecule in humans without loss of opioid analgesia, *Nature*, 87(2): 202–211.

Owens, E.J. and Punte, C.L. 1963. Human respiratory and ocular irritation studies utilizing o-chlorobenzylidene malononitrile aerosols, *Am. Ind. Hyg. Assoc. J.*, 24: 262–264.

Owens, E.J., Weimer, J.T., Ballard, T.A. et al. Ocular, Cutaneous, Respiratory, *Intratracheal Toxicity of Solutions of CS and EA 3547 in Glycol and Glycol Ether in Animals.* Edgewood Arsenal, MD: Edgewood Arsenal Medical Research Laboratory, 1970. Technical Report EATR 4446.

O'Neill, T.P. 1991. Mechanism of capsaicin action: Recent learnings, *Respir. Med.*, 85: 35.

Paradowski, M. 1979. Metabolism of toxic doses of o-chlorobenzylidene malononitrile (CS) in rabbits, *Polish J. Pharmacol. Pharm.*, 31: 563.

Park, S. and Giammona, S.T. 1972. Toxic effects of tear gas on an infant following prolonged exposure, *Am. J. Dis. Child.*, 123: 245.

Patai, S. and Rappaport, Z. 1962. Nucleophilic attacks on carbon-carbon double bonds. Part II. Cleavage of arylmethylenemalonitriles by water in 95% ethanol, *J. Chem. Soc. (Lond.)*, Part 1 (71): 383.

Pattle, R.E., Schock, C., Dirnhuber, P., and Creasy, J.M. 1974. Lung surfactant and organelles after an exposure to dibenzoxazepine (CR), *Br. J. Exp. Pathol.*, 55: 213.

Porszasz, R. and Szolesanyi, J. 1991/1992. Circulatory and respiratory effects of capsaicin and resiniferatoxin on guinea pigs, *Acta Biochem. Biophys. Hung.*, 26: 131.

Premier Explosives Limited, Mob control device. http://www.pelgel.com/mobcontrol.htm Trinidad Moruga Scorpion Hottest Pepper 2012. Accessed April 24, 2014.

Punte, C.L., Gutentag, P.J., Owens, E.J., and Gongwer, L.E. 1962a. Inhalation studies with chloroacetophenone, diphenylaminochloroarsine, and pelargonic morpholide. II. Human exposures, *Am. Ind. Hyg. Assoc. J.*, 23: 199.

Punte, C.L., Owens, E.J., and Gutentag, P.J. 1963. Exposures to ortho-chlorobenzylidene malononitrile, *Arch. Environ. Health*, 6: 72.

Punte, C.L., Weimer, J.T., Ballard, T.A., and Wilding, J.L. 1962b. Toxicologic studies on o-chlorobenzylidene malononitrile, *Toxicol. Appl. Pharmacol.*, 4: 656.

Punte, C.L., Owens, E.J., and Gutentag, P.J. 1963. Exposures to orthochlorobenzylidene malononitrile. Controlled human exposures. *Arch. Environ. Health,* 6: 366–374.

Reitveld, E.C., Delbressine, L.P., Waegemaekers, T.H., and Seutter-Berlage, F. 1983. 2-Chlorobenzylmercapturic acid, a metabolite of the riot control agent 2-chlorobenzylidene malononitrile (CS) in the rat, *Arch. Toxicol.*, 54: 139.

Ren, J., Ding, X., Funk, G.D., and Greed, J.J. 2009. Ampakine CX717 protects against fentanyl-induced respiratory depression and lethal apnea in rats, *Anesthesiology*, 110: 1364–1370.

Rengstorff, R.H., Petrali, J.P., Merson, M., and Sim, V.M. 1975. The effect of the riot control agent dibenz (*b,f*)-1:4-oxazepine (CR) in the rabbit eye, *Toxicol. Appl. Pharmacol.*, 34: 45.

Riches, J.R., Read, R.M., Black, R.M., Cooper, N.J., and Timperley, C.M. 2012. Analysis of clothing and urine from Moscow theatre siege casualties reveals carfentanil and remifentanil use, *J. Anal. Toxicol.*, 36(9): 647–656.

Rothberg, S. Skin sensitization potential of the riot control agents CA, DM, CN, and CS in guinea pigs, Technical report EATR 4219, U.S. Army Medical Research Laboratory, Edgewood Arsenal, MD, 1969, pp. 19.

Royer, J. and Gainet, F. 1973. Ocular effects of ethyl bromoacetate tear gas, *Bull. Soc. Ophthalmol. (France)*, 73: 1165.

Russel, J.A. and Lai-Fook, S.J. 1979. Reflex bronchoconstriction induced by capsaicin in the dog, *J. Appl. Physiol.*, 47: 961.

Salem, H. 2003. Issues in chemical and biological terrorism, *Int. J. Toxicol.*, 22: 465–471.

Salem, H., Olajos, E.J., and Katz, S.A. Riot control agents, in *Chemical Warfare Agents: Toxicity at Low Levels*, Somani, S.M. and Romano, Jr. J.A., eds., CRC Press, Boca Raton, FL, 2001.

Schmid, E., Bauchinger, M., Ziegler-Skylakaksis, K., and Andrae, U. 1989. 2-Chloro-benzylidene malononitrile (CS) causes spindle disturbances in V79 Chinese hamster cells, *Mutat. Res.*, 226: 133.

Sidell, F.R. Riot control agents, in *Textbook of Military Aspects of Chemical and Biological Agents*, Washington, DC: Office of the Surgeon General, US Army, TMM Publications, Bordon Institute, pp. 307–324, 1997.

Stern, J., Weil-Malherbe, H., and Green, R.H. 1952. The effects and the fate of malononitrile and related compounds in animal tissues, *Biochem. J.*, 52: 114.

Stewart, H.L., Dunn, T.B., Snell, K.C., and Deringer, M.K. Tumors of the respiratory tract, in *WHO Monographs on the Pathology of Laboratory Animals*, Vol. 1. The Mouse, Turusov, S.U., ed., International Association for Research on Cancer (IARC), Lyons, France, 1979, p. 251.

Striker, G.E., Streett, C.S., Ford, D.F., Herman, L.H., and Welland, D.R. A clinicopathological study of the effects of riot-control agents in monkeys. V. Low concentrations of diphenylaminochloroarsine (DM) or o-chlorobenzylidene malononitrile (CS) for extended periods, Technical Report 4072, U.S. Army Medical Research Laboratory, Edgewood Arsenal, MD, 1967.

Suzuki, T. and Iwai, K. Constituents of red pepper species: Chemistry, biochemistry, pharmacology and food science of the pungent principal of capsicum species, in *The Alkaloids*, Chap. 4, 23, Brossi, A., ed., Academic Press, Orlando, FL, 1984.

Swearengen, T.F. *Tear Gas Munitions*, Charles C. Thomas, Springfield, IL, 1966.

Teranishni, R., Keller, U., Flath, R.A., and Mon, T.R. 1980. Comparison of batchwise and continuous steam distillation-solvent extraction recovery of volatiles from oleoresin capsicum, African type (*Capsicum frutescens*), *J. Agric. Food Chem.*, 28: 156.

The White House, Office of the Press Secretary, Statement by President Clinton to the Senate of the United States, Subject: Riot Control Agents, Press Release Dated June 23, 1994, The White House, Washington, DC.

Thomas, R.J., Smith, P.A., Rascona, D.A., Louthan, J.D., and Gumpert, B. 2002. Acute pulmonary effects from o-chlorobenzylidenarnalonitrile "tear gas": A unique exposure outcome unmasked by strenuous exercise after a military training event, *Mil. Med.*, 167: 136–139.

Toh, C.C., Lee, T.S., and Kiang, A.K. 1955. The pharmacological actions of capsaicin and analogues, *Br. J. Pharmacol.*, 10: 175.

U.S. Congress, Investigation into the activities of federal law enforcement agencies toward the Branch Davidians, Union Calendar 395, House of Representatives Report 104–749, U.S. Government Printing Office, Washington, DC, 1996.

U.S. General Accounting Office (GAO), Use of U.S. Manufactured Tear Gas in the Occupied Territories, GAO/NSIAD-89–128, Washington, DC, 1989.

Upshall, D.G. 1973. Effects of o-chlorobenzylidene malononitrile (CS) and the stress of aerosol inhalation upon rat and rabbit embryonic development, *Toxicol. Appl. Pharmacol.*, 24: 45–59.

Upshall, D.G. Riot control smokes: Lung adsorption and metabolism of peripheral sensory irritants, in *Clinical Toxicology*, Duncan, W.A. and Leonard, B.J., eds., Excerpta Medica, Amsterdam, the Netherlands, 1977, p. 121.

Upshall, D.G. 1974. The effects of dibenzo (*b*,*f*)-1,4-oxazepine (CR) upon rat and rabbit embryonic development, *Toxicol. Appl. Pharmacol.*, 29: 301.

USAMRICD, *Medical Management of Chemical Casualties Handbook*, 3rd edn., MCMR-UV-ZM, Aberdeen Proving Ground, Aberdeen, MD, 2000.

von Daniken, A., Friederich, U., Lutz, W.K., and Schlatter, C. 1981. Tests for mutagenicity in salmonella and covalent binding to DNA and protein in the rat of the riot control agent o-chlorobenzylidene malononitrile (CS), *Arch. Toxicol.*, 49: 15.

West, C.J. 1919. The history of poison gases, *Science*, 49: 412–417.

Wild, D., Eckhardt, K., Harnasch, D., and King, M.T. 1983. Genotoxicity study of CS (orthochlorobenzylidene malononitrile) in salmonella, drosophila, and mice, *Arch. Toxicol.*, 54: 167.

Yunbao, L., and Nair, M.G. 2010. Capsaicinoids in the Hottest Pepper Bhut Jolokia and its antioxidant and antiinflammatory activities, *Nat. Prod. Commun.*, 5(1): 91–94.

Zeiger, E., Anderson, B., Haworth, S., Lawlor, T., Mortelmans, K., and Speck, W. 1987. Salmonella mutagenicity test. III. Results from the testing of 255 chemicals, *Environ. Mutagen.*, 9(Suppl. 9): 1.

第 *12* 章
失能剂

Joseph L. Corriveau, Michael Feasel

12.1　引言

　　失能剂（ICA，incapacitating agents）是一种以药物为基础的制剂，是为执法或战争目的而开发的非致命武器。开发用于非致命武器的 ICA 的典型例子包括大麻酚等镇静剂、D-麦角酸二乙胺（LSD）等迷幻剂、BZ 等镇静剂和芬太尼等阿片类药物（Field Manual 3-11.9，2005）。在武器中使用这些 ICA 的意图在很大程度上是冷战时期的遗留物。例如，自从抑郁剂和迷幻药被研究并被迅速排除为潜在的 ICA 以来，已经有几十年的时间了。BZ 和芬太尼作为 ICA 的发展更为先进，实际上芬太尼在 2002 年就已经用于执法目的。此外，食用经皮芬太尼贴片（如 Duragesic）导致的芬太尼相关死亡人数的增加，也证明了将这些阿片类药物纳入吸入毒理学讨论的必要性。

　　BZ 和芬太尼的吸入毒理学意义重大，因为 ICA 传播装置产生的气溶胶可能是可吸入的。事实上，美国 M43 集束炸弹和 M44 发生器集束装置是烟火弹药，用于产生雾化 BZ（Smart, 1997）。这些 BZ 填充的武器在冷战期间被非军事化，因为它们被评估为无效。然而，充满 ICA 的武器的现实仍然存在。事实上，法医分析显示，俄罗斯联邦安全局（FSB）使用了一种含有卡芬太尼和瑞芬太尼的化学气雾剂，以结束车臣恐怖分子 2002 年 10 月 26 日在莫斯科杜布罗夫卡剧院围攻大约 800 名人质的行动（Riches 等，2012）。金融稳定委员会拯救了数百家医院，但代价惨重。共有 129 名人质因暴露于致死剂量的卡芬太尼/瑞芬太尼鸡尾酒和/或营救后的医疗不足而死亡。作为潜在的 ICA，对药物制剂的关注似乎已经扩散到其他国家。

　　位于印度瓜利奥尔的国防研究与发展机构（DRDE），报告了芬太尼气溶胶热生成相关的研究，包括芬太尼在快速热解过程中的热稳定性（Manral 等，2009a），以及芬太尼的蒸气压和相关热力学性质（Gupta 等，2008）。Manral 等人（2009b）在一项有关暴露于芬太尼气溶胶（由喷雾器使用芬太尼的二甲基亚砜溶液产生）对小鼠呼吸抑制影响的 DRDE 研究中得出结论，芬太尼不应作为 ICA 使用，因为其安全性较低。

Inhalation Toxicology (3ʳᵈ ed)
吸入毒理学（原著第三版）

在第三届欧洲非致命武器研讨会上，Hess 等人（2005）报告了一系列使用芬太尼类似物和其他具有安全固定潜力的药物制剂的研究。以 10 名志愿护士为例，用注射器注射咪达唑仑（剂量 0.08μg/kg）和右美托咪定（剂量 1.5μg/kg）联合麻醉氯胺酮（剂量 3μg/kg）进行固定治疗。测量的参数包括起效时间、固定时间、呼吸抑制和恢复。在另一项研究中，固定剂量的瑞芬太尼（50μg/kg）在家兔体内给药后 2~3min 内出现呼吸暂停。随后的研究使用瑞芬太尼或阿芬太尼与拮抗剂纳洛酮联合给药来缓解呼吸抑制。从这些研究中，作者得出结论，许多麻醉学药物可以用于药理学非致命性武器。

12.1.1　ICA 定义

对 ICA 的定义缺乏共识。特别是关于 ICA 和防暴剂（RCA）之间的区别，文献中存在混淆，例如撕裂剂邻氯苯亚甲基丙二腈（CS）或辣椒素（OC）。北约术语和定义词汇表（AAP-62008）提供了明确区分 ICA 和 RCA 的定义。ICA 被定义为"一种产生暂时性致残状态的化学制剂，与 RCA 引起的情况不同，其产生的影响可能是身体或精神上的，并在停止接触该制剂后持续数小时或数天。治疗虽然不是必需的，但有助于更快恢复。"RCA 被定义为"1993 年《化学武器公约》（CWC）附表中未列出的一种化学物质，它能迅速产生刺激性或致残性的物理效应，并在接触终止后很快消失。"进一步地区分 ICA 和 RCA，必须考虑的是药物的毒性。事实上，RCA 通常被认为是非致命剂，而 ICA 可能是致命剂，2002 年用于解决俄罗斯歌剧院人质危机时使用的卡芬太尼/瑞芬太尼鸡尾酒导致的大量意外死亡就证明了这一点。简言之，ICA 不是非致命性药剂，不应与用于执法目的的 RCA 混淆。

二苯羟乙酸-3-奎宁酯（BZ）

12.2　BZ 作为 ICA

二苯羟乙酸-3-奎宁环酯（BZ）是 20 世纪 50 年代发现的一种抗胆碱能化合物，可能是治疗胃肠道疾病的解痉药（Kirby，2006）。BZ 的主要化学和物理性质见表 12.1。在 20 世纪早期的冷战时期，BZ 被改造为 ICA 用于战争目的，因为它能以很低的剂量导致神志失常，具有很高的安全边际。据报道，人类估计的失能 ICt_{50} 为 112mg·min/m^3，LCt_{50} 为 200000mg·min/m^3（Salem 等，2001）。BZ 在冷战期间由美国将其武器化，但在美国批准《化学武器公约》之前数年就已非军事化。美国 M43 和 M44 集束弹药含有 BZ 白色结晶粉末，其目的是作为气溶胶进行烟雾散播（Smart，1997 年）。如今，BZ 被列为《化学武器公约》附表 2 中的成分，禁止用于化学武器，其唯一合法用途是作为药理工具，即毒蕈碱拮抗剂 QNB。

表 12.1　BZ 的部分化学和物理性质

分子式	$C_{21}H_{23}NO_3$
分子量	337.4
物理状态	固体

熔点	167.5℃
沸点	320℃
相对蒸气密度	11.6
溶解性	微溶于水，溶于大多数有机溶剂
蒸气压	0.03mmHg（70℃）

数据来源：Hoenig S L. 失能剂 BZ. 化学战剂简编. 纽约：施普林格出版社，2007：73-76。

12.2.1 毒代动力学和临床效应

BZ 作为一种 ICA，以气溶胶进行传播，可通过吸入或经皮吸收进入人体（Ketchum 等，1997; USAMRICD, 2000; Ketchum 和 Salem, 2008）。BZ 通过阻断乙酰胆碱在中枢和周围神经系统上的作用而起效。它是一种三胺，可穿过血脑屏障。BZ 在急性暴露时，会增加心跳和呼吸速率，扩大瞳孔，并导致眼睛肌肉瘫痪（眼睛近聚焦所必需肌肉）。它还会导致口腔和皮肤干燥，体温升高，协调能力受损，并导致皮肤刺痛、幻觉、昏迷、健忘和精神错乱。暴露后 15min 至 4 小时内，主要影响为头晕、不自主肌肉运动、视力困难和完全丧失活动能力。暴露后 6～10h，效果等同于一种精神药物，4 天后可能完全康复。

BZ 对周围神经系统的影响被认为是对末梢器官的刺激不足。这种减少刺激皮肤小汗腺和大汗腺的结果是皮肤干燥和口干。蒸发冷却散热能力的降低会减少出汗，代偿性皮肤血管扩张会使皮肤变得温暖。这与阿托品类似。热损失的减少也会导致中心温度升高。

外周效应通常先于 BZ 的中枢神经系统效应，其中包括剂量依赖性的精神变化。这些影响在意识状态和谵妄之间波动，从困倦到昏迷。定向障碍、社会约束减少、行为不当和短期记忆减少是常见的，言语也变得含糊不清。

12.2.2 吸入毒理学

最近，国家危险物质急性暴露指导水平咨询委员会和急性暴露指导水平委员会（AEGL），采用可用的人体和动物吸入毒性数据，为 BZ 建立了 AEGLs（国家研究委员会，2013 年）。AEGL 代表一般公众的阈值暴露水平，适用于紧急暴露。测定 10min、30min、1h、4h 和 8h 暴露的水平。AEGL 有三种分类：AEGL-1（非致残性）是一种以百万分之一（10^{-6}）或毫克每立方米表示的物质的空气传播浓度，预计超过该浓度，包括易感个体在内的一般人群可能会经历不适、刺激或某些无症状的非感官影响，这种影响不会使人丧失能力，在停止暴露后是短暂和可逆的；AEGL-2（致残）表示一种空气中的浓度，超过该浓度，个体可能会经历不可逆或其他长期的不良健康影响；AEGL-3（致命）表示一种空气中的浓度，超过该浓度，个体可能会经历危及生命的不良健康影响，甚至死亡。BZ 的 AEGL 值如表 12.2 所示，没有足够的数据来确定 BZ 的 AEGL-1 值。

Ketchum 等人（1967 年）对人体志愿者进行的吸入暴露实验，确定 ICt_{50} 值（导致 50%受试者丧失能力的浓度-时间乘积）为 $60.1mg \cdot min/m^3$。对于 AEGL-2，ICt_{50} 减少三分之一（$20mg \cdot min/m^3$）用作失能效应的阈值。

表 12.2 BZ 的 AEGL 值

分类	10min	30min	1h	4h	8h	终点（文献）
AEGL-1	NR[①]	NR	NR	NR	NR	数据不充分
AEGL-2	0.067[②]	0.022[②]	0.011[②]	NR	NR	人体自愿者致残的估计阈值（20mg·min/m²）（Ketchum 等，1967）
AEGL-3	1.2[②]	0.41[②]	0.21[②]	NR	NR	用于猴子的估计致死阈值（3700mg·min/m³）（US Dept Army，1974）

① NR—不推荐。

② 单位：mg/m^3。

目前还没有关于吸入暴露后 BZ 对人体致死性的数据。然而，已报告猴子、狗、老鼠、大鼠、兔子和豚鼠的 LCt_{50} 值（受试者 50%致死率的浓度-时间乘积）（美国陆军部，1974 年）。实验的细节尚不清楚。AEGL-3 值以 3700mg·min/m³ 为出发点得出。通过将猴子的 LCt_{50}（37000mg·min/m³）降低至 1/10 倍来确定该值。猴子的 LCt_{50} 既不是被测试的六个物种中最高的，也不是最低的，但是猴子被认为是比其他物种更好的气溶胶吸入人体暴露模型。

12.2.3 临床检测

BZ 临床特征与阿托品和东莨菪碱非常相似，只是在作用时间和效力方面有所不同（Ketchum 等，1997; USAMRICD, 2000; Ketchum 和 Salem, 2008）。BZ 毒性可通过吸入、摄入或经皮暴露途径发生。暴露的迹象和症状包括幻觉、躁动、瞳孔放大、视力模糊、皮肤干燥、尿潴留、肠梗阻、心动过速、高血压和体温升高（＞37.6℃）。失能的发生是剂量依赖性的；因此，它可能在暴露后 1 小时内发生，并持续到 48 小时。

水杨酸毒扁豆碱可以逆转 BZ 诱导的谵妄，使个体在大约 8 小时内达到正常的行为模式（Ketchum 和 Salem, 2008）。

BZ 在肝脏代谢后通过尿液排出。一种基于气相色谱/质谱的分析方法已被用于检测尿液中的 BZ 及其主要代谢物（Byrdt 等，1992）。

12.3 芬太尼作为 ICA

作为镇痛剂和麻醉剂，芬太尼是医学上合成阿片类药物的一个代表性的重大突破（Salem 等，2006）。杨森于 1963 年首次申请专利。现在有多种芬太尼类似物用于治疗慢性疼痛，作为辅助麻醉剂和大动物的固定剂。例如，通过经皮贴片（例如 Duragesic）、口服含片（例如 Actiq）和静脉/肌肉注射（例如 Sublaze）递送的芬太尼；通常通过静脉途径递送的舒芬太尼和短效瑞芬太尼；通过肌肉注射给大动物使用的固定药物卡芬太尼。它们的化学结构可参见第 11 章 11.2.6 节。

值得一提的是，芬太尼及其类似物有时被滥用为娱乐性药物。非法制造的类似物，如 α-

甲基芬太尼。芬太尼贴片是非法使用的常见来源。事实上,芬太尼贴片通过静脉注射贴片内容物(Lelleng 等,2004)、口服(Arvanitis 和 Satonik, 2002)、直肠插入(Coon 等,2005)和吸入后挥发等方式被滥用(Marquardt 和 Tharratt, 1994)。

除了医疗和兽医应用外,芬太尼类似物还被认为是一种雾化 ICA,可作为一种快速非致命的固定剂(镇静剂)(Riches 等,2012)。事实上,芬太尼类似物是强大的合成阿片类药物,如表 12.3 所示,有些具有相对广泛的安全边际(杨森,1984 年)(安全边际是指刚好在致死范围内的剂量(LD_{01})与 99%有效剂量(ED_{99})的比值。安全边际=LD_{01}/ED_{99})。例如,根据大鼠的试验结果,与哌替啶(即杜冷丁)相比,舒芬太尼和卡芬太尼的效价比分别为 9200 和 16600。它们各自的安全边际分别为 26716 和 8460,Wax 等人(2003)报告瑞芬太尼的安全边际为 33000。尽管如此,芬太尼暴露的影响是剂量依赖性的。因此,过量服用芬太尼有可能导致脑干内呼吸控制中心受到抑制,导致呼吸频率和潮气量降低、呼吸困难、呼吸暂停,最终导致呼吸停止。在莫斯科杜布罗夫卡剧院,129 名人质在暴露于含有卡芬太尼和瑞芬太尼的气雾剂下死亡,证实了这一类阿片过量的副作用(Riches 等,2012)。

表 12.3　部分芬太尼镇痛的有效性和安全性[①]

化合物	ED_{50}	LD_{50}	安全边际	效价比
哌替啶(杜冷丁)	6.2	29.0	4.8	1
芬太尼	0.01	3.1	277.0	560
阿芬太尼	0.04	48.0	1080.0	140
罗芬太尼	0.0006	0.07	112.0	10400
苏芬太尼	0.0007	18.0	26716.0	9200
卡芬太尼	0.0004	3.1	8460.0	16600

[①] 大鼠甩尾试验的最低 ED_{50} 值(mg/kg),静脉给药后的 LD_{50} 值(mg/kg),安全边际和效价比。
数据来源:Janssen P A J.新合成麻醉剂的开发,出自麻醉中的阿片类药物,Estafanous F G 编,马萨诸塞州斯托纳姆:Butterworth 出版社,1984:37-44.

已经进行了确定固定剂量的芬太尼类似物与拮抗剂联合使用是否能减轻呼吸抑制的研究。Hess 等人(2005)报告了瑞芬太尼(50μg/kg)或阿芬太尼(150μg/kg)与拮抗剂纳洛酮(0.1mg)在家兔体内的联合用药(通过肌肉注射)。在另一项研究中,Mioduszewski 等人(1990)报告了联合用药(腹腔注射)卡芬太尼和拮抗剂纳曲酮在雪貂体内的药理作用。在这两项研究中,阿片类药物(激动剂)和拮抗剂的联合用药均能减轻不良副作用。

12.3.1　毒代动力学和临床效应

芬太尼及其类似物可通过吸入、口服或皮肤接触吸收到体内。作为 ICA,这些化合物可以作为气溶胶通过吸入进入人体。包括 Mather 等人(1998)和 McLeod 等人(2012)在内的许多研究表明,吸入芬太尼气雾剂有效治疗疼痛的药代动力学特性与静脉给药相当。此外,Rabinowitz 等人(2004)证明,加热产生的芬太尼气雾剂可用于治疗各种急性和偶发性疾病,包括突发性疼痛。虽然目前尚不清楚俄罗斯特种部队在 2003 年是如何制造卡芬太尼/瑞芬太尼鸡尾酒来制服车臣恐怖分子的,但显然是使用了可吸入气雾剂。

芬太尼及其类似物是强合成哌啶类阿片激动剂，主要与位于脑干和内侧丘脑的μ-阿片受体相互作用（Trescot等，2008）。它们的药理活性是阿片类药物的特征，产生海洛因的所有作用，包括镇痛、快感、瞳孔缩小和呼吸抑制。由于芬太尼的高脂溶性，无论采用何种给药途径，芬太尼都能很快到达大脑，从而提供非常快速的效果。Mather等人（1998）报道，受试者在静脉和雾化肺部给药后立即出现芬太尼效应。然而，值得注意的是，芬太尼贴片中使用的透皮制剂在施用后有6～12小时的滞后时间（Trescot等，2008）。

12.3.2　吸入毒理学

与BZ不同的是，尚未建立芬太尼及其类似物的AEGL。尽管如此，由于芬太尼类化合物的药代动力学相似，无论是通过静脉注射还是通过雾化肺部途径给药。使用静脉给药研究的数据，对芬太尼及其类似物在人体内的毒性进行一些一般性观察似乎是合理的。大鼠静脉注射芬太尼的LD_{50}为3.1mg/kg（Janssen，1984），猴子为0.03mg/kg（Sutlovic等，2007）。这些结果反映了已知的关于芬太尼暴露敏感性的种间差异，非人灵长类动物更为敏感。此外，由于猴子被认为是比其他物种更好的人体气溶胶吸入暴露模型，估计人体LD_{50}为0.03mg/kg或70kg体重下的2.1mg。相比之下，用于治疗疼痛的芬太尼气雾剂的治疗剂量通常为100～300μg（Mather等，1998，MacLeod等，2012）。研究还表明，在健康人体志愿者中，吸入芬太尼的药代动力学特征几乎与静脉注射完全相同（MacLeod等，2012）。因此，在几乎相同的药代动力学特征下，研究认为吸入毒性与基于相同剂量的静脉毒性具有高度可比性。

12.3.3　临床检测

过量服用芬太尼或其类似物引起的最常见的严重不良反应是呼吸抑制、呼吸暂停、强直和心动过缓。如果不及时治疗，就会发生呼吸停止、循环抑制或心脏骤停。其他已报道的不良反应包括高血压、低血压、头晕、视力模糊、恶心、呕吐、喉痉挛和发汗。

麻醉拮抗剂如纳美芬、纳曲酮和纳洛酮，在芬太尼过量的紧急治疗中有临床应用（Trescot等，2008）。这些拮抗剂从其受体部位取代先前被同化的阿片类药物，或者，如果在麻醉前施用，将阻止麻醉激动剂在这些部位发挥作用。

芬太尼和大多数芬太尼类似物在肝脏代谢后通过尿液排出，瑞芬太尼除外。由于结构中存在酯键，瑞芬太尼更容易被循环酯酶分解（Davis等，2002）。这使得瑞芬太尼类似物对肝功能受损患者更具耐受性，也导致其半衰期较短。一种基于液相色谱/质谱的分析方法被用于检测尿液中芬太尼及其类似物和主要代谢物（Wang和Bernert，2006）。

12.4　小结和讨论

总之，在冷战期间，许多化合物被认为是潜在的非致命性ICA，包括镇静剂、迷幻药、谵妄药和阿片类药物。我们在这一章中研究了BZ，因为这种麻醉剂实际上是由美国进行武器化和储存的。填充BZ的烟雾型武器旨在通过可吸入的气溶胶传播使人丧失能力。美国在冷战结束前放弃了这一武器概念，销毁了其库存（Smart，1997）。

本章也对类阿片进行了审视,很大程度上是因为俄罗斯联邦安全局使用瑞芬太尼/卡芬太尼鸡尾酒来结束车臣恐怖分子对歌剧院的围攻。这一反恐历史事件可能是一些人决定调查基于阿片类药物的 ICA 的一个转折点。正如捷克共和国 Hess 等人(2005)和印度 Manral 等人(2009)的研究所表明的那样。此外,2011 年 12 月,欧洲人权法院裁定,俄罗斯当局使用的这类气体并非旨在杀死恐怖分子或人质(Vandova, 2013)。换言之,俄罗斯出于执法目的使用 ICA 似乎是适当的,因为它是预期用途。

关于使用阿片类药物作为 ICA 的可行性,还有另一种观点。例如,英国医学协会的一份报告(BMA Board of Science, 2007)将 ICA 描述为“药物即武器”。该报告的作者认为,药物(例如芬太尼及其类似物)作为武器在战术场景中使人丧失能力而不造成重大死亡,这种情形是不存在的。简言之,作者认为 ICA 实际上是致命的,而不是非致命的。事实上,芬太尼及其类似物是在非常控制的情况下用于治疗的强效阿片类药物,在战术方案中并不存在。例如,如果一个人通过气雾剂获得足够的致残剂量,那么致残者若继续处于药物环境下,将继续吸入更多的药物,进而因过量服用而出现不良副作用,甚至死亡。

最后,有些人可能会认为,科学最终会产生具有 ICA 预期效果但没有不良副作用的化合物,例如呼吸抑制。最近,Majumdar 等人(2011)利用 μ-阿片受体敲除小鼠研究了纳曲酮类似物碘苯甲酰纳曲酰胺(IBNtxA)的阿片作用。IBNtxA 是一种有效的止痛药,比吗啡有效 10 倍。研究发现 IBNtxA 是一种有效的镇痛药,但没有诸如呼吸抑制等不良副作用。有证据表明 IBNtxA 通过 G 蛋白偶联 μ-阿片受体的一个缩短的 6 个跨膜变体发挥作用。此外,一类新的化合物可能有助于缓解与芬太尼使用相关的不良呼吸抑制。在人体志愿者中,安帕金已证明能逆转呼吸抑制而不失去药物的其他理想效果(Oertel 等,2010)。在大鼠中,这些化合物显示出对大脑中 Pre-Botzinger 复合体中的 AMPA 激动神经元具有兴奋作用,该区域高度参与自发呼吸(Ren等,2009)。通过刺激这些非阿片类化合物影响的神经元,AMPA 单元过度激发可以克服呼吸抑制,从而使正常呼吸继续。毫无疑问,这类创新方法将有助于新阿片类药物的设计和开发。但是,是否能发现一种被接受的“圣杯”药物作为一种真正的非致命性 ICA,这可能还有很长的路要走。

习　题　填空

1. _____是一种空气中的浓度,超过该浓度,个体可能会经历危及生命的不良健康影响,甚至死亡。

a. 急性暴露指南 1 级

b. 急性暴露指南 2 级

c. 急性暴露指南 3 级

d. 急性暴露指南 4 级

答案:c

2. 芬太尼的药代动力学是相似的,无论是静脉注射还是_____给药。

a. 经皮

b. 口服

c. 雾化经肺

d. 以上所有内容

答案：c

3. 用于结束车臣恐怖分子在莫斯科杜布罗夫卡剧院围攻大约 800 名人质的雾化化学鸡尾酒是：

a. 芬太尼和纳洛酮

b. 瑞芬太尼和纳洛酮

c. 咪达唑仑和右美托咪定

d. 瑞芬太尼和卡芬太尼

答案：d

免责声明　本章中的观点和意见仅代表作者本人，除非其他官方文件另有规定，否则不应被解释为陆军、政策或相关官方部门的立场。在本章中引用商品名称并不代表陆军官方部门对此类商品使用的正式认可或批准。

参考文献　Arvanitis, M.L., and Satonik, R.C. 2002. Transdermal fentanyl abuse and misuse, *Am. J. Emerg. Med.*, 20(1): 58–59.

British Medical Association Board of Scientists. 2007. The use of drugs as weapons: The concerns and responsibilities of healthcare professionals, British Medical Association, London, U.K..

Byrdt, G.D., Paule, R.C., Sander, L.C., Sniegoski, L.T., White, E., and Bausum, H.T. 1992. Determination of 3-Quinuclidinyl Benzilate (QNB) and its major metabolites in urine by isotope dilution gas chromatography/mass spectrometry, *J. Anal. Toxicol.*, 16(3): 182–187.

Coon, T.P., Miller, M., Kaylor, D., and Jones-Spangle, K. 2005. Rectal insertion of fentanyl patches: A new route of toxicity, *Ann. Emerg. Med.*, 46(5): 473.

Davis, P.J., Stiller, R.L., Wilson, A.S., McGowan, F.X., Egan, T.D., and Muir, K.T. 2002. In vitro remifentanil metabolism: The effects of whole blood constituents and plasma butyrylcholinesterase, *Anesth. Analg.*, 95: 1305–1307.

Field Manual 3-11.9, Potential military chemical/biological agents and compounds, 2005.

Gupta, P.K., Ganesan, K., Gutch, P.K., Manral, L., and Dubey, D.K. 2008. Vapor pressure and enthalpy of vaporization of fentanyl, *J. Chem. Eng. Data*, 53: 841–845.

Hess, L., Schreiberova, J., and Fusek, J., Pharmacological non-lethal weapons, in *Third European Symposium on Non-Lethal Weapons*, Ettlingen, Germany, May 2005.

Hoenig, S.L. Incapacitating agents: Agent B.Z. 2007. in *Compendium of Chemical Warfare Agents*, Springer, New York, pp. 73–76.

Janssen, P.A.J. 1984. The development of new synthetic narcotics, in *Opioids in Anesthesia*, Estafanous, F.G., ed., Butterworth Publishers, Stoneham, MA, pp. 37–44.

Ketchum, J.S. and Salem, H. 2008. Incapacitating agents, in *Textbook of Military Medicine: Medical Aspects of Chemical Warfare*, Tuorinsky, S.D. ed., Office of the Surgeon General at TMM Publications, Borden Institute, Walter Reed Army Medical Center, Washington, DC.

Ketchum, J.S. and Sidell, F.R. 1997. Incapacitating agents, in *Textbook of Military Medicine; Military Aspects of Chemical and Biological Warfare*, Sidell, F.R., Takafuji, E.T., and Franz, D.R., eds., Office of the Surgeon General at TMM Publications, Borden Institute, Walter Reed Army Medical Center, Washington, DC, pp. 287–305.

Ketchum, J.S., Tharp, B.R., Crowell, E.B., Sawhill, D.L., and Vancil, M.E. 1967. The human assessment of BZ disseminated under field conditions, Edgewood Arsenal Report EATR 4140, US Department of the Army, Medical Research Laboratory, Edgewood Arsenal, MD.

Kirby, R. 2006. Paradise lost: the psycho agents, *The CBW Conventions Bulletin*, May 2006, pp. 2–3.

Lelleng, P.K., Mehlum, L.I., Bachs, L., and Morild, I., 2004. Deaths after intravenous misuse of transdermal fentanyl, *J. Forensic Sci.*, 49(6): 1364–1366.

MacLeod, D.B., Habib, A.S., Ikeda, K., Spyker, D.A., Cassella, J.V., Ho, K.Y., and Gan, T.J. 2012. Inhaled fentanyl aerosol in healthy human volunteers: Pharmacokinetics and pharmacodynamics, *Anesth. Analg.*, 115(5): 1071–1077.

Majumdar, S., Grinnell, S., Le Rouzic, V., Burgman, M., Polikar, L., Ansonoff, M., Pintar, J., Pan, Y., and Pasternak, G.W. 2011. Truncated G protein-coupled mu opioid receptor MOR-1 splice variants are targets for highly potent opioid analgesics lacking side effects, *PNAS*, 108: 19778–19783.

Manral, L., Gupta, P.K., Suryanarayana, M.V.S., Ganesan, K., and Malhotra, R.C. 2009a. Thermal behavior of fentanyl and its analogues during flash pyrolysis, *J. Therm. Anal. Calorim.*, 96(2): 531–534.

Manral, L., Muniappan, N., Gupta, P.K., Ganesan, K., Malhotra, R.C., and Vijayaraghavan, R. 2009b. Effect of exposure to fentanyl aerosol in mice on breathing pattern and respiratory variables, *Drug Chem. Toxicol.*, 32(2): 108–113.

Marquardt, K.A. and Tharratt, R.S. 1994. Inhalation abuse of fentanyl patch, *J. Toxicol. Clin. Toxicol.*, 32(1): 75–78.

Mather, L.E., Woodhouse, A., Ward, M.E., Farr, S.J., and Rubsamen, R.A. 1998. Pulmonary administration of aerosolized fentanyl: Pharmacokinetic analysis of systemic delivery, *Br. J. Clin. Pharmacol.*, 46: 37–43.

Mioduszewski, R., Reutter, S., and Berg, D., Pharmacological effects of opioid agonist and antagonist coadministered in ferrets, in *Proceedings of the 1989 U.S. Army Chemical Research, Development and Engineering Center Scientific Conference on Chemical Defense Research*, Aberdeen, MD, November 14–17, 1989, pp. 903–909, 1990.

National Research Council, *Acute Exposure Guideline Levels for Selected Airborne Chemicals*, Vol. 14, National Academy Press, Washington, DC, 2013.

NATO Glossary of Terms and Definitions, AAP-6, 2008. Available at http://www.fas.org/irp/doddir/other/nato2008.pdf. Accessed on April, 2014.

Oertel, B.G., Felden, L., Tran, P.V., Bradshaw, M.H., Angst, M.S., Schmidt, H., Johnson, S., Greer, J.J., Geisslinger, G., Varney, M.A., and Lotsch, J. 2010. Selective antagonism of opioid-induced ventilatory depression by an ampakin molecule in humans without loss of opioid analgesia, *Nature*, 87(2): 204–211.

Rabinowitz, J.D., Wensley, M., Lloyd, P., Myers, D., Shen, W., Lu, A., Hodges, C., Hale, R., Mufson, D., and Zaffaroni, A. 2004. Fast onset medications through thermally generated aerosols, *JPET*, 309: 769–775.

Ren, J., Ding, X., Funk, G.D., and Greer, J.J. 2009. Ampakine CX717 protects against fentanyl-induced respiratory depression and lethal apnea in rats, *Anesthesiology*, 110(6): 1364–1370.

Riches, J.R., Read, R.W., Black, R.M., Cooper, N.J., and Timperley, C.M. 2012. Analysis of clothing and urine from Moscow theatre siege casualties reveals carfentanil and remifentanil use, *J. Anal. Toxicol.*, 36(9): 647–656.

Salem, H., Ballantyne, B., and Katz, S.A. 2006. Inhalation toxicology of riot control agents, in *Inhalation Toxicology*, 2nd edn., Salem, H. and Katz, S.A., eds., CRC Press, Boca Raton, FL, pp. 485–520.

Salem, H., Olajos, E.J., and Katz, S.A., Riot control agents, in *Chemical Warfare Agents: Toxicity at Low Levels*, Somani, S.M. and Romano, Jr. J.A., eds., CRC Press, Boca Raton, FL, 2001.

Smart, J.K. History of chemical and biological warfare: An American perspective, in *Textbook of Military Medicine; Military Aspects of Chemical and Biological Warfare*, Sidell, F.R., Takafuji, E.T., and Franz, D.R., eds., Office of the Surgeon General at TMM Publications, Borden Institute, Walter Reed Army Medical Center, Washington, DC, pp. 9–86, 1997.

Sutlovic, D., and Definis-Gojanovic, M. 2007. Suicide by fentanyl, *Arh. Hig. Rada. Toksikol.*, 58: 317–321.

Trescot, A.M., Datta, S., Lee, M., and Hansen, H. 2008. Opioid pharmacology, *Pain Phys.*, Opioid Special Issue, 11: S133–S153.

USAMRICD, *Medical Management of Chemical Casualties Handbook*, 3rd edn., MCMR-UV-ZM, Aberdeen Proving Ground, Aberdeen, MD, 2000.

US Department of the Army, Chemical agent data sheets, Vol. 1, Edgewood Arsenal Special Report AD0030, US Department of the Army Edgewood Arsenal, Aberdeen Proving Ground, Aberdeen, MD, pp. 109–113, 1974.

Vandova, V. The European court of human rights' judgement in the case Finogenov and others v. Russia, in *Report of an Expert Meeting, "Incapacitating Chemical Agents": Law Enforcement, Human Rights Law and Policy Perspectives*, Montreux, Switzerland, April 24–26, 2012, ICRC, Geneva, Switzerland, pp. 46–49, 2013.

Wang, L., and Bernert, J.T. 2006. Analysis of 13 fentanils, including sufentanil and carfentanil, in Human urine by liquid chromatography-atmospheric-pressure ionization-tandem mass spectrometry, *J. Anal. Toxicol.*, 30: 335–341.

Wax, P.M., Becker, C.E., and Curry, S.C. 2003. Unexpected "Gas" casualties in Moscow: A medical toxicology perspective, *Ann. Emerg. Med.*, 41: 700–705.

第 *13* 章

氨气暴露的危害

Finis Cavender, Glenn Milner

13.1 引言

氨气是一种无色、有腐蚀性、有强烈刺鼻气味的碱性气体。公路和铁路交通事故、生产设施的排放以及农业事故会引起氨气暴露。氨气极易溶解于水。由于它的放热特性，氨会形成氢氧化铵，当它接触潮湿的表面如黏膜时产生热量。氨的腐蚀性和放热性可导致眼睛、皮肤、口腔黏膜和呼吸道立即受损（严重刺激和烧伤）。此外，氨在水中的溶解度很高，因此在呼吸道的鼻咽部可以有效地被擦洗。可逆效应表现为对眼睛、喉咙和呼吸道鼻咽区域的刺激。

每年生产超过 5 亿磅（1 磅 = 0.45kg）的氨，其中 80% 用于生产肥料，6% 用于炸药，3% 用于动物饲料，2% 用于家用清洁剂。无水氨是一种可以压缩成液体的气体，通常以液体形式储存和运输。因为氨用于家用清洁剂、嗅盐和窗户清洁产品中，它的气味对大多数人来说都很熟悉。氨容易溶解在水中形成氨水，氨水在水中轻微电离形成铵离子和氢氧根离子。铵离子不是气态的，没有气味。氨气可由哺乳动物和其他生物产生。对人类来说，氨是通过谷氨酰胺循环和尿素循环代谢途径产生和利用的。它存在于水、土壤和空气中，是动植物必需的氮的来源。环境中的大部分氨来自粪便和腐烂的动植物尸体的自然分解。

13.2 动物毒性数据

13.2.1 气味阈值

气味一直被作为一种有效，但不完美的手段来维护化学安全。当健康影响发生在浓度低于气味阈值，或者嗅觉适应及疲劳的情况下时，气味则不能作为一个可靠的预警系统。关于氨气气味阈值的文献差别很大，最早的文献是 Fieldner 等人于 1931 年发表的论文，他们对包括氨气在内的多种化合物的气味进行调查，来判断它们是否能够作为燃料气体警示剂。各种化学品的气味阈值经常被工业卫生学家用来粗略估计它们在空气中的浓度（Amoore 和 Hautala, 1983）。对于某些化学物质来说，气味可以有效地警示那些在家里、工作场所或户外环境中的人。不幸的是，对于一些人来说，气味可能会引发不适当的中毒恐惧（化学恐惧症），导致不必要的情绪困扰或不合理的应急反应。

据报道，气味阈值是在（0.037～103）×10⁻⁶之间（Henderson 和 Haggard, 1943）。最早发表的氨气阈值中，其中一个为 0.037mg/L（$53×10^{-6}$）（Fieldner 等，1931）。Henderson 和 Haggard（1927，1943）也报道了这一数据，40 多年来，这一阈值数据一直占据着文献的主导地位。1921 年，Fieldner 等人发表了氨气阈值是 $53×10^{-6}$，该数据引用于华盛顿特区的美国大学化学战研究中心，没有注明日期和也没有公开发表。可是，化学战研究中心的实际报告并不容易获得，$53×10^{-6}$ 水平的实验依据（如果有的话）仍然是个谜。这个浓度数值的有效性受到了一定的怀疑，但仍然被继续引用。

首次对氨气气味阈值是 53ppm（$53×10^{-6}$）的理论提出质疑的是 Carpenter 等人（1948），他指出氨气的气味阈值是 1ppm（$1×10^{-6}$）。同年晚些时候，Patty（1948）在《工业卫生与毒理学》一书中指出，"浓度低于 $5×10^{-6}$ 的氨气可通过气味检测到，$20×10^{-6}$ 浓度的氨气很容易被注意到。"Patty（1948）的这一说法似乎是基于 Carpenter 的报道。Carpenter 的氨气阈值理论细节一直未公布，直到 Smyth（1956）报道说，一个由 10 名受试者组成的小组在氨气浓度是 $1×10^{-6}$ 的情况下，可识别出氨气的气味。因为 Carpenter 等人（1948）的实验细节从未公开发表在同行评议的文献中，$1×10^{-6}$ 的阈值数据又与 1921 年以来大家普遍接受的 $53×10^{-6}$ 阈值有很大不同，所以氨气阈值是 $1×10^{-6}$ 的理论从未受到重视。有趣的是，Leonardos 等人（1969）利用一个培训过的小组进行研究，报告的阈值为 $47×10^{-6}$，这似乎支持了 $53×10^{-6}$ 的阈值理论。2001 年，美国政府工业卫生学家会议（ACGIH, 2013）报告了氨气的气味阈值远小于 $5×10^{-6}$，但他们没有引用任何实验数据，也未提供相应的参照。2002 年，荷兰报道了一种气味检测方法，经过培训的嗅辨组确定的氨气阈值为 $0.63×10^{-6}$（van Doorn 等，2002）。同样，在 2003 年由日本环境省进行的气味研究表明，氨气阈值为 $1.5×10^{-6}$（Nagata, 2003）。最后，Cawthon 等人通过对 7065 个样本进行研究，得到了氨气的检测阈值是 $1.08×10^{-6}$ 的结论，如表 13.1 所示。

表 13.1 氨气样本和气味实验结果

浓度范围 /×10⁻⁶	样本数量	被检测出的样本数量	被检测出的样本数量所占比例/%[①]	觉察到气味的技术员所占的比例/%	负责气味检测的技术员人数
0～0.5	6222	95	1.5	65.7	23
0.6～1	317	113	35.6	77.4	24
1.1～1.5	65	51	78.5	80	16
1.6～2	85	74	87.1	95.7	22
2.1～2.5	20	18	90.0	90.9	10
2.6～3	53	45	84.9	88.2	15
>3	303	300	99.0	100	33
合计	7065				

① 比例表示的是在该浓度范围内，能够被觉察到气味的样本占该浓度所有样本数量的比例。有些技术员将是否察觉到气味都记录了下来。

现场研究的数据和嗅辨组得出的数据都得出了氨气气味阈值是（1.0±0.5）×10⁻⁶ 的结论。根据几项受控人体暴露研究（MacEwen 等，1970; Industrial Bio Test, 1973; Ferguson 等，1977; Verbeck, 1977），在氨气浓度达到（30～50）×10⁻⁶时，眼睛、鼻子和喉咙能够感受到刺激，数据表明 53×10⁻⁶ 的阈值（Fieldner 等，1931），以及 Henderson 和 Haggard（1927）引用的数据对一般人群是不适用的。在 Fieldneret（1931）的研究中，氨气工人经常暴露在氨气浓度超过 200×10⁻⁶ 的空气中。在这些已经嗅觉疲劳至少有部分嗅觉障碍的工人身上，气味阈值检测很容易达到 53×10⁻⁶。氨气是一种工业气体，有助于证明工人安全和工业卫生。

虽然没有实验数据支持阈值是 53×10⁻⁶ 的理论，但仍有人可能会问："那 Leonardos 等人（1969）关于氨气的阈值是 47×10⁻⁶ 的研究呢？"有趣的是，在 Leonardos 等人的研究（1969）中，作者报道了气味识别阈值，他们将阈值定义为全体嗅辨员都能闻到气味。这与通常对气味阈值或气味识别水平的定义大不相同，更重要的是，与其他人正在使用的，尤其是最近气味小组研究中使用的定义不一样。

当前参考文献采用的阈值定义是：50%的嗅辨员能闻到气味的浓度（Carpenter 等，1948; van Doorn 等，2002; Nagata, 2003）。50%气味阈值远低于 100%气味阈值（确认气味是氨的）。随机挑选的小组将包括一些可能对气味敏感的人和一些对气味有耐受的人，任何一组都符合正态分布。为了进一步阐明这一点，在实际考察中（Cawthon 等，2009），技术员在两个浓度为 10×10⁻⁶ 的情况下没有察觉到气味。100%气味阈值的检测需求大大提高了识别检测所需的浓度。100% 气味阈值会更高，也许高一个数量级。实际考察中，为了实现 100%检测，采样人员会将气味阈值从 1.08×10⁻⁶ 提高到 10×10⁻⁶。考虑到一般人群在识别气味时的差异性，采用 100%的识别阈值显然不适合用来定义气味阈值。在环境中气体的检测浓度尚未达到 100%识别水平时，就会有许多人打电话投诉强烈的刺激性气味。

在研读有关氨气气味阈值的历史文献时，人们发现这些文献普遍存在转位误差和测量单位之间的转换错误。Sullivan（1969），援引 Sayers（1927）的研究，列出了 0.037×10⁻⁶ 的气味阈值；然而，这只是记录浓度单位时的一个小错误，因为 Fieldneret 等人（1931）将原始数据记录为 0.037mg/L（53×10⁻⁶）。在 Verschueren（1977）的研究中，错误地将 0.037ppm 数值转换为 0.026mg/m³，这一数据后来被 Ruth（1986）引用。Ruth（1986）的报告也将 36.9mg/m³（53×10⁻⁶）错误转换为 39.6mg/m³（56.8×10⁻⁶），而 56.8×10⁻⁶ 值随后被危险物质数据库（HSDB, 2013）和 Michaels（1999）引用。Amoore 和 Hautala（1983）计算了氨气的气味阈值是 5.2×10⁻⁶；但是，当有毒物质和疾病登记处（ATSDR）（2004）引用该文献时，作者错误地将阈值记录为 25×10⁻⁶。也有许多研究声称其参考的早期文献来源中包含氨气气味阈值数据，但是如果查看这些来源，并没有他们所说的氨气气味阈值。

此外，不同文献中的氨气气味阈值数据有相当大的差异。例如，Ruth（1986）指出氨气的气味阈值范围是 0.0266～39.6mg/m³[(0.037～56.8)×10⁻⁶]；CalEPA（1999）引用的气味阈值数据范围为 0.4～103×10⁻⁶；美国毒物与疾病登记署（ATSDR）（2004）报告的氨气气味阈值为 25×10⁻⁶、48×10⁻⁶ 和 53×10⁻⁶；美国政府工业卫生学家会议（2005）报告的气味阈值远低于 5×10⁻⁶。

幸运的是，新的测试方法改进了香味剂在测试样品中的呈现方式，嗅辨组成员，无论训练与否，都有助于气味响应的标准化测试。仪器已经从简单的玻璃注射器发展到高科技动态稀释嗅觉仪。嗅辨组使人们可以通过测试来区分气味觉察阈值（定义为 50%嗅辨组成员可检测到气味的浓度）和气味识别阈值（定义为 50%的嗅辨组成员可以辨别化学品的浓度）。为了确定气味识别阈值，小组成员必须熟悉该种气味。

值得注意的是，Carpenter 等人（1948）通过嗅辨小组正确识别了氨的气味阈值为 1.0×10^{-6}，但当时没有人支持这一数据。这些数据在许多领域已经成为优良工业卫生规范基础的主要部分。

令人难以置信的是，关于氨气气味阈值的历史文献包含了几个数量级水平的变化。近年来，气味测试有了很大的发展，术语、方法和仪器的改进有助于减少气味阈值数据的偏差。危险化学品泄漏后，快速采集环境大气数据也具有一定的价值，可用于更准确地确定氨气气味阈值。近年来，荷兰人已经开发出严密的方法来量化气味数据（van Doorn 等，2002）。

13.2.2 肺/感官刺激

RD_{50} 指的是引起 Swiss Webster 小鼠呼吸频率降低 50%时的气体浓度（Barrow 等，1978）。作者指出，RD_{50} 浓度会引起强烈的感官刺激，预计会迅速使人丧失能力。一组四只 Swiss Webster（雄性瑞士韦伯斯特）雄性封闭群小鼠吸入氨气 30min。作者没有写明小鼠吸入氨气的浓度，但根据图示判断，浓度分别为 100×10^{-6}、200×10^{-6}、400×10^{-6} 和 800×10^{-6}。在暴露的最初 2min 内，呼吸速率的抑制达到最大，之后反应减弱。在吸入氨气 30min 的条件下，RD_{50} 为 303×10^{-6} [95%置信区间 ＝（188～490）$\times 10^{-6}$]。这次实验并没有对小鼠呼吸道进行显微镜检查。

Buckley 等人（1984）在后续的研究中，评估了反复暴露于 303×10^{-6} 氨气中的组织病理学效应。两组 16～24 只雄性瑞士韦伯斯特小鼠连续 5 天、每天 6h 暴露于 0 或 303×10^{-6} 氨气中。终止接触氨气后，对其中一半动物立即处死并检查呼吸道。另一半动物在 3 天后杀死。鼻腔呼吸道上皮组织的病理学检查表现为：轻微的脱落、糜烂、溃疡和坏死；中度炎症变化；轻微的鳞状上皮化生。

在一项类似的研究中，几组雄性瑞士小鼠（10 只一组）分别被暴露在目标浓度为 90.9×10^{-6}、303×10^{-6} 和 909×10^{-6}（$0.3 \times RD_{50}$、RD_{50} 或 $3 \times RD_{50}$）的氨气中，每天 6 小时，分别持续 4 天、9 天或 14 天（Zissu, 1995）。分析测得的浓度分别为 78×10^{-6}、271×10^{-6} 和 711×10^{-6}。三组对照小鼠暴露于过滤后的空气中。然后用显微镜检查整个呼吸道。暴露于氨气的小鼠没有发现任何临床中毒症状。仅在吸入 711×10^{-6} 的小鼠鼻腔呼吸道上皮组织中发现鼻炎以及化生、坏死的病理病变，病变的严重程度随着暴露时间的延长而增加，第 4 天为中度，第 9 天为重度，第 14 天为极重度。对照组和吸入 78×10^{-6} 的小鼠均未发现损伤。即使在暴露 9 天后，吸入 271×10^{-6} 的小鼠也没有观察到任何症状。

一般来说，RD_{50} 为 300×10^{-6} 意味着人体在 3×10^{-6} 的浓度下会受到严重的刺激。然而，啮齿动物的呼吸道上皮组织比人体呼吸道上皮组织对化学暴露更敏感。因此，不能用 100 倍的安全系数来推断人体，仅 3 倍的安全系数就足够了，即人体受到刺激的浓度为 100×10^{-6}。这验证了在人体观察到的数据。

在 2010 年的一项研究中，年轻成年雄性 Wistar 大鼠（吸入毒性研究中常用的大鼠品种）和 OF1 小鼠（一些感官刺激研究中使用的另一品种小鼠）同时暴露于浓度为 92～1243mg/m³ 的氨气中 45min（仅鼻子暴露）（Li 和 Pauluhn, 2010）。该项研究通过观察氨气在干燥、蒸汽加湿（约 95%相对湿度）或水性气溶胶的不同环境中引起的呼吸模式变化，来检测气道条件反射。这有助于探讨高浓度无水氨和/或高湿度和水性气溶胶是否会改变主要沉积部位（由鼻部到肺部的更末梢）。各组动物均对暴露有一定的耐受性，没有任何呼吸道刺激以及身体和肺重量变化的迹象。呼吸模式的诱发变化类似于上呼吸道感官刺激物暴露后所发生的变化，具有发病快、可逆性强的特点。各组中均未观察到来自下气道的反射刺激。在 45min 的暴露期内，小鼠表现出一定的适应性，而大鼠在呼吸模式方面表现出更稳定的变化。对于这种物种来说，与湿度相关或水性气溶胶相关的感官刺激性变化并不明显。干燥空气和湿润空气中，大鼠的 RD_{50} 分别为 972mg/m^3 和 905mg/m^3（分别对应 680×10^{-6} 和 634×10^{-6}）。相反，在干燥空气中，小鼠似乎更容易受到氨气的影响［RD_{50} 在干燥空气和湿润空气中分别为 582mg/m^3（407×10^{-6}）和 732mg/m^3（547×10^{-6}）］。结果表明，吸入湿空气时氨气的感觉刺激能力没有增加，直到 1243mg/m^3 下吸入 45min 之前，氨气不会渗透到下呼吸道。作者认为即使在干燥的环境中，由于呼吸道上皮组织的影响，与感官刺激相关的作用似乎不足以令人感到不舒服而逃离。

在啮齿动物 RD_{50} 研究中，呼吸频率的降低是一种防御机制。氨气可以将呼吸频率降低到暴露前水平的 30%。与暴露前的呼吸频率相比，大鼠有效地吸入了三分之一的氨气。人体对氨气的反应则完全不同：他们将呼吸频率提高到暴露前的 250%（Silverman 等，1949）。因此，人体增加了暴露水平，而大鼠则降低了其暴露水平。

值得注意的是，RD_{50} 是使用 Swiss Webster 小鼠进行研究的。欧洲使用的是 OF1 小鼠，但尚未与 Swiss Webster 小鼠进行比对实验。使用这两个品种小鼠进行研究的 RD_{50} 数据之间没有很好的对应性。OF1 小鼠数据可能高于或低于 Swiss Webster 小鼠数据，具体取决于毒物的种类。可惜，还没有对暴露于相同氨气浓度下的两个品种小鼠的鼻上皮组织进行病理学比对。对于氨气来说，OF1 小鼠（RD_{50}=400×10^{-6}；Li 和 Pauluhn, 2010）不如 Swiss Webster 小鼠（RD_{50}=300×10^{-6}；Barrow 等，1978）敏感。根据这两个数据集，基于 RD_{50} 浓度的人体风险数值不会导致人们的逃离，因为人体的等效水平约为 100×10^{-6}（低于 RD_{50} 值，其安全系数为 3）。根据下文提供的数据，暴露在 140×10^{-6} 环境中的从未接触过氨气的受试者将在 5min 内开始流泪（Industrial Bio-Test, 1973）。因此，这两个品系的小鼠数据都支持 140×10^{-6} 的氨气水平作为人体流泪的阈值。

13.2.3 急性致死性研究

大鼠和小鼠有关氨气的 LC_{50} 研究如下。

	种类/性别	暴露时间/min	$LC_{50}/10^{-6}$	数据出处
	两性	10	40300	Appelman 等（1982）
	两性	20	28600	Appelman 等（1982）
	两性	40	20300	Appelman 等（1982）
	两性	60	16600	Appelman 等（1982）
大鼠	雌性	60	19830	Appelman 等（1982）
	雄性	60	14180	Appelman 等（1982）
	雄性	60	7340	MacEwen 和 Vernot（1972）
	雄性	60	17700	Pauluhn（2013）
	雄性	240	7100	Pauluhn（2013）

种类/性别		暴露时间/min	LC$_{50}$/10^{-6}	数据出处
小鼠	两性	10	10100	Silver 和 McGrath（1948）
	雄性	30	21400	Hilaldo 等（1977）
	雄性	60	4800	MacEwen 和 Vernot（1972）
	雄性	60	4230	Kapegian 等（1982）

13.2.3.1　小鼠数据

表中数据表明小鼠比大鼠对氨气更敏感。Hilaldo 等人（1977）的数据似乎与其他人的小鼠数据不一致。原因是，这项研究是在静态室（与首选的动态室相反）中进行的，并且暴露水平是基于注入室内的氨气的标准浓度。动物呼吸区的实际浓度并没有通过分析方法验证。因此，平均氨气暴露浓度是未知的。由于氨气容易发生反应，它会与动物皮毛、室壁、笼子发生反应以及会被动物吸入，因此它的浓度会随着时间的推移而降低。

在小鼠的生物测定中，小鼠会表现出一定的症状，包括眼睛刺激（眨眼和抓挠）、呼吸困难、口吐泡沫、抽搐、兴奋/逃避行为、昏迷和死亡。刺激症状会立即出现，持续 10min，随后出现其他中毒症状。所有在研究中死亡的动物都证明不能在暴露下存活。在第 14 天处死的每个治疗组动物的肺部，都显示出轻度到中度的慢性局灶性肺炎，并且随着浓度的增加而变严重。在暴露期间死亡动物的肺都充血严重，肉眼和显微镜检查均发现有出血的迹象。暴露于最高浓度组的幸存者，肺部也出现明显的局灶性变化。死亡小鼠肺部的组织病理学显示，肺泡破裂以及隔膜连续性丧失（Silver 和 McGrath，1948；MacEwe 和 Vernot，1972；Hilaldo 等，1977；Kapegian 等，1982）。

13.2.3.2　大鼠数据

在 1h 的大鼠研究中，虽然 1h LC$_{50}$ 研究存在差异（MacEwen 和 Vernot，1972；Appelman，1982；Pauluhn，2013），但这三项研究被认为是一致的；也就是说，它们都在实验可变性的范围内，即使两项是全身暴露，一项是仅鼻部暴露。由于动物体积占比高（约为试验箱容积的 10%），且 Appelman 的研究仅在进入水平暴露室之前测试了混合室的浓度，因此人们对研究结果存在一些怀疑。然而，试验箱的超高流速解决了这些潜在实验问题。

为了评估大鼠的性别差异，通过分析测试试验箱中大鼠呼吸区的浓度（Pauluhn，2013），仅将大鼠鼻腔暴露于氨气中 1h 或 4h。在较敏感的雄性大鼠中，1h 和 4h 的 LC$_{50}$ 分别为 12303mg/m^3（17700×10^{-6}）和 4923mg/m^3（7100×10^{-6}），计算出的 LC$_{01}$ 为 10067mg/m^3（14500×10^{-6}）和 4028mg/m^3（5800×10^{-6}）。在亚致死暴露水平下，大鼠的分钟呼吸量约为正常分钟呼吸量的三分之一。通气和吸入剂量的变化是根据 $c×t$ 依赖的致死终点进行调整的，而与感官刺激相关的现象是根据 c 进行调整的。总之，这项研究结果表明，在使用物种特异性吸入剂量法进行跨物种外推时，需要认真考虑 c 和 $c×t$ 依赖性毒性原因。在翻译 $c×t$ 依赖的致死率和条件反射诱发的、基于感觉的 c 依赖出发点（PODs）时，必须弄清楚每个暴露指标。在 1h 的暴露期内，这些出发点对人体的致死阈值为 1500×10^{-6}，对人体造成严重或不可逆毒副反应的阈值为 500×10^{-6}。

对于大鼠和小鼠，致死率数据呈现出的剂量-响应曲线都非常陡峭，如下文所示。以下列出了选定的具有最低致死水平和最高非致死水平的大鼠和小鼠致死率数据。

品种	性别	1h LC$_{50}$/10^{-6}	最低致死水平/10^{-6}	最高非致死水平/10^{-6}	HNL/LC$_{50}$[1]	数据出处
大鼠	雄性	7340	6820	6210	0.85	MacEwen 和 Vernot（1972）
	雄性	14180	14210	ND	—	Appelman 等（1982）
	雌性	19830	12500	16270	0.82	Appelman 等（1982）
	雄性	17700	15860	13280	0.75	Pauluhn（2013）
小鼠	雄性	4840	4500	3600	0.74	MacEwen 和 Vernot（1972）
	雄性	4230	3950	3440	0.81	Kapeghian 等（1982）

[1] HNL/LC$_{50}$=最高非致死水平/LC$_{50}$。

雄性大鼠的最高非致死水平为 13280×10^{-6}（R），小鼠为 3600×10^{-6}（M）。对于大多数刺激物，人体的致死阈值为啮齿动物的最高非致死水平的 1/10（Rusch 等，2009）。氨气能使大鼠呼吸抑制高达 70%，并导致人体呼吸频率升高 250%。因此，人体致死的阈值仅为大鼠最高非致死水平的三分之一或所计算出的 LC$_{01}$ 的三分之一。对于这些数据，最高非致死水平与 LC$_{50}$ 的比值在 0.85～0.74 之间，表明剂量-响应曲线非常陡峭。

13.2.4 非致死效应

将大鼠暴露于蒸气浓度为 15×10^{-6}、32×10^{-6}、310×10^{-6} 或 1157×10^{-6} 的氨气中 24h。未观察到对眼睛或黏膜有刺激的临床症状。大鼠的血气（p_{O_2} 和 p_{CO_2}）和 pH 值均在正常范围内（Schaerdel 等，1983）。

兔子实验中，分别在气管插管之前和之后，将兔子暴露于平均浓度为 9800×10^{-6} ［范围（4900～12180）×10^{-6}］ 的氨气中 1h。插管前暴露的兔子平均生存时间为 33h，插管后暴露的兔子平均生存时间为 18h。中毒症状包括暴露初期的明显兴奋，随后出现箭毒样麻痹。显微镜下，插管前暴露的兔子其气管和支气管正常，插管后暴露的兔子其气管和支气管严重受损。两组的细支气管（上皮层受损）和肺泡效应（作者描述为充血、水肿、肺不张、出血和肺气肿）相似（Boyd 等，1944）。

猫的实验中，通过气管插管的方式将猫暴露于 1000×10^{-6} 氨气中 10 分钟。分别评估暴露 1、7、21 和 35 天对肺功能和肺病理学的影响。中毒症状包括全身状况差、严重呼吸困难、厌食、脱水、支气管呼吸音、细支气管发出响声和嘶哑声、肺部粗湿啰音。肺功能测试显示在整个实验过程中有气道损伤的迹象，在第 21 天出现中央肺损伤的迹象。总体检查显示肺部充血、出血和水肿，也可见间质性肺气肿和塌陷。通常在第 7 天后开始出现支气管肺炎引起的动物死亡。显微镜检查显示第 1 天支气管上皮坏死和脱落，第 7 天支气管愈合（Dodd 和 Gross, 1980）。

13.3 氨气对人体的毒性

人体毒理学病例的数据主要来自事故受害者的案例研究、人体志愿者的实验研究，以及动物致死性和毒性终点的实验研究。在确定化学品的急性和慢性毒性过程中可以得到人体暴露数据，但由于很少有可靠的氨气含量分析，因此案例研究在定量评估中的用途通常是有限的。人体和动物身上进行的实验有助于研究氨气毒性，因为通过定量数据可以确定氨的不同出发点。本章不是氨气毒性的综合研究，而是详细说明气味阈值、感觉刺激和吸入毒理学，特别是与特定临床症状相关的特定暴露水平。关于一般氨气毒性的更完整描述，可在多个参考文献中找到（ATSDR, 2004; ACGIH, 2013; NRC, 2007; HSDB, 2012; US EPA, 2012; AIHA, 2014）。

对于因暴露氨气而死亡的人，没有可靠的定量致死数据。一项病例报告了一个暴露在高浓度但浓度数值未知的氨气中的人体死亡。其他病例研究也没有估计暴露的浓度，但表明高浓度氨气会对呼吸道造成严重损害，特别是在气管支气管和肺区域。然而，当损伤包括肺水肿时，最有可能发生死亡。当损伤发展到气管支气管区域时，会发生非致命性的、不可逆转或长期的影响，表现为肺功能退化、支气管炎、毛细支气管炎、肺气肿和支气管扩张。

本分析的目的是开发一种用于估算意外泄漏的气体浓度的方法，利用氨气意外泄漏过程中受害人报告的症状和直接影响，而不是直接采集分析样本。这是通过已知效果的比例系数来实现的，这些效果已经记录在志愿者研究中和已知浓度的意外泄漏事件的报告中。由于志愿者研究不能包括致死或接近致死水平，因此需要作超出已知数据的推断。如果根据人体暴露数据完成这个比例值，就可以将该系数与动物研究的数据进行比较。如有必要，将用动物数据来调整该系数，特别是高暴露浓度的情况。

有大量关于人体和动物暴露于氨气的信息。在人体接触的报告中，数据因以下原因而变得复杂：①一些暴露于液氨而不是气态氨；②一些暴露发生在已经适应环境的工人身上，而另一些是在普通群众身上，他们没有常规或显著的氨气暴露史。液态氨除了气态氨气的吸入影响外，还会导致严重灼伤，特别是在将液氨喷洒在个人或群体身上的情况下。这种烧伤会对长期暴露产生相当大的影响。我们会对气态氨单独的影响进行分析，暂不探讨液氨暴露的直接影响。同样，由于经常接触氨气的工人对氨气影响的敏感度降低了约90%，因此实际工人或健壮的个人（如年轻健康的军人）的报告将与涉及公众或未受感染的志愿者的报告分开。

13.3.1　人体暴露：意外暴露的结果（按时间顺序）

① 47 个人在封闭区域（防空洞）中意外接触氨气（Caplin, 1941）。根据受试者的受影响程度将其分为三组：轻度、中度或重度。9 名轻度感染者没有死亡。27 例中度患者中有 3 例表现出类似于肺水肿的体征和症状，并在 36h 内死亡。9 例中度患者在 2～3 天内出现支气管肺炎，3 例在发病后 2 天死亡。中度感染者的死亡率为 22%（6/27）。11 例受到严重影响的患者出现肺水肿，7 例在 48h 内死亡，病死率为 63%（7/11）。

② 为进行吸入研究，5～6 名实验室工作人员吸入暴露室产生的废气，他们称异味和呼吸困难会使人不愿意长时间停留在含 170×10⁻⁶ 氨气的大气中〔浓度范围：（140～200）×10⁻⁶〕（Weatherby, 1952）。

③ 在一次农场事故中，液氨溅到了 3 名工人和 1 名制冷技术员的面部和上半身。事故发生后，他们的气管支气管区域受损，导致上呼吸道阻塞，呼吸道受损持续了两年（Levy 等, 1964）。

④ 一名工人接触了浓度大概为 10000×10⁻⁶ 的氨气。具体的暴露时间没有报告，但可能只有几分钟。然而，工人在最初接触氨气后仍继续工作 3h。接触后不久，出现咳嗽、呼吸困难和呕吐。初次接触三小时后，脸发红肿胀，嘴巴和喉咙发红生涩，舌头肿胀，讲话困难，还出现

眼部结膜炎。在暴露 6h 后死于心脏骤停。尸检显示有明显的呼吸道刺激、气管上皮组织剥脱和肺水肿（Mulder 和 van der Zalm，1967）。

⑤ 在一次铁路罐车事故中，33000Gal（约 125000L）的无水氨发生了泄漏，导致 8 人死亡，70 人受伤（Kass 等，1972）。事故发生后，大雾使氨气长时间贴近地面。两名暴露了 30min 或 90min 的年轻妇女在暴露 2 年多后仍然有氨暴露后的反应。一名妇女在事故发生 90min 后失去知觉，另一名女子在事故发生 30min 后外出时暴露在氨气中，眼睛受损导致视力明显下降，2 年后检测到支气管扩张，肺功能检查显示小气道阻塞异常。各种检查显示，肺部有肺不张和肺气肿的区域，肺泡壁增厚，组织细胞渗入肺泡腔，细支气管腔有黏液和脱落细胞。其中一些影响可能是氨气造成损害的继发性影响。暴露 90min 的女子抱着一个 1 岁的孩子，孩子同时被暴露。这个孩子病得很重，但除了腹部有一个化学性疤痕外，已经完全康复。

⑥ 七名工人在一次工业事故中暴露于氨气中，导致一人死亡（Walton，1973）。尸检报告显示，症状有明显的喉头水肿、急性充血、肺水肿和支气管上皮组织剥脱。

⑦ 三名工人在一次农业事故中暴露于高浓度的氨气后立即死亡（Sobonya，1977）。事故发生 60 天后，一名 25 岁的男子死亡。尸检报告指出，该男子支气管上皮受损，最小的支气管和细支气管有黏液、壁增厚，小气道阻塞以及大量诺卡氏菌为特征的化脓性肺炎（诺卡氏肺炎）。

⑧ 在休斯敦发生的卡车事故中，一辆油罐车释放了 17.2t 加压无水氨。氨气云顺风延伸了 1500m，宽度 550m。有 5 人死亡，178 人受伤，其中一些人永久性致残（未另作说明）。死亡和致残伤害事故发生在距事故点约 70m 的范围内（NTSB，1979）。在这起事故中，一名 30 岁的妇女在接触氨气 3 年后死亡（Hoefer 等，1982）。她的症状为包括肺水肿在内的急性呼吸系统反应。经尸检确认她在暴露 2 年后出现支气管扩张、支气管肺炎和肺心病（继发于肺部疾病的心脏病）。作者认为，支气管扩张可能是细菌性支气管炎或化学损伤引起的。在这起事故中，3 名儿童和一名 17 岁女性身体遭受二级或三级烧伤，眼睛受损，口腔黏膜烧伤，上呼吸道阻塞（可能是由于喉部和气管支气管区域受损），以及一些肺损伤（Hatton 等，1979）。所有患者均在 7～32 天内痊愈。14 名患者中有 9 名仅暴露在氨气中几秒钟或几分钟，表现出中度的胸部异常或气道阻塞的症状，平均在 6.3 天内恢复（Montague 和 MacNeil，1980）。

⑨ 在一起事故中，数名工人暴露于氨气中 5min（O'Kane，1973）。一名患者发展为坏死性肺炎（慢性感染性肺疾病），另一名患者持续数月出现嘶哑和咳嗽，还有一名患者出现肺扩散受损（正常值的 75%）。

⑩ 在一次制冷事故中，一名被液氨溅到的男子在事故发生 5 年后出现外周（可能是毛细支气管炎）和中央气道阻塞的迹象（Flury 等，1983）。

⑪ 在南非的波切夫斯特鲁姆，一个加压氨储罐发生意外故障，瞬间将 38t 无水氨释放到大气中。造成 18 人死亡，不明人数受伤（Lonsdale，1975）。可见云延伸约 300m 宽，顺风扩散约 450m。所有死亡都发生在距释放点 200m 范围之内（Pedersen 和 Selig，1989）。

⑫ 在一次工业事故中，一名 28 岁男子暴露于高浓度无水氨气中，8 年后检测到管状支气管扩张的症状（Leduc 等，1992）。12 年后，该男子继续出现排痰性咳嗽、频繁支气管感染、劳累时呼吸困难和严重的气流阻塞（1s [FEV1]的用力呼气量减少 62%）。

从这些意外暴露来看，吸入氨气后都导致可致命的肺水肿。暴露于高浓度氨气的病人，急性反应包括眼睛和口腔烧伤、鼻咽部损伤和呼吸道气管支气管损伤。在这些病例中，氨气的毒理学反应包括结膜炎、角膜烧伤、视力损害、咽部和胸部疼痛、咳嗽、呼吸困难、声音嘶哑、失音、啰音、喘息、支气管充血、咽部和喉部充血和水肿、气管炎、细支气管炎和化脓性支气管分泌物（Levy, 1964; Walton, 1973; Hatton 等，1979l; Montague 和 Macneil, 1980; Flury 等，1983; O'Kane, 1973）。一些患者还出现紫绀、心动过速、抽搐和异常脑电图（Kass 等，1972; Walton, 1973; Hatton 等，1979; Montague 和 Macneil, 1980）。在一些幸存的患者中发生了肺水肿（Caplin, 1941），但大多数情况下还是导致死亡。

在一份未发表的报告中，2002 年 1 月 18 日凌晨 1 时 25 分左右，一列铁路货运列车的 31 节车厢脱轨，在 1min 内释放出 380t 无水氨，在接下来的 5min 内又释放出 115t（Fthenakis, 2004）。在接下来的 5 天里，又缓慢释放了 55t。由此产生的浓雾吞没了整座城市，并在原地停留了约 6h，造成 1 人死亡，多人受伤。由于脱轨发生在一个非常寒冷的午夜，大多数居民都待在家中，因而避免了暴露在浓度更高的户外。报告没有提供受伤的其他细节。

尽管这些报告深入研究了氨气暴露后的体征和症状，但由于人体毒性研究既需要浓度，也需要持续时间，所以这些报告并不是很有用。幸运的是，已经进行了大量关于人体氨气毒性的研究。

13.3.2　志愿者的毒性研究（按时间顺序）

① 以下内容概述了在工业领域暴露于氨气的人体症状（Henderson 和 Haggard, 1943）。

浓度/10^{-6}	反应
53	可觉察的最低浓度
408	引起喉咙刺激的最低浓度
698	引起眼睛刺激的最低浓度
1720	引起咳嗽的最低浓度

根据这些结果和报告的意外泄漏事件，作者推测了如下。

（300~500）×10^{-6}	短时间暴露允许的最大浓度（0.5~1h）
（2500~6500）×10^{-6}	短时间暴露也容易引发危险的浓度（0.5h）
（5000~10000）×10^{-6}	短时间暴露导致迅速死亡的浓度

该总结表明在浓度超过 2500×10^{-6} 的情况下，暴露时间 30min 或更长时间是危险的。这些浓度水平是基于当时的可用数据，包括经常暴露于 250×10^{-6} 浓度下工人的体征和症状。

② 7 名男性受试者通过口罩暴露于 500×10^{-6} 的无水氨气中；6 名受试者暴露 30min，1 名受试者暴露 15min（Silverman 等，1949）。计算吸入氨气的浓度，每 3min 采集一次随机样本，分析氨气浓度。测量每个受试者的呼吸频率和分钟呼吸量。有 2 个受试者报告了喉咙刺激。有 6 名受试者报告了类似感冒或鼻干燥和发炎的鼻塞刺激。试验持续了约 24h。只有 2 名受试者能够在整个 30min 内持续使用鼻呼吸，其他受试者由于鼻干燥和刺激而改用口呼吸。所有受试者的鼻子和嘴周围皮肤感觉减退（敏感性降低），并且据报告有 2 名受试者过度流泪。所有受试者均出现过度换气（呼吸频率和分钟呼吸量增加）。3 名受试者立即出现过度换气，其余 4 名受

试者延迟过度换气 10～30min，且每隔 4～7min 降低 25%。分钟呼吸量增加了 141%～289%。没有咳嗽。作者指出，1000×10^{-6} 会引起立即咳嗽。这项研究表明，吸入 500×10^{-6} 无水氨气的受试者在 15～30min 内上呼吸道和喉咙感受到刺激。吸入氨气 15min 的受试者和吸入氨气 30min 的受试者反应没有差异。

③ 六名人体志愿者仅头部暴露于浓度为 30×10^{-6} 或 50×10^{-6} 的氨气中 10min（MacEwen 等，1970）。每位受试者的刺激反应评分为 0～4 分（不可检测、仅可感知、中度刺激、不适或疼痛以及极度疼痛），气味感知评分为 0～5 分（不可感知、可积极感知、易感知、中等强度、高度穿透、强烈或非常强烈）。在 30×10^{-6} 浓度下，两位受试者报告仅能感觉到刺激，三位受试者报告无法感受到刺激，一位受试者没有反应。对于 30×10^{-6} 浓度的气味感知，三位受试者皆具有高度穿透感知，而两位受试者具有中等强度穿透感知，一位受试者没有感知。在 50×10^{-6} 浓度下，四位受试者报告为中度刺激，一位仅能感觉到，一位未察觉到。对于所有六个吸入 50×10^{-6} 氨的受试者，都能高度敏感地察觉到强烈气味。

④ 工业生物测试实验室公司（Industrial Bio-Test Laboratories, Inc.）（1973）测定了 10 名暴露于浓度为 32×10^{-6}、50×10^{-6}、72×10^{-6} 或 143×10^{-6} 的氨气中 5min 的人体志愿者的刺激阈值。刺激被定义为对鼻子、喉咙、眼睛、嘴巴或胸部的任何影响。结果见表 13.2。受试者对鼻子和眼睛干燥，鼻子、喉咙和胸部刺激表现出剂量相关反应。报告没有指出反应的严重性，该研究引自 NIOSH（1974）。

表 13.2　吸入氨气 5min 对人体志愿者的影响

影响	32×10^{-6}	50×10^{-6}	72×10^{-6}	143×10^{-6}
鼻子干燥	+（1）[1]	+（2）		
鼻子刺激			+（2）	+（7）
眼睛刺激			+（3）	+（5）
流泪				+（5）
喉咙刺激			+（3）	+（8）
胸部刺激				+（1）

[1]在总共 10 名参与调查的志愿者中，做出了回应的志愿者人数。

数据来源：工业生物测试实验室公司，氨气的刺激阈值评估研究，工业生物测试实验室向国际氨气研究所的报告，IBT 663-03161，1973 年 3 月 23 日。

⑤ 1972 年，某公司工人在氨气浓度达到 400×10^{-6} 或 500×10^{-6} 时才主动使用防毒面具（Ferguson 等，1977）。他们还报告说，在 1951 年之前，工人持续暴露在 $150 \times 10^{-6} \sim 200 \times 10^{-6}$ 的浓度范围内。为了确定受控暴露研究的范围，他们进行了两个感知实验。在第一个实验中，他们报告说，四名男性受试者在暴露于较低浓度的氨气中小于 2h 后，能够继续忍受暴露在 $(130 \sim 150) \times 10^{-6}$ 浓度中（持续时间未报告）。在第二个实验中，他们指出，在碳酸氢盐工厂，适应 100×10^{-6} 氨气中 30min 后，在 300×10^{-6} 浓度下暴露 30s 几乎是不能忍受的。在对照组的暴露研究中，作者对 6 名（3 组，每组 2 人）人体志愿者（工业工人）在氨气浓度 $(25 \sim 50) \times 10^{-6}$ 之间的工厂进行了 1 周的暴露试验，研究他们暴露于 25×10^{-6}、50×10^{-6} 或 100×10^{-6} 后，氨气对他们的影响。然后工人们在一个浓度为 100×10^{-6} 的暴露室内进行暴露试验。使用 NIOSH 认证

的检测管，每半小时监测氨气浓度，检测管的总精度为±10%。暴露时间为每天 2～6h，持续 5 周。$100×10^{-6}$ 浓度对呼吸功能没有不良影响，对眼、鼻或喉咙的刺激频率也没有增加。超过 $150×10^{-6}$ 的短暂暴露下，仅出现流泪和鼻干燥，不影响工作，也不影响运动中的脉搏或呼吸功能（即不影响履行工作职责的身体或心理能力）。这与浓度或持续时间保持了一致性。有一名受试者暴露于 $100×10^{-6}$ 的环境中，并且浓度逐步加大至 $200×10^{-6}$，出现鼻黏膜发红，但到第二天早晨这种作用就消失了（即没有发生持久的作用）。六名受试者中有四名暴露于不同的浓度下，因此很难确定暴露浓度或持续时间的动态趋势。

⑥ 在研究运动的影响时，18 名军人暴露于浓度为 71mg/m³、106mg/m³、144mg/m³ 或 235mg/m³（$102×10^{-6}$、$152×10^{-6}$、$206×10^{-6}$ 或 $336×10^{-6}$）的氨气中（Cole 等，1977），未报告暴露时间。同样的男性作为暴露组和对照组。早晨在对照条件下（仅吸入空气）和下午在实验条件下（吸入氨）对呼吸参数（呼吸速率、分钟呼吸量、潮气量和摄氧量）和心率进行了测量。在暴露于氨气的过程中，受试者仅感受到鼻子有刺痒感和口腔轻微干燥。与对照组测量值相比，分钟呼吸量在 71～144mg/m³[$(102～206)×10^{-6}$]之间随剂量增加而降低；106～144mg/m³[$(206～336)×10^{-6}$]的范围内是具有统计学意义的。与对照组相比，144～235mg/m³ 间潮气量显著减少（9%～8%），呼吸频率增加（11%～8%），但无明显的剂量-反应关系。潮气量和呼吸频率的微小变化是否具有临床意义值得怀疑。因此，不能确定其对呼吸功能的影响。

⑦ 在两组受试者中研究了氨气对呼吸功能和主观反应的影响（Verberk，1977）。其中一组由八位熟悉氨气作用但没有接触过氨气的人组成（专家组，29～53 岁），而另一组由八位不熟悉氨气作用也没有接触过的人组成（非专家组，18～30 岁）。每组有四名成员是吸烟者。两组暴露于浓度为 $50×10^{-6}$、$80×10^{-6}$、$110×10^{-6}$ 或 $140×10^{-6}$ 的氨气中 2h。每 15min 记录一次主观反应（嗅觉、眼睛刺激性、喉咙刺激性、咳嗽等），并在暴露前和暴露 2h 后测量呼吸功能参数（肺活量、强制呼气量[FEV1s]和强制吸气量[FIV1s]）。主观反应的评分等级为 0～5。使用红外光谱仪即时监测室内浓度。对两组来说，任何浓度的氨气都对呼吸功能无影响。表 13.3 总结了两组的综合响应。总体上看，专家组的评分比非专家组低。因此，范围下限的分数是专家分数。暴露于 $140×10^{-6}$ 的四名非专家受试者在 30min～1h 内离开暴露室，没有一人在暴露室中停留达到 2h。专家组和非专家组之间最大的反应差异是不适感。专家组即使暴露于最高浓度 2h 后也没有感觉到一般的不适，而四名非专家受试者则在 1h 后感觉到他们的全身不适，从明显感知到难以忍受。这项研究显示了氨气作用的剂量和持续时间的反应关系，特别是对于非专业受试者。这项研究还表明，化学品的一般知识可能有助于减轻人们对接触的担忧，以及在接触过程中出现的症状严重性。

表13.3　暴露于氨气的专家和非专家受试者的主观反应得分[①]

反应	$50×10^{-6}$	$80×10^{-6}$	$110×10^{-6}$	$140×10^{-6}$[③]
嗅觉	1～3[②], ½h	1～4, ½h	2～4, ½h	1～4, ½h
	1～4, 1h	1～4, 1h	2～4, 1h	1～4, 1h
	1～4, 2h	1～4, 2h	2～4, 2h	1～4, 2h
眼睛刺激	0～3, ½h	0～4, ½h	0～4, ½h	1～5, ½h
	0～3, 1h	0～3, 1h	0～4, 1h	1～5, 1h
	0～3, 2h	0～4, 2h	0～4, 2h	1～5, 2h

反应	50×10^{-6}	80×10^{-6}	110×10^{-6}	140×10^{-6}③
鼻子刺激	与眼睛类似	与眼睛类似	与眼睛类似	与眼睛类似
喉咙刺激	0～2, ½h	0～3, ½h	0～4, ½h	0～5, ½h
	0～3, 1h	0～3, 1h	0～4, 1h	0～5, 1h
	0～3, 2h	0～4, 2h	0～4, 2h	0～5, 2h
急促咳嗽	0～1, ½h	0～2, ½h	0～2, ½h	0～5, ½h
	0～2, 1h	0～2, 1h	0～3, 1h	0～3, 1h
	0～2, 2h	0～4, 2h	0～4, 2h	0～4, 2h
胸部刺激	与咳嗽类似	与咳嗽类似	与咳嗽类似	与咳嗽类似
整体不适感	0～1, ½h	0～3, ½h	0～3, ½h	0～4, ½h
	0～1, 1h	0～3, 1h	0～3, 1h	0～5, 1h
	0～2, 2h	0～3, 2h	0～4, 2h	0～5, 2h

① 专家受试者熟悉氨气的影响，而非专家受试者不熟悉。

② 根据 1～5 分制，0 = 无感觉，1 = 仅能感觉到，2 = 可以明显感知，3 = 令人讨厌，4 = 令人反感，5 = 难以忍受。

③ 只有四个非专家受试者能耐受氨气 1h；没有一个非专家受试者能耐受氨气 2h，表格中得分的上限范围与 1h 的记录或 110×10^{-6} 浓度下 2h 后的记录相同（急促咳嗽）。

数据来源：Verberk, M. M. *Int Arch Occup Environ Health*, 1977: 39: 73.

⑧ 在特应性和非特应性人体受试者中，研究了氨气对鼻气道阻力（NAR）的影响（McClean 等，1979）。将氨气（浓度为 100×10^{-6}，压力为 9×10^{-4}Pa）注入鼻孔中分别持续 5s、10s、15s、20s 和 30s。使用附在面罩上的呼吸速度描记器测量 NAR，每分钟测量一次，共测量 5 次，然后每 2min 测量一次，共测量 5 次（在 15min 的时间内总共进行 10 次测量）。紧接着在 NAR 测量之后，每次连续的氨暴露实验都选用相同的对象。根据严格的标准筛选非特应性受试者，包括问卷调查、体检、肺活量测定、嗜酸性粒细胞鼻腔涂片检查，以及一系列 19 次点刺和 6 次皮内测试。非特应性受试者没有特应性疾病（过敏性鼻炎、哮喘或过敏性皮炎）或直系家族史，鼻腔涂片中嗜酸性粒细胞不超过 5%，并且点刺试验反应阴性。根据过敏性鼻炎的特征（非其他特殊情况）和至少一个 3+或 4+点刺试验反应，来筛选特应性受试者。有些特应性受试者有哮喘病史。在研究前数周，所有受试者均无症状，并且没有人服用影响皮肤或黏膜检查的药物。在引入氨气之前，进行了 15min 的基线 NAR 测量。附加试验包括：将 0.1mL 气溶胶化磷酸盐缓冲盐水、0.1mL 阿托品或 0.1mL 马来酸氯苯那敏引入鼻孔，然后再加氨气 20s。非特应性和特应性受试者暴露于氨气后的 NAR 随暴露时间从 5s 到 20s 显著增加。与 20s 相比，暴露 30s 的受试者仅观察到少量的增加。特应性受试者升高的比例与非特应性受试者相似，并且在有或没有哮喘病史的变应性鼻炎受试者之间没有差异。对于特应性和非特应性受试者，阿托品对氨气的抑制效应高达 89%，而马来酸氯苯那敏对氨气诱导的 NAR 没有影响。研究者指出，抑制剂研究结果表明，氨气的影响主要是通过副交感神经对鼻脉管系统的介导，而不是通过组胺的释放。

⑨ 将 58 位长期暴露于氨气中的工人（51 名生产人员和 6 名维护人员）的呼吸作用[$(9.2\pm1.4)\times10^{-6}$，平均值±标准偏差）与 31 位基本没有接触过氨气的工厂工人的呼吸作用进行了比较。工

厂氨气的浓度为[(0.3±0.1)×10⁻⁶，平均值±标准偏差]（Holness 等，1989）。在 1 周的时间内，根据调查问卷，对嗅觉和肺功能进行评估，两组之间没有差异。

⑩ 在不同年龄的志愿者中研究了引起声门关闭所需的氨气阈值。声门关闭是一种吸入刺激性或有毒蒸气（浓度太小而不能引起咳嗽）引发的保护性反应（Erskine 等，1993）。声门关闭伴随着短暂的呼吸停顿。研究人员使用吸气式呼吸速度描记器，在受试者单次间歇吸入氨气后，测量了 102 位年龄在 17～96 岁的健康非吸烟受试者的声门闭合性。结果显示，年龄与阈值呈极显著正相关，相关系数为 0.85。年轻的受试者更敏感，21～30 岁的受试者反应发生在（571±41.5）×10⁻⁶（±标准误差），86～95 岁的受试者反应发生在（1791±52）×10⁻⁶（±标准误差）。对于 60 岁的受试者，该阈值约为 1000×10⁻⁶。数据显示，年轻人对氨气诱导这种保护机制（声门关闭）的敏感性比老年人高三倍。

⑪ 12 名健康志愿者随机暴露于 0×10⁻⁶、5×10⁻⁶ 或 25×10⁻⁶ 氨气中，每次暴露 3h（Sundblad 等，2004）。在暴露期间，有一半时间用于休息，其余时间用于锻炼。在整个暴露过程中监测症状，并在暴露前和暴露后 7h 进行支气管对甲基胆碱的反应性、肺功能测试和呼出的一氧化氮检测。此外，在暴露 7h 后收集鼻腔灌洗液和外周血样。与对照组相比，25×10⁻⁶ 受试者所有类型的症状发生率都有所增加。甲基胆碱反应性、肺功能测试或呼出的一氧化氮水平则无差异。没有证据表明 25×10⁻⁶ 的浓度会使人对氨气产生适应性。关于氨气的志愿者研究总结见表 13.4。

表13.4　基于浓度×时间的志愿者研究总结

浓度/10⁻⁶	$c×t$/10⁻⁶min	反应	数据出处
32	160	鼻子干燥	Industrial Bio-Test Lab（1973）
50	250	鼻子干燥	Industrial Bio-Test Lab（1973）
30	300	中等强烈到刺鼻的气味；几乎察觉不到刺激	MacEwen 等（1970）
72	360	鼻、眼、喉刺激	Industrial Bio-Test Lab（1973）
50	500	强烈的气味；中度刺激	MacEwen 等（1970）
143	715	鼻、眼、喉、胸刺激，流泪	Industrial Bio-Test Lab（1973）
50	1500	中等强度的气味，对眼睛和鼻子有中度刺激，对喉咙和胸部有轻度刺激，轻微的咳嗽冲动，轻微全身不适	Verberk（1977）
80	2400	强烈的气味，强烈的眼睛和鼻子刺激，中等的咽喉和胸部刺激，轻度咳嗽冲动，中度全身不适	Verberk（1977）
50	3000	强烈的气味；对眼睛、鼻子、喉咙和胸部有中度刺激；轻度咳嗽冲动；轻微的全身不适	Verberk（1977）

浓度/10^{-6}	$c \times t/10^{-6}$min	反应	数据出处
110	3300	强烈的气味；对眼睛、鼻子、喉咙和胸部有强烈刺激；轻度咳嗽冲动；中度全身不适	Verberk（1977）
140	4200	强烈的气味；对眼睛、鼻子、喉咙和胸部有难以忍受的刺激；轻度咳嗽冲动；中度全身不适	Verberk（1977）
80	4800	强烈的气味；对眼睛、鼻子、喉咙和胸部有中度刺激；轻度咳嗽冲动；中度全身不适	Verberk（1977）
1000	5000	立即咳嗽	Silverman 等（1949）
50	6000	强烈的气味；对眼睛、鼻子、喉咙和胸部有中度刺激；轻度咳嗽冲动；轻度全身不适	Verberk（1977）
110	6600	强烈的气味；对眼睛、鼻子、喉咙和胸部有强烈刺激；中度咳嗽冲动；中度全身不适	Verberk（1977）
500	7500～15000	鼻子和喉咙刺激，鼻干和鼻塞，过度流泪，过度换气，难以忍受	Silverman 等（1949）
140	8400	强烈的气味；对眼睛、鼻子、喉咙和胸部有强烈刺激；强烈的咳嗽冲动；中度全身不适	Verberk（1977）
80	9600	强烈的气味；对眼睛、鼻子、喉咙和胸部有强烈刺激；非常强烈的咳嗽冲动；中度全身不适	Verberk（1977）
100	12000～36000（每天）	对呼吸功能无不良影响，血压无增高，眼、鼻、喉刺激频率未增加	Ferguson 等（1977）
110	13200	强烈的气味；对眼睛、鼻子、喉咙和胸部有强烈刺激；有咳嗽冲动；中度全身不适	Verberk（1977）
140	16800	强烈的气味；对眼睛、鼻子、喉咙和胸部有难以忍受的刺激；非常强烈的咳嗽冲动；难以忍受的全身不适	Verberk（1977）

13.3.3　建模研究

除人体毒性研究外，还针对三种主要的意外泄漏事件进行了模拟试验。这些试验为确定人体的致死水平提供了一些帮助。

13.3.3.1　休斯敦和波切夫斯特鲁姆的事故

WHAZAN 气体扩散模型结合了氨气的气相数据和理化数据，以预测休斯敦和波切夫斯特鲁姆事故期间释放的氨气浓度等值线（Pedersen 和 Selig，1989）。

在休斯敦事故中，10000×10^{-6} 的气相等浓度线延伸到 600m 长和 350m 宽，5000×10^{-6} 的等浓度线延伸到 835m 长和 430m 宽，2500×10^{-6} 的等浓度线延伸到 875m 长和 420m 宽，1200×10^{-6} 的等浓度线延伸到 1130m 长和 400m 宽。研究人员报告说，他们的模型高估了零死亡的距离（200m），模型距离是休斯敦事故的 2.9 倍，是波切夫斯特鲁姆事故的 2.5 倍。作者得出结论：

基于零死亡的距离，暴露于四个等浓度线的氨气中几分钟的风险如下：

10000×10^{-6}	对普通群众极高风险
5000×10^{-6}	对普通群众极高风险；对敏感人群极高风险
2500×10^{-6}	对普通群众有风险；对敏感人群高风险
1200×10^{-6}	出于应急计划目的而预估的浓度限制

作者还得出了一个概率方程，该方程估算了一般人群暴露于氨气的 LC_{50}：概率 = 1.85ln $D - 35.9$，其中剂量等于浓度的平方×暴露时间（Withers 等，1986）。计算得出普通人群暴露 30min 的 LC_{50} 为 11500×10^{-6}。弱势群体（老年人、儿童以及患有呼吸道或心脏疾病的人）的概率方程为：概率 = 3.04ln $D - 15.1$。概率方程适用于 5～60min 的暴露时间，因为没有数据支持将其用于 60min 以上的暴露时间（Pedersen 和 Selig, 1989）。推导概率方程的细节并没有在报告中体现出来，该报告评估了氨气意外泄漏的后果，并提交给了丹麦国家环境保护局。WHAZAN 模型以及其他剂量重建模型在预测大气浓度时包含许多不确定性。由于缺少用于推导概率公式和 LC_{50} 值的输入数据，因此无法充分评估 WHAZAN 模型。

HGSYSTEM 气体扩散模型是由壳牌研究有限公司在工业界和政府的支持下开发的（Mudan 和 Mitchell, 1996）。它已经过测试和验证，并针对刺激性和易燃气体进行了实地测试。使用 HGSYSTEM 和其他气体扩散模型得出的浓度估计值具有很大的不确定性，因为只有少数已知变量能用于历史事故的重建。不确定性归因于"对大气扩散过程中发生的复杂的质量和热传输现象，缺乏全面的了解"，以及无法"准确地表征物理模型所需的全部必要输入参数"。

HGSYSTEM 气体扩散模型用于估算南非波切夫斯特鲁姆发生氨气泄漏事故时大气中的氨气浓度（Mudanhe 和 Mitchell, 1996）。他们根据离释放点的距离和释放后的时间，提供了氨气浓度的上限（风速 = 1m/s）和下限（风速 = 2m/s）。在释放点 50m 范围内，瞬时浓度估计超过 500000×10^{-6}（上限）。该模型预测浓度会迅速降低，比如，在释放后 1min，浓度将降至 100000×10^{-6} 以下。据估计，在最初的 2min 内，每个人接触的氨气浓度超过 50000×10^{-6}，在接下来的 3～4min 内下降到 10000×10^{-6}。南非事故的作者提供的图表显示，离泄漏点 50m 以内的区域有 10 名工人（1 区）。7 人死亡（暴露在外的工人死亡率为 100%）。1 区的所有幸存者都躲在建筑物内，因此不会暴露于该模型预测的外部氨气下。2 区（50～100m）中有五人死亡。泄漏时在 2 区的上风向和室外的工人得以幸存，而向上风向逃生的工人也得以幸存。在泄漏时处于下风和室外或试图向下风向逃生的 2 区工人没有存活（一名顺风逃离的工人除外）（暴露的工人死亡率为 83%）。所有死亡的 2 区受害者都在室外，而在建筑物内的人幸存了下来。3 区（100～200m）中有 5 人死亡。在下风向离泄漏点远于 150m 处发现了四名受害者，在离泄漏点和侧风位置小于 150m 处发现了一名受害者。图表上没有显示在 3 区顺风和建筑物内外的幸存者位置或数量；也就是说，图表中没有数据可以确定是否有人留在 3 区建筑物外并幸存下来。因此，无法计算 3 区的死亡率。看来，在释放点的 150m 范围内，氨气下风向和建筑物外的人不太可能幸存，但是顺风在室内的工人，或上风向的工人（无论他们是不是在室内）很可能幸存。因此，由于缺乏关于气体流通路径中幸存者的数据，无法估计与零死亡率相关的氨气浓度。

使用 HGS 气体扩散模型，计算了暴露于氨气浓度为 87479×10^{-6}、73347×10^{-6} 和 33737×10^{-6} 情况下 5min 的死亡率分别为 60%、26% 和 0（RAM-TRAC, 1996）。在预测这些死亡率时，

RAM-TRAC 假设在室内的个体与在室外的个体暴露量相等（即模拟的大气浓度）；RAM-TRAC 还假设位于上风向的个体经历了与在下风向相同的暴露量。RAM-TRAC 将避难在建筑物内的人和那些位于释放区外和上风的人包括在内，因此低估了死亡率。此外，HGSYSTEM 气体扩散模型不能预测意外泄漏的室内浓度（Mazzola, 1997）。RAM-TRAC 通过对模型值的内插或外推预测 5min 的 LC_{50} 为 83322×10^{-6}。Mudan 和 Mitchell（1996）通过气体扩散模型预测南非波切夫斯特鲁姆发生的氨气事故的上、下限浓度值，预测的浓度可以根据上、下限大气估算值的算术平均值得出。RAM-TRAC（1996）使用算术平均值计算释放后总分散时间的时间加权平均（TWA）浓度，范围为 7.458～9.333min。5min 的浓度是基于理论持续时间 7～9min 的平均模拟浓度。然而，将与不同死亡率相关的 TWA 氨气浓度外推至 5min 暴露情景时，RAM-TRAC（1996）采用的是哈伯法则（$c\times t$），而不是 ten-Berge 方程（ten-Berge 等，1986）。在意外释放的情况下，释放的下风浓度是时间的函数；但是，如果暴露-时间关系转换为与实际暴露时间不同的一段时间内的死亡率响应，则使用 ten-Berge 方程来确定暴露-时间-死亡率关系。

根据他们评估的人体对氨气的反应数据，总结如下（Markham, 1986; Pedersen 和 Selig, 1989）。

浓度/10^{-6}	暴露时间/min	反应
72	5	一些刺激
330	30	可忍受的浓度
600	1～3	30s 内眼睛流泪
1000	1～3	眼睛立即流泪，视力退化但未失明，大多数参与者无法呼吸
1500	1～3	立即逃离该区域

这些数据表明，人体不能或不会忍受长时间暴露在刺激性浓度的氨气中。然而，没有实际的人体暴露反应数据来证实这些观察结果。

13.4 基于人体数据的结论

下面使用工业经验数据对比人体数据（Henderson 和 Haggard, 1943），研究的志愿者既包括有丰富经验的健康受试者，又包括以前没有接触过氨气的受试者，另外还有来自建模研究的数据（Markham, 1986; Pedersen 和 Selig, 1989; Fthenakis, 2004）。

毒性终点	最低浓度水平/10^{-6}			
	工业经验	接触过氨气的志愿者	未接触过氨气的志愿者	建模数据
没有气味	—	5		
察觉气味	53	24	—	—
鼻子刺激	—	140	30	72
喉咙刺激	408	143	50	—
眼睛刺激	698	140	50	72
咳嗽	1720	140	110	1000

根据观察到的毒性和事故重现或外推，其逃生能力和伤害水平值如下：

可以逃离的浓度水平/10^{-6}	1000	200～300	140	600
开始有致命性的浓度水平/10^{-6}	2500～5000	—	—	1200

未接触过氨气的志愿者刺激水平值很低，因为他们会在感到不舒服的时候离开房间。有经验的志愿者逃离水平值可能很低，因为没有进行更高水平的测试。由于对氨气的适应和完成工作的动力，工业经验的水平值很高。应急响应计划委员会（AIHA，2014）和急性应急指导水平委员会（NRC，2007）公布了以下 1h 暴露的水平值：

开始有刺激性	ERPG-1	25×10^{-6}	AEGL-1	30×10^{-6}
有能力逃离	ERPG-2	150×10^{-6}	AEGL-2	160×10^{-6}
开始有致命性	ERPG-3	1500×10^{-6}	AEGL-3	1100×10^{-6}

这些水平值是为包括儿童、老人和残疾人在内的一般公众设计的。ERPG-1/AEGL-1 水平值与之前给出的汇总数据一致（25×10^{-6} 是刺激阈值）。

ERPG-2 水平值与汇总数据非常吻合，而 AEGL-2 水平值较低，因为论述主要依赖于 Verberk（1977）的催咳数据。由于不会刺激眼睛，所以 110ppm 的水平值很低。

根据建模者计算，健康人的 30min LC_{50} 为 11500×10^{-6}，但敏感亚群的 ERPG-3 水平值可能较低，为 1500×10^{-6}。根据经验法则，致死率的起始值通常比 LC_{50} 低 60% 以上（Rusch 等，2009）。对于健康工作人员和志愿者，30min 内的致死起始值为 3833×10^{-6}，而对于敏感人群，致死起始值较低，可能是其他因素。外推到 1h 的暴露量，已经适应氨气的工人的水平值约为 1900×10^{-6}。AEGL-3 水平值为 1100×10^{-6}。

利用所有这些数据和分析，表 13.5 总结了一般人群暴露于氨气的剂量反应。

这些伤害水平值与建模者的计算结果不一致。建模者发现，他们的一些计算结果与观察到的结果有很大不同。例如，零死亡的距离（Pederson 和 Selig, 1989）。北欧专家组的一份报告认为，氨气的 NOAEL（无明显损害作用水平）为 5×10^{-6}，LOAEL（最低可见有害作用水平）为 25×10^{-6}（Johanson 等，2006）。

表 13.5 人体暴露于氨的剂量反应数据总结

毒性终点	最低浓度水平/10^{-6}			
	4h	60min	30min	15min
察觉气味	5	5	5	5
开始有刺激性	25	25	25	25
强烈刺激	80	100	110	200
难以忍受（逃离）	110	140	150	400
致命性	750	1200	1600	2400

13.5 来自动物研究的急性疾病和刺激性补充数据

13.5.1 肺部刺激数据

RD_{50}是预期引起呼吸频率降低50%的浓度（Barrow等，1978）。作者指出，RD_{50}会引起强烈的感觉刺激，预计会迅速使人丧失行为能力。每组四只远交雄性 Swiss Webster 小鼠吸入氨气30min。未报告小鼠吸入的氨气浓度，但根据图示判断，浓度分别为$100×10^{-6}$、$200×10^{-6}$、$400×10^{-6}$和$800×10^{-6}$。呼吸频率的最大抑制在暴露的最初2min内达到，之后反应减弱。吸入氨气30min的RD_{50}为$303×10^{-6}$［95%置信限值=$(188\sim490)×10^{-6}$］。没有呼吸道的显微镜检查。

在一项后续研究中（Buckley等，1984），评估了反复暴露于$303×10^{-6}$氨气的组织病理学效应。一组16~24只雄性 Swiss Webster 小鼠每天6h暴露于0或$303×10^{-6}$氨气中，持续5天。在终止接触后立即处死一半动物，检查其呼吸道。另一半在3天后处死。与鼻腔呼吸上皮相关的组织病理学检查结果为：轻微的脱落、糜烂、溃疡和坏死；中度炎症改变；轻微的鳞状化生。

在一项类似的研究中，每组10只雄性 OF1 小鼠暴露于分析测量浓度分别为 0.3 RD_{50}（$78.0×10^{-6}$）、RD_{50}（$257×10^{-6}$）或 3 RD_{50}（$711×10^{-6}$）的氨气中，6h/天，持续4天、9天或14天（Zissu, 1995）。三个目标浓度分别为$90.9×10^{-6}$、$303×10^{-6}$和$909×10^{-6}$。对照组小鼠暴露于空气中。用显微镜检查小鼠整个呼吸道。暴露于氨气的小鼠没有发现任何临床中毒迹象。吸入$711×10^{-6}$浓度（RD_{50}的三倍）的小鼠，仅在鼻腔的呼吸上皮中可见病理性病变，包括伴有化生和坏死的鼻炎；病变的严重程度随着暴露时间的延长而增加，范围从第4天的中度、第9天的重度到第14天的非常严重。对照组和吸入低浓度氨气的小鼠均未发现损伤。与使用 Swiss Webster 小鼠进行的研究不同（Buckley等，1984），这项研究显示暴露于$257×10^{-6}$浓度的 OF1小鼠的鼻腔没有损伤。

值得注意的是，在比较 Swiss Webster 小鼠和 OF1 小鼠的RD_{50}水平时，OF1 小鼠的数据通常与 Swiss Webster 小鼠不同。OF1 小鼠数据高于或低于 Swiss Webster 小鼠的数据。对于氨气，应该注意的是，OF1 小鼠对许多感官刺激的反应与 Swiss Webster 小鼠有显著差异（最多相差10倍）。对于氨气，OF1 小鼠的RD_{50}为$257×10^{-6}$，Swiss Webster 小鼠的RD_{50}为$303×10^{-6}$，二者相近；但是，组织病理学的差异表明，即使RD_{50}值相似，小鼠品系之间的差异也很明显。

RD_{50}为$300×10^{-6}$，表明浓度在$3×10^{-6}$时人体会出现明显的刺激。然而，啮齿动物的呼吸上皮比人体的呼吸上皮对化学暴露更敏感。因此，在对人体进行推断时，没有采用100倍的安全系数，而是采用3倍的安全系数，相当于刺激水平是$100×10^{-6}$。这支持在人体观察到的数据。

13.5.2 急性致死率数据

每组10只雄性 CFE 大鼠暴露于0、$6210×10^{-6}$、$7820×10^{-6}$或$9840×10^{-6}$（4343mg/m³、5468mg/m³和6881mg/m³）的氨气中1h；观察存活的动物14天（MacEwen 和 Vernot, 1972）。眼睛和鼻子的刺激症状会立即出现，随后是呼吸困难和喘息。在第14天，暴露于低浓度的存活动物体重低于对照组，大体检查显示，在两个高浓度下，肝脏出现斑点和脂肪变化。所有暴

露于 6210×10^{-6} 的大鼠均存活，8 只暴露于 7820×10^{-6} 的大鼠和 9 只暴露于 9840×10^{-6} 的大鼠死亡。LC_{50} 为 7338×10^{-6}[95%可信区间 = $(6822\sim7893)\times10^{-6}$]。

测定暴露于氨气[$(8723\sim12870)\times10^{-6}$]10min 的小鼠的 LC_{50}，并观察 10 天（Silver 和 McGrath，1948）。每组包括 20 只小鼠（未指定性别和品系）。在暴露过程中，老鼠们闭上眼睛，起初表现出极大的兴奋，但很快就安静下来，喘气、爪子乱动、挠鼻子并在死前抽搐。在最低浓度 8723×10^{-6} 时，有 25%的动物死亡，在最高浓度 12870×10^{-6} 时，有 80%的动物死亡。总的来说，在暴露的后 5min 内 180 只中有 90 只小鼠死亡，另外在观察期间内又有 8 只死亡，其他存活下来的动物很快恢复了健康。10min 暴露的 LC_{50} 为 10096×10^{-6}。

将 10 只雄性 CF1 小鼠的实验组暴露于分析测量浓度分别为 0、3600×10^{-6}、4550×10^{-6}、5720×10^{-6}（$0mg/m^3$、$2520mg/m^3$、$3185mg/m^3$ 和 $4004mg/m^3$）的氨气中 1h（MacEwen 和 Vernot，1972）。暴露后，动物立即表现出鼻和眼刺激的迹象，随后出现呼吸困难和喘气。在 14 天的观察期内，存活在低浓度和中等浓度下的动物体重减轻。对存活小鼠的大体检查显示，在中浓度和高浓度下，肝脏轻度充血。三只暴露于 4500×10^{-6} 的小鼠死亡，九只暴露于 5720×10^{-6} 的小鼠死亡，但暴露于 3600×10^{-6} 的小鼠均无死亡。LC_{50} 为 4837×10^{-6}[95%置信区间 = $（4409\sim5305）\times10^{-6}$]。

用 $(1190\sim4860)\times10^{-6}$ 氨气浓度测定雄性白化 ICR 小鼠（12/组）的 1h LC_{50} 值（Karpeggain 等，1982）。动物暴露于氨气后，连续观察 14 天。为了进行比较，对照组仅暴露在空气中。实验开始后立即记录 $5\sim10$min 的持续临床症状，包括兴奋/逃离行为、剧烈的尾巴旋转、眨眼和抓挠（眼睛和鼻子刺激）与呼吸困难。随着刺激症状的减少，动物的活动能力降低，并注意到其他毒性迹象，包括颤抖、共济失调、阵挛性惊厥、吐泡沫、昏迷、强直伸肌痉挛和死亡。在较高浓度下，几乎所有的死亡（90%）发生在暴露的最初 $15\sim20$min，在较低浓度下最迟在 45min 时发生。另外的死亡发生在暴露后的前 3 天。所有死亡都发生在浓度≥3950×10^{-6} 时（死亡率为 25%～100%）。4860×10^{-6} 时死亡率为 22/24，4490×10^{-6} 时死亡率为 8/12，4220×10^{-6} 时死亡率为 5/12，3950×10^{-6} 时死亡率为 3/12，3440×10^{-6}、2130×10^{-6}、1340×10^{-6} 和 1190×10^{-6} 时的死亡率为 0/12。氨气的 1h LC_{50} 为 4230×10^{-6}。在 14 天的观察期内观察到的其他影响包括嗜睡、呼吸困难、体重减轻和驼背。暴露期间死亡的小鼠出现的病理损害包括急性血管充血、肺泡内出血、肺泡间隔连续性中断，以及肝窦和血管的急性充血。在存活了 14 天的小鼠中，病理损害包括轻度至中度肺炎（严重程度与剂量相关）、肺局灶性肺不张（4860×10^{-6}）和退行性的肝损害[严重程度与剂量相关，$(3440\sim4860)\times10^{-6}$]。作者没有讨论暴露在低于 3440×10^{-6} 浓度下的动物的特殊反应。

这些数据汇总在下面的表格中。

种类	1h LC_{50}/10^{-6}	最低致死浓度/10^{-6}	最高非致死浓度/10^{-6}
大鼠	7340	7820	6210
小鼠	4840	4500	3600
小鼠	4230	3950	3440

在每一项研究中，最高非致死水平都不是大大低于 LC_{50} 值，当然也不是以 3 倍的系数降低。对于导致肺水肿的感觉刺激物，小鼠和大鼠的敏感性与人类没有太大区别。因此，如果使用比先前给出的 3 倍的系数（Rusch 等，2009），人体致死率的阈值可能是 1150×10^{-6}，这非常

接近 1h AEGL-3，尽管 AEGL 数是使用截然不同的逻辑推导出来的。

值得注意的是，建模人员（Pedersen 和 Selig, 1989）得出的结论是，氨气浓度为 1200×10^{-6}（似乎是致死阈值）与暴露 1h 的人体数据，和暴露 1h 的动物数据一致。因此，根据人体毒性研究、动物研究外推和模型研究，表 13.6 中给出的总剂量-反应数据似乎对人体暴露于氨气的情况是适用的。

表 13.6　健康的人暴露至少 5min 的浓度等级、相关症状和毒性作用

	浓度/10^{-6}	反应	数据出处
嗅觉	5	气味阈值	Mac
刺激——眼睛和鼻子	25	非常轻微的眼和鼻刺激——30min	Sund
		轻微胸部刺激，有咳嗽冲动，恶心——180min	Sund
	30	刺激阈值——10min	Sund
	32	没有刺激——5min	Mac
	40	头疼、恶心、食欲不振——慢性	Naka[1]
刺激——喉咙和胸部	50	轻微眼和鼻刺激——10min	Mac
		轻微喉咙和胸部刺激——30min	Ver
		中度喉咙和胸部刺激——60min	Ver
		轻微咳嗽冲动——120min	Ver
	72	轻微眼、鼻和喉咙刺激——5min	IBT
	80	强烈眼、鼻刺激——30min	Ver
		轻微咳嗽冲动——30min	Ver
		中度喉咙和胸部刺激——30min	Ver
		强烈喉咙和胸部刺激——120min	Ver
		强烈咳嗽冲动——120min	Ver
		中度不适——120min	Ver
	110	强烈眼、鼻、喉咙和胸部刺激——30min	Ver
		轻微咳嗽冲动——30min	Ver
		中度咳嗽冲动——60min	Ver
		强烈咳嗽冲动——120min	Ver
		中度不适——30min	Ver
	134	中度眼、鼻、喉咙和胸部刺激——5min	IBT
		轻微胸部刺激——5min	IBT
		中度流泪——5min	IBT
难以忍受	140	难以忍受的眼、鼻、喉咙和胸部刺激——30min	Ver
		轻微咳嗽冲动——30min	Ver
		强烈咳嗽冲动——120min	Ver

浓度/10^{-6}	反应	数据出处
	全身不适——60min	Ver
170	几分钟就难以忍受	Weat
200	视力受影响，但不严重受损——3min	Wall
400	视力没有严重受损——1min	Wall
500	过度换气，流泪（口罩）——30min	Silv
	嘴巴和鼻子感知减退，难以忍受	Silv
600	30s 内流泪	Wall
700	立即流泪；几分钟后丧失能力	Wall
1000	立即流泪，咳嗽，难以忍受；恐慌，	Wall
	几分钟内皮肤感受到刺激	Wall
	咳嗽	Silv
1500	立即流泪	Wall
1700	抽搐咳嗽	

过度换气/丧失能力（对应 500 行区域）
皮肤刺激（对应 1000 行区域）
接近致死（对应 1500 行区域）

① 没有原始参考文献。

13.6 基于动物和人体暴露的结论

对于人体暴露，表 13.6 中按暴露浓度列出了所有症状和毒性终点。

表 13.7 给出了普通人群和工人症状的简略比较。工人数据来自 Henderson 和 Haggard（1943），其中包括源自 Lehmann（1886）的数据。一些数据似乎对于长期适应的工人是有效的。在较低的水平下，与未受感染的志愿者所报告的效应相比，有适应能力的工人的特定效应浓度要高 10 倍。在较高的浓度下，终点（例如致死率）没有得到很好的记录，而且工人报告的刺激反应仅比普通公众高两倍。

表 13.7　氨气工人和公众暴露于 30min 的氨气引起同一反应时对应的氨气浓度比较

反应	浓度/10^{-6}	
	工人	公众
察觉气味	50	5
喉咙刺激	400	20
眼睛刺激	700	25
咳嗽	1700	500
30min 内有危险（肺水肿）	4500	2000
快速致命（抽搐）	10000	5000

对于遭受更严重毒性影响的患者，5 份报告将其暴露分为轻度、中度和重度（Caplin, 1941; O'Kane, 1973; Montague 和 McNeill 1980; Arwood 等，1985; Leung 和 Loo, 1992）。以上五份报告对这三个类别的描述相似（Montague 报告的患者仅被分为轻度和中度两类）。表 13.8 给出了这三种暴露水平的综合影响总结。

表 13.8　氨气对公众的毒性作用

暴露程度	毒性作用
轻度	结膜和上呼吸道肿胀；眼睑肿胀；皮肤烧伤；吞咽疼痛；声音嘶哑；X 光片清晰；无呼吸窘迫、咳嗽或休克；几小时后出院
中度	轻微的症状或体征；眼睛酸痛；持续的流泪和眼睑肿胀；痰有血迹；无呕吐；吞咽困难；口腔剥蚀；喘息；咳痰；呼吸窘迫；可能需要气管插管；支气管痉挛；非特异性 X 射线改变；中度呼吸困难，随后出现支气管肺炎；支气管和细支气管的扩张；在 3～4 天内 25%致命；幸存者在 6～8 天内出院
重度	丧失能力；严重呼吸窘迫；轻微紫绀；恶心；肺水肿；大量的鼻涕；干呕/抽搐；喘息；持续性声音嘶哑和咳痰；严重呼吸困难并伴有泡沫痰；眼睛、嘴唇、舌头发炎；咽部水肿；实质性肺炎；休克；2 天内死亡率约 67%；幸存者在 9～10 天内出院

暴露程度	暴露浓度[①]
轻度	>500×10⁻⁶，基于过度流泪、皮肤刺激和烧伤、换气过度，但没有咳嗽
中度	>1000×10⁻⁶，基于肺水肿、咳嗽、过度换气和支气管痉挛
重度	>1000×10⁻⁶，基于泡沫痰、丧失能力、实质性肺炎

① 比较表 13.5 和表 13.7，与三个类别相匹配的暴露浓度。

利用这些浓度效应水平，将动物数据与这些结果进行比较，以确定这两组数据是否一致。在审查动物研究时，许多研究基于这个理论被否定。Hilado 等人（1977）和 Boyd 等人（1944）的研究是基于静态暴露而不是动态暴露进行的。在静态暴露中，起始浓度会随时间而降低，因此平均暴露浓度未知。由于暴露期间的平均浓度远低于起始浓度，该方法通常报告了更高的研究值。因此，基于静态暴露的 LC₅₀ 可能远远高于基于动态分析测定浓度的 LC₅₀。此外，Appelman 等人（1982）的研究也被否定，因为腔室负荷（动物总重量）对于腔室尺寸来说过高。根据良好的实验室操作规程和吸入毒理学标准操作规程，动物负荷不应超过试验箱容积的 5%。这样可以最大限度地减少测试材料沉积在动物皮毛、笼子和室壁上所造成的影响。由于雌性总是被装载到远离密闭室入口的地方，因此两性致死率数据存在很大差异。与负荷低于 5%水平的研究相比，高负荷的研究在更高浓度下会产生特殊效应。根据其他动物吸入研究，表 13.9 给出了所研究浓度的毒性效应。

从 Coon 等人的数据中可以很清楚地看出（1970），大鼠和小鼠对氨气的敏感性比豚鼠、兔子、狗和猴子高得多。根据致死率研究，很明显，小鼠的敏感性大约是大鼠的两倍，但水平值差异并不明显。在表 13.10 中，比较了大鼠和小鼠的致死数据。

表 13.9 动物暴露于氨气的毒性效应

品种与浓度/10⁻⁶	时长/min	刺激	轻度	中度	重度	NOAEL	非致死	致死	LC₅₀	数据出处
大鼠										
2000	240							2000		Carpenter 等（1949）
1000	960							1000		Weedon 等（1940）
变化	>1440		377	654			377	654		Coon 等（1970）
变化	>480		1107		223		1107			Coon 等（1970）
660	>1440				660			660		Coon 等（1970）
60	>1440					60				Coon 等（1970）
雄性	变化	240		6210	7820		6210	7820	7338	MacEwen 和 Vernot（1972）
雄性	变化	60			9870			9870	9830	Appelman 等（1982）
	变化	480~570	800~1070	820~1430	4000		2000（2h）	4000（2h）	10930（4h）	Kimmerle（1974）
	500	>1440	500				500			Richard 等（1978a）
	变化	1440	1157			1157	1157			Schaerdel 等（1983）
	变化	>1440	714			165	714			Schaerdel 等（1983）
	变化	60	300			100	300			Tepper 等（1985）
豚鼠										
	变化	480+	200			140	220	680		Coon 等（1970）
	1000	960								Weedon 等（1940）
	变化	10			6100		6100	7060		Silver 和 McGrath（1948）
	变化	60					3600	4550	4837（1h）	MacKwen 等（1970）
	变化	120			3420			3420	4760（2h）	Kimmerle（1974）

品种与浓度/10^{-6}	时长/min	刺激	轻度	中度	重度	NOAEL	非致死	致死	LC_{50}	数据出处
	变化	60					1190	3950	4230（1h）	Karpeghian 等（1982）
	变化	60					2130	4860		
	变化	60					3440	4220		
兔子	变化	360	257	711		78	711			Zissu（1995）
100	变化	480+	680			220	680			Coon 等（1970）
3000	50/100	180				100	100			Mayan 和 Merilan（1972）
狗	变化	180	1000	300	5000	6000+	3000	5000		Richard 等（1978b）
	变化	480+	680			220	680			Coon 等（1970）
猴子	变化	480+	680			220	680			Coon 等（1970）

Inhalation Toxicology (3rd ed)
吸入毒理学（原著第三版）

表 13.10　大鼠和小鼠的致死数据

种类	LC$_{50}$/10^{-6}	最低致死浓度/10^{-6}	最高非致死浓度/10^{-6}	数据出处
大鼠	7340（1h）	7820	6210	MacEwen 和 Vernot（1972）
大鼠	10930（2h）			Kimmerle（1974）
小鼠	4840（1h）	4500	3600	MacEwen 和 Vernot（1972）
小鼠	4230（1h）	3950	3440	Kapeghian 等（1982）
小鼠	4760（2h）		3420	Kimmerle（1974）

对于大鼠和小鼠，暴露 1h 和 2h 的 LC$_{50}$ 值均无显著差异。大多数死亡发生在暴露期间，这表明可能存在一个基于浓度和时间乘积（$c \times t$）的致死阈值。根据 MacEwen 的 1h 研究，使用最高非致死水平，大鼠的 $c \times t$ 积为 372600×10^{-6}min，小鼠的 $c \times t$ 积为 216000×10^{-6}min。这些数值略低于致死率的阈值。由于老鼠是最敏感的物种，未患病的人体阈值可能为此水平的 1/3。对于 30min 的暴露，小鼠的致死浓度为 7200×10^{-6}，除以系数 3 后，人的致死性阈值为 2400×10^{-6}。类似的水平，2484×10^{-6}，是用大鼠的水平除以次敏感物种的系数 5 得出的。

根据动物研究推断，对于 30min 的暴露，人体致死阈值为（2400～2500）×10^{-6}，与普通公众 2000×10^{-6} 的危险水平相当。暴露于更高浓度下会引起气管和支气管脱皮，导致快速死亡。因此，轻度、中度和重度暴露的建议浓度范围似乎适用于持续至少 30min 的暴露。这些范围如下：

轻度暴露	阈值＞500×10^{-6}，基于过度流泪、皮肤刺激和烧伤，但没有咳嗽
中度暴露	阈值＞1000×10^{-6}，基于肺水肿、咳嗽、过度换气和支气管痉挛
重度暴露	阈值＞1000×10^{-6}，基于泡沫痰、丧失能力、实质性肺炎

超过临界值的浓度范围在普通公众中存在生物学差异。肺功能受损的个体，例如哮喘患者，可能在较低浓度下就会表现出症状。

利用这些数值，可以估计那些由于症状和不适而向医生或医院报告的受试者的暴露水平。例如，通过 2002 年列车脱轨事件的总结，可以利用以下一种或多种严重症状来估算 12 个人的暴露量，如下所示：

1	过度流泪、皮肤损伤——轻度	＞500×10^{-6}
2	支气管痉挛——中度	＞1000×10^{-6}
3	咳嗽——中度	＞1000×10^{-6}
4	咳嗽——中度	＞1000×10^{-6}
5	过度流泪——轻度	＞500×10^{-6}
6	流泪和呼吸困难——轻度	＞500×10^{-6}
7	咳嗽——中度	＞1000×10^{-6}
8	流泪和呼吸困难——轻度	＞500×10^{-6}
9	咳嗽——中度	＞1000×10^{-6}
10	咳嗽——轻度（哮喘）	＞500×10^{-6}
11	咳嗽——轻度（哮喘）	＞500×10^{-6}
12	咳嗽——轻度（哮喘）	＞500×10^{-6}

总结的关于暴露浓度和相关临床症状的量表，可用于估算氨气意外泄漏受害者的暴露浓度。它可以作为一个重要的工具，用于急救人员、医院和诊所急诊室人员以及受害者本身。该量表未考虑那些可能对氨气过敏或对氨的影响有抵抗力的人。这些数据对于确定氨气灾难性泄漏后的内部浓度特别有用。

13.7 环境注意事项

本章中描述的氨气泄漏的环境因素是根据作者曾经从事或正在从事的实际事件得出的。关于这些事件的环境问题以及与这些泄漏相关的损害，作为氨气影响环境的实际例子。

13.7.1 北达科他州米诺特市的氨气泄露事件

2002 年 1 月 18 日凌晨 1 点 37 分左右，一列加拿大太平洋铁路货运列车在北达科他州米诺特市城西约 1km 处，112 节车厢中的 31 节发生脱轨（图 13.1）。五辆装有 30000Ga（113550L）无水氨的油罐车突然破裂，一股蒸气覆盖了脱轨地点和周围地区。

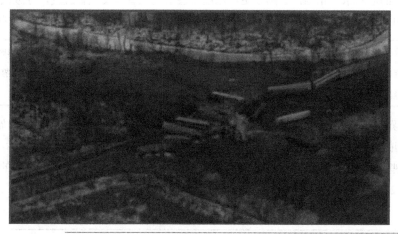

图 13.1 北达科他州米诺特脱轨现场

当储罐破裂时，部分储罐碎片被推到距铁轨 1200ft（约 366m）的地方。5 辆车释放了约 146700Gal（555260L）的无水氨，几乎立即形成了水解氨云。氨气是在高压下液化的，由于压力和温度都很高，氨突然释放并以蒸气和极少液滴的混合物状态悬浮在空气中。液滴不会掉落到地面，而是迅速蒸发，使空气冷却，从而形成空气和氨蒸气的冷凝物。混合物最初的密度比空气大。因此，烟云上升了约 300 英尺，并逐渐向事故现场的下风向扩展了 5 英里，覆盖了约 11600 人（NTSB，2004）。在接下来的 5 天里，另外 6 辆无水氨罐车释放了 7.4 万加仑无水氨。约有 11600 人居住在受蒸气流影响的区域。一名居民受重伤，离脱轨地点最近的 60~65 名居民获救。事故造成 11 人重伤，包括 2 名机组人员在内的 322 人轻伤。损失超过 200 万美元，用于环境修复的费用超过 800 万美元。

在事件发生的早期，911 接线员就告诉居民待在家里并关上窗户。由于氨气云会对靠近脱轨点的 Tierracita Vallejo 社区和 Minot（米诺特）市的居民造成危险，应急人员决定不疏散居民。

这种应急措施被称为"就地避难"。与疏散不同之处在于，就地避难的人采取预防措施，比如通过湿布呼吸。但要留在热区。接下来，应急响应人员发布了其他措施，并通过媒体和拉响室外警报系统来通知公众。

这次事故导致列车长和工程师受到轻伤。脱轨后，他们都被送往当地医院。列车长在事故发生 3 小时后入院 1 天，因胸闷、呼吸急促、眼睛发炎和焦虑症接受治疗。工程师因呼吸困难接受治疗，并于当天出院。在 122 名事故救援的消防员中，有 7 人受了轻伤，包括头痛、喉咙痛、眼睛刺激和/或胸痛。另有 11 名警员在事故现场周围封锁和指挥交通时受轻伤。这些伤害包括眼睛刺激、胸部不适、呼吸窘迫和/或头痛。

一名居民试图乘坐卡车逃离，但驾驶员（由于厚重的氨气云和/或眼睛受到严重刺激而看不清楚）撞上了 Tierracita Vallejo 附近的一所房屋。这名 38 岁的男性受了致命伤。

沃德县验尸官确定死因是长时间暴露于无水氨气中。Tierracita Vallejo 街区的三名居民因此次事故而受了重伤，被送进医院。他们的症状包括面部和脚部化学灼伤、呼吸衰竭以及眼睛和鼻子出现红斑。

由于氨气云在米诺特市部分地区的移动，另外 8 名居民受重伤，症状为呼吸短促、呼吸困难和/或眼睛灼伤，这些伤害确定是由先前存在的健康问题（如哮喘和心脏病）引起的。

事故共造成 301 人受轻伤。其中，11 人在医院住院不到 48 小时，其余 290 人在当地医院或临时分诊中心接受治疗并出院。在事故发生后的最初几个小时里，Tierracita Vallejo 的居民实际上被困在家中。由于无水氨的性质，对于离轨道很近的人来说，待在家中实际上是最好的选择。

脱轨使 Tierracita Vallejo 附近的两所房屋遭到破坏。GATX 47982 型油罐车（22 号车）的一节被推到脱轨点以东大约 0.25 英里（400m）处，撞上了一间两个人正在睡觉的房屋。第二栋受损的房子是被卡车撞倒的，当时有居民正试图离开该地区。

汽车泄漏的液体和随之而来的蒸气云导致土壤、水/冰和地下水污染，也有野生动物死亡的报告，包括五头鹿。大量的氨侵入土壤中，形成一个气味来源，持续向附近地区排放气体。因此，环境清理还包括土壤钻孔以引导开挖。几乎 10 万吨氨含量大于 500mg/kg 的土壤被清除和处理。此外，苏里斯河的 25000 平方英尺冰也被清除。在轨道南部和北部地势较低的区域安装了地下水收集池以及地下水抽取系统。还实施了一项现场地下水监测方案。

作为此事件的后续，研究小组发表了两个值得在此简要介绍的研究。

第一个是 Tarkington 等人（2009）关于就地避难有效性的研究，第二个是环境条件下氨气气味阈值的研究（Cawthon 等，2009）。脱轨或其他事故导致氨气灾难性泄漏后，向暴露于无水氨的社区成员提出了就地避难的建议并采用。这类事件已造成暴露人员死亡和重伤；但是，同一地区的其他人员没有受伤，在许多情况下，由于有适当的庇护所而没有受到伤害。Tarkington 等人（2009）的研究旨在模拟带淋浴功能的典型浴室进行就地掩蔽。还利用放置在典型家用浴室的室内心肺复苏人体模型评估了湿布呼吸的有效性。将浓度为 300×10^{-6} 或 1000×10^{-6} 的氨气添加到试验箱中，直到浓度达到峰值并稳定，然后打开淋浴并连续监测氨气浓度。在人体模型研究中，使用湿布可以减少 30%～95% 左右的氨气暴露。打开淋浴器可更有效地降低氨气含量。27min 后，室内氨气浓度降低到初始浓度的 2%。研究结果表明，适当的避难所可以显著减少氨气的暴露，这与米诺特事件的观测结果相符。

Cawthon 等人（2009）收集了 6539 个 0～1×10⁻⁶ 之间的氨气资料，报告仅在 208 个样品（3.2%）中检测到气味。在 1.1×10⁻⁶～1.5×10⁻⁶ 之间的 65 个读数中，51 个样品（78.5%）中检测到气味。这些数据与浓度范围为（1.1～1.5）×10⁻⁶ 的氨气气味阈值一致。此外，对氨气文献的回顾表明，氨气气味阈值明显低于产生眼睛、鼻子或喉咙刺激的水平。

13.7.2　管道氨气泄露

2010 年 1 月 12 日晚，一条无水氨（NH_3）管道破裂，在俄克拉荷马州斯凯迪附近释放出 NH_3 蒸气（图 13.2）。6 英寸（15cm）的管道位于土壤下方约 8ft（约 2.4m）处，释放前压力约为 400psi（约 2.76MPa）。由于离破裂地点相对较近，当地应急人员疏散了附近九处社区的居民。事发时，记录的风速为 4～9 英里/时（约 6.4～14.5km/h），东南风。在社区和工人工作位置进行空气监测，以确定环境空气中 NH_3 的分布范围。在整个社区和事故现场中，采用固定位置空气监测器、手持空气监测器和 NH_3 移动实时监测装置。

在工作区域，氨气的实时平均测量值为（6～20）×10⁻⁶，峰值水平为 289×10⁻⁶，而社区中大体上的氨气水平无法检测。

但是对于可以监测的区域，检测水平的平均值为（4～6）×10⁻⁶，峰值为 40×10⁻⁶。社区中固定监测器的分析采样结果大体上也是无法检测的（＜0.38×10⁻⁶）。

只有两个样品的氨气浓度为 0.57×10⁻⁶。

NH_3 蒸气和液体的释放导致泄漏源附近的土壤受到影响。对附近土壤进行取样，确认表土上部两英尺处存在 NH_3，因而需要进行挖掘。土壤也成为蒸气的持续来源。

工程控制系统有效地使用了多台高速风机，使来自泄漏源或受影响土壤的 NH_3 蒸气远离附近的工人。在为工人配备适当的呼吸保护装置的同时，还使用风扇将 NH_3 的含量降低到低于 300×10⁻⁶ 的水平。

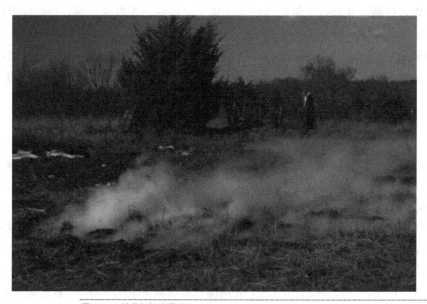

图 13.2　管道氨气泄漏现场

13.7.3　杰克兔项目氨气释放

杰克兔项目旨在增进人们对快速、大规模泄漏加压液化有毒吸入危险气体（包括氨气）的了解，由美国国土安全部运输安全管理局赞助。在 2010 年 4 月和 5 月进行的 10 项成功试验中，该项目涉及 1t 和 2t 量的氯和无水氨的室外释放试验。该研究的目的是表征氨蒸气/气溶胶云的运动、行为和理化特性，以及将这些特性与已知的观察结果进行比较，并对大规模释放进行测试。检测仪器部署在 500m 的范围内，某些点检测仪器可在多个高度（包括 1m、3m 和 6m）记录数据（Fox 和 Storwald, 2011）。

Fox 和 Storwald（2011）对这项研究的详细结论和观察结果进行了记录，并进行了简短总结。当氨从加压的储罐中释放时，由于气体的冷却，氨被迫通过安全壳的开口，因此氨气表现出致密的气体行为。这个过程被称为焦耳-汤姆森效应，它使氨气的密度比周围的环境空气大很多。因此，氨气倾向于在地面附近积聚并聚集在低洼地区。氨气产生了滚滚的氨气云，在逸出气体的推动力下从储罐向各个方向推进 ［图 13.3（a）］。

氨气云由环境空气中存在的湿气与冰冷的无水氨接触而产生的冷凝水-蒸气组成。虽然氨气本身是不可见的，但在这种情况下，冷凝水-蒸气会起一定的作用，根据实地考察，通常作为指示标很好地指示云的位置和行为。

在较低的风速下，氨气云迅速包围了储罐，并扩大到直径 50m 的凹陷洼地的边界之外。氨气云高度达到约 5m，并且径向扩散直径超过 100m，氨气云在释放结束后垂直下沉，这与预期的致密气体一致。

低风速（约<1.5m/s）下，氨最初表现出浓密的气体行为，而在较高风速（约>3.5m/s）下，风显然对氨的消散和吸收方式具有直接而显著的影响。经过一段时间后，氨气变得具有中性浮力，很容易顺风携带。Jack Rabbit 项目的研究结果也与 Bouet 等人的观察结果一致（2005）。他们报告说氨气云的行为类似于重气体，并且没有观察到云的上升。接近释放点附近的温度可能降至-70℃，这会造成皮肤冻伤危险。作者还报告说，距离排放点几米远的固体障碍物（墙壁或地面）对顺风测量的浓度值有相当大的影响，这与观察结果一致。模型结果与像氨气这样的稠密气体的实际排放量不一致。

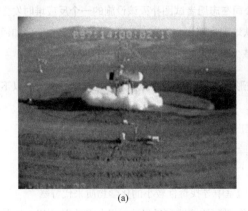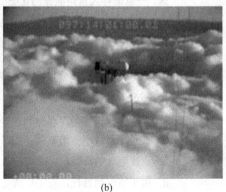

(a)　　　　　　　　　　　　　　　(b)

图 13.3　氨气释放 2s（a）和 1min（b）的场景
转载自 Fox, S., Storwald, D. Jack Rabbit 项目：现场试验，CASC 11-006，国土安全部，华盛顿特区，2011 年 7 月。已获得许可

1. 为了在吸入毒性研究中减少动物的使用，一种建议是仅利用该物种的一种性别——通常是雌性，因为它们被认为比雄性更敏感。而在急性吸入研究中，氨气是一种雌性比雄性更具抵抗力的化学物质。对于欲研究的缺少其他急性吸入数据的化学物质，简要讨论以下选项的优点：

a. 将氨气视为异常现象，仅使用雌性

b. 对含有三个雄性和三个雌性的组进行初步暴露，以排除或确定敏感性差异

c. 在所有暴露中使用两性进行研究

d. 通过肺部滴注进行测试以消除性别差异

答：如果动物数量很关键，则选项 b 最好。选项 a 可能不合理，而选项 d 不能排除性别差异。

2. 一些化学物质，例如硫酸和氯硅烷，在接触水后会立即吸水。由于水会改变分析物，这使得在相对湿度较高的水平上测量空气中的浓度水平是非常困难的。对于氨气，以下哪项是最佳程序？

a. 减慢通过反应室的流速，使其与水的反应完成

b. 继续进行，假设氢氧化铵的毒性与氨一样

c. 降低暴露室中的湿度以消除水的影响

d. 捕集所有氨和氢氧化铵，转化为单一分析物，并将测得的浓度报告为总氨

e. 使空气样品通过溶剂鼓泡以捕集氢氧化铵

答：当不知道动物在充满氨气的实验室内会如何反应时，选项 d 是最佳方法。

3. 氨气比空气重。讨论如何帮助和/或伤害报告环境泄漏的第一响应者。

4. 在米诺特火车脱轨事故中，涉及了 7 节车厢的氨，唯一一名死者惊慌失措，欲乘车逃跑。为什么现场的人能在这种浓度达到 $4000 \times 10^{-6} \sim 6000 \times 10^{-6}$ 的环境中幸存下来？如果发生类似的泄漏，您会如何将此事与您的同事或邻居联系起来？

5. 在大多数情况下，盐形式的化学品比蒸气形式的化学品更安全。然而，2013 年夏天，一家储存大量硝酸铵的化肥公司在志愿者试图扑灭该设施的一个反应堆时发生爆炸，得克萨斯州的韦斯特镇几乎从地图上消失。作为一名毒理学工作者，您将如何阐述化学品的危险，以防止或尽量减少火灾或其他危险的发生？

6. 氨气有很好的预警性质，某些形式的氨会引起失去意识的受试者的反应。以下哪项是处理氨气的最佳程序？

a. 重视氨气的毒性，并为所有员工提供足够的防护设备

b. 在封闭系统中使用氨气，应消除或尽量减少氨气的潜在暴露量

c. 重视氨气的毒性，并向所有员工提供一份氨的 MSDS 副本

d. 由于氨气的毒性，在工厂或实验室中寻找毒性较小的化学物质来代替氨

e. 重视氨气的毒性，并充分披露氨泄漏的性质和后果，以及如何有效利用可用的防护设备

答：所有选项都是好的程序，但是选项 e 是最佳处理程序。

参考文献

ACGIH. 2013. Ammonia. Documentation of the TLVs and BEIs with other worldwide occupational exposure values. Cincinnati, OH: American Conference of Governmental Industrial Hygienists.

AIHA (American Industrial Hygiene Association). 2014. Emergency response planning guidelines for ammonia. Fairfax, VA: AIHA Emergency Response Planning Committee.

Amoore, J.E. and Hautala, E. 1983. Odor as an aid to chemical safety: Odor thresholds compared with threshold limit values and volatilities for 214 industrial chemicals in air and water dilution. *J. Appl. Toxicol.* 3(6): 272–290.

Appelman, L.M., ten Berg, W.F., and Reuzel, P.G.J. 1982. Acute inhalation toxicity of ammonia in rats with variable exposure periods. *Am. Ind. Hyg. Assoc. J.* 43(9): 662–665.

Arwood, R., Hammond, J., and Ward, G.G. 1985. Ammonia inhalation. *J. Trauma* 25(5): 444–447.

ATSDR (Agency for Toxic Substances and Disease Registry). 2004. *Toxicological Profile for Ammonia (Update).* Atlanta, GA: Agency for Toxic Substances and Disease Registry.

Barrow, C.S., Alarie, Y., and Stock, M.F. 1978. Sensory irritation and incapacitation evoked by thermal decomposition products of polymers and comparisons with known sensory irritants. *Arch. Environ. Health* 33: 79–88.

Bouet, R., Duplantier, S., and Salvi, O. 2005, July. Ammonia large scale atmospheric dispersion experiments in industrial configurations. *J. Loss Prev. Process Ind.* 18(4–6): 512–519.

Boyd, E.M., MacLachlan, M.L., and Perry, W.F. 1944. Experimental ammonia gas poisoning in rabbits and cats. *J. Ind. Hyg. Toxicol.* 26: 29–34.

Buckley, L.A., Jiang, X.Z., James, R.A., Morgan, K.T., and Barrow, C.S. 1984. Respiratory tract lesions induced by sensory irritants at the median respiratory rate decrease concentration. *Toxicol. Appl. Pharmacol.* 74: 417–429.

CalEPA. 1999. Acute toxicity summary: Ammonia. In *Air Toxics Hot Spots Program. Risk Assessment Guidelines. Part 1. Determination of Acute Reference Exposure Levels for Airborne Toxicants.* CALEPA, pp. C13–C22. Sacramento, CA: Office of Environmental Health Hazard Assessment, California Environmental Protection Agency.

Caplin, M. 1941. Ammonia-gas poisoning—Forty-seven cases in a London shelter. *Lancet* 2: 95–96 (cited in NIOSH, 1974).

Carpenter, C.P., Smyth, H.F., and Pozzani, U.C. 1949. The assay of acute vapor toxicity and the grading and interpretation of results on 96 chemical compounds. *J. Ind. Hyg. Toxicol.* 31: 343–346.

Carpenter, C.P., Smyth, H.F., and Shaffer, C.B. 1948. The acute toxicity of ethylene imine to small animals. *J. Ind. Hyg. Toxicol.* 30(1): 2–6.

Cawthon, D., Hamlin, D., Steward, A., Davis, C., Cavender, F., and Goad, P. 2009, June. Field studies on the ammonia odor threshold based on ambient air-sampling following accidental releases. *Toxicol. Environ. Chem.* 91(4): 597–604.

Chemical Industry Association. 1974. Code of Practice for Large Scale Storage of Fully Refrigerated Ammonia in the United Kingdom.

Cole, T.J., Cotes, J.E., Johnson, G.R., et al. 1977. Ventilation, cardiac frequency and pattern of breathing during exercise in men exposed to *o*-chlorobenzylidene malononitrile (CS) and ammonia gas in low concentrations. *Q. J. Exp. Physiol. Cogn. Med. Sci.* 62: 341–351.

Coon, R.A., Jones, R.A., Jenkins, L.J. Jr., et al. 1970. Animal inhalation studies on ammonia, ethylene, glycol, formaldehyde, dimethylamine and ethanol. *Toxicol. Appl. Pharmacol.* 16: 646–655.

Dodd, K.T. and Gross, D.R. 1980. Ammonia inhalation toxicity in cats: A study of acute and chronic respiratory dysfunction. *Arch. Environ. Health* 35: 6–14.

Erskine, R.J., Murphy, P.J., Langston, J.A., and Smith, G. 1993. Effect of age on the sensitivity of upper airways reflexes. *Br. J. Anaesth.* 70: 574–575.

Ferguson, W.S., Koch, W.C., Webster, L.B., and Gould, J.R. 1977. Human physiological response and adaption to ammonia. *J. Occup. Med.* 19: 319–326.

Fieldner, A.C., Katz, S.H., and Kinney, S.P. 1921. Ammonia and Table 9—Poison doses of industrial gases and vapors in air. In *Gas Masks for Gases Met in Fighting Fire* (Technical Paper; 248), A.C. Fieldner, S.H. Katz, and S.P. Kinney (eds.), pp. 13–14 and Table 9. Washington, DC: Bureau of Mines, U.S. Department of the Interior.

Fieldner, A.C., Sayers, R.R., Yant, W.P., Katz, S.H., Shohan, J.B., and Leith, R.D. 1931. *Bureau of Mines Monograph 4. Warning Agents for Fuel Gases.* New York: US Bureau of Mines and the American Gas Association.

Flury, K.E., Dines, D.E., Rodarte, J.R., and Rodgers, R. 1983. Airway obstruction due to inhalation of ammonia. *Mayo Clin. Proc.* 58: 389–393.

Fox, S. and Storwald, D. 2011, July. Project jack rabbit: Field tests, CASC 11-006. Washington, DC: Department of Homeland Security.

Fthenakis, V.M. 2004. *Derailment and Ammonia Release at Minot, SD: Source Characterization and Atmospheric Dispersion.* Upton, NY: EnviroConsultants Inc.

Hatton, D.V., Leach, C.S., Beaudet, A.L. et al. 1979. Collagen breakdown and ammonia inhalation. *Arch. Environ. Health* 34: 83–87.

Henderson, Y. and Haggard, H.W. 1927. Ammonia gas. In *Noxious Gases and the Principles of Respiration Influencing their Action*, Y. Henderson and H.W. Haggard (eds.), pp. 125–126. New York: Chemical Catalog Company, Inc.

Henderson, Y. and Haggard, H.W. 1943a. Special characteristics of various irritant gases. In *Noxious Gases and the Principles of Respiration Influencing Their Action*, 2nd revised edn., Y. Henderson, and H.W. Haggard (eds.), pp. 124–141. New York: Reinhold, 1943.

Hilado, C.J., Casey, C.J., and Furst, A. 1977. Effect of ammonia on swiss albino mice. *J. Combust. Toxicol.* 4: 385–388.

Hoeffler, H.B., Schweppe, H.I., and Greenberg, S.D. 1982. Bronchiectasis following pulmonary ammonia burn. *Arch. Pathol. Lab. Med.* 106: 686–687.

Holness, D.L., Purdham, J.T., and Nethercott, J.R. 1989. Acute and chronic respiratory effects of occupational exposure to ammonia. *Am. Ind. Hyg. Assoc. J.* 50: 646–650.

HSDB (Hazardous Substance Data Bank). Ammonia [online]. Available at: http://toxnet.nlm. nih.gov/ (accessed April 17, 2012).

Industrial Bio-Test Laboratories, Inc. 1973, March 23. Irritation threshold evaluation study with ammonia, IBT 663-03161. Report to International Institute of Ammonia Refrigeration by Industrial Bio-Test Laboratories, Inc., Northbrook, IL.

Johanson, G., Alexandrie, A., Jarnberg, J., and Lieivuori, J. 2006. Nordic expert group: Evaluation of health risks of ammonia. Karolinska Institute, Stockholm, Sweden. *Toxicol. Sci.* 90: 332.

Kapeghian, J.C., Mincer, H.H., Hones, A.B., et al. 1982. Acute inhalation toxicity of ammonia in mice. *Bull Environ. Contam. Toxicol.* 29: 371–378.

Kass, I., Zame, N., Bobry, C.A., and Holzer, M. 1972. Bronchiectasis following ammonia burns of the respiratory tract. *Chest* 62: 282–285.

Kimmerle, G. 1974. Aspects and methodology for the evaluation of toxicological parameters during fire exposures. *JFF/Combust. Toxicol.* 1: 4–50.

Leduc, D., Gris, P., Lheureux, P., et al. 1992. Acute and long term respiratory damage following inhalation of ammonia. *Thorax* 47: 755–757.

Lehman, K.B. 1886. Experimentelle Studien Uber Den Einfluss Technish Und Hygienisch Wichtiger Gase Und Dampfe Auf Den Organismus (Teil I and II–Amoniak Und Saltrauregas). *Arch. Hyg.* 5: 1–126.

Leonardos, G., Kendall, D.A., and Barnard, N.J. 1969. Odor threshold determinations of 53 odorant chemicals. *APCA J.* 19(2): 91–95.

Leung, C.M. and Loo, C.L. 1992. Mass ammonia inhalational burns—Experience in the management of 12 patients. *Ann. Acad. Med.* 21: 624–629.

Levy, D.M., Bivertie, M.B., and Henderson, J.W. 1964. Ammonia burns of the face and respiratory tract. *J. Am. Med. Assoc.* 190: 95–98.

Li, W.-L. and Pauluhn, J. 2010. Comparative assessment of sensory irritation in rats and mice nose-only exposed to dry and humidified atmospheres. *Toxicology* 276: 135–142.

Lonsdale, H. 1975. Ammonia tank failure—South Africa. American Institute of Chemical Engineers. *Ammonia Plant Saf.* 17: 126–131 (cited by RAM TRAC, 1996).

MacEwen, J.D. and Vernot, E.H. 1972. Toxic hazards research unit annual technical report: 1972. SysteMed Report No. W-72003, AMRL-TR-72-62. Sponsor: Aerospace Medical Research Laboratory, Wright-Patterson AFB, OH. AD-755 358.

MacEwen, J.D., Theodore, J., and Vernot, E.H. 1970. Human exposure to EEL concentrations of monomethylhydrazine, AMRL-TR-70-102, Paper no. 23. In: *Proceedings of the First Annual Conference on Environmental Toxicology*, Wright-Patterson AFB, OH, September 9–11, 1970, pp. 355–363.

Markham, R.S. 1986, August. A review of damage from ammonia spills. Paper presented at *the 1986 Ammonia Symposium, Safety in Ammonia Plants and Related Facilities*. Boston, MA: A.I.Ch.E.

Mayan, M.H. and Merilan, C.P. 1972. Effects of Ammonia inhalation on respiration rate of rabbits. *J. Anim. Sci.* 34: 448–452.

Mazzola, C. 1997. Potchefstroom dose reconstruction: Inherent uncertainties that significantly limit effective application to human health standards process. Prepared for the National Advisory Committee for Acute Exposure Guideline Levels for Hazardous Substances. Stone & Webster Engineering Corporation, May 1997.

McClean, J.A., Mathews, K.P., Solomon, W.R. et al. 1979. Effect of ammonia on nasal resistance in atopic and nonatopic subjects. *Ann. Otol. Rhinol. Laryngol.* 88: 228–234.

Michaels, R.A. 1999. Emergency planning and the acute toxic potency of inhaled ammonia. *Environ. Health. Perspect.* 107(8): 617–627.

Montague, T.J., and Macneil, A.R. 1980. Mass ammonia inhalation. *Chest* 77: 496–498.

Mudan, K., and Mitchell, K. 1996. Report on the Potchefstroom, South Africa ammonia incident. Columbus, OH: Four Elements, Inc., 14pp.

Mulder, J.S. and Van der Zalm, H.O. 1967. A fatal case of ammonia poisoning. *Tijdsch Soc. Geneeskd* 45: 458–460 (in Dutch) (cited in NIOSH, 1974).

Nagata, Y. 2003. Measurement of odor threshold by triangle odor bag method. In *Odor Measurement Review*, pp. 118–127. Tokyo, Japan: Office of Odor, Noise and Vibration, Government of Japan, Ministry of the Environment.

NIOSH (National Institute for Occupational Safety and Health). 1974. Criteria for recommended standard.....Occupational exposure to ammonia. Rockville, MD: NIOSH. PB246699.

NRC. 2007. Ammonia. In: *Committee on Acute Exposure Guideline Levels, Committee on Toxicology National Research Council. Acute Exposure Guideline Levels for Selected*

Airborne Chemicals, Vol. 6. Washington, DC: National Academy Press, pp. 44–85. www.epa.gov/oppt/aegl/.

NTSB (National Transportation Safety Board). 1979. Survival in hazardous materials transportation accidents. Report NTSC-HZM-79-4 (cited in Pedersen and Selig, 1989).

NTSB. 2004. Derailment of Canadian Pacific Railway Freight Train 292-16 and subsequent release of anhydrous ammonia near Minot, North Dakota January 18, 2002. Washington, DC: National Transportation Safety Board, March 9, 2004; NTSB/RAR-04/01.

O'Kane, G.J. 1973. Inhalation of ammonia vapour: A report on the management of eight patients during the acute stages. *Anesthesia* 38: 1208–1213.

Patty, F.A. 1948. Alkaline materials: Ammonia. In *Industrial Hygiene and Toxicology,* F.A. Patty (ed.), p. 560. New York: Interscience.

Pauluhn, J. 2013. Acute inhalation toxity of ammonia: Revisiting the importance of RD_{50} and $LCt_{01/50}$ relationships for setting emergency response guideline values. *Regul. Toxicol. Toxicol.* 66: 315–325.

Pedersen, F. and Selig, R.S. 1989. Predicting the consequences of short-term exposure to high concentrations of gaseous ammonia. *J. Hazard. Mater.* 21: 143–159.

RAM TRAC. 1996. Acute inhalation risk potentially posed by anhydrous ammonia. Robert A. Michaels, Project Director, RAM TRAC Corporation, Schenectady, NY, 99pp.

Richard, D., Bouley, G., and Boudene, C. 1978a. Effects of continuous inhalation of ammonia in the rat and mouse. *Bull. Eur. Physiopathol. Respir.* 14: 573–582 (in French).

Richard, D., Jouany, J.M., and Boudene, C. 1978b. Acute toxicity of ammonia gas in the rabbit by inhalation. *C. R. Acad. Hebd. Seances Acad. Sci. Ser. D* 287: 375–378 (in French).

Rusch, G.M., Bast, C.B., and Cavender, F.L. 2009. Establishing a point of departure for risk assessment using acute inhalation toxicology data. *Reg. Toxicol. Pharmacol.* 54: 247–255.

Ruth, J.H. 1986. Odor thresholds and irritation levels of several chemical substances: A review. *Am. Ind. Hyg. Assoc. J.* 47(3): A142–A151.

Sayers, R.R. 1927. Toxicology of gases and vapors. In *International Critical Tables of Numerical Data, Physics, Chemistry and Technology,* E.W. Washburn (ed.), pp. 318–321. New York: McGraw-Hill.

Schaerdel, A.D., White, W.J., Lang, C.M. et al. 1983. Localized and systemic effects of environmental ammonia in rats. *Lab. Anim. Sci.* 33(1): 40–45.

Silver, S.D. and McGrath, F.P. 1948. A comparison of acute toxicities of ethylene imine and ammonia to mice. *J. Ind. Hyg. Toxicol.* 30: 7–9.

Silverman, L., Whittenberger, J.L., and Muller, J. 1949. Physiological response of man to ammonia in low concentrations. *J. Ind. Hyg. Toxicol.* 31: 74–78.

Smyth, H.F. Jr. 1956. Hygienic standards for daily inhalation. *Am. Ind. Hyg. Assoc. Q.* 17(2): 129–185.

Sobonya, R. 1977. Fatal anhydrous ammonia inhalation. *Hum. Pathol.* 8: 293–299.

Sullivan, R.J. 1969. Appendix B. Table 2. Recognition odor threshold of odorants. In *Air Pollution Aspects of Odorous Compounds,* R.J. Sullivan (ed.), pp. 157–169. Bethesda, MD: National Air Pollution Control Administration, U.S. Department of Health, Education and Welfare.

Sundblad, B.M., Larsson, B.M., Acevedo, F., Ernstgard, L., Johanson, G., Larsson, K., and Palmberg, L. 2004. Acute respiratory effects of exposure to ammonia on healthy persons. *Scand. J. Work Environ. Health* 30: 313–321.

Tarkington, B., Harris, A.J., Barton, P.S., Chandler, B., and Goad, P.T. 2009, April.

Effectiveness of common shelter-in-place techniques in reducing ammonia exposure following accidental release. *J. Occup. Environ. Hyg.* 6(4): 248–255.

ten Berge, W.F., Zwart, A., and Appelman, L.M. 1986. Concentration–time mortality response relationship of irritant and systemically acting vapours and gases. *J. Hazard. Mater.* 13: 301–309.

Tepper, J.S., Weiss, B., and Wood, R.W. 1985. Alterations in behavior produced by inhaled ozone or ammonia. *Fundam. Appl. Toxicol.* 5: 1110–1118.

USEPA. 2012. Integrated Risk Information System, US Environmental Protection Agency, Washington, DC. www.epa.gov/iris/.

van Doorn, R., Ruijten, M., and van Harreveld, T. 2002. Guidance for the application of odor in chemical emergency response. The Hague, the Netherlands: RIVM.

Verberk, M.M. 1977. Effects of ammonia on volunteers. *Int. Arch. Occup. Environ. Health* 39: 73–81.

Verschueren, K. 1977. *Handbook of Environmental Data on Organic Chemicals*. New York: Van Nostrand Reinhold Company.

Wallace, D.P. 1978. Atmospheric emissions and control safety in ammonia plants and related facilities. In *AICHE Symposium*, Miami, FL, November 12–17, 1978.

Walton, M. 1973. Industrial ammonia gassing. *Br. J. Ind. Med.* 30: 78–86.

Weatherby, J.H. 1952. Chronic toxicity of ammonia fumes by inhalation. *Proc. Soc. Exp. Biol. Med.* 81: 300–301.

Weedon, F.R., Hartzell, A., and Setterstrom, C. 1940. Toxicity of ammonia, chlorine, hydrogencyanide, hydrogen sulphide, and sulphur dioxide gases. *V. Anim. Contrib. Boyce Thompson Inst.* 11: 365–385.

Withers, J., ten Berge, W., Gordon, J. et al. 1986. The lethal toxicity of ammonia. A report to the Major Hazards Advisory Panel. Institution of Chemical Engineers, Rugby, U.K. North Western Branch Papers 1986, No. 1 (cited by Pedersen and Selig, 1989).

Zissu, D. 1995. Histopathological changes in the respiratory tract of mice exposed to ten families of airborne chemicals. *J. Appl. Toxicol.* 15: 207–213.

第 *14* 章

蛇纹石和角闪石石棉

David M. Bernstein

14.1 引言

纤维毒理学的原理基于三个重要标准：剂量、尺寸和耐久性。本章阐述了这些标准对石棉的重要性，并对这些标准如何影响通常所称石棉的毒性作详细的阐释。

要评估这些标准，必须认识到石棉是一个术语，它指的是蛇纹石和角闪石这两种矿物，它们以纤维形式存在，具有截然不同的矿物学性质，过去常常被交替使用和提及。蛇纹石形态为温石棉，而商业角闪石形态为青石棉、铁石棉和透闪石石棉。此外，还有其他几种角闪石形式。

虽然石棉在希腊和罗马时代就已为人所知（Browne 和 Murray, 1990; Ross 和 Nolan, 2003），但参考文献中并未区分石棉的矿物类型。1834年 von Kobell（1834）第一次提到温石棉（蛇纹石形式的石棉）。

1801 年，RenéJust Haüy 使用了角闪石（希腊语 αμφιβολος）这个名称，包括透闪石、阳起石、电气石和角闪石。Haüy 这样命名这类物质是因为它的矿物在成分和外观上千变万化（Leake, 1978）。

蛇纹石和角闪石石棉都是天然存在的矿物，从地表、露天矿或地下矿山的土壤中获取。纤维与围岩缠绕在一起，通过粉碎、研磨以及后续的过滤/分离步骤进行分离。尽管温石棉的产量可能总是在角闪石石棉的 10 倍以上，但角闪石矿物更为丰富。它们是火成岩的常见成分，是变质岩的主要成分，被认为约占地球地壳面积的 20%。然而，对我们来说幸运的是，大多数岩石形成的角闪石并不是石棉类物质（Whittaker, 1979）。

这两种纤维矿物的矿物学区别模糊，19 世纪在意大利西部阿尔卑斯山脉和英国开始商业开采和使用石棉，温石棉和角闪石石棉也经常在这些地方附近发现。1879 年，在加拿大魁北克省，最早的温石棉矿泰特福德开矿。此后不久，就出现了俄罗斯的商业温石棉采矿。

虽然温石棉和角闪石石棉的尺寸通常很容易被人体吸入，但这两种矿物之间的矿物学差异导致纤维本身的形成非常不同，这对潜在毒性有很大影响。

在探究温石棉和角闪石石棉的毒理学方面，剂量问题对毒理学研究和流行病学研究的评价都有重要影响。如下文所讨论的，早期毒理学研究通常使用非常高的剂量，导致出现肺过载效应，这不是对纤维进行真正的评估。同样，许多用于评价温石棉与角闪石石棉相对毒性的流行病学研究，是基于19世纪上半叶的暴露数据，当时对工作环境中的纤维水平了解甚少，几乎没有控制纤维水平。正如下文所讨论的，有趣的是在出版物编写时，由于实施了控制技术，粉尘水平在所研究的大多数矿山和工厂中大幅降低。

根据人类在各种工作环境中的肺部测量，以及最近对大鼠的生物持久性和毒理学研究，温石棉纤维的生物持久性远远低于角闪石石棉。这是由于温石棉和角闪石石棉的结构组成和矿物组成截然不同。与其他纤维类型一样，这对纤维引起疾病的可能性有很大影响。

14.1.1 温石棉特征

希腊人用纤维的金黄色和纤维状来命名温石棉。

von Kobell（1934）首次描述了温石棉，指出温石棉的特征在于其易被酸分解。如下所述，这是区分温石棉和角闪石石棉的特征之一。因为八面体和四面体之间不匹配，Pauling（1930）首次提出判别温石棉的另一个特征是它是由高岭石的镁类似物构造的弯曲结构形成的。多年来，人们对温石棉的晶体结构进行了广泛的研究，从Warren和Bragg（1930）开始，后来Noll和Kircher（1951）以及Bates等人（1950）发表了电子显微照片，显示了圆柱形和明显中空的温石棉纤维。

温石棉纤维是一种片状硅酸盐，单结晶的晶体结构，具有独特的轧制形式。温石棉的化学成分由硅酸盐组成$(Si_2O_5)_n^{2n-}$，其中每个四面体中的三个O原子与相邻四面体和非硅酸盐组成$[Mg_3O_2(OH)_4]_n^{2n-}$共用。在温石棉中，规则（理想化）硅酸盐层中顶端氧原子之间的距离比理想化的含镁层中的O-O距离（0.342nm）短（0.305nm），这可能解释了各层卷曲的原因。这样导致的卷曲，如地毯形成同心空心圆柱体（Skinner等，1988）。温石棉纤维的壁由大约12～20层组成，其中有一些连通。需要注意的是，这些层之间没有化学键。每层厚度约为7.3Å，镁表面朝向卷曲的外侧，硅和氧四面体位于卷曲的内侧（Whittaker，1963、1957；Tanji等，1984）。矿物学结构如图14.1所示（改编自Skinne等，1988）。图14.2所示温石棉结构的多面体模型说明了温石棉纤维的一个圆柱形曲面（Rakovan，2011）。Mg原子位于卷曲结构的外侧，因此暴露在周围的环境中。温石棉的分层结构如图14.3所示（Bernstein等，2013）。温石棉的高分辨率透射电子显微照片如图14.4所示（Kiyohara，1991）。图14.5显示了温石棉的两种形态，一种是同心圆柱形曲线层，另一种是明显的轧制层（Rakovan，2011）。

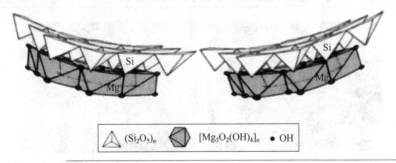

$\triangle$ $(Si_2O_5)_n$ $\diamond$ $[Mg_3O_2(OH)_4]_n$ $\bullet$ OH

图14.1 温石棉结构：外部为Mg，内部为Si的薄轧制薄板（7.3Å）
摘自：Bernstein, D.M., et al. *Crit. Rev. Toxicol.*, 2013, 43(2): 154.

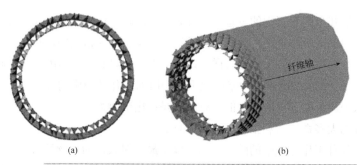

(a)   (b)

图14.2 蛇纹石结构的多面体模型 [具有一个圆柱形弯曲的 1：1 层，沿纤维轴（ *a*-晶体轴）向下观察]（a）和温石棉结构的透视图（b）
摘自：Rakovan, J. *J. Rocks Miner*. 2011, 86(1): 63.

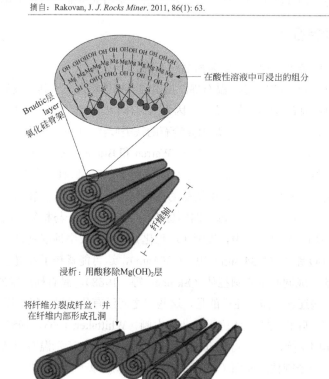

图14.3 硅片温石棉的结构形成图
摘自：Bernstein, D.M., et al. *Crit. Rev. Toxicol*. 2013, 43(2): 154.

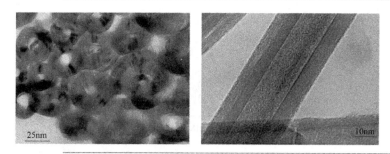

图14.4 温石棉的透射电子显微照片
摘自：Kiyohara, P.K. 纤维水泥复合材料的光电法研究. 博士论文，EPUSP，巴西圣保罗，1991.

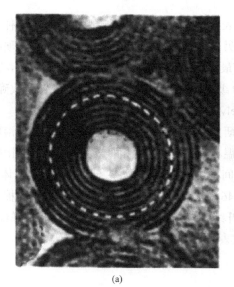
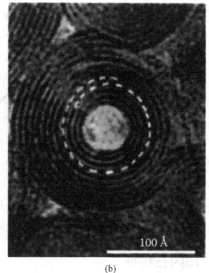

(a)　　　　　　　　　　　　　　　(b)

图14.5　温石棉纤维的高分辨率透射电子显微照片
（a）由多个同心圆柱形1∶1弯曲层组成（沿着纤维轴直接向下看）；（b）1∶1弯曲层卷成螺旋状。暗带是单独的1∶1层。白色虚线遵循1∶1层
摘自：Rakovan, J. *J. Rocks Miner.* 2011, 86(1): 63; 修订自 Yada(1971).

　　表14.1总结了典型温石棉、透闪石石棉和铁石棉的化学成分。温石棉的化学成分和结构与角闪石石棉有显著的差别（Hodgson, 1979）。

表14.1　典型化学成分

化合物	温石棉[①]	透闪石石棉[②]	铁石棉[②]
SiO_2	40.6	55.10	49.70
Al_2O_3	0.7	1.14	0.40
Fe_2O_3	2.3	0.32	0.03
FeO	1.3	2.00	39.70
MnO	—	0.10	0.22
MgO	39.8	25.65	6.44
CaO	0.6	11.45	1.04
K_2O	0.2	0.29	0.63
Na_2O	—	0.14	0.09
H_2O	—	3.52	1.83
H_2	—	0.16	0.09
CO_2	0.5	0.06	0.09
点火损失	14.0	—	—
总计	100	99.93	100.26

① 加拿大魁北克东部温石棉的典型化学分析。

② 城镇加拿大魁北克实验室温石棉公司。

注：摘自 Hodgson, A. A. Chemistry and physics of asbestos. in *Asbestos: Properties, Applications and Hazards*, L.M.a.S.S.Chissick (ed.), NW: John Wiley & Sons, 1979: 80–81.

商用温石棉通常使用加拿大魁北克筛选量表（QSS）进行分组。这些组别是用一种仪器测定的，仪器上有一套四个旋转托盘，一个叠在另一个上面。将已知数量的纤维放置在顶部托盘上，托盘旋转固定时间以产生筛分作用。最长/最厚的纤维停留在顶部筛网（托盘）上，它有最大的开口，较短/较薄的纤维穿过较低的筛网。分级是根据沉积在每个筛网上的质量分数确定的，范围从3～9，其中3是最长的（Cossette 和 Delvaux，1979）。

Nagy 和 Bates（1952）对温石棉稳定性的研究表明，温石棉在盐酸中具有很好的溶解性。他们还观察到，与其他含水硅酸盐矿物相比，温石棉的热稳定性相对较低。电子显微镜的电子束产生的热引起纤维形态迅速变化，并且长时间暴露在电子轰击下，导致材料完全解体（Noll 和 Kircher, 1952）。据 Hargreaves 和 Taylor（1946）报道，如果用稀酸处理纤维状温石棉，氧化镁可以完全去除，剩余的水合二氧化硅虽然是纤维状的，但完全失去了原始温石棉的弹性特征，其 X 射线图显示为一个或两个漫反射宽带，这表明该结构为"无定形"或"玻璃状"。

14.1.2 角闪石特征

与温石棉相比，角闪石石棉的基本结构是双硅链形式，呈工字形，角端连接$(SiO_4)^4$四面体，同时连接在一个双四面体链中，夹杂着一层 Ca_2Mg_5。这些链是成对的，"背靠背"，中间有一层水合阳离子，从而与负电荷的二氧化硅链保持中性。最终结构由这些三明治带在有序阵列中堆叠而成（Speil 和 Leineweber, 1969）。该角闪石结构如图 14.6 所示（Bernstein 等，2013），纤维可以通过位于双链硅酸盐纤维之间的呈小圆状的可溶性阳离子连接。当可溶性阳离子溶解时，这些丝束中的角闪石纤维作为单个纤维被释放，但纤维本身不受影响。双链硅酸盐角闪石纤维本身在肺液和巨噬细胞中是高度不溶的。

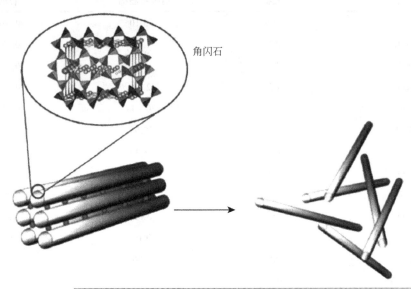

角闪石

图14.6 角闪石结构
摘自：Bernstein, D.M., et al. *Crit. Rev. Toxicol*., 2013, 43(2): 154.

角闪石有五种石棉状的种类：直闪石石棉、石墨石棉（铁石棉）、方闪石石棉（青石棉）、透闪石石棉和阳起石石棉。其中，青石棉和阿米石是唯一具有重要工业用途的角闪石（Virta,

2002）。透闪石虽然未用于商业用途，但在其他纤维或工业矿物（如温石棉和滑石）中被发现是一种污染物。

根据角闪石的类型，主要阳离子是镁、铁、钙和钠。角闪石石棉的主要类型如下：

青石棉，$(Na_2Fe_3^{2+}Fe_2^{3+})Si_8O_{22}(OH)_2$；

铁石棉，$(Fe^{2+}, Mg)_7Si_8O_{22}(OH)_2$；

透闪石，$Ca_2Mg_5Si_8O_{22}(OH)_2$；

阳起石，$Ca_2(Mg, Fe^{2+})_5Si_8O_{22}(OH)_2$；

直闪石，$(Mg, Fe^{2+})_7Si_8O_{22}(OH)_2$

角闪石的外表面是紧密结合的二氧化硅基结构。这在图 14.7 中用透闪石进行了说明。

由于其结构，角闪石纤维在生物体内任何 pH 值下的溶解度都可以忽略不计（Speil 和 Leineweber, 1969）。一些与纤维相关的供给型金属（如铁）在某些条件下会被电离并释放（Aust 等，2011）。

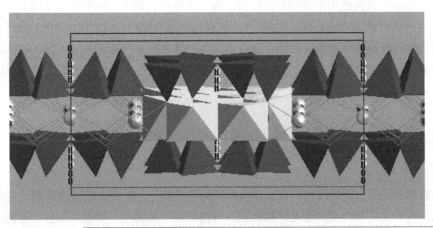

图 14.7　角闪石纤维外表面紧密结合的二氧化硅基结构示意图
改编自威斯康星大学地质与地球物理系《晶体结构影像》，http://www.geology.wisc.edu

14.2　影响纤维毒理学的因素

如前所述，矿物纤维毒理学与三个关键因素有关：剂量、尺寸和耐久性。剂量由纤维的物理特性/尺寸、纤维材料的使用方式以及使用过程中的控制程序决定。较薄和较短的纤维重量较轻，因此要比较厚和较长的纤维在空气中停留的时间更长。大多数石棉纤维比商用绝缘纤维薄，然而它们比目前正在开发的新型纳米纤维厚。多年来，采矿和制造业的控制程序发生了巨大变化，导致接触浓度显著降低。

纤维尺寸决定了以下两个方面：第一，纤维是否可呼吸；第二，如果纤维可呼吸，尺寸是否也是决定其在吸入后肺部环境中反应的一个因素。与非纤维粒子清除机制相似，较短纤维能够被巨噬细胞完全吞噬。清除机制包括淋巴管清除和巨噬细胞吞噬和清除。巨噬细胞不能完全吞噬的纤维只有较长的纤维，如果它们持续存在，将导致疾病。

对于第三个因素耐久性，化学结构上易于完全或部分溶解的纤维一旦沉积在肺中，很可能被完全溶解或部分溶解，直到它们发生断裂成较短的纤维。通过成功的吞噬和清除，可以去除剩余的短纤维。

此外，由于温石棉的矿物组成和结构与角闪石石棉（如青石棉和铁石棉）不同，纤维的物理结构及其在酸中的溶解能力是决定其潜在毒性的重要因素。

上述三个因素已被证明是决定合成矿物纤维（Hesterberg 等，1998a,b；Miller 等，1999；Oberdöster, 2000；Bernstein 等，2001a,b）和石棉（Bernstein 等，2013）毒性的重要因素。

14.3　体外毒理学

体外毒理学研究通常有助于阐明可能的发病机制，然而，将其用于纤维毒理学的评估，却比较困难。这源于几个因素，体外试验系统是静态系统，因此对纤维溶解度的差异不敏感。试验中高剂量的浓度设置被用来获得阳性结果，很难从这些大剂量的短期细胞暴露中，推断出体内发生的相当低剂量的慢性暴露。此外，纤维的数量和尺寸分布往往无法量化。然而，最重要的是，这些体外毒理学检测终点还没有被证实可预测体内长期病理效应。虽然体外试验可能是确定和评估纤维可能机制的有用工具，但这些体外试验系统在区分不同纤维类型方面的用途有限（Bernstein 等，2005a）。

14.4　体外生物耐久性

在肺组织系统中，纤维沉积后会暴露在两种环境条件下。肺表面活性物质通过气管支气管树和肺泡区域产生，肺巨噬细胞是纤维沉积在肺内的第一道防线。肺表面活性物质的 pH 值为7.4（近中性），在巨噬细胞吞噬体中，pH 值低至 4（酸性）。

由于温石棉是一种薄的轧制片型，纤维外面有氢氧化镁层，因此与用二氧化硅包裹的角闪石纤维相比，温石棉纤维的耐酸性较差。对于角闪石纤维，硅酸盐氧原子位于层的外侧，氢氧化物在纤维内被掩蔽，从而形成在中性或酸性下都非常耐溶解的纤维。von Kobell（1834）首次将温石棉的酸溶解度作为一个重要特征来描述。Hargreaves 和 Taylor（1946）描述了如何用稀酸处理温石棉纤维，完全去除镁，留下失去原纤维弹性特征的水合二氧化硅。其结构特征为无定形或草状。Wypych 等人（2005）也报道了类似的发现，他们描述了浸提产物是如何由层状水合无序二氧化硅组成的，其扭曲结构类似于原始纤维。他们还描述了去除类似水镁石（氢氧化镁）的薄片，从而使二氧化硅具有明显的无定形结构。Suquet（1989）还报道："酸浸将温石棉转化为多孔、非结晶的水合二氧化硅，很容易破碎成短碎片。如果酸侵蚀太严重，这些碎片就会变成不成形的物质。"

Osmon-McLeod 等人（2011）报道了在体外酸性环境中将长温石棉纤维分解成短纤维的能力。作者评估了许多纤维，包括长纤维铁石棉（LFA）和长纤维温石棉（LFC），在 Gambles溶液中的耐久性，他将溶液调节至 pH 值为 4.5，模拟巨噬细胞吞噬体内的情况，将肺沉积和巨噬细胞吞噬后的这种环境描述为"粒子可能遇到的最易降解的环境"。图 14.8 和图 14.9 显示了 LFA 和长纤维 LFC 的结果，经过 10 周的处理后，长纤维温石棉的长度显著缩短，温石棉纤维断裂，没有发现长度超过 10μm 的纤维。在肺部，这种较短的纤维很容易被巨噬细胞清除。

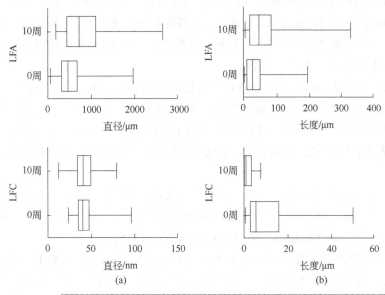

图 14.8 Gambles 溶液对纤维直径（a）和长度（b）的影响

箱线图显示在 Gambles 溶液中培养 0 周和 10 周的样品中纤维直径和长度的分布。框中的直线表示 TEM 图像测量的中值，框的边缘表示最上下四分位距。箱线图的末端代表最小值和最大值。注意，水平轴的比例在 LFA 和 LFC 是不同的。（根据 Osmon-McLeod, M. J., *Part Fibre Toxicol.*, 2011, 8: 15.的图 3 进行了修改，仅显示了长纤维温石棉[LFC]和长纤维角闪石[LFA]的结果

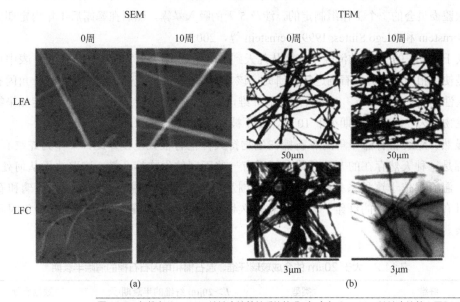

图 14.9 纤维在 Gambles 溶液中培养前后的外观：（a）在 Gambles 溶液中培养 0 周和 10 周后样品的代表性 SEM 图像（5000 倍放大率）；（b）等效样品的透射电镜图像（在指定的放大倍数下）（右侧）

注：水平轴的比例在 LFA 和 LFC 图中是不同的

图片来源：根据 Osmon-McLeod M. J., *Part Fibre Toxicol.*, 2011, 8: 15.中的图 4 进行了修改，仅显示了长纤维温石棉（LFC）和长纤维铁石棉（LFA）的结果

14.5　生物持久性

纤维在吸入颗粒物中是独特的，因为纤维的空气动力学直径与纤维直径的三倍有很大关系。正因为如此，细长的纤维可以有效地绕过非纤维颗粒的滤过而渗入肺深部。在肺内，可以被巨噬细胞完全吞噬的纤维可以像其他颗粒一样被清除。然而，那些太长而不能被巨噬细胞完全吞噬的纤维不能通过这种途径被清除。

长度小于 5μm 的纤维与非纤维颗粒没有明显区别，其清除动力学和机理与颗粒相似。虽然较长的纤维也可被巨噬细胞有效清除，但在动力学上与颗粒没有区别，但选择 5μm 的界线是因为世界卫生组织在其纤维计数方案中使用的是 5μm 界线。如后文所述，对小尺寸纤维的研究表明，它们对人体健康的危害很小或没有危害（美国毒物与疾病登记署，2003）。

长度在 5~20μm 之间的纤维，代表了能被清除的颗粒纤维和巨噬细胞不能完全吞噬的较长纤维之间的过渡范围。已经提出了大鼠体内的纤维完全被吞噬的实际长度限制范围为 15μm（Miller, 2000）到 20μm（Morimoto 等，1994; Luoto 等，1995）。

在肺部，利用体外溶解技术和吸入生物持久性，对合成玻璃纤维（SVF）溶解进行建模的大量工作表明，肺部具有非常大的液体缓冲能力（Mattson, 1994）。要达到与肺中 SVF 相同的溶出速率，需要相当于 1mL/min 的体外流速。这种在肺内的大量液体流动导致在 pH 值为 7.4 时可溶的纤维溶解。在慢性吸入研究和慢性腹腔内研究表明，纤维长度超过 20μm 的生物持久性是对纤维病理反应的一个很好的预测指标（Hesterberg 等，1998a,b; Bernstein 等，2001a,b）。20μm 用作不能被巨噬细胞完全吞噬和清除的纤维的指标。这些生物持久性研究中使用的方案是由欧盟委员会的一个工作组制定的，涉及 5 天的吸入暴露，然后在暴露后 1 年内定期分析肺部（Bernstein 和 Riego Sintes, 1999; Bernstein 等，2005）。

大于 20μm 的 SVF 的清除半衰期从几天到不足 100 天不等。如表 14.2 所示。表中重点介绍的是使用相同方案对温石棉进行的研究，该方案在 SVF 的较低范围内。相反，角闪石的生物持久性是 SVF 的一半。对于合成玻璃纤维，欧盟委员会制定了一项指令，规定如果纤维的吸入生物持久性清除半衰期小于 10 天，则不被归类为致癌物。

显然，蛇纹石石棉和角闪石石棉在生物持久性上有很大差别。此外，作为蛇纹石石棉，温石棉是一种天然存在的开采纤维，似乎有一些不同的生物持久性，这取决于从何处开采。然而，温石棉位于这种系列的可溶端，范围从最小生物持久性的纤维到诸如玻璃和石棉范围内具有生物持久性的纤维。它的生物持久性低于陶瓷和特殊用途玻璃，低于角闪石一个数量级。

表 14.2　大于 20μm 的合成玻璃纤维、温石棉和角闪石石棉的清除半衰期

纤维	类型	$L>20μm$ 纤维的半衰期/天	数据出处
加利特利亚温石棉	蛇纹石石棉	0.3	Bernstein 等人（2005b）
巴西温石棉	蛇纹石石棉	2.3	Bernstein 等人（2004）
纤维 B	B01.9 级	2.4	Bernstein 等人（1996）

纤维	类型	$L>20\mu m$ 纤维的半衰期/天	数据出处
纤维 A	玻璃棉	3.5	Bernstein 等人（1996）
纤维 C	玻璃棉	4.1	Bernstein 等人（1996）
纤维 G	石棉	5.4	Bernstein 等人（1996）
温石棉砂接复合化合物	蛇纹石石棉		Bernstein 等人（2011）
MMVF34	HT 石棉	6	Hesterberg 等人（1998a）
MMVF22	渣棉	8	Bernstein 等人（1996）
纤维 F	石棉	8.5	Bernstein 等人（1996）
MMVF11	玻璃棉	9	Bernstein 等人（1996）
纤维 J	X607 型	9.8	Bernstein 等人（1996）
加拿大温石棉	蛇纹石石棉	11.4	Bernstein 等人（2005c）
MMVF 11	玻璃棉产品	13	Bernstein 等人（1996）
纤维 H	石棉	13	Bernstein 等人（1996）
MMVF10	玻璃棉产品	39	Bernstein 等人（1996）
纤维 L	石棉	45	Bernstein 等人（1996）
MMVF33	专用玻璃	49	Hesterberg 等人（1998a）
RCF1a	耐火陶瓷	55	Hesterberg 等人（1998a）
MMVF21	石棉	67	Hesterberg 等人（1998a）
MMVF32	专用玻璃	79	Hesterberg 等人（1998a）
MMVF21	石棉	85	Bernstein 等人（1996）
铁石棉	角闪石石棉	418	Hesterberg 等人（1998a）
青石棉	角闪石石棉	536	Bernstein 等人（1996）
透闪石	角闪石石棉	∞	Bernstein 等人（2005b）
铁石棉	角闪石石棉	>1000	Bernstein 等人（2011）

温石棉的快速清除被认为不像许多 SVF 一样以完全溶解为特征，而是肺表面活性物质和巨噬细胞的酸性环境的作用，导致蛇纹石片状硅酸盐结构完整性的丧失，随后分解成更小的碎片。

温石棉和角闪石之间的这种差异，可以用吸入生物持久性研究中超过 20μm 的纤维的实际肺负荷数据来更好地说明。在图 14.10 中，暴露 5 天后大鼠肺中剩余纤维的数量显示为以天为单位的时间的函数（Bernstein 等，2003a，2005b，2011c）。研究对象包括一种透闪石石棉和两种铁石棉，还有一种 SVF——HT 纤维（HT 纤维清除半衰期为 6 天，在慢性吸入毒理学研究中未显示肿瘤或纤维化），以及来自巴西、美国（Calidria）和加拿大的 4 种温石棉纤维研究和一种与商业温石棉纤维混合的纤维。吸入暴露气溶胶是 150～200 纤维数（$L>20\mu m$）/cm³，除了巴西温石棉为 400 纤维数（$L>20\mu m$）/cm³。

角闪石非常持久，在停止接触后的几天内只有少量清除，此后几乎没有进一步清除。在透闪石生物持久性研究中，在暴露 5 天后检查肺的组织病理学反应。暴露后第 1 天出现明显的炎症反应，肉芽肿迅速发展，随后出现以肉芽肿内胶原沉积为特征的纤维化，90天甚至出现轻度间质纤维化。在同一项研究中，温石棉暴露5天后没有出现任何炎症或病理反应（Bernstein等，2003b）。

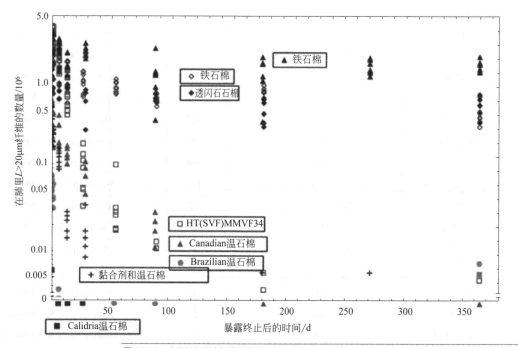

图 14.10 大鼠肺部剩余纤维数量的研究结果

摘自：Bernstein, et al. 2003a, 2005c; Bernstein, D. M. et al. *Inhal. Toxicol.*, 2011, 23(7): 372.

虽然清除所有温石棉相对较快，但观察到三种类型之间存在差异。纤蛇纹石是一种短纤维，其清除速度最快，20μm以上纤维的清除半衰期为0.3天。

巴西温石棉的清除半衰期为2.3天。在12个月结束时，在肺消化程序后测量2~3个长纤维。然而，巴西温石棉的暴露浓度为400纤维数（$L>20\mu m$）/cm³，而其他评估纤维的暴露浓度为150~200纤维数（$L>20\mu m$）/cm³，因此产生了700万WHO纤维数/cm³和3200多万总纤维数/cm³的极高气溶胶浓度。当然，这种极高的总暴露量可能导致与较低暴露浓度下预期的截然不同的反应。即使如此，12个月时观察到的纤维数与HT纤维观察到的纤维数没有统计学差异，HT纤维对长纤维有6天的清除半衰期。

加拿大温石棉研究对纺织级的温石棉进行了评价。之所以选择这一等级，是因为它是专门生产的细长纤维，这有助于纺织品的生产。加拿大温石棉长纤维的清除率为11.4天。到365天，肺中已没有长的加拿大温石棉纤维。

研究评价了商业温石棉产品的病理反应和在肺与胸膜之间的易位（Bernstein等，2010，2011），它类似于20世纪70年代中期用于密封相邻墙板之间界面的接缝化合物。由于通过程序制造，设计水平得以提高，因而不仅在肺部而且在胸膜空间对纤维进行定量评估以及病理反应评估。

在这项研究中，大鼠吸入由添加温石棉纤维和砂接黏合剂颗粒的混合物组成的砂接黏合剂复合物或铁石棉 5 天（6h/d）。对于长度超过 20μm 的纤维，温石棉的平均暴露浓度为 295 纤维数/cm³，铁石棉的平均暴露浓度为 201 纤维数/cm³。温石棉纤维和砂接黏合剂混合物中的 WHO 纤维平均数为 1496 纤维数/cm³。铁石棉暴露环境中较短的纤维较少，平均为 584 纤维数/cm³。虽然控制暴露浓度以避免肺过载，但温石棉浓度仍然是美国职业安全与健康管理局职业接触限值 0.1 纤维数/cm³ 的 10000 倍以上。

这项研究包括作为壁胸膜组织的膈肌的检查，以及从深度冷冻大鼠的冷冻替代组织获得的肺和胸膜腔的原位检查。选择横膈膜作为有代表性的壁胸膜组织，因为在尸检时，横膈膜可以在牺牲后几分钟内切除，内脏肺表面的改变最小，横膈膜的检查区域包括横膈膜表面的重要淋巴引流部位（气孔）。共聚焦显微镜和扫描电镜都被用于识别纤维，并原位检查胸膜间隙，以确定可能的炎症反应。终止后立即深冻大鼠的胸膜腔原位检查，包括肺、内脏胸膜和壁胸膜，为确定纤维定位和炎症反应提供了一种独特的无创方法。

研究结果表明，温石棉纤维和砂接黏合剂颗粒暴露组在任何时间点均未观察到病理反应。与先前报道的其他研究一样，肺中的温石棉长纤维（$L > 20μm$）迅速清除（$T_{1/2}$ 大于 4.5 天），在任何时间点都没有在胸膜腔中观察到。相反，暴露于石棉 5 天后，肺部出现快速的炎症反应，在 28 天内导致 Wagner 4 级间质纤维化，并持续 90 天。（需要暴露后 90 天进行组织病理学评估，因为动物会被分配到暴露后 181～365 天的共聚焦显微镜分析中。）长度超过 20μm 的铁石棉纤维在肺中的生物持久性为 $T_{1/2} > 1000$ 天，并且在暴露后 7 天内在胸膜腔中观察到。暴露后 90 天，胸膜腔壁胸膜表面出现明显的炎症反应。与石棉暴露相比，这项研究证明，短期吸入后暴露于温石棉纤维和黏合剂颗粒不会引起肺部的任何炎症反应，肺中的温石棉纤维不会迁移或引起胸膜腔（间皮瘤形成的部位）的炎症反应。

14.5.1 高温石棉与温石棉的清除机理

Kamstrup 等人（2001）描述了可能的机制，用来解释长 HT 纤维的快速清除半衰期。他认为，HT 纤维的特点是二氧化硅和氧化铝含量相对较低，在 pH 值为 4.5 时具有较高的溶解速率，在 pH 值为 7.4 时具有较低的溶解速率（Guldberg 等，2002; Knudsen 等，1996）。除了可能接触吞噬溶酶体的巨噬细胞内是酸性环境外（Oberdörster, 1991），测量表明，在附着的巨噬细胞和非多孔玻璃表面之间，活化巨噬细胞表面的微环境也是酸性的，pH < 5（Etherington 等, 1981）。因此，很可能长 HT 纤维在 pH=4.5 时高溶解，暴露在附着巨噬细胞的酸性环境中而没有被完全吞噬时，会发生细胞外溶解和随后的破裂。

如前所述，自 von Kobell 于 1834 年发表论文以来，人们就知道温石棉在酸性环境中的分解能力。Osmond McLeod 等人（2011）已证明温石棉纤维采用了与 HT 纤维相似的工艺，结果表明，在调整 pH 值为 4.5 的 Gambles 溶液中处理后，长温石棉纤维分裂成长度小于 10μm 的短纤维。

14.5.2 短纤维清除

对于所有的纤维暴露而言，长度小于 20μm 甚至小于 5μm 的短纤维要多得多。在这些研究中，较短纤维的清除与不溶性有害粉尘的清除相似或更快（Stoeber 等，1970; Muhle 等，1987）。在有毒物质和疾病登记署最近发表的题为"石棉和合成玻璃纤维对健康的影响：纤维长度的影响"的报告中，专家们指出，"根据流行病学研究、实验动物研究和体外基因毒性研究的结果，结合肺清除短纤维的能力，小组成员一致认为，有大量证据表明，石棉和小于 5μm 的 SVF（合成玻璃纤维）不太可能导致人类癌症"（ATSDR, 2003; EPA, 2003）。此外，Berman 和 Crump（2003）在向 EPA 提交的关于石棉相关风险的技术支持文件中也发现，较短的纤维似乎不会导致疾病。

14.6 慢性吸入毒理学研究

早期的研究表明，蛇纹温石棉与角闪石、透闪石和变质岩生物持久性存在较大差异。这些差异似乎与蛇纹石和角闪石之间的化学结构差异有关，也可能与巨噬细胞相关的酸性的影响（对于温石棉纤维）有关。

然而，当对温石棉和角闪石进行慢性吸入研究时发现，这些差异并不总是明显的。

在 Berman 等人（1995）对 9 种不同类型石棉进行的 13 项吸入研究的分析中发现：

① 短纤维（长度小于 5～10μm）似乎不会增加致癌风险。

② 超过固定的最小长度后，效力随长度增加而增加，至少达到 20μm 的长度（可能达到 40μm）。

③ 导致癌症风险的大多数纤维都很薄，直径小于 0.5μm，最有效的纤维可能更薄。事实上，最有效的纤维似乎比呼吸性定义的上限要薄得多。

④ 复杂结构（簇和基质）的可识别成分（纤维和束）表现出在一定的大小范围，可能导致整体癌症风险，因为这种结构可能在肺部分解。因此，在分析确定石棉浓度时，应单独分析这些结构。

⑤ 为使石棉分析充分反映生物活性，样品制备需直接转移程序。

⑥ 仅根据动物剂量-反应研究，纤维类型（即纤维矿物学）似乎对癌症风险影响不大（至少在各种石棉类型中）。关于剂量-反应研究中发现的差异，作者指出，这可能部分是由于大鼠寿命有限，与这些研究中评估的石棉纤维类型的生物耐久性有关。

对于这些高浓度不溶性颗粒影响大鼠肺的研究，我们需要更加重视这些研究的设计细节。大多数吸入毒理学研究都是由 Berman 等人评估，并且在非常高的暴露浓度（10mg/m³）下进行的（1995；表 14.2）。

表 14.3 和表 14.4 总结了对石棉进行的慢性吸入研究。在大多数研究中，暴露体系是相似的，范围为 5～7h/d，每周 5 天，持续 12 个月或 24 个月。虽然很难确定这是如何得出的，但大多数研究都将暴露浓度设定为 10mg/m³。Davis 等人（1978）引用 Wagner 等人（1974）的研究并指出，10mg/m³ 被认为足够高，足以引起显著的病理变化；然而，Wagner 等人的论文中没有对 10mg/m³ 给予合理的解释。虽然当时对温石棉和角闪石石棉的不同毒性还没有很好的了解，但它们都有一个共同的名称——石棉，这可能是已经考虑了共同的毒性。角闪石石棉在较低浓度下产生毒性作用；然而，由于矿物温石棉非常不同，可能有必要将剂量增加到现在认为的肺过载浓度，以产生与角闪石石棉相似的效果。Bernstein 等人（2013）报道了毒理学研究中最常用的两种温石棉样品的制备方法，即 UICC 温石棉和 NIEHS 温石棉样品，它们使用大型

商用研磨设备对纤维进行研磨。

UICC 温石棉样品采用"Johannesburg 的 R.F.Bourne 设计的石棉分级设备公司的经典磨机"进行研磨（Timbrell 等，1968）。Timberl 和 Rendall（1972）描述为：经典磨机是一种配备圆盘转子（直径 16 英寸，约 40.6cm）的气动摩擦磨机。安装在由电机驱动的水平轴上，速度高达 5000r/min。该磨机的专利（专利号 GB3490704）提供了更多细节。

NIEHS 温石棉由塑料工业中使用的 4 级温石棉制成，该温石棉通过 Hurricane 粉碎机进行制备（Campbell 等，1980; Pinkerton 等，1983）。Hurricane 粉碎机是一种高速冲击锤式工业粉碎机，带有粒度分级机，可将较大的纤维/颗粒回收到设备中继续粉碎（Work, 1962; Perry 和 Chilton, 1973）。

Suquet（1989）曾报道，温石棉纤维的重度研磨是"将其转化为由一种不成形的非晶质材料粘合的碎片"。作者解释说，粉碎处理明显破坏了原子键，并产生了强大的潜在反应位点，能够吸附大气中的二氧化碳和水分子。"

Davis 等人（1978）报道的一项研究中，探讨了使用等效纤维数进行暴露的问题。在该研究中，温石棉、青石棉和铁石棉在等质量和等数量的基础上进行了比较；然而，纤维数是通过相位对比光学显微镜（PCOM）确定的，因此，温石棉纤维的实际数量可能被大大低估了。Davis 等人（1978）报道，温石棉的暴露量为 $10mg/m^3$，使用 PCOM 约为 2000 纤维数/cm^3（长度大于 $5\mu m$），而当通过 SEM 测量另一种温石棉的类似质量浓度时，却将 10000 纤维数/cm^3（长度大于 $5\mu m$）总纤维数报告为 100000 纤维数/cm^3（Mast 等，1995）。出版物中几乎没有关于动物接触试验物质的非纤维颗粒浓度的定量数据。Pinkerton 等人（1983）给出了用扫描电镜测量 Calidria 温石棉长度的汇总表，表中列出了所计数的非纤维颗粒数量；然而，从所提供的数据中，无法提取非纤维颗粒的气溶胶暴露浓度。在所有研究中，石棉都是在雾化之前被研磨的，这个操作在应用温石棉时会产生大量的短纤维和颗粒。Bernstein 等人（2013）认为表 14.3 所列温石棉研究中，如果通过透射电子显微镜（TEM）测量，可测定气溶胶中可能存在的温石棉纤维数。这些数值来自研究报告的质量浓度，以及根据 Mast 等人（1995）和 Hesterberg 等人（1993）报道对扫描电镜测量值进行转换，并外推至 TEM（Breysse 等，1989）。表 14.3 中所示的暴露浓度范围为 $2\sim86mg/m^3$，基于此推断，其对应于（200000～8600000）纤维数/cm^3。

在 Mast 等人（1995）和 Hesterberg 等人（1993）的研究报告中，通过扫描电镜（Bernstein, 2007）测量，暴露 24 个月后的温石棉肺总负荷为 5.5×10^{10} 根纤维/肺。根据透射电镜观察结果推断，肺负荷约为 9.4×10^{11} 根纤维/肺。这相当于每个肺泡平均负载 2300 根纤维（假设沉积率为 10%）（Bernstein 等，2013）。

此外，在 Mast 等人（1995）之前的大多数研究都使用了一种基于 Timberl 等人（1968）设计的气溶胶产生装置，其中旋转的钢刀将压缩塞上的纤维推/切到气流中。正如一些作者所说，研磨设备和雾化设备中使用的钢材经常磨损，导致有时也会存在大量金属碎片的暴露。这些因素在解释蛇纹石温石棉吸入暴露研究结果方面造成了很大的困难。

在这些研究中，正如生物持久性结果所预期的那样，观察到对角闪石反应的致瘤反应；然而，如前所述，对某些温石棉暴露也有致瘤反应，尽管生物持久性结果表明并非如此。Eastes 和 Hadley（1996）建立了一个模型，将肺纤维的剂量与潜在的致病性联系起来。

表 14.3 大鼠吸入毒理学研究

纤维类型	暴露时间（小时/天，天/周，总月数）	暴露类型[①]及暴露浓度/（mg/m³）	纤维浓度/（纤维数/cm³）[②]及粒径[③]	等量纤维数/（纤维数/cm³）[④]	大鼠的类型[⑤]及总数	肺肿瘤数	肺肿瘤比例/%	间皮瘤数量	数据出处
加拿大温石棉（镍、钴、铬和铅污染）	6, 5, 14	w.b., 86	ND	8600000	NS, 41	10	24	1	Gross 等人（1967）
加拿大 UICC 温石棉	7, 5, 24	w.b., 10	ND	970000	W, 21	10	48	1	Wagner 等人（1974）
罗得西亚 UICC 温石棉	7, 5, 24	w.b., 10	ND	1470000	W, 17	11	65	0	Wagner 等人（1974）
加拿大温石棉 714-7D（摩擦衬片）	5, 5, 24	w.b., 15	1.7×10^5 (SEM) 9978, > 5μm	1500000	W, 45	9	20	0	le Bouffant（1984~1987）
SFA 温石棉	7, 5, 24	w.b., 10	430,> 5μm (PCOM); 669 粒子(PCOM)	1080000	W, 22	8	36	0	Wagner 等人（1980）
7 级温石棉	7, 5, 24	w.b., 10	1020,> 5μm (PCOM); 745 粒子(PCOM)	1080000	W, 24	3	13	0	Wagner 等人（1980）
UICC 温石棉	7, 5, 24	w.b., 10	3750, > 5μm (PCOM); 338 粒子(PCOM);	1080000	W, 23	5	22	0	Wagner 等人（1980）
Calidria 温石棉	5, 5, 12	w.b., 6	241; 131, > 5μm（报道称为粗束状）	600000	W, 50	0	0	0	Muhle 等人（1987）

Inhalation Toxicology (3ʳᵈ ed)
吸入毒理学（原著第三版）

纤维类型	暴露时间（小时/天，天/周，总月数）	暴露类型① 及暴露浓度/(mg/m³)	纤维浓度/（纤维数/cm³）②及粒径③(PCOM)	等量纤维数/（纤维数/cm³）④	大鼠的类型⑤ 及总数	肺肿瘤数	肺肿瘤比例/%	间皮瘤数量	数据出处
温石棉（长）	7, 5, 12	w.b., 10	1170, >5μm (PCOM); 33, >20μm (PCOM)	1000000	W, 40	20	50	2	Davis 和 Jones（1988）
温石棉（短）	7, 5, 12	w.b., 10	5510, >5μm (PCOM); 670, >20μm (PCOM)	1000000	W, 40	7	17	1	Davis 和 Jones（1988）
UICCA 温石棉	7, 5, 12	w.b., 10	2560, >5μm (PCOM)	1000000	包括无动物接触的比较纤维数量				Davis 和 Jones（1988）
NIEHS 温石棉	6, 5, 24	n-o, 10	1.02×10^5 (SEM); 1.06×10^4, >5μm	1000000	F, 69	13	18	1	Mast 等人 （1995）
温石棉	7, 5, 12	w.b., 10	1950, >5μm (PCOM); 360, >20μm (PCOM)	1000000	W, 40	15	38	0	Davis 等人 （1978）
温石棉	7, 5, 2	w.b., 2	390, >5μm (PCOM); 72, >20μm (PCOM)	200000	W, 42	8	19	1	Davis 等人 （1978）
Calidria 温石棉	7, 5, 12	w.b., 10	Nd	778000	F, 51	2	4	0	Ilgren 和 Chateld （1997, 1998）；Pinkerton 等 （1983）
Jeffrey 温石棉	7, 5, 12	w.b., 10	Nd	1136000	F, 49	11	22	0	Ilgren 和 Chateld （1997, 1998）；Pinkerton 等 （1983）
UICC/B 温石棉	7, 5, 12	w.b., 10	Nd	1099000	F, 54	13	24	0	Ilgren 和 Chateld （1997, 1998）；Pinkerton 等 （1983）

纤维类型	暴露时间（小时/天，天/周，总月数）	暴露类型[①]及暴露浓度/（mg/m³）	纤维浓度/（纤维数/cm³）[②]及粒径	等量纤维数/（纤维数/cm³）[③]	大鼠的类型[④]及总数	肺肿瘤数	肺肿瘤比例/%	间皮瘤数量	数据出处
铁石棉	7, 5, 12	w.b., 10	550, >5μm (PCOM); 6, >20μm (PCOM)	—	W, 43	2	5	0	Davis 等人（1978）
韩国透闪石	7, 5, 12	w.b., 10	1600 (PCOM)	—	39	18	46	2	Davis 等人（1985）
UICC 铁石棉	7, 5, 24	w.b., 10	ND	—	W, 21	13	62	0	Wagner 等人（1974）
铁石棉（长）	7, 5, 12	w.b., 10	2060, >5μm (PCOM); 70, >10μm (PCOM)	—	W, 40	11	28	3	Davis 等人（1986）
铁石棉（短）	7, 5, 12	w.b., 10	70, >5μm (PCOM); 12, >10μm (PCOM)	—	W, 42	0	0	1	Davis 等人（1986）
铁石棉		w.b., 300	ND	—	SD, 16	3	19	0	Lee 等人（1981）
UICC 青石棉	7, 5, 24	w.b., 10	ND	—	W, 18	13	72	0	Wagner 等人（1974）
青石棉	7, 5, 12	w.b., 10	860, >5μm (PCOM); 估计的图: 34, >20μm (PCOM)	—	W, 40	1	3	0	Davis 等人（1978）
青石棉	7, 5, 12	w.b., 5	430, >5μm (PCOM); 17, >20μm (PCOM)	—	W, 43	2	5	1	Davis 等人（1978）
青石棉	5, 5, 12	w.b., 2.2	2011; 162, >5μm	—	W, 50	1	2	0	Muhle 等人（1987）
UICC 青石棉	6, 5, 24	w.b., 7	3000; 90, >10μm	—	OM, 60	3	5	1	Smith 等人（1987）
暴露截断的青石棉	6, 5, 10	n-o, 10	1.6×10⁴, >5μm (SEM)	—	F, 106	15	14	1	McConnell 等（1994）

①w.b.表示全身暴露；n-o 表示鼻腔暴露。②电子扫描显微镜测定结果，特殊提示除外。③透射电子显微镜测定结果。④大鼠类型中，F 表示 Fisher 344；OM 表示 Osborne Mendel; SD 表示 Sprague Dawley; W 表示 Wistar。

注：ND—未检测到；PCOM—倒置相差光学显微镜；SEM—扫描电镜。

表 14.4 仓鼠吸入毒理学研究

纤维类型	暴露时间（时/天，天/周，总月数）	暴露类型，暴露浓度/（mg/m³）	纤维浓度/（纤维数/cm³）及粒径	仓鼠总数	肺肿瘤数	肺肿瘤数/腺瘤/癌	间皮瘤数量	数据出处
铁石棉		w.b. 300	ND	7	0	0		Lee 等人（1981）
铁石棉（低）	6, 5, 18	n-o, 0.8	36, >5μm; 10, >20μm	83	0	0	3	McConnell 等人（1999）
铁石棉（中）	6, 5, 18	n-o, 3.7	165, >5μm; 38, >20μm	85	0	0	22	McConnell 等人（1999）
铁石棉（高）	6, 5, 18	n-o, 7.1	263, >5μm; 69, >20μm	87	0	0	17	McConnell 等人（1999）
UICC 青石棉	6, 5, 18	w.b., 7	3000; 90, >10μm	58	0	0	0	Smith 等人（1987）
NIEHS 温石棉	6, 5, 18	n-o, 10	1.02×10^5; 1.06×10^4, >5μm	未报道	0	0	0	Mast 等人（1994）

注：暴露类型中，w.b. 表示全身暴露；n-o 表示鼻腔暴露。

然而，许多研究表明，在大鼠体内，另一种因素也可以影响炎症和病理反应。高浓度的不溶性有害粉尘已被证明会损害肺的清除机制，引起炎症和大鼠的致瘤反应，这种现象通常被称为肺过载（Bolton 等，1983; Morrow, 1988; Muhle 等，1988; Oberdörster, 1995）。

在暴露浓度不超过肺负荷条件下进行的生物持久性研究，阐明了温石棉的两种动力学模式。研究表明长纤维不是生物持久性的。由于纤维的化学成分和结构，较长的纤维会受到侵蚀，分解成较小的碎片。生物持久性研究还表明，这些小碎片的清除率与不溶性有害粉尘的清除率相似。温石棉也显示出纵向分裂。在大多数慢性吸入研究中，气溶胶总浓度可能为每立方厘米 10^6 个粒子和纤维，如果纤维与肺接触后开始分裂，有效剂量将进一步增加。

随着温石棉被分解成较短的颗粒，由此产生的颗粒浓度是否会在大鼠肺中引起非特异性的炎症反应和过载效应，仍然是一个问题。在一项研究中，Bellmann 等人（2003）报道了一项校准研究，以评估人造玻璃纤维（具有生物持久性）和铁石棉 90 天亚慢性吸入毒性研究的终点。其中一种纤维是钙-镁-硅酸盐（CMS）纤维，由于制备方法的原因，除了纤维外，备料中还含有大量的颗粒物质。CMS 纤维的气溶胶暴露浓度为 286 根纤维/cm^3（长度 < 5μm），990 根纤维/cm^3（长度 > 5μm），1793 个粒子/cm^3，这种分布在制造过程中没有观察到。总 CMS 暴露浓度为每立方厘米 3069 个粒子和纤维。作者指出，"CMS 的颗粒部分具有与纤维部分相同的化学成分，似乎会产生显著影响。"支气管肺泡灌洗液（BALF）中多形核白细胞（PMN）的数量更高，生物持久性数据显示间质纤维化比预期更明显。此外，接触 90 天后，间质纤维化持续了恢复期后的 14 周。在一项关于 X607 的慢性吸入毒理学研究中，评估了一种化学性质类似于 CMS 的纤维，这种纤维气溶胶中的颗粒明显较少，并且在任何时间点都不会产生肺部肿瘤或纤维化（Hesterberg 等，1998b）。

在大鼠 CMS 研究中，暴露浓度为每立方厘米 3069 个粒子和纤维，其中 50% 是粒子或短纤维，产生的毒性效应归因于这些粒子或短纤维。从这一点和许多关于过载的报告中可以直接看出，如果暴露浓度为每立方厘米 10^6 个粒子和纤维（其中 90% 是粒子或短纤维，如温石棉），则会产生更显著的影响。

研究设计中的这些差异，使表 14.3 和表 14.4 中所列温石棉研究的价值受到质疑。McConnell 等人（1999）报道了一项精心设计的仓鼠体内石棉的多剂量研究，其中颗粒和纤维数量得到了很好的控制（表 14.4）。在这项研究中，气溶胶浓度范围为 10～69 个纤维/cm^3，是根据先前的多剂量 90 天亚慢性纤维实验来选择的（纤维长度超过 20μm）（Hesterberg 等，1999）。

14.6.1　纤维长度

在一项为欧盟委员会关于合成矿物纤维的指令提供依据的分析中，Bernstein 等人（2001a, b）报道称，对于合成玻璃纤维（SVF），大于 20μm 的纤维的生物持久性，与慢性吸入或慢性腹腔注射研究后的病理效应之间存在极好的相关性。该分析表明，利用从吸入生物持久性研究中获得的大于 20μm 的纤维的清除半衰期，可以预测慢性吸入暴露 24 个月后剩余的大于 20μm 的纤维数量。然而，这些研究只包括合成矿物纤维。

如前所述，Berman 等人（1995）在 13 项独立研究中对 9 种不同类型的石棉进行了统计分析。由于原有研究中石棉结构表征的局限性，从再生的原始粉尘样品中开发出了新的暴露测量方法，并通过透射电子显微镜进行分析。作者报告说，虽然在吸入研究中没有发现单变量模型能够充分描述肺部肿瘤反应，但与肿瘤发病率最密切相关的指标是结构（纤维）的长度≥20μm。然而，使用多变量技术，暴露的测量方法被确定为能够充分描述肺肿瘤的反应。

随着长度的增加，致病潜力逐渐增强，结构（纤维）长度大于 40μm 的致病潜力比结构长度在 5~40μm 之间的纤维强 500 倍左右。长度<5μm 的结构似乎对肺癌的危险性没有任何贡献。如前所述，虽然该分析在温石棉和角闪石对肺癌诱导的作用上没有发现差异，但包括其在内的大部分研究都是在非常高的暴露浓度下进行的。

14.6.2　样品纯度

在大多数关于角闪石和蛇纹石的吸入研究中，没有分析证据证实雾化纤维是所述类型的唯一纤维。

此外，一个已被详细讨论的问题是，温石棉样品中透闪石的存在是否也能解释其致癌潜力。这与一些大鼠吸入研究中观察到的间皮瘤尤其相关（Churg，1994；McDonald 等，1999；Roggli 等，2002）。Frank 等人（1998）利用显微镜分析报告了 UICC 温石棉样品中不存在透闪石，这在慢性研究中经常使用。然而，当存在温石棉时，透闪石的浓度通常很低，这在显微镜分析中可能会被忽略。

为了解决方法敏感性的问题，Addison 和 Davies（1990）开发了一种温石棉的化学消化方法，该方法中温石棉用酸溶解，角闪石（如透闪石）则不被溶解。该方法应用于从 Fred Pooley 博士那里获得的 UICC 温石棉样品，他拥有原始 UICC 制剂的储存库。与 Gesellschaft für Schadstoffmessung und Auftragsanalytik GmbH（GSA，诺伊斯，德国）合作，按照类似于 Addison 和 Davids（1990）的程序，以酸消化 2.13g 的 UICC 温石棉。消化后，通过透射电镜测定了所有残余纤维的二元尺寸分布，并用 EDAX 测定了每一种纤维的化学成分，以清楚地识别其是否为角闪石、温石棉或其他物质。

在 2mg 样品中，分析结果表明，每 1mg UICC 温石棉中有 3400 根透闪石纤维。这些纤维的长度范围为 1.7~14.4μm，平均直径为 0.65μm。41%的纤维长度超过 5μm，每毫克 UICC 温石棉中有 1394 根透闪石纤维。这些结果表明，在 UICC 样品中存在低浓度的透闪石。由于在低浓度的角闪石中没有进行剂量-反应研究，因此不可能在大鼠中量化这些纤维的作用。然而，如前所述，角闪石石棉纤维在肺中具有很强的生物持久性，一旦吸入就会持续存在。Davis 等人（1985）对透闪石进行了一项慢性吸入毒性研究，以比较商业透闪石与其他石棉类型的效果。作者报告透闪石是他们研究过的最危险的矿物，在一组 39 只动物中产生 16 种癌和 2 种间皮瘤。如前所述，即使短时间接触透闪石也会在肺部产生显著的反应。Bernstein 等人（2003b）报告，暴露于透闪石 5 天后，观察到明显的炎症反应，肉芽肿迅速发展，肉芽肿内胶原沉积，到 90 天，甚至出现轻度间质纤维化。

14.7　流行病学

温石棉和角闪石石棉都被广泛使用，在 20 世纪的很长一段时间里，这两种石棉常常是在不受控地使用。由于认识到使用角闪石石棉的危险性，各国政府从 20 世纪 60 年代开始逐步禁止使用角闪石石棉，法国是 1996 年最后一个实施这项禁令的国家之一。

虽然一些国家也禁止使用温石棉，但其他国家仍在开采和使用温石棉，主要用于水泥屋面和管道等高密度水泥产品。随着对工业卫生控制（通常称为受控使用）重要性的认识，矿山和生产设施的工作环境明显改善。

许多研究表明，温石棉与角闪石的效力不同，从肺部清除的速度比角闪石快（Howard, 1984; Churg 和 DePaoli, 1988; Mossman 等，1990; Churg, 1994; Morgan, 1994; McDonald 和 McDonald, 1995, 1997; McDonald, 1998; McDonald 等，1999, 2002, 2004; Rodelsperger 等，1999; Hodgson 和 Darnton, 2000; Berman 和 Crump, 2003）。还有一些研究则相反。

两篇综述（Hodgson 和 Darnton, 2000; Berman 和 Crump, 2003）根据当时可用的流行病学研究的统计分析，报告了温石棉和角闪石致病潜力的量化结果。然而，如下文所述，以温石棉暴露为特征的研究实际上是以温石棉暴露为主的研究。作者指出，极少量的角闪石纤维被忽略了，而这对某些研究结果很重要。

Hodgson 和 Darnton（2000）对石棉引起肺癌和间皮瘤与纤维类型的关系进行了综述。他们得出结论，阿米石和青石棉分别比温石棉引起间皮瘤的潜力高 100 倍和 500 倍。他们认为肺癌的证据不太明确，但得出的结论是角闪石(阿米石和青石棉)诱发肺癌的能力是温石棉的 10~50 倍。

作为美国环境保护署技术支持文件的一部分，Berman 和 Crump（2003）审查和分析了一个由大约 150 项研究组成的流行病学数据库，其中大约 35 项包含足以得出定量暴露-反应关系的暴露数据。

然而，由于当时的职业卫生测量状况，没有一项研究能够使用包括纤维数量或纤维类型的暴露测量。与疾病的联系归因于最常用的纤维，而没有考虑已被阐释的确定纤维潜力的标准：纤维矿物学、生物持久性和纤维长度。此外，缺乏完整的职业史是早期流行病学研究的一个重要限制，有时会导致对纤维特异性接触的不恰当描述。Berman 和 Crump（2003）回顾了这些早期研究的局限性。然而，这篇综述没有考虑到已发表的一项毒理学研究，与温石棉相比，这些研究为评估即使是少量的角闪石纤维的重要性提供了基础。此外，由于当时的技术水平，在这些流行病学研究中还没有对纤维尺寸进行系统分析。由于毒理学研究表明纤维长度是毒性的一个重要决定因素，这进一步加深了人们对暴露估计的重要性的理解。

Bernstein 等人（2013）回顾了以温石棉为主的研究，发现角闪石石棉也经常存在，评估中有时未考虑角闪石石棉的其他来源。

在查尔斯顿魁北克和意大利等地的队列研究中，纤维肺负荷分析很好地支持了角闪石石棉的存在。Sebastien 等人（1989）报告了对 161 个肺组织样本的分析，这些样本是在尸检时从南卡罗来纳州查尔斯顿的石棉纺织工人以及魁北克矿工和磨坊工人身上采集的，他们都暴露于温石棉。作者报告说，虽然发现温石棉、透闪石、菱铁矿、青石棉、滑石-云母石和其他纤维类型（包括金红石、云母、铁、二氧化硅和未确定的硅酸盐），但在这两个队列研究中，以透闪石为主。Churg 等人（1984）分析了 6 例患者的肺纤维含量，其中间皮瘤来源于魁北克温石棉行业约 90 例长期工人的尸检。作者报道，与对照组相比，仅有温石棉矿石成分的间皮瘤患者透闪石基角闪石的比例（9.3）远高于温石棉纤维（2.8）。Pooley 和 Mitha（1986）在一份关于测定和解释肺组织中温石棉水平的报告中，包括了南卡罗来纳纺织工人的结果，肺中发现了温石棉、青石棉和石棉纤维。此外，在对照组的肺中也发现了温石棉和铁石棉。Case 等人（2000）评估了长度超过 18μm 的石棉纤维类型和肺部长度，这些个体来自南卡罗来纳温石棉纺织厂和距魁北克 Thetford 矿厂几公里远的部分温石棉纺织厂。Case 等人（2000）的结果表明，仅温石棉纺织工人的肺组织中含有石棉和/或青石棉的个体比例很高。Fornero 等人（2009）评估了来自意大利西部阿尔卑斯山苏萨河谷和兰佐河谷两个地区牛肺的纤维肺负荷。这与 Balangero 温石棉矿在同一地区，Piolatto 等人（1990）对该地区进行了流行病学评估，结果表明其影响归因于温石棉。Fornero 等人（2009）报道称，在牛的肺中发现透闪石/阳起石、温石棉、绿柱石和青石棉纤维。

Hodgson 和 Darnton（2000）以及 Berman 和 Crump（2003）的评论中所包含的研究，不是今天使用的温石棉（无角闪石石棉存在），而这些研究中的暴露浓度非常高。今天的情况是非常不同的，因为只有温石棉是商业用途。在可能存在透闪石矿脉的温石棉矿中，矿脉在开采过程中很容易避免，因为它们很容易通过颜色区分（Williams-Jones 等，2001）。根据 Bernstein 等人（2013）的审查，巴西卡纳布拉瓦温石棉矿定期监测角闪石的存在，未发现可检测的角闪石石棉。对 Calidria（加利福尼亚州新伊德里亚）温石棉矿的研究也发现，只有很少的解离碎片远离矿带。俄罗斯阿斯贝斯特的乌拉拉斯贝斯特矿是目前产量最大的矿，有关该矿的报告中称在空气样本中没有发现透闪石。

在今天的温石棉矿中，通过使用水控喷洒技术和闭路系统，暴露水平已大大降低（Williams 等，2008，2011）。

值得注意的是，在 Hodgson 和 Darnton（2000）以及 Berman 和 Crump（2003）的评估中，研究发现许多以温石棉为主的设施在关闭之前已经显著降低了暴露浓度。例如，意大利的 Balangero 温石棉矿，Silvestri 等人（2001）报道的暴露浓度从 20 世纪 30 年代的超过 100 根纤维/mL 降低到矿场的 0.19 根纤维/mL；破碎区为 0.54 根纤维/mL；20 世纪 80 年代，纤维选择区为 0.93 根纤维/mL，装袋区为 0.78 根纤维/mL。在对魁北克温石棉矿工和磨坊工人的研究中，Liddell 等人（1998）报告说"另一方面，现代的粉尘状况甚至远低于 1 类粉尘的平均水平，因此人们有相当大的信心相信，由于这种接触而患肺癌的风险已变得非常小。"

如前所述，毒理学研究表明，即使短期接触角闪石也会导致显著的病理反应，纤维会转移到胸膜腔。角闪石点源诱导间皮瘤的重要性已在一些研究中被报道。Musti 等人（2009）和 Barbieri 等人（2012）报道了居住在角闪石石棉厂附近超过 50 年的个人间皮瘤风险增加的关系。Kurumatani 和 Kumagai（2008）报道说，居住在使用青石棉和温石棉的水泥管道厂方圆 300m 范围内的居民，间皮瘤的标准死亡率（SMR）男性为 13.9（5.6～28.7），女性为 41.1（15.2～90.1）。Case 和 Abraham（2009）报道称，使用青石棉和铁石棉的工业遗留暴露区的间皮瘤发病率和死亡率较高。Pan 等人（2005）报道称，生活在超镁铁质岩石沉积物附近的人与间皮瘤风险有独立的剂量-反应关系。

对高密度水泥工厂中接触温石棉工人的流行病学研究进行了回顾（Bernstein 等，2013）。Weill 等人（1979）报告称未发现过度死亡，该报告观察到石棉水泥制造工人在温石棉中暴露 20 年，其温石棉水平等于或低于 100MPPCF·年 [相当于大约 15 根纤维/（cm³·年）]。Thomas 等人（1982）报道了石棉水泥厂中使用温石棉的一个队列研究。作者指出："因此，这项死亡率调查的总体结果表明，所研究的温石棉水泥厂的人口在总死亡率、所有癌症死亡率、肺癌和支气管癌或胃肠道癌方面没有任何过度风险。"Gardner 等人（1986）报道了在英国一家石棉水泥厂进行的一项队列研究。作者报告说，在平均纤维浓度低于 1 根纤维/cm³ 的情况下（尽管石棉水泥厂的某些地区可能出现更高的纤维浓度），肺癌或其他与石棉有关的过度死亡并不多见。Ohlson 和 Hogstedt（1985）报道了瑞典一家使用温石棉的工厂的石棉水泥工人的队列研究，在估计 10～20 根纤维/（cm³·a）的累积暴露量下，没有观察到与工作相关的过度死亡率。

温石棉的评价应以目前生产和使用中出现的暴露情景为基础。根据前面回顾的理论，在没有角闪石石棉的情况下，在工作场所当前允许接触限值下使用温石棉，与流行病学观察到的统计上可检测到的风险增加无关。

14.8 小结

蛇纹石-温石棉纤维和角闪石纤维的矿物学研究表明，这两种矿物的结构和化学性质存在明显差异。片状硅酸盐温石棉的卷曲层状结构与对酸侵蚀的敏感性相结合，导致这种纤维在肺部被降解和分解，并被巨噬细胞清除。相反，角闪石纤维是坚硬的不渗透结构，在肺部的任何 pH 值下都能抵抗降解。吸入生物持久性研究清楚地区分了温石棉和角闪石，并表明较长的温石棉纤维在肺中迅速分解，而较长的角闪石沉积后可长时间保留。

毫无疑问，角闪石石棉是高度致癌的。动物研究和流行病学研究都表明了角闪石石棉的潜力。透闪石和含镁角闪石的吸入毒理学研究表明，即使短时间接触也会在肺部产生致病性反应。对石棉的研究表明，暴露 5 天后，纤维可在 7 天内转移到胸膜腔并引发病理反应。这与温石棉形成对比，温石棉不会引起肺部的病理反应，也不会转移到胸膜腔。

较长的合成玻璃纤维的生物持久性与慢性毒性数据之间有很好的相关性。由于研究设计的困难和当时使用的大颗粒/纤维暴露浓度，温石棉慢性吸入研究很难解释，部分原因是暴露气溶胶中非常大的颗粒浓度的非特异性肺过载效应。一项针对温石棉的 90 天低剂量慢性吸入毒理学研究表明，当温石棉的暴露浓度是 0.1 根纤维（WHO）/cm³ 肺总容积（TLV）的 5000 倍时，温石棉不会产生病理反应。

最近的定量综述分析了现有流行病学研究的数据，以确定石棉引起肺癌和间皮瘤的潜力与纤维类型的关系，也区分了温石棉和角闪石石棉。最新的分析还得出结论，较长较薄的纤维具有最大的潜力。定量实验结果为这种区分提供了额外的支持。然而，即使在这些评估中以温石棉为主但也有角闪石石棉暴露，并且是基于过去存在高度不受控暴露的情况。而许多相同的研究表明，暴露是可以有效控制的。

今天，温石棉主要用于制造高密度水泥产品，在这种情况下，通过实施工业卫生控制，可大大减少潜在的接触。

有证据表明，与其他可吸入颗粒物一样，职业性接触温石棉的时间过长，会导致肺癌。现在建立的温石棉安全使用框架来源于以下科学依据：对温石棉的吸入毒理学研究、在高密度水泥产品中单独使用温石棉的流行病学研究以及在采矿和制造业中实施的控制措施。

今后对温石棉和角闪石石棉的研究，无论是在体外还是体内，如果使用建立在尺寸分布和接近人类接触到的剂量上，将是最有帮助的。

习　　题

1. 解释称为石棉的两种矿物族的矿物学特征。

答：石棉是一个通用名称，是指两个不同的矿物家族：蛇纹石石棉和角闪石石棉。

① 温石棉是最常见的蛇纹石石棉。温石棉纤维是一种片状硅酸盐，晶体结构为单斜晶系，由于硅和镁原子的分子间距，具有独特的轧制形式。温石棉纤维的壁由大约12~20层组成，其中有一些机械联锁。每层厚度约为7.3Å（1Å=10^{-10}m），镁表面朝向卷曲的外侧，硅和氧四面体位于卷曲的内侧。温石棉以其被酸分解的特性而著称。清除肺部异物的巨噬细胞产生酸性环境，能够分解温石棉纤维。

② 角闪石石棉的基本结构由一个双硅链组成，该链呈工字钢，角连接（SiO_4）$^{4-}$四面体连接在一个双四面体链中，该链夹有一层Ca_2Mg_5。双链硅酸盐角闪石纤维本身在肺部液体和巨噬细胞的酸性环境中高度不溶。

2. 确定纤维毒性的主要标准是什么？

答：矿物纤维毒理学与三个关键因素有关：剂量、尺寸和耐久性。

① 剂量由纤维的物理特性/尺寸、纤维材料的使用方式以及实施的控制程序决定。较薄和较短的纤维重量较轻，因此较厚和较长的纤维在空气中停留的时间更长。

② 纤维尺寸决定两个因素：纤维是否可吸入；如果纤维可吸入，尺寸也是决定其吸入后在肺部环境中反应的一个因素。能被巨噬细胞完全吞噬的较短的纤维，将通过类似于非纤维颗粒的机制被清除，包括通过淋巴管的清除与巨噬细胞的吞噬和清除。只有巨噬细胞不能完全吞噬的较长纤维，如果它们持续存在于肺部，才有可能引起疾病。

③ 耐久性非常重要，尤其是对于比巨噬细胞更长的纤维（约20μm）。比巨噬细胞长的纤维会抑制巨噬细胞的活动，阻止其清除。纤维要么完全溶解，要么断裂成较短的纤维，随后可以被清除。如果纤维过长，则会导致炎症、纤维化，最终导致癌症。

3. 大鼠暴露5天后，蛇纹石和角闪石石棉纤维到达胸膜腔需要多长时间？

① 在此类研究中，未发现蛇纹石石棉纤维温石棉移位至胸膜腔，并在胸膜腔中引发任何病理反应。

② 在暴露5天后的7天内，发现角闪石石棉纤维阿米石易位到大鼠胸膜腔。暴露后90天，在顶叶胸膜表面观察到明显的炎症反应。

4. 试图区分温石棉和角闪石石棉的旧流行病学研究中，诠释这些研究的主要困难是什么？

① 这些研究中暴露时使用的职业卫生测量没有使用暴露测量，包括纤维数量、纤维尺寸或纤维类型（温石棉、铁石棉、青石棉等）。与疾病的关系归因于最常用的纤维，而没有考虑最近已被阐释的确定纤维效力的标准：纤维矿物学、生物持久性和纤维长度。

② 在许多早期流行病学研究中，缺乏完整的职业史也是一个显著的限制，有时会导致对纤维特异性暴露的不恰当描述。

毒理学研究表明，即使短期暴露于长纤维（>20μm）角闪石，也会导致重要的病理反应，如纤维转移到胸膜腔。角闪石点源诱导间皮瘤的重要性在一些研究中已有报道。

参考文献

Addison, J., and Davies, L.S. 1990. Analysis of amphibole asbestos in chrysotile and other minerals. *Ann Occup Hyg* 34(2): 159–175.

ATSDR, 2003. Report on the Expert Panel on Health effects of asbestos and synthetic vitreous fibers: The influence of fiber length. Atlanta, GA: Prepared for Agency for Toxic Substances and Disease Registry Division of Health Assessment and Consultation.

Aust, A.E., Cook, P.M., and Dodson, R.F. 2011. Morphological and chemical mechanisms of elongated mineral particle toxicities. *J Toxicol Environ Health B Crit Rev* January–June; 14(1–4): 40–75.

Barbieri, P.G., Mirabelli, D. Somigliana, A. Cavone, D., and Merler,E. 2012. Asbestos fibre burden in the lungs of patients with mesothelioma who lived near asbestos-cement factories. *Ann Occup Hyg* 56(6): 660–670.

Bates, T.F., Sand, L.B., and Mink, J.F. 1950. Tubular crystals of chrysotile asbestos. *Science* 3: 512.

Bellmann, B., Muhle, H., Creutzenberg, O., Ernst, H., Müller, M., Bernstein, D.M., and Riego-Sintes, J.M. 2003. Calibration study on subchronic inhalation toxicity of man-made vitreous fibers in rats. *Inhal Toxicol* October;15(12): 1147–1177.

Berman, D.W., and Crump, K.S. 2003. Draft technical support document for a protocol to assess asbestos-related risk. Washington, DC: Office of Solid Waste and Emergency Response U.S. Environmental Protection Agency.

Berman, D.W., Crump, K.S. Chatfield, E.J. Davis, J.M., and Jones, A.D. 1995. The sizes, shapes, and mineralogy of asbestos structures that induce lung tumors or mesothelioma in AF/HAN rats following inhalation. *Risk Anal* 15(2): 181–195.

Bernstein, D., Castranova, V., Donaldson, K., Fubini, B., Hadley, J., Hesterberg, T., Kane, A., et al., 2005a. ILSI Risk Science Institute Working Group. Testing of fibrous particles: Short-term assays and strategies. *Inhal Toxicol* September;17(10): 497–537.

Bernstein, D.M., Chevalier, J., and Smith, P. 2005b. Comparison of calidria chrysotile asbestos to pure tremolite: Final results of the inhalation biopersistence and histopathology examination following short-term exposure. *Inhal Toxicol* 17(9): 427–424.

Bernstein, D.M., Rogers, R., and Smith, P. 2005c. The biopersistence of Canadian chrysotile asbestos following inhalation: Final results through 1 year after cessation of exposure. *Inhal Toxicol* 17(1): 1–14.

Bernstein, D.M., and Riego-Sintes, J.M.R. 1999. Methods for the determination of the hazardous properties for human health of man made mineral fibers (MMMF). Vol. EUR 18748 EN, April 93, tsar.jrc.ec.europa.eu/documents/Testing-Methods/mmmfweb.pdf. European Commission Joint Research Centre, Institute for Health and Consumer Protection, Unit: Toxicology and Chemical Substances, European Chemicals Bureau, Ispra, Italy. Accessed May 19, 2014.

Bernstein, D.M., Rick, R., and Paul, S. 2003a. The biopersistence of Canadian chrysotile asbestos following inhalation. *Inhal Toxicol* 15(13): 101–128.

Bernstein, D.M. 2003b. Fiber biopersistence, toxicity and asbestos. *J Occup Environ Health (UOEH)* 25(1): 237–243.

Bernstein, D.M. 2007. Synthetic vitreous fibers: A review toxicology, epidemiology and regulations. *Crit Rev Toxicol* 37(10): 839–886.

Bernstein, D.M., Morscheidt, C., Grimm, H.G., and Teichert, U. 1996. The evaluation of soluble fibers using the inhalation biopersistence model, a nine fiber comparison. *Inhal Toxicol* 8: 345–385.

Bernstein, D.M., Dunnigan, J., Hesterberg, T., Brown, R., Legaspi-Velasco, J.A., Barrera, R.,

Hoskins, J. and Gibbs, A. 2013. Health risk of chrysotile revisited. *Crit Rev Toxicol* 43(2): 154–183.

Bernstein, D.M., Riego-Sintes, J.M., Ersboell, B.K., and Kunert, J. 2001a. Biopersistence of synthetic mineral fibers as a predictor of chronic inhalation toxicity in rats. *Inhal Toxicol* 13(10): 823–849.

Bernstein, D.M., Riego-Sintes, J.M., Ersboell, B.K., and Kunert, J. 2001b. Biopersistence of synthetic mineral fibers as a predictor of chronic intraperitoneal injection tumor response in rats. *Inhal Toxicol* 13(10): 851–875.

Bernstein, D.M., Rick, R., and Paul, S. 2004. The biopersistence of Brazilian chrysotile asbestos following inhalation. *Inhal Toxicol* 16(9): 745–761.

Bernstein, D.M., Rogers, R.A., Sepulveda, R., Donaldson, K., Schuler, D., Gaering, S., Kunzendorf, P., Chevalier, J., and Holm, S.E. 2010. The pathological response and fate in the lung and pleura of chrysotile in combination with fine particles compared to amosite asbestos following short term inhalation exposure—Interim results. *Inhal Toxicol* 22(11): 937–962.

Bernstein, D.M., Rogers, R.A., Sepulveda, R., Donaldson, K., Schuler, D., Gaering, S., Kunzendorf, P., Chevalier, J., and Holm, S.E. 2011. Quantification of the pathological response and fate in the lung and pleura of chrysotile in combination with fine particles compared to amosite-asbestos following short-term inhalation exposure. *Inhal Toxicol* June;23(7): 372–391.

Bolton, R.E., Vincent, J.H., Jones, A.D., Addison, J., and Beckett, S.T. 1983. An overload hypothesis for pulmonary clearance of UICC amosite fibres inhaled by rats. *Br J Ind Med* 40: 264–272.

Bragg, G.M. 2001. Fiber release during the handling of products containing chrysotile asbestos using modern control technology. *Can Mineral* 5(Spec. Publ.): 111–114.

Breysse, P.N., Cherrie, J.W., Addison, J., and Dodgson, J. 1989. Evaluation of airborne asbestos concentrations using TEM and SEM during residential water tank removal. *Ann Occup Hyg* 33(2): 243–256.

Browne, K., and Murray, R. 1990. Asbestos and the Romans. *Lancet* 336(8712): 445.

Campbell, W.J., Huggins, C.W., and Wylie, A.G. 1980. Chemical and physical characterization of amosite, chrysotile, crocidolite, and nonfibrous tremolite for oral ingestion studies by the National Institute of Environmental Health Sciences. Report of Investigations 8452. United States Department of the Interior, U.S. Bureau of Mines, Avondale, MD.

Case, B.W., and Abraham, J.L. 2009. Heterogeneity of exposure and attribution of mesothelioma: Trends and strategies in two American counties. *J Phys Conf Series* 151: 012008.

Case, B.W., Dufresne, A., McDonald, A.D., McDonald, J.C., and Sebastien, P. 2000. Asbestos fibre type and length in lungs of chrysotile textile and production workers fibers longer than 18 μm. *Inhal Toxicol* 12(Suppl. 3): 411–418.

Churg, A., and DePaoli, L. 1988. Clearance of chrysotile asbestos from human lung. *Exp Lung Res* 14 (5): 567–574.

Churg, A. 1994. Deposition and clearance of chrysotile asbestos. *Ann Occup Hyg* 38(4): 625–633, 424–425.

Churg, A., Wiggs, B., Depaoli, L., Kampe, B., and Stevens, B. 1984. Lung asbestos content in chrysotile workers with mesothelioma. *Am Rev Respir Dis.* December;130(6): 1042–1045.

Cossette, M., and Delvaux, P. 1979. Technical evaluation of chrysotile asbestos ore bodies. In *Short Course in Mineralogical Techniques of Asbestos Determination*, R.C. Ledoux (ed.). Toronto, Ontario, Canada: Mineralogical Association of Canada. pp. 79–110.

Davis, J.M., and Jones, A.D. 1988. Comparisons of the pathogenicity of long and short fibres of chrysotile asbestos in rats. *Br J Exp Pathol* 69(5): 717–737.

Davis, J.M., Addison, J., Bolton, R.E., Donaldson, K., Jones, A.D., and Miller, B.G. 1985. Inhalation studies on the effects of tremolite and brucite dust in rats. *Carcinogenesis* 6(5): 667–674.

Davis, J.M., Addison, J., Bolton, R.E., Donaldson, K., Jones A.D., and Smith, T. 1986. The pathogenicity of long versus short fibre samples of amosite asbestos administered to rats by inhalation and intraperitoneal injection. *Br J Exp Pathol* 67(3): 415–430.

Davis, J.M., Beckett, S.T., Bolton, R.E., Collings, P., and Middleton, A.P. 1978. Mass and number of fibres in the pathogenesis of asbestos-related lung disease in rats. *Br J Cancer* 37(5): 673–688.

Eastes, W., and Hadley, J.G. 1996. A mathematical model of fiber carcinogenicity and fibrosis in inhalation and intraperitoneal experiments in rats. *Inhal Toxicol* 8: 323–342.

EPA. 2003. Report on the Peer Consultation Workshop to Discuss a Proposed Protocol to Assess Asbestos-Related Risk. Prepared for: US Environmental Protection Agency, Office of Solid Waste and Emergency Response, Washington, DC 20460. EPA Contract No. 68-C-98-148, Work Assignment 2003–2005. Prepared by: Eastern Research Group, Inc. Lexington, MA 02421. Final Report: May 30, 2003.

Etherington, D.J., Pugh, D., and Silver, I.A. 1981. Collagen degradation in an experimental inflammatory lesion: Studies on the role of the macrophage. *Acta Biol Med Ger* 40(10–11): 1625–1636.

Fornero, E., Belluso, E., Capella, S., and Bellis, D. 2009. Environmental exposure to asbestos and other inorganic fibres using animal lung model. *Sci Total Environ* January 15;407(3): 1010–1018.

Frank, A.L., Dodson, R.F., and Williams, M.G. 1998. Carcinogenic implications of the lack of tremolite in UICC reference chrysotile. *Am J Ind Med* 34(4): 314–317.

Gardner, M.J., Winter, P.D., Pannett, B., and Powell, C.A. 1986. Follow up study of workers manufacturing chrysotile asbestos cement products. *Br J Ind Med* 43: 726–732.

Gross, P., DeTreville, R.T., Tolker, E.B., Kaschak, M., and Babyak, M.A. 1967. Experimental asbestosis. The development of lung cancer in rats with pulmonary deposits of chrysotile asbestos dust. *Arch Environ Health* 15(3): 343–355.

Guldberg, M., Jensen, S.L., Knudsen, T., Steenberg, T., and Kamstrup, O. April 2002. High-alumina low-silica HT stone wool fibers: A chemical compositional range with high biosolubility. *Regul Toxicol Pharmacol* 35(2 Pt 1): 217–226.

Hargreaves, A., and Taylor, W.H. 1946. An X-ray examination of decomposition products of chrysotile (asbestos) and serpentine. *Mineral Mag* 27: 204–216.

Hesterberg, T.W., Axten, C., McConnell, E.E., Hart, G.A., Müller, W., Chevalier, J., Everitt, J., Thevenaz, P., and Oberdörster, G. 1999. Studies on the inhalation toxicology of two fiberglasses and amosite asbestos in the syrian golden hamster. Part I. Results of a subchronic study and dose selection for a chronic study. *Inhal Toxicol* 11(9): 747–784.

Hesterberg, T.W., Chase, G., Axten, C., Miller, W.C., Musselman, R.P., Kamstrup, O., Hadley, J., Morscheidt, C., Bernstein, D.M., and Thevenaz, P. 1998a. Biopersistence of synthetic vitreous fibers and amosite asbestos in the rat lung following inhalation. *Toxicol Appl Pharmacol* 151(2): 262–275.

Hesterberg, T.W., Hart, G.A., Chevalier, J., Müller, W.C., Hamilton, R.D., Bauer, J., and Thevenaz, P. 1998b. The importance of fiber biopersistence and lung dose in determining the chronic inhalation effects of X607, RCF1, and chrysotile asbestos in rats. *Toxicol Appl*

Pharmacol 153(1): 68–82.

Hesterberg, T.W., Miiller, W.C., McConnell, E.E., Chevalier, J., Hadley, J.G., Bernstein, D.M., Thevenaz, P., and Anderson, R. 1993. Chronic inhalation toxicity of size-separated glass fibers in Fischer 344 rats. *Fundam Appl Toxicol* 20(4): 464–476.

Hodgson, A.A. 1979. Chemistry and physics of asbestos. In *Asbestos: Properties, Applications and Hazards*, L.M.a.S.S. Chissick (ed.), pp. 80–81. New York: John Wiley & Sons.

Hodgson, J.T., and Darnton, A. 2000. The quantitative risks of mesothelioma and lung cancer in relation to asbestos exposure. *Ann Occup Hyg* 44(8): 565–601.

Howard, J.K., 1984. Relative cancer risks from exposure to different asbestos fibre types. *N Z Med J* 97(764): 646–649.

Ilgren, E., and Chatfield, E. 1997. Coalinga fibre—A short, amphibole-free chrysotile. Evidence for lack of fibrogenic activity. *Indoor Built Environ* 6: 264–276.

Ilgren, E., and Chatfield, E. 1998. Coalinga fibre—A short, amphibole-free chrysotile. Part 2: Evidence for lack of tumourigenic activity. *Indoor Built Environ* 7: 18–31.

Kamstrup, O., Ellehauge, A., Chevalier, J., Davis, J.M., McConnell, E.E., and Thévenaz, P. July 2001. Chronic inhalation studies of two types of stone wool fibers in rats. *Inhal Toxicol* 13(7): 603–621.

Kamstrup, O., Ellehauge, A., Collier, C.G., and Davis, J.M. 2002. Carcinogenicity studies after intraperitoneal injection of two types of stone wool fibres in rats. *Ann Occup Hyg* 46(2): 135–142.

Kiyohara, P.K. 1991. Estudo da interface crisotila-cimento Portland em compósitos de fibro-cimento por métodos óptico-eletrônicos, Tese de Doutorado, apres. EPUSP, São Paulo, Brazil.

Kurumatani, N., and Kumagai, S. 2008. Mapping the risk of mesothelioma due to neighborhood asbestos exposure. *Am J Respir Crit Care Med* September 15;178(6): 624–629.

Leake, B.E., 1978. Nomenclature of amphiboles. *Can Mineral* 16: 501–520.

le Bouffant, L., Daniel, H., Henin, J.P., Martin, J.C., Normand, C., Tichoux, G., and Trolard, F. 1987. Experimental study on long-term effects of inhaled MMMF on the lungs of rats. *Ann Occup Hyg* 31(4B): 765–790.

Lee, K.P., Barras, C.E., Griffith, F.D., Waritz, R.S., and Lapin, C.A. 1981. Comparative pulmonary responses to inhaled inorganic fibers with asbestos and fiberglass. *Environ Res* 24(1): 167–191.

Leineweber, J.P., 1982. Solubility of fibres in vitro and in vivo. In *Proceedings of WHO//ARC Conference in Biological Effects of Man-Made Mineral Fibers*. Copenhagen, Denmark: World Health Organization. pp. 87–101.

Liddell, F.D.K., McDonald, A.D., and McDonald, J.C. 1998. Dust exposure and lung cancer in quebed chrysotile miners and millers. *Ann Occup Hyg* 42(1): 7–20.

Luoto, K., Holopainen, M., Kangas, J., Kalliokoski, P. and Savolainen, K. 1995. The effect of fiber length on the dissolution by macrophages of rockwool and glasswool fibers. *Environ Res* 70(1): 51–61.

Mast, R.W., Hesterberg, T.W., Glass, L.R., McConnell, E.E., Anderson, R., and Bernstein, D.M. 1994. Chronic inhalation and biopersistence of refractory ceramic fiber in rats and hamsters. *Environ Health Perspect* 102(Suppl. 5): 207–209.

Mast, R.W., McConnell, E.E., Anderson, R., Chevalier, J., Kotin, P., Bernstein, D.M., Thevenaz, P., Glass, L.R., Miiller, W.C., and Hesterberg, T.W. 1995. Studies on the chronic toxicity (inhalation) of four types of refractory ceramic fiber in male Fischer 344 rats. *Inhal Toxicol*

7(4): 425–467.

Mattson, S.M. 1994. Glass fibres in simulated lung fluid: Dissolution behavior and analytical requirements. *Ann Occup Hyg* 38: 857–877.

McConnell, E.E. 1995. Fibrogenic effect of wollastonite compared with asbestos dust and dusts containing quartz. *Occup Environ Med* 52: 621–624.

McConnell, E.E., Axten, C., Hesterberg, T.W., Chevalier, J., Müller, W.C., Everitt, J., Oberdörster, G., Chase, G.R., Thevenaz, P., and Kotin, P. 1999. Studies on the inhalation toxicology of two fiberglasses and amosite asbestos in the Syrian golden hamster. Part II. Results of chronic exposure. *Inhal Toxicol* 11(9): 785–835.

McConnell, E.E., Kamstrup, O., Musselman, R., Hesterberg, T.W., Chevalier, J., Müller, W.C., and Thievenaz, P. 1994. Chronic inhalation study of size-separated rock and slag wool insulation fibers in Fischer 344/N rats. *Inhal Toxicol* 6: 571–614.

McDonald, J.C. 1998. Mineral fibre persistence and carcinogenicity. *Ind Health* 36(4): 372–375.

McDonald, J.C., and McDonald, A.D. 1995. Chrysotile, tremolite, and mesothelioma. *Science* 267(5199): 776–777.

McDonald, J.C., and McDonald, A.D. 1997. Chrysotile, tremolite and carcinogenicity. *Ann Occup Hyg* 41(6): 699–705.

McDonald, J.C., McDonald, A.D., and Hughes, J.M. 1999. Chrysotile, tremolite and fibrogenicity. *Ann Occup Hyg* 43(7): 439–442.

McDonald, J.C., Harris, J., and Armstrong, B. 2002. Cohort mortality study of vermiculite miners exposed to fibrous tremolite: An update. *Ann Occup Hyg* 46(suppl 1): 93–94.

McDonald, J.C., Harris, J., and Armstrong, B. April 2004. Mortality in a cohort of vermiculite miners exposed to fibrous amphibole in Libby, Montana. *Occup Environ Med* 61(4): 363–366.

Miller, B.G., Jones, A.D., Searl, A., Buchanan, D., Cullen, R.T., Soutar, C.A., Davis, J.M., and Donaldson, K. 1999. Influence of characteristics of inhaled fibres on development of tumours in the rat lung. *Ann Occup Hyg* 43: 167–179.

Miller, F.J. 2000. Dosimetry of particles: Critical factors having risk assessment implications. *Inhal Toxicol* 12(Suppl. 3): 389–395.

Mohr, U., Pott, F., and Vonnahme, F.J. 1984. Morphological aspects of mesotheliomas after intratracheal instillations of fibrous dusts in Syrian golden hamsters. *Exp Pathol* 26(3): 179–183.

Morgan, A. 1994. The removal of fibres of chrysotile asbestos from lung. *Ann Occup Hyg* 38(4): 643–646.

Morimoto, Y., Yamato, H., Kido, M., Tanaka, I., Higashi, T., Fujino, A., and Yokosaki, Y. 1994. Effects of inhaled ceramic fibers on macrophage function of rat lungs. *Occup Environ Med* 51(1): 62–67.

Morrow, P.E. 1988. Possible mechanisms to explain dust overloading of the lungs. *Fundam Appl Toxicol* 10(3): 369–384.

Mossman, B.T., Bignon, J., Corn, M., Seaton, A., and Gee, J.B. 1990. Asbestos: Scientific developments and implications for public policy. *Science* 247(4940): 294–301.

Muhle, H., and Pott, F. 2000. Asbestos as reference material for fibre-induced cancer. *Int Arch Occup Environ Health* 73 Suppl.:S53–S59.

Muhle, H., and Mangelsdorf, I. 2003. Inhalation toxicity of mineral particles: Critical appraisal of endpoints and study design. *Toxicol Lett* 140–141: 223–228.

Muhle, H., Bellman, B., and Heinrich, U. 1988. Overloading of lung clearance during chronic exposure of experimental animals to particles. *Ann Occup Hyg* 32(Suppl. 1): 141–147.

Muhle, H., Bellmann, B., Creutzenberg, O., Dasenbrock, C., Ernst, H., Kilpper, R., MacKenzie J.C., et al. 1991. Pulmonary response to toner upon chronic inhalation exposure in rats. *Fundam Appl Toxicol* 17(2): 280–299.

Muhle, H., Pott, F., Bellmann, B., Takenaka, S., and Ziem, U. 1987. Inhalation and injection experiments in rats to test the carcinogenicity of MMMF. *Ann Occup Hyg* 31(4B): 755–764.

Musti, M., Pollice, A., Cavone, D., Dragonieri, S., and Bilancia, M. 2009. The relationship between malignant mesothelioma and an asbestos cement plant environmental risk: A spatial case-control study in the city of Bari (Italy). *Int Arch Occup Environ Health* March;82(4): 489–497 [Epub 2008 Sep 23].

Nagy, B., and Bates, T.F. 1952. Stability of chrysotile asbestos. *Am Mineral* 37: 1055–1058.

Noll, W., and Kircher, H. 1951. Über die Morphologie von Asbesten und ihren Zusammenhang mit der Kristallstruktur. *Neues Jb Mineral Mh* 1951: 219–240.

Oberdörster, G. 1991. Deposition, elimination and effects of fibers in the respiratory tract of humans and animals, pp. 17–37. VDI Ber.: Düsseldorf, Germany.

Oberdörster, G. 1995. Lung particle overload: Implications for occupational exposures to particles. *Regul Toxicol Pharmacol* 21(1): 123–135.

Oberdörster, G. 2000. Determinants of the pathogenicity of man-made vitreous fibers (MMVF). *Int Arch Occup Environ Health* 73 Suppl.: S60–S68.

Ohlson, C.G., and Hogstedt, C. 1985. Lung cancer among asbestos cement workers. A Swedish cohort study and a review. *Br J Ind Med* 42(6): 397–402.

Osmond-McLeod, M.J., Poland, C.A., Murphy, F., Waddington, L., Morris, H., Hawkins, S.C., Clark, S., Aitken, R., McCall, M.J., and Donaldson, K. 2011. Durability and inflammogenic impact of carbon nanotubes compared with asbestos fibres. *Part Fibre Toxicol* May 13;8: 15.

Pan, X.L., Day, H.W., Wang, W., Beckett, L.A., and Schenker, M.B. 2005. Residential proximity to naturally occurring asbestos and mesothelioma risk in California. *Am J Respir Crit Care Med* 172(8): 1019–1025.

Pauling, L. 1930. The structure of chlorites. *Proc Natl Acad Sci* 16: 578–582.

Perry, R.H., and Chilton C.H. (eds.) 1973. *Chemical Engineers' Handbook*, 5th edn. New York: McGraw-Hill.

Pinkerton, K.E., Brody, A.R., McLaurin, D.A., Adkins, B., O'Connor, Jr., R.W., Pratt, P.C., and Crapo, J.D. 1983. Characterization of three types of chrysotile asbestos after aerosolization. *Environ Res* 31(1): 32–53.

Piolatto, G., Negri, E., la Vecchia, C., Pira, E., Decarli, A., and Peto, J. 1990. An update of cancer mortality among chrysotile asbestos miners in Balangero, northern Italy. *Br J Ind Med* 47(12): 810–814.

Pooley, F.D., and Mitha, R. 1986. Determination and interpretation of the levels of chrysotile asbestos in lung tissue. In *Biological Effects of Chrysotile* (Accomplishments in Oncology, Vol. 1, No. 2), Wagner, J.C. (ed.), pp. 12–18. Philadelphia, PA: Lippincott.

Rakovan, J. 2011. Serpentine, California's state rock. *J Rocks Mineral* 86(1): 63–68.

Rakovan, J. January/February 2011. Serpentine California's state rock. *Rocks Minerals* 86: 63–68.

Rodelsperger, K., Woitowitz, H.J., Bruckel, B., Arhelger, R., Pohlabeln, H., and Jockel, K.H. 1999. Dose–response relationship between amphibole fiber lung burden and mesothelioma. *Cancer Detect Prev* 23(3): 183–193.

Roggli, V.L., Vollmer, R.T., Butnor, K.J., and Sporn, T.A. 2002. Tremolite and mesothelioma. *Ann Occup Hyg* 46(5): 447–453.

Ross, M., and Nolan, R.P. 2003. History of asbestos discovery and use and asbestos-related disease in context with the occurrence of asbestos within ophiolite complexes. In *Ophiolite Concept and the Evolution of Geological Thought*, Y. Dilek and S. Newcomb (eds.). Boulder, CO: Geological Society of America. pp. 447–470.

Sebastien, P., McDonald, J.C., McDonald, A.D., Case, B., and Harley, R. 1989. Respiratory cancer in chrysotile textile and mining industries: Exposure inferences from lung analysis. *Br J Ind Med* March;46(3): 180–187.

Silvestri, S., Magnani, C., Calisti, R., and Bruno, C. 2001. The experience of the Balangero chrysotile asbestos mine in Italy: Health effects among workers mining and milling asbestos and the health experience of persons living nearby, Canadian Mineralogist, pp. 177–186. (The Health Effects of Chrysotile Asbestos: Contribution of Science to Risk-Management Decisions Can. Mineral., Spec. Pub. 5, pp. 177–186 (2001).)

Skinner, H.C.W., Ross, M., and Frondel, C. 1988. *Asbestos and Other Fibrous Materials—Mineralogy, Crystal Chemistry, and Health Effects*, 204pp. New York, Oxford University Press.

Smith, D.M., Ortiz, L.W., Archuleta, R.F., and Johnson, N.F. 1987. Long-term health effects in hamsters and rats exposed chronically to man-made vitreous fibres. *Ann Occup Hyg* 31(4B): 731–754.

Speil, S., and Leineweber, J.P. 1969. Asbestos minerals in modern technology. *Environ Res* 2: 166–208.

Stoeber, W., Flachsbart, H. and Hochrainer, D. 1970. Der Aerodynamische Durchmesser von Latexaggregaten und Asbestfassern. *Staub-Reinh Luft* 30: 277–285.

Suquet, H. 1989. Effects of dry grinding and leaching on the crystal structure of chrysotile. *Clays Clay Mineral* 37: 439–445.

Tanji, T., Yada, K., and Akatsuka, Y. 1984. Note: Alternation of clino- and orthochrysotile in a single fiber as revealed by high-resolution electron microscopy. *Clays Clay Minerals* 32: 429–432.

Thomas, H.F., Benjamin, I.T., Elwood, P.C., and Sweetnam, P.M. 1982. Further follow-up study of workers from an asbestos cement factory. *Br J Ind Med* 39(3): 273–276.

Timbrell, V. and Rendall, R.E.G. 1972. Preparation of the UICC standard reference samples of asbestos. *Powder Technol* 5: 279.

Timbrell, V., Hyett, A.W., and Skidmore, J.W. 1968. A simple dispenser for generating dust clouds from standard reference samples of asbestos. *Ann Occup Hyg* October;11(4): 273–281.

Virta, R.L. 2002 USGS Open file 02-149. *Asbestos: Geology, Mineralogy, Mining, and Uses*. Prepared in cooperation with *Kirk-Othmer Encyclopedia of Chemical Technology*, online edition. New York: Wiley-Interscience, a division of John Wiley & Sons, Inc.

von Kobell, F. 1834. Ueber den schillernden Asbest von Reichenstein in Schlesian: Jour. Prakt. *Chemie* 2: 297–298.

Wagner, J.C., Berry, G., Skidmore, J.W., and Pooley, F.D. 1980. The comparative effects of three chrysotiles by injection and inhalation in rats. *IARC Sci Publ* 1980(30): 363–372.

Wagner, J.C., Berry, G., Skidmore, J.W., and Timbrell, V. 1974. The effects of the inhalation of asbestos in rats. *Br J Cancer* 29(3): 252–269.

Warren, B.E., and Bragg, W.L. 1930. The structure of chrysotile, $H_4Mg_3Si_2O_9$. *Z Krystallographie* 76: 201–210.

Weill H., Hughes, J., and Waggenspack, C. 1979. Influence of dose and fiber type on respiratory malignancy risk in asbestos cement manufacturing. *Am Rev Respir Dis* 120(2): 345–354.

Whittaker, E.J.W. 1957. The structure of chrysotile. V. Diffuse reflexions and fibre texture.

Acta Crystallogr 10: 149.

Whittaker, E.J.W. 1963. Research report: Chrysotile fibers—Filled or hollow tubes? Mathematical interpretation may resolve conflicting evidence, Chem. Eng. News-41(39): 34–35, September 30.

Whittaker, E.J.W. 1979. Mineralogy, chemistry and crystallography of amphibole asbestos. In *Short Course in Mineralogical Techniques of Asbestos Determination*, R.C. Ledoux (ed.). Toronto, Ontario, Canada: Mineralogical Association of Canada. pp. 1–34.

Williams, M., Larorche, P., and Jauron, R. 2008. *The Basics of Chrysotile Asbestos Dust Control*, 4th ed. Chrysotile Institute, Montreal, Quebec, Canada.

Williams, M., Larorche, P., and Jauron, R. 2011. *Safe Use of Chrysotile Asbestos: A Manual on Preventive and Control Measures.* Chrysotile Institute, Montreal, Quebec, Canada.

Williams-Jones, A.E., Normand, C., Clark, J.R., Vali, H., Martin, R.F., Dufresne, A., and Nayebzadeh, A. 2001. Controls of amphibole formation in chrysotile deposits evidence from the Jeffrey mine. Canadian Mineralogist, Asbestos, Quebec, Canada, Special Publication, 5, 89–104.

Work, L.T. 1962. Size reduction gets a new stature. *Ind. Eng. Chem.* 54(3): 52–54.

Wypych, F., Adad, L.B., Mattoso, N., Marangon, A.A., and Schreiner, W.H. 2005. Synthesis and characterization of disordered layered silica obtained by selective leaching of octahedral sheets from chrysotile. *J. Colloid Interface Sci.* 283(1): 107–112.

Yada, K. 1971. Study of microstructure of chrysotile asbestos by high resolution electron microscopy. *Acta Cryst.* A 27: 659–664.

第 15 章

一种新型细胞培养系统共培养肺原代细胞，集成离散多细胞型共培养系统（IdMOC）：八种卷烟烟气冷凝物和尼古丁的肺细胞毒性

Albert P. Li, Patricia Richter, Stephanie Cole, Janna Madren-Whalley, Jonathan Oyler, Russell Dorsey, Harry Salem

15.1 引言

卷烟烟气冷凝物（CSC）被认为可能是一种吸烟对体内健康影响的成分。CSC 类似于其他与燃烧相关的环境污染物，如柴油废气提取物和烟灰提取物，是一种含有多种成分的复杂混合物（McCoy 和 Rosenkranz, 1982; Adams 等，1984; Ramdahl 等，1986; Chepiga 等，2000; Lu 等，2004a,b; Sepetdjian 等，2008）。对于这些复杂的混合物，经常使用体外实验系统来评估其总体生物学效应。当与分析化学结合应用时，体外实验系统可以识别这些复杂混合物中的生物活性成分（Mizusaki 等，1977; Wakabayashi 等，1995; Smith 和 Hansch, 2000）。

我们在此报告了八种不同条件下产生的 CSC 的细胞毒性，作为多种 CSC 生物效应范围研究计划的一部分。研究同一 CSC 的遗传毒性已发表（de Marini, 1981; de Marini 等，2008）。使用新型体外毒理评估模型：离体多器官细胞共培养（IdMOC）体系，在原代肺细胞中评估 CSC 的细胞毒性（Li 等，2004、2012; Li, 2007a、b, 2008, 2009）。IdMOC 利用"一口井"的概念，允许多种细胞类型作为可以通过公共覆盖介质相互作用的物理离散培养物进行共培养。

在这项研究中，IdMOC 系统通过三种主要肺细胞类型共培养用作人肺（IdMOC）的体外模型：正常支气管上皮细胞（NHBE）、小气道上皮细胞（SAEC）和人肺微血管内皮细胞（HMVEC-L）。我们在此报道 IdMOC 肺器官的首次应用，以评估 CSC 对肺细胞毒性以及已知细胞毒性和药理活性成分——尼古丁。

15.2 材料和方法

15.2.1 IdMOC 实验系统

本研究使用胶原蛋白包被的多器官共培养（IdMOC™）板（APSciences Inc. Columbia, MD），所使用的 IdMOC 板为 IdMOC-96，其面积与 96 孔板相同，具有 16 个腔室（包含孔），每个腔室有 6 个内部孔。IdMOC 板的示意图和照片分别显示在图 15.1 和图 15.2 中。

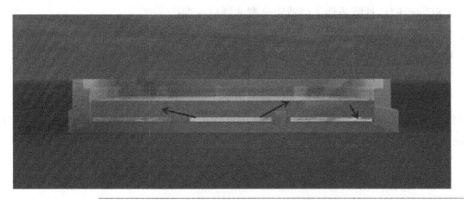

图 15.1 IdMOC 实验系统示意图

IdMOC 由小而浅的腔体组成，在一个大的容纳腔（腔室）内。该系统允许细胞通过上层细胞进行相互作用。此处显示代谢相互作用，其中代谢感受态细胞类型（例如，肝细胞；中心孔）从相对无毒的亲本化学品（前毒素）产生毒性代谢物，这可能在共培养的代谢能力不佳的细胞类型（例如成纤维细胞）中引起细胞毒性。IdMOC 是一种方便且有意义的模型，具有评估肝脏代谢化学品对非肝细胞类型毒性的潜力；肺原代细胞在新型细胞培养系统中共培养

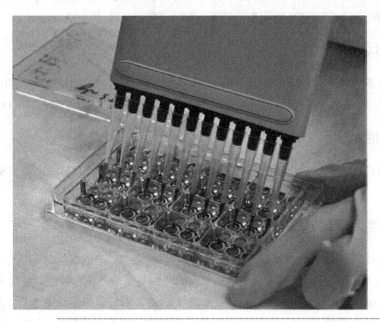

图 15.2 IdMOC-96 板照片

该板具有与 96 孔板相同的覆盖面积，因此可与实验室设备（如此处所示的多通道移液器）兼容

15.2.2 卷烟烟气冷凝物

CSC 通常在联邦贸易委员会（FTC；Pillsbury 等，1996）于 20 世纪 60 年代建立的标准吸烟机条件下产生的，但在深度抽吸条件下制备的（CSC-3）除外。本研究中使用的 CSC 的制备方法，包括卷烟的来源、吸烟条件和冷凝物的制备方法，以及 FTC 和深度抽吸条件，均已发表（de Marini, 2008）。实验时所用 CSC 以 20mg/mL 的浓度溶解在 DMSO 中。实验前储存在-80℃条件下，8 种 CSC 如下：

- a. CSC-1：FTC 抽吸条件下低焦油参比香烟（2R4F）；
- b. CSC-2：FTC 抽吸条件下商业轻型非甲醇香烟；
- c. CSC-3：深度抽吸条件下商业轻型非甲醇香烟；
- d. CSC-4：FTC 抽吸条件下商业完全型非酒精香烟；
- e. CSC-5：FTC 抽吸条件下 100%重组型香烟；
- f. CSC-6：FTC 抽吸条件下 100%烤烟型香烟；
- g. CSC-7：FTC 抽吸条件下 100%自主烟；
- h. CSC-8：FTC 抽吸条件下木炭过滤嘴香烟。

实验中，将 20mg/mL CSC 溶液在 DMSO 中连续稀释（体积比 1：1），得到 10mg/mL、5mg/mL 和 2.5mg/mL。将这些溶液（浓度为 20mg/mL、10mg/mL、5mg/mL 和 2.5mg/mL）以 1：100 稀释，在培养基中分别得到 200μg/mL、100μg/mL、50μg/mL 和 25μg/mL 的终浓度，用于细胞毒性评估（见下文）。

15.2.3 烟碱

烟碱（尼古丁）可从 Sigma-Aldrich（密苏里州圣路易斯）购买，并在实验当天溶于二甲基亚砜（DMSO）中，得到 100 倍的浓缩储备液。最终实验中尼古丁的浓度为 7.8μmol/L、15.6μmol/L、31.3μmol/L、62.5μmol/L、125μmol/L、250μmol/L、500μmol/L 和 1000μmol/L。

15.2.4 原代人体细胞

从肺中获得人肺微血管内皮细胞（HMVEC-L）、正常人支气管上皮细胞（NHBE）和人小气道上皮细胞（SAEC），并获取其各自的培养基（Lonza Inc., Walkersville，MD）。

15.2.5 其他化学品

DMEM-F12 培养基、胎牛血清、DMSO、MTT 试剂和从 Sigma-Aldrich Inc.（St. Louis, MO）获得的烟碱。

15.2.6 细胞培养和处理

从供应商处获得三种类型人肺细胞，单层培养，置于 75cm² 的组织培养瓶中。细胞在用于实验前培养约 3 天。在实验的前一天，用胰蛋白酶将细胞从培养瓶中消化，并直接铺到 IdMOC 板上（APSciences Inc., Baltimore, MD）。细胞培养在 37℃的细胞培养箱中进行，培养箱保持在 5%二氧化碳和 95%空气（Napco 6300）的高湿度环境中。以下培养基用于细胞的初始培养（均来自 Lonza Inc., Walkersville, MD）：BEBM 基础培养基补充 BEGM SingleQuot 试剂盒用于 NHBE

细胞培养；SABM 基础培养基补充 SAEC SingleQuot 试剂盒用于 SAEC 细胞培养；EBM 基础培养基补充 EGM-MV SingleQuot 试剂盒用于 HMVEC-L 细胞培养。

每种细胞类型（每孔 5000 个细胞）在其各自的培养基中以每孔 20μL 的体积种板（每种细胞每个室两个孔）。过夜培养（约 24h）后，向每个室中加入 600μL 无血清 DMEM-F12 培养基（Sigma-Aldrich）。处理开始时，加入 7.2μL 100 倍储备溶液或二甲基亚砜作为溶剂对照。培养时间为 24h。所有培养分三次进行（每次培养三个室）。

15.2.7　活性测量

在培养期结束时，每室添加 50μL 5mg/mL MTT，持续 3 周 MTT 代谢的检测。在与 MTT 试剂孵育后，将 IdMOC 培养物倒在吸水纸上以除去所有培养基。每孔中加入体积为 20μL 的二甲基亚砜溶解形成的蓝色晶体，产生蓝色溶液。然后移除二甲基亚砜溶液，并将其放入 96 孔板中，每个孔含有 100μL 二甲基亚砜，读取在 490nm 吸光度下蓝色溶液的荧光强度。用平板阅读器（Wallac-victor1420 多标计数器）对蓝色荧光强度进行定量。

15.2.8　数据分析

用相对生存能力表示试验样品的结果，计算如下：

$$相对存活率 = \frac{吸光度（培基）}{吸光度（溶剂对照）} \times 100\%$$

50%细胞毒性浓度（EC_{50}）由剂量-反应方程计算，该方程由相对存活率与浓度的对数曲线的线性回归分析得出。使用 Kaleidagraph 3.6 软件（Synergy 软件）进行线性回归分析。

15.3　结果

15.3.1　CSC 的细胞毒性

在 NHBE（表 15.1）、SAEC（表 15.2）和 HMVEC-L（表 15.3）三种细胞类型中观察到所有八种 CSC 的剂量依赖性细胞毒性。计算的 EC_{50} 值如表 15.4 所示。

表 15.1　CSC 处理后 NHBE 细胞的相对存活率

浓度	CSC-1		CSC-2		CSC-3		CSC-4	
	平均值	标准误差	平均值	标准误差	平均值	标准误差	平均值	标准误差
1% DMSO	100.0	11.5	100.0	6.6	100.0	0.9	100.0	7.8
25μg/mL	93.1	4.8	88.9	6.3	104.6	6.3	91.9	6.4
50μg/mL	91.7	4.2	93.3	3.4	71.9*	10.4	91.5	6.3
100μg/mL	41.3*	4.4	40.7*	3.3	40.1*	6.2	34.3*	0.4
200μg/mL	16.7*	2.2	21.9*	1.3	35.5*	10.8	24.6*	7.1

浓度	CSC-5		CSC-6		CSC-7		CSC-8	
	平均值	标准误差	平均值	标准误差	平均值	标准误差	平均值	标准误差
1% DMSO	100.0	10.7	100.0	13.3	100.0	5.2	100.0	3.2
25μg/mL	77.3	5.0	31.5*	3.3	100.2	14.3	89.3	1.7
50μg/mL	91.5	5.0	27.7*	2.6	78.3*	6.6	76.3*	2.5
100μg/mL	65.4*	4.9	31.9*	3.7	69.7*	2.9	69.0*	2.8
200μg/mL	32.2*	2.1	49.4*	6.4	66.3*	0.7	58.6*	0.8

注：结果代表了三次观察的平均值和标准误差。星号（*）表示与1%二甲基亚砜（DMSO，溶剂对照）处理的结果有统计学显著差异（$p<0.05$）。

表15.2 CSC 处理后 SAEC 细胞的相对存活率

浓度	CSC-1		CSC-2		CSC-3		CSC-4	
	平均值	标准误差	平均值	标准误差	平均值	标准误差	平均值	标准误差
1% DMSO	100.0	2.4	100.0	5.0	100.0	1.7	100.0	9.5
25μg/mL	192.8*	0.9	180.0*	5.9	148.5	11.3	132.4*	2.9
50μg/mL	207.8*	2.6	200.6*	2.9	125.4	6.8	133.6*	4.8
100μg/mL	141.3	7.5	139.0	10.5	80.0	8.0	86.5	1.6
200μg/mL	11.3	5.8	80.0	4.3	24.3	2.9	24.0	1.3

浓度	CSC-5		CSC-6		CSC-7		CSC-8	
	平均值	标准误差	平均值	标准误差	平均值	标准误差	平均值	标准误差
1% DMSO	100.0	5.6	100.0	12.2	100.0	5.2	100.0	3.3
25μg/mL	77.8	11.0	81.1	4.6	95.5	6.0	106.3	6.8
50μg/mL	88.3	2.9	35.2*	2.8	79.0	2.8	101.6	5.5
100μg/mL	93.0	19.3	31.6*	16.3	80.1	1.8	95.9	9.6
200μg/mL	60.5*	1.8	20.6*	3.6	48.7*	0.3	51.1*	2.7

注：结果代表了三次观察的平均值和标准误差。星号（*）表示与1%二甲基亚砜（溶剂对照）处理的结果有统计学显著差异（$p<0.05$）。

表15.3 经 CSC 处理后 HMVEC-L 的相对存活率

浓度	CSC-1		CSC-2		CSC-3		CSC-4	
	平均值	标准误差	平均值	标准误差	平均值	标准误差	平均值	标准误差
1% DMSO	100.0	17.8	100.0	18.7	100.0	2.1	100.0	3.5
25μg/mL	172.8*	5.1	200.7*	7.3	131.3	4.8	131.8	10.5
50μg/mL	172.2*	3.2	176.1*	3.7	106.4	8.8	118.9	4.0

浓度	CSC-1		CSC-2		CSC-3		CSC-4	
	平均值	标准误差	平均值	标准误差	平均值	标准误差	平均值	标准误差
100μg/mL	121.0	8.3	133.1	21.3	81.5	6.2	88.6	3.5
200μg/mL	29.0*	3.4	11.3*	5.8	35.7*	1.1	26.5*	3.3

浓度	CSC-5		CSC-6		CSC-7		CSC-8	
	平均值	标准误差	平均值	标准误差	平均值	标准误差	平均值	标准误差
1% DMSO	100.0	2.6	100.0	9.3	100.0	0.3	100.0	5.2
25μg/mL	106.8	3.0	67.7*	8.8	98.7	4.8	115.0	6.5
50μg/mL	141.9*	6.2	24.3*	3.4	93.4	5.3	120.6	10.5
100μg/mL	116.2	0.9	23.4*	2.9	74.2*	0.8	108.3	5.5
200μg/mL	67.1*	1.5	34.4*	3.3	65.0*	0.5	73.3*	1.7

注：结果代表三次观察的平均值和标准误差。星号（*）表示与1%二甲基亚砜（溶剂对照）处理的结果有统计学显著差异（$p < 0.05$）。

表15.4　八种 CSC 对三种肺细胞类型的 EC_{50} 值　　　　　　单位：μg/mL

CSC 种类	NHBE	SAEC	HMVEC-L
CSC-1	92.26	127.75	159.76
CSC-2	98.59	>200（ca. 295.86）	125.46
CSC-3	116.96	135.49	157.51
CSC-4	97.65	136.91	141.08
CSC-5	132.23	>200（ca. 356.95）	>200（ca. 309.21）
CSC-6	15.00	46.25	32.37
CSC-7	>200（316.94）	>200（ca. 202.09）	>200（ca. 295.28）
CSC-8	>200（ca. 261.99）	>200（ca. 219.44）	>200（ca. 349.54）

表15.5　尼古丁处理后三种肺细胞的相对存活率

浓度	NHBE		SAEC		HMVEC-L	
	平均值	标准误差	平均值	标准误差	平均值	标准误差
1% DMSO	100.00	30.05	100.00	19.00	100.00	25.13
7.8μmol/L	115.25	25.85	97.24	2.41	156.79	11.88
15.6μmol/L	49.46*	17.73	84.75	9.02	87.11	7.76
31.3μmol/L	31.93*	14.48	72.27*	1.91	64.11*	4.52
62.5μmol/L	21.37*	4.59	67.23*	2.07	60.63*	4.07
12μmol/L	30.01*	2.06	65.07*	2.65	47.39*	1.72
250μmol/L	32.41*	3.18	67.71*	3.27	58.19*	3.85
500μmol/L	30.97*	14.20	56.66*	1.80	48.78*	1.07
1000μmol/L	24.73*	1.79	57.62*	2.30	60.28*	2.43

注：结果代表三次观察的平均值和标准误差。星号（*）表示与1%二甲基亚砜（溶剂对照）处理的结果有统计学显著差异（$p < 0.05$）。

15.3.2 烟碱

在三种细胞类型中尼古丁处理剂量在 $7.8\sim1000\mu mol/L$ 范围内可产生剂量依赖性的细胞毒性（表 15.5）。

15.4 讨论

体外实验系统是一种公认的评估外源性物质毒性的方法。Li 等的研究工作是开发体外方法，以提高体内效应预测的准确性（Li, 2007a,b, 2008）。体外细胞毒性研究的一个缺点是通常使用单一细胞类型；而在体内，当毒物被引入体循环时，多个器官中的多种细胞类型被暴露。由于体内多个细胞类型和器官通过系统循环连接，因此单细胞类型观察到的最终毒性，可能是不同细胞类型产生的代谢产物或细胞因子的结果。Li 等开发的 IdMOC 系统旨在克服目前单胞型体外实验模型中缺乏多细胞型相互作用的问题。他最近报道了使用 IdMOC 系统共培养代谢活性肝细胞和小鼠 3T3 细胞，以此来证明 IdMOC 的主要应用，即将肝代谢纳入代谢激活毒物的评估（Li 等，2012）。

在 IdMOC 系统中，多种细胞类型可作为物理分离（离散）培养物进行培养，通过上覆介质相互连接（或整合），类似于体内培养状态，而多种细胞类型通过体循环相互连接。IdMOC 系统的优点是，在几乎相同的实验条件下，可以评估毒物对多种细胞类型的细胞毒性差异，允许多种细胞类型通过上覆介质相互作用。由于多个细胞类型在物理上是分离的，因此可以在实验后单独评估毒物对每个特定细胞类型的影响。IdMOC 系统培养比在同一细胞培养容器中混合培养多种细胞类型具有优势，因为所评估的细胞类型在体内可能没有物理接触，并且如果物理上行得通的话，在实验后续分离不同的细胞类型，以评估所研究的毒物评估效果，将是非常具有挑战性的（Li 等，2004; Li, 2008, 2009）。

本章重点介绍 IdMOC 作为肺体外模型的应用，用于评估相关吸入毒物、卷烟烟气冷凝物及其主要化学成分之一尼古丁［IdMOC 结果与其他实验系统的比较已经发表（Richter 等，2010）］。据报道，在牙龈成纤维细胞（Zhang 等，2009）、血管内皮细胞（Nordskog 等，2003）、人支气管/气管上皮细胞、冠状动脉内皮细胞、冠状动脉平滑肌细胞、包皮角质形成细胞（McKarns 等，2000）、支气管上皮细胞系 NCI-H292、原代支气管上皮细胞的继代培养（Luppi 等，2005）和支气管上皮细胞（Hellermann 等，2002; Luppi 等，2005）中观察到细胞毒性。在各种转化细胞系中也观察到细胞毒性（Curvall 等，1984, 1985; Matsukura 等，1991; Bombick 等，1997, 1998; Foy 等，2004; Kato 等，2007; Guo 等，2011; Chen 等，2012）。所有研究均在单细胞型系统中进行。我们研究的新颖之处在于通过在 IdMOC 系统中共培养三种主要细胞类型：支气管上皮细胞（NHBE）、小气道上皮细胞（SAEC）和人肺微血管内皮细胞（HMVEC-L），在体外人体肺模型中评估卷烟烟气冷凝物的细胞毒性。这些细胞在一种通过类似于体内肺的上覆培养基进行相互沟通的条件下培养。

在本研究中，我们观察了八种 CSC 的一系列生物活性。根据剂量-反应曲线估计的 EC_{50} 值（表 15.5）的细胞毒性等级如下：

① NHBE：CSC-6（最具细胞毒性；$EC_{50} = 15\mu g/mL$）＞CSC-1 = CSC-2 = CSC-3 CSC-4 = CSC-5（EC_{50}范围为92～132μg/mL）＞CSC-7 = CSC-8（$EC_{50} > 200\mu g/mL$）；

② SAEC：CSC-6（最具细胞毒性；$EC_{50} = 46\mu g/mL$）＞CSC-1 = CSC-3 = CSC-4（EC_{50}范围为128～170μg/mL）＞CSC-2 = CSC-5 = CSC-7 = CSC-8（$EC_{50} > 200\mu g/mL$）；

③ HMVEC-L：CSC-6（最具细胞毒性；$EC_{50} = 32\mu g/mL$）＞CSC-1 = CSC-2 = CSC-3 = CSC-4（EC_{50}范围为125～160μg/mL）＞CSC-5 = CSC-7 = CSC-8（$EC_{50} > 200\mu g/mL$）。

结果表明，所研究的八种 CSC 可以根据细胞毒性来分为三类。CSC-6 属于最具细胞毒性组，三种细胞类型的 EC_{50} 在15～46μg/mL。CSC-1、CSC-2、CSC-3、CSC-4 和 CSC-5 属于中等细胞毒性组，EC_{50} 在92～170μg/mL 之间。CSC-7 和 CSC-8 属于毒性最低组，所有三种细胞类型的 EC_{50} 值均大于 200μg/mL 的最高评估浓度。

结果表明，不同细胞类型对 CSC 的反应存在一定差异。除了 CSC-7 以外，通常 NHBE 细胞对 CSC 更为敏感，其 EC_{50} 值比其他两种细胞类型相对更低。有趣的是，较低浓度的 CSC-1 和 CSC-2 处理的 SAEC 和 HMVEC-L 细胞，相对活力超过了150%。该发现表明经 CSC 处理可能导致 MTT 活性增加，这可能是24h CSC 处理后细胞数量增加所致。在 SAEC 和 HMVEC-L 细胞中也观察到了 CSC-3 和 CSC-4 的刺激作用。未观察到任何 CSC 对 NHBE 有明显刺激作用。

因此，研究结果表明，基于 MTT 代谢，所测试的 CSC 样品具有两种主要的明显的剂量依赖性细胞效应：细胞毒性和刺激作用。CSC 的细胞毒性作用可能是造成毒性肺损伤的原因，最终可能导致肺气肿等疾病。刺激作用与已知的吸烟者气道上皮增殖的增加一致。先前已经报道了低浓度的 CSC 可以促进支气管上皮细胞系 NCI-H292（Ray 等，2002）和转化的肺上皮Ⅱ型细胞（Kaushik 等，2008）的细胞增殖。研究数据证实了 CSC 在正常气道上皮细胞和微血管内皮细胞中的促增殖作用，再加上卷烟烟雾中有具遗传毒性的物质，这可能在促进肺部致癌中起关键作用（Curvall 等，1984、1985；Dertinger 等，2001；Andreoli 等，2003；Aufderheide 和 Gressmann，2007；DeMarini 等，2008；Jianlin 等，2009a，b；Lou 等，2010）。

烟碱是卷烟烟气的一种成分，已知它对培养的细胞具有细胞毒性，包括牙周膜成纤维细胞（Chang 等，2002）、肺成纤维细胞（Jin 等，2003）和牙龈成纤维细胞（Park 等，2013）。在 IdMOC 中共同培养的三种肺细胞类型也都观察到了烟碱的这种细胞毒性作用。支气管上皮细胞 NHBE 显然比 SAEC 和 HMVEC-L 对烟碱造成的细胞毒性更敏感。与某些 CSC 不同，烟碱对 MTT 代谢没有刺激作用。因此，结果表明，CSC 对 MTT 代谢的刺激作用可能不是其含烟碱的特性。有趣的是，最具细胞毒性的 CSC 是 CSC-6，这是一种实验用的100%烤烟型卷烟，其单支焦油含量最高，烟碱浓度也最高（DeMarini 等，2008），这意味着焦油和烟碱均在细胞毒性上发挥了作用。

此处使用 IdMOC 肺系统所观察到的结果，与吸烟对实验动物和人群的已知影响相一致（Clapp 等，1977；Tuyns 和 Esteve，1983；Melikian 等，1989；Smith 等，2006；Carpagnano 等，2010）。细胞毒性特性可能与吸烟引起的肺阻塞性疾病有关，而增殖刺激作用可能与对肿瘤的促进有关。我们之前曾报道过 IdMOC 可用于评估一种药剂对多种细胞类型的毒性潜力（Li 等，2004，2012；Li，2008，2009）。此处使用的具有三种主要肺细胞类型（即支气管上皮细胞、小气道上皮细胞和肺微血管内皮细胞）的 IdMOC 实验系统，可用于吸入性毒物的常规毒性评估。

1. 最近，研究机构、工业实验室和管理机构都强调要减少在研究中使用动物。一种方法是使用体外系统来代替整个动物。什么是体外系统？

a. 非人类动物

b. 鱼

c. 鸟类

d. 细胞培养物

e. 细菌

答案：d 和 e

2. 细胞培养物通常用于体外毒性测试。使用的细胞培养系统是细胞系或原代细胞。什么是原代细胞？

a. 原代细胞

b. 永生的细胞系

c. 转化的细胞系

d. 常用细胞系

e. 从保留器官特性的器官发育而来的细胞

答案：e

3. 虽然原代细胞保留了其来源器官的特性，但是，用原代细胞进行的体外毒性评估可能无法充分反映体内器官的毒性反应。这是由于以下哪个原因？

a. 器官具有不止一种细胞类型，所用的原代细胞可能不包含所有细胞类型

b. 使用单一细胞类型的原代细胞，缺乏与其他细胞类型的相互作用，这对于器官中的最终毒性反应可能很重要

c. 原代细胞在培养中可能会分化，因此不再具有器官特异性特征

d. 体外细胞暴露于有毒物质可能不等同于体内暴露

e. 上述所有选项

答案：e

4. IdMOC 是一种实验系统，旨在提供更能代表整个器官或整个生物体的体外测试系统。IdMOC 代表什么？

a. 整合式离散多器官共培养物

b. 细胞的独立分化模型

c. 信息源性哺乳动物器官培养物

d. 独立发展的多种器官培养物

e. 多种可识别的分化的细胞

答案：a

5. IdMOC 如何模拟整个有机体？

a. 它包含来自不同器官的原代细胞，这些原代细胞像体内的有机体一样，是物理上分离的实体，但通过全身循环相互连接

b. 它可以通过机械组件而四处移动

c. 它可吃、喝、排泄

d. 它只有一种细胞类型

e. 它保持在 37℃

答案：a

6. 可以使用 IdMOC 进行以下哪些研究？

a. 评估由代谢能力强的细胞类型（例如，肝细胞）产生的代谢物对代谢能力不强的细胞类型（例如，3T3 成纤维细胞）的毒性

b. 评估来自同一器官的多种细胞类型的旁分泌相互作用

c. 评价来自多个器官的细胞类型的内分泌相互作用

d. 评估多种细胞对毒物的敏感性差异

e. 上述所有选项

答案：e

参考文献

Adams, J. D., Lee, S. J., and Hoffmann, D. 1984. Carcinogenic agents in cigarette smoke and the influence of nitrate on their formation. *Carcinogenesis* 5(2): 221–223.

Andreoli, C., Gigante, D., and Nunziata, A. 2003. A review of in vitro methods to assess the biological activity of tobacco smoke with the aim of reducing the toxicity of smoke. *Toxicol In Vitro* 17(5–6): 587–594.

Aufderheide, M., and Gressmann, H. 2007. A modified Ames assay reveals the mutagenicity of native cigarette mainstream smoke and its gas vapour phase. *Exp Toxicol Pathol* 58(6): 383–392.

Bombick, D. W., Bombick, B. R. Ayres, P. H. Putnam, K. Avalos, J. Borgerding, M. F., and Doolittle, D. J. 1997. Evaluation of the genotoxic and cytotoxic potential of mainstream whole smoke and smoke condensate from a cigarette containing a novel carbon filter. *Fundam Appl Toxicol* 39(1): 11–17.

Bombick, D. W., Putnam, K., and Doolittle, D. J. 1998. Comparative cytotoxicity studies of smoke condensates from different types of cigarettes and tobaccos. *Toxicol In Vitro* 12(3): 241–249.

Carpagnano, G. E., Spanevello, A., Palladino, G. P., Gramiccioni, C., Ruggieri, C., Carpagnano, F., and Foschino Barbaro, M. P. 2010. Cigarette smoke and increased COX-2 and survivin levels in exhaled breath condensate of lung cancer patients: How hot is the link? *Lung Cancer* 67(1): 108–113.

Chang, Y. C., Huang, F. M., Tai, K. W., Yang, L. C., and Chou, M. Y. 2002. Mechanisms of cytotoxicity of nicotine in human periodontal ligament fibroblast cultures in vitro. *J Periodontal Res* 37(4): 279–285.

Chen, H., Cui, L., Jiang, X. Y., Pang, Y. Q., Tang, G. L., Hou, H. W., Jiang, J. H., and Hu, Q. Y. 2012. Evaluation of the cytotoxicity of cigarette smoke condensate by a cellular impedance biosensor. *Food Chem Toxicol* 50(3–4): 612–618.

Chepiga, T. A., Morton, M. J., Murphy, P. A., Avalos, J. T., Bombick, B. R., Doolittle, D. J., Borgerding, M. F., and Swauger, J. E. 2000. A comparison of the mainstream smoke chemistry and mutagenicity of a representative sample of the US cigarette market with two Kentucky reference cigarettes (K1R4F and K1R5F). *Food Chem Toxicol* 38(10): 949–962.

Clapp, M. J., Conning, D. M., and Wilson, J. 1977. Studies on the local and systemic carcinogenicity of topically applied smoke condensate from a substitute smoking material. *Br J Cancer* 35(3): 329–341.

Curvall, M., Enzell, C. R., Jansson, T., Pettersson, B., and Thelestam, M. 1984. Evaluation of the biological activity of cigarette-smoke condensate fractions using six in vitro short-term tests. *J Toxicol Environ Health* 14(2–3): 163–180.

Curvall, M., Jansson, T., Pettersson, B., Hedin, A., and Enzell, C. R. 1985. In vitro studies of biological effects of cigarette smoke condensate. I. Genotoxic and cytotoxic effects of neutral, semivolatile constituents. *Mutat Res* 157(2–3): 169–180.

DeMarini, D. M. 1981. Mutagenicity of fractions of cigarette smoke condensate in *Neurospora crassa* and *Salmonella typhimurium*. *Mutat Res* 88(4): 363–374.

DeMarini, D. M., Gudi, R., Szkudlinska, A., Rao, M., Recio, L., Kehl, M., Kirby, P. E., Polzin, G., and Richter, P. A. 2008. Genotoxicity of 10 cigarette smoke condensates in four test systems: Comparisons between assays and condensates. *Mutat Res* 650(1): 15–29.

Dertinger, S. D., Nazarenko, D. A., Silverstone, A. E., and Gasiewicz, T. A. 2001. Aryl hydrocarbon receptor signaling plays a significant role in mediating benzo[a]pyrene- and cigarette smoke condensate-induced cytogenetic damage in vivo. *Carcinogenesis* 22(1): 171–177.

Foy, J. W., Bombick, B. R., Bombick, D. W., Doolittle, D. J., Mosberg, A. T., and Swauger, J. E. 2004. A comparison of in vitro toxicities of cigarette smoke condensate from Eclipse cigarettes and four commercially available ultra low-"tar" cigarettes. *Food Chem Toxicol* 42(2): 237–243.

Guo, X., Verkler, T. L., Chen, Y., Richter, P. A., Polzin, G. M., Moore, M. M., and Mei, N. 2011. Mutagenicity of 11 cigarette smoke condensates in two versions of the mouse lymphoma assay. *Mutagenesis* 26(2): 273–281.

Hellermann, G. R., Nagy, S., Kong, X., Lockey, R. F., and Mohaptra, S. S. 2002. Mechanism of cigarette smoke condensate induced acute inflammatory response in human bronchial epithelial cells. *Respir Res* 3: 22–30.

Jianlin, L., Guohai, C., Guojun, Z., Jian, J., Fangfang, H., Juanjuan, X., Shu, Z., et al. 2009a. Assessing cytogenotoxicity of cigarette smoke condensates using three in vitro assays. *Mutat Res* 677(1–2): 21–26.

Jianlin, L., Guohai, C., Guojun, Z., Jian, J., Fangfang, H., Juanjuan, X., Shu, Z., et al. 2009b. Studying the impact of S9 on cyto-genotoxicity of cigarette smoke in human peripheral blood lymphocytes in vitro. *Environ Toxicol Pharmacol* 28(2): 275–279.

Jin, J. S., Kim, M. S., Yi, J. M., Lee, J. H., Moon, S. J., Jung, K. P., Lee, J. K., An, N. H., and Kim, H. M. 2003. Inhibitory effect of Sejin-Eum I/II on nicotine- and cigarette extract-induced cytotoxicity in human lung fibroblast. *J Ethnopharmacol* 86(1): 15–20.

Kato, T., Nagasawa, H., Warner, C., Okayasu, R., and Bedford, J. S. 2007. Cytotoxicity of cigarette smoke condensate is not due to DNA double strand breaks: Comparative studies using radiosensitive mutant and wild-type CHO cells. *Int J Radiat Biol* 83(9): 583–591.

Kaushik, G., Kaushik, T., Khanduja, S., Pathak, C. M., and Khanduja, K. L. 2008. Cigarette smoke condensate promotes cell proliferation through disturbance in cellular redox homeostasis of transformed lung epithelial type-II cells. *Cancer Lett* 270(1): 120–131.

Li, A. P. 2007a. Human hepatocytes: Isolation, cryopreservation and applications in drug development. *Chem Biol Interact* 168(1): 16–29.

Li, A. P. 2007b. Human-based in vitro experimental systems for the evaluation of human drug safety. *Curr Drug Saf* 2(3): 193–199.

Li, A. P. 2008. In vitro evaluation of human xenobiotic toxicity: Scientific concepts and the novel integrated discrete multiple cell co-culture (IdMOC) technology. *ALTEX* 25(1): 43–49.

Li, A. P. 2009. The use of the Integrated Discrete Multiple Organ Co-culture (IdMOC) system for the evaluation of multiple organ toxicity. *Altern Lab Anim* 37(4): 377–385.

Li, A. P., Bode, C., and Sakai, Y. 2004. A novel in vitro system, the integrated discrete multiple organ cell culture (IdMOC) system, for the evaluation of human drug toxicity: Comparative cytotoxicity of tamoxifen towards normal human cells from five major organs and MCF-7 adenocarcinoma breast cancer cells. *Chem Biol Interact* 150(1): 129–136.

Li, A. P., Uzgare, A., and LaForge, Y. S. 2012. Definition of metabolism-dependent xenobiotic toxicity with co-cultures of human hepatocytes and mouse 3T3 fibroblasts in the novel integrated discrete multiple organ co-culture (IdMOC) experimental system: Results with model toxicants aflatoxin B1, cyclophosphamide and tamoxifen. *Chem Biol Interact* 199(1): 1–8.

Lou, J., Zhou, G., Chu, G., Jiang, J., Huang, F., Zheng, S., Lu, Y., Li, X., and He, J. 2010. Studying the cyto-genotoxic effects of 12 cigarette smoke condensates on human lymphoblastoid cell line in vitro. *Mutat Res* 696(1): 48–54.

Lu, X., Zhao, M., Kong, H., Cai, J., Wu, J., Wu, M., Hua, R., Liu, J., and Xu, G. 2004a. Characterization of cigarette smoke condensates by comprehensive two-dimensional gas chromatography/time-of-flight mass spectrometry (GC × GC/TOFMS). Part 2: Basic fraction. *J Sep Sci* 27(1–2): 101–109.

Lu, X., Zhao, M., Kong, H., Cai, J., Wu, J., Wu, M., Hua, R., Liu, J., and Xu, G. 2004b. Characterization of complex hydrocarbons in cigarette smoke condensate by gas chromatography–mass spectrometry and comprehensive two-dimensional gas chromatography- time-of-flight mass spectrometry. *J Chromatogr A* 1043(2): 265–273.

Luppi, F., Aarbiou, J., van Wetering, S., Rahman, I., de Boer, W. I., Rabe, K. F., and Hiemstra, P. S. 2005. Effects of cigarette smoke condensate on proliferation and wound closure of bronchial epithelial cells in vitro: Role of glutathione. *Respir Res* 6: 140.

Matsukura, N., Willey, J., Miyashita, M., Taffe, B., Hoffmann, D., Waldren, C., Puck, T. T., and Harris, C. C. 1991. Detection of direct mutagenicity of cigarette smoke condensate in mammalian cells. *Carcinogenesis* 12(4): 685–689.

McCoy, E. C., and Rosenkranz, H. S. 1982. Cigarette smoking may yield nitroarenes. *Cancer Lett* 15(1): 9–13.

McKarns, S. C., Bombick, D. W., Morton, M. J., and Doolittle, D. J. 2000. Gap junction intercellular communication and cytotoxicity in normal human cells after exposure to smoke condensates from cigarettes that burn or primarily heat tobacco. *Toxicol In Vitro* 14(1): 41–51.

Melikian, A. A., Hecht, S. S., and Hoffmann, D. 1989. Mechanistic studies of tobacco carcinogenesis in mouse epidermis and lung tissues. *Prog Clin Biol Res* 298: 331–345.

Mizusaki, S., Okamoto, H., Akiyama, A., and Fukuhara, Y. 1977. Relation between chemical constituents of tobacco and mutagenic activity of cigarette smoke condensate. *Mutat Res* 48(3–4): 319–325.

Nordskog, B. K., Blixt, A. D., Morgan, W. T., Fields, W. R., and Hellmann, G. M. 2003. Matrix-degrading and pro-inflammatory changes in human vascular endothelial cells exposed to cigarette smoke condensate. *Cardiovasc Toxicol* 3(2): 101–117.

Park, G. J., Kim, Y. S., Kang, K. L., Bae, S. J., Baek, H. S., Auh, Q. S., Chun, Y. H., Park, B. H., and Kim, E. C. 2013. Effects of sirtuin 1 activation on nicotine and lipopolysaccharide-induced cytotoxicity and inflammatory cytokine production in human gingival fibroblasts. *J Periodontal*

Res 48(4): 483–492.

Pillsbury, H. C., Bright, C. C., O'Connor, K. J., and Irish, F. W. 1969. Tar and nicotine in cigarette smoke. *J Assoc Off Anal Chem* 52: 458–462.

Ramdahl, T., Zielinska, B., Arey, J., Atkinson, R., Winer, A. M., and Pitts, J. N. 1986. Ubiquitous occurrence of 2-nitrofluoranthene and 2-nitropyrene in air. *Nature* 321(6068): 425–427.

Ray, S., Watkins, D. N., Misso, N. L., and Thompson, P. J. 2002. Oxidant stress induces gamma-glutamylcysteine synthetase and glutathione synthesis in human bronchial epithelial NCI-H292 cells. *Clin Exp Allergy* 32(4): 571–577.

Richter, P. A., Li, A. P., Polzin, G., and Roy, S. K. 2010. Cytotoxicity of eight cigarette smoke condensates in three test systems: Comparisons between assays and condensates. *Regul Toxicol Pharmacol* 58(3): 428–436.

Sepetdjian, E., Shihadeh, A., and Saliba, N. A. 2008. Measurement of 16 polycyclic aromatic hydrocarbons in narghile waterpipe tobacco smoke. *Food Chem Toxicol* 46(5): 1582–1590.

Smith, C. J., and Hansch, C. 2000. The relative toxicity of compounds in mainstream cigarette smoke condensate. *Food Chem Toxicol* 38(7): 637–646.

Smith, C. J., Perfetti, T. A., Garg, R., and Hansch, C. 2006. Utility of the mouse dermal promotion assay in comparing the tumorigenic potential of cigarette mainstream smoke. *Food Chem Toxicol* 44(10): 1699–1706.

Tuyns, A. J., and Esteve, J. 1983. Pipe, commercial and hand-rolled cigarette smoking in oesophageal cancer. *Int J Epidemiol* 12(1): 110–113.

Wakabayashi, K., Kim, I. S., Kurosaka, R., Yamaizumi, Z., Ushiyama, H., Takahashi, M., Koyota, S., Tada, A., Nukaya, H., and Goto, S. 1995. Identification of new mutagenic heterocyclic amines and quantification of known heterocyclic amines. *Princess Takamatsu Symp* 23: 39–49.

Zhang, W., Song, F., and Windsor, L. J. 2009. Cigarette smoke condensate affects the collagen-degrading ability of human gingival fibroblasts. *J Periodontal Res* 44(6): 704–713.

第 16 章
慢性阻塞性肺疾病动物模型（COPD）

Steven G. Kelsen

16.1　引言

在美国和世界范围内，慢性阻塞性肺疾病（COPD）已发展成为重大公共卫生问题。据统计，美国有 1600 万人感染了慢性阻塞性肺疾病，约占总人口的 5%，近 15%～35%的重度吸烟者感染了该疾病（Rennard 和 Vestbo, 2006; Rabe 等，2007）。事实上，慢性阻塞性肺疾病不仅是美国引起死亡的第三大病因，也是全球第四大致死病因。据统计，美国每年有 17 万人死于慢性阻塞性肺疾病。除了影响吸烟者的死亡率和发病率外，慢性阻塞性肺疾病还给美国的卫生医疗系统增加了严重的财政负担，每年用于此项的费用高达 1930 亿美元。据统计，仅有 50%的病例接受了正规诊断，分别是这类疾病出现严重诊断不足的：①该类疾病的症状出现相对较晚；②并非所有吸烟者都通过常规的肺活量测定直接检查肺功能。

在病理生理学上，慢性阻塞性肺疾病的特征是肺部和传导性气道异常的炎症反应，导致肺末端肺部气体换气单元结构变化。换言之，即肺泡区、小气道、大气道和肺血管的结构发生了变化（Henson 等，2006; Yoshida 和 Tuder, 2007; Taraseviciene-Stewart 和 Voelkel, 2008）。此外，气道和薄壁组织的结构细胞凋亡和程序性死亡的速率高于正常水平。重塑的过程以更复杂的方式影响着肺功能。在肺部气体交换区，肺泡隔的破坏导致肺泡壁散失。肺泡结合成的结构比正常的囊状结构大，换言之，即肺气肿减少了可用于肺部内气体交换的肺泡表面积。肺气肿也影响着肺内压力和容积（p-V）的相对关系。能够促使呼气气流驱动压力增加和束缚肺内气道，并有助于维持其畅通的肺部弹性回缩减弱了。

小的、膜状的肺内气道变化的特征在于炎症和气道壁厚度的增加，包括黏膜层（上皮层）、黏膜下层和外膜层，即为我们通常说的慢性支气管炎。随着上皮细胞尺寸的增加，一些细胞的表型出现向黏液分泌或杯状细胞形式转变。

非常有趣的是，发生在肺内小气道的重塑似乎与发生在肺实质的重塑有着本质上的区别。与肺气肿相比，肺内小气道的重塑看上去是引起气道壁增厚的增生反应。气道重塑的特征是气道上皮伴随着体积增加和向黏液分泌型化生的细胞增生、气道壁结缔组织沉积和大量平滑肌增加。基质和结缔组织沉积增加和大量平滑肌增加会导致黏膜下层的厚度增加。炎症浸润主要表现在黏膜下层，其次在上皮层，其特征是 CD8$^+$/Tc1 淋巴细胞和 CD4$^+$/Th1 淋巴细胞、B 细胞、巨噬细胞和肥大细胞增多，因此，其与哮喘中的炎症浸润有本质的区别（di Stefano 等，1996，1998；Saetta 等，1997，1998，1999，2002；Panina-Bordignon 等，2001；Turato 等，2002；Willemse 等，2004；Taraseviciene-Stewart 等，2006）。腔内可能形成黏液栓，影响腔内口径，在严重的情况下，由于成纤维细胞增生，气道变得狭窄甚至闭塞（McDonough 等，2011）。气道壁结缔组织、黏液状分泌物、上皮细胞增生增加都能引起气道管腔狭窄，导致吸气和呼气时气流阻力增加，吸入气体在肺内分布不均。在慢性阻塞性肺疾病的肺外大气道中，多细胞黏膜下的黏液腺在大小和数量上都有扩张。黏膜下腺体增生和肥大是慢性咳嗽和黏液产生的重要原因，是人类疾病重要的早期征兆。

肺血管改变的特征是随着结缔组织和平滑肌增加，血管壁内膜和中膜增厚。肺血管结构的改变伴随着血管张力的增加和对血管扩张刺激的反应减弱。肺血管反应性降低至少可以部分归咎于血管壁产生的一氧化氮减少（Wright 等，2006）。这些变化将会导致肺血管阻力增加，最终导致肺动脉高压。反过来，肺动脉高压导致的右心室劳损和右心室衰竭也会影响慢性阻塞性肺疾病的发病率和死亡率。有趣的是，肺血管的变化似乎与肺实质和气道的变化无关。

相当重要的是，慢性阻塞性肺疾病的炎症浸润存在于小气道、肺实质、黏膜下腺体和肺动脉（Finkelstein 等，1995；di Stefano 等，1996，1998；Saetta 等，1997，1998，1999）。此外，T 细胞、B 细胞、巨噬细胞和树突状细胞在靠近气道和肺实质里聚集成有组织的淋巴滤泡（Hogg 等，2004，2007；van der Strate 等，2006）。据报道，气管内含有的淋巴滤泡数量随疾病严重程度的增加而增加（McDonough 等，2011）。同时，吸烟（CS）停止后，炎症过程仍会持续很长时间（Willemse 等，2004；Gamble 等，2007）。我们对这一持续过程的情况了解甚少，但是通常认为，与从不吸烟的人相比，慢性阻塞性肺疾病患者的肺功能衰退速率更快。

炎症、肺实质破坏（即肺气肿）和气道重塑（即闭塞性支气管炎）的两病共生因人而异、各不相同，导致每个吸烟者具有独特的表型（Han 等，2010；Nussbaumer-Ochsner 和 Rabe，2011）。同样由于一些尚不清楚的原因，在某些特定的个体中，肺气肿和气道重塑不是均匀分布的，而是参差不齐。慢性阻塞性肺疾病患者也有反映在肺外系统异常的临床表现，如，血管系统（即加速性动脉粥样硬化、冠状动脉疾病）、骨骼肌肉系统（即肌肉萎缩和炎症）（Barnes 等，2003；Elias 等，2006）。在肺气肿、气道重塑和全身并发症相对大小上的差异，使人们认识到慢性阻塞性肺疾病具有不同的表型（Han 等，2010）。不同分子机制作用又导致了不同的表型（Barnes 等，2003；Elias 等，2006）。

最后，吸烟者患慢性阻塞性肺疾病的倾向差异性很大，卷烟包装年数与吸烟史仅有微弱的关联（Burrows 等，1977；Rennard 和 Vestbo，2006）。事实上，据估计只有少数（即 15%～35%）长期、持续吸烟者发展为慢性阻塞性肺疾病患者（Fletcher，1976；Rennard 和 Vestbo，2006）。大多数长期吸烟者未发展为慢性阻塞性肺疾病患者，这表明保护肺免受活性氧（ROS）或异种生物物质伤害的代偿机制的失效，有助于该类疾病的发展。为了支持这一观点，抗氧化基因的表达被认为在保护肺部免受卷烟烟气引起的损伤，例如，硫氧还蛋白、过氧化物氧还蛋白和谷胱甘肽 S 转移酶（GST）、谷胱甘肽过氧化物酶（GP）中起着至关重要的作用（Hackett 等，2003）。

16.2 吸烟在慢性阻塞性肺疾病动物模型中的影响

吸烟是导致世界范围内尤其是美国慢性阻塞性肺疾病的主要病因。仅仅在美国，就有超过4500 万人或占总人口 20.9% 的人是慢性吸烟者，估计 95% 的慢性阻塞性肺疾病病例归因于吸烟。卷烟烟气的气态和颗粒物使肺暴露于氧化刺激和多种有毒物质的环境中，包括有毒气体（二氧化氮、一氧化氮、一氧化碳）、α-和 β-醛（丙烯醛）、重金属（镉、锌、铁）、芳香烃和非芳香烃（二噁英）以及已知的致癌物质（二噁英、苯并芘等）（Church 和 Pryor, 1985; Pryor 和 Stone, 1993; Zang 等，1995; Macnee, 2005）。事实上，一支燃烧的卷烟烟气中含有 4500 种不同的化合物，每抽吸一次约可吸收 10^{15} 个 ROS 分子（Cosgrove 等，1985）。此外，卷烟烟气中包含有多种细菌来源的物质［脂多糖类（LPSs）］，这些物质也会对先天免疫系统和适应性免疫系统产生重要的生物学效应。

吸烟还可促进活性氧（ROS）和反应性氮自由基（RNS）在肺结构细胞和炎症细胞中（如上皮细胞、巨噬细胞和肺内皮细胞）的生成，并增加氧化应激（Cheng 等，2001; Lambeth, 2004; Ranjan 等，2006; Fink 等，2008; Nagai 等，2008; Zhang 等，2011）。例如，吸烟能够激活内源性 NADPH 氧化酶（NOX）亚型，从细胞质高能电子供体 NADPH 输送电子，生成氧气（O_2）和过氧化氢（H_2O_2）（Lambeth, 2004）。此外，氧化酶（NOX）衍生活性氧（ROS）可诱导线粒体产生活性氧（ROS），这表明可能存在正反馈回路（Hawkins 等，2007; Zinkevich 和 Gutterman, 2011）。有趣的是，不含尼古丁和焦油的卷烟烟气能够诱导氧化酶（NOX）激活，表明气相活性氧（ROS）和焦油一样都会激发氧化应激。卷烟烟雾中的许多化合物也通过激活氧化还原敏感和促炎症途径诱导炎症反应，包括核转录 κB 因子（NF-κB）、AP-1 和 MAPKs。

16.3 慢性阻塞性肺疾病动物模型概述

已经有很多方法用于慢性阻塞性肺疾病动物模型建模研究。主要包括：长期暴露在卷烟烟气环境中，在气道中植入蛋白水解酶来分解肺结缔组织，暴露在氧化还原活性的重金属环境中，以此来摧毁肺的抗氧化防御（Snider 等，1986; Hantos 等，2008; Takahashi 等，2008; Fievez 等，2009）。然而，因为个体与卷烟烟气环境有明显的相关性，因此大多数研究都是将长期接触卷烟烟气作为干预措施（Churg 等，2008）。最新的研究采用了双重刺击法，即长期暴露在卷烟烟气环境中，同时将微生物产物注入气道来激活先天免疫系统并模拟呼吸道感染的情况，如脂多糖或双链 RNA（Kang 等，2008）。

一般来说，包括老鼠、大鼠和豚鼠在内的多种啮齿类动物，已被用于慢性阻塞性肺疾病动物模型研究。使用大型动物（如狗、猪和灵长类动物）进行的研究数量有限。大多数关于慢性吸烟诱发的慢性阻塞性肺疾病研究，都是使用啮齿类动物作为研究对象，尤其是小鼠。小鼠作为研究对象是基于成本考虑，在一个给定的实验中可以研究大批小鼠，在这个物种中可以使用多种试剂，并且便于在转基因动物或缺乏特定蛋白质的菌株中评估离散基因及其信号通路。在大型动物身上进行的研究成本要高得多，而且受到试剂相对缺乏的限制。

肺气肿研究的动物模型一般使用小鼠，而慢性支气管炎和过多黏液分泌研究的动物模型大多使用大鼠。有趣的是，豚鼠似乎对肺气肿、气道重塑和肺血管改变的研究均有用。遗憾的是，目前，还没有一种公认的慢性阻塞性肺病急性加重模型。

然而，目前还没有一个完美的 COPD 动物模型，也没有一个模型包含了人体 COPD 疾病的所有主要特征，即肺气肿、小气道重构的慢性支气管炎、肺动脉高压和急性加重（Shapiro, 2000, 2007; Churg 等，2008; Wright 和 Churg, 2008）。此外，啮齿类动物身上产生的疾病，至少比人体的疾病要温和得多。此外，不同于人体停止吸烟后疾病也会发展，小鼠和大鼠的疾病一旦停止吸烟会趋向于可逆发展。这些疾病严重程度的限制以及受人体疾病影响的几种肺结构的累及程度差异，可能源于啮齿动物和人类肺在大体和微观解剖结构以及细胞组成的差异（见 16.4 小节）。

尽管存在这些方面的局限性，但慢性阻塞性肺疾病动物模型，特别是小鼠或大鼠模型，在阐明人体慢性阻塞性肺疾病各种致病机制方面极其有用。特别是啮齿动物模型研究，已经证明了氧化/抗氧化系统（Rangasamy 等，2004; Singh 等，2006, 2009; Yao 等，2010）、促炎/抗炎系统（Rajendrasozhan 等，2010; Kang 等，2012; Sundar 等，2012）和蛋白酶/抗蛋白酶系统（Hautamaki 等，1997; Churg 等，2007; Atkinson 等，2011）失衡的重要性。他们还证明了降低组蛋白去乙酰化酶（HDACs）活性的重要性，以及加速老化在肺气肿和气道重塑发展中的作用（Malhotra 等，2011; Yao 等，2012）。

16.4 人和动物肺的解剖对比分析

肺的大体和显微解剖结构在人类和其他动物，特别是啮齿动物之间有很大差异。此外，人和啮齿动物的肺生长和肺泡间隔也有很大差异。特别是，大鼠和小鼠在出生时没有真正的肺泡。事实上，大多数肺泡在出生后 4～14 天才形成（McGowan, 2004）。与之相反，豚鼠在出生时肺就有良好的肺泡，并且显示随着年龄的增长，肺泡数量只有少量增加。豚鼠和大鼠的肺泡大小也在整个生命周期内逐渐增大。小鼠肺泡的大小随生长时间而变化，并以品系差异的方式发生变化。例如，BALB/C 小鼠证实直到 19 月大时肺泡大小才逐渐增加，而品系 129 证实在出生 4 周后肺泡大小保持不变（Kawakami 等，1984）。相当重要的是，小鼠和大鼠的肺泡分隔贯穿一生。在选择动物种类和卷烟烟气暴露时间时，这些因素都需要考虑在内，因为它们可能对肺气肿严重程度的定量分析有重要影响。

人的肺可见几层膜状和呼吸性细支气管。在人身上，肺气肿被认为起始于呼吸性细支气管，小气道重塑被认为开始于膜性肺内细支气管（Yoshida 和 Tuder, 2007）。相比之下，小鼠和大鼠的气道分支比人类少，也没有呼吸性细支气管。

在人体受试者中，气道上皮呈假分层外观，气管和支气管一直到亚段支气管，在亚段支气管处有一层简单的上皮。在人的支气管树中大部分上皮细胞都有纤毛。然而，黏液分泌的杯状细胞存在于大气道中，并随气道分支的增加而减少，甚至存在于终末细支气管中。另外，大鼠和小鼠均为单层柱状细胞生物，杯状细胞在小鼠气管支气管树和大鼠中都很少见。相比之下，小鼠和大鼠有更多的非纤毛的克拉拉细胞。在这些啮齿动物中，大量的克拉拉细胞可能是重要的，因为这些细胞参与了异型生物质的新陈代谢和表面活性物质的生成。有趣的是，豚鼠的上皮结构与人体相似。

在人体的大气道中，有相当数量的黏膜下黏液腺，其大小和数量的增加是慢性阻塞性肺病患者黏液分泌过多的主要原因（Yoshida 和 Tuder, 2007）。相比之下，小鼠和兔子的气道中没有黏膜下黏液腺，仓鼠也几乎没有，而大鼠只集中在气管的上部。这些黏液腺的结构差异，使小动物成为研究人类慢性支气管炎黏液分泌过多的病理生理学不良反应的模型。在显微解剖学中，人和啮齿动物的肺血管也是不相同的（Wright 和 Churg, 1991；Wright 等，2006）。在人类的肺部，动脉血管和静脉血管有不同的路径，动脉沿着气道的路径方向，而静脉穿过小叶间隔，这在啮齿类动物中是少见的。在人体中，主肺动脉和直径大于 1000μm 的血管本质上都是弹性的，同时它们具有由短分支弹性纤维组成的内侧壁。相比之下，大小从 500～100μm 的血管是肌化的，在两个弹性膜之间存在一个中间层。在人体中，随着末梢的小动脉血管缩小和肌肉细胞消失，肌化逐渐变得不那么明显。肺静脉只有一个弹性膜，并逐渐形成肌层。

在大鼠、豚鼠和小鼠中，主肺动脉和大肺动脉是肌肉性的，而不是弹性的。同样在啮齿动物中，肌肉成分消失的血管的生成也各不相同。大多数与肺泡管相邻的血管是非肌肉性的。与人类不同，啮齿动物的肺静脉在肺门处显示出大量的心肌。

16.5　卷烟烟气暴露

超过 150 篇已发表的研究探讨了卷烟烟气在动物模型中的影响。这些研究已经在综述文献中作了总结（Wright, 2010；Goldklang, 2013；Leberl, 2013）。一般采用几小时到几天的短期暴露接触，进行肺对卷烟烟气的急性炎症反应研究。相比之下，超过 2～6 个月的慢性暴露已被用于研究模拟慢性阻塞性肺病患者肺部结构和功能变化。在同一暴露系统中，暴露于室内空气的动物通常作为对照样本。这些研究中还使用了各种卷烟和暴露实验室。此外，暴露的强度和持续时间也有相当大的变化。在许多情况下，在这方面提供的细节不够详细，使得很难比较和对比不同研究的实验结果。

不同的卷烟品牌、使用的烟草类型以及是否有过滤嘴，对卷烟烟气的组成有很大的影响。从 1969 年开始，肯塔基大学在研究中明确了卷烟的总粒相物（TPM）、尼古丁和一氧化碳的组成成分（Roemer, 2012）。因此，肯塔基大学对卷烟的研究是现在更倾向于动物模型上进行卷烟烟气暴露的实验模型。为了达到研究目的，有研究者尝试确定卷烟烟气的组成，至少是卷烟烟气的两种重要成分，即粒相物总量和尼古丁总量。

值得注意的是，卷烟烟气的成分和生物效应也取决于在烟气中的暴露形式，包括直接暴露在烟气中（主流烟气）、间接暴露在烟气中（侧流烟气）以及暴露于主流烟气和侧流烟气的组合中。当吸烟者吸一口烟时，主流烟气将直接吸入嘴里。对动物来说，在烟气暴露环境中仅仅通过鼻子或头部进行吸入。侧流烟气是从卷烟燃烧锥进入空气的部分，对动物来说，这相当于把烟气送到自由活动动物的实验室内。最后，环境烟气是主流烟气和侧流烟气的组合，即来自卷烟燃烧端和通过卷烟吸入的烟气的组合，与主流烟气热量高、粒相物浓度更高不同，侧流烟气温度更低，有高浓度、易挥发的活性氧（ROS），毒性强、氧化还原活性高，且重金属镉浓度要高出 10 倍（Huang 等，2005）。

目前，烟气暴露的实验研究已经使用了多种仪器装置，这些装置要么是基于主流烟气（鼻子或头部）暴露研究，要么是基于侧流烟气（全身）暴露研究。主流烟气暴露的优点是能使动物更强烈地直接接触呼吸道，但缺点是必须约束动物，使其承受相应压力，而且这种形式的暴露劳动密集程度很高，因为每只动物都必须从暴露装置中单独放入和取出。相比之下，侧流烟气暴露则允许动物在暴露实验室内自由活动。侧流烟气暴露系统能够研究更多的动物，因为该实验方式通常劳动强度较低。侧流烟气暴露系统的缺点是在动物自身梳洗时烟气可能被携带在体表上。

早期的烟气暴露系统很大程度上是自制的，仅通过头部或鼻子暴露来模拟主流烟气暴露。这些系统不能保证总粒相物的一致性，或无法改变总粒相物的浓度。早期的侧流烟气研究使用了自建的实验室，允许环境烟气在密闭空间内扩散流动，但必须手动操作且缺乏测量参数来评估卷烟烟气用量。因此，许多早期研究没有办法确定暴露的性质和强度，很难比较分析各个研究结果。

目前，已经有多种商业生产的卷烟烟气暴露系统（例如：Teague 和 SCIREQ）可供使用，这些装置可以让相对较多的动物在较长时间内暴露于侧流烟气或主流烟气的环境中。此外，这些装置是自动化和可编程的。例如，这些装置可以自动装载和点燃卷烟，并预设卷烟的数量和吸烟时间。这些设备也提供稳定水平的颗粒，并可改变这些颗粒的浓度。这些新的系统还可以测量动物的肺功能。因此，现在推荐使用标准化研究级别的卷烟进行研究，卷烟中有特定范围的总悬浮颗粒（TSPs）、尼古丁和一氧化碳的含量，并且在实验室内的烟气中有已知水平的总悬浮颗粒。烟气暴露强度也可通过测量刚刚暴露结束后动物血液中的一氧化碳血红蛋白来进行评估。暴露后即刻血液中的一氧化碳血红蛋白水平约为 10% 是理想的，因为它们代表了中重度受试吸烟者的值，即每天 1～1.5 包。

大多数利用侧流烟气暴露的研究将总悬浮颗粒水平设定在 70～150mg/m³ 之间。相比之下，大多数主流烟气暴露的研究将总悬浮颗粒水平设定为 140mg/m³。然而，主流烟气暴露的研究使用的总悬浮颗粒水平最低至 75mg/m³，最高至 600mg/m³。

16.6 卷烟烟气暴露的响应评估

16.6.1 肺气肿

肺气肿可能是慢性阻塞性肺病（COPD）动物模型中研究最多的方向，常出现在长期接触暴露烟气 4～6 个月后的小鼠、大鼠和豚鼠中（Hautamaki 等，1997; Rangasamy 等，2004; Churg 等，2008; Wright 等，2008; Atkinson 等，2011）。这种长时间的接触显然是不利的。然而，在这方面令人鼓舞的是，一项研究（Becket 等，2013）使用了仅鼻暴露系统，可在 2 个月内观察到 CD57BL/6J 和 BALB/c 小鼠肺部的显著变化。

在实验动物中观察到的肺气肿通常类似于一种相当温和的人体小叶中心肺气肿。在人体受试者中观察到的更严重的大泡性肺气肿形式或分布不均一的肺气肿类型（全小叶型或间隔旁型肺气肿）在实验动物中都不存在。此外，人体肺气肿开始于呼吸性细支气管，并出现早期的膜性细支气管损失。然而，在啮齿动物中，大部分的空气空间扩大发生在肺泡管。而且，与人体受试者中有大量的肺泡间隔破坏的证据相比，动物模型中有少量肺泡破坏的证据。

肺气肿通常在充气肺的组织切片中进行形态学定量，该切片由测量的平均肺泡直径表示确定的平均线性截距（Lm）。肺总容量确定 Lm。慢性 CS 的影响程度除其他因素外，还取决于烟气暴露的强度和持续时间以及动物物种。一般而言，与暴露于空气的对照样相比，Lm 的增幅范围一般在 15%～40%之间。

肺气肿也可以根据原位肺的 p-V 特征进行评估，即在给定肺容积下产生的跨肺压。测量肺 p-V 曲线通常是在原位肺和胸腔打开或关闭的情况下进行的。跨肺压在气管中使用医用导管测量，如果胸腔关闭，则在食管中测量。用容量注射器给肺充气。长期暴露于烟气中会改变肺的 p-V 特征，即在任何给定的肺容积下，反冲压力减小，p-V 曲线的位置向上或向左偏移。这一关系曲线的斜率也增加，表明肺顺应性增加。一般来说，只有当 Lm 发生剧烈变化时，p-V 曲线才会发生变化。较轻的肺气肿似乎不影响肺力学的这方面。

肺力学的其他方面也已经被用于定义肺气肿严重程度，包括：完全充气时测量肺容积，即总肺活量；呼气末时的功能残气量；在最大呼气量结束时的残气容积。这些方法通常是在原位肺和气道连接到同一正压或负压源的情况下进行的。肺容积的测量也可以通过测量排水量来确定。可以测量呼气空气流速，对气道施加 50cm 的水压力，从全肺量迅速泄气。排出的气体的体积用容量注射器或流量传感器测量。

由于动物体型的影响，在技术上，小鼠身上的肺力学测量比豚鼠或大鼠更具挑战性，通常需要使用配备有必要的硬件和软件的小型动物呼吸机。这些都可以在市场上买到。然而，在活老鼠身上已经反复做了肺力学测量，并且有能力检测到比动物间测量更小的变化，因为动物内部的可变性通常小于动物之间的可变性。值得注意的是，在死亡动物中进行的测量不像在活着时测量那样精确或可重现。

有趣的是，在不同小鼠品系实验中发现，不同品系对长期暴露在烟气中的反应存在相当大的差异，例如，一些品系似乎更容易受到烟气的影响，并发展为更严重和早发的肺气肿。

16.6.2 小气道重塑

小气道重塑是引发人类疾病的一个重要方面。采用显微 CT 成像技术对人体充气固定肺的组织核心进行了高度复杂的研究，这为肺内小气道病理的范围和性质提供了新的认识（McDonough 等，2011）。使用显微 CT 来判定受影响的气道的位置、分枝模式以及分枝时的外貌变化将更加精确。这些研究表明，随着疾病的发展，小气道的数量减少 1～2 个数量级，从而导致总腔面积减少 100 倍。

在慢性阻塞性肺病（COPD）动物模型中，小气道重塑和毛细支气管炎的研究不如肺气肿研究那样深入。然而，在小鼠和豚鼠中进行的数量有限的研究表明，小气道壁增厚确实发生，并与气流阻塞功能评估相关。评估小气道重塑需要仔细分析感染肺的切片，并对上皮层、黏膜下层、肌肉层和管腔面积的厚度进行形态学定量。在动物模型中，使用肺显微 CT 很可能被证明是评估肺小气道变化及其与肺气肿变化关系的一种强有力的方法。

相当重要的是，小气道和邻近肺实质的激光捕获显微镜技术已应用于小鼠模型中，研究中发现卷烟暴露使得参与结缔组织形成和修复的基因迅速增加（Churg 等，2006）。在暴露 6 个月的时间内这些基因在小气道中的表达逐渐增加，但它们在肺实质中迅速恢复到基线水平。这些观察结果表明，气道内发生的重塑过程与肺实质内发生的重塑过程有质的不同。此外，他们似乎解释了为什么小气道损伤的反应本质上是增生性的，并有多余的结缔组织形成，而肺实质的反应则以破坏和组织丢失为特征。他们似乎也提供了一种解释，即预防肺气肿的干预措施可能不会影响小气道重塑，反之亦然。

16.6.3 肺动脉高压

涉及肺动脉高压组织的模型相对较少。在豚鼠模型中，非常好地研究了长期暴露于卷烟烟气的影响（Wright 等，2006）。在长期卷烟暴露过程中，卷烟烟气相对较早地增加了肺动脉压。观察到邻近肺泡导管的小外周血管有肌型化的改变，这些肺泡导管通常没有肌型化。此外，存在于血管壁内的 mRNA 和蛋白水平上的血管活性介质的表达也增加。因此，在动物模型中，血管重塑代表了在暴露烟气中的增生反应。有趣的是，在小鼠身上证明长期暴露于卷烟烟气诱导的血管损伤敏感性存在品系差异（Nadziejko 等，2007）。

16.6.4 炎症

啮齿类动物暴露于侧流烟气或主流烟气中连续 7h，共 7 天，会引起肺部的炎症反应。啮齿类动物的炎症反应可通过测量支气管肺泡灌洗液（BAL）和肺组织中的细胞数量、类型来进行评估；也可以通过测定肺和支气管肺泡灌洗液（BAL）中的促炎和抗炎细胞因子以及趋化因子来进行评估。总的来说，炎症细胞浸润的模式，即啮齿动物在急性和慢性烟气暴露中巨噬细胞、T 细胞、多形核白细胞以及 Tc1 和 Th1 细胞因子/趋化因子增多，总之，与慢性阻塞性肺病患者中观察到的模式相似（尤其是小鼠）。然而，小鼠的炎症反应往往会在卷烟烟气暴露停止后消退，这与慢性阻塞性肺病的人体受试者不同，后者在卷烟烟气暴露停止后，炎症水平和氧化应激仍会持续很长时间。小鼠对急性和慢性卷烟烟气暴露的炎症反应敏感性的品系差异也已经被证实。然而，品系在炎症上的差异似乎与品系对肺气肿易感性的差异无关。

16.7　对卷烟烟气反应的品系差异

慢性卷烟烟气暴露的重塑反应和急性暴露的炎症反应，是小鼠品系差异性的结果（Cavarra 等，2001; Takubo 等，2002; Guerassimov 等，2004; Ito 等，2006）。例如，Guerrassimov 等（2004）研究了 5 种不同的小鼠品系在长期卷烟烟气暴露下的炎症、结构和功能反应。将 3 个月大的雄性小鼠每天一次，每周 5 天，连续 6 个月口鼻式暴露于两种标准无过滤嘴的肯塔基大学参比卷烟烟气中（2R1 类型）。小鼠品系包括 NZWlac/j、C57BL6/j、A/J、SJL/J 和 AKR/J。暴露后，测量出的一氧化碳浓度在 10%～12%之间。敏感的 AKR/J 品系显示的 Lm 涨幅最高、p-V 随顺应性的增加而增加。AKR 小鼠也表现出最大的炎症反应，多形核白细胞、肺泡巨噬细胞、CD8

和 CD4 T 细胞增加,细胞因子和趋化因子的 mRNA 也呈现最大的增加。相比之下,高抗性 NZW 小鼠的 Lm 和肺 p-V 曲线无变化,肺泡巨噬细胞明显增加,但其他炎症细胞没有增加。此外,肺中的趋化因子和细胞因子的 mRNA 实际上也减少了。中度敏感 C57BL6/j 品系的 Lm 略有升高,但 p-V 曲线无变化,而 CD4 和 CD8 T 细胞实际下降了。除在 CD4 和 CD8 T 细胞上表达的 CXCR3 趋化因子受体配体 IP-10 的单独增加外,在 C57BL/6j 中,mRNA 细胞因子或趋化因子无变化。品系的差异似乎取决于关键的抗蛋白酶的水平,如 α-1-抗胰蛋白酶、抗氧化基因和促炎性基因程序表达的遗传变异。

有趣的是,通过小鼠基因组基因芯片阵列检测数百个基因的全基因组表达发现,对卷烟烟气敏感的品系(如 C57BL/6j 和 DBA/2 等)表现很一般(Cavarra 等,2009)。相比之下,抗性品系 ICR 表现出不同的和更有限的反应模式。一般来说,C57BL/6j 和 DBA/2 品系中多种促肺气肿基因(如丝氨酸蛋白酶基因和基质金属蛋白酶基因)和细胞黏附基因(如钙黏蛋白基因)的表达发生改变,而 ICR 品系中未发生。

最近,人们发现不同的小鼠品系对卷烟烟气的急性炎症反应也有所不同(Yao 等,2008)。研究中,使用 Baumgartner-Jaeger 吸烟机将 5 种品系的小鼠(C57Bl/6j、A/J、AKR/J、CD-1 和 129SvJ)连续 3 天暴露于肯塔基大学参比卷烟(2R4F)产生的烟气中。用室内空气来稀释主流烟气,使总悬浮颗粒物(TSP)浓度达到 $80mg/m^3$ 或 $300mg/m^3$。在 $300mg/m^3$ 中的小鼠每日暴露 2 次、每次 1h,一氧化碳血红蛋白浓度为 17%;在 $80mg/m^3$ 中的小鼠每日暴露 6h,一氧化碳血红蛋白浓度为 11%。

最后一次暴露 24h 后,C57Bl/6j、A/J、AKR/J 和 CD-1 小鼠支气管肺泡灌洗液的中性粒细胞升高,但在 129SvJ 小鼠中没有升高;肺细胞因子 KC、MCP-1、TNF-α、MIP-2、IL-6 和 IL-13 水平也表现出类似的模式。C57Bl/6j 小鼠炎症细胞总数最多,细胞因子表达最多,129SvJ 小鼠最少。$300mg/m^3$ 时细胞和细胞因子的变化大于 $80mg/m^3$ 时,表明炎症反应具有浓度依赖性。不同品系的炎症细胞和介质的变化与 NF-κB 总表达和乙酰化表达及其 DNA 结合活性的增加有关。也就是说,在 C57BL/6j 小鼠中 NF-κB 的表达水平最高,而在 129SvJ 小鼠中最低。(值得注意的是,NF-κB 乙酰化作用的增加增强了其 DNA 结合活性)。HDAC2 表达的减少也表现出类似的模式。这些结果表明,卷烟烟气诱发的 NF-κB 活性上调和 HDAC2 表达下调的程度差异,导致了小鼠品系依赖性的肺炎症反应差异。有趣的是,由于未知的原因,卷烟烟气慢性暴露对肺气肿的易感性似乎不同于急性炎症反应,即 A/J 和 AKR 的 Lm 增加幅度大于 C57BL/6j。

同样有趣的是,体外卷烟烟气提取物(CSE)对小鼠肺泡巨噬细胞的急性处理试验,也论证了品系在氧化和炎症反应方面的差异(Vecchio 等,2010)。具体而言,C57BL/6j 小鼠的活性氧(ROS)和过氧化氢(H_2O_2)水平高于 ICR 小鼠。此外,在体外卷烟烟气提取物处理后,C57BL/6 小鼠的 Nrf2 蛋白和抗氧化酶(HO-1、GP)水平在基线以下,也比 ICR 小鼠低。相比之下,与 ICR 小鼠相比,C57BL/6j 小鼠的 HDAC2 表达比基线低,且在体外卷烟烟气提取物处理后下降更明显。最后,C57BL/6j 小鼠中 NF-κB 活性及促炎细胞因子 KC、TNF-α、IL-6、MIP-2、基质金属蛋白酶 MMP-9 和 MMP-2 的表达均显著高于 ICR 小鼠。这些数据表明,在分离的肺泡巨噬细胞中,品系对卷烟烟气的氧化和炎症反应的差异,很可能是由转录因子 Nrf2 和 NF-κB 的表达或活性的差异导致的。

16.8　Nrf2 和 NF-κB 在吸烟诱发肺癌中的影响

16.8.1　主要抗氧化转录因子 Nrf2

肺内抗氧化防御的调控主要受氧化还原敏感转录因子 Nrf2 的控制（Wakabayashi 等，2010）。Nrf2 调控着大量参与对细胞内外压力的适应性反应基因的表达。具体来说，Nrf2 调控相关酶的表达，这些酶的功能包括失活氧化剂、增加 NADPH 合成和加强毒素降解及排出（Wakabayashi 等，2010）。Nrf2 还能促进受损蛋白的修复和清除，并抑制细胞因子介导的炎症（Wakabayashi 等，2010）。有趣的是，在暴露于卷烟烟气的环境中，Nrf2 能够与编码重要抗氧化酶的多种基因启动子区的抗氧化反应元件结合［如血红素加氧酶-1（HO-1）、GST、GP 和超氧化物歧化酶（SOD）］（Wakabayashi 等，2010）。事实上，Nrf2 通过促进谷胱甘肽合成、转移和还原以及硫氧还蛋白合成和还原相关酶的表达，调控谷胱甘肽和硫氧还蛋白两种主要的氧化还原系统。此外，Nrf2 可调控几种谷胱甘肽依赖酶（如葡糖醛酸基转移酶）和谷胱甘肽非依赖酶［如 NAD(P)H-醌氧化还原酶 1（NQO1）］，这些酶对卷烟烟气产品的解毒非常重要。

当 Nrf2 存在于具有束缚类肌动蛋白、氧化还原敏感抑制剂和 Kelch 样 ECH 关联蛋白 1（Keap1）的细胞质中时，由于其易于泛素化和被蛋白酶体降解，Nrf2 具有短半衰期。Keap1 的氧化能使 Nrf2 分离，将其转移至细胞核与特定的 DNA 共有序列结合（Goven 等，2008; Nguyen 等，2000），该 DNA 共有序列存在于抗氧化反应元件中（5'-NTGAG/CNNNGC-3'）。Nrf2 的活性也受胞质蛋白 DJ-1 和核内蛋白 Bach1 的调控（Goven 等，2008）。DJ-1 通过阻止蛋白酶体降解来增强 Nrf2 的表达（Clements 等，2006）。另外，转录抑制物 Bach-1 通过与 Nrf2 竞争可用的转录辅助因子（如细胞核中的 Maf K）来抑制 Nrf2 的转录活性（Niture 等，2014）。

重要的是，翻译后修饰（即磷酸化和乙酰化）的 Nrf2 会影响其功能活性，包括 Nrf2 与抑制因子的结合、Nrf2 的半衰期、Nrf2 进入细胞核的能力、Nrf2 的 DNA 结合亲和力以及其转录激活等（Apopa 等，2008; Mercado 等，2011; Niture 等，2014）。Nrf2 也可被组蛋白乙酰转移酶（HAT）乙酰化以及被 HDAC2 去乙酰化（Malhotra 等，2011）。Nrf2 的乙酰化降低了其转录活性，并增强了其从核内的转出能力。因此，Nrf2 乙酰化水平的升高与 Nrf2 活性的降低相关。卷烟烟气导致 HDAC2 表达或活性降低（Kode 等，2008），从而降低 Nrf2 调控的 HO-1 表达，增加了人体和小鼠气道上皮细胞对氧化应激的敏感性。

氧化应激和内质网应激在慢性阻塞性肺病（COPD）受试者中升高，甚至在受试者停止吸烟后仍会持续较长时间（Kinnula 等，2007; Malhotra 等，2009）。在一定程度上，氧化应激和内质网应激升高是慢性阻塞性肺病（COPD）受试者中 Nrf2 表达降低导致的（Malhotra 等，2008、2009）。肺组织和肺泡巨噬细胞中 Nrf2 的减少似乎可以解释谷胱甘肽依赖性和非依赖性抗氧化防御的减少，特别是由 Nrf2 和 ATF4 转录调控的 HO-1（He 等，2001）。内质网应激在慢性阻塞性肺病（COPD）受试者中升高是因为氧化负荷增加，异常或错误折叠蛋白降解速率降低。Nrf2 提高了 26S 蛋白酶体成分的表达（Malhotra 等，2009）。相应地，减少的 Nrf2 表达降低了蛋白酶体的活性，减缓了蛋白质的降解。

在动物模型、培养的肺细胞模型和人体实验中，已有充足直接的证据表明：Nrf2 在由卷烟烟气诱发的肺气肿和肺炎症发病机制中具有重要作用。例如，Nrf2 缺失的小鼠更容易受卷烟烟气诱发的肺气肿和炎症影响，而野生型小鼠中通过 CDDO 转录诱发 Nrf2 表达能够降低氧化应激和肺泡破坏，但 Nrf2 缺失的小鼠却没有这种作用（Rangasamy 等，2004）。Nrf2 缺失的小鼠暴露于卷烟烟气后，支气管肺泡灌洗液（BAL）和肺组织中的巨噬细胞数量增加。此外，Nrf2 缺失小鼠的 II 型肺细胞表现出生长受损和对氧化诱发的细胞死亡的敏感性增加（Reddy 等，2007）。此外，小鼠气道的克拉拉细胞中 Keap1 缺失可减轻吸烟诱发的炎症和氧化应激（Blake 等，2010）。另外，小鼠肺、小鼠胚胎成纤维细胞和人体气道上皮细胞中的 DJ-1 缺失，会影响对吸烟的抗氧化诱发（Malhotra，2008）。相当重要的是，Malhotra 等，（2008）的研究表明，Nrf2 和几种 Nrf2 调控的抗氧化酶（如 NQO1、HO-1 和谷氨酸半胱氨酸连接酶修饰亚基）在晚期的慢性阻塞性肺病（COPD）受试者中表达降低。吸烟诱发的肺炎症引起 HDAC2 降低，该物质与慢性阻塞性肺病（COPD）抵抗类固醇激素治疗患者和严重哮喘的吸烟者有关（Adenuga 等，2009）。健康受试者（非吸烟者和吸烟者）和慢性阻塞性肺病（COPD）受试者单核细胞衍生的巨噬细胞中 Nrf2 的表达与 HDAC2 的表达密切相关（Mercado 等，2011）。慢性阻塞性肺病（COPD）患者中 HDAC2 活性降低可能解释了 Nrf2 乙酰化增加、Nrf2 稳定性降低和抗氧化防御受损（Mercado 等，2011）。

Nrf2 在卷烟烟气诱发的肺炎症和组织损伤中具有潜在的重要性，这促使人们对能够增加慢性阻塞性肺病（COPD）患者抗氧化基因表达的相关物质的研究（Kosmider 等，2011）。例如，西兰花芽中含有的莱菔硫烷和葡萄中的多酚植物抗毒素白藜芦醇增强了 Nrf2 的表达（Kode 等，2008）。

16.8.2　主要促炎症转录因子 NF-κB

NF-κB 是氧化还原敏感的转录因子，是肺炎症和细胞应激反应的重要调控因子（Rahman 和 Fazal，2011；Wullaert 等，2011）。具体来说，NF-κB 调控多种细胞因子、趋化因子、免疫蛋白、细胞黏附分子、应激反应基因、凋亡调节因子、生长因子和转录因子的表达。NF-κB 是一个同源或异质二聚体，它包含一个保守的 Rel 同源结构域，其负责二聚化和结合到共有序列（5' - gggrnnyycc -3'）上（Rahman 和 Fazal，2011；Wullaert 等，2011）。NF-κB 蛋白类可以根据是否存在转录激活结构域分为两种不同的类别。RelA（p65）、RelB 和 c-Rel 都含有转录激活结构域，而 p50 和 p52 没有转录激活结构域且需要与 Rel 蛋白发生异源二聚作用来实现该功能。在缺乏刺激的情况下，细胞胞浆中的 NF-κB 受 IKb 抑制（Thompson 等，1995；Whiteside 等，1997；Zabel 和 Baeuerle，1990）。在适当的刺激下，IKB 激酶（IKK）导致 IKb 在两个不同丝氨酸残基上磷酸化，IKb 磷酸化导致其泛素化以及随后蛋白酶体降解。从抑制蛋白（IKb）结合体中释放出 NF-κB，允许其转移到细胞核中，并随后与 100 多个靶基因的启动子区结合（Pahl，1999）。特别是 NF-κB 调控超过 30 种细胞因子和趋化因子、免疫识别蛋白和中性粒细胞迁移所需的细胞黏附分子的表达，包括 TNF-α、诱发型 NOS（iNOS）、白细胞介素-1（IL-1）、细胞内黏附分子-1（ICAM-1）和环氧酶（COX-2）（Pan 等，2000）。多种与氧化应激、免疫系统激活和细菌感染有关的因子刺激 IKK 激活 NF-κB，包括 H_2O_2、TNF-α、IL-1、佛波酯及感染的微生物或病原体相关分子模式（PAMPs）（Pan 等，2000）。

NF-κB 基因缺失的小鼠在吸入有毒物质后，表现出比野生型小鼠更少的肺炎症和支气管肺泡灌洗液细胞因子水平，这证明了 NF-κB 在肺炎症反应中的重要性。例如，NF-κB 缺失型小鼠对脂多糖反应时，肺的中性粒细胞浸润和细胞因子表达减少（Poynter 等，2003）。此外，卷烟烟气中的活性氧（ROS）（如过氧化氢）可在体外激活几种细胞系中的 NF-κB（Schreck 等，1991；Vollgraf 等，1999；True 等，2000）。事实上，过氧化氢处理会导致磷酸化和 IKK 的激活。氧化剂也可以直接将 NF-κB 的 p65 亚基磷酸化。

有趣的是，NF-κB 也受到 Nrf2 的调控。例如，在 TNF-α、脂多糖和呼吸道合胞病毒处理后，Nrf2 缺失的小鼠 NF-κB 活性增加（Thimmulappa 等，2006；Cho 等，2009）。事实上，为了应对 TNF-α 或脂多糖，Nrf2 降低了 IkBβ 磷酸化和 IKK 活性（Thimmulappa 等，2006）。此外，Nrf2 至少可以直接调控 NF-κB 家族亚群的表达。例如，Nrf2 成纤维细胞中 p50 和 p65 降低，而 Nrf2 成纤维细胞中 c-Rel 升高（Yang 等，2005）。在 Nrf2 缺乏的动物中 NF-κB 及其靶蛋白表达增多，可能是因为清除活性氧（ROS）能力减弱，因此，导致更强的氧化应激或这两种转录因子之间更直接的相互作用。值得注意的是，由于各种刺激，如活性氧（ROS）和脂多糖（LPS）都会诱发 Nrf2 和 NF-κB 活性，这两种转录因子在任何情况下都不可能完全拮抗（Ahn 和 Aggarwal，2005；Anwar 等，2005；Rushworth 等，2005；Carayol 等，2006）。

16.9　小结及未来研究方向

通过使用动物模型，主要将啮齿类动物短期（天）和长期（月）暴露在卷烟烟气中，获得了大量帮助我们理解慢性阻塞性肺病（COPD）发病机制至关重要的信息。特别是将老鼠长期暴露在卷烟烟气中，通过实验或自然改变基因的表达（例如，缺乏 α-1-抗胰蛋白酶的小鼠），极大地拓展了我们对肺气肿和气道重塑机制及原理的理解。特别是这些研究证实了蛋白酶/抗蛋白酶和氧化剂/抗氧化防御系统功能活性不平衡的重要作用。特别是，证明了调控关键抗氧化酶和蛋白质新陈代谢表达的 Nrf2 转录因子与调控肺内先天免疫系统和适应性免疫系统反应强度的 NF-κB 转录因子的重要性。

然而，目前使用的卷烟烟气暴露模型并不理想，因为它们需要 4～6 个月的暴露时间，因此需要投入大量的时间和资金。目前需要的是少于 4～6 个月的时间内即可产生慢性阻塞性肺病（COPD）结构变化的新方法。此外，需要对涉及卷烟烟气的关键变量进行描述及定义，以便能够进行对比分析研究。特别是，需要定义烟气中的总粒相物浓度、所使用卷烟中的尼古丁浓度以及动物体内所达到的一氧化碳水平。

构建慢性阻塞性肺病的加重模型也同样值得关注。目前，还没有公认的慢性阻塞性肺病恶化模型。在急性病毒或细菌感染的情况下，大多数慢性阻塞性肺病的加重都是由于气管支气管炎引起的。因此，有研究采用了双重刺激法，即在卷烟烟气慢性暴露的环境中施加传染源或 PAMP。这些模式中是否有一种能被广泛接受，还有待观察。在这方面，识别既能对卷烟烟气产生肺部不良影响、又能对人体呼吸道病毒具有敏感性的品种，将非常有用。

1．理想的慢性阻塞性肺病（COPD）动物模型能够论证肺气肿、气道重塑和肺动脉高压急性恶化的过程。对或错？

答案：对

2．啮齿类动物长期暴露在卷烟烟气中是诱发慢性阻塞性肺病最常见的方法。对或错？

答案：对

3．对暴露于卷烟烟气的小鼠模型的研究，有助于阐明适用于人类疾病的慢性阻塞性肺病的基本机制，如转录因子 Nrf2 和 NF-κB 的作用。对或错？

答案：对

4．慢性阻塞性肺病（COPD）急性恶化可以在小鼠中建立模型。对或错？

答案：对

参考文献

Adenuga, D., Yao, H., March, T. H., Seagrave, J., and Rahman, I. 2009. Histone deacetylase 2 is phosphorylated, ubiquitinated, and degraded by cigarette smoke. *Am J Respir Cell Mol Biol*, 40: 464–473.

Ahn, K. S. and Aggarwal, B. B. 2005. Transcription factor NF-kappaB: A sensor for smoke and stress signals. *Ann N Y Acad Sci*, 1056, 218–233.

Anwar, A. A., Li, F. Y., Leake, D. S., Ishii, T., Mann, G. E., and Siow, R. C. 2005. Induction of heme oxygenase 1 by moderately oxidized low-density lipoproteins in human vascular smooth muscle cells: Role of mitogen-activated protein kinases and Nrf2. *Free Radic Biol Med*, 39: 227–236.

Apopa, P. L., He, X., and Ma, Q. 2008. Phosphorylation of Nrf2 in the transcription activation domain by casein kinase 2 (CK2) is critical for the nuclear translocation and transcription activation function of Nrf2 in IMR-32 neuroblastoma cells. *J Biochem Mol Toxicol*, 22: 63–76.

Asano, H., Horinouchi, T., Mai, Y., Sawada, O., Fujii, S., Nishiya, T., Minami, M., et al. 2012 Nicotine- and tar-free cigarette smoke induces cell damage through reactive oxygen species newly generated by PKC-dependent activation of NADPH oxidase. *J Pharmacol Sci*, 118: 275–287.

Atkinson, J. J., Lutey, B. A., Suzuki, Y., Toennies, H. M., Kelley, D. G., Kobayashi, D. K., Ijem, W. G., et al. 2011. The role of matrix metalloproteinase-9 in cigarette smoke-induced emphysema. *Am J Respir Crit Care Med*, 183: 876–884.

Barnes, P. J., Shapiro, S. D., and Pauwels, R. A. 2003 Chronic obstructive pulmonary disease: Molecular and cellular mechanisms. *Eur Respir J*, 22: 672–688.

Beckett, E. L., Stevens, R. L., Jarnicki, A. G., Kim, R. Y., Hanish, I., Hansbro, N. G., Deane, A. et al. 2013. A new short-term mouse model of chronic obstructive pulmonary disease identifies a role for mast cell tryptase in pathogenesis. *J Allergy Clin Immunol*, 131: 752–762.

Blake, D. J., Singh, A., Kombairaju, P., Malhotra, D., Mariani, T. J., Tuder, R. M., Gabrielson, E., and Biswal, S. 2010. Deletion of Keap1 in the lung attenuates acute cigarette smoke-induced oxidative stress and inflammation. *Am J Respir Cell Mol Biol*, 42: 524–536.

Burrows, B., Knudson, R. J., Cline, M. G., and Lebowitz, M. D. 1977. Quantitative relationships between cigarette smoking and ventilatory function. *Am Rev Respir Dis*, 115: 195–205.

Carayol, N., Chen, J., Yang, F., Jin, T., Jin, L., States, D., and Wang, C. Y. 2006. A dominant function of IKK/NF-kappaB signaling in global lipopolysaccharide-induced gene expression. *J Biol Chem*, 281: 31142–31151.

Cavarra, E., Bartalesi, B., Lucattelli, M., Fineschi, S., Lunghi, B., Gambelli, F., Ortiz, L. A., Martorana, P. A., and Lungarella, G. 2001. Effects of cigarette smoke in mice with different levels of alpha(1)-proteinase inhibitor and sensitivity to oxidants. *Am J Respir Crit Care Med*, 164: 886–890.

Cavarra, E., Fardin, P., Fineschi, S., Ricciardi, A., De Cunto, G., Sallustio, F., Zorzetto, M. et al. 2009. Early response of gene clusters is associated with mouse lung resistance or sensitivity to cigarette smoke. *Am J Physiol Lung Cell Mol Physiol*, 296: L418–L429.

Cheng, G., Cao, Z., Xu, X., van Meir, E. G., and Lambeth, J. D. 2001. Homologs of gp91phox: Cloning and tissue expression of Nox3, Nox4, and Nox5. *Gene*, 269: 131–140.

Cho, H. Y., Imani, F., Miller-Degraff, L., Walters, D., Melendi, G. A., Yamamoto, M., Polack, F. P., and Kleeberger, S. R. 2009. Antiviral activity of Nrf2 in a murine model of respiratory syncytial virus disease. *Am J Respir Crit Care Med*, 179: 138–150.

Church, D. F. and Pryor, W. A. 1985. Free-radical chemistry of cigarette smoke and its toxicological implications. *Environ Health Perspect*, 64: 111–126.

Churg, A., Cosio, M., and Wright, J. L. 2008. Mechanisms of cigarette smoke-induced COPD: Insights from animal models. *Am J Physiol Lung Cell Mol Physiol*, 294: L612–L631.

Churg, A., Tai, H., Coulthard, T., Wang, R., and Wright, J. L. 2006. Cigarette smoke drives small airway remodeling by induction of growth factors in the airway wall. *Am J Respir Crit Care Med*, 174: 1327–1334.

Churg, A., Wang, R., Wang, X., Onnervik, P. O., Thim, K., and Wright, J. L. 2007. Effect of an MMP-9/MMP-12 inhibitor on smoke-induced emphysema and airway remodelling in guinea pigs. *Thorax*, 62: 706–713.

Clements, C. M., Mcnally, R. S., Conti, B. J., Mak, T. W., and Ting, J. P. 2006. DJ-1, a cancer- and Parkinson's disease-associated protein, stabilizes the antioxidant transcriptional master regulator Nrf2. *Proc Natl Acad Sci U S A*, 103: 15091–15096.

Cosgrove, J. P., Borish, E. T., Church, D. F., and Pryor, W. A. 1985. The metal-mediated formation of hydroxyl radical by aqueous extracts of cigarette tar. *Biochem Biophys Res Commun*, 132: 390–396.

di Stefano, A., Capelli, A., Lusuardi, M., Balbo, P., Vecchio, C., Maestrelli, P., Mapp, C. E., Fabbri, L. M., Donner, C. F., and Saetta, M. 1998. Severity of airflow limitation is associated with severity of airway inflammation in smokers. *Am J Respir Crit Care Med*, 158: 1277–1285.

di Stefano, A., Turato, G., Maestrelli, P., Mapp, C. E., Ruggieri, M. P., Roggeri, A., Boschetto, P., Fabbri, L. M., and Saetta, M. 1996. Airflow limitation in chronic bronchitis is associated with T-lymphocyte and macrophage infiltration of the bronchial mucosa. *Am J Respir Crit Care Med*, 153: 629–632.

Elias, J. A., Kang, M. J., Crothers, K., Homer, R., and Lee, C. G. 2006. State of the art. Mechanistic heterogeneity in chronic obstructive pulmonary disease: Insights from transgenic mice. *Proc Am Thorac Soc*, 3: 494–498.

Fievez, L., Kirschvink, N., Zhang, W. H., Lagente, V., Lekeux, P., Bureau, F., and Gustin, P. 2009. Effects of betamethasone on inflammation and emphysema induced by cadmium nebulisation in rats. *Eur J Pharmacol*, 606: 210–214.

Fink, K., Duval, A., Martel, A., Soucy-Faulkner, A., and Grandvaux, N. (2008) Dual role of

NOX2 in respiratory syncytial virus- and sendai virus-induced activation of NF-kappaB in airway epithelial cells. *J Immunol*, 180: 6911–6922.

Finkelstein, R., Fraser, R. S., Ghezzo, H., and Cosio, M. G. 1995. Alveolar inflammation and its relation to emphysema in smokers. *Am J Respir Crit Care Med*, 152: 1666–1672.

Fletcher, C. M. 1976. *The Natural History of Chronic Bronchitis and Emphysema: An Eight-Year Study of Early Chronic Obstructive Lung Disease in Working Men in London*. New York: Oxford University Press.

Gamble, E., Grootendorst, D. C., Hattotuwa, K., O'Shaughnessy, T., Ram, F. S., Qiu, Y., Zhu, J., et al. 2007. Airway mucosal inflammation in COPD is similar in smokers and ex-smokers: A pooled analysis. *Eur Respir J*, 30: 467–471.

Goven, D., Boutten, A., Lecon-Malas, V., Marchal-Somme, J., Amara, N., Crestani, B., Fournier, M., et al. 2008. Altered Nrf2/Keap1-Bach1 equilibrium in pulmonary emphysema. *Thorax*, 63: 916–924.

Guerassimov, A., Hoshino, Y., Takubo, Y., Turcotte, A., Yamamoto, M., Ghezzo, H., Triantafillopoulos, A., Whittaker, K., Hoidal, J. R., and Cosio, M. G. 2004. The development of emphysema in cigarette smoke-exposed mice is strain dependent. *Am J Respir Crit Care Med*, 170: 974–980.

Hackett, N. R., Heguy, A., Harvey, B. G., O'Connor, T. P., Luettich, K., Flieder, D. B., Kaplan, R., and Crystal, R. G. 2003. Variability of antioxidant-related gene expression in the airway epithelium of cigarette smokers. *Am J Respir Cell Mol Biol*, 29: 331–343.

Han, M. K., Agusti, A., Calverley, P. M., Celli, B. R., Criner, G., Curtis, J. L., Fabbri, L. M., et al. 2010. Chronic obstructive pulmonary disease phenotypes: The future of COPD. *Am J Respir Crit Care Med*, 182: 598–604.

Hantos, Z., Adamicza, A., Janosi, T. Z., Szabari, M. V., Tolnai, J., and Suki, B. 2008. Lung volumes and respiratory mechanics in elastase-induced emphysema in mice. *J Appl Physiol*, 105: 1864–1872.

Hautamaki, R. D., Kobayashi, D. K., Senior, R. M., and Shapiro, S. D. 1997. Requirement for macrophage elastase for cigarette smoke-induced emphysema in mice. *Science*, 277: 2002–2004.

Hawkins, B. J., Madesh, M., Kirkpatrick, C. J., and Fisher, A. B. 2007. Superoxide flux in endothelial cells via the chloride channel-3 mediates intracellular signaling. *Mol Biol Cell*, 18: 2002–2012.

He, C. H., Gong, P., Hu, B., Stewart, D., Choi, M. E., Choi, A. M., and Alam, J. 2001. Identification of activating transcription factor 4 (ATF4) as an Nrf2-interacting protein. Implication for heme oxygenase-1 gene regulation. *J Biol Chem*, 276: 20858–20865.

Henson, P. M., Vandivier, R. W., and Douglas, I. S. 2006. Cell death, remodeling, and repair in chronic obstructive pulmonary disease? *Proc Am Thorac Soc*, 3: 713–717.

Hogg, J. C., Chu, F., Utokaparch, S., Woods, R., Elliott, W. M., Buzatu, L., Cherniack, R. M., et al. 2004. The nature of small-airway obstruction in chronic obstructive pulmonary disease. *N Engl J Med*, 350: 2645–2653.

Hogg, J. C., Chu, F. S., Tan, W. C., Sin, D. D., Patel, S. A., Pare, P. D., Martinez, F. J., et al. 2007. Survival after lung volume reduction in chronic obstructive pulmonary disease: Insights from small airway pathology. *Am J Respir Crit Care Med*, 176: 454–459.

Huang, M. F., Lin, W. L., and Ma, Y. C. 2005. A study of reactive oxygen species in mainstream of cigarette. *Indoor Air*, 15: 135–140.

Ito, S., Bartolak-Suki, E., Shipley, J. M., Parameswaran, H., Majumdar, A., and Suki, B. 2006. Early emphysema in the tight skin and pallid mice: Roles of microfibril-associated glycoproteins, collagen, and mechanical forces. *Am J Respir Cell Mol Biol*, 34: 688–694.

Jeffery, P. K. 1983. Morphologic features of airway surface epithelial cells and glands. *Am Rev Respir Dis*, 128: S14–S20.

Kang, M. J., Choi, J. M., Kim, B. H., Lee, C. M., Cho, W. K., Choe, G., Kim, D. H., Lee, C. G., and Elias, J. A. 2012. IL-18 induces emphysema and airway and vascular remodeling via IFN-gamma, IL-17A, and IL-13. *Am J Respir Crit Care Med*, 185: 1205–1217.

Kang, M. J., Lee, C. G., Lee, J. Y., Dela Cruz, C. S., Chen, Z. J., Enelow, R., and Elias, J. A. 2008. Cigarette smoke selectively enhances viral PAMP- and virus-induced pulmonary innate immune and remodeling responses in mice. *J Clin Invest*, 118: 2771–2784.

Kawakami, M., Paul, J. L., and Thurlbeck, W. M. 1984. The effect of age on lung structure in male BALB/cNNia inbred mice. *Am J Anat*, 170: 1–21.

Kinnula, V. L., Ilumets, H., Myllarniemi, M., Sovijarvi, A., and Rytila, P. 2007. 8-Isoprostane as a marker of oxidative stress in nonsymptomatic cigarette smokers and COPD. *Eur Respir J*, 29: 51–55.

Kode, A., Rajendrasozhan, S., Caito, S., Yang, S. R., Megson, I. L., and Rahman, I. 2008. Resveratrol induces glutathione synthesis by activation of Nrf2 and protects against cigarette smoke-mediated oxidative stress in human lung epithelial cells. *Am J Physiol Lung Cell Mol Physiol*, 294: L478–L488.

Kosmider, B., Messier, E. M., Chu, H. W., and Mason, R. J. 2011. Human alveolar epithelial cell injury induced by cigarette smoke. *PLoS One*, 6: e26059.

Lambeth, J. D. 2004. NOX enzymes and the biology of reactive oxygen. *Nat Rev Immunol*, 4: 181–189.

Macnee, W. 2005. Pathogenesis of chronic obstructive pulmonary disease. *Proc Am Thorac Soc*, 2: 258–266; discussion 290–291.

Malhotra, D., Thimmulappa, R., Navas-Acien, A., Sandford, A., Elliott, M., Singh, A., Chen, L. et al. 2008. Decline in NRF2-regulated antioxidants in chronic obstructive pulmonary disease lungs due to loss of its positive regulator, DJ-1. *Am J Respir Crit Care Med*, 178: 592–604.

Malhotra, D., Thimmulappa, R., Vij, N., Navas-Acien, A., Sussan, T., Merali, S., Zhang, L. et al. 2009. Heightened endoplasmic reticulum stress in the lungs of patients with chronic obstructive pulmonary disease: The role of Nrf2-regulated proteasomal activity. *Am J Respir Crit Care Med*, 180: 1196–1207.

Malhotra, D., Thimmulappa, R. K., Mercado, N., Ito, K., Kombairaju, P., Kumar, S., Ma, J. et al. 2011. Denitrosylation of HDAC2 by targeting Nrf2 restores glucocorticosteroid sensitivity in macrophages from COPD patients. *J Clin Invest*, 121: 4289–4302.

McDonough, J. E., Yuan, R., Suzuki, M., Seyednejad, N., Elliott, W. M., Sanchez, P. G., Wright, A. C. et al. 2011. Small-airway obstruction and emphysema in chronic obstructive pulmonary disease. *N Engl J Med*, 365: 1567–1575.

Mercado, N., Thimmulappa, R., Thomas, C. M., Fenwick, P. S., Chana, K. K., Donnelly, L. E., Biswal, S., Ito, K., and Barnes, P. J. 2011. Decreased histone deacetylase 2 impairs Nrf2 activation by oxidative stress. *Biochem Biophys Res Commun*, 406: 292–298.

Nadziejko, C., Fang, K., Bravo, A., and Gordon, T. 2007. Susceptibility to pulmonary hypertension in inbred strains of mice exposed to cigarette smoke. *J Appl Physiol*, 102: 1780–1785.

Nagai, K., Betsuyaku, T., Suzuki, M., Nasuhara, Y., Kaga, K., Kondo, S., and Nishimura, M. 2008. Dual oxidase 1 and 2 expression in airway epithelium of smokers and patients with mild/moderate chronic obstructive pulmonary disease. *Antioxid Redox Signal*, 10: 705–714.

Inhalation Toxicology (3ʳᵈ ed)

吸入毒理学（原著第三版）

Nguyen, T., Huang, H. C., and Pickett, C. B. 2000. Transcriptional regulation of the antioxidant response element. Activation by Nrf2 and repression by MafK. *J Biol Chem*, 275: 15466–15473.

Niture, S. K., Khatri, R., and Jaiswal, A. K. 2014. Regulation of Nrf2-an update. *Free Radic Biol Med*, 66: 36–44.

Nussbaumer-Ochsner, Y. and Rabe, K. F. 2011. Systemic manifestations of COPD. *Chest*, 139: 165–173.

Pahl, H. L. 1999. Activators and target genes of Rel/NF-kappaB transcription factors. *Oncogene*, 18: 6853–6866.

Pan, M. H., Lin-Shiau, S. Y., and Lin, J. K. 2000. Comparative studies on the suppression of nitric oxide synthase by curcumin and its hydrogenated metabolites through down-regulation of IkappaB kinase and NFkappaB activation in macrophages. *Biochem Pharmacol*, 60: 1665–1676.

Panina-Bordignon, P., Papi, A., Mariani, M., Di Lucia, P., Casoni, G., Bellettato, C., Buonsanti, C., et al. 2001. The C-C chemokine receptors CCR4 and CCR8 identify airway T cells of allergen-challenged atopic asthmatics. *J Clin Invest*, 107: 1357–1364.

Poynter, M. E., Irvin, C. G., and Janssen-Heininger, Y. M. 2003. A prominent role for airway epithelial NF-kappa B activation in lipopolysaccharide-induced airway inflammation. *J Immunol*, 170: 6257–6265.

Pryor, W. A. and Stone, K. 1993. Oxidants in cigarette smoke. Radicals, hydrogen peroxide, peroxynitrate, and peroxynitrite. *Ann N Y Acad Sci*, 686: 12–27; discussion 27–28.

Rahman, A. and Fazal, F. 2011. Blocking NF-kappaB: An inflammatory issue. *Proc Am Thorac Soc*, 8: 497–503.

Rajendrasozhan, S., Chung, S., Sundar, I. K., Yao, H., and Rahman, I. 2010. Targeted disruption of NF-{kappa}B1 (p50) augments cigarette smoke-induced lung inflammation and emphysema in mice: A critical role of p50 in chromatin remodeling. *Am J Physiol Lung Cell Mol Physiol*, 298: L197–L209.

Rangasamy, T., Cho, C. Y., Thimmulappa, R. K., Zhen, L., Srisuma, S. S., Kensler, T. W., Yamamoto, M., Petrache, I., Tuder, R. M., and Biswal, S. 2004. Genetic ablation of Nrf2 enhances susceptibility to cigarette smoke-induced emphysema in mice. *J Clin Invest*, 114: 1248–1259.

Ranjan, P., Anathy, V., Burch, P. M., Weirather, K., Lambeth, J. D., and Heintz, N. H. 2006. Redox-dependent expression of cyclin D1 and cell proliferation by Nox1 in mouse lung epithelial cells. *Antioxid Redox Signal*, 8: 1447–1459.

Reddy, N. M., Kleeberger, S. R., Cho, H. Y., Yamamoto, M., Kensler, T. W., Biswal, S., and Reddy, S. P. 2007. Deficiency in Nrf2-GSH signaling impairs type II cell growth and enhances sensitivity to oxidants. *Am J Respir Cell Mol Biol*, 37: 3–8.

Rennard, S. I. and Vestbo, J. 2006. COPD: The dangerous underestimate of 15%. *Lancet*, 367: 1216–1219.

Rushworth, S. A., Chen, X. L., Mackman, N., Ogborne, R. M., and O'Connell, M. A. 2005. Lipopolysaccharide-induced heme oxygenase-1 expression in human monocytic cells is mediated via Nrf2 and protein kinase C. *J Immunol*, 175: 4408–4415.

Saetta, M., Baraldo, S., Corbino, L., Turato, G., Braccioni, F., Rea, F., Cavallesco, G., et al. 1999. CD8+ve cells in the lungs of smokers with chronic obstructive pulmonary disease. *Am J Respir Crit Care Med*, 160: 711–717.

Saetta, M., di Stefano, A., Turato, G., Facchini, F. M., Corbino, L., Mapp, C. E., Maestrelli, P., Ciaccia, A., and Fabbri, L. M. 1998. CD8+ T-lymphocytes in peripheral airways of smokers with chronic obstructive pulmonary disease. *Am J Respir Crit Care Med*, 157: 822–826.

Saetta, M., Mariani, M., Panina-Bordignon, P., Turato, G., Buonsanti, C., Baraldo, S., Bellettato, C. M., et al. 2002. Increased expression of the chemokine receptor CXCR3 and its ligand CXCL10 in peripheral airways of smokers with chronic obstructive pulmonary disease. *Am J Respir Crit Care Med*, 165: 1404–1409.

Saetta, M., Turato, G., Facchini, F. M., Corbino, L., Lucchini, R. E., Casoni, G., Maestrelli, P., Mapp, C. E., Ciaccia, A., and Fabbri, L. M. 1997. Inflammatory cells in the bronchial glands of smokers with chronic bronchitis. *Am J Respir Crit Care Med*, 156: 1633–1639.

Schreck, R., Rieber, P., and Baeuerle, P. A. 1991. Reactive oxygen intermediates as apparently widely used messengers in the activation of the NF-kappa B transcription factor and HIV-1. *EMBO J*, 10: 2247–2258.

Shapiro, S. D. 2000. Animal models for COPD. *Chest*, 117: 223S–227S.

Shapiro, S. D. 2007. Transgenic and gene-targeted mice as models for chronic obstructive pulmonary disease. *Eur Respir J*, 29: 375–378.

Singh, A., Ling, G., Suhasini, A. N., Zhang, P., Yamamoto, M., Navas-Acien, A., Cosgrove, G., et al. 2009. Nrf2-dependent sulfiredoxin-1 expression protects against cigarette smoke-induced oxidative stress in lungs. *Free Radic Biol Med*, 46: 376–386.

Singh, A., Rangasamy, T., Thimmulappa, R. K., Lee, H., Osburn, W. O., Brigelius-Flohe, R., Kensler, T. W., Yamamoto, M., and Biswal, S. 2006. Glutathione peroxidase 2, the major cigarette smoke-inducible isoform of GPX in lungs, is regulated by Nrf2. *Am J Respir Cell Mol Biol*, 35: 639–650.

Snider, G. L., Lucey, E. C., and Stone, P. J. 1986. Animal models of emphysema. *Am Rev Respir Dis*, 133: 149–169.

Sundar, I. K., Chung, S., Hwang, J. W., Lapek, J. D., Jr., Bulger, M., Friedman, A. E., Yao, H., Davie, J. R., and Rahman, I. 2012. Mitogen- and stress-activated kinase 1 (MSK1) regulates cigarette smoke-induced histone modifications on NF-kappaB-dependent genes. *PLoS One*, 7: e31378.

Takahashi, S., Nakamura, H., Seki, M., Shiraishi, Y., Yamamoto, M., Furuuchi, M., Nakajima, T. et al. 2008. Reversal of elastase-induced pulmonary emphysema and promotion of alveolar epithelial cell proliferation by simvastatin in mice. *Am J Physiol Lung Cell Mol Physiol*, 294: L882–L890.

Takubo, Y., Guerassimov, A., Ghezzo, H., Triantafillopoulos, A., Bates, J. H., Hoidal, J. R., and Cosio, M. G. 2002. Alpha1-antitrypsin determines the pattern of emphysema and function in tobacco smoke-exposed mice: Parallels with human disease. *Am J Respir Crit Care Med*, 166: 1596–1603.

Taraseviciene-Stewart, L., Burns, N., Kraskauskas, D., Nicolls, M. R., Tuder, R. M., and Voelkel, N. F. 2006. Mechanisms of autoimmune emphysema. *Proc Am Thorac Soc*, 3: 486–487.

Taraseviciene-Stewart, L. and Voelkel, N. F. 2008. Molecular pathogenesis of emphysema. *J Clin Invest*, 118: 394–402.

Thimmulappa, R. K., Lee, H., Rangasamy, T., Reddy, S. P., Yamamoto, M., Kensler, T. W., and Biswal, S. 2006. Nrf2 is a critical regulator of the innate immune response and survival during experimental sepsis. *J Clin Invest*, 116: 984–995.

Thompson, J. E., Phillips, R. J., Erdjument-Bromage, H., Tempst, P., and Ghosh, S. 1995. I kappa B-beta regulates the persistent response in a biphasic activation of NF-kappa B. *Cell*, 80: 573–582.

True, A. L., Rahman, A., and Malik, A. B. 2000. Activation of NF-kappaB induced by H(2)O(2) and TNF-alpha and its effects on ICAM-1 expression in endothelial cells. *Am J Physiol Lung Cell Mol Physiol*, 279: L302–L311.

Turato, G., Zuin, R., Miniati, M., Baraldo, S., Rea, F., Beghe, B., Monti, S., et al. 2002. Airway inflammation in severe chronic obstructive pulmonary disease: Relationship with lung function and radiologic emphysema. *Am J Respir Crit Care Med*, 166: 105–110.

van der Strate, B. W., Postma, D. S., Brandsma, C. A., Melgert, B. N., Luinge, M. A., Geerlings, M., Hylkema, M. N., van den Berg, A., Timens, W., and Kerstjens, H. A. 2006. Cigarette smoke-induced emphysema: A role for the B cell? *Am J Respir Crit Care Med*, 173: 751–758.

Vecchio, D., Arezzini, B., Pecorelli, A., Valacchi, G., Martorana, P. A., and Gardi, C. 2010. Reactivity of mouse alveolar macrophages to cigarette smoke is strain dependent. *Am J Physiol Lung Cell Mol Physiol*, 298: L704–L713.

Vollgraf, U., Wegner, M., and Richter-Landsberg, C. 1999. Activation of AP-1 and nuclear factor-kappaB transcription factors is involved in hydrogen peroxide-induced apoptotic cell death of oligodendrocytes. *J Neurochem*, 73: 2501–2509.

Wakabayashi, N., Slocum, S. L., Skoko, J. J., Shin, S., and Kensler, T. W. 2010. When NRF2 talks, who's listening? *Antioxid Redox Signal*, 13: 1649–1663.

Whiteside, S. T., Epinat, J. C., Rice, N. R., and Israel, A. 1997. I kappa B epsilon, a novel member of the I kappa B family, controls RelA and cRel NF-kappa B activity. *EMBO J*, 16: 1413–1426.

Willemse, B. W., ten Hacken, N. H., Rutgers, B., Lesman-Leegte, I. G., Timens, W., and Postma, D. S. 2004. Smoking cessation improves both direct and indirect airway hyperresponsiveness in COPD. *Eur Respir J*, 24: 391–396.

Wright, J. L. and Churg, A. 1991. Effect of long-term cigarette smoke exposure on pulmonary vascular structure and function in the guinea pig. *Exp Lung Res*, 17: 997–1009.

Wright, J. L. and Churg, A. 2008. Animal models of COPD: Barriers, successes, and challenges. *Pulm Pharmacol Ther*, 21: 696–698.

Wright, J. L., Cosio, M., and Churg, A. 2008 Animal models of chronic obstructive pulmonary disease. *Am J Physiol Lung Cell Mol Physiol*, 295: L1–L15.

Wright, J. L., Tai, H., and Churg, A. 2006. Vasoactive mediators and pulmonary hypertension after cigarette smoke exposure in the guinea pig. *J Appl Physiol*, 100: 672–678.

Wullaert, A., Bonnet, M. C., and Pasparakis, M. 2011. NF-kappaB in the regulation of epithelial homeostasis and inflammation. *Cell Res*, 21: 146–158.

Yang, H., Magilnick, N., Lee, C., Kalmaz, D., Ou, X., Chan, J. Y., and Lu, S. C. 2005. Nrf1 and Nrf2 regulate rat glutamate-cysteine ligase catalytic subunit transcription indirectly via NF-kappaB and AP-1. *Mol Cell Biol*, 25: 5933–5946.

Yao, H., Arunachalam, G., Hwang, J. W., Chung, S., Sundar, I. K., Kinnula, V. L., Crapo, J. D., and Rahman, I. 2010. Extracellular superoxide dismutase protects against pulmonary emphysema by attenuating oxidative fragmentation of ECM. *Proc Natl Acad Sci USA*, 107: 15571–15576.

Yao, H., Chung, S., Hwang, J. W., Rajendrasozhan, S., Sundar, I. K., Dean, D. A., McBurney, M. W., et al. 2012. SIRT1 protects against emphysema via FOXO3-mediated reduction of premature senescence in mice. *J Clin Invest*, 122: 2032–2045.

Yao, H., Edirisinghe, I., Rajendrasozhan, S., Yang, S. R., Caito, S., Adenuga, D., and Rahman, I. 2008. Cigarette smoke-mediated inflammatory and oxidative responses are strain-dependent in mice. *Am J Physiol Lung Cell Mol Physiol*, 294: L1174–L1186.

Yoshida, T., and Tuder, R. M. 2007. Pathobiology of cigarette smoke-induced chronic obstructive pulmonary disease. *Physiol Rev*, 87: 1047–1082.

Zabel, U., and Baeuerle, P. A. 1990. Purified human I kappa B can rapidly dissociate the complex of the NF-kappa B transcription factor with its cognate DNA. *Cell*, 61: 255–265.

Zang, L. Y., Stone, K., and Pryor, W. A. 1995. Detection of free radicals in aqueous extracts of cigarette tar by electron spin resonance. *Free Radic Biol Med*, 19: 161–167.

Zhang, W. J., Wei, H., Tien, Y. T., and Frei, B. 2011. Genetic ablation of phagocytic NADPH oxidase in mice limits TNFalpha-induced inflammation in the lungs but not other tissues. *Free Radic Biol Med*, 50: 1517–1525.

Zinkevich, N. S., and Gutterman, D. D. 2011. ROS-induced ROS release in vascular biology: Redox–redox signaling. *Am J Physiol Heart Circ Physiol*, 301: H647–H653.

第 **17** 章

毒物吸入性损伤的处理及医学治疗

Arik Eisenkraft, Avshalom Falk

17.1 引言

毒物吸入性损伤综合征指吸入性接触化学物质造成肺组织损伤的呼吸系统影响。临床范围非常广泛，从轻度刺激到暂时性呼吸功能障碍，在极端情况下，会导致急性呼吸衰竭，需要强化呼吸支持，更可能致命。潜在的病因是由神经源性感觉反应、细胞和组织损伤、炎症、肺水肿以及高活性物质对细胞成分的修饰引起的氧化应激。在某些情况下，慢性呼吸系统紊乱可能在首次接触化学物质后发展并持续很长时间。

腐蚀性化学材料主要是化工和塑料工业中用作前体的工业材料、消毒剂和漂白剂。在周围环境下，它们是气体或挥发性液体，当生产、存储或运输过程中分散到空气中时，会造成吸入危险。有些材料如氯气或氨气的大量生产、存储、运输和释放，可能会导致大规模工人和旁观者以及居住在周围的居民中毒。最具破坏性的有毒气体释放是 1984 年的博帕尔灾难。在那次事件中，位于印度博帕尔的联合碳化物公司农药厂发生爆炸，30～40t 的异氰酸甲酯（MIC）有毒气体释放，造成 2500～6000 人死亡，超过 200000 人伤残，大量幸存的受害者留下眼部和呼吸道后遗症（Dhara 等，2002; Mishra 等，2009）。根据记载，发生过几起有毒工业材料在运输过程中大规模泄漏扩散的事件。2005 年，北卡罗来纳州格拉尼维尔（Graniteville）发生了一起引人注目的事件，60 吨氯气从一辆破裂脱轨的汽车中释放出来，导致 9 人死亡，72 人住院（42人住院超过 3 天，其中 15 人需要通气治疗或在 ICU 内进行救治），525人作为门诊病人在医院急诊科（EDs）或私人诊所进行检查（Wenk 等，2007）。其他事件，如工业设施或游泳池消毒系统故障，最终的受害人数较少，但每年累积的受害人数较多，通常有 1000～2000 人受伤，仅在美国就有几十人死亡（ATSDR, 2006, 2009）。

存在毒性、刺激性以及易于分散的特性的一些材料，在第一次世界大战中成为化学战剂，尤其是氯、碳酰氯、氯苦和硫芥等（Russell 等，2006; Tourinsky 和 Sciuto, 2008; Jones 等，2010），可能会在化学恐怖袭击中利用这些材料，正如针对驻扎在伊拉克的美国和英国军队的氯气袭击那样（Jones 等，2010）。吸入性有毒物质——氨、氯、碳酰氯、磷化氢，以及其他有呼吸毒性的物质——发泡剂硫芥、氮芥、氢氰酸和硫化氢，被列为高危和首要的化学恐怖威胁（CDC，2012）。

另一种常见的毒物吸入性损伤是由火灾中的烟雾吸入引起的。这种情况可能异常严重和复杂，燃烧产物如硫化氢、醛和光气会对呼吸道造成热和化学损伤，有毒气体（主要是一氧化碳和氢氰酸）会引起全身中毒，难以治疗（Cancio，2005；Mlcak 等，2007；Rehberg 等，2009）。

这些事例表明，吸入性有毒物质的释放，无论是偶然、设备故障还是恶意事件，都可能是重大的公共卫生和安全挑战，不仅可能导致死亡和伤害，也可能造成社会和经济破坏，如疏散或庇护大量处于危险的人们，或医院需照顾一定数量的危重病人和几倍数量的轻症患者。熟悉吸入性毒物的特性、毒性机制和医疗管理，对成功处理集体或个人中毒起到至关重要的作用。缺乏对 MIC 中毒的毒理学和治疗知识是博帕尔灾难破坏性后果的一个主要因素（Mishra 等，2009）。这些事件激发了人们对重大的毒性事件，特别是吸入毒物领域的研究、监管和准备活动的热潮（Kales 和 Christiani，2004）。本章的主题是毒物吸入性损伤的医疗管理。我们将在此回顾一般传统病理学和现代医学治疗，以及对损伤的不同临床变化的一些个体制剂进行更深入的讨论，并重点强调当前和未来的治疗方向。

17.2 毒物吸入性损伤：一般注意事项

17.2.1 问题描述

引起毒物吸入性损伤的材料种类很多，它们属于不同的化学和毒理学类别。美国国家卫生研究院的职业健康数据库（NIH）Haz-Map®（US National Library of Medicine，2010）列出了近 450 种导致肺损伤的化学物质。大约 220 种是有毒气体和蒸气（Bessac 和 Jordt，2010）。根据化学性质和毒性机制，将其分为五类：①抗胆碱能类药物；②简单的窒息性药物；③以细胞色素 C 氧化酶、血红蛋白等重要蛋白质中的金属离子为目标的化学物质和其他金属蛋白（氰化物、一氧化碳、硫化氢）；④起泡剂（砷、硫、氮芥）；⑤与生物分子无区别反应的化学物质——酸、腐蚀性气体、氧化剂、还原剂、亲核试剂和亲电试剂。一种化学物质可能不只属于一种类别；也就是说，氰化物和硫化氢是全身毒性物质，其主要毒性来自细胞色素 C 氧化酶的抑制，但也有报道称它们在人体和动物模型中引起肺水肿（Graham 等，1997；Okolie 和 Osagie，2000；Guidotti，2010）。许多有毒的工业化学品——氨、MIC、氯、溴、光气和醛类物质属于第五类。尽管它们有不同的化学成分，但对于呼吸道的影响是相似的，差异可能来源于它们的物理特性。在细胞作用模式或解剖目标上缺乏明显的特异性，这促使通用的医疗策略是根据损伤类型或生理效应来定义的，而不是根据化学制剂的类型。

危险物质事故的伤亡人数，及损伤类型和严重程度的分布，是规划和建立准备工作的重要考虑因素。根据美国毒物和疾病登记署（ATSDR）的危险物质紧急事件监测（HSEES）数据库中的数据，呼吸和眼睛刺激是事故中最常见的伤害。大多数患者在现场或医院接受治疗，无需入院（Hick 等，2003；ATSDR，2006，2009）。像博帕尔灾难这样影响重大的事件是罕见的，像

1995 年东京地铁沙林袭击这样发生在城市中的化学恐怖袭击也是罕见的。然而,如果它发生了,在没有做好准备的情况下,对公共卫生和社会秩序的影响可能也是毁灭性的,因此即使发生这种情况的可能性很低,也应进行防范。在这些事件中,幸存者健康严重影响、死亡和长期后遗症的发生率很高,社会负担也很重。长期呼吸后遗症仍存在于博帕尔悲剧幸存者(Mishra 等,2009)和伊朗-伊拉克战争期间伊拉克硫芥化学攻击的伊朗受害者(Weinberger 等,2011)中。

工业环境中的事故特点是所涉及人员的年龄、性别和健康状况具有确定分布性。根据 HSEES 报告样本(ATSDR, 2006, 2009),记录在案的危险品(HAZMAT)事故中,大多数受害者都在工作年龄。对作战部队的化学战攻击也是如此。其他极端事件,如恐怖事件或重大事件,如博帕尔悲剧,可能涉及更广泛的人群。这些人可能包括老年人和儿童,他们被认为更容易受到毒物侵害,从而引发严重伤害,特殊医疗需要的概率更高。游泳池氯气泄漏(Babu 等,2008)或伊朗-伊拉克战争期间针对平民的化学战攻击(Dompeling 等,2004),均涉及儿童受害者。1995 年东京地铁沙林袭击的受害者大多是通勤者,这是由袭击的时间和地点决定的(Ohbu 等,1997; Okudera, 2002)。因此,在广泛的毒物吸入性损伤中,不可能确定哪一部分人群更易受伤害或免受伤害。

根据受害者人数和严重程度来预测大规模中毒事件的结果,来进行规划并不合理:建模有时可能会预测大量伤亡,特别是死亡和重伤,但在实际事件中,数字可能要低得多(Barrett 和 Adams, 2011)。正如巴雷特和亚当斯所说,更重要的是看趋势而不是预测数字。一个典型的事件可能导致相对较少的死亡和重伤,较多的受害者需要短期或不住院的初级治疗,但更多的可能是受到压力的影响(Kales 和 Christiani, 2004; ATSDR, 2006, 2009; Wenk 等,2007)。

17.2.2 毒性吸入性损伤的发病机制

引起吸入性损伤的不同物质具有不同的生物化学活性,但其毒理学效应、临床表现和所需治疗具有共同的特点。急性症状包括感觉刺激、气道和肺泡上皮损伤、炎症和水肿。这些病理过程导致不同程度和类型的肺功能障碍,其中最严重的是急性肺损伤(ALI)和急性呼吸窘迫综合征(ARDS)(Ware 和 Matthay, 2000; Wheeler 和 Bernard, 2007; Tourinsky 和 Sciuto, 2008; Matthay 等,2012)。在许多情况下,长期后遗症由于组织重塑可能会发展。

从鼻腔到肺泡,吸入毒物会影响呼吸道。组织损伤的主要部位,以及由此产生的临床表现,取决于有毒物质在气道壁和肺泡内壁液体中的溶解度。易溶于水的气体,如氨气,被滞留在上呼吸道,主要造成上呼吸道损害;而不溶于水的气体,如光气、臭氧或二氧化氮,则被带到更深的地方,影响最小的细支气管和肺泡,造成肺泡上皮损伤,导致肺水肿和 ARDS 的高风险。具有中等溶解度的毒物,如氯或硫芥子气,根据剂量影响呼吸道的不同部分,只有在高暴露剂量下才会损害更深的部分。水溶性较高的毒物被称为中枢性肺毒物,而水溶性较低的毒物被称为外周性肺毒物(Tourinsky 和 Sciuto, 2008)。对于中枢性肺毒物,症状可能会立即开始,而对于外周性肺毒物,症状会存在 2~24h 的潜伏期,这取决于暴露的强度(Tourinsky 和 Sciuto, 2008)。

所有形式的毒物吸入性损伤发病机制中潜在的共同点是炎症和氧化应激,它们相互关联(Ware 和 Matthay, 2000; Wheeler 和 Bernard, 2007; Tourinsky 和 Sciuto, 2008)。低浓度的吸入暴露（例如，低于 50ppm 的氯气）会引起鼻、口喉和更深的气道刺激（Bessac 和 Jordt, 2008, 2010; Yadav 等，2010）。常见症状为咽喉/鼻腔疼痛或烧灼感、咳嗽、支气管痉挛、胸闷伴呼吸困难。这些早期症状是由感觉神经中的化学传感器受体激活引起的，称为瞬时反应电位锚蛋白 1（TRPA1）（Bessac 和 Jordt, 2010）。TRPA1 受体激活释放介体，诱导保护性反射作用，如咳嗽、黏液分泌增加、支气管收缩和炎症。氯气的这类氧化性毒物可直接与水、上皮细胞内液的细胞外成分和细胞成分反应，导致氧自由基形成、蛋白质和酶的修饰、膜脂过氧化，以及肺表面活性剂和低分子量抗氧化剂如还原型谷胱甘肽和抗坏血酸的消耗（Lang 等，2002; Squadrito 等，2010, White 和 Martin, 2010, Yadav 等，2010）。这些主要生化反应直接影响肺功能，并触发一系列细胞毒性、病理生理学和炎症过程，这些过程是损伤进展阶段的特征。

气道中心性损伤的特点是上皮细胞死亡和脱落、支气管周围水肿、气道黏液阻塞、纤维蛋白和细胞碎片。这是氯气（Yadav 等，2010）和烟气吸入（Rehberg 等，2009）的特征。肺泡损伤发生在光气中毒（Pauluhn 等，2007）、严重烟气吸入（Rehberg 等，2009）和高水平氯气暴露（Batchinsky 等，2006; Yadav 等，2010）中，其特征是肺泡细胞损伤、肺泡水肿和炎症，这些都是 ALI/ARDS 的特征（Ware 和 Matthay, 2000; Wheeler 和 Bernard, 2007）。炎症介质在 TRPA1 刺激下释放到损伤部位，并从损伤的内皮细胞、实质细胞和活化的肺泡巨噬细胞释放。中性粒细胞循环渗透到受损组织中，释放蛋白酶、活性氧和氮物种（ROS 和 RNS），从而修饰蛋白质和脂质，并进一步加重组织损伤（Lang 等，2002; Chow 等，2003; Tourinsky 和 Sciuto, 2008; Yadav 等，2010）。在气道中，阻塞和支气管收缩是导致肺功能损害的主要原因（Yadav 等，2010）。在肺泡中，炎症介质和氧化产物损害内皮和上皮屏障功能，增加对水和蛋白质的通透性，导致水肿、气体交换受损和严重低氧血症（Ware 和 Matthay, 2000; Wheeler 和 Bernard, 2007）。肺损伤中呼吸功能障碍机制将在后面的章节中结合治疗措施进行讨论。气道损伤和肺泡损伤的病理生理学中另一个因素是凝血级联反应的激活，导致纤维蛋白沉积在肺泡或气道中，形成管形（Demling, 2008; Rehberg 等，2009; Rancourt 等，2012; Glas 等，2013）。组织损伤和炎症引发修复和再生反应，在高度炎症的环境中，修复和再生会转向病理重塑，导致高反应性和纤维化（Beers 和 Morrisey, 2011）。

一些暴露于肺毒物的个体发展为反应性气道功能障碍综合征或 RADS（Alberts 和 do Pico, 1996; Shakeri 等，2008）。目前，它也被归类为刺激性哮喘，这是一种没有潜伏期和免疫致敏证据的职业哮喘，并且在单次高水平暴露于呼吸刺激物后发生（Francis 等，2007; White 和 Martin, 2010）。这种反应表现为哮喘样症状（咳嗽、气喘、胸闷和呼吸困难），在暴露后 24h 内出现，并持续至少 3 个月。肺功能检查可能显示气道阻塞，包括气流阻力增加或对乙酰甲胆碱激发的高反应性。

17.2.3 毒物吸入性损伤和 ALI/ARDS

被称为 ALI 和 ARDS 的临床实体是具有多种潜在病因的肺部疾病，但常见的临床特征是肺泡和间质水肿、肺部炎症、严重低氧血症（Ware 和 Matthay, 2000; Wheeler 和 Bernard, 2007）。美欧共识会议（AECC）定义的条件为：①急性发作；②正位胸片显示双侧弥漫性肺膨胀；③严重低氧血症，以血氧损伤的程度来区分 ALI，动脉血氧分压（p_{aO_2}）和吸入气氧分数（F_{iO_2}）比值在 200~300mmHg（40kPa），p_{aO_2}/F_{iO_2} 小于 200mmHg（26.7kPa）时，ARDS 更加严重（Bernard 等，1994）。由欧洲重症监护医学学会（ESICM）组织的多国专家工作组，对该定义进行了修订（Ferguson 等，2012）。此次修订和柏林的定义都使用了 AECC 相同的标准，但一些临床定义更加清晰（潜在病因的发病时间最多为 7 天，并澄清混淆的胸片和临床表现），并将氧合的严重性标准重新定义为轻度（$200 < p_{aO_2}/F_{iO_2} \leqslant 200$mmHg，呼气末正压 PEPP 或持续气道正压 CPAP$\geqslant$5cmH$_2$O）；中度（$100 < p_{aO_2}/F_{iO_2} \leqslant 200$mmHg，PEPP 或 CPAP$\geqslant$5cmH$_2$O）；重度 ARDS（$p_{aO_2}/F_{iO_2} \leqslant 100$mmHg，PEPP 或 CPAP$\geqslant$5cmH$_2$O）。ALI/ARDS 的危险或易感因素是众多的。最常见的直接原因是肺炎和胃内容物的吸入，而最常见的间接原因是败血症和严重的创伤（Ware 和 Matthay，2000）。毒物吸入性损伤被列为较不常见的 ALI/ARDS 直接原因之一（Ware 和 Matthay，2000），但与更常见的诱发原因相比，烟气吸入导致 ALI 的风险异常高（Gajic 等，2011）。因此，ALI/ARDS 的治疗策略，不论是潜在的病因，还是毒物吸入性损伤的条件下测试和发现相关性，都将会在未来与更直接的毒物吸入治疗模式一起进行讨论。

17.2.4 管理原则和医疗处理

医疗治疗的原则和程序将在大规模伤亡的背景下进行讨论，但大多数临床和技术报告都适用于职业性、社区性和家庭性事件，这些事件涉及的伤亡人数较少，大部分临床知识和经验都是从中获得的。表 17.1 描述了大规模中毒伤亡事件患者管理原则（TMCE），该原则改编自《美国毒物与疾病登记署危险品事件医疗管理指南》（ATSDR，2001b）。

17.2.4.1 控制区域

根据药剂在空气中的浓度或危险程度，将入院前的化学品现场划分为三个控制区，以确定个人防护水平以及一些操作和医疗活动（Kenar 和 Karayilanoglou，2004 年；OSHA，2005；Byers 等，2008）。热区（OSHA/NIOSH 定义为红色区）是污染和危险级别最高的区域，或者实际危险未知。由于个人保护需求，任务仅限于最紧要和必要的。医学上的重点是对伤员的抢救，在室外进行消毒和治疗，将病人的护理放在最紧急的救生行动上（Byers 等，2008）。暖区（OSHA/NIOSH 定义为黄色区）是指"可能受到 CBRN 制剂污染但主动释放已结束且存在初始监测的区域"。该定义适用于泄漏区附近空气传播风险低于一定水平或某些操作活动可能导致二次污染的区域。从医学角度出发，这是消毒或减少污染区，主要活动是患者消毒和危重伤员的生命维持护理。不太可能受到污染的地区被定义为寒冷区或绿色区。该区域是支持活动的地点，可以进行在暖区无法进行的维持生命和稳定治疗，并将重伤员撤离到医疗设施地救治。救援和医务人员及撤离的受害者通过控制点在行动区之间进行运输，对离开的人员进行残留污染监测，并在必要时进行净化。病人消毒设施应该在卫生保健设施入口部署和实施，在建立现场消毒设施之前，为了对独立抵达的病人，或在活动现场（特别是在初期）没有进行过消毒的病人进行消毒。如果有关于危险程度的完整资料，基于数据监测、气象数据、危害评估与扩散模型等可获得数据，有可能完成操作区域的规划。区域的界线是由预先确定的暴露阈值或标准定义的，如 EPA 的 AEGL（Watson 等，2006），由危险品（HAZMAT）专家执行和公开。初期，在获得这些信息之前，应在默认的基础上由第一批响应人员建立一个初始隔离区。

表 17.1 毒物吸入性损伤管理要素

A. 入院前管理

操作区	活动/干预	采取措施	备注
1. 危险区	救助者保护	呼吸保护：所有反应情况都应使用自给正压式空气呼吸器（SCBA）；皮肤保护：当局部和全身的影响难不清楚时，应穿上防护服	救援人员应接受培训，并在进入危险区之前适当防护，有关保护级别及其对医疗保健能力的影响的更多信息，请参阅资料
	ABC 级提示	快速确保呼吸道畅通，如果怀疑有外伤，手动保持颈椎固定，可行时使用颈椎项圈和背板	在热区，当穿戴 A 级或 B 级 PPE 时，只能提供最低限度的患者护理
	患者转移	如果患者能行走，将其带离危险区。不能行走的患者可借助底板或轮床移走，如果没有，应将患者小心搬运或拖拽到安全的地方	最终目标是快速运出受害者，以避免持续暴露在危险中
2. 消毒区	救援者保护	如果化学品或浓度不明，消毒人员应穿戴与污染区等相同的防护装备；如果确定暴露风险较低，则应在较低防护等级的环境下进行消毒操作	佩戴呼吸器和厚手套可能会给医疗护理带来困难。例如，插入静脉导管或进行气管插管。因此，在患者移至安全区之前，不进行这种护理
	ABC 等级提示	快速确保呼吸畅通，有需要建立人工呼吸通道；如果怀疑有外伤，用项圈和背板固定颈椎；根据需要补充氧气或雾化支气管扩张剂；如有必要，使用气囊阀面罩装置辅助通风	电子设备，如心脏监测仪，一般不会带至消毒区，因为设备操作可能不安全，而且难以消毒
	基础消毒	脱下并将受污染的衣物和个人物品双层打包；用水冲洗暴露的皮肤和头发 3～5min，对附着的化学物质，使用温水；对皮肤进行处理，用清水或生理盐水冲洗眼睛至少 5min，如果戴有隐形眼镜，并且很容易摘除，不会对眼睛造成额外的创伤，如果怀疑有腐蚀性物质，或如果疼痛或损伤明显，则立即停止	只暴露干气体或气体或蒸气，没有眼睛/皮肤刺激的受害者可能被立即转移至安全区；有能力行走或有同伴的患者可以协助消毒
	转移至安全区	基本消毒工作完成后，立即将病人转移至安全区	

操作区	活动/干预	采取措施	备注
3. 支援区	避免二次污染	确保患者消毒完全； 经过消毒只接触过气体或蒸气，且没有皮肤或眼睛刺激迹象的受害者，不会造成严重的二次污染风险，在这种情况下，支援区人员不需专门的防护装备	
	ABC 等级提醒	快速确保呼吸畅通； 如果怀疑有外伤，应手动进行颈椎固定，并在可行时使用颈环和后背环； 确保充足的呼吸并根据需要提供补充氧气； 确保脉搏可触； 必要时建立静脉注射通道； 安装心脏监护仪； 观察气道肿胀和阻塞现象，如渐近性声音沙哑、喘鸣等	
	强化消毒	对暴露在体外的皮肤和眼睛继续适当的冲洗；	
	深度处理	在呼吸窘迫下气管插管；当患者的情况不允许气管插管，如果配备允许可以进行环甲状膜切开术； 用气雾剂支气管扩张治疗支气管痉挛患者； 昏迷、低血压、癫痫或心率失常的患者应根据 ALS 治疗方案进行治疗	
	转入医疗机构	向基站和医疗设施报告病人的情况、所接受的治疗和估计到达医疗设施的时间	

B. ED 管理

操作区	活动/干预	采取措施	备注
1. 消毒区	避免二次污染	之前消毒过的患者和只暴露于气体或蒸气而没有皮肤或眼睛刺激迹象的患者，可能被立即转移至危重护理区，其他患者将需要消毒；基本去污是在室外安全进行的，在靠近救护车入口的自然地带	一般来说，病人在到达医院之前会进行消毒，但在某些情况下，如由同事、亲属或志愿者直接接待到急诊科的病人，可能没有进行消毒
	ABC 等级提醒	评估和支持气道、呼吸和循环。在呼吸损害的情况下气管插管，如果病人的情况不允许插管，就动手术建立气道；使用雾化支气管扩张剂治疗支气管痉挛患者；昏睡、低血压、癫痫发作或室性心律失常的患者应采用常规治疗	
	基本去污	与 A 部分 "消毒区" 所述步骤相同	
2. 危重护理区	避免二次污染	确保进行了适当消毒	标准污染或传染病防护用品（防水服围裙、乳胶手套和眼睛防护用品）可能为皮肤提供足够的保护
	ABC 等级提醒	评估和支持气道、呼吸和循环；为重症患者建立静脉注射通道；持续监测心率；昏睡、低血压、癫痫发作或室性心律失常的患者应采用常规方式治疗；观察喉部水肿和呼吸系统损害的迹象，如渐近性声音沙哑、喘鸣等；考虑接触多种化学物质的可能性，如多支损伤、烟雾吸入者	
	吸入暴露管理	烟气吸入时，给有呼吸系统疾病的病人用氧气罩补充氧气，对有支气管痉挛的病人使用收缩支气管张剂；观察呼吸道窘迫的迹象，必要时进行插管；难治性刺激物（如光气和一些氮氧化物）导致呼吸道刺激和呼吸窘迫的缓慢发生和延迟发生（12～72h）肺水肿	化学药物引起肺水肿的病人不能通过地卡丁、鸣啡、术后复位或利尿剂治疗。辅助氧，通过机械通气和必要时的 PEEP 输注，是化学诱导（非心源性）肺水肿的标准治疗方法糖皮质激素和抗生素已被普遍推荐用于治疗化学性疾病，但其有效性尚未得到证实

操作区	活动/干预	采取措施	备注
2. 危重护理区	实验室测试	所有暴露患者的常规实验室检查包括全血细胞计数、葡萄糖和电解质测定； 对接触不明化学物质的患者的其他研究包括心电图监测、肾功能和肝功能监测； 对于严重的吸入暴露，建议进行胸透和脉搏血氧仪或动脉血压测定	实验室检测结果通常在接触后立即处于正常范围内，但可能在几个小时甚至几天后变得异常，这取决于特定的化学接触 暴露后 12～24h 胸片可能不会显示出肺水肿的迹象 对于有异常血红蛋白状态的患者（如：高铁血红蛋白症），脉搏血氧仪和常规动脉血气测定可能会提供错误的结果
	处置与后续处理	如果怀疑有严重暴露和持续性症状，可以考虑住院治疗； 化学成分尚未确定时，病人应该观察一段时间或住院 较少接触的无症状病人，正常初次检查，6～8h 没有中毒迹象，可以出院或者有症状及时就医	

17.2.4.2　接触控制和避免污染

有毒气体伤亡事故处置首要强制措施是终止接触。这可以通过将患者移至清洁环境，或如一些学者建议的那样，给患者配备保护性口罩来实现（Russell 等，2006; Tourinsky 和 Sciuto, 2008）。另一项措施是消毒。消毒是指去除病人衣服，从而去除病人身上 85%～90%的化学物质（Kales 和 Christiani, 2004）。随后，通常用大量的水冲洗，然后用水和肥皂清洗即可（ATSDR, 2001c; Kales 和 Christiani, 2004）。对于处于危险中的人群来说，可行的选择是躲避或撤离危险区。模型研究已经证明，时间是减少伤亡的一个重要因素（Barrett 和 Adams, 2011）。如果当时在家，可以通过关闭所有门窗和关闭所有供暖、通风和空调（HVAC）系统来获得保护（Kales 和 Christiani, 2004）。至于撤离，重要的是听从事件指挥员的指示。危险品专业人员会针对有毒气体性质、水平以及气象条件提出建议。这是从博帕尔事件中得到的重要教训。在博帕尔事件中，焦虑和恐慌的人们在没有适当引导的情况下，为寻求安全或帮助，离开家园，涌入了有毒气层中（Dhara 和 Dhara, 2002）。

在工作场所或集体中毒事件中，未受保护或保护不当的人员，在封闭区域的救援行动中受到影响是常见的情况。医务人员在没有适当保护的情况下治疗受污染的伤亡人员时，可能面临二次污染的风险，如 1995 年东京沙林事件（Ohbu 等，1997; Okudera, 2002）。在塔科马发生的氯气泄漏事件中，部分受保护的响应人员由于风向的意外变化而暴露（Jones 等，2010）。因此，救援和医务人员应使用与任务和危险相适应的个人防护装备（PPE）。病人在进入急诊科（ED）之前必须尽快进行消毒。需要注意的是，如果病人暴露在没有化学损伤迹象的气体或蒸气中，不会造成二次污染的风险，可以在不进行消毒的情况下转移。在接触漂白剂或芥子气等液体时，消毒是强制性的。

美国环境保护局（US EPA）根据危害等级对有毒环境的保护程度进行了定义。其他国家也近似采用了美国的定义，具体如下（ATSDR, 2001a）。

① 要对呼吸系统、皮肤和眼睛进行最高级保护时，应选用 A 级防护。包括完全封闭气密的防护服、防护靴和手套，以及自给正压式空气呼吸器（SCBA）。

② 空气传播剂浓度对呼吸系统造成严重危害，但对皮肤的暴露危害较低，或存在不能使用净化呼吸器的其他情况时，如氧气浓度低于 19.5%或空气传播剂类型或浓度未知时，应选用 B 级防护。呼吸保护是由 SCBA 提供的，皮肤保护是由非封装的防化学药品的衣服和防化学药品的手套和鞋子提供，如前所述。

③ 皮肤保护水平相同，但呼吸保护水平低于要求的 B 级，应该选择 C 级保护。任何 NIOSH 认证的配有适当空气净化罐的全面罩动力空气净化呼吸器（PAPP）都可提供呼吸保护。皮肤防护与 B 级相同。C 级个人防护一般建议在温暖地区使用。

④ 对于寒冷地区，不需要呼吸保护，只需要很少的皮肤保护。包括标准的工作装备，对于医务人员来说，还包括标准的感染控制预防措施。

应该强调的是，化学防护给使用者带来了生理和心理压力，并限制了执行能力和任务持续时间。为了克服这些挑战，应急人员必须身体健康，并接受过穿戴个人防护用品和以保护姿势履行职责的培训。C 级保护适用于从热区撤离患者的消毒或治疗（Macintyre 等，2000; Hick 等，2003; Baker, 2005）。全脸防护口罩必须正确地佩戴在用户的脸上，以尽量减少暴露。军用化学、生物、放射性和核（CBRN）全防护装备，大致相当于 C 级 PPE（Byers 等，2008; Jones 等，2010）。标准的 CBRN 罐对有机蒸气（如硫芥）和神经毒剂有效，并能有效防止酸性气体（如氰化物）和微粒，但它对碱性气体（例如氨）无效。因此，军用毒气罐可能足以对付大多数低水平的有毒物质。在任何情况下，应与危险品专业人员协商选择合适的容器并确定其他防护等级。

上述内容概述了化学品应急准备和管理的一般性和示意性准则。应制定特定现场和场景的计划和常规操作程序，操作决策应基于对多个因素的评估，包括药剂属性、药剂和气象监测、地形特征、受影响人员统计，以及医疗和医疗设施的位置与可用性物流资产。

17.2.4.3 当前治疗：呼吸支持和药物干预

吸入性中毒性损伤的基本治疗方法是支持性治疗，因为大多数药物都没有特效的解毒剂。暴露终止后的核心干预旨在呼吸和循环支持（Russell 等，2006）。其他治疗目的是减轻症状负担，控制炎症，并尽量减少后遗症的风险。一些药理学干预，如抗氧化剂、类固醇和其他抗炎药，是在没有严格的临床疗效证明的经验基础上使用的，尽管动物研究有很好的结果，这些药物成功治疗的病例报告也有报道（Russell 等，2006; Tourinsky 和 Sciuto, 2008, Yadav 等，2010）。

应记住，在穿戴 PPE 的情况下，可能必须对中毒患者执行维持生命程序，这可能会影响性能并缩小可能的医疗程序的范围。然而，一些试验已经明确，执行基本和高级救生程序可以在低到中等难度情况下完成（Coats 等，2000），这可以通过适当的培训、改进的防护设备（如防护手套）来克服，并改用不易受 PPE 影响的替代程序，以提高手的灵巧度和视力（ben Abraham 等，2003; Eisenkraft 等，2007）。

需要干预的临床呼吸表现包括气道阻塞（喉痉挛和分泌物）、肺功能障碍（支气管痉挛、肺水肿、肺顺应性受损）以及由此引起的低氧血症、高碳酸血症和酸中毒。病人评估和分诊是管理吸入中毒事件的基本要素，以确保适当、及时和正确地使用医疗资源，这可能在多个伤亡事件中受到限制。临床场景可能是多种多样的和动态的，其中无症状或轻微的损伤可能在几个小时内至关重要。这就要求在患者从事件现场到医疗机构的疏散过程中的每个过渡点，分诊都是连续或重复的。关于大规模危重病分诊的建议定义了分诊的三个阶段：一级分诊，由急诊医务人员在院前进行，仅限于基本决定；二级分诊，由急诊医务人员进行，但诊断资源仍然有限；三级分诊，由重症监护医师实施，优先考虑患者在 ICU 接受最佳治疗（Devereaux 等，2008）。在消毒区的初步分类应主要区分无症状或轻度损伤的可行走患者和严重损伤的卧床患者。后者也应分为急诊、生命维持护理（如插管和通气）需要，与消毒同时进行（Macintyre 等，2000; Markel 等，2008; Talmor, 2008）。轻症患者应被引导到消毒设施，如果需要，他们可以在那里得到医疗站人员的帮助。这种区分是必要的，因为对伤残者的被动消毒是劳动密集型的，每个病人至少需要两名护理人员。患者应在支持区（support zone）再次分诊，以便优先运送到医疗机构，确定是否需要额外护理或观察或出院。到达医疗机构后，应在急诊科对患者进行分类，以确定是否进入医院病房、ICU 或出院（Macintyre 等，2000; Talmor, 2008）。军事医疗单位使用的分诊系统包括立即、延迟、最小和预期（Kenar 和 Karayilanoglou, 2004）。直接伤亡人员（T1）是指在事故现场或医院短时间内急需医疗护理和高级生命维持的人员。延迟伤亡人员（T2）是指那些需要医疗和住院治疗的人，但延迟不会影响他们的状况。最小伤亡人员（T3）是受轻伤，不会被转移，可能在短时间内恢复正常。预期伤员（T4）是受伤严重，在获得有效治疗前，他们可能无法在可用的医疗护理下存活。下文总结了美国陆军医疗队根据该分类系统对毒物吸入性损伤的管理标准（Tourinsky 和 Sciuto, 2008）。对于大规模伤亡事件中的严重受伤患者，三级分类的目的是确定生存前景最好的患者，并将他们优先安排到重症监护室（Devereaux 等，2008）。发展了几种预测危重病人预后的算法，如序贯器官衰竭评估（SOFA）评分算法（Vincent 等，1996; Ferreira 等，2001），该算法与紧急情况有关。该算法简单，只需要常规测量中的五个输入参数，即呼吸（p_{aO_2}/F_{iO_2} 比率）、凝血（血小板计数）、肝脏（血胆红素）、心血管（低血压）、CNS（格拉斯哥昏迷评分）、肾功能状态（血肌酐或尿量）（Vincent 等，1996; Ferreira 等，2001）。应急计划应足够灵活，以适应特工类型、伤亡人数和作战条件。在涉及少量伤亡人员、挥发性物质（如氯）和发达的医疗设施网络的事件中，伤亡人员可直接疏散到医院，并在那里进行初步分类（Baxter 等，1989）。2005 年夏天，以色列经历了这种情况，40 名伤亡者，主要是儿童，在该国中部的一个游泳池中接触到氯气，并在四家医院进行了有效疏散和成功治疗（Lehavi 等，2008）。

毒物吸入性损伤患者的分类：美国陆军医疗队指南

- 暴露后 12h 内的患者
  - 立即
    - 只有肺水肿的患者，并且如果肺重症监护是立即可用的。一般来说，潜伏期越短预示着病情越严重。
  - 延迟
    - 对无客观体征的呼吸困难患者，应密切观察，每小时复查一次。
  - 最小
    - 已知暴露的渐进性患者必须每 2h 对其进行观察和分类。
    - 如果患者在暴露后 24h 仍处于渐近状态，则可以出院。
    - 如果暴露可疑，且患者在中毒暴露后 12h 内仍处于渐近状态，则考虑出院。
  - 预期
    - 出现肺水肿、紫绀和低血压的患者被归类为预期患者。
    - 在暴露后 6h 内出现这些症状的伤员通常无法存活。
    - 在暴露后 6h 或更长时间出现这些症状的伤员，可能通过立即的重症医疗护理存活下来。
    - 如果没有呼吸机支持，但有足够的疏散资源，这些患者应优先紧急疏散到有足够呼吸机支持的设施地。
- 暴露后超过 12h 的患者
  - 立即
    - 出现肺水肿的患者，如果他们能在 7h 内接受重症监护治疗。
  - 延迟
    - 对呼吸困难患者应密切观察，至少每 2h 分诊一次。

◆ 从暴露中恢复的患者可在暴露后 24h 出院。

■ 最小

◆ 渐进性或呼吸困难的患者被归类为轻度。

◆ 24h 内病情逐渐好转的患者应出院。

■ 预期

◆ 在重症监护干预下仍出现持续性低血压的患者。

◆ 如果出现紫绀和低血压并伴有肺水肿，应将患者分为预期患者。

来源：Exhibit 10-3, p 365, in: Tourinsky S D and Sciuto A M. Toxic inhalation injury and toxic industrial chemicals, Chapter 10, in: Medical Aspects of Chemical Warfare, Tourinsky S D（senior editor）, Textbook of Military Medicine, Of-ce of the Surgeon General, US Army, Borden Institute, Walter Reed Army Medical Center, Washington, DC, p 339-370, 2008; US Army Medical Research Institute of Chemical Defense, Medical Management of Chemical Casualties Handbook, 4th edn, Aberdeen Proving Ground, Aberdeen, MD, 2007.

确保呼吸道通畅是要采取的第一步（Baker, 1999）。声音嘶哑或震颤可能表明喉部水肿和痉挛，需要紧急插管或气管切开术（Russell 等，2006; Tourinsky 和 Sciuto, 2008; Rehberg 等，2009）。当分泌物多水时，应进行抽吸和引流。在有广泛组织损伤的严重病例中，呼吸道可能被脱落上皮细胞、中性粒细胞、渗出物和黏液堵塞，随后形成纤维蛋白管型（Rehberg 等，2009）。雾化抗凝剂的使用正在动物模型和临床上进行研究（Mlacek 等，2007, Rehberg 等，2009）。作为一项首要的干预措施，气道管理是少数必须并行进行的干预措施之一，甚至是在患者净化之前，通常在热区进行（ATSDR, 2001b; Byers 等，2008; Talmor, 2008）。对穿戴化学 PPE 的医务人员进行气道管理的研究显示，其性能有所下降，尤其是完成气管插管所需的时间延长（Berkenstadt 等，2003; Flaishon 等，2004a; Garner 等，2004; Talmor, 2008）。大多数研究是在 C 级或军用 CBRN 防护装备中进行的（例如，Flaishon 等，2004a, b）。Garner 等的研究比较了医疗护理人员穿戴 A～D 级 PPE 的表现。他们发现，使用各种设备对人体模型肺进行通气所需的时间没有显著差异，除了在佩戴 A 级 PPE 时减慢气管插管所需的时间。在佩戴 A 级 PPE 时建议使用喉罩装置（LMA），患者出院后改用气管插管，如果条件允许，则进行消毒（Garner 等，2004）。除 LMA 外，其他声门上气道装置的性能也由佩戴化学 PPE 的护理人员进行评估（Castle 等，2011）。化学防护姿势的另一个重要困难是利用听诊来诊断呼吸模式，这可以通过外部观察颜色变化、呼吸频率和形态来部分克服（Baker, 1999）。

补充氧气疗法在呼吸系统受损患者的治疗中是肯定的（Russell 等，2006; Tourinsky 和 Sciuto, 2008）。补充氧气可能需要气道正压，以获得 0.3～1.9 的吸入氧分数（F_{iO_2}）（Russell 等，2006）。补充氧气，在可达到的最大浓度，应给予面具（贝克，1999）。为了减轻一氧化碳和氰化物中毒，人们发现高压氧（HBO）特别适用于吸入烟气（Hart 等，1985）。HBO 的作用机制尚不完全清楚，但目前的证据表明，除了增强氧合外，它还有许多相关的有益作用，包括抗炎活性（Gill 和 Bell, 2004），HBO 在治疗这些疾病中的作用仍有待澄清。对烟气吸入性损伤大鼠模型的研究表明，高压氧治疗可抑制中性粒细胞向肺部的浸润，以及血液蛋白向肺泡的通透性，表明可通过抗炎活性抑制肺损伤（Thom 等，2001）。与常压氧一样，HBO 必须在中等压力（通常在 2～3atm 绝对压力或 ATA 之间）和短时间（每次 90～120min）下施用（注：1atm = 101325Pa），以防止氧中毒的不良影响（Gill 和 Bell，2004）。HBO 的一个缺点是可用性有限，将危重病人转移到 HBO 设施的风险，以及在 HBO 室管理此类病人困难。高氧导致的肺损伤主要发生在动物模型中，当氧化负荷超过现有的保护能力时，长时间暴露于高水平的 F_{iO_2} 会诱导 ROS 的过度生成和类似于 ARDS 的炎症过程（Jackson，1985；Fisher 和 Beers，2008）。尽管 Kallett 和 Matthay（2013）的一项研究表明，对于在 $F_{iO_2}>0.7$ 时进行长时间通气的患者来说，这可能是真实的，但对人体的风险还不太清楚。由于人体高氧血症风险特征不明确，当前指南建议谨慎补充氧气（ATSDR，2001c；Noltkamper 和 Burgher，2012；Segal 和 Lang，2012）。

急性呼吸衰竭患者需要正压机械通气，无创氧治疗不能达到充分的血氧合或 pH 值校正。这些病例包括 ALI/ARDS、近端气道损伤和支气管痉挛或支气管漏（Rubinson 等，2006）。这种干预的理想场所是医院，最好是 ICU，有专家人员、合适的设备和额外支持护理的机会。重大中毒事件可能会带来以下挑战：需要在院前环境中开始治疗呼吸衰竭，以及缺乏合格的人员和设备来护理需要辅助通气的异常数量的患者（Markel 等，2008）。现场通风可使用手动袋阀面罩装置或现场便利通风机进行（Baker，1999；Rubinson 等，2006）。如果在有毒环境中进行通风，可能必须在暖区开始，同时对患者消毒，可能需要滤袋面罩装置或具有过滤能力的呼吸机（Baker，1999）。对装有多剂罐（A2B2E2K1-P3D）袋阀面罩装置的评估表明，尽管由于过滤阻力导致潮气量减少，但 20 名实验者中有 15 人可以向模拟人体模型提供大于 5L/min 的潮气量。这体现了适当培训的必要性，以保证适当的效果（Brinker 等，2008）。缺乏呼吸机的问题可以通过合作或国家计划来应对，以储存适当的呼吸机和辅助设备，并在需要的地方和时间进行部署。此类呼吸机应可部署在常规 ICU 外或现场；由非专业医务人员操作；承受电力和医用气体短缺；对潮气量、呼吸频率、PEEP 和 F_{iO_2} 进行可靠控制；具有内置警报，以尽量减少患者监护所需的人员（Rubinson 等，2006；布兰森等，2008）。从便携式呼吸机的性能特点和成本角度，分析了现有便携式呼吸机对群体性伤亡事件的适应性。便携式呼吸机，无论是压缩气体还是气动，都比 EMS 运输呼吸机更可取，因为它们具有报警和控制功能，尽管它们可能更昂贵（Rubinson 等，2006）。气体动力机器对压缩氧气供应的依赖性有限，在灾难情况下可能会受到影响，但在有毒环境中可能是有利的，因为它们不使用环境空气。另一种解决方案是使用过滤空气作为驱动气体的机器（Baker，1999）。

ALI/ARDS 患者的肺功能受损决定了在高于正常潮气量（通常根据预测体重为 10～15mL/kg，而正常潮气量为 7～8mL/kg）和高峰值压力下使用正压通气，以实现适当的血氧合和 pH 值（Ware 和 Matthay，2000；Wheeler 和 Bernard，2007）。肺泡壁扩张、周期性潮间带开放和关闭塌陷肺泡所产生的机械应力，导致组织损伤（分别为蜗壳和肺不张），从而引发炎症反应（biotrauma），导致通气诱导肺损伤（VILI），加重患者的病情。如果最初不存在这种情况，就会导致 ARDS，并导致系统性多器官衰竭（Gattinoni 等，2010；de Prost 等，2011）。1993 年美国胸科医师学会（ACCP）共识会议（Slutsky，1993）讨论了 VILI 的风险，发布了 ARDS 通气指南，该指南平衡了提供充足氧合和保护肺部免受通气损伤的需要。研究和采用的最重要的策略是低潮气量或 ARDSNet 策略、高 PEEP 和高频振荡通气（HFOV）。

ACCP 共识会议 ARDS 通气指南

1. 应选择一种通气模式，该模式已被证明支持 ARDS 患者的通气，并且他有使用该模式的经验。

2. 可接受的血氧饱和度以 $S_{aO_2} \geqslant 90\%$ 为目标。

3. 基于动物数据，高原压力 $\geqslant 35mmHg$ 是一个值得关注的问题。如果达到或超过这个高原压力水平，潮气量应降低到 5mL/kg 或更低的水平。在与胸部顺应性降低相关的临床条件下，高原压力 $\geqslant 35mmHg$ 是可以接受的。

4. 为限制高原压力的目的，应允许 p_{aCO_2} 升高（允许性高碳酸血症），除非存在其他需要更正常 p_{aCO_2} 或 pH 值的禁忌症。

5. EP 在支持氧合方面很有用。适当水平的 PEEP 可能有助于预防肺损伤。然而，PEEP 的水平应该最小化，因为 PEEP 也可能与有害影响有关。应通过试验确定所需的 PEEP 水平，并定期重新评估。

6. F_{iO_2} 应该尽量减少。然而，需要权衡可能带来更高的高原压力，这两个因素的相对风险尚不清楚。在某些临床条件下，存在对高原压升高和 F_{iO_2} 的关注，考虑接受略低于 90% 的 S_{aO_2} 是合理的。

7. 氧合不足时，镇静、麻痹和体位改变是可能的治疗措施。还应考虑氧输送的其他因素（即 QT 和血红蛋白）。

来源：Slutsky, A. S. *Chest*, 1993, 104: 1833.

美国国家心肺和血液研究所的 ARDS 临床试验网络（ARDSNet）进行了一项随机、对照、多中心试验，比较了 ALI/ARDS 患者的低潮气量通气方案 [6mL/kg（预测体重）] 和传统方案（12mL/kg），建立了 ALI/ARDS 肺保护性通气的标准方案（Brower 等，2000）。861 名患者参与试验，由于低潮气量方案明显的优势，死亡率显著降低（低潮气量组为 31.0%，传统通气组为 39.8%，$p=0.007$），随机分组后前 28 天无呼吸机天数增加（12 ± 11 相对于 10 ± 11，$p=0.007$）。在通气第 1 天和第 3 天，两组的生理参数和炎症测量值存在显著差异：低潮气量组和传统通气组的平均潮气量分别为（6.2 ± 0.8）mL/kg 和（11.8 ± 0.8）mL/kg（$p<0.001$）；平均高原压力分别为（25 ± 6）cmH_2O 和（33 ± 8）cmH_2O；低潮气量组血浆 IL-6 显著降低（Brower 等，2000）。最终方案包括潮气量为 4~8mL/kg 预测体重，高原压力 $\leqslant 30cmH_2O$，以及单独设置的中等 PEEP 水平（Ware 和 Matthay，2000；Mlcak 等，2007；Wheeler 和 Bernard，2007；Esan 等，2010；Dushiantan 等，2011）。

高 PEEP 用于增加塌陷肺泡的补充，从而防止肺不张。最近的随机、对照、多中心研究未能显示，与使用低潮气量通气的低 PEEP 水平相比，使用高 PEEP（14~15cmH_2O）通气的 ALI/ARDS 患者的死亡率有所改善，肺功能改善，通气持续时间缩短，器官衰竭持续时间缩短，减少了对抢救疗法的需求（Brower 等，2004；Meade 等，2008；Mercat 等，2008）。对这三项研究数据的 Meta 分析显示，所有患者的高 PEEP 组（1136 例，32.9% 的死亡率）和低 PEEP 组（1163 例，35.2% 的死亡率）之间的死亡率无显著优势，但 ARDS 患者的高 PEEP 存活率有所提高（$n=1892$），高 PEEP 组和低 PEEP 组的死亡率分别为 34.1% 和 39.1%。在非 ARDS 患者（$n=404$）中，高 PEEP 组和低 PEEP 组的死亡率分别为 27.2% 和 19.4%，由此得出结论，高 PEEP 可能对 ARDS 患者有益，但对无 ARDS 患者有害（Briel 等，2010），这可能是由于肺泡应变增加（Caironi 等，2010）。Gattinoni 等的计算机断层扫描（CT）研究表明，高 PEEP 反应的重要参数可能是可吸收肺组织的比例，这在病情较重的患者中更高，并且在这些患者中，减少周期性肺泡开闭的益处超过了由高 PEEP 引起的肺泡应变（Gattinoni 等，2006；Caironi 等，2010）。在其他临床试验中，采用低潮气量和高 PEEP 策略的肺保护性通气方案，被证明可减少通气诱导的肺和全身炎症并提高存活率（Amato 等，1998；Ranieri 等，1999；Villar 等，2006）。在吸入光气的麻醉猪模型中对低潮气量/高 PEEP 方案进行了研究，结果表明，与常规通气对照组相比，采用保护方案通气的动物 24h 存活率增加（Grainge 和 Rice，2010）。一般来说，该策略推荐用于吸入肺损伤物质（Russell 等，2006；Grainge 和 Rice，2010；Jugg 等，2011）和烟气吸入（Mlcak 等，2007；Rehberg 等，2009）引起的肺水肿。

（1）高频振荡通气（HFOV）

HFOV 技术的发展是为了通过非常高的呼吸频率（成人呼吸频率在 180～600 次/min 之间）提供非常小的潮气量，防止肺泡周期性的打开和关闭。换句话说，通过保持较高的平均气道压力来保持肺的开放，避免常规通气中伤害性的峰值压力，从而减少肺过度扩张（Chan 等，2007）。机械上，振荡潮波由活塞产生，以 3～15Hz 以上的可调频率在正交偏置气流中振荡，其成分和供给速率可设置，从而能单独控制氧合，通气氧合由 F_{iO_2} 和平均气道压力决定，通气由潮气量决定，潮气量与振荡频率成反比（Chan 等，2007）。ALI 的动物模型研究表明，HFOV 在改善氧合和减轻炎症、肺病理和氧化损伤方面优于低潮气量/高 PEEP 的传统肺保护策略（Imai 等，2001；Ronchi 等，2011）。值得注意的是，HFOV 不会像传统的保护策略那样引起高碳酸血症和酸中毒（Imai 等，2001）。为了比较 HFOV 与常规或肺保护性通气治疗 ARDS（$p_{aO_2}/F_{iO_2}<200$mmHg 或 150mmHg）的疗效，进行了一些随机对照试验。对 8 项临床试验（共 9419 名患者）进行 Meta 分析，结果显示，与对照组相比，HFOV 治疗组患者 30 天住院死亡率显著降低（风险比 0.77，95% CI 0.61～0.98，$p=0.03$），并且在每次试验第 1～3 天的血氧合方面更优（Sud 等，2010a）。尽管取得了这些令人鼓舞的结果，但过去研究的主要局限性在于对照组使用了不利的通气策略（Derdak 等，2002），并且后来的试验中，对照组使用 ARDSNet 通气策略的患者数量也相对较少。最近报道的随机、对照、多中心试验中，将 HFOV 和 ARDSNet 肺保护性通气策略治疗早期中重度 ARDS进行了比较，采用 HFOV 的存活率没有显示出更有利（Ferguson 等，2013；Young 等，2013）。其中一个试验（Ferguson 等，2013），HFOV 组的住院死亡率显著较高（HFOV 组为 47%，对照组为 35%，风险比为 1.33，95% CI 1.09～1.64，$p=0.005$）。在这项试验中，因 HFOV 组死亡率较高而提前终止，HFOV 也与更多使用镇静剂、神经肌肉阻滞剂和血管活性药物有关（Ferguson 等，2013）。这些研究的作者建议不要在成人早期 ARDS 中使用 HFOV，其中，加拿大振荡的研究（Ferguson 等，2013）甚至质疑在严重顽固的低氧血症中使用 HFOV 作为抢救策略。

一些 ARDS 患者恶化为顽固性低氧血症，这种情况的特征是血氧合严重下降（$p_{aO_2}/F_{iO_2}<100$mmHg），在肺保护性通气 24h 内，常规治疗没有改善（Esan 等，2010；Pipeling 和 Fan，2010；Raoof 等，2010）。这些条件下需要旨在改善肺复张和最小化组织损伤的通气抢救策略（Esan等，2010）和非通气辅助措施（Raoof 等，2010）。抢救策略包括高 PEEP 和肺复张、气道压力释放通气（APRV）（Esan 等，2010）和 HFOV（Chan 等，2007）。目前使用的非通气辅助措施是局部血管扩张剂——吸入一氧化氮和雾化前列环素（Siobal 和 Hess，2010），俯卧位（Pelosi等，2002），以及极端情况下的体外膜氧合（ECMO）。关于这些策略的临床效果随机对照研究

（主要是采用 ALI/ARDS 的常规策略）表明，一般而言，这些策略仅对较严重的患者有效，并且仍被推荐为顽固性低氧血症的抢救疗法（Esan 等，2010；Liu 等，2010；Pipeling 和 Fan，2010；Raoof 等，2010；Collins 和 Blank，2011）。下面将讨论其中一些策略，这些策略也在毒物吸入性损伤的情况下进行了测试。

（2）吸入性血管扩张剂：一氧化氮和前列环素

吸入性血管扩张剂一氧化氮（NO）和前列环素治疗的基本原理，是它们选择性地渗透到通气良好的肺泡，使局部血管扩张和融合转移到这些区域，从而改善 ALI/ARDS 患者的通气-灌注匹配和血氧合（Moloney 和 Evans，2003；Griffths 和 Evans，2005；Siobal 和 Hess，2010）。缺氧性肺血管收缩是一种正常的保护性反应，旨在减少通气不良肺区的灌注，维持适当的通气-灌注匹配，但在 ARDS 的病理生理学中会引起严重的有害影响（Moloney 和 Evans，2003）。在 ARDS 中，缺氧性肺血管收缩通过减少通气良好的肺泡灌注，降低血氧合，增加左向右分流。血管收缩的结果是肺动脉高压，增加了右心的负荷，这可能导致致命的右心衰竭（Moloney 和 Evans，2003）。吸入 5～80ppm 的 NO 可逆转缺氧性肺血管收缩和肺动脉高压（Frostell 等，1991，1993），并且不会导致全身血管舒张，因此开展了在 ARDS 中研究吸入 NO 作用的工作。严重 ARDS 患者经过吸入 NO 的短期治疗，可使肺动脉压暂时降低、肺分流和 p_{iO_2}/F_{iO_2} 比上升，而全身（IV）给予前列环素（PGI2 类似物）可产生相反的效果。使用 5～20ppm NO 对患者进行 3～53 天的长期治疗，结果全部存活并出院（Rossaint 等，1993）。对吸入 NO 治疗 ALI/ARDS 的随机对照试验和 Meta 分析表明，在死亡率、缩短通气时间或无呼吸机天数方面没有改善。其他影响包括血氧合的短暂改善，但也增加了未接受治疗患者的肾功能不全风险和更高的死亡率（Adhikari 等，2007；Siobal 和 Hess，2010；Afshari 等，2011）。这些研究最后建议，除非将吸入 NO 作为抢救性治疗，否则不要将其用于 ALI/ARDS（Siobal 和 Hess，2010）。在毒性肺损伤动物模型吸入 NO 的研究中，暴露于光气中的大鼠吸入 NO 发现是有害的（Li 等，2011）。早期对吸入烟雾的绵羊模型吸入 NO 的研究表明，肺动脉高压逆转，肺分流改善，血氧合和通气灌注匹配适度改善，但肺形态、炎症或水肿无改善（Ogura 等，1994a，b）。

（3）俯卧位

俯卧位通气被用作严重和反应不良的 ARDS 患者的急救疗法（Pelosi 等，2002；Raoof 等，2010）。该策略的好处是改善了氧合，改善了通气-灌注匹配，促进了分泌物的引流并减少了与通气相关的肺损伤。在动物和人体受试者中进行的生理学和 CT 研究表明，俯卧位可以缓解因重力作用引起的依赖性肺背面区域的塌陷。这使得这些区域的跨肺压力梯度分布更加均匀，通气和灌注得到改善，并且过度扩张和肺不张减少（Pelosi 等，2002）。第一项关于俯卧位或仰卧位通气的随机、对照、多中心研究，未能显示俯卧位的存活优势，但是在俯卧组中确实表现出持续改善氧合的作用（Gattinoni 等，2001）。然而，事后分析显示，在 $p_{aO_2}/F_{iO_2} \leqslant 88mmHg$（23.1% 比 47.2%，风险比 0.49，95% CI 0.25～0.95）的较严重患者亚组中，与仰卧位相比，10 天死亡率显著降低。该组随后进行的一项研究中，根据患者的严重程度和俯卧位持续时间，从每天 7h 延长到每天 17～20h 进行分层，并未发现俯卧位具有明显的存活优势（Taccone 等，2009）。对包括这些试验和另外 8 个试验的共 1867 例患者的 Meta 分析表明，俯卧位可降低 $p_{aO_2}/F_{iO_2} <$ 100mmHg 的患者的死亡率（风险比 0.84，95% CI 0.74～0.96，$p = 0.01$），但对于 $p_{aO_2}/F_{iO_2} \geqslant$ 100mmHg（风险比 1.07，95% CI 0.93～1.22，$p = 0.36$）的患者则不适用（Sud 等，2010b）。至

于其他结果，俯卧位提高了随机分组第 1～3 天的 p_{aO_2}/F_{iO_2} 比，并减少了通气相关性肺炎的发生，但对 28 天内机械通气或无通气天数的持续时间没有影响（Sud 等，2010b）。该分析还发现，与仰卧患者相比，俯卧患者的褥疮、气管内插管阻塞和胸管移位的风险增加，不良反应被认为是该策略的主要局限，同时也是劳动密集型策略（Pelosi 等，2002）。最新的 Meta 分析得出了相同的结论，并发现俯卧位持续时间对降低死亡率有显著影响（Abroug 等，2011）。根据这些数据、一些未解决的问题以及不良反应的风险，俯卧位不建议作为常规方法使用，而应将其作为低氧血症危及生命的那些最危重患者的治疗方法（Fessler 和 Talmor, 2010; Marini, 2010; Sud 等，2010b）。当观察有毒的吸入物时，与仰卧位的动物相比，氯暴露的猪在俯卧位时通气可部分改善呼吸和心血管功能（Wang 等，2002b）。

（4）皮质类固醇在毒性吸入性损伤中的作用

皮质类固醇由于具有抗炎活性和抑制纤维增生组织重塑作用，因此在毒性吸入损伤及其并发症（RADS、ALI 或 ARDS）方面具有治疗潜力（Meduri, 1996; Meduri 等，2009）。人体和动物的研究表明，对于包括毒物吸入性损伤在内的不同病因的 ALI 和 ARDS 均有效，但有力的证据并不能抵消不良反应的风险，这些风险包括长期的神经肌肉无力、葡萄糖代谢失调、易感染和败血症。据报道，暴露于氯气的人，尤其是那些因严重呼吸道损伤住院的人，可以全身或通过吸入方式使用皮质类固醇（Babu 等，2008）。尽管在这些情况下的结果通常是好的，但尚无确凿的证据证明其在化学吸入毒性中的治疗价值，因为不可能在人体中进行对照研究（Russell 等，2006）。最近对动物模型研究进行的文献综述得出结论，静脉或吸入皮质类固醇激素治疗对氨或氯等水溶性有毒物质引起的肺损伤有效，但对光气、臭氧或二氧化氮等水不溶性有毒物质引起的肺损伤无效（de Lange 和 Meulenbelt, 2011）。此外，如果在暴露后立即或不久就开始治疗，可以证明其有效（Wang 等，2002a）。鉴于目前的人体和动物研究，不建议将皮质类固醇作为毒物吸入性损伤的一线药物，但在中度和重度氯（ATSDR, 2001c; Segal 和 Lang, 2012）或光气（Grainge 和 Rice, 2010; Noltkamper 和 Burgher, 2012）接触的情况下，应考虑将其作为二线药物。

（5）糖皮质类固醇治疗 ARDS

皮质类固醇在 ARDS 治疗中的作用也尚未最终确定（Sessler 和 Gay, 2010），但鉴于临床试验中的有益效果，计划进行进一步的研究（Reade 和 Milbrandt, 2007; Litell 等，2011）。尽管短期的高剂量 [30mg/(kg·d)] 初始试验失败了，但两项小规模的随机对照试验更为成功，试验采用低剂量 [0.5～2mg/(kg·d)] 静脉注射甲基泼尼松龙进行了长期（32 天～6 周）试验。一项包括晚期 ARDS 患者（Meduri 等，1998）和后来的一项包括早期 ARDS 患者（Meduri 等，2007）的试验显示，在严重 ARDS 患者的治疗组中，死亡率降低，临床病程和生理参数得到改善。ARDSNet 进行了一项随机、对照、多中心试验，以确定低剂量连续静脉注射甲基泼尼松龙在 ARDS 晚期的疗效（Steinberg 等，2006）。该试验显示治疗组的生理参数和临床过程有所改善，但未能显示存活率的改善，并且由于 ARDS 14 天后入组的亚组患者死亡率较高而引起安全问题。Meta 分析研究（Meduri 等，2008; Tang 等，2009）证实，长期低剂量静脉注射糖皮质激素治疗早期和晚期 ARDS 有疗效。总之，对于早期、严重的 ARDS（p_{aO_2}/F_{iO_2}＜200mmHg，PEEP 为 10cmH$_2$O），注射 1mg/kg 甲基泼尼松龙并在 4 周内逐渐减少剂量，可在治疗中获得有益效果。对于无法解决的 ARDS，建议从 2mg/kg 甲基泼尼松龙开始，并在拔管后 2 周逐渐减少剂量（Meduri 等，2009；Marik 等，2011）。另外，应采取预防治疗并发症的辅助措施。这些措施包括加强感染监测，避免使用神经肌肉阻滞剂以防止神经肌肉无力，以及避免由于治疗过早终止而导致炎症反弹（Meduri 等，2009；Marik 等，2011）。在 ARDSNet 试验中，过早终止治疗会导致生理参数恶化和重新插管（Steinberg 等，2006；Meduri 等，2008）。至于 ALI（$p_{aO_2}/F_{iO_2} > 200mmHg$），糖皮质激素的作用尚不清楚（Marik 等，2008）。

17.2.4.4　实验和未来的治疗策略

当前 ALI/ARDS 的支持治疗策略需要大量资源，费用昂贵而且死亡率仍然很高（Ware 和 Matthay，2000；Wheeler 和 Bernard，2007）。如前所述，为了提高临床疗效，解决安全问题，预防和减少后遗症，降低成本，缩短重症监护时间和总体住院时间，开展了研究和开发工作。尽管做出了这些努力并在重症监护质量方面取得了进步，但是近年来 ALI/ARDS 患者的死亡率降低幅度很小（Zambon 和 Vincent，2008；Phua 等，2009）。大型随机对照试验的结果显示，ARDS 引起的死亡率有降低趋势，但治疗和对照组之间无明显差异（Spragg 等，2010；Brower 和 Fessler，2011）。目前研究正朝着实现以下方向进行，包括机械通气、物理性非通气技术、药理学策略等传统模式的改进，以及近年来包括生长因子（Lindsay，2011）、干细胞和基因治疗在内的新方法。

（1）通气支持

呼吸机支持的主要挑战是确保血氧合，减少或防止通气相关的肺损伤。低潮气量、有限的平台压力和高 PEEP 保护策略并不完全安全，因为有些 ARDS 患者可能无法通过 ARDSNet 方案改善，甚至恶化。ARDS 肺通气不均匀，有些区域通气正常，有些区域通气不良或根本不通气。在肺不受 ARDSNet 方案保护的患者中，正常通气区域比受保护的患者小，因此即使在低潮气量下也会发生过度通气，从而导致更高的组织劳损和炎症（Terragni 等，2007）。对于这些患者，通过增加 PEEP 和其他操作进一步减少潮气量，可以保护肺部和维持充足的氧合，但也会导致不必要的高碳酸血症和酸中毒。体外去除二氧化碳（ECCO_2R）可以使肺部休息，在动物模型中，可以通过温和的通气来实现（Gattinoni 等，1978），而对于 ARDSNet 策略保护无效的患者，则采用非常低潮气量来实现（Terragni 等，2009）。这项研究的 ARDS 患者，他们在标准 ARDSNet 方案治疗 72h 后，根据平台压分为两组，该平台压作为肺保护性替代指标，在先前的研究中已确定（Terragni 等，2007）。一组患者，平台压在 25~28cmH_2O 之间，用 ARDSNet 方案治疗 72h 直到脱机。对于无保护措施的患者，平台压在 28~30cmH_2O 之间，潮气量从（6.3±0.2）mL/kg 降至（4.2±0.3）mL/kg，平台压从（29.1±1.2）cmH_2O 降至（25.2±1.2）cmH_2O，这些患者出现的高碳酸血症和酸中毒，可通过 ECCO_2R 纠正。他们的肺部得到了有效的保护，这些通过促炎性细胞因子的显著减少（$p = 0.001$）和 CT 扫描的肺形态学改善而得到证明，没有观察到患者相关的并发症。ECCO_2R 装置是一种泵驱动的静脉-静脉旁路，由一个膜式氧合器串联到一组商业血液滤过装置组成。在先前对绵羊的研究中（Livigni 等，2006），该系统被证明是有效和安全的，并且操作简单，与普通 ECMO 系统相比，该系统在操作、后勤和支持性护理方面与肾替代治疗更相似。目前临床试验中的另一个不同系统是无泵介入肺辅助（iLA）。这是一种小型化的一次性体外气体交换系统，其中流经膜气体交换单元（iLA membrane Ventilator®，Novalung，Talheim，Germany）的血流由动静脉（AV）旁路回路中心脏输出驱动（Bein 等，2006）。除氧气外，该系统不需要任何能源或基质。唯一可能发生的不良反应是由于动脉插管引起的下肢缺血，不能用于血流动力学不稳定的患者。当用于严重和顽固性 ARDS 患者的抢救治疗时，可以注意到其血氧合增加、高碳酸血症逆转、炎性细胞因子减少，并能够进行更温和的通气（Bein 等，2006，2009）。一项前瞻性随机研究比较了超保护策略与标准 ARDSNet 策略的临床疗效，前者采用基于低潮气量（约 3mL/kg 预测体重）并联合用具有 AV-ECCO$_2$R 的 iLA 系统，而后者不使用 AV-ECCO$_2$R（Bein 等，2013）。结果表明，AV-ECCO$_2$R 方法简便、安全，虽然无呼吸机 28 天和 60 天的主要临床结果无明显变化，但低潮气量和 AV-ECCO$_2$R 组的次要血氧结果和促炎细胞因子 IL-6 的血清水平均有改善。更严重低氧血症（$p_{aO_2}/F_{iO_2} < 150$mmHg）患者中，AV-ECCO$_2$R 组的 60 天无呼吸机天数显著高于对照组（40.9 ± 1.8 相对于 28.2 ± 16.4，$p=0.033$）。

在英国进行的 CESAR 试验（Peek 等，2009），将 ECMO 技术用于治疗 2009 年甲型 H1N1 流感病毒引起的严重 ARDS（Davies 等，2009, Noah 等，2011），其结果出来之后，人们对 ECMO 作为 ARDS 治疗方案的兴趣增加。在 CESAR 试验中，2001～2006 年间，180 名严重 ARDS 患者被随机分为常规通气组或转诊至一家专业 ECMO 中心组。常规治疗的对照组在转诊中心接受治疗，试验负责人没有强制实施通气方案。在 90 例随机接受 ECMO 治疗的患者中，68 例接受了治疗，57 例（90 例 ECMO 患者中的 63%）无残疾存活 6 个月；而在常规治疗的患者中，87 例中的 41 例（47%）存活 6 个月（相对风险 0.69，95% CI 0.05～0.97，$p=0.03$）。Noah 等（2011 年）研究比较了 2009 年甲型 H1N1 流感病毒患者的住院死亡率，患者分别为四个成人 ECMO 中心的 ARDS 患者和接受常规治疗的类似患者，发现 ECMO 患者的死亡率显著降低。尽管支持 ECMO 治疗严重 ARDS 的证据尚不完整，但 ECMO 作为未来辅助甚至替代机械通气是普遍观点（Gattinoni 等，2012）。因为该技术正朝着小型化、更高效、安全和简单易用的方向发展，如磁力驱动离心泵、中空纤维膜氧合器以及 ECCO$_2$R 和 ECMO 的先进插管技术（Cove 等，2012; MacLaren 等，2012）。

（2）药理学策略

药理学策略被认为是当前支持疗法的有吸引力的替代或补充方案。对于普通的医院或 ICU 环境来说，这种需求是显而易见的，而对于 TMCEs 来说更是如此。在这种情况下，在野外或院外条件下，资源不仅不足，而且有限，需要作出巨大的努力和投入，储备和调动各种医疗手段到场，诸如氧气、氧气输送系统和机械通气机等，还需要具备所需专业知识的医护人员（Baker，1999; Rubinson 等，2006; Branson 等，2008; Markel 等，2008）。在这方面，从操作和后勤的角度来看，药物干预的成本较低，且更适合现场（Grainge 等，2009，2010b）。针对 ALI/ARDS 多种病理生理机制的药物已经在体外、小动物模型和临床研究中进行了测试（Cepkova 和 Matthay, 2006）。这些药物包括靶向内皮通透性、增强肺泡液清除、靶向氧化应激、炎症和肺组织重塑的药物。但是，即使 Ⅱ 期和一些 Ⅱ/Ⅲ 期试验在气体交换、水肿或炎症方面有改善，但大多数大型随机 Ⅲ 期临床试验在主要临床结果方面没有显著改善（Cepkova 和 Matthay, 2006; Frank 和 Thompson, 2010; Brower 和 Fessler, 2011; Matthay 等，2012）。在毒物吸入性损伤的情况下，随机对照试验是不切实际的，人体研究仅限于病例报告和观察性群组研究。不过可以通过体外、离体和小动物体内研究中进行治疗的实验测试，发现、证明概念和机制，并使用大动物模型作为人体临床研究的替代物（Jugg 等，2011）。事实上，在小动物模型中发现的一些有效的治疗方案在大动物研究中并非如此，有时甚至是有害的（Grainge 等，2009; de Lange 和 Muelenbelt, 2010; Grainge 和 Rice, 2010），效果与 ALI/ARDS Ⅲ 期临床试验（Cepkova 和 Matthay，2006; Frank 和 Thompson, 2010; Brower 和 Fessler, 2011）类似。然而，人体 Ⅲ 期和大型动物研究中的阴性结果并不绝对排除干预措施，尤其是那些过去有积极临床经验的干预措施，但是，对于这些药物的使用，人们有了一些新的想法，比如将重点转向对 ALI/ARDS 高危患者或急性呼吸衰竭早期患者的预防性治疗（Litell 等，2011; Levitt 和 Matthay 等，2012）。尽管临床研究中登记的大多数 ALI/ARDS 病例的病因与毒物吸入性损伤关系不大或不相关，但一些动物实验和 II 期临床研究，尤其是那些基于机制或针对原发性损伤下游病理过程的研究，在考虑和评估毒物吸入性损伤的潜在干预措施时可能具有很高的价值。本节将对探索可能与毒物吸入性损伤相关的 ALI/ARDS 领域中新药理学策略的实例进行讨论。

（3）他汀类药物在 ALI/ARDS 防治中的作用

他汀类药物是一类羟甲基戊二酰辅酶 A（HMGCoA）还原酶的抑制剂，它是合成类固醇和脂质部分的关键酶，具有控制酶和调节蛋白的功能（Singala 和 Jackson, 2012）。这些机制是其多效性药理作用的基础，其中与 ALI/ARDS 最相关的是通过细胞骨架维持内皮屏障的完整性，通过阻止 NOX 和 eNOS 膜结合调节 ROS 的产生，以及调节内皮细胞中 ALI 相关基因的表达（Singala 和 Jackson, 2012）。辛伐他汀治疗小鼠可减轻细菌内毒素（脂多糖，LPS）或机械通气（Müller 等，2010）诱导的肺损伤（Jacobson 等，2005; Grommes 等，2012）。辛伐他汀对肺损伤的预防作用在两项人体研究中得到证实。在一项研究中，口服辛伐他汀（每天 40mg 或 80mg）的预防作用减弱了吸入低剂量 LPS 的炎症反应（Shyamsundar 等，2009）。一项 ICU 的入组患者的横断面研究表明，入院前接受他汀类药物治疗的患者中，26% 的患者发生 ALI/ARDS 的风险较低（或为 0.60，95% CI 为 0.36～0.39）（O'Neal 等，2011）。辛伐他汀用于 ALI 的 II 期随机试验表明该疗法是安全的，并显示出在血氧合、肺力学和炎症方面有改善的趋势（Craig 等，2011）。这些动物和人体研究证明，在预防 ALI 和中毒性肺损伤方面，可继续进一步试验研究。

（4）烟碱型乙酰胆碱受体激动剂

免疫稳态由神经回路调节，其中最重要的是抗炎反射（Tracey, 2002; Andersson 和 Tracey, 2012）。在这种反射途径中，炎症分子信号引起的传入输出，通过迷走神经传递到脑干，通过迷走神经运动神经纤维作为传出输出传递到脾巨噬细胞。在这些细胞中，通过 α7 烟碱型乙酰胆碱受体（α7nAChR）的信号传导下调促炎介质 TNF-α、IL-1、IL-18 和 HMGB1 的表达。α7nAChR 激动剂，如尼古丁和其他药物，已被测试为治疗非缓解性炎症性疾病的药物（de Jong 和 Ulloa, 2007）。全身给药 α7nAChR 激动剂（如尼古丁）减弱了几种大鼠模型中诱导的 ALI（Su 等，2007, 2010; Kox 等，2011）。为了确定它们在毒物吸入性损伤中的作用，还需要进一步的研究。

（5）神经肌肉阻断剂

在严重和顽固性低氧血症的机械通气或抢救治疗时，神经肌肉阻断剂已被用作辅助手段，以促进患者与呼吸机的同步并改善氧合（Raoof 等，2010）。尽管广泛使用，但由于其治疗效用尚未严格确定，且存在肌肉无力的安全性问题，尤其是与皮质类固醇联合使用时，其使用一直存在争议（Raoof 等，2010）。法国的两项多中心、随机、对照研究证实了神经肌肉阻断剂苯磺酸顺式阿曲库铵，作为常规治疗的辅助药物短期（48h）治疗早期严重 ARDS 的疗效（Gainnier 等，2004; Forel 等，2006）。随后的一项大型、多中心、随机、对照研究显示，苯磺酸顺式阿曲库铵对早期严重 ARDS 有临床疗效（Papazian 等，2010）。顺式阿曲库铵组和安慰剂组的 90 天死亡率分别为 31.6% 和 40.7%（$p=0.08$）；28 天死亡率分别为 23.75% 和 33.3%（$p=0.05$）。尽管这是 ARDS 临床研究中少数几个以良好结果结束的大型、多中心、随机、对照研究之一

（Brower 和 Fessler，2011），但在这种干预措施作为标准临床实践引入之前，还需要进一步的研究来重现和扩展这些结果。

（6）抗氧化剂和自由基清除剂的脂质体递送

肺组织中的氧化还原平衡由过氧化氢酶、超氧化物歧化酶、谷胱甘肽过氧化物酶、谷胱甘肽 S-转移酶等酶促抗氧化剂，以及低分子量抗氧化化合物还原型谷胱甘肽（GSH）、抗坏血酸、维生素 E（α-生育酚和 γ-生育酚）和尿酸维持（Chabot 等，1998；Lang 等，2002；Chow 等，2003）。尽管在 ALI/ARDS 中氧化剂-抗氧化剂的平衡受到了氧化物质的干扰（Lang 等，2002；Chow 等，2003），但是抗氧化剂治疗在临床研究中很少受到关注，因为测试常用的抗氧化剂 N-乙酰半胱氨酸和维生素 E 的少数小型临床试验结果有争议（Crimi 等，2006；Mlcak 等，2007；Wheeler 和 Bernard，2007；Dushiantan 等，2011）。疗效有限的原因可能是两方面，一是这些药物的生物利用度或生物稳定性有局限（Suntres，2011），二是全身给药方式（Crimi 等，2006）对于这些材料来说可能不是最佳的。通过雾化制剂或脂质体微囊化的方法对局部或直接输送到肺部进行了试验。脂质体是磷脂双层膜微粒（直径约 100nm），可作为药物载体。含抗氧化剂的脂质体已经在肺和其他氧化应激导致疾病的临床前模型中进行了试验。亲脂性物质（例如维生素 E）可以渗入膜状脂质外层，而亲水性物质（例如 N-乙酰半胱氨酸或抗氧化酶）则被包裹在脂质体的水溶性内侧（Suntres，2011）。脂质体包封使药物稳定，并允许形成局部高浓度药物或允许药物在靶器官中缓慢释放。脂质体很容易被巨噬细胞和其他具有吞噬能力的细胞吞噬，因此能使这些材料进入炎症细胞内，而炎症细胞的细胞氧化平衡是肺损伤发病机制中的一个重要因素（Hoesel 等，2008；Suntres，2011）。在动物模型中，对脂质体包裹的抗氧化剂功效进行测试，测试其在缓解肺部暴露于烷基化剂（用作硫芥替代品）的急性和长期影响（McClintock 等，2006；Hoesel 等，2008；Wigenstam 等，2009）。在通过气管内（IT）滴注芥子气模拟物 2-氯乙基乙基硫醚（CEES）诱导的肺损伤大鼠模型中，N-乙酰半胱氨酸或 N-乙酰半胱氨酸谷胱甘肽脂质体，减弱了 4h 暴露后的肺通透性增加的短期作用。而暴露后 3 周，α-/β-生育酚或 α-/β-生育酚-N-乙酰半胱氨酸脂质体可减轻长期肺纤维化（Hoesel 等，2008）。在同一项研究中，在体外暴露于 CEES 或 LPS 的肺泡巨噬细胞，因含有 N-乙酰半胱氨酸的脂质体而减弱了促炎细胞因子产生，因而表明巨噬细胞和其他吞噬细胞在脂质体抗氧化剂反应中的作用。含 α-生育酚的脂质体全身给药可减轻肺炎症反应，包括 BAL 液（BALF）多形核白细胞促炎细胞因子、长期淋巴细胞募集和氮芥衍生物美法仑诱导的小鼠肺损伤中的肺纤维化（Wigenstam 等，2009）。在这个模型中，α-生育酚脂质体的效果虽不如地塞米松，但也可以减轻早期和长期的炎症反应和纤维化。然而，这并不排除它们对化学性肺损伤的潜在治疗价值（Wigenstam 等，2009）。

（7）生长因子、基因和干细胞治疗

ALI/ARDS 临床研究中许多治疗策略的疗效有限，促使人们探索新的治疗方式，通过传递已知控制这些过程的基因或基因产物，来调节致病性和分解过程（Devaney 等，2011；Lindsay，2011；Zhu 等，2011）。组织的损伤引发了修复和再生反应，在高度发炎的环境中，这些反应转移到病理重塑，导致反应过度和纤维化（Beers 和 Morrisey，2011）。通过对肺损伤的病理生理学和肺组织修复、重塑方面的分子研究，识别出了特定的基因或基因产物（Lindsay，2011）。

（8）间充质干细胞治疗

间充质干细胞（MSCs）可促进组织保护和修复过程，并调节免疫反应能力而不具有免疫原

356

性，它们已被研究作为多种组织损伤疾病的治疗剂（Ren，2012）。在多种体内和体外肺疾病模型中，鼠骨髓和人脐带间充质干细胞可减轻肺损伤，包括细菌内毒素（LPS）诱导的肺损伤和博莱霉素诱导的肺纤维化（Lee 等，2011；Sinclair 等，2013）。已证明 MSCs 通过分泌具有以下活性的可溶性因子来影响肺损伤：①在 LPS 诱导的小鼠肺损伤中通过释放抗炎细胞因子 IL-10 调节免疫（Gupta 等，2007），减少促炎细胞因子，扩大 $CD4^+$ $CD25^+$ $Focp3^+$ 调节性 T 细胞群（Sun 等，2011），这在 ALI 的炎症控制中具有重要作用（D'Allesio 等，2009）；②通过 LPS 损伤的人肺中分泌的角质形成细胞生长因子提高肺液清除率（Lee 等，2009）；③经过培养，发炎细胞因子损伤的 II 型肺泡上皮细胞，其通透性屏障通过分泌内皮生长和维持因子血管生成素-1（Ang-1）得以恢复（Fang 等，2010）。在这些研究中，未经修饰的 MSCs 是有效的，但是如果将它们改造为增强肺保护因子血管生成素-1（Mei 等，2007）或角质形成细胞生长因子（Aguilar 等，2009）的表达，则它们对 ALI 的保护作用会进一步增强。可以推测，受伤肺中的 MSCs 为组织修复而不是重塑提供了必要的微环境（Sinclair 等，2013）。针对基于 MSCs 的疗法的许多非肺部疾病的临床研究正在进行或已经完成（Ren 等，2012），而目前关于肺部疾病的临床研究非常少，唯一完成的 COPD 研究并未显示理想的结果（Sinclair 等，2013）。我们尚不了解 ALI/ARDS 临床干细胞研究，因为主要障碍是 MSCs 细胞生物学方面的知识空白，对最佳剂量和给药方式，以及对受伤的肺祖细胞与 MSCs 相互作用不完全了解（Hayes 等，2012；Sinclair 等，2013）。

17.3　特定毒物的性质和治疗

17.3.1　氯

17.3.1.1　一般特性和暴露评估

氯气（Cl_2）是一种强氧化性和强腐蚀性物质。由于其极强的化学反应性，在化学工业中得到了广泛的应用，特别是在塑料和其他工业中用作前体的氯化有机化合物的生产中。氯及其衍生物，其中一些在分解后释放气态氯，由于其氧化和杀生能力，在家庭、工业和水处理中用作消毒剂和漂白剂。在工业化国家，氯气大量生产，主要以压缩液体的形式通过铁路和公路运输。由于运输或工业事故、加氯系统故障或含氯材料的不安全使用，发生了人体接触事件。在导致大量氯释放的运输事故中可能发生大规模伤亡，例如 2005 年在佐治亚州 Graniteville 发生的油罐车相撞事件（Wenk 等，2007，van Sickle 等，2009）。另外，还有多起伤亡事件，虽然规模小，但都是由于游泳池消毒系统故障导致的氯排放（Babu 等，2008；Lehavi 等，2008）。由于氯比空气重 2.5 倍，它往往集中在较低的地方，那里的危害可能更大，这可能会加重接触的后果。在 Graniteville 铁路事故中，在稳定的大气和低风速（≤2m/s）条件下释放了约 46t 的大量氯气，导致距事故现场 0.25 英里半径范围内的一条小溪沿线出现高浓度氯，导致了更严重的情况，包括 9 例死亡，其中 8 例死于窒息（Wenk 等，2007；van Sickle 等，2009）。其他具有严重健康后果的病例，包括 ALI 或 ARDS，由室内游泳池、家庭或工作场所等密闭空间中的氯排放引起（Mapp 等，2000；Ho 等，2010；Weiselberg 和 Nelson，2011）。其他暴露案例发生在将次氯酸盐漂白剂与酸性或碱性清洁材料混合时（Mapp 等，2000；Cevik 等，2009）。急性氯气暴露的结果受暴露个体因素的影响，如年龄，儿童由于体型小和呼吸生理学不同而比成人更易受伤害（Hilmas 和 Hilmas, 2009）。另一个有充分证据的暴露个体因素是先前存在肺部疾病，如哮喘或肺反应性增强，这可能加重高水平暴露的后果（Mapp 等，2000）或放大对低水平暴露的反应（D'Alessandro 等，1996）。由于其强烈的刺激性、毒性和可大量获取的特性，氯气已成为第一次世界大战中用于战争的化学战剂（Tourinsky 和 Sciuto, 2008; Jones 等，2010）。尽管它已被更致命、更具操作性的化学武器所取代，但它与恐怖威胁相关，已用于对伊拉克的英军和美军的攻击（Jones 等，2010），被认为是一种非常规的恐怖情景中的可靠威胁试剂（Kales 和 Christiani, 2004; Barrett 和 Adams, 2011）。

氯微溶于水（20℃时为 0.7%），但比光气或臭氧等其他吸入毒物更易溶。与水接触后，它会水解为次氯酸（HClO）和盐酸（HCl）；前者本身就是一种有效的氧化剂（Squadrito 等，2010; White 和 Martin, 2010; Yadav 等，2010）。HClO 与其他活性氧和氮物种反应形成羟基自由基（HO·）、过氧亚硝酸盐（ONOO·）和其他产物。这些能与生物分子中的官能团反应，例如蛋白质中的巯基或羟基和氨基，以及脂质过氧化，这些反应对细胞功能有害（Squadrito 等，2010; White 和 Martin, 2010; Yadav 等，2010）。HClO 被认为是主要的有毒物质，因为 HCl 的酸性被气道上皮黏膜液中的碳酸氢盐缓冲（Yadav 等，2010）。氯（Cl_2）可自行与细胞成分发生反应，一项分析得出结论，它最初与上皮黏膜液中的低分子量抗氧化剂谷胱甘肽、抗坏血酸和尿酸发生反应，并在其耗尽后发生水解（Squadrito 等，2010）。

17.3.1.2　临床表现及发病机制

呼吸道是受氯气影响的主要器官系统。根据剂量的不同，急性效应的范围从有害气味和局部刺激到气道阻塞和炎症，在极端情况下还包括肺泡水肿和 ARDS（White 和 Martin, 2010; Yadav 等，2010）。在（0.1~0.3）×10^{-6}低浓度条件下暴露的影响是闻到气味；在（1~3）×10^{-6}下 1h 会有轻度黏膜刺激；在（5~15）×10^{-6}下会有中度黏膜刺激；在 30×10^{-6}下可立即出现胸痛、呼吸困难和咳嗽；而在（40~60）×10^{-6}下可发展成中毒性肺炎或肺水肿。较高的暴露剂量会导致更严重的肺损伤，可能危及生命或致命：400×10^{-6}或以上的浓度可在 30min 内致死，1000×10^{-6}或以上的浓度可在几分钟内致死（Baxter 等，1989; White 和 Martin, 2010）。高浓度接触下的死亡主要是由于严重急性肺动脉高压引起的呼吸衰竭或心脏骤停（Baxter 等，1989; Gunnrasson 等，1998）。

低浓度氯的刺激作用是剂量依赖性的，包括呼吸抑制和气道阻力增加（Morris 等，2005）。在低暴露浓度下，吸入的氯被鼻腔和上呼吸道上皮黏膜液有效清除，避免对这些部位直接损害（Nodelman 和 Ullman, 1999）。在较高的氯暴露量下，可能涉及更多的远端气道，尤其是细支气管和肺泡（White 和 Martin, 2010; Yadav 等，2010）。在大鼠和小鼠中研究了高水平、非致死性氯暴露，以模拟刺激性哮喘或 RADS（Demnati 等，1998a; Martin 等，2003）。大鼠暴露于 1500×10^{-6}氯中 5min，导致肺抵抗力和对乙酰甲胆碱激发的反应性增加，并持续数月。气道上皮的组织学变化包括最初的坏死和上皮变平，随后平滑肌团增加和上皮再生，伴有黏液细胞增生，BAL 中中性粒细胞数量增加（Demnati 等，1998a）。在同一组小鼠的研究中（Martin 等，2003），暴露在 400×10^{-6}或 800×10^{-6}下 5min，而不是 100×10^{-6}或 200×10^{-6}，在暴露后的 24h 和 7 天内都观察到肺对乙酰甲胆碱的反应性增加。组织学上，暴露于 100×10^{-6}的动物有轻微的气道损伤，而暴露于 800×10^{-6}的动物，更广泛的损伤是全气道上皮细胞丢失、肺泡水肿和炎症，包括 BAL 中巨噬细胞和中性粒细胞（但不是嗜酸性粒细胞）的增加。这项工作中的一个重要发现是氯暴露小鼠氧化应激的生化证明,诱导型一氧化氮合酶产生 NO 可能在肺病理的发展中起作用(Martin 等,2003)。暴露于 $800×10^{-6}$ 氯后 5～10 天,在小鼠中观察到肺组织重塑,表现为气道上皮增生增强、平滑肌增生和纤维化,以及乙酰甲胆碱反应性的再次增加(Tuck 等,2008)。对于急性高水平氯暴露,在人体刺激性哮喘中观察到类似的组织学和功能损伤,表明了气道上皮损伤、炎症、肺功能降低和乙酰甲胆碱反应性增加(Deschamps 等,1994;Lemiére 等,1997)。其他的一些研究使用了麻醉和机械通气的大型动物。给麻醉和机械通气的猪吸入 20min $140×10^{-6}$ 的氯,导致其马上呼吸窘迫和心血管系统衰竭,在观察的 6h 内造成 6 只动物中的 5 只死亡(Gunnarsson 等,1998)。生理性肺功能和血流动力学的影响,是心脏骤停早期死亡的主要原因。大体形态和组织学检查显示间质水肿、支气管上皮脱落、中性粒细胞浸润,但肺泡完整。将麻醉和机械通气的绵羊暴露于氯气中,其中测定的 LD_{50} 为 $280×10^{-6}$,持续 30min,与人体 ARDS 相似,包括支气管和肺泡损伤与水肿(Batchinsky 等,2006)。高水平接触氯的发病机制总体情况是,氯及其氧化产物的直接作用导致气道上皮细胞受损、炎症和氧化应激,炎症细胞产生的氧化剂可能会加剧这些损伤(White 和 Martin,2010;Yadav 等,2010)。所举例描述的动物模型,说明了氯气暴露对人体的广泛病理影响,刺激和哮喘样气道上皮受累,肺泡受累时的 ARDS,肺动脉高压引起的心力衰竭以及由此引起的血流动力学紊乱。然而,氯致肺损伤的具体机制尚不清楚,仍是一个活跃的研究领域。

17.3.1.3　氯气吸入的医学治疗

与其他毒物吸入性损伤一样,目前的医疗方法是支持性的和针对症状的(Baxter 等,1989;Russell 等,2006;Tourinsky 和 Sciuto,2008;White 和 Martin,2010)。由于呼吸刺激最严重的并发症是支气管痉挛和肺水肿,对于休息时呼吸困难或听诊时轻微用力和有辟啪声的患者应优先治疗。其他症状较轻的患者,如果病情没有进一步恶化,则在观察数小时后可以出院(Baxter 等,1989)。氯诱导肺损伤的基本初始治疗是,补充氧气以获得适当的血氧和吸入 $β_2$ 激动剂(通常是沙丁胺醇/沙美特罗)治疗支气管痉挛(Baxter 等,1989;ATSDR,2001c;Russell 等,2006;Tourinsky 和 Sciuto,2008;White 和 Martin,2010;Segal 和 Lang,2012)。当出现更严重的症状或在接下来的几个小时内即将进一步恶化时,给予吸入或全身皮质类固醇(Baxter 等,1989;Babu 等,2008;Cevik 等,2009;Ho 等,2010;Segal 和 Lang,2012)。在某些情况下,还使用了吸入式碳酸氢钠(Cevik 等,2009;van Sickle 等,2009)。在大多数情况下,无论是个人或大规模伤亡事件,大多数患者在症状消失后出院,没有进一步恶化的迹象。不同比例的患者,有更严重的呼吸窘迫、低氧血症和肺水肿的影像学或临床证据,他们需要住院数天(Agabiti 等,2001;Bonetto 等,2006;Lehavi 等,2008;Cevik 等,2009;Mohan 等,2010)。出现 ALI/ARDS 的罕见病例需要插管和机械通气(Mapp 等,2000;Bonetto 等,2006;Babu 等,2008;van Sickle 等,2009;Wieselberg 和 Nelson,2011)。大多数住院患者在几天内康复,出院时没有明显症状,但采用肺功能测试、呼出空气冷凝液中的生化标志物,以及乙酰甲胆碱或体力消耗挑战的纵向研究表明,完全康复可能需要数周到数月(Agabiti 等,2001;Bonetto 等,2006;Mohan 等,2010),并且在相当一部分患者中,尤其是老年人或更严重受伤的患者,暴露于氯后肺功能下降或乙酰甲胆碱高反应性的症状可能持续数年(Schwartz 等,1990)。

入院前的护理是基本的,应遵循之前和参考文献中概述的指南(Baxter 等,1989;ATSDR,2001c;Segal 和 Lang,2012)。当伤亡人数较少(通常不到一百人)且医疗设施网络发达时,伤亡人员可直接疏散到医院（Baxter 等，1989）。以色列、土耳其、意大利和印度都经历过这种情况（Agabiti 等，2001; Lehavi 等，2008; Cevik 等，2009; Mohan 等，2010）。所有患者均在医院接受补充氧气和吸入 β_2 受体激动剂治疗。他们中的大多数在数小时后出院，更严重的病例需要住院，接受静脉注射氢化可的松和氨茶碱的治疗。重症胸痛和严重支气管痉挛的患者被送入 ICU。他们还接受了呋塞米治疗肺水肿，没有一个病人死亡。在 2005 年 Graniteville 事故中，大多数患者，包括重病患者和碰撞后立即寻求治疗的患者，都是乘坐私人车辆到达医院的（Wenk 等，2007）。其他交通工具包括救护车和警车。艾肯县应急服务部门在 Graniteville 地区建立了三个净化站，在事件发生后 1.5h 内运行，并对逃离现场的人员进行净化。四家医院也对人们进行了去污，给他们提供了一个私人场所来换衣服，用冷水冲洗，并给他们提供了一次性衣物或毯子（Wenk 等，2007）。

医院对氯暴露的管理

（1）到达医院后立即净化

● 脱掉所有受污染的衣物，必要时彻底清洗皮肤和眼睛。

（2）患者评估

● 检查黏膜、眼睛和皮肤是否有腐蚀性损伤的迹象。

● 检查肺音、峰值血流和生命体征：如果已知患者严重暴露或咳嗽或休息时呼吸困难，则进行基线胸部 X 光检查。

● 简要记录病史，特别注意任何呼吸或心血管疾病史。

（3）初始处理

● 氧气：所有被确定为有风险的患者（见前文中的"患者评估"）应首先接受 100%氧气，如果可能的话，进行湿化（除非他们的病史禁止这样做）。随后可根据患者的舒适度调整氧气浓度。

● 支气管扩张剂：使用的沙丁胺醇或特布他林可能有助于缓解呼吸困难。

沙丁胺醇。成人 2.5～5mg，必要时增加至 10mg；儿童 2.5mg，必要时增加到 5mg。特布他林。成人 2～5mg，必要时增加到 10mg；儿童≤200pg/kg。

● 皮质类固醇：未被证明对氯中毒有改善作用，但吸入烟雾后有明显改善。如果患者之前暴露时间少于 4h 并且有肺损伤的风险（见前文中的"患者评估"），则应给予类固醇。

甲基泼尼松龙。成人 2g，立即静注（或等效）；儿童 400mg，立即静注（或等效）。

● 喉水肿：如果患者出现喉水肿，给予糖皮质激素（剂量与之前相同）。

● 皮肤烧伤：应视为热烧伤。

● 眼睛损伤：需要转诊眼科。

（4）监测

● 定期监测呼吸功能和动脉血气：暴露后 24h 内可能出现肺水肿。暴露后 24h 恢复良好的患者可出院。

（5）肺水肿

● 如果出现肺水肿，通过面罩或机械方式给予 60%的湿化氧气。

● 如果 PO_2 仍然不能维持在 50mmHg 以上，插管并进行 PEEP 通气。

● 静脉输液应非常小心，因为液体过载对此类患者极为危险，如果发生这种情况，应使用呋塞米等利尿剂。

来源：Baxter P J, et al. Br. J Ind Med, 1989, 46, 277。

糖皮质激素在氯肺损伤治疗中的应用

糖皮质激素经常用于氯肺损伤，尽管其临床价值尚未得到严格证明，也没有明确的临床证据支持（Russell 等，2006）。动物研究更好地支持了皮质类固醇治疗氯气暴露后肺损伤的疗效（Russell 等，2006; de Lange 和 Muelenbelt，2011）。在大鼠 RADS 模型中，腹腔注射地塞米松［300μg/(kg·d)，7d］减弱了高水平暴露（1500ppm, 5min）的影响，与盐水处理的对照动物相比，地塞米松治疗降低了气道阻力、乙酰甲胆碱反应性、BAL 中性粒细胞水平和组织病理学变化（Demnati 等，1998b）。吸入或全身皮质类固醇的疗效在麻醉和机械通气猪模型中得到证实。如果在暴露后 30min 给予单剂量布地奈德（0.1mg/kg）可减轻暴露于氯（浓度 400×10^{-6}，5min）的猪的生理效应并减少肺水肿（Wang 等，2002a）。在该模型的另一项研究中，评估了吸入布地奈德和吸入 β$_2$ 激动剂特布他林单独或联合给药的效果。在本实验中，单独给药时，每种药物在减轻毒性作用方面同样有效，但联合雾化特布他林（0.1mg/kg）和雾化布地奈德（0.1mg/kg）优于单独给药（Wang 等，2004）。在改良方案中，对吸入和静脉注射皮质类固醇的疗效进行了比较，该方案中暴露的猪采用俯卧位通气（Wang 等，2005）。与接受安慰剂作为额外治疗的动物相比，俯卧位通气 23h 期间，吸入布地奈德和静脉注射倍他米松具有相同效果，都有进一步改善效果。

氯气暴露患者的个体和群体病例报告中包括了皮质类固醇的治疗手段，表明其安全性和可能的有效性。这些报告涵盖了广泛的临床严重程度病例，从中度刺激和炎症到 ARDS，其中一些将作为例子概述。一个具有说明性的案例是，在一次工业事故中，两姐妹在家中接触到了氯气（Chester 等，1977）。姐姐带着严重的咳嗽、胸痛和流泪来到急诊室。胸片显示中肺区有双侧浸润。她接受了氧疗，在观察了几个小时后被送回家，在家她仍有症状，卧床好几天，在接下来的 4 年里，她一直奄奄一息，伴有呼吸困难和慢性咳嗽。妹妹症状表现更为严重，最初声音嘶哑，眼睛有烧灼感，后来有明显的呼吸困难，咳痰，听诊时有双侧弥漫性啰音，她的胸片检查显示双侧下肺区弥漫性浸润。她住院并接受氧疗，进行皮质类固醇治疗，注射 100mg 氢化可的松，口服 60mg 泼尼松，每天 60mg，持续 2 天，然后减至 45mg。第二天，她的病情恶化，但在第 4 天开始好转，第 5 天，随着症状减轻，胸片恢复正常，停止治疗并出院。经过 55 个月的肺功能、肺力学和气体交换研究表明，姐妹俩之间存在显著差异。妹妹在 1 个月内达到正常值范围，并继续改善。这位没有接受皮质类固醇治疗的姐姐，在整个随访期间只显示出轻微的改善。这个病例可能意味着皮质类固醇治疗有助于避免妹妹的持续性炎症、纤维化和姐姐的呼吸生理受损。一项详细的研究报告了一名患者在水处理厂工作时，暴露于高浓度氯后出现 RADS（Lemiére 等，1997）。一系列的肺活量测定和乙酰甲胆碱反应性试验表明，皮质类固醇治疗（吸入布地奈德，0.8～1.6mg/d）后，PC20（乙酰甲胆碱浓度导致 FEV1 降低 20%）从最初的乙酰甲胆碱 2.5mg/mL 提高到治疗 1 个月后的 57mg/mL，停止治疗 1 个月后恶化(4mg/mL)，恢复治疗后改善（吸入布地奈德，0.8mg/d），最终乙酰甲胆碱反应正常化（PC20，24mg/mL），肺活检结果改善，暴露 5 个月后上皮修复，炎症减轻。一名在游泳池事故中接触氯气的年轻女子恶化为 ARDS（Babu 等，2008）。她从插管的第 10 天开始接受甲基泼尼松龙（最初 2mg/kg，分为每天两次剂量）作为抢救治疗。随着类固醇的逐渐减少，她终于康复了（Babu 等，2008）。在土耳其多个伤员暴露的治疗中，除了前面提到的吸氧和吸入沙丁胺醇标准治疗外，将吸入布地奈德和雾化碳酸氢钠（后者用于中和呼吸道中氯水解形成的酸）的联合给药用作附加治疗

（Cevik 等，2009）。所有患者均接受湿化氧气和吸入沙丁胺醇，但诊断为咳嗽和呼吸困难、喉咙痛、胸痛和病理肺部听诊结果较严重的患者，他们接受吸入布地奈德和碳酸氢盐（4mL 3.75% 溶液）的额外治疗。所有患者均痊愈。在多次接触氯的情况下，采用雾化碳酸氢钠进行治疗，取得了有益的效果，且没有不良影响（Jones 等，2005）。在 Graniteville 事故的两名患者中使用了它，报告的作者建议考虑将其作为未来氯气暴露群体性事件的一种可能疗法（van Sickle 等，2009）。

17.3.1.4　实验和未来治疗

结合对氯致肺损伤发病机制的日益增长的认识，从经验性治疗模式向科学性治疗模式转变，是寻找新的治疗氯致肺损伤方法的主流趋势。本研究的主要问题是炎症和毒性过程中的氧化应激和信号转导途径。抗氧化剂不包括在目前的治疗方法中，β_2 激动剂和皮质类固醇是在经验的基础上加入的，在氯肺损伤的情况下它们的作用机制还不完全清楚。在新的实验治疗研究中报道使用了抗氧化剂、环磷酸腺苷（cAMP）调节剂、亚硝酸钠。

（1）抗氧化剂

对暴露在含氯 184ppm 和 400ppm 空气中的清醒大鼠，研究了抗氧化剂对氯诱导的肺损伤的影响（Leustik 等，2008）。暴露引起的肺损伤具有剂量依赖性，低剂量暴露大鼠的肺损伤在 24h 后消失，而高剂量暴露大鼠的肺损伤持续存在。在 184×10^{-6} 浓度条件下暴露的大鼠，24h 后是可逆的，它们的 BALF 和肺组织显示，抗坏血酸的剂量依赖性降低、还原型谷胱甘肽减少和尿酸盐增加。在暴露于 184ppm 氯之前 18h 和 1h 进行全身预防性治疗，注射由 N-乙酰半胱氨酸、抗坏血酸和铁螯合剂去铁胺组成的抗氧化剂混合物，与注射生理盐水的对照组相比，减轻了损伤，可以观察到 BALF 抗坏血酸水平较高、动脉血氧合和 BALF 蛋白降低。小鼠暴露于 600ppm 氯中 45min，暴露后全身或吸入给予抗坏血酸和去铁胺，可降低致死率和肺损伤。暴露结束后 1h 开始治疗，每 12h 注射一次，每 24h 吸入一次，持续 3 天（Zarogiannis 等，2011）。大鼠暴露于 400ppm 氯中 30min，并在暴露后 1h 和 15h 吸入抗坏血酸和去铁胺，减轻了肺增生和乙酰甲胆碱高反应性，7 天后恢复到正常水平（Fanucchi 等，2012）。在暴露于氯（100ppm 氯 5min）前 1h 或暴露于氯（100ppm 氯 5min）后 9h，用抗氧化剂二甲基脲治疗小鼠，可降低气道对乙酰甲胆碱的过度反应，并减少炎症和氧化应激指标（McGovern 等，2010）。

（2）环磷酸腺苷调节剂

β_2 肾上腺素能激动剂通常作为支气管扩张剂，用于氯诱导肺损伤的治疗中，但其具有 cAMP 水平调节剂的药理学特性。在更广泛的背景下，该特性作为治疗策略的价值开始被探讨（Hoyle，2010）。用长效 β_2 肾上腺素能激动剂阿福莫特罗，对暴露于氯气的小鼠（400ppm，30min）进行暴露后治疗，通过鼻内滴注 10min，并在暴露后每 24h 给药，改善了气道高反应性，逆转了氯诱导的 cAMP 水平，肺泡液体清除率降低，但对炎症反应无影响（Song 等，2011）。cAMP 水平调控的另一个药理学策略是抑制 4 型磷酸二酯酶，它是肺部炎症细胞中 cAMP 转换的主要调节因子（Hoyle，2010）。作为一种可能的暴露后抢救治疗，对 4 型磷酸二酯酶抑制剂咯利普兰作用于氯气暴露小鼠的效果进行研究（Chang 等，2012）。氯气暴露小鼠腹腔或鼻内给予咯利普兰，可抑制肺水肿和气道高反应性。氯诱导的 BALF IgM 浓度未见降低，这与以肺泡液清除增强为中心的机制一致，而不是上皮或内皮修复机制。此外，对炎症标记物水平的观察结果为轻微或无影响。这些研究表明，这两种方法作为暴露后抢救治疗是可行的，具有不同的优点和局限性。β$_2$激动剂的主要优点是其在肺损伤中的长期应用。在长期使用中，由于脱敏作用，其疗效逐渐降低是一个缺点。磷酸二酯酶抑制剂不会出现这种问题，但它们会产生胃肠道副作用（Hoyle, 2010）。鉴于通常有限的给药时间和局部给药方式，在肺氯损伤的情况下，这两个限制可能都是可以接受的。

（3）亚硝酸钠

近年来，亚硝酸钠由于具有血管扩张、抗炎和细胞保护作用，在缺血再灌注、缺氧性高血压等疾病中作为一种治疗药物受到了特别关注。它们通过直接信号传导或通过还原为 NO 介导，在缺氧条件下作为信号传递的替代来源（Weitzberg 等，2010; Zuckerbraun 等，2011）。在氯气吸入暴露的大鼠模型中研究了亚硝酸钠的影响（Yadav 等，2011）。大鼠暴露于400ppm（$400×10^{-6}$）氯中 30min，并在暴露后 10min 和 2h、4h 和 6h 给予亚硝酸钠（1mg/kg，腹腔注射）或生理盐水。亚硝酸盐可降低 BAL 蛋白和肺含水量的早期升高（暴露后 6h），减少气道上皮细胞凋亡，促进组织修复，但不影响炎症和脂质过氧化。随后对同一模型进行的一项研究，测试了不同的剂量和给药方式（Samal 等，2012），结果表明，在 0.5～1.0mg/kg 的剂量下，肌肉注射给药在减轻水肿、肺高反应性和炎症方面与腹腔注射一样有效。亚硝酸钠在肌注给药方式中的功效使其适合在院外环境临床使用。这种物质容易获得，化学性质稳定，对人体可能具有良好的安全性，因为用于缺血性疾病研究的相关剂量远低于氰化物中毒的剂量（成人静脉注射约300mg/kg）。由于本研究中发现亚硝酸钠抗水肿和炎症的疗效存在不同的剂量依赖性，因此需要进行更多的研究，以确定精确的治疗窗口，以及其与抗坏血酸和 β$_2$ 激动剂等其他药物联合使用的疗效（Samal 等，2012）。

氯暴露从动物研究到人体医学实践，其新疗法转化是有问题的，由于氯暴露的稀有性和对人为故意暴露的伦理限制，临床试验不可行。当前的常规疗法可挽救生命，但尚未证明其在预防长期并发症方面的功效。另一个障碍在于氯致肺损伤机制的知识空白。从实验动物研究到临床实践的转化需要进一步的研究，包括氯诱导损伤的详细病理生理学，与人体相关的动物模型中候选对策的作用机制（和药代动力学），以及对人体安全性的评估。肌肉注射亚硝酸钠是有前景的候选药物，其例子说明任何新疗法的研究路径都将有所期待，包括经常使用的药物在新的治疗环境中运用，如皮质类固醇、β$_2$ 激动剂和抗氧化剂。2002 年的 FDA 动物法规是一个先例，它批准因伦理约束而无法进行全面测试的临床试验。建立该途径的目的是为了批准针对 CBRN 威胁的医学对策，而在 III 期临床试验中无法评估这一对策（Abersold, 2012）。

17.3.2 光气

17.3.2.1 一般特性和暴露评估

光气在室温下为无色气体，在 8℃以下为发烟液体。该气体有轻微的未收割干草气味，但这不可作为一个可靠的识别信号，因为人类气味阈值（0.4～1.5ppm）比 OSHA 职业暴露水平高五倍（OEL，0.1ppm 或 0.4mg/m^3，平均 8h 以上）（Glass 等，2009）。它比空气重 3.5 倍，所以释放时，它往往集中在低处。光气最早是在 1812 年通过一氧化碳和氯在木炭上传递合成的，这是一种今天也在运用的生产工艺。由于光气作为酰化剂具有很高的化学反应活性，化学工业广泛使用并大量生产光气（Glass 等，2009）。虽然产量巨大，但其中大部分由使用者当场使用，因此只有少量作为压缩气体或液化气体运输（Pauluhn 等，2007）。暴露风险可能来自不常见的工业事故（Noltkamper 和 Burgher，2012）。另一个暴露于光气的来源是卤代烃的分解。一些肺损伤病例是由于职业或家庭暴露，在通风不良场所，光气和其他氯代烃或氟里昂热分解或光化学分解的产物导致暴露（Sjögren 等，1991; Snyder 等，1992; Wyatt 和 Allister，1995）。光气在第一次世界大战中被德国和盟国用作致命的化学战剂（Russell 等，2006; Tourinsky 和 Sciuto，2008）。如今，它的军事意义虽然不大，但由于其毒性和可用性，被视为高度重视的化学恐怖主义威胁剂（CDC，2012）。

光气在水中的溶解性不如氯。在与水接触时，它会水解成一氧化碳和盐酸，但该反应的速度不足以对毒性产生任何影响。因此，光气不会被上呼吸道的黏膜液擦洗，而是渗入深呼吸道发生毒性作用（Diller，1985a；Pauluhn 等，2007）。

17.3.2.2　临床表现及发病机制

光气诱导的肺损伤的主要特征是非心源性肺水肿、下呼吸道和肺泡上皮细胞损伤以及炎症，它会导致低氧性呼吸衰竭和致命的血流动力学不稳定（Diller，1985a；Pauluhn 等，2007）。

人体的浓度-效应关系如表 17.2 所示。

表 17.2　光气暴露对人体的影响

项目	影响浓度或剂量
嗅觉	>0.4ppm
气味识别	>1.5ppm
刺激眼睛、鼻子、喉咙和支气管	>3ppm
肺损伤开始	>30ppm
临床肺水肿	>150ppm
LCt_{01}	>300ppm • min（约 1200mg • min/m³）
LCt_{50}	约 500ppm • min（约 2000mg • min/m³）
LCt_{100}	约 1200ppm • min（约 5200mg • min/m³）

来源：Diller, W. F. *Toxicol. Ind. Health*, 1985a, 1: 7; Diller, W. F. *Toxicol. Ind. Health*, 1985b, 1: 93。

光气中毒的过程可以分为三个阶段（Coman 等，1947；Diller，1985a；Pauluhn 等，2007；Grainge 和 Rice，2010）：对暴露于大于 3ppm 的初始和立即反应是保护性迷走神经反射，其特征在于呼吸和心率减慢，有时可能伴随着对水解产物 HCl 的刺激反应；此阶段之后为 6~48 小时的临床潜伏期，其具体持续时间取决于暴露剂量，在此阶段开始发生水肿，并且损伤进展得不明显；当肺损伤变得足够广泛以至于在临床上显而易见时，便进入临床水肿阶段，最初的症状是咳嗽、呼吸困难、呼吸急促和呼吸窘迫，该阶段伴有炎症，例如中性粒细胞浸润和肺纤维化。暴露于大于 200ppm 会导致呼吸暂停几秒钟，上皮脱屑，炎症性细支气管改变以及心肺骤停死亡。动物模型研究表明，光气的最初肺部作用是肺表面活性剂的消耗，导致血气屏障的通透性增加，以及液体和蛋白质向间质和肺泡间隙流入（Frosolono 和 Curie，1985；Pauluhn 等，2007）。在动物（大鼠、小鼠和豚鼠）中观察到这种水肿的过程是，在暴露于亚致死剂量后，在组织学上未发现任何损伤之前，BAL 蛋白水平（1～4h）过早升高（Sciuto, 1998; Duniho 等，2002）。在啮齿类动物的早期阶段，也观察到脂质过氧化作用引起的氧化应激和 BALF 中谷胱甘肽水平的升高（Sciuto, 1998）。后来观察到中性粒细胞和其他炎性细胞浸润、上皮细胞损伤以及纤维蛋白和胶原蛋白的沉积，随后是细胞增殖和组织修复（Duniho 等，2002）。这些变化在 2～4 周内消失（Pauluhn, 2006a～c）。在暴露于光气的狗中也观察到了类似的变化，但在啮齿类动物中未观察到迷走性呼吸抑制反射，即刻呼吸模式也没有表现出来（Pauluhn, 2006a,c）。为了提供临床上相关的大型动物模型，开发了一种致命的光气猪模型（Brown 等，2002）。被麻醉的猪以 2443mg・min/m³（$c×t$）暴露于光气中 10min，这导致 24h 之内有 4 只动物（共 5 只）死亡。生理学测量显示，在暴露后 6～15h 内，直到死亡或安乐死为止，血液 pH 值、肺动脉压力和肺血管阻力增加，血氧合（动脉 p_{O_2}）和肺顺应性降低。肺的死后组织学检查显示广泛的炎症、细胞坏死和肺泡水肿（Brown 等，2002）。其他实验模型和病理生理过程将在实验疗法的背景下进行讨论。

17.3.2.3 当前疗法

目前，没有针对光气的解毒剂，并且药物治疗是支持性和对症的（Russell 等，2006; Tourinsky 和 Sciuto, 2008; Grainge 和 Rice, 2010）。处理光气中毒的主要困难是无症状潜伏期，其潜伏期伴随着非特异性轻微症状的初始阶段。如前所述，该潜伏期在肺水肿和其他病理生理特征的形成中非常活跃，因此当肺部损伤发生时，便是症状期。因此，无症状的受害者应被转诊到医疗机构进行评估和随访，患有呼吸系统疾病的患者应被送往重症监护病房，应注意那些支气管狭窄或有肺水肿迹象的患者的呼吸衰竭风险（美国毒物与疾病登记署，2001d）。建议通过胸部放射线照像法监测肺水肿的发展（Diller, 1985b; ATSDR, 2001d），并且由于潜伏期的持续时间与暴露剂量成反比，因此，暴露于高剂量的患者应在暴露后 2h 内进行胸部 X 射线检查（Diller, 1985b）。

怀疑有职业性接触光气的患者，应根据其临床情况和诊断及时进行处理。下面概述了一些文献报道的案例，以说明这一点。有症状的轻度患者在职业暴露于光气后住院 24h 观察。最初，他有流泪、恶心和咳嗽、口腔和咽喉灼热感，随后出现呼吸困难和胸痛。在随后的两周内，他因嗜睡和劳累性呼吸困难而恢复缓慢（Wyatt 和 Allister, 1995）。另一例出现咳嗽，呼吸困难，胸部 X 射线浸润，以及弥漫性喘息和啰音，患者接受了补充氧气和沙丁胺醇的治疗，并在 48h 后出院，但随后的 RADS 对沙丁胺醇有反应至少持续了一年（Snyder 等，1992）。接触大量光气的患者最初感觉到严重的眼灼热感和咳嗽感，从接触部位移开并脱下衣服后症状缓解，但是尽管进行了补充氧气治疗，症状仍然恢复并恶化，并导致 6h 内出现明显的肺水肿。在医院，他接受了补充氧气、机械通气、抗生素、氢化可的松、吸入异丙肾上腺素和静脉给予氨茶碱的治疗，并在 5 天后康复（Everett 和 Overholt, 1968）。作者建议使用氨茶碱作为平滑肌松弛剂和呼吸中枢兴奋剂，并使用类固醇和预防性抗生素（Everett 和 Overholt, 1968）。另一位暴露严重的患者是焊工，他暴露于光气中，该光气是在通风不良的环境中工作时由三氯乙烯的光化学分解产物生成的（Sjögren 等，1991）。晚上，他因严重的呼吸困难以及肺水肿的临床和胸部影像学诊断被送入 ICU。从每天 80mg 开始，他接受了补充氧气和静脉利尿剂、抗生素和泼尼松龙的治疗。转入普通病房后，由于呼吸衰竭，他又回到了 ICU，并进行了机械通气 5 天。在此阶段服用的 BAL 表现出明显的中性粒细胞增多（51%，正常值为 1%）。随着患者病情的改善，住院约 50 天后出院时泼尼松龙的剂量逐渐降低至 30mg/天（Sjögren 等，1991）。如这些例子所示，治疗包括补充氧气、皮质类固醇、支气管扩张药和必要时的机械通气。关于光气职业暴露的文献报道很少，表明大多数接受治疗的患者康复了（有些患有后遗症），但有一些因心脏并发症而死亡（Glass 等，2009）。

Diller（1985b）提出了一种以剂量为导向的管理策略，在工业环境中使用了不同的监控系统。根据此策略，暴露于小于 25ppm·min（100mg·min/m³）的剂量可能被认为是无害的，暴露后没有任何体征，有症状或投诉的受害者可能会立即出院。暴露于 50～150ppm·min（200～600mg·min/m³）的剂量后，可能会出现亚临床性肺水肿，并伴有细支气管远端炎性变化。建议吸入糖皮质激素并至少接受 8h 医疗监督，如果胸部 X 射线检查未显示肺水肿迹象，则可以出院。如果无法进行胸部 X 光检查，则该监护期应延长至 24h。暴露于大于 150ppm·min 的剂量后，必须预料到肺水肿，并且应给这类患者大剂量的皮质类固醇（吸入和静脉输入），并转诊至 ICU 进行护理。这种以剂量为导向的策略最适合使用光气的个人剂量测定设备的工业设施。HAZMAT 专业人员进行的环境监测和基于模型的危害预测，在暴露评估和暴露受害者分类中非常有用，并且非常重要，应作为大规模工业事故或化学恐怖事件的规划和管理中的基本要素来实施。

仅当现场环境温度低于 8℃时，才需要对皮肤或眼睛有刺激性或被光气污染的受害者进行消毒。对于有症状的光气中毒的患者，建议使用补充氧气疗法，但最近的研究表明，可以推迟到情况更有利，并且可以将吸入氧气浓度（F_{iO_2}）的比例降至最低，以使氧气饱和度正常化并避免氧气中毒时再进行补充氧气疗法。反过来，这可能有助于避免过度使用氧气，而在这种情况下，氧气的使用可能会受到限制（Grainge 等，2010a；Grainge 和 Rice，2010）。根据大型动物研究，对光气吸入的医疗保健的更详细建议列于 ATSDR 指南（ATSDR，2001d），见表 17.3 和本节末尾（Grainge 和 Rice，2010）。

表 17.3　光气吸入损伤的处理

小范围确认暴露	大范围未确认暴露
应该让患者休息并观察患者（重复体格检查和 S_{aO_2}），并且应该在暴露后约 12～24h 或更早（如果有临床指征）进行胸部 X 光检查，并在适当的情况下重复进行	应该让患者休息并观察患者（反复体检和 S_{aO_2}）
如果暴露时间少于 6h，可以考虑静脉注射大剂量皮质类固醇（如 1g 甲基泼尼松龙）。尽管没有实验数据可支持该建议[①]	如果暴露的时间少于 6h，可以考虑静脉注射大剂量的皮质类固醇（例如 1g 甲基泼尼松龙）。尽管尚无实验数据支持该建议，但资源允许[①]
可以考虑使用雾化的 N-乙酰半胱氨酸 1～2g（5～10mL 20%浓度的溶液）（尽管没有实质性的有益证据，并且有可能产生不良影响[②]）	如果 S_{aO_2} 降至 94%以下，则患者应接受最低浓度的补充氧气以将 S_{aO_2} 维持在正常范围内
如果 S_{aO_2} 降至 94%以下，则患者应接受最低浓度的补充氧气以将 S_{aO_2} 维持在正常范围内	一旦患者需要氧气，雾化的 β 激动剂（例如每 4h 用雾化器摄入 5mg 沙丁胺醇）可减轻肺部炎症（尽管尚未正式测试延迟给药）

小范围确认暴露	大范围未确认暴露
一旦患者需要氧气，雾化的 β 激动剂（例如每 4h 用雾化器摄入 5mg 沙丁胺醇）可减轻肺部炎症（尽管尚未正式测试延迟给药）	症状持续存在时（尤其是潜伏期短，表明可能发生更大伤害的可能性），应选择开始通气，或推迟至需要时通气。通气应采用高 PEEP，ARDSNet 建议采用通气策略
尽早考虑使用 ARDSNet 保护性通气策略进行选择性插管，因为它可以减少伤害并显著提高存活率	

① 有证据表明，在暴露后 1h 给药，雾化的类固醇无益处；如果在暴露后大于 6h 静脉给药，则大剂量皮质类固醇也无益处。

② 唯一的证据来自小型动物研究或离体肺研究，这些研究建议早期给药（不晚于暴露后 50min），这使得此类干预措施仅适用于小规模和已确认的接触事件（Grainge 和 Rice, 2010 年）。

资料来源：Grainge, C., Rice., P. *Clin. Toxicol.*, 2010, 48: 245.

17.3.2.4 实验和未来疗法

在 1989～2010 年间进行的光气中毒管理实验研究（Grainge 和 Rice, 2010）采用了几种模型系统，包括分离的灌注兔肺（Sciuto 和 Hurt, 2004）；小型动物：大鼠和小鼠（Sciuto 和 Hurt, 2004; Pauluhn 等, 2007）；大型动物：清醒的狗（Bruner 等, 1947; Coman 等, 1947; Pauluhn, 2006c），和麻醉的猪（Brown 等, 2002）。分离的肺和小动物模型，对于了解光气引起的肺损伤的发病机理以及发现药理学治疗方法最有用，而大型动物则用于模拟现实的临床管理和辅助疗法（如补充氧气和机械通气）的评估（Brown 等, 2002; Grainge 和 Rice, 2010; Jugg 等, 2011）。

（1）灌注肺和小动物的研究

① 环 AMP 的调节剂　在兔肺模型中，将兔子暴露于累积剂量为 $1500 \times 10^{-6} min$ 的光气中，然后处死动物，分离其肺，注入生理溶液，并在进行机械通气 60min 或 150min 期间，进行与损伤有关的生理和生化测量和观察（Sciuto 和 Hurt, 2004）。观察到的光气暴露的影响包括肺增重和体液通量增加、白蛋白渗漏、支气管收缩、氧化应激（包括脂质过氧化和还原型谷胱甘肽的消耗），以及毒性相关介质的变化。其中包括白三烯 C4/D4/E4 升高和 cAMP 水平降低（Sciuto 和 Hurt, 2004）。在暴露于光气之前或之后，用二丁酰-AMP、磷酸二酯酶抑制剂氨茶碱和 β_2 激动剂特布他林治疗动物，可以改善即刻暴露或暴露后 4h 的肺灌注研究中测得的损伤参数（Kennedy 等, 1989）。暴露于光气的肺部注入氨茶碱（Sciuto 等, 1997）或 β_2 激动剂异丙肾上腺素（Sciuto 等, 1998）改善了水肿，白三烯生成，氧化应激以及光气引起的 cAMP 水平降低。这些实验证明 cAMP 的减少在光气诱导的肺损伤的发病机理中的作用，以及包括可能提高 cAMP 水平并促进其平滑肌松弛，抑制炎性介质产生，维持上皮的屏障功能和氧化还原平衡的给药原则（Sciuto 和 Hurt, 2004; Grainge 和 Rice, 2010; Hoyle, 2010）。暴露后异丙肾上腺素在 IT、IV 或 IT+IV 时是有效的，这表明它能以局部、全身或这两种途径一起给药（Sciuto 等, 1998）。

② 布洛芬　非甾体抗炎药（NSAID）布洛芬显示在暴露前或暴露后可保护兔肺免受光气诱导的伤害（最低 2000×10^{-3}）。如果在暴露后立即或 4h 进行灌注肺研究，则可以看到保护作用（Kennedy 等, 1990）。布洛芬的保护作用是其作为铁螯合抗氧化剂（Kennedy 等, 1990）。小鼠暴露于致死剂量（至少 640ppm·min）后，依据剂量依赖的方式以不同剂量的布洛芬给药，

提高了存活率，减少了肺水肿，脂质过氧化降低和减少了还原型谷胱甘肽（Sciuto，1997）。

③ N-乙酰半胱氨酸 在光气暴露开始 40～60min 后，给予暴露于光气（1500ppm·min，$1500×10^{-6}$min）的兔子 N-乙酰半胱氨酸的 IT 灌注（40mg/kg）对肺有保护作用，与未经处理的裸露肺相比，肺重量、白三烯、脂质过氧化和还原型谷胱甘肽的消耗明显减少（Sciuto 等，1995；Sciuto 和 Hurt，2004）。最近的一项研究表明，在大鼠暴露于光气后，IP 注射 N-乙酰半胱氨酸（50～200mg/kg）能以剂量依赖的方式减轻中毒的影响。有关保护机制的进一步研究表明，转录调节核因子红系相关因子 2（Nrf2）可以同时增加谷胱甘肽途径的表达，该因子在暴露于光气并经 N-乙酰半胱氨酸处理过的大鼠肺中表达上调（Ji 等，2010）。

④ 丙酮酸乙酯和吸入的一氧化氮 抗炎和抗氧化剂药丙酮酸乙酯，被证明可以保护大鼠免受光气引起的肺水肿的影响（Chen 等，2013）。在这项研究中，大鼠暴露于光气中（400ppm，持续 1min），治疗组中的动物在暴露后立即接受 IP 40mg/kg 丙酮酸乙酯的治疗。与盐水处理的大鼠相比，丙酮酸乙酯降低了肺湿干重比、组织和硝酸盐/一氧化氮和前列腺素 E_2（PGE_2）的 BALF 水平。分子分析表明，在暴露于光气的肺中，将花生四烯酸转化为 PGE_2 的酶 iNOS 和环氧合酶-2 的表达增加，而丙酮酸乙酯消除了这种增加。此外，显示光气诱导的增加及其对丙酮酸乙酯的抑制作用是由 MAP 激酶途径介导的。在采用不同暴露方案的大鼠研究中，获得了不同的结果，$c×t$ 值范围为 880～900mg·min/m³（220～225ppm·min），暴露时间为 20min 和 30min（Li 等，2011）。用吸入 NO 处理暴露的大鼠会加剧蛋白质渗漏，丙酮酸乙酯（80mg/kg，IP）不能通过暴露前或暴露后的给药减轻水肿。这与 Chen 等人的研究之间的差异可能归因于不同的暴露方案——在短时间暴露中，大鼠受到反射反应的保护，该反射反应限制了光气或任何刺激性气体的摄入并降低了有效剂量，这在更长的暴露时间中得以克服（Li 等，2011）。因此，在短时间暴露后，可以用丙酮酸乙酯保护动物。这些结果强调了在选择动物模型、接触条件和解释结果时需要注意的事项。

⑤ 抑制嗜中性粒细胞的吸收和激活 中性粒细胞在光气诱导的肺损伤的发病机理中的作用及其作为治疗靶标的潜力，已通过多种减少中性粒细胞流入光气暴露肺的药物的保护作用得到证明。用环磷酰胺对大鼠进行中性粒细胞耗竭，5-脂氧合酶抑制剂 AA861 和微管干扰剂秋水仙碱（中性粒细胞趋化性抑制剂）预处理，可保护动物免受光气（0.5ppm 持续 60min）的肺损伤，如与未经处理的对照相比，BAL 中性粒细胞、BAL 蛋白和脂质过氧化水平降低（Ghio 等，1991）。暴露后 30min 给予秋水仙碱（1.0mg/kg，IP）也具有保护作用。这四种治疗方案均降低了暴露于光气的小鼠的死亡率（Ghio 等，1991）。用秋水仙碱（1.0mg/kg，IP）对大鼠进行预处理，可降低由于暴露于光气（60min 1ppm）导致的对乙酰胆碱、BAL 蛋白和中性粒细胞流入的肺过度反应性（Ghio 等，2005）。秋水仙碱在临床上被用作抗炎药，但由于其全身毒性而以低剂量使用。目前尚不清楚临床习惯剂量是否对光气引起的肺损伤有治疗作用（Grainge 和 Rice，2010）。磷酸二酯酶和白细胞激活抑制剂己酮可可碱未减轻暴露于光气（80mg·min/m³ 或 320ppm 持续 20min）的大鼠的肺水肿，用药处理（10～120mg/kg，IP，暴露前 15min，暴露后 45min 和 105min），并在暴露开始 5h 后进行检查（Sciuto 等，1996）。它确实能以不同的暴露方案（400ppm，1min）保护暴露于光气的大鼠，在暴露之前或之后用己酮可可碱（100mg/kg，IP）处理，并观察 48h 的肺病理、BAL 中性粒细胞计数，以及肺组织髓过氧化物酶（MPO，活化的中性粒细胞的生物标志物）和细胞间细胞黏附分子 1（ICAM-1）的表达。在暴露和未治疗

的大鼠中，BAL 中性粒细胞和 MPO 和 ICAM-1 的组织表达从 3h 增加到 48h，但在暴露前和暴露后的大鼠中没有升高，这也减少了肺损伤（Zhang 等，2010）。

（2）大型动物模型研究

① 补充氧气　自第一次世界大战以来，氧气疗法一直是处理光气中毒的基本方法，且一直是唯一的疗法（Grainge，2004）。但是，这引起了高氧性肺损伤，以及正压引起的机械应力以及血流动力学效应的问题，这可能会影响光气中毒后的生存（Diller，1985b；Grainge 和 Rice，2010）。在一项评估氧气疗法对光气暴露后存活率的影响的研究中，三组狗暴露于光气的 $LCt_{60} \sim LCt_{80}$ 中，然后转移到周围空气或 95%、80%或 40%的富氧环境中 72h，然后监测长达 12 天的生存期（Bruner 等，1947）。在含氧量为 95%的治疗组中，在最初的 72h 内存活率较高，但随后比自由呼吸空气的动物存活率低。用 80%的氧气治疗对早期存活率影响很小，但晚期存活率明显降低。用 40%的氧气处理不会影响光气暴露狗的早期和晚期存活。这些实验表明，光气可以产生氧气毒性，特别是在 95%氧气处理的情况下，光气给狗带来一定的肺毒性（Bruner 等，1947；Coman 等，1947）。为了评估基本疗法和其他疗法对暴露后早期心血管和呼吸功能的影响，对狗进行了一项研究（Mautone 等，1985）。将动物暴露于 94×10^{-6} 的剂量下 20min 或 $188 \times 10^{-6} min$，大约为 $2LCt_{50}$。设计用于模拟现场模式的基本处理方法，包括补充氧气（F_{iO_2} 1.0 持续 30min），$NaHCO_3$（3mEq/kg，Ⅳ）和单剂量氢化可的松（40mg/kg，PO）。暴露后 30min 给予的其他治疗方法包括氨茶碱、高剂量和低剂量 PGE_1 以及阿托品。在 2h 的观察期后，对所有动物实施安乐死并对其肺进行组织学处理。光气暴露的即时影响是低氧血症、高碳酸血症、酸血症、呼吸急促、呼吸不足、全身和肺动脉低血压以及心动过缓。基本疗法的最显著效果是在暴露后 30min 测得的，相对于呼吸控制，p_{aO_2} 显著增加，p_{aCO_2} 适度增加，并且由于 $NaHCO_3$ 输注而纠正了血碱缺乏，强调了在肺分流的情况下补充氧气的有益效果。作者得出结论，补充氧气（和 $NaHCO_3$）应该是暴露后立即治疗的重要组成部分，但建议使用 $0.4 \sim 0.5$ 的 F_{iO_2} 代替 1.0 是足够的。设计了一项使用麻醉猪模型的研究，以查看是否存在最小的有效和安全的氧气剂量，以及是否可以将治疗推迟到有症状的阶段（Grainge 等，2010a）。将麻醉猪以 $2500mg \cdot min/m^3$ 的 $c \times t$ 暴露于光气中并人工通风（常规方案：潮气量为 10mL/kg，PEEP 为 $3cmH_2O$，频率为 20 呼吸/min），以 F_{iO_2} 和时间的不同来分组：a. F_{iO_2} 0.30；b. 暴露后立即将 F_{iO_2} 降至 0.80；c. 暴露后最初 6h 的 F_{iO_2} 为 0.80；d. F_{iO_2} 在暴露后 30min 时为 0.30，在暴露后 6h 时增加至 0.40；e. 暴露后 30min 的 F_{iO_2} 为 0.30，暴露后 12h 的 F_{iO_2} 增加至 0.40。F_{iO_2} 0.30 组在监测 24h 时的死亡率为 70%，F_{iO_2} 0.80 组为 20%，延迟和低氧组为 0%。在所有补充氧气组中均观察到了对肺湿重/体重比、血氧合和肺分流分数（Q_s/Q_t）的有益影响，而低水平的延迟氧气（在 12h 时的 F_{iO_2} 为 0.40）与 F_{iO_2} 0.80 组相比组织学评分的改善无统计学意义（$p = 0.052$）。数学回归模型显示，肺湿重/体重比和肺分流分数与存活率降低相关。这项研究表明，可以将补充氧气的剂量优化到足够的血氧合所需的最低水平，并且可以推迟治疗直到出现缺氧的临床体征，从而在医疗资源有限时增加氧气的经济性。

② 保护性通气　在麻醉的光气性肺损伤猪模型中评估了 ARDSNet 的肺部保护通气方案（Brower 等，2000；Grainge 和 Rice，2010）。将暴露于光气的剂量为 $2000mg \cdot min/m^3$（LCt_{70}）的猪在暴露后 6h（预期出现缺氧症状的时间）分为三组：一组常规通风（F_{iO_2} 为 0.24，潮气量为 10mL/kg，PEEP 为 $3cmH_2O$，呼吸频率为 20 次/min）；另一组接受了保护性通气（F_{iO_2} 0.40，

潮气量为 8mL/kg，PEEP 为 8cmH$_2$O，频率为 20 呼吸/min）；第三组潮气量为 6mL/kg，呼吸频率为 25 次/min。在常规通风的动物中，只有 3/10 的动物在 24h 实验中存活下来，而在保护性通风组中，所有动物都存活了下来。保护性通气方案不仅在存活率方面优于常规方案，而且在血氧合，肺湿重/体重比和组织病理学等其他参数方面也更好。

③ 皮质类固醇　　Mautone 等人（1985）在他们对狗的研究中采用的基本治疗方案中包括口服氢化可的松。他们没有表现出皮质类固醇的任何有益作用，这可以在他们的研究设计中说明：由于他们想模拟该领域的特征性治疗方案，因此他们将类固醇列为治疗方案的一部分，无意将其视作一种控制实验变量。此外，他们承认，他们预计在研究的早期时间点（暴露后 2h）不会看到类固醇治疗的任何效果。在麻醉的猪模型中研究了静脉注射甲基泼尼松龙和雾化的布地奈德的作用（Grainge 和 Rice，2010）。将猪暴露于光气中，剂量为 2000mg·min/m^3，然后在暴露后 6h 分别用 Ⅳ 葡萄糖盐水（20mL）、甲基泼尼松龙（12.5mL/kg，Ⅳ）、吸入葡萄糖盐水（2mL）和在暴露后 1h 开始吸入布地奈德（2mL 的 0.5mg/mL 溶液），并在暴露后 6h、12h 和 18h 继续吸入。治疗组和对照组之间的 24h 存活率没有差异，其他结果也没有改善，包括炎症、肺重量或肺分流分数。即使结果为阴性，作者也不排除在暴露后的较早时间点单独使用更高剂量的皮质类固醇，而不是单独使用。

④ 环 AMP 的调节　　在 Mautone 等人（1985）的研究中测试了 AMP 氨茶碱。在基本治疗（补充氧气、碳酸氢钠和氢化可的松）后，从暴露后 30min 开始，以临床剂量（5mg/kg 静脉注射 20min，然后 2mg/kg 静脉注射 70min）给药可以逆转光气引起的心动过缓和全身性高血压，因此推荐作为有用的治疗剂。尽管氨茶碱由于其平滑肌的松弛活性而被选择用于本研究，但在该研究中未观察到对肺力学参数的显著影响（Mautone 等，1985）。作为一种需要在接触后立即静脉给药的药物，应考虑将其用于小规模而非大型多重伤亡事件，包括 TMCE（Grainge 和 Rice，2010）。在麻醉的猪模型中作为唯一的药物干预措施进行研究时，吸入沙丁胺醇不仅效果不佳，而且有害（Grainge 等，2009）。将麻醉的猪暴露于光气中（剂量为 1978mg·min/m^3），以常规方案（F_{iO_2} 0.21，潮气量 10mL/kg，PEEP 3cmH$_2$O，频率呼吸 20 次/min）进行机械通气，并用雾化的沙丁胺醇治疗（在 6mL 生理盐水中为 2.5mg）或在暴露后 1h、5h、9h、13h、17h 和 21h 单独使用生理盐水。直至 24h（分别为 5/5 和 4/5），治疗组和对照组的死亡率均无差异。与对照组相比，治疗组的血氧合（p_{aO_2}）和分流分数的生理参数较差。但是，在沙丁胺醇治疗的动物中肺炎得到缓解，因为 BAL 中性粒细胞计数比对照组（24%）低（12%）。其他参数，包括肺水肿，未见差异。与皮质类固醇一样，作者并未排除吸入沙丁胺醇的使用，建议在开始氧疗后将其用作减轻炎症的手段（Grainge 等，2009; Grainge 和 Rice，2010）。

⑤ 抗氧化剂　　到目前为止，所有关于光气中毒的抗氧化剂研究都是在小动物或孤立的肺模型上进行的。唯一的大型动物研究报告了呋塞米在麻醉猪模型中的作用（Grainge 等，2010b）。呋塞米是一种具有多种活性的药物，由于其抗氧化特性而被选择用于这项研究。与盐水处理相比，吸入呋塞米（4mL 10mg/mL 溶液，在暴露后 1h、3h、5h、7h、9h、12h、16h 和 20h 给予）对存活率没有显著影响，除了在暴露后 19～24h 内血氧合显著恶化外，它们对生理参数、肺水肿或炎症没有任何影响。作者建议避免在治疗光气暴露中使用呋塞米。诸如此类的负面结果的重要教训是，它们指导护理人员避免在临床症状不明确并且在早期阶段不确定毒物成分的患者中，采用无效和/或可能有害的措施。

⑥ 建议的治疗方案　根据相关综述研究（Grainge 和 Rice, 2010），Grainge 和 Rice 建议了两种方案。一种是用于小型事件，有一个或几个受害者；一种是针对大规模事件，无论是大规模的工业伤亡事故还是恐怖事件（表 17.3）。建议的方法相似，是一种经过修订的对症支持策略，但是大量伤亡者的建议适用于资源有限的条件。最初的措施是使暴露的受害者休息和密切观察（反复进行体格检查和 S_{aO_2}），并在确定的暴露和少数患者更有利的条件下增加胸部 X 射线检查。应及时采取以症状为导向的干预措施，例如针对低氧血症补充氧气，并通过使用最低限度需要的 F_{iO_2} 和可选的吸入沙丁胺醇来避免氧气中毒和炎症。N-乙酰半胱氨酸在有利条件下也是可能的，但在 TMCE 中则不可行，因为需要进行保护性治疗的时间很早（暴露后 50min），这对于大规模伤亡是不切实际的。在暴露后小于 6h 的时间范围内并不排除高剂量的甲基泼尼松龙的使用，因此在两种方案中均建议使用。建议在小规模情况下选择使用肺保护性机械通气，但在大范围情况下应限制使用。

17.3.3　烟气吸入伤害

17.3.3.1　一般特性和暴露评估

吸入烟气是化学诱导肺部损伤的最常见原因之一，近年来，肺部损伤和随后的肺炎是火灾受害者的主要死亡原因（Mlcak 等，2007）。火灾烟气是易燃结构材料（木材、织物和塑料）未完全燃烧的产物，是气态有毒物质和颗粒的混合物，其成分随燃烧材料的类型和其他因素而变化，但具有一些一般特征。气相包括全身性毒物，其中最突出的是一氧化碳、氰化物、硫化氢和呼吸道刺激物，其中包括水溶性化合物氨、二氧化硫和氯化氢以及脂溶性化合物丙烯醛、其他醛、光气和氮的氧化物（Rehberg 等，2009; Toon 等，2010）。如前所述，水溶性成分被近端气道的衬里流体清除，而水溶性较低的成分则被进一步带到肺的远端区域。微粒是尺寸在 0.1~10μm 之间的烟灰微粒。其中，粒径小于 5μm 的颗粒会穿透声门下方，小于 1μm 的颗粒会进入肺泡（Demling, 2008; Rehberg 等，2009; Toon 等，2010）。这些颗粒携带有毒物质，例如吸附的气体和黏附的重金属，是导致肺损伤的主要因素（Demling, 2008; Rehberg 等，2009; Toon 等，2010）。在绵羊中，过滤后的烟没有直径大于 0.3μm 的颗粒，没有像未过滤的烟那样引起伤害（Lalonde 等，1994）。对动物暴露于人造烟气的研究表明，该人造烟气是由掺有不同毒物的炭颗粒制成的，具有该毒物类型的毒性模式（Hales 等，1988）。即使没有直接的肺部暴露，肺损伤也经常作为烧伤的继发性并发症而发展。两次损害共同发生使肺部损伤的严重性和致死性高于单次伤害（Mlcak 等，2007）。火灾受害者的肺部损伤和肺炎的主要危险因素是在密闭空间中暴露、面部烧伤、高比例的身体表面烧伤和年龄（Shirani 等，1986）。烧伤和烟气吸入是 ARDS 的最高危险因素之一（Gajic 等，2011）。

17.3.3.2　临床表现和发病机制

烟气吸入损伤的发病机制很复杂，因为它涉及三个机制：热损伤、局部化学损伤以及 CO 和/或氰化物引起的全身中毒。呼吸道的解剖区域也有所不同。声带上方的上部区域可能会受到热损伤，而气管和支气管是受化学损伤影响的主要部位。最小的气道和肺泡可能成为最严重的部位，或者继发于气道损伤或烧伤（Cancio, 2005; Demling, 2008; Rehberg 等，2009）。在高达 300℃ 的高温下，吸入热空气也会损坏咽和喉。发生的喉头水肿可能在数小时内因阻塞性窒息而死亡（Moritz 等，1945）。在通过狗的经喉插管进行的实验性呼吸性热空气暴露中，由于空气的快速冷却，热损伤并未延伸至气管，但如果将动物暴露于具有比空气更大热容的蒸气中，则会观察到更深的损害（Moritz 等，1945）。气管支气管树暴露于来自不同可燃物质的烟气中的有毒化学物质，会导致上皮坏死和脱落、支气管周水肿和发炎（Hubbard 等，1991; Cancio, 2005; Demling, 2008; Rehberg 等，2009）。气道中细胞碎片、纤维蛋白、黏液和炎症性细胞的积累导致了管型的形成（Cox 等，2003, 2008; Demling, 2008; Rehberg 等，2009）。气道阻塞和肺泡损伤是严重的呼吸功能不全和低氧血症的重要原因，这些疾病会恶化为 ARDS（Cancio, 2005; Demling, 2008; Rehberg 等，2009）。吸入烟雾和烧伤患者中肺部损伤的常见并发症是支气管肺炎。黏液纤毛作用的丧失、铸模材料的沉积、浮肿液的积聚和普遍的免疫抑制，为常见的病原菌如假单胞菌、葡萄球菌或克雷伯菌的定殖提供了有利条件（Foley 等，1968）。

吸入烟气对肺部损伤的病理生理学已在几种动物模型中进行了研究，其中大多数是绵羊（Shimazu 等，1987; Kimura 等，1988; Soejima 等，2001a; Murakami 等，2002）。伤害的程度取决于烟雾剂量，烟气剂量受施加的呼吸次数或暴露持续时间的影响（Shimazu 等，1987; Kimura 等，1988; Hubbard 等，1991）。吸入烟气的早期影响是由神经源性炎症反应（Rehberg 等，2009）和肺表面活性物质的消耗（Nieman 等，1980）引起的。表面活性剂的消耗会导致肺泡不稳定和肺不张（Steinberg 等，2005）。神经源性炎症反应是由诸如 P 物质（Wong 等，2004; Li 等，2008）和降钙素基因相关肽（Lange 等，2009）介导的。炎症作用为支气管收缩、黏液分泌、炎症细胞的活化和浸润以及肺水肿。神经炎性反应可能在烟雾吸入损伤的发病机理中起作用，因为相应的神经肽受体拮抗剂可改善其病理生理作用（Wong 等，2004; Li 等，2008; Lange 等，2009）。单独吸入烟气（Murakami 和 Traber, 2003）或同时烧伤（Enkhbaatar 和 Traber, 2004; Morita 等，2011）后，通过支气管循环流向呼吸道的血液比正常情况增加了 10 倍。气道充血以及微血管通透性增加，导致肺淋巴流量、肺水肿和气道铸型形成增加（Murakami 和 Traber, 2003; Enkhbaatar 和 Traber, 2004; Morita 等，2011）。

烟气吸入损伤及其并发症的病理生理学中的其他因素包括 NO、聚（ADP-核糖）聚合酶（PARP）、凝血级联、VILI 和活化的中性粒细胞（Murakami 和 Traber, 2003; Enkhbaatar 和 Traber, 2004）。一氧化氮的抑制作用在烟气吸入（Soejima 等，2000）和绵羊烧烟损伤（Soejima 等，2001a, b; Enkhbaatar 等，2003a, b）的发病机理中得到了证实。一氧化氮合酶（NOS）减弱了这些模型中 ARDS 的发育和其他病理生理特征。NO 及其代谢产物的作用如下：①肺血流量增加（Soejima 等，2000; Enkhbaatar 等，2003a, b）；②缺氧性肺血管收缩反应的丧失，导致通气-灌注不匹配和肺分流增加；③与氧自由基反应形成过氧亚硝酸盐阴离子（ONOO⁻）（Murakami 和 Traber, 2003; Enkhbaatar 和 Traber, 2004; Szabó 等，2007）。过氧亚硝酸盐通过硝化作用修饰生物分子（例如脂质和蛋白质），导致不同细胞系统的功能受损（Szabó 等，2007）。它与 DNA 的反应会引起单链断裂，这标志着 DNA 修复相关酶 PARP 的激活，该酶使用 NAD^+ 作为底物，将核蛋白标记有聚（ADP-核糖）链（Jagtap 和 Szabo, 2005）。大量的 PARP 活性和 NAD^+ 消耗会干扰细胞能量代谢，并导致 ATP 消耗和坏死细胞死亡（Jagtap 和 Szabo, 2005）。坏死细胞会随着炎症介质水平的升高而引起炎症反应，还会导致沉积的细胞碎片阻塞气道（Murakami 和 Traber, 2003; Enkhbaatar 和 Traber, 2004）。凝血级联反应的激活和伴随的抑制纤维蛋白溶解，导致纤维蛋白沉积，因为通过内在组织因子Ⅶa 途径激活，从渗出的血浆和肺泡纤维蛋白沉积产生气道铸模（Tuinman 等，2012; Glas 等，2013）。VILI 是由于在高潮气量机械通气期间未受伤的肺泡过度扩张所致，该通气需要对受伤和阻塞的肺进行充分的充氧和通气。受伤的肺泡组织通过炎症介质的产生和释放作出反应，最重要的是趋化因子 IL-8，它从循环中吸引活化的中性粒细胞（Murakami 和 Traber, 2003）。活化的嗜中性粒细胞及其产物 ROS、炎性介质和蛋白酶，导致组织损伤、气道阻塞以及烟或烧伤-烟损伤的肺部病理生理学（Murakami 和 Traber, 2003）。在以下各节中将讨论药物和机制，将其作为烟气和烧伤—烟吸入损伤的新型疗法的靶标（Bartley 等，2008）。

17.3.3.3　当前疗法

（1）诊断和初始患者管理

烟气吸入暴露可能会伴有或不伴有轻微的表面皮肤灼伤（Mallory 和 Brickley, 1943），但总的来说，烟气吸入伤害是复杂的外伤的一部分，可能包括表面灼伤、上呼吸道热损伤和一氧化碳/氰化物中毒（Demling, 2008; Rehberg 等，2009; Toon 等，2010; Dries 和 Endorf, 2013）。重度烧伤患者的初始管理可能包括补充氧气（常压和偶尔高压），以消除血液中的羧基血红蛋白；如果怀疑有氰化物中毒，则给予氰化物解毒剂；清除气道；进行液体复苏（Ipaktchi 和 Arbabi, 2006; Latenser, 2009; Dries 和 Endorf, 2013）。用晶体溶液进行的大量液体复苏引起了对肺水肿的担忧，但是在临床和动物模型研究中并未观察到这一点（Ipaktchi 和 Arbabi, 2006; Latenser, 2009）。由于高温或化学性上呼吸道伤害可能会危及生命，因此大多数怀疑吸入伤害的火灾受害者都必须进行插管（Cancio, 2009; Dries 和 Endorf, 2013）。即使患者有意识并受到轻度伤害，一些患者仍使用支气管镜清除气道阻塞，例如石膏（Cancio, 2009; Dries 和 Endorf, 2013）。在火或烟暴露受害者中吸入损伤的最普遍的临床现象是在密闭空间暴露、面部烧伤、鼻毛被烧和近端气道中有烟灰。喘鸣和声音变化的更具指示性的迹象并不常见（Cancio, 2009; Dries 和 Endorf, 2013）。由于这些征象不是吸入性损伤的可靠指标，因此通过纤维支气管镜检查有助于诊断（Pruitt 等，1990）。支气管镜检查可检测到炎症变化——黏膜红斑、水肿、溃疡和黏膜下出血，以及气管支气管树中炭颗粒的存在（Shirani 等，1986; Masanés 等，1995）。一方面，对入院时吸入性损伤的准确诊断非常重要，因为有些患者可能在 72h 内无症状，直到 ARDS 突然出现（Masanés 等，1995），而另一些患者如果吸入可能会进行不必要的插管，气管状况未通过光纤支气管镜或喉镜评估（Muehlberger 等，1998）。

（2）机械通风

由于尚无适用于烟气吸入伤害的理想技术，因此尚未确定烟气吸入伤害的最佳机械通风策略（Mlcak 等，2007; Cancio, 2009; Latenser, 2009; Rehberg 等，2009; Dries 和 Endorf, 2013）。VILI 的风险是机械通气患者 ARDS 的重要危险因素，1993 年的 ACCP 共识会议（Slutsky, 1993）解决了 VILI 的风险，该会议制定了 ARDS 的通气指南（见 17.2.4.3），该指南也适用于吸入性损伤（Mlcak 等，2007; Latenser, 2009; Dries 和 Endorf, 2013）。符合这些准则和 ARDSNet 关于低潮气量的研究结果（Brower 等，2000）的吸入性伤害的策略，始于潮气量 6～8mL/kg 预测体重。如果患者的气道被纤维蛋白铸模阻塞，p_{aO_2} 急剧下降而 p_{aCO_2} 升高，则临床医生应提供积极的"气道厕所"（清除痰液的一种方法），如果患者的病情继续恶化，则应采用潮气量更大的通气，最高 8～10mL/kg 应予以考虑（Mlcak 等，2007）。通常，由于需要克服气道阻塞，ARDSNet 策略可能不是最佳的烟气吸入治疗策略。与主要形式为肺泡水肿的最常见临床 ARDS 形式相比，这在吸入性损伤中更为突出（Cancio，2009；Rehberg 等，2009）。为了在吸入性损伤中维持适当的充氧和肺保护之间的平衡，在动物模型研究中评估了替代的通气策略，并获得了满意的结果，并被一些烧伤中心采用。下面将讨论其中的两个高频冲击式通气（HFPV）和 AV-ECCO$_2$R。

（3）高频冲击式通气

HFPV 是 HFV 的一种变体，其中同时给予了潮下通气（50～900 循环/min）和低频（2～40 循环/min）通气循环（Cancio，2005，2009）。典型的波形由一系列潮下振荡体积组成，这些叠加在吸气压力波上，而该吸气压力波一直上升直至达到平稳状态。呼气是被动的，并且在呼气末期也出现了高频潮下波。低频分量提供了系统的体积部分，有利于气体的质量运动。高频分量提供了扩散，促进了肺泡气体的交换。这种通气方式的优点是：①在峰值压力下通过有效的气体输送提供肺保护，从而增加肺泡的募集而不会引起气压伤；②清除阻塞性分泌物和碎屑；③允许通过吸气和呼气进行自发呼吸，从而改善了病人与机器的同步性并激活了呼吸肌（Cancio，2009）。该技术在一个系统中实施，即容积扩散呼吸器（爱达荷州桑德波因市的 Percussionaire Corp.，VDR-4®）。关键组件是滑动文丘里管，它产生低压高频波（Rehberg 等，2009；Kunugiyama 和 Schulman，2012）。美国陆军外科医学研究所（USAISR）已将该系统作为需要机械通气的烧伤和吸入受伤患者的通气策略进行了测试，最初是作为对难治性低氧血症的抢救疗法，后来作为经证实的肺损伤和高危患者的预防措施用于 ARDS 或肺炎（Cioffi 等，1989，1991）。用 HFPV 治疗的患者的死亡率和肺炎的发生率明显低于预计的风险（Cioffi 等，1991）。此外，在对暴露于烟气中的狒狒的比较研究中，通过比较传统的正压通风（潮气量为 12mL/kg），HFPV 和 HFOV，证明了 HFPV 的优势。在获得生理终点方面，HFOV 比其他两种技术差，但是 HFPV 在肺保护方面更胜一筹（Cioffi 等，1993）。一项回顾性研究将 92 例经 HFPV 治疗的吸入性烧伤患者与 132 例经常规通气治疗的类似患者进行了比较，结果表明与常规通气患者相比，HFPV 治疗的患者总体死亡率降低（分别为 28% 和 56%），亚组的总烧伤面积≤40%（HFPV 和常规组分别为 15% 和 32%，$p = 0.02$）在治疗组之间有显著差异（Hall 等，2007）。在 USAISR 进行了一项随机对照研究中，将 HFPV 与 ARDSNet 低潮气量策略用于需要插管和机械通气的烧伤患者，并进行了比较（Chung 等，2010）。在该研究中，在 3 年（2006～2009）期间，将 62 例患者随机分为 HFPV（$n = 31$）和 ARDSNet 策略（$n = 31$）。在每组中，分别有 39% 和 35% 的患者被确诊为肺损伤。两组之间在 28 天无呼吸机天数的主要结果和死亡率（每组 6 例死亡），与血浆 IL-8 和 IL-6 水平的次要结果之间没有发现差异。两组之间最显著的差异是无法达到预定的充氧或通气目标而需要抢救疗法的需求，HFPV 组中只有 2 名患者需要抢救疗法，而 ARDSNet 组中有 9 名患者（5 名需要充氧，4 名由于通气不足）。HFOV 组的氧合更好，这也可以从第 0～6 天获得的更高的 p_{aO_2}/F_{iO_2} 值中看出。实际上，由于共 11 位患者需要抢救治疗，因此出于安全考虑终止了该研究。该试验表明，HFPV 比 ARDSNet 在烧伤和吸入性肺损伤中的通气支持更有效。VDR-4® 已在 USAISR 烧伤中心广泛用于烧伤和其他呼吸系统功能不全的通气（Cancio，2005，2009），并已包括在用于烧伤伤员的呼吸系统的标准设备中，该设备是在 2003～2007 年的军事行动中从伊拉克和阿富汗空运到德国和美国（Renz 等，2008）。

（4）动静脉体外二氧化碳去除辅助机械通气

通过体外循环体外去除二氧化碳，以减少机械通气负荷并提供肺休息的技术，已在烟气吸入（Brunston 等，1997a,b）和烧烟肺损伤（Alpard 等，1999；Zwischenberger 等，2001）的动物模型中进行了测试。这些研究中使用的系统是基于颈动脉-颈静脉 AV 体外循环，通过市售的膜式充氧器进行的（Brunston 等，1997a,b）。在以下步骤中进行了典型的实验（Alpard 等，1999）：①手术准备—导管和器械的安装—7 天恢复；②热灼伤（三度灼伤，占总表面积的 40%）和通过机械通风管道注入棉烟；③潮气量为 15mL/kg 体重（相当于成年人的 10mL/kg），PEEP 为 5cmH_2O，F_{iO_2} 为 1.0 时，进行液体复苏和通气，以消除羧基血红蛋白并引起肺部压力典型的剧烈通气（在羧基血红蛋白水平小于 10% 时，F_{iO_2} 降低并调整以维持 $p_{aO_2} > 60mmHg$；此后，动物接受通气支持以维持 p_{aO_2} 的水平，$p_{aCO_2} < 40mmHg$，血液 pH 值 7.35～7.45，并经常吸气以清除分泌物）；④当动物在受伤后 24～48h 内出现 ARDS（$p_{aO_2}/F_{iO_2} < 200mmHg$）时，将它们连接到 AV-ECCO_2R 回路，并迅速降低呼吸机的设置，以达到所需的充氧和通气目标并减少肺部压力。潮气量最初以 20% 的步幅减小，直到吸气峰值达到小于 30cmH_2O，然后进一步减小，直到以 2～3L/min 的最小分钟体积获得适当的氧合。同样调节 F_{iO_2}，并且当在 F_{iO_2} 为 0.21 下可以获得 $p_{aO_2} > 60mmHg$ 时，停止通风。在一个典型的实验中，通过 AV 旁路去除大于 95% 的心排血量的同时，将 11%～13% 的心排血量从 AV-ECCO_2R 开始的 p_{aO_2}/F_{iO_2} 的氧合增加为 152mmHg，到通气 72h 后增加到 300mmHg（Alpard 等，1999）。一项对照研究表明，有 18 只烧伤和烟损害绵羊被随机分配到 AV-ECCO_2R 通风或仅在 ARDS 建立后进行通风，显示 AV-ECCO_2R 组存活率更高（Zwischenberger 等，2001）。一项随机研究表明，AV-ECCO_2R 辅助的低潮气量策略对 HFPV 和低潮气量通气的优越性，仅在绵羊暴露于更严格的烟熏方案时，暴露后 120h 内死亡率达到 100%（Schmalstieg 等，2007）。与 HFPV（55%）和低潮气量（33%）相比，AV-ECCO_2R 组在损伤后 96h（ARDS 后 72h 标准）的存活率最高（71%）。低潮气量组相对于 AV-ECCO_2R 组的相对死亡风险为 4.64±3.75（$p = 0.05$），而 HFPV 组则为 2.68±1.69（$p = 0.12$）。这项研究以及将 HFPV 与 ARDSNet 策略进行比较的临床研究，指出了 ARDSNet 策略对某些（即使不是全部）烧伤和烟气吸入受害者的不利之处，以及其他呼吸机支持策略的重要性。

17.3.3.4 实验性药理学和辅助疗法

由于存在严重的、多因素的损伤以及所使用的潜在伤害性液体和通气复苏措施，导致烟气和烧伤肺损伤及其并发症的支持性管理非常困难（Ipaktchi 和 Arbabi，2006；Latenser，2009）。药理干预措施正在作为烟气、烧伤和抽烟脓毒症动物模型中常规管理方法的辅助手段进行研究，并在临床中得到了研究。研究的多种干预策略反映了损伤的复杂病理生理。在有前景的结果包括以下这些实验：如吸入性和全身性抗凝剂、NOS 抑制剂、抗氧化剂和 NSAID、白三烯抑制剂以及持续雾化的沙丁胺醇，而其他一些策略（肠胃外肝素、NSAID 消炎痛和布洛芬）则是与抗黏分子（抗 E-选择素和 P-选择素）和吸入的表面活性剂混合使用（Bartley 等，2008）。糖皮质激素、锰超氧化物歧化酶或别嘌呤醇治疗未显示任何益处或不良结果。随着针对包括 ARDS 在内的多种炎症疾病的新药被发现和研究，针对凝血病和 NO-过氧亚硝酸盐-PARP 途径抑制剂策略的研究得到了扩展（Jagtap 和 Szabo，2005；Szabó 等，2007；Tuinman 等，2012；Glas 等，2013）。未来其他有希望的疗法包括 β 激动剂、NOS 抑制剂或肺动脉消融调节肺血流量、抗凝剂和新型炎症靶向剂（血栓素合酶抑制剂、γ-生育酚和毒蕈碱拮抗剂）（Dreis 和 Endorf, 2013）。在下文中将讨论这些疗法和其他重要研究中的吸入烟气伤害的主要发展。

（1）抗凝剂和纤溶剂

在吸入性肺损伤的病理生理学中，主要的凝血病——凝血增加和纤维蛋白溶解下降——促使采用抗凝和纤维蛋白溶解干预措施。使用绵羊吸入烟气模型（48℃烟气冷却至小于 40℃时的烟气）和类似于早先描述的方法（Enkhbaatar 等，2004, 2008）与带有败血症的棉烟模型已进行了研究。吸入烟气后，动物接受气管滴注（2～5）×10^{11} CFU 活铜绿假单胞菌（Murakami 等，2002）。与烧伤烟气模型中的 24～30h 相比，ARDS 标准中的血氧合水平在受伤后 3h 内达到了（Murakami 等，2002），因此烟气脓毒症的危害更为严重。在 ALI/ARDS 和败血症中研究了抗凝药物肝素、人重组抗凝血酶（hrAT）和人重组活化蛋白 C（hrAPC）（Glas 等，2013），在前面描述的绵羊模型中采用复苏和通气的辅助治疗方法进行了测试。伤后 1h 开始并雾化肝素（每只动物 10000 单位）和IVrhAT[0.34mg/(kg·h)]联合给药，每 4h 持续给药直至研究结束（48h），并在烧烟绵羊模型中进行了测试。与对照组相比，这些药物减弱了肺损伤和血流动力学的所有病理生理变化，并且 AT 血浆水平升高，在受伤的对照组中明显降低，而没有任何系统性出血的迹象（Enkhbaatar 等，2008）。雾化的肝素（每 4h 10000 单位，持续 24h）减轻了绵羊烟雾脓毒症模型中的肺损伤，对肺水肿和气道阻塞有显著影响，而全身大剂量肝素在该模型中无效（Murakami 等，2003）。在该模型中，用 rhAPC 和头孢他啶联合治疗比单独使用其中一种治疗更有效（Maybauer 等，2012）。在联合治疗的动物中，ARDS 的发作得到了预防（p_{aO_2}/F_{iO_2} 保持大于 300mmHg），而单独使用 rhAPC 对降低血液中氧合的影响则更为适宜（Maybauer 等，2012）。头孢他啶对减轻肺和全身病理学的其他作用尚不清楚，这归因于抗炎活性而不是增加细菌清除率（Maybauer 等，2012）。在烧烟羊模型中研究了采用雾化组织纤溶酶原激活剂（tPA）增强纤维蛋白溶解疗法的效果（Enkhbaatar 等，2004）。重组人 tPA 的气雾剂给药（损伤后 4h 开始，每 4h 2mg）减弱了肺损伤的病理生理特征，特别是影响了气道铸型的清除，这被证明是烧伤导致的 ARDS 的关键因素——烟气伤害。这项研究中值得注意的是 tPA 给药的开始较晚，旨在反映实际情况下的典型治疗时机，以及在该时机清除已经形成的血凝块的优势。雾化的 tPA 的功效是剂量依赖性的（Enkhbaatar 等，2004）。在 ALI 的背景下，从各种潜在病因中进行了两项雾化肝素的小规模人体试验，证明了安全性并表明进一步的研究是可行的（Tuinman 等，2012）。一项针对成人吸入性损伤患者的回顾性单中心研究（Miller 等，2009; Tuiman 等，2012）显示，雾化肝素、N-乙酰半胱氨酸和沙丁胺醇作为辅助治疗 7 天后死亡率降低，机械通风可改善临床和病理。N-乙酰半胱氨酸在这种药物组合中的作用不仅是作为抗氧化剂，而且还作为黏液溶解剂，通过减少二硫键分解黏蛋白（Mlcak 等，2007）。建议的 7 天治疗方案是每 4h 施用 5000～10000 单位的肝素和 3mL 盐水，每 4h 与 3mL 的 20% NAC 和支气管扩张剂交替使用，以使患者每次接受雾化治疗 2h，需要支气管扩张剂来防止由于 N-乙酰半胱氨酸的刺激而引起的支气管收缩（Mlcak 等，2007）。

（2）靶向 NOS、过氧亚硝酸盐和 PARP 途径

NOS、过氧亚硝酸盐和 PARP 的失调、炎性和细胞毒性是许多炎性和退行性疾病的关键病理生理因素和治疗目标（Jagtap 和 Szabó, 2005; Szabó 等，2007）。在有或没有烧伤和败血症的烟气吸入模型中针对这些途径的药物作用的研究，揭示了这些途径在吸入性损伤的病理生理中

的核心作用（Murakami 和 Traber, 2003; Enkhbaatar 和 Traber, 2004），并且更重要的是，探索了可能的辅助治疗策略。下面将综述有关在烟气吸入、烧伤烟熏和烟气败血症中有关 NOS、PARP 和过氧亚硝酸盐靶向的主要研究。

（3）NOS 抑制剂

NO 精氨酸是许多生理和病理过程的介质，由 NOS 的三种亚型产生，即诱导型 NOS（iNOS 或 NOS2）（在炎症和其他细胞炎症中被诱导）和两种组成型亚型——神经型 NOS（nNOS）或 NOS1）和内皮型 NOS（eNOS 或 NOS3），它们主要在各自的细胞中表达并在肺组织中发现（Hauser 和 Radermacher, 2010）。在烟气吸入绵羊模型中测试了选择性 iNOS 抑制剂和过氧亚硝酸盐清除剂巯基乙基鸟嘌呤的作用（Soejima 等，2000）。与未治疗的对照组相比，巯基乙基鸟嘌呤减少了肺血流量，并减弱了血氧、肺分流、肺水肿和氧化应激的降低。在烧烟模型中发现相同的治疗方法可减轻肺淋巴流量、肺血管通透性、水肿和氧化应激，并减少血浆、肺淋巴和烧伤组织中 NO_x（NO_2^-/NO_3^-）的形成，并且降低肺组织中 3-硝基酪氨酸（一种蛋白质硝化的指示剂）（Soejima 等，2001b）。巯基乙基鸟嘌呤对 iNOS 的选择性差，引起了临床使用的安全性问题。因此，在烟熏（Enkhbaatar 等，2003a）和烟气脓毒症（Enkhbaatar 等，2006）模型中测试了选择性更高的 iNOS 抑制剂（BBS-2）。连续输注该化合物只能部分减轻肺损伤，这表明其他亚型参与了烟熏和烟气脓毒症肺损伤的发病机理。持续输注不同选择性 nNOS 抑制剂可减轻肺部损伤，同时降低血浆 NO_x 和肺组织 3-硝基酪氨酸在烟熏和烟气脓毒症模型中的作用（Enkhbaatar 等，2003b, 2009）。详尽的分子和时程研究确定了 nNOS 在烟气燃烧和烟气败血症早期阶段，作为 NO 和 NO 相关病理的主要产生者的关键作用，随后是 iNOS，后来这一点逐渐突出（Hauser 和 Radermacher, 2010; Lange 等，2010; Saunders 等，2010）。与先前单抑制剂研究中观察到的较小程度的减弱相比，在烟熏绵羊模型中同时输注降低剂量的 nNOS 抑制剂和 iNOS 抑制剂，在减轻肺部损伤方面更为有效（Lange 等，2011a）。测试的另一种策略是直接注入支气管循环。在绵羊烟熏模型中，将 nNOS 抑制剂以极低的剂量直接输注到支气管动脉中，与较高的全身剂量相比，可减轻肺损伤，从而提供了将来可能实用的安全有效的给药技术（Hamahata 等，2011）。

（4）PARP 抑制剂和过氧亚硝酸盐的催化分解

可以通过针对该途径的下游元素过氧亚硝酸盐和 PARP，来规避基于抑制 NOS 的策略中提出的复杂性和安全性问题。施用 PARP 抑制剂可明显减轻绵羊烧烟损伤的病理生理特征（Shimoda 等，2003）。在动物和人体对炎性和退行性疾病的研究中，已评估了能够催化过氧亚硝酸盐分解的金属卟啉化合物，也被认为是治疗 ARDS 的可能化合物（Szabo 等，2007）。施用铁金属卟啉化合物可显著减轻绵羊的烧烟肺损伤（Lange 等，2011b）。病理生理学和炎症参数的降低与通过肺组织 3-硝基酪氨酸（聚-ADP-核糖）测量的过氧亚硝酸盐的减少同时发生，因此强调了过氧亚硝酸盐作为可能的治疗靶点的作用。

（5）支气管循环的调节

最近的两项使用绵羊烟熏模型的研究证明了支气管循环消融的治疗潜力（Hamahata 等，2009, 2010）。首先，证明烧伤后烟气支气管动脉消融可增加绵羊无呼吸机的存活率。损伤前 72h，通过向支气管动脉内注射 70%乙醇诱导硬化来进行消融。所有动物存活至研究结束，即受伤后 96h。消融组的动物成功地脱离呼吸机，而在未消融的对照组中，动物在 72h 内达到了安乐死的标准（Hamahata 等，2009）。在烧伤和烟雾处理后 1h，对接受支气管动脉消融的动物进行了损伤后消融的研究，并观察了 24h 的病理生理作用。消融减弱了血氧合、肺分流、气道压力、肺淋巴流量和血管通透性以及水肿、髓过氧化物酶（MPO）和气道铸型形成的下降，在支气管中有所减少，但在气管中并未减少。这些研究指出了限制支气管循环的治疗潜力，在治疗这种威胁生命的损伤时，最好通过药理学手段。

17.4　小结

呼吸道暴露于有毒或刺激性化学物质导致的毒物吸入性伤害并不常见，但可能在广泛的情况下发生，这些主要与工业领域有关。在工业领域中，有毒化学物质被用作前驱体，并被大量生产、加工、储存和运输。在过去的 100 年中，一些不常见的情况已经成为我们生活的一部分，包括化学战和恐怖威胁（Markel 等，2008）。在许多情况下，吸入毒物的暴露事件涉及在家中、娱乐或工作场所中暴露的个体或集体。众所周知的 TMCE 很少见，但从 1985 年博帕尔灾难和 2005 年北卡罗来纳州发生的氯气汽车脱轨等重大事件中得知，如果处理不当，它们可能会构成毁灭性的公共健康威胁。

危险材料受害者的初级医疗服务是在活动场所救援活动中不可分割的一部分。避免污染是救援措施中的重要基础。这包括使用适用于危险类型和等级的适当 PPE，以及对已知或怀疑与液体危险材料接触的那些患者进行消毒。如果在进入医疗机构之前未对其进行消毒，则可能会对医疗保健提供者造成接触危害。PPE 可能会损害用户的表现能力，因此必须正确使用和培训。文中概述了在医疗过程中避免有害物质伤亡的避免污染的程序，但是有必要参考已发布的权威性指南手册并获得合格的培训和指导。

吸入性中毒的病理生理取决于材料的类型及其性质。药剂的水溶性决定了其主要损伤部位，无论是中央气道还是周围气道和肺泡。气道损伤的特征是上皮变性、支气管周水肿和由于黏液分泌和纤维蛋白引起的阻塞。肺泡损伤的主要特征是血管通透性增加、液体清除率降低和肺泡充血。总体病理生理变化是受损的肺力学和气体交换。所有类型肺部损伤的共同特点是组织损伤以及神经源性刺激和炎症反应，这与氧化和亚硝化以及凝血病有关。严重的炎症可能导致组织重塑、纤维化和长期后遗症。本章详细讨论了三种特定有毒物质的病理生理学和处理方法：氯气，主要影响呼吸道；光气，由于败血症、肺炎和其他病因导致类似于临床 ARDS 的肺泡损伤；烟气吸入。烟气吸入最严重，因为它会影响气道和肺泡，并伴有烧伤和肺炎/败血症。

目前对吸入性肺损伤的治疗是支持性和对症的。轻度至中度伤亡，最典型的表现是咳嗽、呼吸困难和气道收缩等呼吸道症状，通常用支气管扩张药、皮质类固醇和补充氧气治疗。如果不能立即改善病情，则应通过体格检查、血气分析和胸部 X 射线检查，以检查是否出现肺水肿和呼吸衰竭。如果气道和肺泡受到更严重的伤害，ALI 可能会发展为 ARDS。ARDS 的护理基于机械通气和支持措施。在 ALI/ARDS 患者中为获得所需的充氧和通气目标而需要进行的剧烈机械通气，既有害压力又大，会加剧炎症反应。为了平衡呼吸支持需求和肺保护，有几种肺保护呼吸机策略可供选择。其中，最普遍的是低潮气量通气，大规模 ARDSNet 试验表明，该方法可显著提高 ARDS 患者的存活率并减少呼吸机诱发的伤害。其他讨论过的肺保护通气策略是

HFOV 和 HFPV。本文中讨论的其他辅助技术包括高 PEEP、吸入性血管扩张剂（如 NO）、俯卧位和 ECMO。它们被认为是难治性低氧血症的抢救疗法，其常规使用尚有争议。其中一些技术已在毒性吸入损伤的模型系统中进行了研究，并取得了一些成功。这里没有讨论其他策略，引用的文献对此进行了回顾。

针对病理生理过程的药物治疗剂正在研究中，以作为预防措施，从而防止肺部疾病对 ARDS 的损害恶化，或作为通气支持的辅助手段。主要研究领域是抗炎药——皮质类固醇和 NSAID、抗氧化剂和抗凝剂。不幸的是，即使动物模型和小规模临床结果良好，大规模临床研究大多结果较差。由于不可能进行暴露于危险物质的随机对照临床研究，因此临床信息来自不太常见的多伤亡事件中个人和集体的病例报告。具有临床意义的大型动物模型（主要是猪和绵羊），根据其疾病病理学和对治疗的反应与人类的相似性，研究尽可能接近临床环境的伤害管理。对病理生理和分子损伤机制的详细了解，将有利于药物的开发和选择适当的递送方法。启动这些治疗方式的最佳时机仍然不明确。这些挑战更大，因为在大多数情况下，我们需要在缺乏受控人体研究的情况下将数据从实验台转换到临床。

习　　题　　**1．简述暴露于氯气和光气后肺损伤特征的基本差异。**

答：呼吸道是受氯气影响的主要器官系统（氯气为中央肺损伤）。急性影响范围取决于剂量，从有害的气味和局部刺激到胸痛、呼吸困难、咳嗽、气道阻塞和炎症，在极端情况下还包括肺水肿和 ARDS。

光气引起的肺损伤的主要特征是非心源性肺水肿、下呼吸道和肺泡上皮细胞的损伤以及炎症，导致低氧血症性呼吸衰竭和致命的血流动力学不稳定（光气为周围肺损伤）。

2．每种伤害类型的医疗救助应包括哪些内容？

答：氯气引起的肺损伤的基本初始疗法是支持性和对症的，包括使用补充氧气以获取适当的血氧合和吸入支气管痉挛的 β_2 激动剂。在光气引起的肺损伤中，药物治疗是相似的，但特别强调和警惕潜伏期后出现肺水肿的可能性。

3．如何防止上述每种药物的原发性损伤恶化？

答：在氯气暴露的情况下，如果怀疑有明显的暴露或明显的临床症状和体征，例如胸痛、支气管痉挛和异常生命体征，应允许患者入院并转入 ICU。在这些情况下或在接下来的几个小时内将要进一步恶化的情况下，给予吸入或全身性皮质类固醇激素治疗，有时在肺水肿的情况下加入静脉注射氨茶碱和利尿剂。暴露于光气之后，应将无症状的患者转至医疗机构进行评估和随访，将呼吸系统不适的患者送入重症监护病房，并对支气管狭窄或肺水肿体征的患者进行呼吸衰竭风险的观察。建议通过胸部 X 光检查来监测肺水肿的发展，暴露于高剂量的患者应在暴露后 2h 内进行胸部 X 光检查。与氯气一样，这些患者应接受全身性皮质类固醇、氨茶碱和利尿剂。

参考文献

Abersold, P. 2012. FDA experience with medical countermeasures under the Animal rule. *Adv. Prev. Med.*, 2012: article ID 50751, doi: 10.1155/201/50751.

Abroug, F., Ouanes-Bebes, L., Dachraoui, F., Ouanes, I., and Brochard, L. 2011. An updated study-level meta analysis of randomized controlled trials on proning in ARDS and acute lung injury. *Crit. Care*, 15: R6.

Adhikari, N.K.J., Burns, K.E.A., Friedrich, J.O., Granton, J.T., Cook, D.J., and Meade, M.O. 2007. Effect of nitric oxide on oxygenation and mortality in acute lung injury: Systemic review and meta-analysis. *BMJ*, 334: 779.

Afshari, A., Brok, J., Møller, A.M., and Wetterslev, J. 2011. Inhaled nitric oxide for acute respiratory distress syndrome and acute lung injury in adults and children: A systemic review with meta-analysis and trial sequential analysis. *Anesth. Analg.*, 112: 1411–1421.

Agabiti, N., Ancona, C., Forastiere, F., Di Napoli, A., Lo Presti, E., Corbo, G.M., D'Orsi, F., and Perucci, C.A. 2001. Short term respiratory effects of acute exposure to chlorine due to a swimming pool accident. *Occup. Environ. Med.*, 58: 399–494.

Agency for Toxic Substances and Disease Registry (ATSDR). 2001a. Emergency medical services response to hazardous material incidents, section II, in *Managing Hazardous Material Incidents*, Vol. I: *Emergency Medical Services: A Planning Guide for the Management of Contaminated Patients*. Atlanta, GA. pp. 13–44. http://www.atsdr.cdc.gov/MHMI/mhmi-v1–2.pdf (last accessed on May 20, 2014).

Agency for Toxic Substances and Disease Registry (ATSDR). 2001b. *Managing Hazardous Material Incidents*, Vol. III: *Medical Management Guidelines for Acute Toxic Exposures*. Atlanta, GA. http://www.atsdr.cdc.gov/MHMI/mhmi-v3.pdf (last accessed on May 20, 2014).

Agency for Toxic Substances and Disease Registry (ATSDR). 2001c. Chlorine (Cl_2). http://www.atsdr.cdc.gov/MHMI/mmg172.pdf (last accessed on May 20, 2014).

Agency for Toxic Substances and Disease Registry (ATSDR). 2001d. Phosgene ($COCl_2$). http://www.atsdr.cdc.gov/MHMI/mmg176.pdf (last accessed on May 20, 2014).

Agency for Toxic Substances and Disease Registry (ATSDR). 2006. Hazardous Substances Emergency Events Surveillance (HSEES) annual report 2006. http://www.atsdr.cdc.gov/hs/hsees/annual2006.pdf (last accessed on May 20, 2014).

Agency for Toxic Substances and Disease Registry (ATSDR). 2009. Hazardous Substances Emergency Events Surveillance (HSEES) annual report 2009. http://www.atsdr.cdc.gov/HS/HSEES/HSEES%202009%20report%20final%2008%2017%2011_9_2012.pdf (last accessed on May 20, 2014).

Aguilar, S., Scotton, C.J., McNulty, K., Nye, E., Stamp, G., Laurent, G., Bonnet, D., and James, S.M. 2009. Bone marrow stem cells expressing keratinocyte growth factor via an inducible lentivirus protects against bleomycin-induced pulmonary fibrosis. *PLoS One*, 4: e8013.

Alberts, W.M., and do Pico, G.A. 1996. Reactive airway dysfunction syndrome. *Chest*, 109: 1618–1626.

Alpard, S.K., Zwischenberger, J.B., Tao, W., Deyo, D.J., and Bidani, A. 1999. Reduced ventilator pressure and improved P/F ratio during percutaneous arteriovenous carbon dioxide removal for severe respiratory failure. *Ann. Surg.*, 230: 215–224.

Amato, M.B.P., Barabs, C.S.V., Medeiros, D.M., et al. 1998. Effect of a protective ventilation strategy on mortality in the acute respiratory distress syndrome. *N. Engl. J. Med.*, 338: 347–354.

Andersson, U., and Tracey, K.J. 2012. Neural reflexes in inflammation and immunity. *J. Exp.*

Med., 209: 1057–1068.

Babu, R.V., Cardenas, V., and Sharma, G. 2008. Acute respiratory distress syndrome from chlorine inhalation during a swimming pool accident: Case report and review of the literature. *J. Intensive Care Med.*, 23: 275–280.

Baker, D. 2005. The problem of secondary contamination following chemical agent release. *Crit. Care*, 9: 323–324.

Baker, D.J. 1999. Management of respiratory failure in toxic disasters. *Resuscitation*, 42: 125–131.

Barrett, A.M., and Adams, P.J. 2011. Chlorine truck attack consequences and mitigation. *Risk Analysis*, 31: 1243–1259.

Bartley, A.C., Edgar, D.W., and Wood, F.M. 2008. Pharmaco-management of inhalation injuries for burn survivors. *Drug Des. Dev. Ther.*, 2: 9–16.

Bassford, C.R., Thickett, D.R., and Perkins, G.D. 2012. The rise and fall of β-agonists in the treatment of ARDS. *Crit. Care*, 16: 208.

Batchinsky, A.I., Martini, D.K., Jordan, B.S., Dick, E.J., Fudge, J., Baird, C.A., Hardin, D.E., and Cancio, C.L. 2006. Acute respiratory syndrome secondary to inhalation of chlorine gas in sheep. *J. Trauma*, 60: 944–957.

Baxter, P.J., Davies, P.C., and Murray, V. 1989. Medical planning for toxic releases into the community: The example of chlorine gas. *Br. J. Ind. Med.*, 46: 277–285.

Beers, M.F. and Morrisey, E.E. 2011. The three R's of lung health and disease: Repair, remodeling, and regeneration. *J. Clin. Invest.*, 121: 2065–2073.

Bein, T., Weber, F., Prasser, C., Pfeifer, M., Schmid, F.-X., Butz, B., Birnbaum, D., Taeger, K., and Schlitt, H. 2006. A new pumpless extracorporeal interventional lung assist in critical hypoxemia/hypercapnia. *Crit. Care Med.*, 34: 1372–1377.

Bein, T., Weber-Carstens, S., Goldman, A., et al. 2013. Lower tidal volume strategy (~3 ml/kg) combined with extracorporeal CO_2 removal versus 'conventional' protective ventilation (6 ml/kg) in severe ARDS. The prospective randomized Xtravent-study. *Intensive Care Med.*, 39(5): 847–856, Published online 10 January 2013, doi: 10.1007/s00134-012-2787-6.

Bein, T., Zimmermann, M., Hergeth, K., Ramming, M., Rupprecht, L., Schlitt, H.J., and Slutsky, A.S. 2009. Pumpless extracorporeal removal of carbon dioxide combined with ventilation using low tidal volume and high positive end-expiratory pressure in a patient with severe acute respiratory syndrome. *Anaesthesia*, 64: 95–198.

Ben-Abraham, R., Gur, I., Vater, Y., and Weinbroum, A.A. 2003. Intraosseous emergency access by physicians wearing full protective gear. *Acad. Emerg. Med.*, 10, 1407–1410.

Berkenstadt, H., Ziv, A., Barsuk, D., Levine, I., Cohen, A., and Vardi, A. 2003. The use of advanced simulation in the training of anesthesiologists to treat chemical warfare casualties. *Anesth. Analg.*, 96(6): 1739–1742.

Bernard, G.R., Artigas, A., Brigham, K.L., Carlet, C., Falke, K., Hudson, L., Lamy, M., Legall, J.R., Morris, A., and Spragg, R., the Consensus Committee, 1994. The American-European consensus conference on ARDS: Definition, mechanisms, relevant outcomes, and clinical trial coordination. *Am. J. Respir. Crit. Care Med.*, 149: 818–824.

Bessac, B.F. and Jordt, S.-E. 2008. Breathtaking TRP channels: TRPA1 and TRPV1 in airway chemosensation and reflex control. *Physiology*, 23: 360–370.

Bessac, B.F. and Jordt, S.-E. 2010. Sensory detection and response to toxic gases: Mechanisms, health effects, and countermeasures. *Proc. Am. Thorac. Soc.*, 7: 269–277.

Bonetto, G., Corradi, M., Carraro, S., Zanconato, S., Alinovi, R., Folesani, G., Da Dalt, L., Mutti, A., and Baraldi, E. 2006. Longitudinal monitoring of lung injury in children after acute chlorine exposure in a swimming pool. *Am. J. Respir. Crit. Care Med.*, 174: 545–549.

Branson, R.D., Johanningman, J.A., Daugherty, E.L., and Rubinson, L. 2008. Surge capacity mechanical ventilation. *Respir. Care*, 53: 78–90.

Briel, M., Meade, M., Mercat, A., et al. 2010. Higher vs. lower positive-end-expiratory pressure in patients with acute lung injury and acute respiratory distress syndrome: Systemic review and meta-analysis. *JAMA*, 303: 865–873.

Brinker, A., Stratling, W.M., and Schumacher, J. 2008. Evaluation of bag-valve-mask ventilator in simulated toxic environments. *Anaesthesia*, 63: 1234–1237.

Brower, R.G. and Fessler, H.E. 2011. Another "negative trial" of surfactant. Time to bury the idea? *Am. J. Respir. Care Med.*, 183: 966–967.

Brower, R.G., Lanken, P.N., MacIntyre, N., et al. The National Heart Lung and Blood Institute ARDS Clinical Trials Network, 2004. Higher versus lower positive end-expiratory pressures in patients with the acute respiratory distress syndrome. *N. Engl. J. Med.*, 351: 327–336.

Brower, R.G., Matthay, M.A., Morris, A., et al. The Acute Respiratory Distress Network, 2000. Ventilation with lower tidal volumes as compared with traditional tidal volumes for acute lung injury and acute respiratory distress syndrome. *N. Engl. J. Med.*, 342: 1301–1308.

Brown, R.F.R., Jugg, B.J.A., Harban, F.M.J., Adhley, Z., Kenward, C.E., Platt, J., Hill, A., Rice, P., and Watkins, P.E. 2002. Pathophysiological responses following phosgene exposure in the anaesthetized pig. *J. Appl. Toxiciol.*, 22: 263–269.

Bruner, H.D., Boche, R.D., Chapple, C.C., Gibbon, M.H., and McCarthy, M.D. 1947. Studies on experimental phosgene poisoning. III. Oxygen therapy in phosgene-poisoned dogs and rats. *J. Clin. Invest.*, 26: 923–944.

Brunston, R.L., Tao, W., Bidani, A., Alpard, S.K., Traber, D., and Zwischenberger, J.B. 1997b. Prolonged hemodynamic stability during arteriovenous carbon dioxide removal for severe respiratory failure. *J. Thorac. Cardiovasc. Surg.*, 114: 1107–1114.

Brunston, R.L., Zwischenberger, J.B., Tao, W., Cardenas, V.J., Traber, D.L., and Bidani, A. 1997a. Total arteriovenous CO_2 removal: Simplifying extracorporeal support for respiratory failure. *Am. Thorac. Surg.*, 64: 1599–1605.

Byers, M., Russell, M., and Lockey, D.J. 2008. Clinical care in the "Hot Zone". *Emerg. Med. J.*, 25: 108–112.

Caironi, P., Cressoni, M., Chiumello, D., et al. 2010. Lung opening and closing during ventilation of acute respiratory distress syndrome. *Am. J. Respir. Crit. Care Med.*, 181: 578–586.

Cancio, L.C. 2005. Current concepts in the pathophysiology and treatment of inhalation injury. *Trauma*, 7: 19–35.

Cancio, L.C. 2009. Airway management and smoke inhalation injury in burn patients. *Clin. Plast. Surg.*, 36: 555–567.

Castle, N., Pillay, Y., and Spencer, N. 2011. Insertion of six different supraglottic airway devices whilst wearing chemical, biological, radiation, nuclear-personal protective equipment: A manikin study. *Anaesthesia*, 66: 983–988.

CDC. 2012. Emergency preparedness and response; chemical agents (by category) http//emergency.cdc.gov/agent/agent listchem-category.asp (last accessed on May 20, 2014).

Cepkova, M. and Matthay, M.A. 2006. Pharmacotherapy of acute lung injury and acute respiratory distress syndrome. *J. Intensive Care Med.*, 21: 119–142.

Cevik, Y., Onay, M., Akmaz, L., and Sezigan, S. 2009. Mass casualties from acute inhalation of chlorine gas. *South. Med. J.*, 102: 1209–1213.

Chabot, F., Mitchell, J.A., Gutterodge, J.M.C., and Evans, T.W. 1998. Reactive oxygen species in acute lung injury. *Eur. Respir. J.*, 11: 745–757.

Chan, K.P.W., Stewart, T.E., and Mehta, S. 2007. High frequency oscillatory ventilation for patients with ARDS. *Chest*, 131: 1907–1916.

Chang, W., Chen, J., Schlueter, C.F., Rando, R.J., Parthak, Y.V., and Hoyle, G.W. 2012. Inhibition of chlorine-induced lung injury by the type 4 phosphodiesterase inhibitor rolipram. *Toxicol. Appl. Pharmacol.*, 263: 251–258.

Chen, H.-L., Bai, H., Xi, M.-M., Liu, R., Qin, X.-J., Liang, X., Zhang, W., Zhang, X.-D., Li, W.-L., and Hai, C.-X. 2013. Ethyl pyruvate protects rats from phosgene-induced pulmonary edema by inhibiting cyclooxygenase 2 and inducible nitric oxide synthase expression. *J. Appl. Toxicol.*, 33: 71–77.

Chester, E.H., Kaimal, J., Payne, C.B., and Kohn, P.M. 1977. Pulmonary injury following exposure to chlorine gas. Possible beneficial effects of steroid treatment. *Chest*, 72: 247–250.

Chow, C.-W., Herrera Abreu, M.T., Suzuki, T., and Downey, G.P. 2003. Oxidative stress and acute lung injury. *Am. J. Respir. Cell Mol. Biol.*, 29: 427–431.

Chung, K.K., Wolf, S.E., Renz, E.M., et al. 2010. High-frequency percussive ventilation and low tidal volume ventilation in burns: A randomized controlled trial. *Crit. Care Med.*, 38: 2970–1977.

Cioffi, W.G., de Lemos, R.A., Coalson, J.J., Gerstman, D.A., and Pruitt, B.F. Jr. 1993. Decreased pulmonary damage in primate with inhalation injury treated with high-frequency ventilation. *Ann. Surg.*, 218: 328–337.

Cioffi, W.G., Graves, T.A., McManus, W.F., and Pruitt, B.F. Jr. 1989. High-frequency percussive ventilation in patients with inhalation injury. *J. Trauma*, 29: 350–354.

Cioffi, W.G. Jr., Rue, L.W. III, Graves, T.A., McManus, W.F., Mason, A.D. Jr., and Pruitt, B.F. Jr. 1991. Prophylactic use of high-frequency percussive ventilation in patients with inhalation injury. *Ann. Surg.*, 213: 575–580.

Coats, M.J., Jundi, A.S., and James, M.R. 2000. Chemical protective clothing; a study into the ability to perform lifesaving procedures. *J. Accid. Emerg. Med.*, 17: 115–118.

Collins, S.R. and Blank, R.S. 2011. Approaches to refractory hypoxemia in acute respiratory distress syndrome: Current understanding, evidence and debate. *Respir. Care*, 56: 1573–1578.

Coman, D.R., Bruner, H.L., Horn, R.C., Friedman, M., Boche, R.D., McCarthy, M.D., Gibbon, M.H., and Schultz, J.S. 1947. Studies on experimental phosgene poisoning. I. The pathologic anatomy of phosgene poisoning, with special reference to the early and late phases. *Am. J. Pathol.*, 23: 1037–1073.

Cove, M.E., MacLaren, G., Federspiel, W.J., and Kellum, J. 2012. Bench to bedside review: Extracorporeal carbon dioxide removal, past, present and future. *Crit. Care*, 16: 232.

Cox, R.A., Burke, A.S., Soejima, K.S., Murakami, K., Katahira, J., Traber, L.D., Herndon, D., Schmalstieg, F.C., Traber, D.L., and Hawkins, H.K. 2003. Airway obstruction in sheep with burn and smoke inhalation injuries. *Am. J. Respir. Cell Mol. Biol.*, 29: 295–302.

Cox, R.A., Mlcack, R.P., Chinkes, D.L., Jacob, S., Enkhbaatar, P., Jaso, J., Parish, L.P., Traber, D.L., Jeschke, M.G., Herndon, D.N., and Hawkins, H.K. 2008. Upper airway mucus deposition in lung tissue of burn trauma victims. *Shock*, 29: 356–361.

Craig, T.R., Duffy, M.J., Shyamssundar, M., McDowell, C., O'Kane, C.M., Elborn, J.S., and

McAuley, D.F. 2011. A randomized clinical trial of hydroxymethylglutaryl coenzyme A reductase inhibition for acute lung injury (the HARP study). *Am. J. Respir. Crit. Care Med.*, 183: 620–626.

Crimi, E., Sica, V., Williams-Ignarro, S., Zhang, H., Slutsky, A.S., Ignarro, L.J., and Napoli, C. 2006. The role of oxidative stress in adult critical care. *Free Rad. Biol. Med.*, 40: 398–406.

D'Allesio, A., Tsushima, K., Aggrawal, NR., West, E.E., Willett, M.H., Britos, M.F., Brower, R.G., Tuder, R.M., Mc Dyer, J.F., and King, L.S. 2009. CD4$^+$CD25$^+$Foxp3$^+$ Tregs resolve experimental lung injury in mice and are present in humans with acute lung injury. *J. Clin. Invest.*, 119: 2898–2912.

Davies, A., Jones, D., Bailey, M., et al., Australia and New Zealand Extracorporeal Membrane Oxygenation (ANZ ECMO) Influenza Investigators, 2009. Extracorporeal membrane oxygenation for 2009 influenza A (H1N1) acute respiratory distress syndrome. *JAMA*, 302: 1888–1895.

De Jonge, W.J., and Ulloa, L. 2007. The alpha 7 nicotinic acetylcholine receptor as a pharmacological target for inflammation. *Br. J. Pharmacol.*, 151: 915–929.

De Lange, D.W., and Meulenbelt, J. 2011. Do corticosteroids have a role in prevention or reducing acute toxic lung injury caused by inhalation of chemical agents? *Clin. Toxicol.*, 46: 61–67.

Demling, R.H. 2008. Smoke inhalation lung injury. An update. *Eplasty*, 8: e27.

Demnati, R., Fraser, R., Ghezzo, H., Martin, J.G., Plaa, G., and Malo, J.-H. 1998a. Time-course of functional and pathological changes after a single high acute inhalation of chlorine in rats. *Eur. Respir. J.*, 11: 922–928.

Demnati, R., Fraser, R., Martin, J.G., Plaa, G., and Malo, J.-H. 1998b. Effects of dexamethasone on functional and pathological changes in rat bronchi caused by high acute exposure to chlorine. *Toxicol. Sci.*, 45: 242–246.

De Prost, N., Ricard, J.-D., Saumon, G., and Dreyfuss, D. 2011. Ventilator-induced lung injury: Historical perspective and clinical implications. *Ann. Intensive Care*, 1: 28.

Derdak, S., Mehta, S., Stewart, T.E., Smith, T., Rogers, M., Buchman, T.G., Carlin, B., Lowson, L., and Granton, J. 2002. the Multicenter Oscillatory Ventilation for Acute Respiratory Distress Syndrome Trail (MOAT) Study Investigators. High-frequency oscillatory ventilation for acute respiratory distress syndrome in adults. A randomized controlled trial. *Am. J. Respir. Care Med.*, 166: 801–808.

Deschamps, D., Soler, P., Rosenberg, N., Baud, F., and Gervais, P. 1994. Persistent asthma after inhalation of a mixture of sodium hypochlorite and hydrochloric acid. *Chest*, 105: 1895–1896.

Devaney, J.D., Conteras, M., and Laffey, J.G. 2011. Clinical review: Gene-based therapies for ALI/ARDS: Where are we now? *Crit. Care*, 15: 224.

Devereaux, A.V., Dichter, J.R., Christian, M.D., et al. 2008. Definitive care for the critically ill during a disaster: A framework for allocation of scarce resources in mass critical care. From a Task force for Mass critical Care summit meeting, January 26–27, 2007, Chicago, IL. *Chest*, 133: 51S–66S.

Dhara, V.R., and Dhara, R. 2002. The Union Carbide disaster in Bhopal: A review of health effects. *Arch. Environ. Health*, 57: 391–404.

Diller, W.F. 1985a. Pathogenesis of phosgene poisoning. *Toxicol. Ind. Health*, 1: 7–15.

Diller, W.F. 1985b. Therapeutic strategies in phosgene poisoning. *Toxicol. Ind. Health*, 1: 93–99.

Dompeling, E., Jöbsis, Q., Vandevijver, N.M.A., Wesseling, G., and Hendriks, H. 2004. Chronic bronchiolitis in a 5-yr-old child after exposure to sulfur mustard gas. *Eur. Respir. J.*, 23: 343–346.

Dries, D.L., and Endorf, F.W. 2013. Inhalation injury: Epidemiology, pathology, treatment strategies. *Scand. J. Trauma Resusc. Emerg. Med.*, 21: 31.

Duniho, S.M., Martin, J., Forster, J.S., Cascio, M.B., Moran, T.S., Carpin, L.B., and Sciuto, A.M. 2002. Acute changes in lung histopathology and bronchoalveolar lavage parameters in mice exposed to the chocking agent gas phosgene. *Toxicol. Pathol.*, 30: 339–349.

Dushiantan, A., Grocott, M.P., Postle, A.D., and Cusak, R. 2011. Acute respiratory distress syndrome and acute lung injury. *Postgrad. Med. J.*, 87: 612–622.

Eisenkraft, A., Gilat, E., Chapman, S., Baranes, S., Egoz, I., and Levy, A. 2007. Efficacy of the bone injection gun in the treatment of organophosphate poisoning. *Biopharm. Drug Dispos.*, 28(3): 145–150.

Enkhbaatar, P., Esechie, A., Wang, J., et al. 2008. Combined anticoagulants ameliorate acute lung injury in sheep after burn and smoke inhalation. *Clin. Sci.*, 114: 321–329.

Enkhbaatar, P., Lange, M., Nakano, Y., Hamahata, A., Jonkam, C., Wang, J., Jaroch, S., Traber, L., Herndon, D., and Traber, D. 2009. Role of neuronal nitric oxide synthase in ovine sepsis model. *Shock*, 32: 253–247.

Enkhbaatar, P., Murakami, K., Cox, R., et al. 2004. Aerosolized tissue plasminogen activator improves pulmonary function in sheep with burn and smoke inhalation. *Shock*, 22: 70–75.

Enkhbaatar, P., Murakami, K., Shimoda, K., et al. 2003a. The inducible nitric oxide synthase inhibitor BBS-2 prevents acute lung injury in sheep after burn and smoke inhalation injury. *Am. J. Respir. Crit. Care Med.*, 167: 2012–1026.

Enkhbaatar, P., Murakami, K., Shimoda, K., et al. 2003b. Inhibition of neuronal nitric oxide synthase by 7-nitroindazole attenuates acute lung injury in an ovine model. *Am. J. Physiol. Regul. Integr. Comp. Physiol.*, 285: R366–R372.

Enkhbaatar, P., Murakami, K., Traber, L.D., et al. 2006. The inhibition of inducible nitric oxide synthase in ovine sepsis model. *Shock*, 25: 522–527.

Enkhbataar, P., and Traber, D.L. 2004. Pathophysiology of acute lung injury in combined burn and smoke inhalation injury. *Clin. Sci.*, 107: 137–143.

Esan, A., Hess, D.R., Raoof, S., George, L., and Sessler, C.N. 2010. Severe hypoxemic respiratory failure. Part I—Ventilator strategies. *Chest*, 137: 1203–1216.

Everett, E.D. and Overholt, E.L. 1968. Phosgene poisoning. *JAMA*, 205: 243–245.

Fang, X., Neyrinck, A.P., Matthay, M.A., and Lee, J.W. 2010. Allogeneic human mesenchymal stem cells restore epithelial protein permeability in cultured human alveolar type II cells by secretion of angiopoietin-1. *J. Biol. Chem.*, 285: 26211–26222.

Fanucchi, M., Bracher, A., Doran, S.F., Squadrito, G.L., Fernandez, S., Poslewaith, E.M., Bowen, L., and Matalon, S. 2012. Post-exposure antioxidant treatment in rats decreases airway hyperplasia and hyperreactivity due to chlorine inhalation. *Am. J. Respir. Cell Mol. Biol.*, 46: 599–606.

Ferguson, N.D., Cook, D.J., Guyatt, G.H., et al. for the OSCILLATE Trial Investigators and the Canadian Critical Care Trials Group, 2013. High-frequency oscillation in early acute respiratory distress syndrome. *N. Engl. J. Med.*, 368: 795–805.

Ferguson, N.D., Fan, E., Camporota, L., et al. 2012. The Berlin definition of ARDS: An expanded rationale, justification, and supplementary material. *Intensive Care Med.*, 38: 1573–1582.

Ferreira, F.L., Peres Bota, D., Bross, A., Melot, C., and Vincent, J.L. 2001. Serial evaluation of the SOFA score to predict outcome in critically ill patients. *JAMA*, 286: 1754–1758.

Fessler, H.F. and Talmor, D., 2010. Should prone positioning be routinely used for lung protection during mechanical ventilation? *Respir. Care*, 55: 88–96.

Fisher, A.B., and Beers, M.F. 2008. Hyperoxia and acute lung injury. *Am. J. Physiol. Lung cell Mol. Biol.*, 295: L1066.

Flaishon, R., Sotman, A., Ben-Abraham, R., Rudick, V., Varssano, D., and Weinbaum, A. 2004a. Antichemical protective gear prolongs time to successful airway management: A randomized crossover study in humans. *Anaesthesiology*, 100: 260–266.

Flaishon, R., Sotman, A., Ben-Abraham, R., Rudick, V., Varssano, D., and Weinbaum, A. 2004b. Laryngeal mask airway insertion by anaesthetists and nonanaethetists wearing protective gear: A prospective, randomized, crossover study in humans. *Anaesthesiology*, 100: 267–273.

Foley, F.D., Moncrief, J.A., and Mason, A.D. Jr. 1968. Pathology of the lung in fatally burned patients. *Ann. Surg.*, 167: 267–273.

Forel, J.-M., Roch, A., Marin, V., Michelet, P., Demory, D., Blache, J.-H., Perrin, G., Gainnier, M., Bongrand, P., and Papazian, L. 2006. Neuromuscular blocking agents decrease inflammatory response in patients presenting with acute respiratory distress syndrome. *Crit. Care Med.*, 34: 2749–2757.

Francis, H.C., Prys-Picard, C.O., Fishwick, D., Stenton, C., Burgs, P.S., Bradshaw, L., Ayres, J.G., Campbell, S.M., and Niven, R.McL. 2007. Defining and investigating occupational asthma: A consensus approach. *Occup. Environ. Med.*, 64: 361–356.

Frank, A.J., and Thompson, B.T. 2010. Pharmacological treatments for acute respiratory distress syndrome. *Curr. Opin. Crit. Care*, 16: 62–68.

Frosolono, M.F., and Curie, W.D. 1985. Response of the pulmonary surfactant system to phosgene. *Toxicol. Ind. Health*, 1: 29–35.

Frostell, C., Fratacci, M.-D., Wain, J.C., Jones, R., and Zapol, W.M. 1991. Inhaled nitric oxide. A selective pulmonary vasodilator reversing hypoxic pulmonary vasoconstriction. *Circulation*, 83: 2038–2047.

Frostell, C.G., Blomqvist, H., Hendenstierna, G., Lundberg, J., and Zapol, W.M. 1993. Inhaled nitric oxide selectively reverses human hypoxic pulmonary vasoconstriction without causing systemic vasodilation. *Anaesthesiology*, 78: 427–435.

Gainnier, M., Roch, A., Forel, J.-M., Thirion, X., Arnal, J.-M., Donati, S., and Papazian, L. 2004. Effect of neuromuscular blocking agents on gas exchange in patients presenting with acute respiratory distress syndrome. *Crit. Care Med.*, 32: 113–119.

Gajic, O., Dabbagh, O., Park, P.K., et al. on behalf of the U.S. Critical Illness and Injury Trials Group: Ling Injury Prevention Study Investigators (USCIITG-LIPS), 2011. Early identification of patients at risk of acute lung injury. Evaluation of lung injury prediction score in a multicenter cohort study. *Am. J. Respir. Crit. Care Med.*, 183: 462–470.

Gao Smith, F., Perkins, G.D., Gates, S., Young, D., McAuley, D.F., Tunnicliffe, W., Khan, Z., and Lamb, S.E. for the BALTI-2 Study Investigators, 2012. Effects of intravenous β-2 agonist treatment on clinical outcomes in acute respiratory distress syndrome (BALTI-2): A multicenter, randomized controlled trial. *Lancet*, 379: 229–235.

Garner, A., Laurence, H., and Lee, A. 2004. Practicality of performing medical procedures in chemical protective ensembles. *Emerg. Med. Austral.*, 16: 108–113.

Gattinoni, L., Caironi, P., Cressoni, M., Ciumello, D., Ranieri, V.M., Quintel, M., Russo, S., Patroniti, N., Cornejo, R., and Bugedo, D. 2006. Lung recruitment in patients with acute

Inhalation Toxicology (3rd ed)

吸入毒理学（原著第三版）

respiratory distress syndrome. *N. Engl. J. Med.*, 354: 2775–1786.

Gattinoni, L., Carlesso, E., and Langer, T. 2012. Toward ultraprotective mechanical ventilation. *Curr. Opin. Anaesthesiol.*, 25: 141–147.

Gattinoni, L., Kolobow, T., Tomlinson, T., Iapichino, G., Samaja, M., White, D., and Pierce, J. 1978. Low-frequency positive pressure ventilation with extracorporeal carbon dioxide removal (LFPPV-ECCO2R): An experimental study. *Anesth. Analg.*, 57: 470–477.

Gattinoni, L., Protti, A., Caironi, P., and Carlesso, E. 2010. Ventilator-induced lung injury: The anatomical and physiological framework. *Crit. Care Med.*, 38 (Suppl.): s539–s548.

Gattinoni, L., Tognoni, G., Pesenti, A., et al. for the Prone-Supine Study Group, 2001. Effect of prone positioning on the survival of patients with acute respiratory failure. *N. Engl. J. Med.*, 345: 568–573.

Ghio, A.J., Kennedy, T.S., Hatch, G.S., and Tepper, J.S. 1991. Reduction of neutrophil influx diminishes lung injury and mortality following phosgene inhalation. *J. Appl. Physiol.*, 71: 657–665.

Ghio, A.J., Lehman, J.R., Winsett, D.W., Richards, J.H., and Costa, D.L. 2005. Colchicine decreases airway hyperreactivity after phosgene exposure. *Inhal. Toxicol.*, 17: 227–285.

Gill, A.L., and Bell, C.N.A. 2004. Hyperbaric oxygen: It's uses, mechanisms of action and outcomes. *Q. J. Med.*, 97: 385–395.

Glas, G.J., van der Sluis, K.F., Schultz, M.J., Hofstra, J.-J.H., van der Poll, T., and Levi, M. 2013. Bronchoalveolar hemostasis in lung injury and acute respiratory distress syndrome. *J. Thromb. Haemost.*, 11: 17–25.

Glass, D., McClanahan, M., Koller, L., and Adeshina, F., 2009. Provisional Advisory Levels (PALs) for phosgene. *Inhal. Toxicol.*, 21(S3): 73–79.

Graham, D.L., Laman, D., Theodore, J., and Robin, E.D. 1997. Acute cyanide poisoning complicated by lactic acidosis and pulmonary edema. *Arch. Intern. Med.*, 137: 1051–1055.

Grainge, C. 2004. Breath of life: The evolution of oxygen therapy. *J. R. Soc. Med.*, 97: 489–493.

Grainge, C., Brown, R., Jugg, B.J., Smith, A.J., Mann, T.M., Jenner, J., Rice, P., and Parkhouse, D.A. 2009. Early treatment with nebulized salbutamol worsens physiological measures and does not improve survival following phosgene-induced acute lung injury. *J. R. Army Med. Corps*, 155: 205–109.

Grainge, C., Brown, R., Jugg, B.J., Smith, A.J., Mann, T.M., Jenner, J., Rice, P., and Parkhouse, D.A. 2010b. Furosemide in the treatment of phosgene induced acute lung injury. *J. R. Army Med. Corps*, 156: 245–250.

Grainge, C., Jugg, B.J., Smith, A.J., Brown, R.F.R., Jenner, J., Parkhouse, A.A., and Rice, P. 2010a. Delayed low-dose supplemental oxygen improves survival following phosgene-induced acute lung injury. *Inhal. Toxicol.*, 22: 552–560.

Grainge, C., and Rice, P. 2010. Management of phosgene-induced acute lung injury. *Clin. Toxicol.*, 48: 245–250.

Griffiths, M.J.D. and Evans, T.W., 2005. Inhaled nitric oxide therapy in adults. *N. Engl. J. Med.*, 353: 2683–2965.

Grommes, J., Vijayan, S., Drechsler, M., Hartwig, H., Mörgelin, M., Dembinski, R., Jacobs, M., Koeppel, T.A., Binnebösel, M., Weber, C., and Soehnlein, O. 2012. Simvastatin reduces endotoxin-induced acute lung injury by decreasing neutrophil recruitment and radical formation. *PLoS One*, 7: e38917.

Guidotti, T.L. 2010. Hydrogen sulfide: Advances in understanding human toxicity. *Int. J. Toxicol.*, 29: 569–581.

Gunnarsson, M., Walther, S.M., Seidel, T., Bloom, G.D., and Lennquist, S. 1998. Exposure to chlorine gas: Effects on pulmonary function and morphology in anaesthetized and mechanically ventilated pigs. *J. Appl. Toxicol.*, 18: 249–255.

Gupta, N., Su, X., Popov, B., Lee, J.W., Serikov, V., and Matthay, M.A. 2007. Intrapulmonary delivery of bone marrow-derived mesenchymal cells improves survival and attenuate endotoxin-induced acute lung injury in mice. *J. Immunol.*, 179: 1855–1963.

Hales, C.A., Berkin, P.W., Jung, W., Trautman, E., Lamborghini, D., Herrig, N., and Burke, J. 1988. Synthetic smoke with acrolein but not HCl produces pulmonary edema. *J. Appl. Physiol.*, 64: 1121–1133.

Hall, J.J., Hunt, J.L., Arnoldo, B.D., and Purdue, G.F. 2007. Use of high-frequency percussive ventilation in inhalation injuries. *J. Burn Care Res.*, 28: 396–400.

Hamahata, A., Enkhbaatar, P., Hiroyuki, S., Nozaki, M., and Traber, D.L. 2009. Effect of ablated bronchial blood flow on survival rate and pulmonary function after burn and smoke inhalation in sheep. *Burns*, 35: 802–810.

Hamahata, A., Enkhbaatar, P., Hiroyuki, S., Nozaki, M., and Traber, D.L. 2010. Sclerosis therapy of bronchial artery attenuates acute lung injury induced by burn and smoke inhalation injury in an ovine model. *Burns*, 36: 1042–1049.

Hamahata, A., Enkhbaatar, P., Lange, M., Cox, R.A., Hawkins, H.K., Sakurai, H., Traber, L.D., and Traber, D.L. 2011. Direct delivery of low-dose 7-nitroimidazole into the bronchial artery attenuates pulmonary pathophysiology after smoke inhalation and burn injury in an ovine model. *Shock*, 36: 575–579.

Hart, G.B., Strauss, M.B., Lennon, P.A., and Whitcraft, D.D. III. 1985. Treatment of smoke inhalation by hyperbaric oxygen. *J. Emerg. Med.*, 3: 211–215.

Hauser, B. and Radermacher, P. 2010. Right man, right time, right place?—On time course of the mediator orchestra in septic shock. *Crit. Care*, 14: 190.

Hayes, M., Curley, G., Ansari, B., and Laffey, J.G. 2012. Clinical review: Stem cell therapies for acute lung injury/acute respiratory distress syndrome—Hope or hype? *Crit. Care*, 16: 205.

Hick, J.L., Hanfling, D., Burstein, J.L., Markham, J., Mscintyre, A.G., and Barberra, J.A. 2003. Protective equipment for health care facility decontamination personnel: Regulation, risks, and recommendations. *Ann. Emerg. Med.*, 42: 370–380.

Hilmas, E.H., and Hilmas, C.J. 2009. Medical management and chemical toxicity in pediatrics. Chapter 61, in *Handbook of Toxicology of Chemical Warfare Agents*, Gupta, R.C., ed., Academic Press, London, U.K., pp. 919–950.

Ho, M.-P., Yang, C.-C., Cheung, W.-K., Liu, C.-M., and Tsai, K.-C. 2010. Chlorine gas exposure manifesting acute lung injury. *J. Intern. Med. Taiwan*, 21: 210–215.

Hoesel, L.M., Flierel, M.A., Niederbichler, A.D., et al. 2008. Ability of antioxidant liposomes to prevent acute and progressive pulmonary injury. *Antioxidant. Redox Signal.*, 10: 973–981.

Hoyle, G.W. 2010. Mitigation of chlorine lung injury by increasing cyclic AMP levels. *Proc. Am. Thorac. Soc.*, 7: 284–289.

Hubbard, G.B., Langlinais, P.C., Shimazu, T., Okerberg, C.V., Mason, A.D. Jr., and Pruitt, B.A., Jr. 1991. The morphology of smoke inhalation injury in sheep. *J. Trauma*, 31: 1477–1486.

Imai, Y., Nakagawa, S., Ito, Y., Kawano, T., Slutsky, A.S., and Miyasaka, K. 2001. Comparison of lung protection strategies using conventional and high-frequency oscillatory ventilation. *J. Appl. Physiol.*, 91: 1836–1844.

Ipaktchi, K., and Arbabi, S. 2006. Advances in burn critical care. *Crit. Care Med.*, 34: S239–S243.

Jackson, R.M. 1985. Pulmonary oxygen toxicity. *Chest*, 98: 900–905.

Jacobson, J.R., Barnard, J.W., Grigoryev, D.N., Ma, S.-F., Tuder, R.M., and Garcia, J.G.N., 2005. Simvastatin attenuates vascular leak and inflammation in murine inflammatory lung injury. *Am. J. Physiol. Lung Cell Mol. Physiol.*, 288: L1026–L1032.

Jagtap, P., and Szabo, C. 2005. Poly (ADP-ribose) polymerase and the therapeutic effect of its inhibitors. *Nat. Rev. Drug Discov.*, 4: 421–440.

Ji, L., Zhang, X.D., Chen, H.L., Bai, H., Wang, X. Zhao, H.L., Liang, X., and Hai, C.X., 2010. N-acetylcysteine attenuates phosgene-induced lung injury via up-regulation of Nrf2 expression. *Inhal. Toxicol.*, 22: 535–542.

Jones, R., Wills, B., and Kang, K. 2010. Chlorine gas: An evolving hazardous material threat and unconventional weapon. *West J. Emerg. Med.*, 11: 151–156.

Jugg, B.J.A., Smith, A.J., Ruddal, S.J., and Rice, P. 2011. The injured lung: Clinical issues and experimental models. *Philos. Trans. R. Soc. B*, 366: 309–309.

Kales, S.N. and Christiani, D.C. 2004. Acute chemical emergencies. *N. Engl. J. Med.*, 350: 800–808.

Kallet, R.H. and Matthay, M.A. 2013. Hyperoxic lung injury. *Respir. Care*, 58: 123–141.

Kenar, L. and Karayilanoglu, T., 2004. Prehospital management and medical intervention after a chemical attack. *Emerg. Med. J.*, 21: 84–88.

Kennedy, T.P., Michael, J.R., Hoidal, J.R., Hasty, D., Sciuto, A.M., Hopkins, C., Lazar, R., Bysani, G.K., Tolley, E., and Gurtner, G.H. 1989. Dibutyryl cAMP, aminophylline, and beta-adrenergic agonists protect against pulmonary edema caused by phosgene. *J. Appl. Physiol.*, 67: 2542–2552.

Kennedy, T.P., Rao, N.V., Noah, W., Michael, J.R., Jafri, M.H. Jr., Gurtner, G.H., and Hoidal, J.R. 1990. Ibuprofen prevents oxidant lung injury and in-vitro lipid peroxidation by chelating iron. *J. Clin. Invest.*, 86: 1565–1573.

Kimura, R., Traber, L.D., Herndon, D.N., Linares, H.A., Lubbesmeyer, H.J., and Traber, D.L. 1988. Increasing duration of smoke exposure induces more severe lung injury in sheep. *J. Appl. Physiol.*, 64: 1107–1113.

Kox, M., Pompe, J.C., Peters, E., Vaneker, M., van der Laak, J.W., van der Hoven, J.G., Scheffer, J.G., Hoedemaekers, C.W., and Pikkers, P. 2011. α7 nicotinic acetylcholine receptor agonist GTS-21 attenuates ventilator-induced tumor necrosis factor- α production and lung injury. *Br. J. Anaest.*, 107: 559–566.

Kunugiyama, S.K. and Schulman, C.S. 2012. High-frequency percussive ventilation using the VDR-4 ventilator: An effective strategy for patients with refractory hypoxemia. *AACN Adv. Crit. Care*, 23(4): 370–380.

Lalonde, C., Demling, R., Brain, J., and Blanchard, J. 1994. Smoke inhalation injury in sheep is caused by the particle phase, not the gas phase. *J. Appl. Physiol.*, 77: 15–22.

Lang, J.D., McArdle, P.J., O'Reilly, P.J., and Matalon, S., 2002. Oxidant–antioxidant balance in acute lung injury. *Chest*, 122: 314S–320S.

Lange, M., Connelly, R., Traber, D.L., et al. 2010. Time course of nitric oxide synthases, nitrosative stress, and poly (ADP ribosylation) in an ovine sepsis model. *Crit. Care*, 14: R129.

Lange, M., Enkhbaatar, P., Traber, D.L., Cox, R.A., Jacob, S., Mathew, B.P., Hamahata, A., Traber, D.L., Herndon, D.N., and Hawkins, H.K. 2009. Role of calcitonin gene-related peptide (CGRP) in ovine burn and smoke inhalation injury. *J. Appl. Physiol.*, 107:

176–184.

Lange, M., Hamahata, A., Enkhbaatar, P., Cox, R.A., Nakano, Y., Westphal, M., Traber, L.D., Herndon, D.N., and Traber, D.L. 2011a. Beneficial effects of concomitant neuronal and inducible nitric oxide synthase inhibition in ovine burn and inhalation injury. *Shock*, 35: 626–631.

Lange, M., Szabo, C., Enkhbaatar, P., et al. 2011b. Beneficial pulmonary effects of a metalloporphyrinic peroxynitrite decomposition catalyst in burn and smoke inhalation injury. *Am. J. Physiol. Lung Cell Mol. Physiol.*, 300: L167–L175.

Latenser, B.A. 2009. Critical care of the burn patient: The first 48 hours. *Crit. Care Med.*, 37: 2819–2826.

Lee, J.W., Fang, X., Gupta, N., Sedikov, V., and Matthay, M.A. 2009. Allogeneic human mesenchymal stem cells for treatment of *E. coli* endotoxin-induced acute lung injury in ex vivo perfused human lung. *Proc. Natl. Acad. Sci. USA*, 106: 16357–16362.

Lee, J.W., Fang, X., Krasnodembskaya, A., Howard, J.P., and Matthay, M.A. 2011. Concise review: Mesenchymal stem cells for acute lung injury: Role of paracrine soluble factors. *Stem Cells*, 29: 913–919.

Lehavi, O., Leiba, A., Dahan, Y., Schwartz, D., Benin-Goren, O., Ben-Yehuda, Y., Wess, G., Levi, Y., and Bar-Dayan, Y. 2008. Lessons learned from chlorine intoxications in swimming pools: The challenge of pediatric mass toxicological events. *Prehospital Disast. Med.*, 23: 90–95.

Lemiére, C., Malo, J.-L., and Boutet, M. 1997. Reactive airways dysfunction syndrome due to chlorine: Sequential bronchial biopsies and functional assessment. *Eur. Respir. J.*, 10: 241–244.

Leustik, M., Doran, S., Bracher, A., Williams, S., Squadrito, G.L., Schoesb, T.R., Postlethwaith, E., and Matalon, S. 2008. Mitigation of chlorine-induced lung injury by low-molecular weight antioxidants. *Am. J. Physiol. Lung Cell Mol. Physiol.*, 295: L733–L743.

Levitt, J.E. and Matthay, M.A., 2012. Clinical review: Early treatment of acute lung injury—Paradigm shift toward prevention and treatment prior to respiratory failure. *Crit. Care*, 16: 223.

Li, P.-C., Chen, W.-C., Chang, L.-C., and Lin, S.-C. 2008. Substance P acts via the neurokinin receptor 1 to elicit bronchoconstriction, oxidative stress, and upregulated ICAM-1 expression after oil smoke exposure. *Am. J. Physiol. Lung Cell Mol. Physiol.*, 294: L912–L920.

Li, W.-L., Hai, C-.X., and Pauluhn, J. 2011. Inhaled nitric oxide aggravates phosgene model of acute lung injury. *Inhal. Toxicol.*, 23: 842–852.

Lindsay, C.D. 2011. Novel therapeutic strategies for acute lung injury induced by lung damaging agents: The potential role of growth factors as treatment options. *Hum. Exp. Toxicol.*, 30: 701–724.

Litell, J.M., Gong, M.N., Talmor, D., and Gajic, O. 2011. Acute lung injury: Prevention may be the best medicine. *Respir. Care*, 56: 1546–1554.

Liu, L.L., Aldrich, J.M., Shimabukuru, D.W., Sullivan, K.R., Taylor, J.M., Thornton, K.C., and Gropper, M.A. 2010. Rescue therapies for acute hypoxemic respiratory failure. *Anest. Analg.*, 111: 693–702.

Livigni, S., Maio, M., Ferretti, E., Longobardo, A., Potenza, R., Rivalta, L., Selvaggi, P., Vergano, M., and Bertolini, G. 2006. Efficacy and safety of a low-flow veno-venous carbon dioxide removal device: Results of an experimental study in adult sheep. *Crit. Care*, 10: R151.

Macintyre, A.G., Christopher, W., Eitzen, E. Jr, Gum, R., Weir, S., DeAtley, C., Tonat, K., and Barberra, J. 2000. Weapons of mass destruction events with contaminated casualties. Effective planning for health care facilities. *JAMA*, 283: 242–249.

MacLaren, G., Combes, A., and Bartlett, R.H. 2012. Contemporary extracorporeal membrane oxygenation for adult respiratory failure: Life support in the new era. *Intensive Care Med.*, 38: 210–220.

Mallory, T.B. and Brickley, W.J. 1943. Symposium on the management of the coconut Grove burns at the Massachusetts General Hospital. Pathology: With special reference to pulmonary lesions. *Ann. Surg.*, 17: 865–884.

Mapp, C.E., Pozzato, V., Pavoni, V., and Gritti, G. 2000. Severe asthma and ARDS triggered by acute short-term exposure to commonly used cleaning detergents. *Eur. Respir. J.*, 16: 570–572.

Marik, P.E., Meduri, G.U., Rocco, P.M., and Annane, D. 2011. Glucocorticoid treatment in acute lung injury and acute respiratory distress syndrome. *Crit. Care Clin.*, 27: 589–607.

Marik, P.E., Pastores, S.M., Annane, D., et al. 2008. Recommendations for the diagnosis and management of corticosteroid insufficiency in critically ill adult patients: Consensus statements from an international task force by the American College for Critical Care Medicine. *Crit. Care Med.*, 36: 1937–1949.

Marini, J.J. 2010. Prone positioning in ARDS: Defining the target. *Intensive Care Med.*, 36, 559–561.

Markel, G., Krivoy, A., Rotman, E., Schein, O., Shrot, S., Brosh-Nissimov, T., Dushnitsky, T., and Eisenkraft, A. 2008. Medical management of toxicological mass casualty events. *Isr. Med. Assoc. J.*, 10(11): 761–766.

Martin, J.G., Campbell, H.R., Ijima, H., Gautrin, D., Malo, J.-L., Eidelman, D.H., Qutayba, H., and Maghni, K. 2003. Chlorine-induced injury to the airway in mice. *Am. J. Respir. Crit. Care Med.*, 168: 568–574.

Masanés, M.-J., Legendre, C., Lioret, N., Saizy, R., and Lebeau, B. 1995. Using bronchoscopy and biopsy to diagnose early inhalation injury. Macroscopic and histologic findings. *Chest*, 107: 1365–1367.

Matthay, M.A., Brower, R.G., and Carson, M.D. the National Heart, Lung and Blood Institute Acute Respiratory Distress Syndrome (ARDS) Clinical Trials Network, 2011. Randomized, placebo-controlled clinical trial of an aerosolized β2-agonist for treatment of acute lung injury. *Am. J. Respir. Crit. Care Med.*, 184: 561–568.

Mattahy, M.A., Ware, L.B., and Zimmermann, G.A. 2012. The acute respiratory distress syndrome. *J. Clin. Invest.*, 122: 2731–2740.

Mautone, A.J., Katz, J., and Scarpelli, E.M. 1985. Acute responses to phosgene inhalation and selected corrective measures. *Toxicol. Ind. Health*, 1: 37–57.

Maybauer, M.O., Maybauer, D.M., Fraser, J.F., et al. 2012. Combined recombinant human activated protein C and ceftazidime prevent the onset of acute respiratory distress syndrome in severe sepsis. *Shock*, 37: 170–176.

McClintock, S.D., Hoesel, L.M., Das, S.K., Till, G.O., Neff, T., Kunkel, R.G., Smith, M.G., and Ward, P.A. 2006. Attenuation of half sulfur mustard gas-induced acute lung injury in rats. *J. Appl. Toxicol.*, 26: 126–131.

McGovern, T.K., Powell, W.S., Day, B.J., White, C.W., Govindaraju, K., Karmouty-Quintana, H., Lavoie, N., Tan, J.J., and Martin, J.G. 2010. Dimethylurea protects against chlorine induced changes in airway function in a murine model of irritant induced asthma. *Respir. Res.*, 11: 138.

Meade, M.O., Cook, D.J., Guyatt, G.D. et al. for the Lung Ventilation Study Investigators, 2008. Ventilation strategy using low tidal volumes, recruitment maneuvers, and high positive end-expiratory pressure for acute lung injury and acute respiratory distress syndrome: A randomized controlled trial. *JAMA*, 299: 637–645.

Meduri, G.U. 1996. The role of host defense response in the progression and outcome of ARDS: Pathophysiological correlations and response to glucocorticoid treatment. *Eur. Respir. J.*, 9: 2650–2670.

Meduri, G.U., Golden, E., Freier, A.X., Taylor, E., Zaman, M., Carson, S.J., Gibson, M., and Umberger, R. 2007. Methylprednisolone infusion in early severe ARDS: Results of a randomized controlled trial. *Chest*, 131: 954–963.

Meduri, G.U., Headley, A.S., Golden, E., Carson, S.J., Umberger, R.A., Kelso, T., and Toiley, E.A. 1998. Effect of prolonged methylprednisolone therapy in unresolving acute respiratory distress syndrome. A randomized controlled trial. *JAMA*, 280: 159–165.

Meduri, G.U., Marik, P.E., Chrousos, G.P., Pastores, S.M., Arlt, W., Beishuisen, A., Bokhari, F., Zaloga, G., and Annane, D. 2008. Steroid treatment in ARDS: A critical appraisal of the ARDS network trial and the recent literature. *Intensive Care Med.*, 34: 61–69.

Meduri, U.G., Annane, D., Chrousos, G.P., Marik, P.E., and Sinclair, S.E. 2009. Activation and regulation of systemic inflammation in ARDS. *Chest*, 136: 1631–1643.

Mei, S.H.J., McCarter, S.D., Deng, Y., Parker, C.H., Liles, W.C., and Stewar, D.J. 2007. Prevention of LPS-induced acute lung injury in mice by mesenchymal stem cells overexpressing angiopoietin 1. *PLoS Med.*, 4: e269.

Mercat, A., Richard, J.-C.M., Vielle, B., et al. for the Expiratory Pressure (Express) Study Group, 2008. Positive end-expiratory pressure setting in adults with acute lung injury and acute respiratory distress syndrome: A randomized controlled trial. *JAMA*, 299: 646–654.

Miller, A.C., Rivero, A., Ziad, S., Smith, D.J., and Elamin, E.M. 2009. Influence of nebulized unfractionated heparin and N-acetylcysteine in acute lung injury after smoke inhalation injury. *J. Burn Care Res.*, 30: 249–256.

Mishra, P.K., Samarth, R.M., Pathak, N., Jain, S.K., Banerjee, S., and Maudar, K.K. 2009. Bhopal gas tragedy: Review of clinical and experimental findings after 25 years. *Int. J. Occup. Med. Environ. Health*, 22: 193–202.

Mlcak, R.P., Suman, O.E., and Herndon, D.N. 2007. Respiratory management of inhalation injury. *Burns*, 33: 2–13.

Mohan, A., Kumar, N.S., Rao, M.H., Bollineni, S., and Manohar, I.C. 2010. Acute exposure to chlorine gas: Clinical presentation, pulmonary functions and outcomes. *Indian J. Chest Dis. Allied Sci.*, 52: 149–152.

Moloney, E.D. and Evans, T.W. 2003. Pathophysiology and pharmacological treatment of pulmonary hypertension in acute respiratory distress syndrome. *Eur. Resp. J.*, 21: 720–727.

Morita, M., Enkhbataar, P., Maybauer, D.M., Maybauer, M.O., Westphal, M., Murakami, K., Hawkins, H.K., Cox, R.A., Traber, L.D., and Traber, D.L. 2011. Impact of bronchial circulation on bronchial exudation following combined burn and smoke injury in sheep. *Burns*, 37: 465–473.

Moritz, A.R., Henriques, F.C., and McLean, R. 1945. The effects of inhaled heat on the air passages and lungs. *Am. J. Pathol.*, 21, 311–331.

Morris, J.B., Wilkie, W.S., and Shusterman, D.J. 2005. Acute respiratory responses of the mouse to chlorine. *Toxicol. Sci.*, 83: 380–387.

Muehlberger, T., Kunar, D., Munster, A., and Couch, M.C. 1998. Efficacy of fiberoptic laryngoscopy in the diagnosis of inhalation injury. *Arch. Otolaryngol. Head Neck Surg.*, 124: 1003–1007.

Müller, H.C., Hellwig, K., Rosseau, S., et al. 2010. Simvastatin attenuates ventilator-induced lung injury in mice. *Crit. Care*, 14: R142.

Murakami, K., McGuire, R., Cox, R.A., et al. 2002. Heparin nebulization attenuates acute lung injury in sepsis following smoke inhalation in sheep. *Shock*, 18: 236–241.

Murakami, K. and Traber, D.L. 2003. Pathophysiological basis of smoke inhalation injury. *News Physiol.*, 18: 125–129.

Nieman, G.F., Clark, W.R. Jr., Wax, S.D., and Webb, S.R. 1980. The effect of smoke inhalation on pulmonary surfactant. *Ann. Surg.*, 191: 171–181.

Noah, M.A., Peek, G.J., Finney, S., et al. 2011. Referral to an extracorporeal membrane oxygenation center and mortality among patients with severe 2009 influenza A (H1N1). *JAMA*, 306: 1659–1668.

Nodelman, V., and Ultman, J.S. 1999. Longitudinal distribution of chlorine absorption in human airways: Comparison of nasal and oral quiet breathing. *J. Appl. Physiol.*, 86: 1984–1993.

Noltkamper, D., and Burgher, S.W. 2012. Phosgene toxicity. *Medscape reference*, http//emedicine.medscape.com/article/820649-treatment; http//emedicine.medscape.com/article/820649-medication (last accessed on May 20, 2014).

Ogura, H., Cioffi, W.G. Jr., Jordan, B.S., Okerberg, C.V., Johnson, A.A., Mason, A.D., and Pruitt, B.A. Jr. 1994a. The effect of inhaled nitric oxide on smoke inhalation injury in an ovine model. *J. Trauma*, 37: 294–302.

Ogura, H., Saitoh, D., Johnson, A.A., Mason, A.D., Pruitt, B.A. Jr., and Cioffi, W.G. Jr. 1994b. The effect of inhaled nitric oxide on pulmonary ventilation–perfusion matching following smoke inhalation injury. *J. Trauma*, 37: 893–898.

Ohbu, S., Yamashina, A., Takasu, N., Yamaguchi, T., Murai, T., Nakano, K., Matsui, Y., Mikami, R., Sakurai, K., and Hinohara, S. 1997. Sarin poisoning on Tokyo subway. *South. Med. J.*, 96: 587–593.

Okolie, N.P., and Osagie, A.U. 2000. Differential effects of chronic cyanide intoxication on heart, lung and pancreatic tissues. *Food Chem. Toxicol.*, 38: 543–548.

Okudera, H. 2002. Clinical features on nerve gas terrorism in Matsumoto. *J. Clin. Neurosci.*, 9, 17–21.

O'Neal, H.R. Jr., Koyama, T., Koehler, E.A.S., Siew, E., Curtis, B.R., Fremont, R.D., May, A.K., Bernard, G.R., and Ware, L.B. 2011. Prehospital statin and aspirin use and the prevalence of severe sepsis and ALI/ARDS. *Crit. Care Med.*, 39: 1343–1350.

OSHA. 2005. OSHA/NIOSH interim guidance. Chemical–Biological–Radiological (CBRN) personal protective equipment selection matrix for emergency responders. http//osha.gov/SLTC/emergencypreparedness/cbrnmatrix/index (last accessed on May 20, 2014).

Papazian, L., Forel, J.-M., Gacouine, A., et al. for the ACURASYS Study Investigation, 2010. Neuromuscular blockers in early acute respiratory distress syndrome. *N. Engl. J. Med.*, 363: 1197–1116.

Pauluhn, J. 2006a. Acute nose-only exposure of rats to phosgene. Part I. Concentration × time dependence of $LC_{50}s$, nonlethal-threshold concentrations, and analysis of breathing patterns. *Inhal. Toxicol.*, 18: 423–435.

Pauluhn, J. 2006b. Acute nose-only exposure of rats to phosgene. Part II. Concentration × time dependence on changes in bronchoalveolar lavage during a follow-up period of three months. *Inhal. Toxicol.*, 18: 595–607.

Pauluhn, J. 2006c. Acute head-only exposure of rats to phosgene. Part III. Comparison of indicators of lung injury in dogs and rats. *Inhal. Toxicol.*, 18: 609–621.

Pauluhn, J., Carson, A., Costa, D.L., Gordon, T., Kondavanti, U., Last, J.A., Matthay, M.A., Pinkerton, K.E., and Sciuto, A.M. 2007. Workshop summary: Phosgene-induced pulmonary toxicity revisited: Appraisal of early and late markers of pulmonary injury from animal models with emphasis on human significance. *Inhal. Toxicol.*, 19: 789–810.

Peek, G.J., Mugford, M., Tiruviopati, R., et al. for the CESAR Trial Collaboration, 2009. Efficacy and economic assessment of conventional ventilator support versus extracorporeal membrane oxygenation for severe adult respiratory failure (CESAR): A multicentre randomized controlled study. *Lancet*, 374: 1351–1363.

Pelosi, L., Brazzi, L., and Gattinoni, L. 2002. Prone position in acute respiratory distress syndrome. *Eur. Respir. J.*, 20: 1017–1028.

Perkins, G.D., Gao, F., and Thickett, D.R., 2008. In vitro and in vivo effects of salbutamol on alveolar epithelial repair in acute lung injury. *Thorax*, 63: 215–220.

Perkins, G.D., McAuley, D.F., Thickett, D.R., and Gao, F. 2006. The beta-agonist lung injury trial (BALTI): A randomized placebo-controlled clinical trial. *Am. J. Respir. Crit. Care Med.*, 173: 281–287.

Perkins, G.D., Nathani, N., McAuley, D.F., and Gao, F. 2007. In vitro and in vivo effects of salbutamol on neutrophil function in acute lung injury. *Thorax*, 62: 36–42.

Phua, J., Badia, J.R., Adhikari, N.K.J., et al. 2009. Has mortality from acute respiratory distress syndrome decreased over time? A systematic review. *Am. J. Respir. Crit. Care Med.*, 179: 220–227.

Pipeling, M.R., and Fan, E. 2010. Therapies for refractory hypoxemia in acute respiratory distress syndrome. *JAMA*, 304: 2521–2527.

Pruitt, B.A. Jr., Cioffi, W.G., Shimazu, M., Ikeuchi, H., and Mason, A.D. Jr. 1990. Evaluation and management of patients with inhalation injury. *J. Trauma*, 30: S63–S69.

Rancourt, R.C., Veress, L.A., Guo, X.L., Jones, T.N., Hendry-Hofer, T.B., and White, C.W. 2012. Airway tissue factor-dependent coagulation activity in response to sulfur mustard analog 2-chloroethyl ethyl sulfide. *Am. J. Physiol. Lung Cell Mol. Physiol.*, 302: L82–L92.

Ranieri, V.M., Sutter, P.M., Tortorella, C., De Tullio, R., Dayer, J.-M., Brienza, A., Bruno, F., and Slutsky, A.S. 1999. Effect of mechanical ventilation on inflammatory mediators in patients with acute respiratory distress syndrome. A randomized controlled trial. *JAMA*, 281: 54–61.

Raoof, S., Goulet, K., Esan, A., Hess, D.R., and Sessler, C.N. 2010. Severe hypoxemic respiratory failure: Part 2—Nonventilatory strategies. *Chest*, 137: 1437–1445.

Reade, M.C., and Milbrandt, E.B. 2007. Is there evidence to support a phase II trial of inhaled corticosteroids in the treatment of incipient or persistent ARDS? *Crit. Care Resusc.*, 9: 276–285.

Rehberg, S., Maybauer, M.O., Enkhbaatar, P., Maybauer, D.M., Yamamoto, Y., and Traber, D.T. 2009. Pathophysiology, management and treatment of smoke inhalation injury. *Expert Rev. Respir. Med.*, 3: 283–297.

Ren, G., Chen, X., Dong, F., Ren, X., Zhang, Y., and Shi, Y. 2012. Concise review: Mesenchymal stem cells and translational medicine: Emerging issues. *Stem Cells Trans. Med.*, 1: 51–58.

Renz, E.M., Cancio, L.C., Barillo, D.J., et al. 2008. Long range transport of war-related burn casualties. *J. Trauma*, 64: S136–S145.

Ronchi, C.F., dos Anjos Ferreira, A., Campos, F.J., Kurokawa, C.S., Carpi, M.F., de

Moraes, M.A., Bonatto, R.C., Defaveri, J., Yeum, K.-J., and Fioretto, J.R. 2011. High frequency oscillatory ventilation attenuates oxidative lung injury in a rabbit model of acute lung injury. *Exp. Biol. Med.*, 236: 1188–1196.

Rossaint, R., Falke, K.J., López, F., Slama, K., Pison, U., and Zapol, W.M. 1993. Inhaled nitric oxide for the adult respiratory distress syndrome. *N. Engl. J. Med.*, 328: 399–405.

Rubinson, L., Branson, R., Pesik, N., and Talmor, D. 2006. Positive-pressure ventilation equipment for mass casualty respiratory failure. *Biosecur. Bioterror*, 4: 183–194.

Russell, D., Blaine, P.G., and Rice, P., 2006. Clinical management of casualties exposed to lung damaging agents: A critical review. *Emerg. Med. J.*, 23: 421–424.

Samal, A.A., Honavar, J., Brandon, A., et al. 2012. Administration of nitrite after chlorine gas exposure prevents lung injury: Effect of administration modality. *Free Rad. Biol. Med.*, 53: 1431–1439.

Saunders, F.D., Westphal, M., Enkhbaatar, P., et al. 2010. Molecular biological effects of selective neuronal nitric oxide synthase inhibition in ovine lung injury. *Am. J. Physiol. Lung Cell Mol,. Physiol.*, 298: L427–L436.

Schmalstieg, F.C., Keeny, S.E., Rudloff, H.E., Palkowetz, K.H., Cevallos, M., Zhou, X., Cox, R.A., Hawkins, H.K., Traber, D.L., and Zwischenberger, J.B. 2007. Arteriovenous CO_2 removal improves survival compared to high percussive and low tidal volume ventilation in smoke/burn sheep acute respiratory distress syndrome model. *Ann. Surg.*, 246: 512–523.

Schwartz, D.A., Smith, D.D., and Lakshminarayan, S. 1990. The pulmonary sequelae associated with accidental inhalation of chlorine gas. *Chest*, 97: 820–825.

Sciuto, A.M. 1997. Ibuprofen treatment enhances the survival of mice following exposure to phosgene. *Inhal. Toxicol.*, 9: 389–403.

Sciuto, A.M. 1998. Assessment of early acute lung injury in rodents exposed to phosgene. *Arch. Toxicol.*, 72: 283–288.

Sciuto, A.M. and Hurt, H.H., 2004. Therapeutic treatment of phosgene-induced lung injury. *Inhal. Toxicol.*, 16: 565–580.

Sciuto, A.M., Stotts, R.R., and Hurt, H.H. 1996. Efficacy of ibuprofen and pentoxifylline in the treatment of phosgene-induced acute lung injury. *J. Appl. Toxicol.*, 16: 381–384.

Sciuto, A.M., Strickland, P.T., and Gurtner, G.H., 1998. Post-exposure treatment with isoproterenol attenuates pulmonary edema in phosgene-exposed rabbits. *J. Appl. Toxicol.*, 18: 321–329.

Sciuto, A.M., Strickland, P.T., Kennedy, T.P., and Gurtner, G.H. 1995. Protective effects of N-acetylcysteine treatment after phosgene exposure in rabbits. *Am. J. Respir. Crit. Care Med.*, 151: 768–772.

Sciuto, A.M., Strickland, P.T., Kennedy, T.P., and Gurtner, G.H. 1997. Postexposure treatment with aminophylline protects against phosgene-induced acute lung injury. *Exp. Lung Res.*, 23: 317–332.

Segal, E., and Lang, S. 2012. Chlorine gas toxicity. Medscape reference, http://emedicine. medscape.com/article/820779-treatment; http://emedicine.medscape.com/article/820779-medicatiom (last accessed on May 20, 2014).

Sessler, C.N. and Gay, P.C. 2010. Are corticosteroids useful in late-stage acute respiratory syndrome? *Respir. Care*, 55: 43–52.

Shakeri, M.S., Dick, F.D., and Ayres, J.G. 2008. Which agents cause reactive airways dysfunction syndrome (RADS)? A systematic review. *Occup. Med.*, 58: 205–211.

Shimazu, T., Yukioka, T., Hubbard, G.B., Langlinais, P.C., Mason, A.D. Jr., and Pruitt, B.A.

Jr. 1987. A dose–responsive model of smoke inhalation injury. Severity-related alteration in cardiopulmonary function. *Ann. Surg.*, 206: 89–98.

Shimoda, K., Murakami, K., Enkhbaatar, P., et al. 2003. Effect of poly (ADP ribose) synthase inhibition on burn and smoke inhalation injury in sheep. *Am. J. Physiol. Lung Cell Mol. Physiol.*, 285: L240–L249.

Shirani, K.Z., Pruitt, B.A. Jr., and Mason, A.D. Jr. 1986. The influence of inhalation injury and pneumonia on burn mortality. *Ann. Surg.*, 205: 82–87.

Shyamsundar, M., McKeown, S.T.W., O'Kane, C.M., et al. 2009. Simvastatin decreases lipopolysaccharide-induced pulmonary inflammation in healthy volunteers. *Am. J. Respir. Crit. Care Med.*, 179: 1107–1114.

Sinclair, K., Yerkovich, S.T., and Chambers, D.C. 2013. Mesenchymal stem cells and the lung. *Respirology*, 18: 397–411.

Singla, S., and Jackson, J.R. 2012. Statins as a novel therapeutic strategy in acute lung injury. *Pulm. Circ.*, 2: 397–406.

Siobal, M.S., and Hess, D.R. 2010. Are inhaled vasodilators useful in acute lung injury and acute respiratory distress syndrome? *Respir. Care*, 55: 144–157.

Sjögren, B., Plato, N., Alexandersson, R., Eklund, A., and Falkenberg, C. 1991. Pulmonary reaction caused by welding-induced decomposed trichloroethylene. *Chest*, 99: 237–238.

Slutsky, A.S. 1993. ACCP consensus conference: Mechanical ventilation. *Chest*, 104: 1833–1859.

Snyder, R.W., Mishel, H.S., and Christensen, G.C. 1992. Pulmonary toxicity following exposure to methylene chloride and its combustion product phosgene. *Chest*, 101: 860–861.

Soejima, K., McGuire, R., Snyder, N., Uchida, T., Szabo, C., Salzman, A., Traber, L.D., and Traber, D.L. 2000. The effect of inducible nitric oxide synthase (iNOS) inhibition on smoke inhalation injury in sheep. *Shock*, 13: 261–266.

Soejima, K., Schmalstieg, F.C., Sakurai, H., Traber, L.D., and Traber, D.L. 2001a. Pathophysiological analysis of combined burn and smoke inhalation injuries in sheep. *Am. J. Physiol. Lung Cell Mol. Physiol.*, 280: L1233–L1241.

Soejima, K., Traber, L.D., Schmalstieg, F.C., Hawkins, H., Jodoin, J.M., Szabo, C., Szabo, E., Varig, L., Salzman, A., and Traber, D.L. 2001b. Role of nitric oxide in vascular permeability after combined burns and smoke inhalation injury. *Am. J. Crit. Care Med.*, 163: 745–752.

Song, W., Wei, S., Liu, G., Yu, Z., Estell, K., Yadav, A.K., Schweibert, L.M., and Matalon, S. 2011. Postexposure administration of a β_2-agonist decreases chlorine-induced airway hyperreactivity in mice. *Am. J. Respir. Cell Mol. Biol.*, 45: 88–94.

Spragg, R.G., Bernard, G.R., Checkley, W., et al. 2010. Beyond mortality: Future clinical research in acute lung injury. *Am. J. Respir. Crit. Care Med.*, 181: 1121–1127.

Squadrito, G.L., Postlethwait, E.M., and Matalon, S. 2010. Elucidating mechanisms of chlorine toxicity: Reaction kinetics, thermodynamics and physiological implications. *Am. J. Physiol. Lung Cell Mol. Physiol.*, 299: L289–L300.

Steinberg, J.M., Schiller, H.J., Tsvaygenbaum, B., Mahoney, G.K., DiRocco, J.D., Gatto, L.A., and Nieman, G.F. 2005. Wood smoke inhalation causes alveolar instability in a dose-dependent fashion. *Respir. Care*, 50: 1062–1070.

Steinberg, K.P., Hudson, L.D., Goodman, R.B., et al. The National Heart, Lung and Blood Institute Acute Respiratory Distress (ARDS) Clinical Trials Network, 2006. Efficacy and safety of corticosteroids for persistent acute respiratory distress syndrome. *N. Engl. J.*

Med., 354: 1671–2684.

Su, X., Lee, J.W., Matthay, Z.A., Mednick, G., Uchida, T., Fang, X., Gupta, N., and Matthay, M.A. 2007. Activation of the α7 nAChR reduces acid-induced acute lung injury in mice and rats. *Am. J. Respir. Cell Mol. Biol.*, 37: 186–192.

Su, X., Matthay, M.A., and Malik, A.B. 2010. Requisite role of the cholinergic α7 nicotinic acetylcholine receptor pathway in suppression of gram-negative sepsis induced acute lung inflammatory injury. *J. Immunol.*, 184: 401–410.

Sud, S., Friedrich, J.O., Taccone, P., et al. 2010b. Prone ventilation reduces mortality in patients with acute respiratory failure and severe hypoxemia: Systematic review and meta-analysis. *Intensive Care Med.*, 36: 585–599.

Sud, S., Sud, M., Friedrich, J.O., Meade, M.O., Ferguson, N.D., Wunsch, H., and Adhikari, N.K.J. 2010a. High frequency oscillation in patients with acute lung injury and acute respiratory distress syndrome (ARDS): Systematic review and meta-analysis. *BMJ*, 340: c2327.

Sun, J., Han, Z.-B., Liao, W., Yang, S.G., Yang, Z., Yu, J., Meng, L., Wu, R., and Han, Z.C. 2011. Intrapulmonary delivery of human umbilical cord mesenchymal cells attenuate acute lung injury by expanding CD4$^+$CD25$^+$ Forkhead Boxp3 (FOXP3)$^+$ regulatory T cells and balancing anti- and pro-inflammatory factors. *Cell Physiol. Biochem.*, 27: 587–596.

Suntres, Z.E. 2011. Liposomal antioxidants for protection against oxidant-induced damage. *J. Toxicol.*, 2011: Article ID 152474, doi:10.1155/2011/152474.

Szabó, C., Ischiropoulos, H., and Redi, R. 2007. Peroxynitrite: Biochemistry, pathophysiology, and development of therapeutics. *Nat. Rev. Drug Discov.*, 6: 662–680.

Taccone, P., Pesanti, A., Latini, R., et al. for the Prone-Supine II Study Group, 2009. Prone positioning in patients with moderate and severe acute respiratory distress syndrome. A randomized controlled trial. *JAMA*, 302: 1977–1984.

Talmor, D. 2008. Airway management during a mass casualty event. *Resp. Care*, 53: 226–230.

Tang, B.M.P., Craig, J.C., Eslick, G.D., Seppelt, I., and McLean, A.S. 2009. Use of corticosteroids in acute lung injury and acute respiratory distress syndrome: A systematic review and meta-analysis. *Crit. Care Med.*, 37: 1594–1603.

Terragni, P.P., Del Sorbo, L., Mascia, L., Urbino, R., Martin, E.L., Biroco, A., Faggiano, C., Quintel, M., Gattinoni, L., and Ranieri, V.M. 2009. Tidal volume lower than 6 ml/kg enhances lung protection. Role of extracorporeal carbon dioxide removal. *Anesthesiology*, 11: 826–835.

Terragni, P.P., Rosboch, G., Tealdi, A., et al. 2007. Tidal hyperinflation during low tidal volume ventilation in acute respiratory distress syndrome. *Am. J. Respir. Crit. Care Med.*, 175: 160–166.

Thom, S.R., Mendiguren, I., and Fisher, D. 2001. Smoke inhalation induced alveolar lung injury is inhibited by hyperbaric oxygen. *Undersea Hperb. Med.*, 28: 175–179.

Toon, M.H., Maybauer, M.O., Greenwood, J.E., Maybauer, D.M., and Fraser, J.F. 2010. Management of acute smoke inhalation. *Crit. Care Resusc.*, 12: 53–61.

Tourinsky, S.D. and Sciuto, A.M. 2008. Toxic inhalation injury and toxic industrial chemicals. Chapter 10, in: *Medical Aspects of Chemical Warfare*. Tourinsky, S.D. (senior editor), Textbook of Military Medicine. Office of the Surgeon General, US Army, Borden Institute, Walter Reed Army Medical Center, Washington, DC, pp. 339–370.

Tracey, K.J. 2002. The inflammatory reflex. *Nature*, 420: 853–859.

Tuck, S.A., Ramos-Barbón, D., Campbell, H., McGovern, T., Karmouty-Quintana, H., and

Martin, J.G. 2008. Time course of airway remodeling after an acute chlorine gas exposure in mice. *Respir. Res.*, 9: 61.

Tuinman, P.R., Dixon, B., Levi, M., Juffermans, N.P., and Schultz, M.J. 2012. Nebulized anticoagulants for acute lung injury—A systemic review of preclinical and clinical investigations. *Crit. Care*, 16: R70.

US Army Medical Research Institute of Chemical Defense. 2007. *Medical Management of Chemical Casualties Handbook*, 4th edn., Aberdeen Proving Ground, Aberdeen, MD.

US National Library of Medicine, Haz-Map®. http://hazmap.nlm.nih.gov/index-php. (Accessed on March 2013).

Van Sickle, W., Wenck, M.A., Beltflower, A.B., et al. 2009. Acute health effects after exposure to chlorine gas released from train derailment. *Am. J. Emerg. Med.*, 27: 1–7.

Villar, J., Kacmarek, R.M., Pérez-Méndez, L., and Aguirre-Jaime, A. for the ARIES Network, 2006. A high positive end-expiratory pressure, low tidal volume ventilatory strategy improves outcome in persistent acute respiratory distress syndrome: A randomized, controlled trial. *Crit. Care Med.*, 34: 1311–1318.

Vincent, J.-L., Moreno, R., Takala, L., Willats, S., De Mendoca, A., Bruining, H., Reinhardt, C.K., Suter, P.M., and Thijs, L.G. 1996. The SOFA (Sepsis-related Organ Failure Assessment) score to describe organ dysfunction/failure. *Intensive Care Med.*, 22: 707–710.

Wang, J., Abu-Zidan, F.M., and Walther, S.M. 2002b. Effects of prone and supine posture on cardiopulmonary function after experimental chlorine gas lung injury. *Acta Anaesthesiol. Scand.*, 46: 1094–1102.

Wang, J., Winskog, C., Edston, E., and Walther, S.M. 2005. Inhaled and intravenous corticosteroids both attenuate chlorine gas-induced lung injury in pigs. *Acta Anaesthesiol. Scand.*, 49: 183–190.

Wang, J., Zhang, L., and Walther, S.M. 2002a. Inhaled budesonide in experimental chlorine gas injury: Influence of time interval between injury and treatment. *Intensive Care Med.*, 28: 352–357.

Wang, J., Zhang, L., and Walther, S.M. 2004. Administration of aerosolized terbutaline and budesonide reduces chlorine-gas induced lung injury in pigs. *J. Trauma*, 56: 850–862.

Ware, L.B., and Matthay, M.A. 2000. The acute respiratory distress syndrome. *N. Engl. J. Med.*, 342: 1334–1343.

Watson, A., Opresko, D., Young, R., and Hauschild, V. 2006. Development and application of acute exposure guideline levels (AEGLs) for chemical warfare nerve and sulfur mustard agents. *J. Toxicol. Environ. Health B: Crit. Rev.*, 9(3): 173–263.

Weinberger, B., Laskin, J.D., Sunil, V.R., Sinko, P.J., Heck, D.E., and Laskin, D.L. 2011. Sulfur mustard-induced pulmonary injury: Therapeutic approaches to mitigating toxicity. *Pulm. Pharmacol. Ther.*, 24: 92–99.

Weiselberg, R., and Nelson, L.S. 2011. A toxic swimming pool hazard. *Emerg. Med.*, 43(4): 19–21.

Weitzberg, E., Hazel, M., and Lundberg, J.O. 2010. Nitrate–nitrite–nitric oxide pathway: Implications for anaesthesiology and intensive care. *Anaesthesiology*, 113: 1460–1475.

Wenk, W.A., Van Sickle, D., Dronciuk, D., Belflower, A., Youngblood, C., Whisnant, M.D., Taylor, R., Rudnick, V., and Gibson, J.J. 2007. Rapid assessment of exposure to chlorine released from a train derailment and resulting health impact. *Public Health Rep.*, 122: 784–792.

Wheeler, A.P., and Bernard, G.R. 2007. Acute lung injury and acute respiratory distress

Inhalation Toxicology (3rd ed)

吸入毒理学（原著第三版）

syndrome: A clinical review. *Lancet*, 369: 1553–1565.

White, C.W., and Martin, J.G. 2010. Chlorine gas inhalation. Human clinical evidence of toxicity and experience in animal models. *Proc. Am. Thorac. Soc.*, 7: 257–263.

Wigenstam, E., Rocksén, D., Ekstrnd-Hammerström, B., and Bucht, A. 2009. Treatment with dexamethasone or liposome-encapsulated vitamin E provides beneficial effects after chemical-induced injury. *Inhal. Toxicol.*, 21: 958–964.

Wong, S.S., Sun, N.N., Lantz, R.C., and Witten, M.R. 2004. Substance P and neutral endopeptidase in development of acute respiratory distress syndrome following fire smoke inhalation. *Am. J. Physiol. Lung Cell Mol. Physiol.*, 287: L859–L866.

Wyatt, J.P., and Allister, C.A. 1995. Occupational phosgene poisoning: A case report and review. *J. Accid. Emerg. Med.*, 12: 212–213.

Yadav, A.K., Bracher, A., Doran, S.F., Leustik, M., Squardito, G.L., Postlethwaith, E.M., and Matalon, S. 2010. Mechanisms and modifications of chlorine-induced lung injury in animals. *Proc. Am. Thorac. Soc.*, 7: 278–283.

Yadav, A.K., Doran, S.F., Samal, A.A., et al. 2011. Mitigation of chlorine gas lung injury in rats by postexposure administration of sodium nitrite. *Am. J. Physiol. Lung Cell Mol. Physiol.*, 300: L362–L369.

Young, D., Lamb, S.E., Shah, S., MacKenzie, I., Tunnicliffe, W., Lall, R., Rowan, K., and Cuthbertson, B.H. for the OSCAR Study Group, 2013. High-frequency oscillation for acute respiratory distress syndrome. *N. Engl. J. Med.*, 368: 806–813.

Zambon, M., and Vincent, J.-L. 2008. Mortality rates for patients with acute lung injury/ARDS have decreased over time. *Chest*, 133: 1120–1127.

Zarogiannis, S.G., Jurkuveniate, A., Fernandez, S., Doran, S.F., Yadav, A.K., Squardito, G.L., Postlethwaith, E.M., Bowen, L., and Matalon, S. 2011. Ascorbate and deferoxamine administration after chlorine exposure decrease mortality and lung injury in mice. *Am. J. Respir. Cell Mol. Biol.*, 45: 386–895.

Zhang, X.-D., Hong, J.-F., Qin, X.-J., Li, W.-L., Chen, H.-L., Liu, R., Liang, X., and Hai, C.-X. 2010. Pentoxifylline inhibits intercellular adhesion molecule-1 (ICAM-1) and lung injury in experimental phosgene-exposure rats. *Inhal. Toxicol.*, 22: 889–895.

Zhu, Y.-G., Qu, J.-M., Zhang, J., Jiang, H.-N., and Xu, J.-F. 2011. Novel interventional approaches for ALI/ARDS: Cell based gene therapy. *Med. Inflamm.*, 2011: Article ID 560194, doi: 10.1155/2011/560/560194.

Zuckerbraun, B.S., George, P., and Gatwin, M.T. 2011. Nitrite in pulmonary arterial hypertension: Therapeutic avenues in the setting of dysregulated arginine/nitric oxide synthase signaling. *Cardiovasc. Res.*, 89: 542–552.

Zwischenberger, J.B., Alpard, S.K., Tao, W., Deyo, D.J., and Bidani, A. 2001. Percutaneous extracorporeal arteriovenous carbon dioxide removal improves survival in respiratory distress syndrome: A prospective randomized outcome study in adult sheep. *J. Thorac. Cardiovasc. Surg.*, 121: 542–551.

第 *18* 章

结晶二氧化硅暴露的转录组学反应[1]

Pius Joseph, Christina Umbright, Rajendran Sellamuthu

18.1 引言

18.1.1 结晶二氧化硅暴露

二氧化硅在地壳中储量丰富,人类可通过多种途径接触到它。二氧化硅[2]呈现晶体和无定形两种形态,其中结晶二氧化硅对人类健康存在潜在危害。虽然人类会通过灰尘偶然接触结晶二氧化硅,但从健康影响的角度来看,结晶二氧化硅的职业暴露是影响健康的主要问题。特别是采矿、建筑、二氧化硅研磨、石刻和喷砂,均被认为是结晶二氧化硅暴露的主要来源。虽然少量结晶二氧化硅可通过口腔进入人体,但吸入是其职业暴露的主要途径。据估计,每年美国约有 200 万名工人,全世界有数以百万计的工人职业暴露于结晶二氧化硅(Sanderson,2006)中。在某些情况下,职业接触结晶二氧化硅的暴露水平远高于美国国家职业安全卫生研究所(NIOSH)推荐的暴露限值(REL)$0.05mg/m^3$(Linch 等,1998)。

18.1.2 结晶二氧化硅暴露对健康的影响

过去进行的大量体外细胞培养(Ding 等,1999; Gwinn 等,2009)和体内动物研究(Porter 等,2001, 2002, 2004)已证明了结晶二氧化硅的潜在毒性。据报道,结晶二氧化硅职业暴露与自身免疫性疾病、类风湿性关节炎、慢性肾脏疾病和狼疮的发展相关(NIOSH, 2002)。基于大量的证据,国际癌症研究机构(IARC)将结晶二氧化硅列为 I 类致癌物(IARC, 1997; Steenland 和 Sanderson, 2001)。结晶二氧化硅暴露对肺部影响中最受关注的是硅肺,硅肺是一种不可逆但可预防的间质性肺疾病,其特征是肺泡蛋白沉积和弥漫性纤维化,导致逐步限制性肺功能障碍和死亡(Castranova 和 Vallyathan, 2000)。流行病学研究表明,工人

---

[1] 所调查结果和结论均为作者的观点,不一定代表美国国家职业安全卫生研究所的观点。
[2] 基于二氧化硅(SiO_2)的键合几何结构,表征了五种不同的结晶二氧化硅结构——石英、方石英、柯英石、鳞石英、斯石英(Mandel 和 Mandel, 1996)。在本章中,结晶二氧化硅一词是指任何一种结晶二氧化硅结构。

在其工作生涯中暴露于可吸入性结晶二氧化硅，达到现行的美国职业安全健康管理局、美国矿山安全健康管理局（MSHA）或美国国家职业安全卫生研究所（NIOSH）的允许暴露限值（PEL）时，具有患慢性硅肺的重大风险（Hnizdo 和 Sluis-Cremer, 1993; Steenland 和 Brown, 1995; Kreiss 和 Zhen, 1996）。美国硅肺及硅肺相关疾病的病例数目前未知。然而，2005 年美国约有 200 人死于硅肺（NIOSH, 2006）。目前，硅肺通过胸部 X 射线和肺功能检查来诊断。不幸的是，这两种方法都是基于很可能代表疾病晚期的肺部结构和/或功能损害来检测硅肺。因此，目前的诊断工具可能对预防与此不治之症相关的死亡没有帮助。另外，硅肺的可预防性有力支持这样的观点，即开发足够灵敏的检测方法，以在疾病早期可预防阶段预测疾病的发生。实际上，NIOSH 已建议开发一种高灵敏、无创或微创的方法，以在早期可预防阶段来检测硅肺（NIOSH, 2002）。

18.1.3 转录组：一个灵敏且机制相关的毒性靶点

转录组是指存在于细胞或生物体内的整套转录本或 mRNA。转录组学，又称表达谱，是利用 DNA 微阵列、新一代 RNA 测序、消减杂交、差异显示和基因表达序列分析等技术，测定细胞或生物体在特定时间内所有转录本或 mRNA 的表达水平。转录组与基因组不同，具有高度动态性，对细胞或生物体暴露于有毒物质往往响应灵敏。因此，在受控实验条件下暴露于有毒物质后，细胞或生物体整个转录组的表达谱可以被认为有毒物质暴露引起的毒性的灵敏指标。差异表达的基因和/或其产物，经适当验证后，可作为所研究药物的暴露和毒性生物标志物。同样，对细胞或生物体内因有毒物质暴露而显著差异表达的转录本进行生物信息学分析，可以对该物质的潜在毒性机制提供有价值的见解。因此，一些研究结果（Waring 等，2001; Hamadeh 等，2002; Amin 等，2004; Heinloth 等，2004）支持的全基因组表达谱，通常被认为是检测和了解与毒物暴露相关的毒性的灵敏且机制相关的方法。

18.2 结晶二氧化硅暴露的转录组学反应

结晶二氧化硅颗粒进入肺部后，被肺泡巨噬细胞（AMs）吞噬并清除。当在结晶二氧化硅中过度暴露时，肺部不能有效清除二氧化硅，与吸入的二氧化硅颗粒相互作用激活 AMs，导致 AMs 死亡并释放二氧化硅颗粒和肺内各种信号分子。结晶二氧化硅颗粒和释放到肺部的信号分子可能与肺泡上皮细胞相互作用，启动肺内外级联反应。其最终结果是炎症细胞进入肺部，释放出有毒的活性氧（ROS）和活性氮（RNS），诱导炎症、DNA 损伤、细胞凋亡和纤维化，导致硅肺和癌症等疾病的发展。细胞/组织/器官的正常功能受到大量基因表达的调控，这些基因参与特定的生物学功能、通路和网络。结晶二氧化硅颗粒以及活化的 AMs 释放出的各种信号分子，可能引起一个或几个基因表达的改变，从而导致对正常细胞/组织/器官至关重要的相应生物学功能、通路和网络的功能破坏。此外，吸入结晶二氧化硅颗粒引起的肺毒性可能通过次级效应影响转录组。因此，对暴露于结晶二氧化硅的生物样品进行全基因组表达谱分析，并对暴露后差异表达的基因进行功能分析，可能为二氧化硅的毒性潜力以及结晶二氧化硅诱导肺内外毒性的潜在分子机制提供有价值的信息。

18.2.1 结晶二氧化硅暴露的转录组反应与二氧化硅诱导的毒性一致

利用细胞培养和动物模型研究了结晶二氧化硅诱导的毒性与生物样品中全基因组表达变

化之间的关系。结晶二氧化硅比无定形二氧化硅更具生物活性和致病性（Warheit 等，1995; Johnston 等，2000; Fubini 等，2001）。在人支气管上皮细胞系（BEAS2B）和人原代支气管上皮细胞（NHBE）中，研究了全基因组表达变化是否可以解释所报道的无定形和结晶二氧化硅之间的生物学活性和致病性差异。（Perkins 等，2012）。与无定形二氧化硅相比，结晶二氧化硅对这两种细胞类型中转录组的影响更为明显，结晶二氧化硅暴露的两种细胞类型中有更多显著差异表达的基因。此外，结晶二氧化硅暴露的细胞与无定形二氧化硅暴露的细胞相比，基因表达水平的倍数变化明显更高。因此，二氧化硅颗粒（无定形和结晶）对转录组的影响似乎与其生物活性和致病潜力有关。在 Sellamuthu 等人的一项研究中（2011a），以最终浓度（μg/cm²）为 15、30、60、120 和 240 的结晶二氧化硅（Min-U-Sil 5）处理人肺上皮 A549 细胞 6h［图 18.1（a），（c）］，或 60μg/cm² 处理 2h、6h 和 24h［图 18.1（b），（d）］。二氧化硅暴露结束后，通过测定细胞培养液中乳酸脱氢酶（LDH）活性来测定细胞毒性。同时，从对照样品和二氧化硅处理的细胞培养样品中分离总 RNA，采用 Human HT 12-v3-Beadchip Arrays（Illumina, Inc., San Diego, CA）测定全基因组表达谱。结晶二氧化硅诱导的细胞毒性与细胞内显著差异表达基因（SDEGs）[1]的数量非常相关（图 18.1），在二氧化硅浓度-反应和时间-过程研究中相关系数（r^2 值）分别为 0.89 和 0.98。对 A549 细胞中的 SDEGs 进行生物信息学分析，确定了其响应结晶二氧化硅诱导的细胞毒性而显著富集的生物学功能。如图 18.2（a）和 18.2（b）所示，A549 细胞中因二氧化硅暴露而显著富集的生物学功能，与已建立

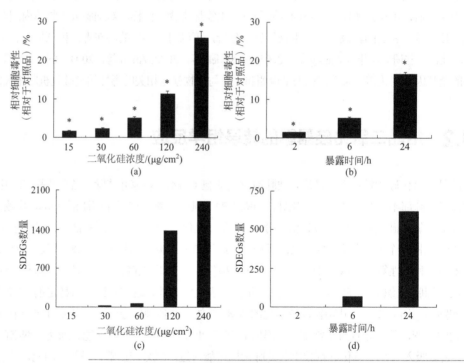

图 18.1 结晶二氧化硅暴露的 A549 细胞中细胞毒性及差异基因表达谱

计算相对于对照组的细胞毒性和 SDEGs 数量（FDR p 值＜0.05）。"*"表示有统计学意义，$p < 0.05$（n=5）

经许可引自：Sellamuthu, R. et al. *Inhal. Toxicol.*, 2011a, 23(14): 927.

---

[1] 在对照样品和毒物暴露样品之间显著差异表达的基因被视为 SDEGs。常用于选择显著差异表达基因的标准包括表达倍数变化、p 值［简单或错误发现率（FDR）p 值］或两者结合。

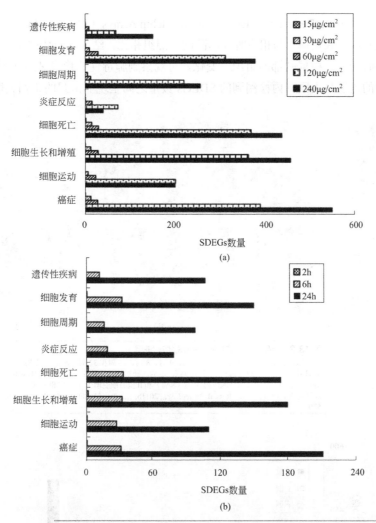

图18.2 结晶二氧化硅浓度和暴露时间对A549细胞中受结晶二氧化硅暴露干扰的主要生物学功能的影响 (a) 用浓度为15μg/cm²、30μg/cm²、60μg/cm²、120μg/cm²和240μg/cm²的结晶二氧化硅颗粒（Min-U-Sil 5）处理指数生长的人肺上皮细胞（A549）6h；(b) 60μg/cm²处理2h、6h或24h。通过微阵列分析测定细胞中的全基因组表达谱，并对因结晶二氧化硅暴露而显著差异表达的基因进行生物信息学分析。列出了因应答结晶二氧化硅暴露而显著富集的排名前八位IPA生物过程所涉及的SDEGs数量。数据代表五个独立实验的平均值 经许可引自：Sellamuthu, R. et al. *Inhal. Toxicol.*, 2011a, 23(14): 927.

的结晶二氧化硅致肺毒性机制高度相关。值得一提的是，生物学功能的富集，表现为每个生物功能类别的SDEGs数量，在二氧化硅暴露的A549细胞中，其对暴露浓度和持续时间的定量响应与结晶二氧化硅诱导的细胞毒性事件具有相似的表现。据报道，在用浓度递增的结晶二氧化硅处理的人支气管上皮细胞 BEAS2B 中，细胞毒性与 SDEGs 数量之间存在相似的正相关性（Perkins 等，2012）。

从动物实验的结果中获得了进一步的证据，来支持结晶二氧化硅致肺毒性与全基因组表达变化之间存在关系。在本实验室进行的一项研究中，大鼠吸入结晶二氧化硅（Min-U-Sil 5，15mg/m³，6h/天，5 天）。在二氧化硅暴露肺部后的0h、1h、2h、4h、8h、16h 和 32 周，测定肺损伤和全基因组表达谱（Sellamuthu 等，2011a, b, 2012, 2013a）。根据支气管肺泡灌洗液（BALF）中 LDH 活性及白蛋白、总蛋白、促炎细胞因子、巨噬细胞趋化蛋白 1（MCP1）的浓度测定肺损伤。采用 RatRef-12V1.0 Expression Beadchip Arrays（Illumina, Inc., San Diego, CA）测定肺部的全基因组表达谱。与相应时间匹配的对照组相比，结晶二氧化硅暴露大鼠在二氧化硅暴露后的各时间点，根据肺部的组织学变化，可观察到肺毒性的稳步进展（图 18.3）。二氧化硅致肺毒性的进展与大鼠肺内检测到的 SDEGs 数量之间呈现非常强的正相关性（图 18.4 和

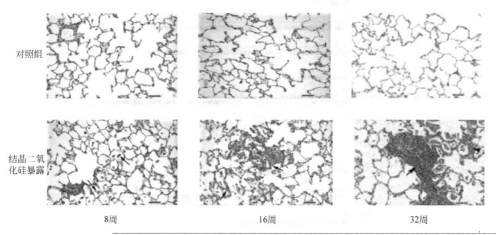

图 18.3 结晶二氧化硅暴露大鼠肺损伤的进展

在二氧化硅暴露后的 0 周、1 周、2 周、4 周、8 周、16 周和 32 周，制备肺切片并用苏木精和伊红染色。此处只显示了二氧化硅暴露后 8 周、16 周和 32 周的肺切片显微照片，早期的肺切片显微照片见原文（Sellamuthu 等，2011b）。箭头表示肺泡腔内 AMs（8 周）和Ⅱ型肺细胞增生（16 周和 32 周）。放大倍数为 20 倍

经许可改自：Sellamuthu, R. et al. *Toxicol. Sci.*, 2011b, 122(2): 253; Sellamuthu, R. et al. *Inhal. Toxicol.*, 2012, 24(9): 570.

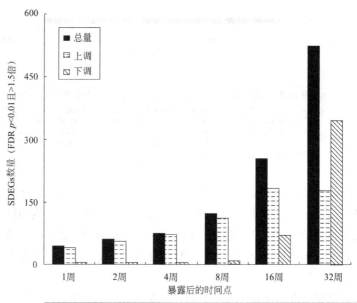

图 18.4 结晶二氧化硅暴露大鼠肺内的差异基因表达谱

大鼠暴露于结晶二氧化硅（Min-U-Sil 5mg/m³、15mg/m³，6h/天，5 天），通过微阵列分析测定 SDEGs 数量（倍数变化>1.5 且 FDR *p* 值<0.01）。二氧化硅暴露大鼠与相应时间匹配的对照组相比，肺内显著差异表达（总量）、过表达（上调）和表达不足（下调）的基因数量已在图中呈现，*X* 轴为暴露后的各时间点。数据代表 8 只结晶二氧化硅暴露大鼠与 4 只相应时间匹配的对照大鼠在每个时间点的平均值

经许可改自：Sellamuthu, R. et al. *J. Appl. Toxicol*, 2013, 33(4): 301; Sellamuthu, R. et al. *Inhal. Toxicol.*, 2012, 24(9): 570.

表 18.1）。对二氧化硅暴露大鼠肺内 SDEGs 的功能分析，确定了响应结晶二氧化硅致肺毒性而显著富集的生物学功能。二氧化硅暴露大鼠肺内显著富集的生物学功能与已知的结晶二氧化硅致肺效应机制相关（图 18.5）。此外，每个显著富集的生物学功能中 SDEGs 的数量稳步增加，这与大鼠在二氧化硅暴露后的时间点呈现的肺毒性进展相似。结晶二氧化硅诱导的毒性与 SDEGs 数量、细胞培养和动物组织样品中生物学功能富集之间的强相关性，表明转录组学作为检测和研究结晶二氧化硅诱导毒性的相关方法具有潜在的应用前景。

表 18.1 结晶二氧化硅致肺毒性与大鼠肺内 SDEGs 数量之间关系的相关系数（r^2 值）

毒性标记物和炎症	BALF LDH	BALF PMN	BALF MCP-1
肺 SDEGs	0.776	0.879	0.927

注：在结晶二氧化硅暴露 1 周（15mg/m³，6h/天）后的 0 周、1 周、2 周、4 周、8 周、16 周和 32 周，对结晶二氧化硅暴露大鼠进行毒性测量和肺内 SDEGs 数量测定。

数据来源：经许可改自 Sellamuthu, R. et al. *J. Appl. Toxicol.*, 2013a, 33(4): 301.

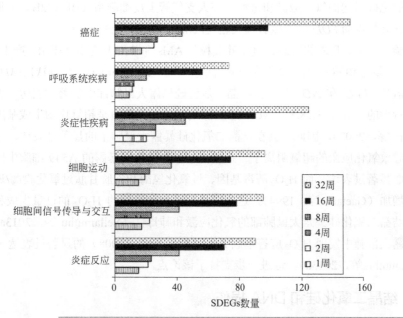

图 18.5 结晶二氧化硅暴露大鼠肺内排名前列的 IPA 生物学功能的富集

大鼠暴露于结晶二氧化硅（Min-U-Sil 5，15mg/m³，6h/天，5 天），通过微阵列分析测定其肺内 SDEGs 数量。对微阵列数据进行生物信息学分析，并列出了结晶二氧化硅暴露大鼠在暴露后的每个时间点肺内排名前六位的 IPA 生物功能所属的 SDEGs 的数量。数据代表每个时间点 8 只结晶二氧化硅暴露大鼠与 4 只时间匹配的对照大鼠的组均值

经许可改自：Sellamuthu, R. et al. *J. Appl. Toxicol.*, 2013, 33(4): 301; Sellamuthu, R. et al. *Inhal. Toxicol.*, 2012, 24(9): 570.

18.2.2 结晶二氧化硅和氧化应激

硅肺处于氧化应激状态（Vallyathan 和 Shi，1997）的发现使人们相信，氧化剂介导的肺损伤可能在结晶二氧化硅暴露相关的毒性和疾病的发展中发挥作用。与老化的结晶二氧化硅相比，新断裂的结晶二氧化硅对细胞（Ding 等，1999; Gwinn 等，2009）和动物（Vallyathan 等，

1995）的毒性更大，这进一步支持了氧化应激通过产生活性氧（ROS）参与结晶二氧化硅毒性。生物样品因结晶二氧化硅暴露而产生有毒的 ROS，可能是二氧化硅颗粒的直接作用（Vallyathan 等，1995），和/或可能是二氧化硅颗粒通过细胞过程间接介导的（Vallyathan 等，1992）。众所周知，即使在二氧化硅暴露结束后并且肺部已经清除了大部分沉积二氧化硅，结晶二氧化硅引起的氧化应激也会升高（Fubini 和 Hubbard, 2003; Rima 等，2005）。

转录组分析为研究生物样品响应结晶二氧化硅暴露而产生的 ROS 提供了支持。在 A549 细胞中观察到属于 NK-κB 和 AP-1 家族的几个氧化应激应答基因的过表达，其显著且具有结晶二氧化硅浓度依赖性（表 18.2）。超氧阴离子是应答结晶二氧化硅暴露而产生的 ROS，在超氧化物歧化酶的催化下发生歧化反应生成过氧化氢（H_2O_2）（Liochev 和 Fridovich, 2007）。精胺氧化酶催化的精胺代谢过程也会生成 H_2O_2（Murray-Stewart 等，2008）。生成的 H_2O_2 具有毒性和活性，主要通过过氧化氢酶解毒，以防止其与细胞内可能导致毒性的靶点相互作用。正如在结晶二氧化硅暴露的 A549 细胞中所观察到的（表 18.2），SOD[1] 和 SMOX 显著且结晶二氧化硅浓度依赖性过表达，同时过氧化氢酶表达下降，最终结果是细胞内具有毒性和活性的 H_2O_2 累积导致结晶二氧化硅引起的氧化应激和毒性。在人支气管上皮细胞系（BEAS2B）中也发现其应答结晶二氧化硅暴露而 *SOD* 基因显著过表达（Perkins 等，2012）。

在实验动物中，吸入的结晶二氧化硅颗粒与 AMs 和肺泡上皮相互作用，产生 ROS（Porter 等，2002）。参与 ROS 产生和氧化应激应答的多个基因，即 *SOD2*、*HMOX*1、*MT1A*、*NCF*1、*LCN*2、*ARG*1、*LPO* 和 *NOXO*1，在结晶二氧化硅暴露大鼠肺部中显著过表达，表明氧化应激参与了肺毒性的诱导（表 18.3）。*NOXO*1 基因编码的一种蛋白是超氧化物生成基因 *NOX*1 的激活剂（Ban 等，2003），因此，其在结晶二氧化硅暴露大鼠肺中的显著过表达，可能意味着产生了能够导致氧化应激的超氧阴离子。正如在结晶二氧化硅暴露的 A549 细胞中所见，大鼠肺中的 *SOD*2 显著过表达，而 H_2O_2 解毒基因、过氧化氢酶和谷胱甘肽过氧化物酶/还原酶的表达没有相应增加（Gaetani 等，1994），这使得具有活性和毒性的 H_2O_2 的过量生成和组织累积，从而导致结晶二氧化硅暴露大鼠肺部的氧化应激和肺毒性（Sellamuthu 等，2013a）。在结晶二氧化硅暴露大鼠肺中发现 H_2O_2 应答基因 *LPO*（Davies 等，2008）的显著过表达（Langley 等，2011; Sellamuthu 等，2013a），这进一步支持了该论点。

18.2.3 结晶二氧化硅和 DNA 损伤

结晶二氧化硅与 DNA 的直接相互作用导致 DNA 磷酸骨架的结构改变已被证实（Mao 等，1994）。同样，结晶二氧化硅导致 DNA 链断裂也有报道（Shi 等，1994）。一些证据表明 ROS 在结晶二氧化硅引起的 DNA 损伤中起主要作用。新断裂的二氧化硅颗粒经氢氟酸化学腐蚀后 DNA 损伤降低，这主要是由于去除了断裂产生的金属离子杂质和活性中心（Daniel 等，1993）。结晶二氧化硅诱导的 DNA 损伤在缺乏分子氧的情况下显著降低，过氧化氢酶和 ROS 清除剂能够阻断结晶二氧化硅诱导的 DNA 损伤，这一观察结果进一步支持了 ROS 参与结晶二氧化硅诱导的 DNA 损伤。结晶二氧化硅诱导的 DNA 损伤可能与细胞凋亡和癌变有关，两者在结晶二氧化硅致肺毒性中起重要作用。转录组学分析结果进一步支持了结晶二氧化硅暴露对细胞造成

---

❶ 文本中缩写基因的扩展名称见表 18.2、表 18.3 及表 18.6。

表18.2 暴露于结晶二氧化硅的 A549 细胞中差异表达的基因

基因		结晶二氧化硅/（μg/cm²）					暴露时间/h		
		15	30	60	120	240	2	6	24
活性氧									
SOD2	超氧化物歧化酶 2	1.08	1.11	1.21①	1.98①	2.50①	-1.05	1.21①	4.52①
CAT	过氧化氢酶	1.02	-1.05	-1.07	-1.16①	-1.14①	-1.08	-1.07	-1.24①
SMOX	精胺氧化酶	1.33	1.39①	1.55①	2.99①	3.52①	1.33	1.55①	2.55①
CYR61	富含半胱氨酸蛋白血管生成诱导剂 61	1.12	1.59①	1.90①	2.47①	1.57①	2.11①	1.90①	1.55①
抗氧化/氧化应激									
NFE2L2	核因子红细胞衍生 2 样 2	1.03	1.05	1.15	1.83①	1.61①	1.28①	1.15	-1.05
NFKB1	B 细胞 κ 轻肽基因增强子核因子 1	-1.04	1.18	1.31①	2.00①	2.03①	1.11	1.31①	1.50①
NFKB2	B 细胞 κ 轻肽基因增强子核因子 2	1.04	1.02	1.05	1.12①	1.11①	1.05	1.05	1.09①
NFKBIZ	B 细胞 κ 轻肽基因增强子核因子抑制因子 ζ	1.15	1.21	1.23	2.51①	3.31①	1.18	1.23	2.86①
DUSP1	双特异性磷酸酶 1	1.24	1.22①	1.49①	2.47①	3.00①	1.56	1.49①	1.55①
DUSP5	双特异性磷酸酶 5	1.92①	1.79①	2.48①	5.74①	8.02①	2.84①	2.48①	2.98①
FOS	v-fos FBJ 鼠骨肉瘤病毒致癌基因同源	1.24	1.36	1.42	3.93①	20.34①	2.06①	1.42	1.24①
JUNB	同源 junB 原癌基因	1.02	-1.00	1.07	1.46①	1.72①	1.20	1.07	-1.03
c-JUN	Jun 癌基因	1.27	1.46	1.87①	5.46①	10.64①	2.17①	1.87①	2.40①
STC1	斯钙素 1	1.63①	1.75①	2.37①	4.67①	5.40①	1.90①	2.37①	2.75①
STC2	斯钙素 2	1.22	1.31①	1.55①	2.06①	2.03①	1.02	1.55①	3.35①
炎症									
IRF1	干扰素调节因子 1	1.10	1.06	1.14	1.54①	1.33①	-1.04	1.54①	1.15
RELA	v-rel 网状内皮组织增生症病毒致癌基因同源物 A	1.02	1.06	1.11①	1.22①	1.12①	1.05	1.11①	1.13①

基因	结晶二氧化硅/(μg/cm²)					暴露时间/h		
	15	30	60	120	240	2	6	24
RELB v-rel网状内皮组织增生症病毒致癌基因同源物B	1.20①	1.24①	1.51①	1.92①	1.73①	-1.01	1.51①	1.92①
IL1A 白细胞介素1α	1.05	1.02	1.05	1.86①	2.62①	ND	1.05	1.22①
IL1B 白细胞介素1β	ND	-1.00	1.02	1.28①	1.45①	ND	1.28①	1.6①
IL6 白细胞介素6	1.12	1.24	1.58①	6.17①	8.51①	1.43①	1.58①	6.14①
IL8 白细胞介素8	3.16①	3.84①	7.13①	35.72①	41.60	9.77①	7.13①	18.21①
IL11 白细胞介素11	1.08	1.23	1.47	3.75①	4.92①	1.89①	1.47	1.49①
IRAK2 白细胞介素-1受体相关激酶2	1.63①	1.77①	1.89①	5.56①	7.15①	1.66①	1.89①	3.54①
PTGS2 前列腺素内过氧化物合酶2	1.51	1.55①	2.21①	11.13①	15.09①	2.38①	2.21①	3.91①
CCL2/MCP1 趋化因子（C-C基序）配体2	1.68	1.77①	1.67①	3.30①	3.57①	1.38	1.67①	3.23①
CCL20/MIP3a 趋化因子（C-C基序）配体20	1.06	1.06	1.23①	3.20①	4.16①	1.13	1.23①	2.39①
CXCL1/GRO1 趋化因子（C-X-C基序）配体1	ND	-1.00	1.04	1.41①	1.50①	ND	1.04	1.60①
CXCL2/MIP-2 趋化因子（C-X-C基序）配体2	1.24	1.12	1.29	3.81①	3.58①	1.38	1.29	3.23①
CXCL5 趋化因子（C-X-C基序）配体5	1.24	1.17	1.57①	2.70①	4.16①	1.13	1.57①	2.39①
CXCL8/IL8 白细胞介素8	3.16①	3.84①	7.13①	35.72①	41.60	9.77①	7.13①	18.21①
PLAU 尿激酶型纤溶酶原激活物	1.23	1.44	1.75①	2.44①	1.83①	1.48①	1.75①	1.53①
ITGA2 整合素α2（CD49B，VLA-2受体α2亚基）	-1.05	1.11	1.26	1.74①	1.57①	1.03	1.26	1.81①
MMP10 基质金属蛋白酶10	ND	1.03	1.04	1.87①	3.82①	ND	1.04	1.71①
CEBPB CCAAT/增强子结合蛋白	1.13	1.23①	1.42①	2.78①	3.62①	1.86①	1.42①	2.08①
细胞凋亡								
NFE2L2 核因子红细胞衍生2样2	1.03	1.05	1.15	1.83①	1.61①	1.28①	1.15	-1.05
NFKB1 B细胞κ轻肽基因增强子核因子1	-1.04	1.18	1.31①	2.00①	2.03①	1.11	1.31①	1.50①
NFKB2 B细胞κ轻肽基因增强子核因子2（p49/p100）	1.04	1.02	1.05	1.12①	1.11①	1.05	1.05	1.09①

基因		结晶二氧化硅/（μg/cm²）					暴露时间/h		
		15	30	60	120	240	2	6	24
基因									
NFKBIA	B细胞κ轻肽基因增强子核因子抑制因子α	1.10	1.32[1]	1.45[1]	2.93[1]	4.48[1]	1.35	1.45[1]	1.94[1]
NFKBIZ	B细胞κ轻肽基因增强子核因子抑制因子ζ	1.15	1.21	1.23	2.51[1]	3.31[1]	1.18	1.23	2.86[1]
GDF15	生长分化因子15	1.65[1]	1.50[1]	1.75[1]	5.33[1]	9.68[1]	1.74	1.75[1]	2.38[1]
GADD45a	生长阻滞和DNA损伤诱导45a	1.19	1.46[1]	1.62[1]	3.08[1]	3.81[1]	1.59[1]	1.62[1]	1.79[1]
GADD34	生长阻滞和DNA损伤诱导34	1.86[1]	2.10[1]	2.82[1]	5.88[1]	10.93[1]	2.72[1]	2.82[1]	3.56[1]
EGR1	早期生长反应1	1.91[1]	2.05[1]	2.51[1]	13.65[1]	36.34[1]	6.46[1]	2.51[1]	2.49[1]
BIRC3	杆状病毒IAP重复序列包含蛋白3	1.27	1.58[1]	2.01[1]	5.78[1]	8.51[1]	1.59[1]	2.01[1]	2.43[1]
c-FOS	v-fos FBJ鼠骨肉瘤病毒致癌基因同源物	1.24	1.36	1.42	3.93[1]	20.34[1]	2.06[1]	1.42	1.24[1]
FOSB	FBJ鼠骨肉瘤病毒致癌基因同源基因B	3.58[1]	3.87[1]	4.30[1]	11.64[1]	34.73[1]	9.83[1]	4.30[1]	3.74[1]
FOSL1	FOS样抗原1	1.10	1.31[1]	1.63[1]	2.93[1]	2.33[1]	1.39[1]	1.63[1]	1.44[1]
CYR61	富含半胱氨酸的血管生成诱导剂61	1.12	1.59[1]	1.90[1]	2.47[1]	1.57[1]	2.11[1]	1.90[1]	1.55[1]
JUND	jun D原癌基因	-1.03	1.10	1.20	2.26[1]	3.26[1]	1.17	1.20	-1.01
OKL-38	妊娠诱导生长抑制因子	-1.18	1.10	1.16	1.79[1]	2.49[1]	1.32	1.16	-1.16
癌症									
EFNA1	Ephrin-A1v-myc骨髓细胞瘤病	1.31	1.32	1.45	2.72[1]	2.93[1]	1.10	1.45	1.88[1]
MYC	病毒致癌基因同源物（禽）	1.14	1.22	1.32	1.69[1]	2.16[1]	1.23	1.32	1.16
CEBPB	CCAAT/增强子结合蛋白	1.13	1.23[1]	1.42[1]	2.78[1]	3.62[1]	1.86[1]	1.42[1]	2.08[1]
TRIB1	Tribbles同源蛋白1（果蝇）	1.13	1.09	1.22	2.57[1]	3.90[1]	1.34	1.22	1.55[1]
PTGS2	前列腺素内过氧化物合酶2	1.51	1.55[1]	2.21[1]	11.13[1]	15.09[1]	2.38[1]	2.21[1]	3.91[1]

基因		结晶二氧化硅/（μg/cm²）					暴露时间/h		
		15	30	60	120	240	2	6	24
ZFP36	锌指蛋白36	1.36	1.44	1.58[1]	6.43[1]	10.65[1]	2.16[1]	1.58[1]	1.10[1]
KLF2	Kruppel样因子2	1.33	1.67	1.87[1]	2.38[1]	1.90[1]	1.88[1]	1.87[1]	1.18[1]
KLF6	Kruppel样因子6	1.38[1]	1.61[1]	1.97[1]	5.14[1]	6.84[1]	2.03[1]	1.97[1]	2.38[1]
KLF11	Kruppel样因子11	1.08	1.13	1.21	1.60[1]	1.65[1]	1.14	1.21	1.58[1]
KLF13	Kruppel样因子13	1.14	1.22	1.38[1]	1.71[1]	1.32[1]	1.01	1.38[1]	1.15
ETS1	v-ets 成红细胞增多症病毒E26癌基因同源物1	1.36	1.44[1]	1.77[1]	3.50[1]	3.58[1]	1.35[1]	1.77[1]	2.06[1]
DDIT3	DNA损伤诱导转录因子3	1.36[1]	1.48[1]	1.63[1]	3.11[1]	4.15[1]	1.25	1.63[1]	2.17[1]
FGF2	成纤维细胞生长因子2	1.00	1.00	1.10	1.25[1]	1.27[1]	1.07	1.10	1.07
细胞生长和增殖									
EGR1	早期生长反应1	1.91[1]	2.05[1]	2.51[1]	13.65[1]	36.34[1]	6.46[1]	2.51[1]	2.49[1]
RELB	v-rel 网状内皮组织增生症病毒致癌基因同源物B	1.20[1]	1.24[1]	1.51[1]	1.92[1]	1.73[1]	-1.01	1.51[1]	1.92[1]
IL8	白细胞介素8	3.16[1]	3.84[1]	7.13[1]	35.72[1]	41.60	9.77[1]	7.13[1]	18.21[1]
DUSP5	双特异性磷酸酶5	1.92[1]	1.79[1]	2.48[1]	5.74[1]	8.02[1]	2.84[1]	2.48[1]	2.98[1]
FST	卵泡抑素	1.41[1]	1.62[1]	2.20[1]	4.57[1]	4.60[1]	1.25	2.20[1]	2.48[1]
ETS1	v-ets 成红细胞增多症病毒E26癌基因同源物1	1.36	1.44[1]	1.77[1]	3.50[1]	3.58[1]	1.35[1]	1.77[1]	2.06[1]
细胞周期									
EGR1	早期生长反应1	1.91[1]	2.05[1]	2.51[1]	13.65[1]	36.34[1]	6.46[1]	2.51[1]	2.49[1]
ETS1	v-ets 成红细胞增多症病毒E26癌基因同源物1	1.36	1.44[1]	1.77[1]	3.50[1]	3.58[1]	1.35[1]	1.77[1]	2.06[1]
STC1	斯钙素1	1.63[1]	1.75[1]	2.37[1]	4.67[1]	5.40[1]	1.90[1]	2.37[1]	2.75[1]
c-JUN	Jun 癌基因	1.27	1.46	1.87[1]	5.46[1]	10.64[1]	2.17[1]	1.87[1]	2.40[1]

基因	结晶二氧化硅/（μg/cm²）					暴露时间/h		
	15	30	60	120	240	2	6	24
NFKBIA B细胞κ轻肽基因增强子核因子抑制因子α	1.10	1.32①	1.45①	2.93①	4.48①	1.35	1.45①	1.94①
PTGS2 前列腺素内过氧化物合酶2	1.51	1.55①	2.21①	11.13①	15.09①	2.38①	2.21①	3.91①
细胞发育								
CSF2 集落刺激因子2（粒细胞/巨噬细胞）	ND	1.07	1.13	2.48①	3.81①	1.08	1.13	2.04①
CEBPB CCAAT/增强子结合蛋白	1.13	1.23①	1.42①	2.78①	3.62①	1.86①	1.42①	2.08①
EGR1 早期生长反应1	1.91①	2.05①	2.51①	13.65①	36.34①	6.46①	2.51①	2.49①
FOSL1 FOS样抗原1	1.10	1.31①	1.63①	2.93①	2.33①	1.39①	1.63①	1.44①
c-JUN Jun癌基因	1.27	1.46	1.87①	5.46①	10.64①	2.17①	1.87①	2.40①
FOXO1 叉头框蛋白O1	1.17	1.21①	1.41①	2.06①	1.76①	1.16	1.41①	1.33①

① 与相应对照组相比，表达变化具有统计学意义（FDR p 值 <0.05）。

注：用浓度（μg/cm²）为15、30、60、120、240的结晶二氧化硅颗粒（Min-U-Sil 5）处理指数生长的人肺上皮细胞（A549）6h，或60μg/cm²处理2h、6h或24h。通过微阵列分析测定细胞中的全基因组织型表达谱，并对因结晶二氧化硅暴露而显著差异表达的基因进行生物信息学分析，详见原文（Sellamuthu 等，2011a）。该表列出了参与IPA生物过程和结晶二氧化硅毒性相关典型通路的SDEGs的部分清单，以及与对照细胞相比SDEGs的表达倍数变化。

数据代表单个基因表达的倍数变化，是五个独立微阵列实验的平均值。一些基因由于涉及多种功能，被列在多个类别下。

ND表示未检测到基因表达。

资料来源：经许可改自Sellamuthu, R. et al. *Inhal. Toxicol.*, 2011a, 23(14): 927.

DNA 损伤。在 Gwinn 等人的一项研究中（2009），将人支气管上皮细胞（BEAS2B）和肺癌细胞（H460 和 H1299）暴露于结晶二氧化硅中，鉴定了参与 DNA 损伤信号通路的几个基因的表达水平。细胞中因应答结晶二氧化硅暴露而表达水平显著上调的基因包括共济失调毛细血管扩张症突变基因（*ATM*）、sestrin 1（*SESN*1）、小鼠双微体基因 2（*MDM2*）、细胞分裂周期 25 同源物 A（*CDC25*）、B 细胞淋巴瘤 6（*BCL-6*）、BCL-2 相关 X 基因（*BAX*）、增殖细胞核抗原（*PCNA*）、GADD45 和切除修复交叉互补基因 3（*ERCC3*）。同样，Sellamuthu 等人（2011a）在结晶二氧化硅暴露的 A549 细胞中检测到 GADD45α 和 GADD34 显著过度表达（表 18.3）。

表18.3　结晶二氧化硅暴露大鼠肺中显著差异表达基因的表达倍数变化

基因	表达倍数变化（暴露后的时间点）					
	1 周	2 周	4 周	8 周	16 周	32 周
抗氧化剂和氧化应激						
超氧化物歧化酶 2（*SOD2*）	1.76[①]	1.85[①]	1.98[①]	2.47[①]	2.44[①]	1.53[①]
血红素加氧酶 1（*HMOX1*）	1.40[①]	1.39[①]	1.46[①]	1.58[①]	2.05[①]	1.63[①]
金属硫蛋白 1α（*MT1A*）	1.81[①]	1.77[①]	1.65[①]	2.11[①]	2.44[①]	2.03[①]
NADPH 氧化酶组分 1（*NOXO1*）	2.54[①]	2.07[①]	2.50[①]	3.24[①]	3.16[①]	1.70[①]
脂质运载蛋白 2（*LCN2*）	3.25[①]	3.34[①]	3.58[①]	5.53[①]	5.96[①]	4.20[①]
精氨酸酶 1（*ARG1*）	1.59[①]	1.29[①]	1.38[①]	1.93[①]	2.28[①]	1.55[①]
乳过氧化物酶（*LPO*）	1.09[①]	1.02	1.03	1.23[①]	2.09[①]	4.08[①]
癌症						
脂质运载蛋白 2（*LCN2*）	3.25[①]	3.34[①]	3.58[①]	5.53[①]	5.96[①]	4.20[①]
几丁质酶 3-样 1（*CHI3L1*）	1.89[①]	2.15[①]	2.17[①]	2.75[①]	3.34[①]	2.95[①]
分泌型磷蛋白 1（*SPP1*）	1.34	1.01	1.12	1.85[①]	6.27[①]	8.61[①]
炎症						
趋化因子（C-C 基序）配体 2（*CCL2*）	2.36[①]	1.99[①]	2.30[①]	4.28[①]	6.22[①]	2.68[①]
趋化因子（C-C 基序）配体 3（*CCL3*）	1.84[①]	1.53[①]	1.58[①]	2.24[①]	2.25[①]	1.35[①]
趋化因子（C-C 基序）配体 4（*CCL4*）	1.21[①]	1.12	1.23[①]	1.50[①]	1.50[①]	1.24[①]
趋化因子（C-C 基序）配体 7（*CCL7*）	1.39[①]	1.29[①]	1.35[①]	2.37[①]	4.32[①]	1.96[①]
趋化因子（C-X-C 基序）配体 1（*CXCL1*）	3.05[①]	2.26[①]	2.76[①]	3.20[①]	2.71[①]	ND
趋化因子（C-X-C 基序）配体 2（*CXCL2*）	1.46[①]	1.12	1.22[①]	1.57[①]	1.42[①]	1.15[①]
趋化因子（C-X-C 基序）配体 5（*CXCL5*）	2.52[①]	2.06[①]	3.39[①]	4.32[①]	3.96[①]	1.69[①]
趋化因子（C-X-C 基序）配体 9（*CXCL9*）	1.09	1.29[①]	1.31[①]	2.08[①]	2.91[①]	3.17[①]
趋化因子（C-X-C 基序）配体 10（*CXCL10*）	1.00	1.05	1.04	1.04	1.52[①]	1.59[①]
趋化因子（C-X-C 基序）配体 11（*CXCL11*）	1.15	1.04	1.05	1.40[①]	2.63[①]	2.61[①]
白细胞介素 1β（*IL-1β*）	1.21[①]	1.16	1.22[①]	1.48[①]	1.73[①]	1.92[①]
白细胞介素 1 受体拮抗剂, 转录变异体 2（*IL-1R2*）	1.45[①]	1.21[①]	1.21[①]	2.27[①]	2.80[①]	1.82[①]

基因	表达倍数变化（暴露后的时间点）					
	1 周	2 周	4 周	8 周	16 周	32 周
抵抗素样 α（RETNLA）	2.46①	2.52①	2.42①	3.57①	8.46①	11.04①
S100 钙结合蛋白 A8（S100A8）	1.26①	1.16	1.42①	2.50①	3.59①	2.94①
髓系细胞表达的触发受体 1（TREM1）	1.30①	1.08	1.10	1.46①	1.72①	1.09
髓系细胞表达的触发受体 2（TREM2）	1.50①	1.28①	1.27	1.63①	1.64①	1.78①
脂质运载蛋白 2（LCN2）	3.25①	3.34①	3.58①	5.53①	5.96①	4.20①
几丁质酶 3-样 1（CHI3L1）	1.89①	2.15①	2.17①	2.75①	3.34①	2.95①
分泌型磷蛋白 1（SPP1）	1.34	1.01	1.12	1.85①	6.27①	8.61①
花生四烯酸盐 15-脂氧合酶（ALOX15）	−1.44①	−1.40①	−1.30①	−1.89①	−1.71①	−1.50①
组织重塑/纤维化						
基质金属蛋白酶 8（MMP8）	1.09	1.13①	1.22①	1.33①	1.50①	1.13①
基质金属蛋白酶 12（MMP12）	3.78①	3.49①	3.87①	4.34①	4.96①	4.33①
分泌型磷蛋白 1（SPP1）	1.34	1.01	1.12	1.85①	6.27①	8.61①
结合珠蛋白（HP）	1.49	1.56①	1.78①	2.11①	2.42①	2.51①
精氨酸酶 1（ARG1）	1.59①	1.29①	1.38①	1.93①	2.28①	1.55①
趋化因子（C-X-C 基序）配体 9（CXCL9）	1.09	1.29①	1.31①	2.08①	2.91①	3.17①
趋化因子（C-C 基序）配体 2（CCL2）	2.36①	1.99①	2.30①	4.28①	6.22①	2.68①
趋化因子（C-C 基序）配体 7（CCL7）	1.39①	1.29①	1.35①	2.37①	4.32①	1.96①
补体成分 2（C2）	1.21①	1.02	1.05	1.19①	1.5①	1.77①
补体成分 3（C3）	2.50①	2.14①	2.26①	2.88①	3.02①	ND
补体成分 4-结合蛋白 α（C4BPA）	2.14①	2.19①	2.23①	2.90①	3.55①	3.07①
补体成分 5（C5）	1.19①	1.24①	1.31①	1.533①	1.62①	ND
补体因子 B（CFB）	1.32①	1.18①	1.22①	1.37①	1.5①	1.18①
补体因子 1（CF1）	1.28	1.47①	1.65①	2.09①	4.18①	4.88①

① 与时间匹配的对照组相比，在统计学上具有显著差异（FDR p＜0.01）。

注：将大鼠暴露于结晶二氧化硅（Min-U-Sil 5，15mg/m³，6h/天，5 天），并通过微阵列分析测定其肺内 SDEGs 数量，详见原文（R. Sellamuthu, et al. 2012, 2013a）。对微阵列数据进行生物信息学分析，并列出了二氧化硅暴露后的每个时间点，与结晶二氧化硅致肺毒性机制相关的 IPA 生物功能所属的基因的表达倍数变化。数据代表每个时间点 8 只结晶二氧化硅暴露大鼠与 4 只时间匹配的对照大鼠的组均值。

数据从微阵列分析结果获得，代表二氧化硅暴露大鼠（n＝8）与相应时间匹配对照组（n＝4）的组均值。一些基因被列在多个类别下，是因为生物信息学分析表明其涉及多个类别。

资料来源：经许可改自 Sellamuthu, R. et al. *J. Appl. Toxicol.*, 2013a, 33(4): 301; Sellamuthu, R. et al. *Inhal. Toxicol.*, 2012, 24(9): 570.

18.2.4　结晶二氧化硅和细胞凋亡

结晶二氧化硅颗粒进入呼吸系统后被 AMs 吞噬以将其从系统中清除并解毒。结晶二氧化硅颗粒与 AMs 之间的相互作用可能引起一系列细胞事件，导致 AMs 活化，最终导致 AMs 死亡并将二氧化硅颗粒释放到肺部。细胞凋亡在结晶二氧化硅诱导的活化 AMs 和中性粒细胞死亡中起主要作用，可能对结晶二氧化硅颗粒的肺效应起重要作用。细胞凋亡缺失 FasL$^{-/-}$ 的 gld 小鼠没有发生硅肺（Borges 等，2002），这一观察结果表明细胞凋亡在结晶二氧化硅暴露相关的不良健康效应，特别是硅肺中，发挥至关重要的作用。

在体外细胞培养（Hamilton 等，2000）和体内动物模型（Srivastava 等，2002）中，已经证实了结晶二氧化硅暴露可诱导细胞凋亡。ROS 和 RNS（Srivastava 等，2002; Santarelli 等，2004）以及清道夫受体（Hamilton 等，2000; Fubini 和 Hubbard, 2003）参与二氧化硅诱导的细胞凋亡。Srivastava 等人（2002）已证明白细胞介素 1β（IL-1β）和一氧化氮（NO）参与结晶二氧化硅诱导的细胞凋亡。结晶二氧化硅诱导的 IC-21 巨噬细胞系中的细胞凋亡受到抗 IL-1β 抗体和一氧化氮合酶（NOS）抑制剂 N（G）-硝基-L-精氨酸甲酯的抑制，表明 IL-1β 介导的 NO 在二氧化硅诱导细胞凋亡中释放。从细胞培养实验中获得的这些发现得到了动物研究结果的进一步支持（Srivastava 等，2002）。与野生型小鼠相比，结晶二氧化硅暴露的 IL-1β 和诱导型 NOS（iNOS）敲除小鼠中，细胞凋亡、炎症和硅肺显著降低。这些结果除了证明细胞凋亡与炎症之间存在关联外，还支持了 IL-1β 依赖性 NO 介导的细胞凋亡在硅肺中的潜在作用。

对自身免疫易感的新西兰混合（NZM）小鼠进行的一项研究结果表明，细胞凋亡在结晶二氧化硅诱导的自身免疫性疾病中具有重要作用（Brown 等，2005）。在结晶二氧化硅给药的 NZM 小鼠的骨髓源性巨噬细胞中发现了明显的 DNA 碎片，表明其诱导细胞凋亡。NZM 小鼠体内抗组蛋白自身抗体水平升高，蛋白尿增多以及肾小球肾炎，表明结晶二氧化硅对自身免疫的影响。这些结果除了证明 PKC 参与结晶二氧化硅诱导的细胞凋亡外，还表明细胞凋亡参与了结晶二氧化硅暴露引起的自身免疫性疾病的发展。

对 A549 细胞和大鼠进行的研究（Sellamuthu 等，2011a, 2012, 2013a）发现，一些基因参与了结晶二氧化硅诱导的细胞凋亡（表 18.2 和表 18.3）。此外，对结晶二氧化硅暴露的 A549 细胞和大鼠肺中的 SDEGs 进行生物信息学分析，为二氧化硅诱导细胞凋亡的潜在机制提供了解释。DNA 损伤在细胞凋亡中起重要作用。已证实二氧化硅与 DNA 的相互作用能够导致 DNA 损伤（Mao 等，1994）。尽管结晶二氧化硅暴露通过产生 ROS 间接导致细胞凋亡，已经得到相当充分地证实（Santarelli 等，2004），但对结晶二氧化硅诱导的直接 DNA 损伤的细胞凋亡含义（如有）尚不清楚。生长阻滞和 DNA 损伤（GADD）基因是一类在凋亡细胞中高表达的基因（Hollander 等，1997）。GADD 蛋白与多种蛋白质相互作用，促进细胞凋亡。例如，GADD45α，一种 p53 调控基因，可与其他在细胞凋亡中起重要作用的 p53 调控基因相互作用（Sarkar 等，2002）。结晶二氧化硅暴露的 A549 细胞中，GADD 基因家族的两个重要成员 GADD34 和 GADD45α 显著且结晶二氧化硅浓度依赖性过表达（表 18.2），表明它们参与了结晶二氧化硅诱导的细胞凋亡。EGR1 是一种转录因子，其特征是在应激反应中快速且瞬时过表达（Yu 等，2007）。因响应结晶二氧化硅暴露和毒性，A549 细胞中 EGR1 mRNA 的表达水平显著上调（表 18.2）。与 GADD 基因家族类似，EGR1 通过与 p53 基因家族的相互作用在细胞凋亡中发挥重要作用（Yu 等，2007）。

18.2.5　结晶二氧化硅和炎症

结晶二氧化硅暴露导致炎症的发生（Chen 等，1999; Fubini 和 Hubbard, 2003; Porter 等，

2004），并且已经确定炎症在与二氧化硅暴露相关的肺效应中具有核心作用（Castranova，2004）。肺部炎症已被认为是导致硅肺的一个主要因素，硅肺是与可吸入性结晶二氧化硅暴露有关的最损害健康的疾病。大鼠吸入结晶二氧化硅后，其肺部样本中 AMs、多形核白细胞（PMNs）、促炎性趋化因子 MCP1 和巨噬细胞炎性蛋白-2（MIP2）的显著增加，是二氧化硅致肺炎症的有力证据（Sellamuthu 等，2011b，2012）。结晶二氧化硅颗粒进入肺部后，被 AMs 吸收，从肺部排出。在此过程中，二氧化硅颗粒可激活 AMs，导致其死亡并释放二氧化硅颗粒以及各种信号分子。结晶二氧化硅颗粒以及释放的信号分子依次与额外的 AMs 和肺泡上皮细胞相互作用，进一步导致 AMs 活化和额外信号分子的释放。因此，许多因结晶二氧化硅介导的 AMs 和上皮细胞活化而释放的信号分子，在本质上是炎症性的，并且可能导致额外的炎症细胞（即中性粒细胞、巨噬细胞、淋巴细胞等）进入肺部，从而引起肺部炎症。结晶二氧化硅暴露大鼠血液中中性粒细胞数量的显著增加，可能表明肺部产生的炎症介质释放到体循环中，并诱导全身炎症（Sellamuthuet 等，2011b，2012）。结晶二氧化硅诱导的大鼠肺损伤，与结晶二氧化硅致肺毒性的各种参数所显示的趋势相似，在所分析的暴露后时间间隔内表现稳定（Sellamuthuet 等，2011b，2012）。这些发现有力地支持了先前的观点，即炎症在结晶二氧化硅毒性和相关的不良健康影响中起着核心作用。

对结晶二氧化硅暴露的大鼠肺中的全基因组表达谱进行微阵列分析，支持了在结晶二氧化硅暴露大鼠中观察到的肺部炎症和毒性的诱导和进展。炎症反应、炎症性疾病和细胞运动是结晶二氧化硅暴露大鼠肺中排名前三位的显著富集的 IPA 生物功能（图 18.5；Sellamuthu 等，2013a）。此外，二氧化硅暴露后，参与炎症生成的多种典型通路和分子网络显著且逐渐富集（图 18.5 和图 18.6）。有趣的是，随着结晶二氧化硅诱导的大鼠肺毒性的进展（图 18.3），肺内受结晶二氧化硅暴露显著影响的与炎症相关的生物功能、通路和网络的数量也稳步增加（图 18.5），这表明结晶二氧化硅诱导的炎症相关差异表达基因，与大鼠肺内可见的毒性进展之间可能存在关联。SDEGs 的生物信息学分析为结晶二氧化硅诱导的大鼠肺炎症和毒性进展的分子机制提供了解释。一些编码炎症细胞因子/趋化因子的炎症反应基因在结晶二氧化硅暴露大鼠肺中显著过度表达，并且其过度表达量在暴露后的时间内（表 18.3）随着结晶二氧化硅暴露诱导的大鼠肺毒性的发展而稳步增加（图 18.3）。许多促炎症细胞因子/趋化因子起着化学引诱剂的作用，并将炎症细胞尤其是中性粒细胞富集到肺部以应对肺损伤（Olson 和 Ley，2002）。因此，这可能至少在一定程度上解释了在结晶二氧化硅暴露大鼠肺内检测到的 PMNs 数量显著增加，导致肺部炎症和毒性的诱导和扩展（Sellamuthu 等，2011b，2012）。除了编码炎症细胞因子/趋化因子的基因外，在炎症诱导中起重要作用的其他基因也会显著过表达，如在结晶二氧化硅暴露大鼠肺中发现的 *S100A8*（Ryckman 等，2003）、*RETNLA*（Holcomb 等，2000）、*TREM1* 和 *TREM2*（Ford 和 McVicar，2009）、*LCN2*（Zhang 等，2008）、*CHI3Ll*（Eurich 等，2009）、*SPP1*（Sabo Attwood 等，2011）和参与补体系统（Li 等，2007）以及急性期反应（Whicher 等，1999）的几个基因（表 18.3）。值得注意的是，在所分析的暴露后的时间内，这些炎症反应基因的过表达，随着结晶二氧化硅致肺炎症和致毒性的发展而稳步增加，进一步支持了它们参与肺部炎症和毒性的扩展。脂蛋白在解决肺部炎症中起重要作用（Chan 和 Moore，2010）。脂蛋白是 15 脂氧合酶（Alox15）催化花生四烯酸代谢的产物（Kronke 等，2009）。脂蛋白的抗炎症作用主要归因于其抑制趋化、黏附和转运中性粒细胞，以及拮抗白三烯类物质促炎作用的能力（Colgan 等，1993；Scalia 等，

1997; Godson 和 Brady, 2000)。与时间匹配的对照组相比，二氧化硅暴露大鼠肺中 ALOX-15 的表达显著降低（表 18.3）。因此，我们可以合理地假设，除了多个促炎基因的显著过度表达外，ALOX-15 基因表达的显著下调，也可能是导致结晶二氧化硅暴露大鼠肺部炎症未解决的原因之一。测量结晶二氧化硅暴露大鼠中的脂蛋白，将有助于进一步确定脂蛋白在结晶二氧化硅致肺炎症中的作用。

近年来，人们研究了芳香烃受体（AhR）在结晶二氧化硅肺部效应中的作用，特别是在炎症和纤维化中的作用（Beamer 等，2012）。AhR 在免疫系统中起主要作用，最著名的是 2,3,7,8-四氯二苯并对二噁英（TCDD）的受体。TCDD 激活 AhR 可导致多种毒性终点，包括严重的免疫抑制（Marshall 和 Kerkvliet, 2010）。AhR$^{-/-}$ 小鼠对结晶二氧化硅诱导的炎症反应敏感，BALF 中炎症细胞因子和趋化因子水平升高。此外，与野生型 C57Bl/6 小鼠相比，AhR$^{-/-}$ 小鼠巨噬细胞应答结晶二氧化硅暴露，分泌更多的细胞因子和趋化因子。巨噬细胞基因表达的分析显示，AhR$^{-/-}$ 小鼠因应答结晶二氧化硅暴露而促-*IL-1β*、*IL-6* 和 *BCL-2* 表达增加，*STAT2*、*STAT5A* 和 *serpin B2*（*Pai-2*）表达减少。Beamer 及其同事（2012）基于他们的研究发现，AhR 是结晶二氧化硅诱导的炎症的负调节因子。此外，作者还报道了 AhR 不参与结晶二氧化硅诱导的纤维化反应。对结晶二氧化硅暴露的 A549 细胞的基因表达谱进行的全基因组表达谱和生物信息学分析，除了支持炎症参与结晶二氧化硅肺效应外，还为结晶二氧化硅诱导炎症的分子机制提供了解释。在 A549 细胞中，结晶二氧化硅暴露对表达水平有显著影响的基因的功能类别中，炎症反应排名非常高（Sellamuthu 等，2011a）。与先前研究的结果一致（Rao 等，2004; Herseth 等，2008），许多促炎性白细胞介素的转录本和促炎性细胞因子 CXCL 家族的一些成员在结晶二氧化硅暴露的 A549 细胞中显著过表达；它们的过表达水平，与结晶二氧化硅诱导的细胞毒性一样，取决于结晶二氧化硅暴露的浓度和持续时间（Sellamuthu 等，2011a）。在大鼠（Borm 和 Driscoll, 1996）和小鼠（Chao 等，2001）中证明了促炎性细胞因子 CXCL 家族作为结晶二氧化硅诱导肺部炎症的介质具有明确的作用。综上所述，在体外细胞培养和体内动物模型中进行的结晶二氧化硅毒性的转录组学研究结果，除了支持炎症在结晶二氧化硅致肺毒性中的显著作用外，还为二氧化硅诱导肺部炎症和毒性的发生和发展机制提供了分子角度的解释。

18.2.6 结晶二氧化硅和肺纤维化

肺纤维化是硅肺的主要组成部分（Ng 和 Chan, 1991），是暴露于可吸入结晶二氧化硅后对健康造成的最严重后果。结晶二氧化硅诱导的纤维化包括 AMs 释放成纤因子、成纤维细胞增殖和肺成纤维细胞胶原合成增加。Masson 三色染色的肺组织胶原染色阳性和肺中羟脯氨酸（胶原的一种成分）水平增加，常被认为是肺纤维化的标志。结晶二氧化硅吸入暴露 1 周（15mg/m³，6h/天，5 天）可导致大鼠肺纤维化，在二氧化硅暴露后的 32 周，Masson 三色染色可在组织学上检测到肺纤维化（Sellamuthue 等，2012）。在同一大鼠模型中，在二氧化硅暴露后 44 周，肺纤维化程度进一步加深（Sellamuthue 等，2013b）。结晶二氧化硅引起的肺纤维化也被其他研究者报道过（Porter 等，2001）。基因表达数据的全基因组表达谱和生物信息学分析表明，与相应时间的对照组相比，结晶二氧化硅暴露大鼠肺中参与组织重塑和纤维化的多个基因的表达存在显著差异（表 18.3）。在建立的大鼠模型（表 18.3）中，许多结晶二氧化硅吸入暴露后表达水平有显著差异的纤维化相关基因，在 Langley 等人（2011）建立的急性和慢性大鼠硅肺模型以及人类纤维化疾病的肺部中也有显著差异表达（Nau 等，1997; Pardo 等，2005）。MMPs 是一个蛋白质家族，参与许多稳态生物过程以及包括肺纤维化疾病（Nagase 和 Woessner，1999）在内的病理过程。MMPs 与气道重塑和肉芽肿形成有关，因为它们参与细胞外基质降解（Scabilloni 等，2005）。在结晶二氧化硅暴露大鼠肺中显著过度表达的 MMP 中，MMP12 过表达最为显著（表 18.3）。先前在携带 MMP12 基因靶向缺失的小鼠中已经证实了 MMP12 在诱导肺纤维化中的明确作用（Matute-Bello 等，2007）。骨桥蛋白是细胞外基质的关键成分之一，介导纤维细胞的迁移、黏附和增殖，最终导致肺纤维化（Takahash 等，2001）。编码骨桥蛋白的促纤维化基因 SPP1 在结晶二氧化硅暴露的大鼠肺中显著过度表达，尤其是在二氧化硅暴露的后期（表 18.3）。SPP1$^{-/-}$ 小鼠中 1 型胶原表达水平的降低表明 SPP1 在纤维化中发挥决定性作用（Berman 等，2004）。ARG1 基因在二氧化硅暴露的肺样本中显著且逐渐过度表达（表 18.3），与博莱霉素诱导的小鼠肺纤维化有关（Endo 等，2003）。在结晶二氧化硅暴露的大鼠肺（表 18.3; Langely 等，2011）中观察到的促纤维化趋化因子 CCl2（Mercer，2009）和 CCl7（Moore 和 Hogaboam, 2008）的显著过度表达，可能表明它们参与了大鼠中二氧化硅诱导的肺纤维化。这些趋化因子在结核病（一种人类纤维化疾病）中的显著过度表达进一步支持了这一观点（Nau 等，1997）。RETNLA 通过促进介导胶原沉积的成肌细胞的分化参与肺纤维化的诱导（Liu 等，2004）。RETNLA 基因在二氧化硅暴露大鼠肺中高度过表达（表 18.3）。由于已知未解决的肺部炎症和纤维化之间存在明确的关系（Reynolds, 2005），因此可以合理地假设表 18.3 中所示的促炎基因的显著过度表达，促进了在大鼠肺部观察到的未解决的肺部炎症，从而导致结晶二氧化硅诱导的肺纤维化。所有这些已知参与组织重塑和纤维化的基因的过度表达量，随着结晶二氧化硅致肺毒性进展而稳步增加，这表明了它们在结晶二氧化硅诱导的肺纤维化和毒性中的作用。基因表达数据中关于结晶二氧化硅诱导肺纤维化的一个有趣的发现是，与传统的 Masson 三色染色法相比，纤维化标记基因表达水平变化的敏感性更高。Porter 等人（2001）的研究结果表明，与大鼠肺样本中羟脯氨酸的生化测定相比，Masson 三色染色作为结晶二氧化硅诱导的肺纤维化指标的敏感性略高。在大鼠模型中，在二氧化硅暴露后 32 周，通过肺组织三色染色阳性可检测到结晶二氧化硅诱导的肺纤维化的最早迹象（Sellamuthu 等，2012）。然而，如表 18.3 所示，早在结晶二氧化硅暴露终止后 1 周，在结晶二氧化硅暴露大鼠的肺中就可检测到与组织重塑和纤维化有关的几个基因的显著过度表达。在二氧化硅暴露后的时间内，这些基因的过度表达量稳步增加。对大鼠肺组织 Masson 三色染色的结果显示，二氧化硅暴露后的时间内检测到的纤维化相关基因的最高过表达量与纤维化发病一致（Sellamuthu 等，2012）。

18.2.7　结晶二氧化硅和癌症

　　癌症研究是人类疾病研究领域中因基因组学尤其是转录组学的发展，而受益巨大的领域之一。一般来说，癌症被认为是由异常基因表达模式调控的细胞分裂失衡的结果。通常，癌基因促进细胞生长，抑癌基因抑制细胞分裂。由于癌基因的激活和/或抑癌基因的失活，细胞分裂失去控制，可能促进不受控制的细胞分裂而导致癌症。文献中有大量证据，包括体外细胞培养研究、体内动物研究和流行病学研究，证明结晶二氧化硅具有致癌性。在叙利亚仓鼠胚胎细胞培养中获得了结晶二氧化硅诱导肿瘤转化的初步证据（Hesterberg 和 Barrett, 1984）。随后，Saffiotti 和 Ahmed（1995）证明结晶二氧化硅能够转化小鼠胚胎细胞系 BALB/3T3/A31-1-1 的形态。然而有报告指出，结晶二氧化硅在仓鼠和小鼠中不致癌（Saffiotti，2005），使人们质疑在这些物种细胞系中获得的细胞转化数据与结晶二氧化硅致癌性的相关性。在 Williams 等人（1996）的一项研究中，结晶二氧化硅转化的胎鼠肺上皮细胞存在肺泡Ⅱ型肺细胞标志物。同样，Saffiotti（1998）在大鼠肺泡Ⅱ型肺细胞原代培养的 AE6 细胞系中证实了结晶二氧化硅诱导的细胞转化。在这两项涉及大鼠肺细胞系的研究中，转化细胞在免疫缺陷小鼠体内具有致瘤性，这些研究证实了结晶二氧化硅的致癌性。气管内注射结晶二氧化硅导致 F344 大鼠肺腺癌、表皮样癌、未分化癌、混合癌和腺瘤（Saffiotti 等，1996），进一步证实了结晶二氧化硅的致癌性。也有大量的流行病学证据表明结晶二氧化硅对人类致癌（IARC，1997）。尽管已确认结晶二氧化硅是一种动物和人类致癌物（IARC，1997），且转录组在癌症中起明确作用（Stadler 和 Come，2009；Abba 等，2010），但基因表达变化（如有）是否参与了结晶二氧化硅诱导的癌症还不清楚。因此，在动物和/或人类中，结晶二氧化硅暴露后转化的细胞或肿瘤样本的全基因组表达谱，可能为结晶二氧化硅暴露致癌的潜在机制提供有价值的解释。类似地，这些基因的表达水平，经过适当的验证后，可被用作检测结晶二氧化硅致癌的生物标记物。迄今为止，还没有使用结晶二氧化硅转化的细胞或动物和/或人类中的肿瘤样本进行转录组学研究的报道。然而，细胞培养和动物组织样本中发现的差异表达基因与结晶二氧化硅暴露和/或毒性之间的关联表明，大量基因参与了结晶二氧化硅诱发的癌症。细胞增殖增强是致癌反应的特征，因此，调控细胞增殖过程的基因的过表达被认为与癌症有关。激活蛋白 1（AP1）是一种由 *FOS* 和 *JUN* 基因的同源二聚体或异二聚体组成的转录因子，AP1 通过其下游靶基因的转录激活，在细胞增殖中起决定性作用（Ryseck 等，1988）。据报道，细胞和肺样本中 AP1 及其下游靶基因的显著过度表达与结晶二氧化硅暴露有关（Ding 等，1999；Sellamuthu 等，2011a；Perkins 等，2012）。Kruppel 样因子（KLFs）是一组参与细胞增殖和癌症的转录因子（Ghaleb 和 Yan，2008；Mori 等，2009；Nakamura 等，2009）。几个 KLF 基因在结晶二氧化硅暴露的 A549 人肺上皮细胞中显著过度表达（表 18.2）。肿瘤抑制基因 p53 在结晶二氧化硅暴露小鼠肺中的表达显著降低（Ishihara 等，2002）。然而，尽管 p53 在癌症中起主要作用，但关于结晶二氧化硅在小鼠体内不致癌的报道（Saffiotti 等，2005）质疑了 p53 在二氧化硅致癌中的作用。氧化应激、炎症、DNA 损伤和纤维化在肿瘤发生中的作用已被证实。如表 18.2、表 18.3 和表 18.6 所示，以及本章其他相应章节所述，与氧化应激、DNA 损伤、炎症和纤维化有关的几个基因，在细胞和动物组织中对结晶二氧化硅暴露和/或毒性存在显著差异表达。如前所述，需要利用结晶二氧化硅转化的细胞和/或在动物和/或人体内因结晶二氧化硅暴露而产生的肿瘤，进行额外的转录组学研究，才能准确确定参与结晶二氧化硅致癌的特定基因的转录变化。此外，全转录组研究可能可以解释大鼠、小鼠和仓鼠响应结晶二氧化硅致癌的物种差异。

18.2.8　结晶二氧化硅致肺毒性的新机制

全基因组表达谱的一个独特特征是，它可以筛选出可能参与细胞或生物体对有毒物质的反应的所有细胞靶点和过程。因此，全基因组表达谱可能有助于鉴定传统毒性研究无法鉴定出的新靶点和机制。所研究试剂毒性的新基因靶点和/或机制，可以通过转新靶标基因的细胞培养和/或动物模型来进一步研究和确认。最近进行的转录组学研究，使用了从结晶二氧化硅暴露的细胞和动物组织中分离出的 RNA，此外还证实了许多先前确定的结晶二氧化硅毒性靶点和机制，有助于确定几个与结晶二氧化硅毒性相关的新毒性靶点和潜在机制。如表 18.4 所示，在结晶二氧化硅暴露大鼠的肺中发现溶质载体（SLC）基因家族的几个成员在暴露后的所有时间内显著过度表达。与结晶二氧化硅暴露大鼠的肺毒性进展相一致（图 18.3）。表 18.4 中列出的所有 SLC 基因在二氧化硅暴露大鼠的肺中的过度表达水平与同时间的对照组相比稳步增加，表明它们参与了结晶二氧化硅致肺毒性的发生和发展。在结晶二氧化硅暴露大鼠的肺中，最显著过度表达的 SLC 基因是 *SLC26A4*，一些证据表明该基因在结晶二氧化硅致肺毒性中可能发挥作用。*SLC26A4* 基因编码 pendrin 蛋白与气道上皮细胞产生过量黏液相关（Nakao 等，2008）。已知气道上皮细胞分泌过多黏液与某些呼吸系统疾病的发病率和死亡率之间存在关系（Rogers, 2004; Rose 和 Voynow, 2006）。在结晶二氧化硅暴露大鼠中发现 *SLC26A4* 基因的过表达稳定增加，至少在一定程度上解释了它们参与肺部炎症的发展。此前有报道称，*SLC26A4* 基因的强制过表达，通过尚未确定的机制，导致 *CXCl1* 和 *CXCl2* 化学引诱剂的活化，促进中性粒细胞渗入肺部，从而诱导肺部炎症（Nakao 等，2008）。在这方面，值得注意的是，大鼠因结晶二氧化硅暴露，*CXCl1* 和 *CXCl2* 基因均显著且逐渐过表达，浸润性 PMNs 的数量显著增加，并诱导炎症发生（Sellamuthu 等，2011b, 2012, 2013a）。总之，我们的研究结果和先前报道的结果（Nakao 等，2008）表明，*SLC26A4* 基因参与了结晶二氧化硅诱导的大鼠肺部炎症和毒性。与我们的发现相似，在急性和慢性大鼠硅肺模型中也报道了 *SLC26A4* 转录本的显著过度表达（Langley 等，2011）。令人鼓舞的是，*SLC26A4* 基因的转基因小鼠模型是可行的（Lu 等，2011），未来使用该小鼠模型的研究可能有助于理解和/或证实该基因在结晶二氧化致肺毒性中的作用。

表18.4　溶质载体（SLC）基因家族在大鼠肺中的差异表达

基因	表达倍数变化（暴露后的时间点）					
	1 周	2 周	4 周	8 周	16 周	32 周
溶质载体家族 26，成员 4（*SLC26A4*）	4.46[①]	3.67[①]	4.10[①]	6.51[①]	9.93[①]	6.69[①]
溶质载体家族 13，成员 2（*SLC13A2*）	1.74[①]	1.51[①]	1.72[①]	2.21[①]	2.50[①]	1.67[①]
溶质载体家族 7，成员 7（*SLC7A7*）	1.50[①]	1.43[①]	1.48[①]	1.86[①]	2.33[①]	3.13[①]
溶质载体家族 16，成员 3（*SLC16A3*）	1.43[①]	1.23[①]	1.22[①]	1.72[①]	2.02[①]	2.04[①]
溶质载体家族 16，成员 11（*SLC16A11*）	1.43[①]	1.58[①]	1.59[①]	1.81[①]	1.88[①]	1.89[①]

① 与相应时间的对照组相比，在统计学上具有显著差异（FDR，$p < 0.01$）。

注：将大鼠暴露于结晶二氧化硅（Min-U-Sil 5，15mg/m³，6h/天，5 天），并通过微阵列分析测定表中所列 SLC 基因的表达，详见原文（R. Sellamuthu et al.，2013a）。数据代表每个时间点 8 只结晶二氧化硅暴露大鼠与 4 只时间匹配的对照大鼠的组均值。

数据来源：经许可改自 Sellamuthu, R. et al. *Inhal. Toxicol.*, 2012, 24（9）: 570; Sellamuthu, R. et al. *J. Appl. Toxicol.*, 2013a, 33(4): 301.

18.3　结晶二氧化硅暴露/毒性预测

18.3.1　血液转录组学和结晶二氧化硅的致肺毒性

众所周知，硅肺是与人类结晶二氧化硅暴露有关的最显著的肺部健康效应，是一种不可治愈但可预防的致命疾病。硅肺的不可治愈但可预防的性质使得在临床前，即在代表疾病不可逆转阶段的临床症状出现之前，对硅肺进行检测是绝对必要的。目前，硅肺是通过胸部 X 射线和肺功能检查来诊断的。这两种技术都是基于肺部的结构和/或功能损害来检测硅肺，而发现肺部的结构和/或功能损害通常到了疾病的晚期阶段，因此是不可逆的。考虑到健康风险，特别是硅肺，以及美国和其他地区大量工人职业性暴露于潜在毒性水平的结晶二氧化硅中，NIOSH 建议开发高灵敏度和实用（无创或微创）技术，能够在临床前检测硅肺（NIOSH, 2002）。转录组学研究已经表明，与传统的组织学和生物化学毒性标记物相比，靶器官早期的基因表达变化作为毒性标记物具有更好的灵敏度（Heinloth 等，2004; Luhe 等，2005; McBurney 等，2009, 2012）。通过肺部取样以确定结晶二氧化硅暴露或患硅肺的可能性是不道德且不现实的，这限制了肺部基因表达谱作为常规监测手段在工人结晶二氧化硅职业暴露和潜在健康影响时的应用。通过非侵入性或微创技术获得的替代生物样本，对于职业及健康影响的常规监测至关重要。由于基因表达谱需要的少量血液可以通过微创方法安全地从人体内获得，血液可能是临床前预测或检测硅肺的合适替代生物样本，前提是血液中因结晶二氧化硅暴露或毒性发生基因表达变化，反映出结晶二氧化硅对主要靶器官肺的作用。根据美国国家职业安全卫生研究所（NIOSH）的建议，开展了一项旨在开发用于临床前预测或检测硅肺的高灵敏和可实用的生物标记物的研究项目。以前有报道称，大鼠与人类类似，在结晶二氧化硅暴露后会患硅肺（Porter 等，2001）。因此，利用大鼠硅肺模型来研究血液基因表达谱，作为一种高灵敏和实用的替代方法，在检测、预测结晶二氧化硅暴露和由此产生的肺毒性方面具有潜在应用效果。有关研究设计的详细信息见文献报道（Sellamuthu 等，2011a, b, 2012, 2013a）。简而言之，3 个月大的健康 Fischer 344 雄性大鼠（CDF 品系）分别暴露于过滤空气（对照组）或含有可吸入结晶二氧化硅颗粒的气溶胶（15mg/m³，6h/天，持续 5 天）。暴露后，对照组和暴露组大鼠在 0 周、1 周、2 周、4 周、8 周、16 周、32 周和 44 周后的时间间隔处死，采集肺泡灌洗液（BALF）、肺和血液，以确定结晶二氧化硅暴露对肺部的影响以及血液中的全基因组表达谱。具体而言，作者研究了①血液中的全基因组表达变化是否与结晶二氧化硅致肺毒性有关；②对结晶二氧化硅暴露大鼠血液中差异表达基因的生物信息学分析，是否能够很好地解析结晶二氧化硅暴露所诱导的肺毒性机制；③亚毒性浓度的结晶二氧化硅暴露是否可通过血液基因表达信号检测或预测。

18.3.2 大鼠血液转录组学变化反映结晶二氧化硅的致肺毒性

正如研究报道（Sellamuthu 等，2011b, 2012, 2013a）所述，与相应时间匹配的对照组相比，结晶二氧化硅吸入暴露引发大鼠肺毒性，其 BALF 中乳酸脱氢酶（LDH）活性和白蛋白及蛋白质含量增加。肺组织学变化，如炎性细胞的积聚、Ⅱ型肺细胞增生的出现和纤维化，进一步支持了二氧化硅诱导的大鼠肺毒性（图 18.3）。与对照组大鼠相比，暴露组大鼠肺泡灌洗液中中性粒细胞数量和 MCP1 蛋白水平增加，证明肺部感染。从检测的大鼠各种肺毒性参数可以看出，结晶二氧化硅暴露的大鼠肺毒性随时间逐步发展，大鼠在暴露后 32 周和 44 周可检测到硅肺特征的肺纤维化（Sellamuthu 等，2012, 2013b）。

使用大鼠基因表达谱芯片阵列 RatRef-12 V1.0 Expression Beadchip Array（Illumina Inc., San Diego, CA）测定对照组和结晶二氧化硅暴露大鼠的血液样本中的全基因组表达谱，在每个二氧化硅暴露后的时间点，检测结晶二氧化硅暴露大鼠的血液样本相对于对照大鼠样品中 SDEGs

数量。如表 18.5 所示，替代组织、血液中 SDEGs 的数量与肺毒性标记物（BALF LDH 活性）和炎症（BALF PMN 计数和 MCP1 水平）密切相关。二氧化硅暴露的大鼠肺毒性和炎症参数与血液中 SDEGs 数量之间的强相关性表明，血液中基因表达变化明确预示了二氧化硅致肺毒性。此外，这些结果与之前的一些文献报道一致（Bushel 等，2007; Lobenhofer 等，2008; Huang 等，2010; Umbright 等，2010），证实作为靶器官毒性指标的替代生物样本，血液中全基因组表达变化的潜在应用价值。然而，肺毒性标记物与血液中 SDEGs 数量之间的相关性（表 18.5）与肺（表 18.1）相比稍好，表明在血液（替代组织）中发生的基因表达变化可能是比在靶器官本身发生的基因表达变化更好的靶器官毒性指标。Lobenhofer 等人（2008）曾报道过血液基因表达变化作为肝毒性的标记物，与靶器官肝脏基因表达变化相比，具有同样较优的灵敏度。

表 18.5　结晶二氧化硅致肺毒性（BALF LDH、PMN 和 MCP-1）与大鼠血液中
显著差异表达基因（SDEGs）数量的相关系数（r^2 值）

毒性标记物和炎症	BALF LDH	BALF PMN	BALF MCP-1
血液 SDEGs	0.831	0.923	0.958

注：在结晶二氧化硅暴露 1 周（15mg/m³，6h/天，5 天）后的 0 周、1 周、2 周、4 周、8 周、16 周和 32 周，对结晶二氧化硅暴露大鼠进行毒性测量和血液中 SDEGs 数量检测，详见原文（Sellamuthu 等，2011b, 2012）。

数据来源：经许可改自 Sellamuthu, R. et al. *Toxicol. Sci.*, 2011b, 122（2）: 253; Sellamuthu, R. et al. *Inhal. Toxicol.*, 2012, 24(9): 570.

18.3.3　血液转录组的生物信息学分析揭示结晶二氧化硅致肺毒性的分子机制

结晶二氧化硅暴露大鼠血液中 SDEGs 的生物信息学分析（Sellamuthu 等，2011b, 2012），除了支持先前公认的结晶二氧化硅毒性和健康影响外，还揭示了结晶二氧化硅致肺毒性的潜在分子机制。在肺（靶器官）和血液（替代组织）中，发现了显著的相似性，通路分析的生物功能（Ingenuity Pathway Analysis, IPA）、经典信号通路和分子相互作用网络明显增强 [图 18.6（a），图 18.6（b）]。结晶二氧化硅暴露大鼠肺（靶器官）中显著增加的前 8 个 IPA 生物功能在血液（替代组织）中也显著增加 [图 18.6（a）]。大多数已知与结晶二氧化硅暴露毒性和健康负面影响的 IPA 生物功能类别，即呼吸系统疾病、细胞间信号传导与交互、免疫细胞迁移、细胞运动、癌症和炎症反应，在二氧化硅暴露大鼠的血液中显著增加。同样，在大鼠的肺和血液中可以检测到结晶二氧化硅致肺毒性相应的典型信号通路和分子相互作用网络明显增强 [图 18.6（b）]。已有研究很好地证明结晶二氧化硅暴露动物模型中，诱导免疫对肺部影响起着核心作用（Castranova, 2004）。事实上，大鼠血液中大多数因对结晶二氧化硅致肺毒性作出反应而增强的生物功能、分子网络和典型信号通路都与炎症反应有关（Sellamuthu 等，2011b, 2012）。鉴于此，对血液中差异表达基因的生物信息学分析，似乎是一种深入了解结晶二氧化硅致肺毒性机制的毒理学替代方法。表 18.6 列出了部分在结晶二氧化硅暴露大鼠的血液中显著差异表达基因与相应的对照大鼠比较结果，这些差异表达基因与结晶二氧化硅致肺毒性生物学功能高度相关。表 18.6 中所列与结晶二氧化硅致肺毒性相关基因的功能意义将在后面讨论。吸入结晶二氧化硅颗粒，直接或由于与肺泡巨噬细胞相互作用，产生 ROS 和 RNS。对结晶二氧化硅暴露的大鼠血液中 SDEGs 的功能分析支持现有 ROS 和 RNS 参与结晶二氧化硅致肺毒性的观点。与相应时间匹配的对照组大鼠相比，结晶二氧化硅暴露大鼠的血液中参与 ROS 和 RNS 产

生和/或去毒性酶编码的若干基因发生显著差异表达。NADPH 氧化酶的 NOX 家族（NCF1、NCF2、CYBA 和 CYBB）、NOS2、XDH 和 SOD2 显著过表达，而过氧化氢酶的表达显著下调。NADPH 氧化酶的 NOX 家族参与了有毒超氧阴离子化合物的产生。同样，通过参与嘌呤代谢，XDH 在 ROS 的产生中起着重要作用。在结晶二氧化硅暴露的大鼠血液中发现 *SOD* 的显著过表达，以及过氧化氢酶的下调可能促进有毒 H_2O_2 过量产生和累积。因此，H_2O_2 可诱导氧化应激介导的肺毒性。*NOS2* 主要起 RNS 生成的作用，也可能促进超氧化合物阴离子与一氧化氮的相互作用，形成有毒的过氧亚硝酸盐。二氧化硅暴露的大鼠血液中显著过表达的氧化反应诱导响应基因如 *NRF2*、*JUN-B* 和 *FOS*，进一步支持了结晶二氧化硅暴露大鼠的诱导氧化应激反应。

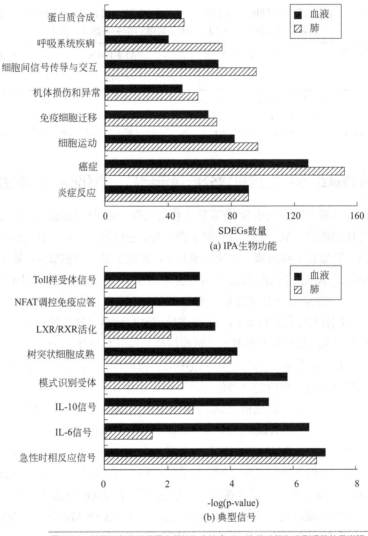

图 18.6 结晶二氧化硅暴露大鼠肺和血液中 IPA 生物功能和典型通路信号增强

大鼠暴露于结晶二氧化硅（Min-U-Sil 5, 15mg/m³, 6h/天, 5 天），暴露 32 周后，通过微阵列分析测定 SDEGs 数量，详见相关报道。用 IPA 软件对结晶二氧化硅暴露的大鼠肺和血液中的 SDEGs 进行生物信息学分析。结晶二氧化硅暴露大鼠肺和血液中前 8 个显著增强的 IPA 生物功能和典型信号通路，证明结晶二氧化硅暴露大鼠肺和血液中基因表达过程的相似性。每组 6 只大鼠取平均值

经许可引自：Sellamuthu, R. et al. *Inhal. Toxicol.*, 2012, 24(9): 570.

表 18.6　结晶二氧化硅暴露大鼠血液中部分显著差异表达基因的表达倍数变化

基因		暴露后的时间点						
		0 周	1 周	2 周	4 周	8 周	16 周	32 周
	活性氧							
CYBA	细胞色素 b-245，α 多肽	Up	Up[1]	Up[1]	Dn	Up	Up	Up[1]
NCF1	中性粒细胞胞质因子 1	Up[1]	Up[1]	Up	Dn	Up	Up	Up[1]
NCF2	中性粒细胞胞质因子 2	Up	Up[1]	Dn	Up	Up[1]	Up[1]	Up[1]
SOD2	超氧化物歧化酶 2，线粒体	Up[1]	Dn	Dn	Dn	Up	Up	Dn[1]
CAT	过氧化氢酶	Dn	Dn[1]	Dn[1]	Up	Dn	Dn	Up[1]
XDH	黄嘌呤脱氢酶	Up[1]	Dn	Dn	Dn	Up[1]	Up	ND
NOS2	一氧化氮合成酶，诱导型（NOS II 型） 一氧化氮合成酶 2，诱导型	Up[1]	Dn	Up	Up	Up[1]	Up[1]	Up[1]
	抗氧化剂							
NFE2L2	核因子红细胞衍生 2 样 2	Up[1]	Up	Up	Dn	Up[1]	Up[1]	Up[1]
FOS	FBJ 骨肉瘤癌基因	Up	Up	Up	Up	Up[1]	Up[1]	Up[1]
JUN-B	Jun B 原癌基因	Up	Up	Dn	Up	Up[1]	Up[1]	Up[1]
	危险信号或警报							
S100A8	S100 钙结合蛋白 A8	Up[1]	Up[1]	Up[1]	Up	Up[1]	Up[1]	Up[1]
S100A9	S100 钙结合蛋白 A9	Up	Up	Up	Dn	Up[1]	Up[1]	Up[1]
	炎症							
NLRP3	NLR 家族吡啶结构域 3	Up	Up	Up	Up	Up[1]	Up	Up[1]
TLR2	Toll 样受体 2	Up[1]	Up[1]	Up	Up	Up[1]	Up[1]	Up[1]
CLEC4E	C 型凝集素结构域家族 4 成员 e	Up[1]	Up[1]	Up	Up	Up[1]	Up[1]	Up[1]
FPR1	甲酰基肽受体 1	Up[1]	Up[1]	Up	Up	Up[1]	Up[1]	Up[1]
TLR13	类 Toll 样受体 13	Up[1]	Up[1]	Up	Up	Up[1]	Up[1]	ND
TREM1	髓样细胞触发性受体 1	Up[1]	Up[1]	Up	Up	Up[1]	Up[1]	Up[1]
CD44	CD44 分子	Up[1]	Up[1]	Up[1]	Dn	Up[1]	Up[1]	Up[1]
P2RX4	嘌呤受体 P2X 配体门控离子通道 4	Up[1]	Up[1]	Up	Up	Up[1]	Up[1]	Dn
MYD88	髓样分化初级应答基因 88	Up[1]	Up	Up	Up	Up[1]	Up[1]	Up[1]
CASP1	半胱氨酸天冬氨酸蛋白酶 1	Up[1]	Up	Up	Dn	Up	Up	Dn[1]
IL-1β	白细胞介素 1β	Up[1]	Up	Up	Up	Up[1]	Up[1]	Up[1]
PTAFR	血小板活化因子受体	Up[1]	Up[1]	Up	Up	Up[1]	Up[1]	Up[1]
CXCR2	白细胞介素 8β 型受体	Up[1]	Up[1]	Up	Up	Up[1]	Up[1]	Up[1]
LGALS3	凝集素，半乳糖苷结合，可溶，3	Up[1]	Up[1]	Up	Up	Up[1]	Up[1]	Up[1]
ILR17A	白细胞介素 17 受体 A	Up[1]	Up[1]	Up[1]	Dn	Up[1]	Up[1]	Up[1]
MMP8	基质金属蛋白酶 8	Up[1]	Up[1]	Up	Up[1]	Up[1]	Up[1]	Up[1]

基因		暴露后的时间点						
		0 周	1 周	2 周	4 周	8 周	16 周	32 周
MMP9	基质金属蛋白酶 9	Up	Up[①]	Up[①]	Up	Up[①]	Up[①]	Up[①]
ALOX5AP	花生四烯酸 5-脂氧合酶活化蛋白	Up[①]	Up[①]	Up[①]	Up	Up[①]	Up[①]	Up[①]
	纤维化/组织重构							
ALOX5	花生四烯酸 5-脂氧合酶	Dn	Up	Up	Up	Up	Up[①]	Up[①]
CCR2	趋化因子（C-C 域）受体 2	Up	Dn	Dn	Up	Up	Dn	Up[①]
CCL17	趋化因子（C-C 域）配体 17	Up	Up	Up	Dn	Up	Up	Up[①]
FAS	TNF 受体超家族 6	Up	Up	Up	Dn	Up	Up	Up[①]
FOS	FBJ 骨肉瘤癌基因	Up	Up	Up	Up	Up[①]	Up	Up[①]
JUN-B	Jun B 原癌基因	Up	Up	Dn	Up	Up	Up	Up[①]
MMP8	基质金属蛋白酶 8	Up[①]	Up[①]	Up	Up[①]	Up	Up	Up[①]
MMP9	基质金属蛋白酶 9	Up	Up[①]	Up[①]	Up	Up[①]	Up[①]	Up[①]

① 与相应时间的对照组相比，有统计学意义（FDR $p \leq 0.05$）。

注：将大鼠暴露于结晶二氧化硅（Min-U-Sil 5，15mg/m³，6h/d，5d），并通过微阵列分析测定其血液样本中 SDEGs 数量，详见原文（Sellamuthu 等，2011b，2012）。对微阵列数据进行生物信息学分析，并列出了二氧化硅暴露后的每个时间点，与结晶二氧化硅致肺毒性机制相关的 IPA 生物功能所属的代表性基因的表达倍数变化。数据代表每个时间点 8 只结晶二氧化硅暴露大鼠与 4 只时间匹配的对照大鼠的组均值。与相应时间的对照组相比，结晶二氧化硅暴露大鼠的基因表达增加（Up）或降低（Dn）。

资料来源：经许可改自 Sellamuthu, R. et al. *Toxicol. Sci.*, 2011b, 122（2）：253; Sellamuthu, R. et al. *Inhal. Toxicol.*, 2012, 24(9): 570.

在大鼠模型中观测到的显著诱导肺部炎症，与此前提出的炎症在结晶二氧化硅致肺毒性的中心作用相一致（Castranova，2004）。肺泡灌洗液中肺泡巨噬细胞和浸润的中性粒细胞数量显著增加以及促炎细胞因子 MCP-1 水平的增加，均表明在研究中采用的大鼠模型发生肺部炎症。对二氧化硅暴露大鼠的血液基因表达谱进行微阵列分析，并对差异表达基因进一步进行功能分析，为炎症引发提供了证据，并揭示了与结晶二氧化硅引发的肺部炎症和损伤相关的分子机制。有充分的证据表明，吸入暴露后，结晶二氧化硅会导致细胞损伤、肺泡巨噬细胞坏死和死亡。这通常伴随着细胞内分子释放，被称为内源性危险信号分子，在免疫反应中起着重要作用。结晶二氧化硅暴露大鼠的血液中两个危险信号分子的转录物——S100A8 和 S100A9，在暴露后的时间间隔内发生显著过度表达（表 18.6）。危险信号分子由固有免疫受体识别，如参与引发炎症的模式识别受体（PRRs）。PRRs 的转录物，即 NLRP3、CLEC4E、TLR2 和 FPR1，在结晶二氧化硅暴露大鼠的血液中显著过度表达（表 18.6），表明它们激发和参与结晶二氧化硅引发的肺部炎症。除 PRRs 外，结晶二氧化硅暴露大鼠的血液中，危险信号分子介导的信号通路的其他受体如 TREM1、P2RX4 和 CD44 的转录物也显著表达（表 18.6），表明它们参与了结晶二氧化硅诱导的炎症反应。MyD88（TLR 的衔接分子）和 CASP1（NLRP3 内酰胺体复合物的衔接分子）的转录物在结晶二氧化硅暴露的大鼠的血液中也显著过表达（表 18.6）。此前已经证实 NLRP3 炎症复合体在硅肺和石棉肺中起一定作用（Casse 等，2008）。激活 PRRs 和其他炎症反应受体及其各自途径的最终结果，是释放促炎症细胞因子和趋化因子，从而引发炎症。IL-1β 的转录物是一种在结晶二氧化硅诱导的肺部炎症和损伤中起主要作用的促炎性细胞因子（Srivastava 等，2002），在结晶二氧化硅暴露大鼠的血液中显著过度表达（表 18.6）。因此，正如预期，与先前研究结果（Castranova, 2004）一致，血液基因表达数据（Sellamuthu 等，2011b, 2012）表明结晶二氧化硅引发的大鼠肺损伤与炎症重要诱导作用相关。

硅肺是结晶二氧化硅暴露对健康最具破坏性的后果之一，其特征是肺部纤维化发展导致功能逐步受限。在暴露后（图 18.3）观察到的肺部 Ⅱ 型细胞增生，可以被认为是二氧化硅暴露大鼠肺部纤维化的早期指标。在大鼠模型中，肺泡间隔增厚和肺切片 Masson 三色染色阳性进一步表明，二氧化硅暴露后 32 周和 44 周的时间段发生肺部纤维化（Sellamuthu 等，2012; Sellamuthu 等，2013b）。对结晶二氧化硅暴露大鼠血液中差异表达基因的功能分析表明，一些与 Ⅱ 型肺细胞增生和纤维化相关的细胞过程被激活。增生是细胞快速增殖的结果，氧化还原敏感转录因子 AP1 参与细胞增殖已有明确记录（Canettieri 等，2009）。在结晶二氧化硅暴露后的晚期阶段，结晶二氧化硅暴露大鼠的血液样本中，组成 AP1 的单个成分 FOS 和 JUN 显著过度表达。许多与组织重构和纤维化相关基因，例如 CCl17、CCR2、Fas、MMP8、MMP9 和 MyD88，在结晶二氧化硅暴露大鼠的血液中，尤其是在暴露后的后期显著过度表达（表 18.6）。

18.3.4　血液基因表达标记预测大鼠亚毒性浓度的结晶二氧化硅暴露

通常，工人在较长时间职业暴露于非常低浓度的结晶二氧化硅。在结晶二氧化硅暴露的工人中，结晶二氧化硅职业暴露与肺部疾病发病之间，特别是硅肺和癌症，存在潜伏期。因此，可能无法立即检测到结晶二氧化硅暴露对健康的负面影响。与任何其他对健康有害的影响类似，预防硅肺和其他与职业暴露相关的健康影响的关键，是结晶二氧化硅暴露及相关影响的早期检测。如果硅肺存在可预防阶段，在非常早期对肺部影响仍然可以逆转，那么可以通过适当的预防和治疗手段防治。血液基因表达变化作为靶器官毒性标志物，相对于生化、血液学和组织学变化具有更高的灵敏度（Bushel 等，2007; Lobenhofer 等，2008; Umbright 等，2010），促使我们研究是否可以通过使用血液基因表达标记来检测极低亚毒性浓度（如生化和组织学改变等常规毒性检测方法无法检测到的肺毒性的浓度）的结晶二氧化硅暴露。从结晶二氧化硅暴露 15mg/m³、6h/天、5 天或过滤空气（对照）的大鼠，获取血液基因表达数据用作训练数据集，开发结晶二氧化硅暴露毒性的基因表达标记。在大鼠暴露于较低浓度的结晶二氧化硅（1mg/m³ 或 2mg/m³，6h/天，5 天）后，立即对其中一个由 7 个基因组成的血液基因表达标记进行测试（Sellamuthu 等，2011b）。连续 5 天，6h/天，暴露于 2mg/m³ 结晶二氧化硅的大鼠，观察到 BALF 参数（LDH 活性、白蛋白和蛋白质含量）有统计学意义的略微升高，表现出轻微的肺毒性。相反，大鼠连续 5 天，6h/天，暴露于 1mg/m³ 的结晶二氧化硅中，其 LDH 活性和 BALF 中的蛋白质和白蛋白含量正常，未检测到肺毒性（Sellamuthu 等，2011b）。针对结晶二氧化硅暴露毒性开发的预测性血液基因表达标记，正确识别了 8 只暴露于 2mg/m³ 结晶二氧化硅、6h/天，持续 5 天的大鼠中的 7 只（87.5%）（Sellamuthu 等，2011b）。8 只大鼠暴露于 1mg/m³ 结晶二氧化硅，6h/天，5 天，虽然没有引发任何可检测的肺毒性，但是通过预测性的血液基因表达信号，正确识别其中 6 只（75%）为结晶二氧化硅暴露大鼠（Sellamuthu 等，2011b）。因此，这些结果证明，血液基因表达谱在检测或预测大鼠结晶二氧化硅暴露和引起的肺毒性方面，具有应用前景。Bushel 等人（2007）早些时候报道的一项类似研究，开发了大鼠肝毒性的血液基因表达标记，能够正确预测服用亚毒性口服剂量对乙酰氨基酚的暴露大鼠组。综上所述，这些研究显示应用血液转录组学预测毒性暴露是有希望的。

18.3.5 血液转录组学监测人体结晶二氧化硅暴露

研究中采用的大鼠模型，在传统方法（生化和组织学毒性标记）未检测到肺毒性的情况下，预测性的血液基因表达信号具有检测结晶二氧化硅暴露的能力，那么是否可以采用类似方法来监测工人的结晶二氧化硅职业暴露？要做到这一点，结晶二氧化硅暴露的血液基因表达标记除了高灵敏度外，还应与结晶二氧化硅暴露的肺部效应具有特异性。在大鼠模型中建立的血液基因表达标记，是否对结晶二氧化硅暴露和由此产生的肺毒性具有特异性，还有待进一步研究。然而，很重要的是靶器官毒性和血液基因表达之间存在显著的特异性，特别是在药物引起肝毒性的情况下（Miyamoto 等，2008；Wetmore 等，2010）。此外，Bushel 等人（2007）报告的大鼠肝毒性预测血液基因表达标记，与发现的结晶二氧化硅致肺毒性的标记截然不同，尽管炎症反应基因在两种标记中均占优势。在研究中，由于构成结晶二氧化硅响应的血液基因表达标记的大多数基因涉及免疫反应，因此有理由怀疑，是否任何涉及引发炎症的暴露，均可获得类似的基因表达谱。Charlesworth 等人（2010）在 297 名吸烟者的血液样本中发现了 342 个显著差异表达基因。众所周知，炎症在吸烟对肺部的影响中起着重要作用（Bhalla 等，2009）。尽管炎症在结晶二氧化硅和卷烟烟气的肺部效应中均发挥核心作用，但在研究中没有发现构成结晶二氧化硅响应的血液表达标记基因在吸烟者血液中的差异表达（Charlesworth 等，2010）。同样，在柴油废气颗粒（Peretz 等，2007）或内毒素（Calvano 等，2005）引发炎症的情况下，血液中没有发现构成结晶二氧化硅致肺毒性相关的特征基因发生差异表达。LDH3 同工酶作为肺损伤的指标（Drent 等，1996），是 LDHC 的蛋白产物，是在大鼠模型中发现的血液基因表达标记之一。血液中 LDH3 水平的显著升高，被发现与结晶二氧化硅暴露的矿工中观察到的肺损伤有关（Cobben 等，1997；Kuempel 等，2003）。因此，现有的证据表明，可能开发出与结晶二氧化硅暴露肺部效应的特异性有区别的血液基因表达标记。但是，这需要更进一步研究。可以选择适当的类似于研究中使用的大鼠模型作为动物模型开展研究。临床前检测硅肺标志物的有效性，最终应在结晶二氧化硅职业暴露的有患硅肺风险的工人群体中进行测试。下列发现证明与这种方法是相关联的：①在大鼠肝毒性模型中开发的肝毒性标记基因的人同源基因，能够正确发现个体摄入对乙酰氨基酚引起的肝毒性（Bushel 等，2007）；②在摄入乙酰氨基酚的个体血液中可检测与机制相关的基因表达变化，而没有发生指示肝毒性的生化和临床变化（Fannin 等，2010）。因此，需要进行更多的动物和人体研究来确定外周血基因表达谱，预测人结晶二氧化硅暴露的应用前景和临床前检测硅肺的可行性。这些研究的结果有望对硅肺的预防和干预产生重大影响。

习　题　1. 转录组学是研究_____

  a. 基因

  b. mRNA

  c. tRNA

d. 蛋白质类

答案：b

2. 判断

作为结晶二氧化硅致肺毒性的指标，血液基因表达变化比肺组织学变化更灵敏。

答案：正确

3. 下列哪种技术最不适合检测基因表达变化？

a. 实时 PCR

b. 微阵列

c. 蛋白质印迹

d. RNA 印迹

答案：c

4. 判断

在基因表达研究中，微阵列技术比实时 PCR 更高通量。

答案：正确

参考文献

Abba, M. C., Lacunza, E., Butti, M., and Aldaz, C. M. 2010. Breast cancer biomarker discovery in the functional genomic age: A systematic review of 42 gene expression signatures. *Biomark. Insights* 5: 103–118.

Amin, R. P., Vickers, A. E., Sistare, F., Thompson, K. L., Roman, R. J., Lawton, M., Kramer, J. et al. 2004. Identification of putative gene based markers of renal toxicity. *Environ. Health Perspect.* 112: 465–479.

Banfi, B., Clark, R. A., Steger, K., and Krause, K. H. 2003. Two novel proteins activate superoxide generation by the NADPH oxidase NOX1. *J. Biol. Chem.* 278: 3510–3513.

Beamer, C. A., Seaver, B. P., and Shepherd, D. M. 2012. Aryl hydrocarbon receptor (AhR) regulates silica-induced inflammation but not fibrosis. *Toxicol. Sci.* 126: 554–568.

Berman, J. S., Serlin, D., Li, X., Whitley, G., Hayes, J., Rishikof, D. C., Ricupero, D. A., Liaw, L., Goetschkes, M., and O'Regan, A. W. 2004. Altered bleomycin-induced lung fibrosis in osteopontin-deficient mice. *Am. J. Physiol. Lung Cell. Mol. Physiol.* 286: L1311–L1318.

Bhalla, D. K., Hirata, F., Rishi, A. K., and Gairola, C. G. 2009. Cigarette smoke, inflammation, and lung injury: A mechanistic perspective. *J. Toxicol. Environ. Health B, Crit. Rev.* 12: 45–64.

Borges, V. M., Lopes, M. F., Falcao, H., Leite-Junior, J. H., Rocco, P. R., Davidson, W. F., Linden, R., Zin, W. A., and DosReis, G. A. 2002. Apoptosis underlies immunopathogenic mechanisms in acute silicosis. *Am. J. Respir. Cell. Mol. Biol.* 27: 78–84.

Born, P. J. and Driscoll, K. 1996. Particles, inflammation and respiratory tract carcinogenesis. *Toxicol. Lett.* 88: 109–113.

Brown, J. M., Schwanke, C. M., Pershouse, M. A., Pfau, J. C., and Holian, A. 2005. Effects of rottlerin on silica-exacerbated systemic autoimmune disease in New Zealand mixed mice. *Am. J. Physiol. Lung Cell. Mol. Physiol.* 289: L990–L998.

Bushel, P. R., Heinloth, A. N., Li, J., Huang, L., Chou, J. W., Boorman, G. A., Malarkey, D.

E. et al. 2007. Blood gene expression signatures predict exposure levels. *Proc. Natl. Acad. Sci. USA* 104: 18211–18216.

Calvano, S. E., Xiao, W., Richards, D. R., Felciano, R. M., Baker, H. V., Cho, R. J., Chen, R. O. et al. 2005. A network-based analysis of systemic inflammation in humans. *Nature* 437: 1032–1037.

Canettieri, G., Coni, S., Della Guardia, M., Nocerino, V., Antonucci, L., Di Magno, L., Screaton, R., Screpanti, I., Giannini, G., and Gulino, A. 2009. The coactivator CRTC1 promotes cell proliferation and transformation via AP-1. *Proc. Natl. Acad. Sci. USA* 106: 1445–1450.

Cassel, S. L., Eisenbarth, S. C., Iyer, S. S., Sadler, J. J., Colegio, O. R., Tephly, L. A., Carter, A. B., Rothman, P. B., Flavell, R. A., and Sutterwala, F. S. 2008. The Nalp3 inflammasome is essential for the development of silicosis. *Proc. Natl. Acad. Sci. USA* 105: 9035–9040.

Castranova, V. 2004. Signaling pathways controlling the production of inflammatory mediators in response to crystalline silica exposure: Role of reactive oxygen/nitrogen species. *Free Radic. Biol. Med.* 37: 916–925.

Castranova, V. and Vallyathan, V. 2000. Silicosis and coal workers' pneumoconiosis. *Environ. Health Perspect.* 108(Suppl 4): 675–684.

Chan, M. M. and Moore, A. R. 2010. Resolution of inflammation in murine autoimmune arthritis is disrupted by cyclooxygenase-2 inhibition and restored by prostaglandin E2-mediated lipoxin A4 production. *J. Immunol.* 184: 6418–6426.

Chao, S. K., Hamilton, R. F., Pfau, J. C., and Holian, A. 2001. Cell surface regulation of silica-induced apoptosis by the SR-A scavenger receptor in a murine lung macrophage cell line (MH-S). *Toxicol. Appl. Pharmacol.* 174: 10–16.

Charlesworth, J. C., Curran, J. E., Johnson, M. P., Goring, H. H., Dyer, T. D., Diego, V. P., Kent, J. W., Jr. et al. 2010. Transcriptomic epidemiology of smoking: The effect of smoking on gene expression in lymphocytes. *BMC Med. Genomics* 3: 29.

Chen, F., Demers, L. M., Vallyathan, V., Lu, Y., Castranova, V., and Shi, X. 1999. Involvement of 5′-flanking kappaB-like sites within bcl-x gene in silica-induced Bcl-x expression. *J. Biol. Chem.* 274: 35591–35595.

Cobben, N. A., Drent, M., Schols, A. M., Lamers, R. J., Wouters, E. F., and van Dieijen-Visser, M. P. 1997. Serum lactate dehydrogenase and its isoenzyme pattern in ex-coalminers. *Respir. Med.* 91: 616–623.

Colgan, S. P., Serhan, C. N., Parkos, C. A., Delp-Archer, C., and Madara, J. L. 1993. Lipoxin A4 modulates transmigration of human neutrophils across intestinal epithelial monolayers. *J. Clin. Invest.* 92: 75–82.

Daniel, L. N., Mao, Y., and Saffiotti, U. 1993. Oxidative DNA damage by crystalline silica. *Free Radic. Biol. Med.* 14: 463–472.

Davies, M. J., Hawkins, C. L., Pattison, D. I., and Rees, M. D. 2008. Mammalian heme peroxidases: From molecular mechanisms to health implications. *Antioxid. Redox. Signal.* 10: 1199–1234.

Ding, M., Shi, X., Dong, Z., Chen, F., Lu, Y., Castranova, V., and Vallyathan, V. 1999. Freshly fractured crystalline silica induces activator protein-1 activation through ERKs and p38 MAPK. *J. Biol. Chem.* 274: 30611–30616.

Drent, M., Cobben, N. A., Henderson, R. F., Wouters, E. F., and van Dieijen-Visser, M. 1996. Usefulness of lactate dehydrogenase and its isoenzymes as indicators of lung damage or inflammation. *Eur. Respir. J.* 9: 1736–1742.

Endo, M., Oyadomari, S., Terasaki, Y., Takeya, M., Suga, M., Mori, M., and Gotoh, T. 2003. Induction of arginase I and II in bleomycin-induced fibrosis of mouse lung. *Am. J. Physiol. Lung Cell. Mol. Physiol.* 285: L313–L321.

Eurich, K., Segawa, M., Toei-Shimizu, S., and Mizoguchi, E. 2009. Potential role of chitinase 3-like-1 in inflammation-associated carcinogenic changes of epithelial cells. *World J. Gastroenterol.* 15: 5249–5259.

Fannin, R. D., Russo, M., O'Connell, T. M., Gerrish, K., Winnike, J. H., Macdonald, J., Newton, J. et al. 2010. Acetaminophen dosing of humans results in blood transcriptome and metabolome changes consistent with impaired oxidative phosphorylation. *Hepatology* 51: 227–236.

Ford, J. W. and McVicar, D. W. 2009. TREM and TREM-like receptors in inflammation and disease. *Curr. Opin. Immunol.* 21: 38–46.

Fubini, B., Fenoglio, I., Elias, Z., and Poirot, O. 2001. Variability of biological responses to silicas: Effect of origin, crystallinity, and state of surface on generation of reactive oxygen species and morphological transformation of mammalian cells. *J. Environ. Pathol. Toxicol. Oncol.* 20(Suppl 1): 95–108.

Fubini, B. and Hubbard, A. 2003. Reactive oxygen species (ROS) and reactive nitrogen species (RNS) generation by silica in inflammation and fibrosis. *Free Radic. Biol. Med.* 34: 1507–1516.

Gaetani, G. F., Kirkman, H. N., Mangerini, R., and Ferraris, A. M. 1994. Importance of catalase in the disposal of hydrogen peroxide within human erythrocytes. *Blood* 84: 325–330.

Ghaleb, A. M. and Yang, V. W. 2008. The pathobiology of kruppel-like factors in colorectal cancer. *Curr. Colorectal Cancer Rep.* 4: 59–64.

Godson, C. and Brady, H. R. 2000. Lipoxins: Novel anti-inflammatory therapeutics? *Curr. Opin. Investig. Drugs* 1: 380–385.

Gwinn, M. R., Leonard, S. S., Sargent, L. M., Lowry, D. T., McKinstry, K., Meighan, T., Reynolds, S. H., Kashon, M., Castranova, V., and Vallyathan, V. 2009. The role of p53 in silica-induced cellular and molecular responses associated with carcinogenesis. *J. Toxicol. Environ. Health A* 72: 1509–1519.

Hamadeh, H. K., Bushel, P. R., Jayadev, S., DiSorbo, O., Bennett, L., Li, L., Tennant, R. et al. 2002. Prediction of compound signature using high density gene expression profiling. *Toxicol. Sci.* 67: 232–240.

Hamilton, R. F., de Villiers, W. J., and Holian, A. 2000. Class A type II scavenger receptor mediates silica-induced apoptosis in Chinese hamster ovary cell line. *Toxicol. Appl. Pharmacol.* 162: 100–106.

Heinloth, A. N., Irwin, R. D., Boorman, G. A., Nettesheim, P., Fannin, R. D., Sieber, S. O., Snell, M. L. et al. 2004. Gene expression profiling of rat livers reveals indicators of potential adverse effects. *Toxicol. Sci.* 80: 193–202.

Herseth, J., Refsnes, M., Lag, M., Hetland, G., and Schwarze, P. 2008. IL-1beta as a determinant in silica-induced cytokine responses in monocyte-endothelial cell co-cultures. *Hum. Exp. Toxicol.* 27: 387–399.

Hesterberg, T. W. and Barrett, J. C. 1984. Dependence of asbestos- and mineral dust-induced transformation of mammalian cells in culture on fiber dimension. *Cancer Res.* 44: 2170–2180.

Hnizdo, E. and Sluis-Cremer, G. K. 1993. Risk of silicosis in a cohort of white South African gold miners. *Am. J. Ind. Med.* 24: 447–457.

Holcomb, I. N., Kabakoff, R. C., Chan, B., Baker, T. W., Gurney, A., Henzel, W., Nelson, C. et al. 2000. FIZZ1, a novel cysteine-rich secreted protein associated with pulmonary inflammation, defines a new gene family. *EMBO J.* 19: 4046–4055.

Hollander, M. C., Zhan, Q., Bae, I., and Fornace, A. J., Jr. 1997. Mammalian GADD34, an apoptosis and DNA damage-inducible gene. *J. Biol. Chem.* 272: 13731–13737.

Huang, J., Shi, W., Zhang, J., Chou, J. W., Paules, R. S., Gerrish, K., Li, J. et al. 2010. Genomic indicators in the blood predict drug-induced liver injury. *Pharmacogenomics J.* 10: 267–277.

IARC. 1997. Silica, some silicates, coal dust and *para*-aramid fibrils. *IARC, Monogr. Eval. Carcinog. Risk Hum.* 68: 1–475.

Ishihara, Y., Iijima, H., Matsunaga, K., Fukushima, T., Nishikawa, T., and Takenoshita, S. 2002. Expression and mutation of p53 gene in the lung of mice intratracheal injected with crystalline silica. *Cancer Lett.* 177: 125–128.

Johnston, C. J., Driscoll, K. E., Finkelstein, J. N., Baggs, R., O'Reilly, M. A., Carter, J., Gelein, R., and Oberdorster, G. 2000. Pulmonary chemokine and mutagenic responses in rats after subchronic inhalation of amorphous and crystalline silica. *Toxicol. Sci.* 56: 405–413.

Kreiss, K. and Zhen, B. 1996. Risk of silicosis in a Colorado Mining Community. *Am. J. Ind. Med.* 30: 529–539.

Kronke, G., Katzenbeisser, J., Uderhardt, S., Zaiss, M. M., Scholtysek, C., Schabbauer, G., Zarbock, A. et al. 2009. 12/15-lipoxygenase counteracts inflammation and tissue damage in arthritis. *J. Immunol.* 183: 3383–3389.

Kuempel, E. D., Attfield, M. D., Vallyathan, V., Lapp, N. L., Hale, J. M., Smith, R. J., and Castranova, V. 2003. Pulmonary inflammation and crystalline silica in respirable coal mine dust: Dose response. *J. Biosci.* 28: 61–69.

Langley, R. J., Mishra, N. C., Pena-Philippides, J. C., Rice, B. J., Seagrave, J. C., Singh, S. P., and Sopori, M. L. 2011. Fibrogenic and redox-related but not proinflammatory genes are upregulated in Lewis rat model of chronic silicosis. *J. Toxicol. Environ. Health A* 74: 1261–1279.

Li, M., Peake, P. W., Charlesworth, J. A., Tracey, D. J., and Moalem-Taylor, G. 2007. Complement activation contributes to leukocyte recruitment and neuropathic pain following peripheral nerve injury in rats. *Eur. J. Neurosci.* 26: 3486–3500.

Linch, K. D., Miller, W. E., Althouse, R. B., Groce, D. W., and Hale, J. M. 1998. Surveillance of respirable crystalline silica dust using OSHA compliance data (1979–1995). *Am. J. Ind. Med.* 34: 547–558.

Liochev, S. I. and Fridovich, I. 2007. The effects of superoxide dismutase on H_2O_2 formation. *Free Radic. Biol. Med.* 42: 1465–1469.

Liu, T., Jin, H., Ullenbruch, M., Hu, B., Hashimoto, N., Moore, B., McKenzie, A., Lukacs, N. W., and Phan, S. H. 2004. Regulation of found in inflammatory zone 1 expression in bleomycin-induced lung fibrosis: Role of IL-4/IL-13 and mediation via STAT-6. *J. Immunol.* 173: 3425–3431.

Lobenhofer, E. K., Auman, J. T., Blackshear, P. E., Boorman, G. A., Bushel, P. R., Cunningham, M. L., Fostel, J. M. et al. 2008. Gene expression response in target organ and whole blood varies as a function of target organ injury phenotype. *Genome Biol.* 9: R100.

Lu, Y. C., Wu, C. C., Shen, W. S., Yang, T. H., Yeh, T. H., Chen, P. J., Yu, I. S. et al. 2011. Establishment of a knock-in mouse model with the SLC26A4 c.919-2A>G mutation and characterization of its pathology. *PLoS One* 6: e22150.

Luhe, A., Suter, L., Ruepp, S., Singer, T., Weiser, T., and Albertini, S. 2005. Toxicogenomics in the pharmaceutical industry: Hollow promises or real benefit? *Mutat. Res.* 575: 102–115.

Mandel, G. and Mandel, N. 1996. The structure of crystalline SiO$_2$. In *Silica and Silica-Induced Diseases*, eds. Castranova, V., Vallyathan, V., and Wallace, W. E., pp. 63–78, Boca Raton, FL: CRC Press.

Mao, Y., Daniel, L. N., Whittaker, N., and Saffiotti, U. 1994. DNA binding to crystalline silica characterized by Fourier-transform infrared spectroscopy. *Environ. Health Perspect.* 102(Suppl 10): 165–171.

Marshall, N. B. and Kerkvliet, N. I. 2010. Dioxin and immune regulation: Emerging role of aryl hydrocarbon receptor in the generation of regulatory T cells. *Ann. N. Y. Acad. Sci.* 1183: 25–37.

Matute-Bello, G., Wurfel, M. M., Lee, J. S., Park, D. R., Frevert, C. W., Madtes, D. K., Shapiro, S. D., and Martin, T. R. 2007. Essential role of MMP-12 in Fas-induced lung fibrosis. *Am. J. Respir. Cell. Mol. Biol.* 37: 210–221.

McBurney, R. N., Hines, W. M., Von Tungeln, L. S., Schnackenberg, L. K., Beger, R. D., Moland, C. L., Han, T. et al. 2009. The liver toxicity biomarker study: Phase I design and preliminary results. *Toxicol. Pathol.* 37: 52–64.

McBurney, R. N., Hines, W. M., VonTungeln, L. S., Schnackenberg, L. K., Beger, R. D., Moland, C. L., Han, T. et al. 2012. The liver toxicity biomarker study phase I: Markers for the effects of tolcapone or entacapone. *Toxicol. Pathol.* 40: 951–964.

Mercer, P. F., Johns, R. H., Scotton, C. J., Krupiczojc, M. A., Konigshoff, M., Howell, D. C., McAnulty, R. J. et al. 2009. Pulmonary epithelium is a prominent source of proteinase-activated receptor-1-inducible CCL2 in pulmonary fibrosis. *Am. J. Respir. Crit. Care Med.* 179: 414–425.

Miyamoto, M., Yanai, M., Ookubo, S., Awasaki, N., Takami, K., and Imai, R. 2008. Detection of cell free, liver-specific mRNAs in peripheral blood from rats with hepatotoxicity: A potential toxicological biomarker for safety evaluation. *Toxicol. Sci.* 106: 538–545.

Moore, B. B. and Hogaboam, C. M. 2008. Murine models of pulmonary fibrosis. *Am. J. Physiol. Lung Cell. Mol. Physiol.* 294: L152–L160.

Mori, A., Moser, C., Lang, S. A., Hackl, C., Gottfried, E., Kreutz, M., Schlitt, H. J., Geissler, E. K., and Stoeltzing, O. 2009. Up-regulation of Kruppel-like factor 5 in pancreatic cancer is promoted by interleukin-1beta signaling and hypoxia-inducible factor-1alpha. *Mol. Cancer Res.* 7: 1390–1398.

Murray-Stewart, T., Wang, Y., Goodwin, A., Hacker, A., Meeker, A., and Casero, R. A., Jr. 2008. Nuclear localization of human spermine oxidase isoforms—Possible implications in drug response and disease etiology. *FEBS J.* 275: 2795–2806.

Nagase, H. and Woessner, J. F., Jr. 1999. Matrix metalloproteinases. *J. Biol. Chem.* 274: 21491–21494.

Nakamura, Y., Migita, T., Hosoda, F., Okada, N., Gotoh, M., Arai, Y., Fukushima, M. et al. 2009. Kruppel-like factor 12 plays a significant role in poorly differentiated gastric cancer progression. *Int. J. Cancer* 125: 1859–1867.

Nakao, I., Kanaji, S., Ohta, S., Matsushita, H., Arima, K., Yuyama, N., Yamaya, M. et al. 2008. Identification of pendrin as a common mediator for mucus production in bronchial asthma and chronic obstructive pulmonary disease. *J. Immunol.* 180: 6262–6269.

Nau, G. J., Guilfoile, P., Chupp, G. L., Berman, J. S., Kim, S. J., Kornfeld, H., and Young, R.

A. 1997. A chemoattractant cytokine associated with granulomas in tuberculosis and silicosis. *Proc. Natl. Acad. Sci. USA* 94: 6414–6419.

Ng, T. P. and Chan, S. L. 1991. Factors associated with massive fibrosis in silicosis. *Thorax* 46: 229–232.

NIOSH. 2002. Hazard review: Health effects of occupational exposures to respirable crystalline silica. Publication No. 2002-129. Cincinnati, OH: US Department of Health and Human Services (NIOSH). Available at: http://www.cdc.gov/niosh/docs/2002–129/02–129a.html. Accessed on December 3, 2012.

NIOSH. 2006. National Occupational Respiratory Mortality System (NORMS). Atlanta, GA: US Department of Health and Human Services, Public Health Services, Centers for Disease Control and Prevention, National Institute for Occupational Safety and Health, Division of Respiratory Diseases and Surveillance, Surveillance Branch. http://webappa.cdc. gov.ords/norms/html. Accessed on December 3, 2012.

Olson, T. S. and Ley, K. 2002. Chemokines and chemokine receptors in leukocyte trafficking. *Am. J. Physiol. Regul. Integr. Comp. Physiol.* 283: R7–R28.

Pardo, A., Gibson, K., Cisneros, J., Richards, T. J., Yang, Y., Becerril, C., Yousem, S. et al. 2005. Up-regulation and profibrotic role of osteopontin in human idiopathic pulmonary fibrosis. *PLoS Med.* 2: e251.

Peretz, A., Peck, E. C., Bammler, T. K., Beyer, R. P., Sullivan, J. H., Trenga, C. A., Srinouanprachnah, S., Farin, F. M., and Kaufman, J. D. 2007. Diesel exhaust inhalation and assessment of peripheral blood mononuclear cell gene transcription effects: An exploratory study of healthy human volunteers. *Inhal. Toxicol.* 19: 1107–1119.

Perkins, T. N., Shukla, A., Peeters, P. M., Steinbacher, J. L., Landry, C. C., Lathrop, S. A., Steele, C., Reynaert, N. L., Wouters, E. F., and Mossman, B. T. 2012. Differences in gene expression and cytokine production by crystalline vs. amorphous silica in human lung epithelial cells. *Part. Fibre Toxicol.* 9: 6.

Porter, D. W., Hubbs, A. F., Mercer, R., Robinson, V. A., Ramsey, D., McLaurin, J., Khan, A. et al. 2004. Progression of lung inflammation and damage in rats after cessation of silica inhalation. *Toxicol. Sci.* 79: 370–380.

Porter, D. W., Ramsey, D., Hubbs, A. F., Battelli, L., Ma, J., Barger, M., Landsittel, D. et al. 2001. Time course of pulmonary response of rats to inhalation of crystalline silica: Histological results and biochemical indices of damage, lipidosis, and fibrosis. *J. Environ. Pathol. Toxicol. Oncol.* 20(Suppl 1): 1–14.

Porter, D. W., Ye, J., Ma, J., Barger, M., Robinson, V. A., Ramsey, D., McLaurin, J. et al. 2002. Time course of pulmonary response of rats to inhalation of crystalline silica: NF-kappa B activation, inflammation, cytokine production, and damage. *Inhal. Toxicol.* 14: 349–367.

Rao, K. M., Porter, D. W., Meighan, T., and Castranova, V. 2004. The sources of inflammatory mediators in the lung after silica exposure. *Environ. Health Perspect.* 112: 1679–1686.

Reynolds, H. Y. 2005. Lung inflammation and fibrosis: an alveolar macrophage-centered perspective from the 1970s to 1980s. *Am. J. Respir. Crit. Care Med.* 171: 98–102.

Rimal, B., Greenberg, A. K., and Rom, W. N. 2005. Basic pathogenetic mechanisms in silicosis: Current understanding. *Curr. Opin. Pulm. Med.* 11: 169–173.

Rogers, D. F. 2004. Airway mucus hypersecretion in asthma: An undervalued pathology? *Curr. Opin. Pharmacol.* 4: 241–250.

Rose, M. C. and Voynow, J. A. 2006. Respiratory tract mucin genes and mucin glycoproteins in health and disease. *Physiol. Rev.* 86: 245–278.

Ryckman, C., Vandal, K., Rouleau, P., Talbot, M., and Tessier, P. A. 2003. Proinflammatory activities of S100: Proteins S100A8, S100A9, and S100A8/A9 induce neutrophil chemotaxis and adhesion. *J. Immunol.* 170: 3233–3242.

Ryseck, R. P., Hirai, S. I., Yaniv, M., and Bravo, R. 1988. Transcriptional activation of c-jun during the G0/G1 transition in mouse fibroblasts. *Nature* 334: 535–537.

Sabo-Attwood, T., Ramos-Nino, M. E., Eugenia-Ariza, M., Macpherson, M. B., Butnor, K. J., Vacek, P. C., McGee, S. P., Clark, J. C., Steele, C., and Mossman, B. T. 2011. Osteopontin modulates inflammation, mucin production, and gene expression signatures after inhalation of asbestos in a murine model of fibrosis. *Am. J. Pathol.* 178: 1975–1985.

Saffiotti, U. 1998. Respiratory tract carcinogenesis by mineral fibres and dusts: Models and mechanisms. *Monaldi. Arch. Chest Dis.* 53: 160–167.

Saffiotti, U. 2005. Silicosis and lung cancer: A fifty-year perspective. *Acta Biomed.* 76(Suppl 2): 30–37.

Saffiotti, U. and Ahmed, N. 1995. Neoplastic transformation by quartz in the BALB/3T3/A31-1-1 cell line and the effects of associated minerals. *Teratog. Carcinog. Mutagen.* 15: 339–356.

Saffiotti, U., Williams, A. O., Daniel, L. N., Kaighn, M. E., Mao, Y., and Shi, X. 1996. Carcinogenesis by crystalline silica: Animal, cellular and molecular studies. In *Silica and Silica-Induced Diseases*, eds. Castranova, V., Vallyathan, V., and Wallace, W. E., pp. 345–381, Boca Raton, FL: CRC Press.

Sanderson, W. 2006. The U.S. Population-at-risk to occupational respiratory diseases. In *Occupational Respiratory Diseases*, ed. Mercahnt, J. A., pp. 86–102, Washington, DC: Department of Health and Human Services (NIOSH) Publication.

Santarelli, L., Recchioni, R., Moroni, F., Marcheselli, F., and Governa, M. 2004. Crystalline silica induces apoptosis in human endothelial cells in vitro. *Cell Biol. Toxicol.* 20: 97–108.

Sarkar, D., Su, Z. Z., Lebedeva, I. V., Sauane, M., Gopalkrishnan, R. V., Valerie, K., Dent, P., and Fisher, P. B. 2002. mda-7 (IL-24) Mediates selective apoptosis in human melanoma cells by inducing the coordinated overexpression of the GADD family of genes by means of p38 MAPK. *Proc. Natl. Acad. Sci. USA* 99: 10054–10059.

Scabilloni, J. F., Wang, L., Antonini, J. M., Roberts, J. R., Castranova, V., and Mercer, R. R. 2005. Matrix metalloproteinase induction in fibrosis and fibrotic nodule formation due to silica inhalation. *Am. J. Physiol. Lung Cell. Mol. Physiol.* 288: L709–L717.

Scalia, R., Gefen, J., Petasis, N. A., Serhan, C. N., and Lefer, A. M. 1997. Lipoxin A4 stable analogs inhibit leukocyte rolling and adherence in the rat mesenteric microvasculature: Role of P-selectin. *Proc. Natl. Acad. Sci. USA* 94: 9967–9972.

Sellamuthu, R., Umbright, C., Li, S., Kashon, M., and Joseph, P. 2011a. Mechanisms of crystalline silica-induced pulmonary toxicity revealed by global gene expression profiling. *Inhal. Toxicol.* 23: 927–937.

Sellamuthu, R., Umbright, C., Roberts, J. R., Chapman, R., Young, S. H., Richardson, D., Cumpston, J. et al. 2012. Transcriptomics analysis of lungs and peripheral blood of crystalline silica-exposed rats. *Inhal. Toxicol.* 24(9): 570–579.

Sellamuthu, R., Umbright, C., Roberts, J. R., Chapman, R., Young, S. H., Richardson, D., Leonard, H. et al. 2011b. Blood gene expression profiling detects silica exposure and toxicity. *Toxicol. Sci.* 122: 253–264.

Sellamuthu, R., Umbright, C., Roberts, J. R., Cumpston, A., McKinney, W., Chen, B. T., Frazer, D., Li, S., Kashon, M., and Joseph, P. 2013a. Molecular insights into the progression of crystalline silica-induced pulmonary toxicity in rats. *J. Appl. Toxicol.* 33(4): 301–312. doi:

10.1002/jat.2733.

Sellamuthu, R., Umbright, C., Roberts, J. R., Young, S. H., Richardson, D., McKinney, W., Chen, B. et al. 2013b. Pulmonary toxicity and global gene expression profile in response to crystalline silica exposure in rats. *Society of Toxicology Annual Meeting*, San Antonio, TX, March 10–14, 2013.

Shi, X., Mao, Y., Daniel, L. N., Saffiotti, U., Dalal, N. S., and Vallyathan, V. 1994. Silica radical induced DNA damage and lipid peroxidation. *Environ. Health Perspect.* 102(Suppl 10): 149–154.

Srivastava, K. D., Rom, W. N., Jagirdar, J., Yie, T. A., Gordon, T., and Tchou-Wong, K. M. 2002. Crucial role of interleukin-1beta and nitric oxide synthase in silica-induced inflammation and apoptosis in mice. *Am. J. Respir. Crit. Care Med.* 165: 527–533.

Stadler, Z. K. and Come, S. E. 2009. Review of gene-expression profiling and its clinical use in breast cancer. *Crit. Rev. Oncol. Hematol.* 69: 1–11.

Steenland, K. and Brown, D. 1995. Silicosis among gold miners: Exposure—Response analyses and risk assessment. *Am. J. Public Health* 85: 1372–1377.

Steenland, K. and Sanderson, W. 2001. Lung cancer among industrial sand workers exposed to crystalline silica. *Am. J. Epidemiol.* 153: 695–703.

Takahashi, F., Takahashi, K., Okazaki, T., Maeda, K., Ienaga, H., Maeda, M., Kon, S., Uede, T., and Fukuchi, Y. 2001. Role of osteopontin in the pathogenesis of bleomycin-induced pulmonary fibrosis. *Am. J. Respir. Cell. Mol. Biol.* 24: 264–271.

Umbright, C., Sellamuthu, R., Li, S., Kashon, M., Luster, M., and Joseph, P. 2010. Blood gene expression markers to detect and distinguish target organ toxicity. *Mol. Cell. Biochem.* 335: 223–234.

Vallyathan, V., Castranova, V., Pack, D., Leonard, S., Shumaker, J., Hubbs, A. F., Shoemaker, D. A. et al. 1995. Freshly fractured quartz inhalation leads to enhanced lung injury and inflammation. Potential role of free radicals. *Am. J. Respir. Crit. Care Med.* 152: 1003–1009.

Vallyathan, V., Mega, J. F., Shi, X., and Dalal, N. S. 1992. Enhanced generation of free radicals from phagocytes induced by mineral dusts. *Am. J. Respir. Cell Mol. Biol.* 6: 404–413.

Vallyathan, V. and Shi, X. 1997. The role of oxygen free radicals in occupational and environmental lung diseases. *Environ. Health Perspect.* 105(Suppl 1): 165–177.

Warheit, D. B., McHugh, T. A., and Hartsky, M. A. 1995. Differential pulmonary responses in rats inhaling crystalline, colloidal or amorphous silica dusts. *Scand. J. Work Environ. Health* 21(Suppl 2): 19–21.

Waring, J. F., Ciurlionis, R., Jolly, R. A., Heindel, M., and Ulrich, R. G. 2001. Microarray analysis of hepatotoxins in vitro reveals a correlation between gene expression profiles and mechanisms of toxicity. *Toxicol. Lett.* 120: 359–368.

Wetmore, B. A., Brees, D. J., Singh, R., Watkins, P. B., Andersen, M. E., Loy, J., and Thomas, R. S. 2010. Quantitative analyses and transcriptomic profiling of circulating messenger RNAs as biomarkers of rat liver injury. *Hepatology* 51: 2127–2139.

Whicher, J., Biasucci, L., and Rifai, N. 1999. Inflammation, the acute phase response and atherosclerosis. *Clin. Chem. Lab. Med.* 37: 495–503.

Williams, A. O., Knapton, A. D., Ifon, E. T., and Saffiotti, U. 1996. Transforming growth factor beta expression and transformation of rat lung epithelial cells by crystalline silica (quartz). *Int. J. Cancer* 65: 639–649.

Yu, J., Baron, V., Mercola, D., Mustelin, T., and Adamson, E. D. (2007). A network of p73,

434

p53 and Egr1 is required for efficient apoptosis in tumor cells. *Cell Death Differ.* 14: 436–446.

Zhang, J., Wu, Y., Zhang, Y., Leroith, D., Bernlohr, D. A., and Chen, X. (2008). The role of lipocalin 2 in the regulation of inflammation in adipocytes and macrophages. *Mol. Endocrinol.* 22: 1416–1426.

第 **19** 章
光气吸入毒性的机制

Wenli Li, Juergen Pauluhn

19.1 引言

光气（碳酰氯）由一氧化碳和氯气在活性炭催化下反应生成。光气被合理应用于多种工业化学合成工艺。在技术上可行的情况下，技术领先的化工厂中采用按需生产策略，即光气化反应在较低的稳定状态下进行，因此现代的化工厂避免了对其进行运输及储存。光气是一种大规模应用于各类塑料和日用品生产的重要中间体，包括家具软垫中的弹性泡沫塑料、墙壁和屋顶中的硬质泡沫隔热材料以及医疗器械和鞋类中使用的热塑性聚氨酯。它也是生产重要化学品的主要原料，如亚甲基二苯二异氰酸酯（MDI）和甲苯二异氰酸酯（TDI）。光气在地板和汽车内饰的涂料、黏合剂、密封剂和人造橡胶等的制造中扮演着重要角色，另外，它也被用于生产聚碳酸酯塑料以及各种药品、农用化学品和特殊化学中间体。2006 年，全球光气消费量大约 500 万吨（化工市场研究估计）。

光气是一种无色气体，可以形成白色烟雾，具有一种特殊的新割干草气味。由于光气比空气重约 3.5 倍，因此它会向下沉积，并在低洼处聚集。历史上，光气和双光气曾被用于第一次世界大战中。在战争中，光气通常与氯气一起注入充有液体的炮弹，因此很难统计单独由光气导致的伤亡人数。

在世界大战期间，光气的军事代码为 CG，它具有快速蒸发的特性，因此被列为非持久性毒剂。在军事出版物中，它被称为窒息性毒剂、肺毒剂或刺激性毒气。尽管如今已经被更有效的毒剂所取代（Kluge 和 Szinicz, 2005; Szinicz, 2005），但光气和氯气仍可能被任何具有简单化学合成能力或破坏现有工业光气源的组织用作大规模杀伤性武器。

目前有一些与光气型急性肺损伤（ALI）和急性呼吸窘迫综合征（ARDS）有关的发病机制，综合症状特征是肺泡-毛细血管屏障通透性增加导致富蛋白液肺水肿，进而损害动脉血氧合。ALI/ARDS 被界定为一种急性发作、非心脏性、弥漫性双侧肺浸润和缺氧肺部疾病（Grommes 和 Soehnlein, 2011）。尽管被称为 ALI/ARDS，但并不是所有肺刺激物都会遵循相同的损伤诱发机制。这是由于刺激性气体在化学反应活性（例如，对亲核蛋白或多肽的反应性或抗氧化剂氧化性）和理化性质（例如，水溶性或与脂质层、膜相互作用、分散的能力）方面存在差异，这些性质也是刺激性气体在特定位置沉积以及呼吸道内特定位置易感的关键决定因素。每个保留位点对损伤有其特有的生化和（神经）生理反应，可能需要位点特异的缓解措施。刺激性、化学活性物质（如臭氧、氯气、氮氧化物或光气）引发肺损伤的效力，也可能取决于物种特异的气道黏膜液中胞外抗氧化物质类型以及局部浓度差异（Hatch, 1992; Hatch 等，1986; Slade 等，1993）。这种复杂性排除了简单的静态细胞毒性体外实验来提供任何有意义的基于机制的治疗策略信息。

光气的主要毒性作用方式是通过引起肺刺激导致非心源性肺水肿，并不涉及任何严重的呼吸道刺激和炎症。尽管进行了广泛的药理措施研究以减轻光气诱导的急性肺水肿，但在模拟临床应用的实验模型中大多数方法效果有限。在过去被广泛关注的氧疗和机械通气法，能有效缓解乏性缺氧导致急性肺水肿的后遗症。但是，关于心肺系统和体循环如何对光气诱导的肺损伤作出协同反应这一问题，目前还缺乏认知（Gibbon 等，1948; Grainge 和 Rice, 2010）。本章的重点是介绍光气诱导急性肺水肿在病理学中所涉及的生化和生理机制，以及是否需要根据控制啮齿动物吸入试验证据重新审视当前的治疗措施。

19.2 光气和光气类物质

19.2.1 理化性质和化学反应性

表 19.1 总结了光气（气体）、双光气（液体）和三光气（固体）在室温下的物理特性。更详细的光气数据汇编于 AEGL（AEGL, 2002; IPCS, 1998）。光气类物质的化学性质也被详细描述（Cotarca 等，1996; Cotarca 和 Eckert, 2003; Pauluhn, 2011）。

表 19.1 光气的物理特性

物质名称、状态及溶解性	分子式	摩尔质量[①] /（g/mol）	熔点（沸点）[①]/℃	蒸气饱和浓度 /（mg/m³）	换算系数 x（1ppm = x mg/m³）
光气[①]（碳酰氯），气体，不溶于水		99	−128（7.4）	6.4×10^6（20℃为 0.16MPa）	4.1
双光气（氯甲酸三氯甲酯），液体，不溶于水		198	−57（128）	1.11×10^5（20℃时为 1.3kPa）;在300℃下分解	8.1
三光气 [二（三氯甲基）碳酸酯]，固体晶体/易升华，不溶于水		297	80（206）	2437（室温，20.0Pa）	12.2

① 光气、双光气和三光气的物理常数见 Cotarca 和 Eckert 相关报道（2003）。

分析区分光气、双光气和三光气是十分复杂的。常用分析检测光气的分析步骤（Hendricks，1986）无法测定完整的光气类物质分子。关于双光气和三光气吸入毒性的文献表明，这些同类物没有如通常猜测的那样自发分解为光气；相反，它们作为完整分子以特有方式发挥作用（Pauluhn，2011）。

除了将光气同系物和光气区分开来的分析难题外，三光气以气体和微粒两种状态存在使得问题更加复杂。因此，改进的光气取样装置不一定能够高效地收集三光气。光气指示剂（剂量计）的变色通常被视为瞬间分解产生光气的间接证据（Damle，1993）。值得注意的是，这种剂量计的比色变化不是光气特异的。因此，基于光气的物理和毒理学特性，例如这种比色变化，无法与特定的双光气或三光气暴露强度相关联。同时，缺少关于光气定量方法的报道，光气指示剂可能也只是适用于以非定量二分法的方式表示光气同类物存在与否（Niessner，2010）。在三光气和双光气可能与光气共存的环境中，缺乏特定的分析方法被认为是研究这些光气前体物的突出缺点（Cotarca 等，1996）。除了实时 FT-IR（傅里叶变换红外光谱法）（Pauluhn，2011），还没有特定分析方法可以在光气存在的情况下量化气相中的三光气。

19.2.2　急性吸入致死毒性比较

最近公开报道发现：使用光气的固体同系物（三光气）进行的光气化方法，可降低与光气化工艺流程相关的健康风险（Cotarca，1999）。这一结论是基于三光气是一种在环境温度下蒸气压最小的固体，因而被认为可以更安全便利地处理、运输和储藏。也有人指出，"双光气和三光气的毒性与光气完全相同，因为二光气和三光气受热均分解为光气，可以与任何亲核试剂反应。"（Cotarca 和 Eckert，2003）。这一论断对于特定化学反应可能是有效的；但可能无法反映发生在肺部的反应。

目前已报道利用新吸入暴露方法研究光气、双光气和三光气急性吸入毒性的关键特性（Pauluhn，2006a，2011；Pauluhn 和 Mohr，2000）。大鼠暴露于气相或蒸气相的光气和双光气后表现出某种相似的死亡模式，而三光气导致双相死亡模式，经研究发现这是一种典型的引起下呼吸道和气道损伤的刺激性气体。表 19.2 总结了 4h 的 LC_{50} 数据和按时间调整的 LCt_{50} 数据。

表 19.2　大鼠鼻暴露 240min 的光气、二光气、三光气气体/蒸气的急性吸入毒性指标

物质	性别	LC_{50}		LC_{50}	LC_{01}		LC_{50}/LC_{01}
		mg/m³	ppm	mmol	mg/m³	ppm	
光气[1]	雄性、雌性	7.2	1.8	0.07	4.5	1.1	1.6
双光气	雄性	13.9	1.7	0.07	8.4	1.0	1.7
三光气	雄性、雌性	41.5	3.4	0.14	24.1	2.0	1.7

[1]　结合不同 $c×t$ 结果重新计算 LC_{50}（详见 Pauluhn，2006a）。重新计算的 LC_{50} 调整为 240min。
来源：Pauluhn, J. *Inhal. Toxicol.*, 2006a, 18: 423.

三光气的发现支持了这一结论，即三光气作为完整分子在肺部会立即产生作用，而不是通过假定的降解物，这将增加其摩尔急性毒性效力。三光气的作用方式似乎不同于双光气和光气，因为它的特性是引发更多持续性呼吸窘迫症状，尸检结果发现了长期/持续性的肺部损伤，另外

438

还有一种独特的额外延迟死亡模式，是典型的中央气道损伤（闭塞性细支气管炎）。在试验条件下，生成三光气蒸气，约40℃后，立即用干燥空气稀释。稀释比1：50仍可致死。实验证据支持这一观点：三光气晶体似乎含有更易挥发且毒性更大的副产物。因此，由于三光气容易升华和再结晶，存在未知的更易挥发的杂质，但缺乏可靠的分析量化方法，与光气相比，三光气相关的危害和风险似乎更为复杂和难以表征，但其主要作用方式与光气不同。

尽管对母分子的分析表征存在困难，表19.2中给出的数据清楚表明，双光气和三光气在空气中都是稳定的，不会在肺中分解为光气。与Cotarca等人（1996）报道的亲核取代反应范围一致，这种反应活性表明整个分子引发瞬间酰化亲核分子。损伤模式取决于初始滞留位点和化学反应类型。光气的毒性本质上是由其酰化亲核基团产生的。同样，它的亲脂性阻止发生在上呼吸道的快速水解（Nash和Pattle，1971）。酰化反应最为重要，导致光气与生物大分子中的氨基、羟基、巯基等亲核基团反应，并导致脂类和蛋白质变性，膜不可逆变化，酶功能破坏。光气消耗肺谷胱甘肽（GSH），而GSH还原酶和超氧化物歧化酶会因肺损伤而增加。光气暴露后，细胞糖酵解和氧摄入减少，胞内ATP和环腺苷酸减少，同时伴随着肺血管透过性增加和肺水肿。

虽然光气和双光气表现出相似的致死毒性，但三光气较低的摩尔毒性似乎与其双相死亡模式一致，表明其蒸气没有滞留局限于肺部。换句话说，一部分三光气也可能在支气管气道内发生反应，造成不同的损伤模式。物理化学性质的微小差异可能会改变光气类物质在肺部主要的初始沉积位点；由于黏液层或细胞表面亲核清除剂的分布和含量不均匀，不同光气毒性的临床表现不同。在进行单独氯气暴露之后，观察到相似的双相死亡模式（AEGL，2002；Gary等，2010；Zwart等，1988）。

目前需要改进医疗设备分析技术手段，以便更好地表征三光气及其假定的、但不明确的易挥发的副产物。值得注意的是，研究报告中使用的纯三光气含有与2-HMP清除剂反应的脱气成分。这将导致不明确的高初始浓度的有毒气体。不能排除，在大鼠暴露之前对实验对象进行预处理，这些脱气副产物会增加三光气的急性致死毒性。由于容易获得和易处理，许多基于光气吸入的研究在没有明确方法证明三光气完全分解为光气的情况下使用了三光气。只要无法解决这种不确定性，就应谨慎将三光气特殊的长期影响和延迟死亡模式归因于光气。

19.3 实验模型

19.3.1 急性吸入毒性和哈伯法则

许多研究在很大程度上用于确定光气急性暴露后，肺水肿的晚期临床表现和相关延迟致死的机制。更好地理解决定浓度和浓度×暴露持续时间（$c{\times}t$）依赖性结果，包括所涉及的时间变化的机制，有助于改进诊断和预后工具，以便在尚未出现症状的中毒阶段设计更有效的治疗措施。虽然大量已发表文献描述了多种生化途径和光气吸入暴露后的影响，但涉及其中最关键的生理活动仍没有形成共识。

人体和动物在光气暴露后 1 天内，可能发展成危及生命的肺水肿（Borak 和 Diller, 2000; Diller, 1978; Sciuto, 2005）。在过去的几十年中，广泛开展了多种动物模型肺水肿潜伏期相关机制研究（Duniho 等，2002; Pauluhn 等，2007; Sciuto, 2005）。所有动物模型都有一个共同点，即初始的致死率与 $c×t$ 呈负相关关系。这种 $c×t$ 关系对于肺水肿支气管肺泡灌洗液中总蛋白（BAL 蛋白）的指标和致死率都是有效的（图 19.1）。暴露时间 30～360min 的大鼠 BAL 蛋白数据来自两个不同的实验室。高度一致性的数据可以说明，当使用经分析确定的真实暴露浓度（从暴露动物呼吸区域附近收集的空气）时，实验室特定的暴露模式和程序影响微乎其微。

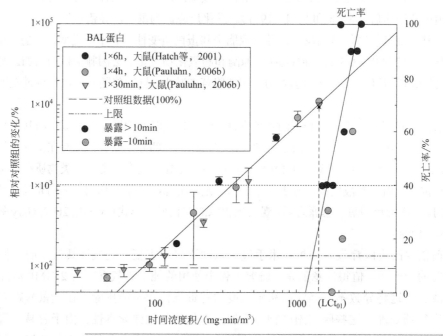

图 19.1　光气暴露大鼠在不同 $c×t$ 关系下 BALF 蛋白和死亡率比较

BAL 蛋白数据来自多个不同浓度的光气全身暴露 Fischer 344 大鼠（Hatch 等，2001），或者仅鼻暴露 Wistar 大鼠（Pauluhn，2006b），暴露持续时间为 30min～6h。大鼠在吸入暴露后约 24h 后处死。数据代表平均值±SD（数据来自 Pauluhn, J. *Inhal. Toxicol*., 2006c, 18: 609.）。死亡率数据来自大鼠吸入研究中 30～360min 暴露持续时间（数据来自 Pauluhn, J. *Inhal. Toxicol*., 2006a, 18: 423.）

在暴露后约 1 天，数据测点均达到峰值。超过 1 天后死亡则为非常罕见（Pauluhn, 2006a）。这似乎与一些公开报道相矛盾。然而，许多科研性吸入研究在没有任何分析方法验证的情况下使用三光气生成光气。根据使用三光气获得的结果（见上一节），需要注意暴露空气产生和表征的方法上的差异。

暴露 10min 的致死率数据似乎要求更高的 $c×t$ 以达到类似的死亡率水平。光气暴露期间的呼吸功能测试，得出了依赖浓度的短暂抑制的呼吸分钟通气量（Pauluhn, 2006a）。因此，对于能够刺激感觉神经末梢而抑制通气的啮齿类动物，哈伯法则不一定适用于短时间超高浓度暴露。图 19.2 描述了在不同暴露条件下获得的同等 $c×t$ 结果的关系。研究表明，可信的对比大鼠 $c×t$ 关系需要至少 30min 的暴露持续时间。经过预平衡后，应该使用定向仅经鼻地吸入腔体

（Pauluhn, 2006a；Pauluhn 和 Thiel, 2007），这意味着与暴露量相关的现象只能归咎于换气，而不是达到吸入腔体稳定浓度。

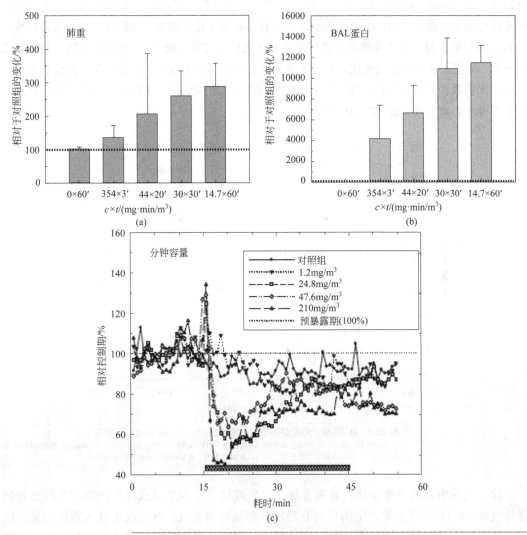

图 19.2 大鼠经鼻不同暴露条件后湿肺重量和 BAL 总蛋白浓度

空气暴露 1h（对照组）以及光气暴露浓度分别为 354mg/m³、44mg/m³、30mg/m³ 和 14.7mg/m³，暴露对应持续时间依次为 3min、20min、30min 和 60min，大鼠于暴露后第一天处死。数据代表组平均值±SD（$n = 6 \sim 8$）。以鼻空气暴露的对照组数据（=100%）进行标准化。每组 8 只暴露于光气中 30min 或 10min（210mg/m³）的大鼠平均呼吸分钟通气量如图所示。每次暴露之前先进行 15min 空气暴露。数据平均时间间隔为 45s。使用体积置换的经肺容量仪测量。（数据修改自 Li, W.-L. et al. *Inhal. Toxicol.*, 2011, 23, 842; Pauluhn, J., *Inhal. Toxicol.*, 2006a, 18, 423.）

图 19.2 中对比强调了在光气吸入同时进行生理学测量，对于理解物种特异性换气和剂量差异的重要性。光气暴露下大鼠的换气取决于复杂的呼吸频率和呼气容量变化，详见相关资料（Pauluhn, 2006a）。当持续暴露于光气，比较肺重量和 BAL 蛋白的增加与暂时性换气抑制，发现光气实际吸入量和后果之间具有复杂的相互关系。研究还表明，暴露持续时间短于 20～30min 则偏向于产生假阴性结果。较大的物种，例如狗，被报道在高光气浓度时会存在屏气期（NDRC, 1946）。总而言之，图 19.2 中数据表明，必须考虑光气吸入研究的实验条件和暴露方案，并深

入了解所采用的每种实验方法的局限性。

文献中有大量关于短期光气暴露的研究，用以模拟意外暴露场景。这些研究表明，短时间暴露（小于30min）的不确定性更大，因此，必须谨慎从剂量学角度分析（图19.3）。剂量的不确定性可能来自四个方面：①光气传输系统没有达到完全稳定状态；②标称和实际暴露浓度不一致；③与刺激相关的呼吸模式和通气的变化（反射性呼吸缓慢）；④在较大动物中经常发现的应激（感觉）敏感性换气变化。光气的肺毒性取决于其在下呼吸道的残留量。滞留的主要机制取决于扩散和呼吸分钟换气量（呼吸频率和呼气容量的乘积）。这种关系中任何反射性相关变化都可能影响光气在肺部靶点的残留量。

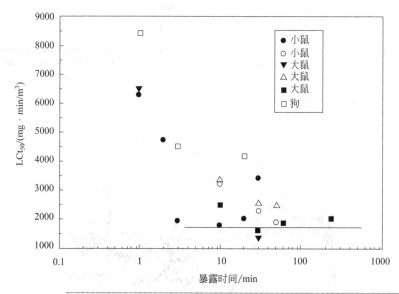

图19.3 暴露持续时间调整的半数致死浓度（LCt_{50}）与暴露持续时间的相关性
本图支持这一观点：由于试验或动物相关的假象（如通气抑制），暴露持续时间小于30min需要谨慎判断。数据来自对小鼠、大鼠和狗的选定研究，这些研究使用了明显迅速达到稳态的暴露模式

除了反射引起的呼吸变化，暴露方法、光气纯度（作为杂质或降解产物存在的感官刺激性气体HCl）以及由此产生的任何心理应激都能影响换气，从而改变吸入毒性剂量。综上所述，大多数报道的物种特异性差异，似乎与物种特异性呼吸模式或发生在（高）致死浓度×（短）时间引发屏气期的能力差异有关。因此，光气的吸收剂量变化使得从短期暴露到长期暴露作出推断的过程容易出错，反之亦然，因此需要可以假设稳定换气的持续暴露时间的实验数据，以验证或反驳 $c^n \times t$ 依赖的光气作用的假设（Pauluhn，2006a；Pauluhn等，2007）。

目前几乎没有应对紧急反应而进行的 $c^n \times t = k$ 关系系统分析的高水平研究。大多数研究集中于测点的 $c \times t$ 关系（Pauluhn，2006a；Zwart等，1990）。当使用从10min、30min、60min和240min暴露期的经验数据拟合整个浓度-死亡率曲线时，毒性负载指数（n）为 $n=0.9\sim1.1$，具体取决于选择的数学模型（图19.4）。正如预期的那样，当给予较长暴露期的更稳定结果更多权重时，相对于经验数据，10min的 LC_{50} 被高估（另见 Pauluhn，2006a；Pauluhn等，2007）。

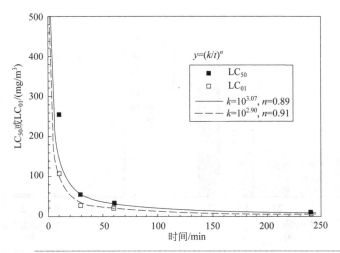

$$y=(k/t)^n$$

■ LC$_{50}$
□ LC$_{01}$
—— $k=10^{3.07}$, $n=0.89$
- - - $k=10^{2.90}$, $n=0.91$

图 19.4 数学推导的半数致死浓度（LC$_{50}$）与非致死浓度（LC$_{01}$）的双曲线关系

图中分析说明，经验确定的光气短期暴露值，可能被与浓度依赖的通气量降低和吸入剂量所影响。该解释与哈伯法则一致（Flury, 1921; Haber, 1924）。哈伯法则关注两个因素：吸入空气的浓度（c）和吸入该浓度的持续时间（t），以产生相同强度的生物反应（Witschi, 1997, 1999）。该法则假设动物在暴露期（t）内吸入的实际分钟数是恒定的。这种简单化假设可能是为什么许多带有刺激性危险物质的经验数据不符合法则的原因，哈伯法则的有毒负荷指数为 $n=1$。总体而言，这个指数主要修正了啮齿动物通气和吸入剂量中物质特异性变化。

19.3.2 急性吸入毒性和病理生理学

大鼠光气吸入机理研究的目标是在 LCt$_{01}$ 范围内（见图 19.1），使用的 $c{\times}t$ 乘积数值为 1050mg·min/m^3（$\approx$30min×35mg/m^3）。通过比较暴露后一系列组织收集时间点的湿肺重量和 BAL 蛋白随时间变化过程，发现这两个测点在暴露后的第一天达到最大值（详见 Pauluhn, 2006b），并可用于 $c{\times}t$ 剂量响应分析（图 19.5 和图 19.6）。这些水肿相关测点的敏感性显著不同，BAL 蛋白增加 100 倍时肺重量增加 3 倍。如图 19.6 所示，除了肺重量和 BAL 蛋白增加外，肺水肿形成的同时增强间隙（Penh）也相应增加。这被认为是肺含水量升高和肺组织弹性反冲的相关变化引起的。在 882mg·min/m^3 时，光气的 $c{\times}t$ 似乎足够高，足以对肺泡巨噬细胞造成更大的损伤（图 19.6）。

早期（NDRC, 1946）及后来对大鼠的光气吸入研究（Pauluhn, 2006a）表明，光气刺激迷走神经 C 类纤维，代表大部分迷走神经传入神经支配下气道，随后对自主呼吸控制产生影响。这种影响最典型的变化是反射性引起的长时间呼吸暂停或屏气期。在啮齿动物中，这种反射的刺激导致呼吸分钟通气量的短暂减少和呼吸暂停时间（AT）的增加。同样地，暴露在浓度高于 7000mg/m^3 的空气中的狗，在失重时肺部会立即停止呼吸。在暴露前切断迷走神经，没有观察到呼吸反射的抑制（NDRC, 1946）。这些反射的伤害作用是感知下呼吸道内发生病理生理变化。这也意味着这些 C 类纤维神经末梢的剂量可能比其他任何组织都要大。同样，在正常和异常生理条件下，这些迷走神经纤维产生的传入活动，对于调节心肺功能方面起着重要作用。

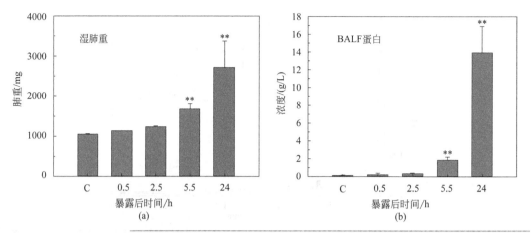

图19.5 暴露于1050mg·min/m³（30min暴露时间）大鼠的湿肺重量（a）和BALF蛋白（b）的时间-过程变化

暴露于空气的对照大鼠（C）在暴露后24h进行分析。暴露后第1天处死大鼠。"*"表示仅通过鼻接触空气的对照组有统计学意义（$p<0.01$）。数据代表平均值±SD（$n=8$）

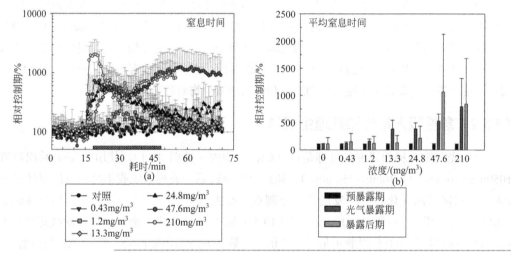

图19.6 在容积位移描记仪上，仅鼻接触光气的大鼠个体呼吸周期之间的平均窒息时间

相对于暴露时间的呼吸暂停时间变化，以及暴露前、暴露中和暴露后各阶段的平均呼吸暂停时间变化。所有数据归一化至光气暴露前数据收集周期15min（基线数据=100%）。除210mg/m³组（暴露时间10min）外，所有大鼠都暴露在光气中30min（散列棒），然后是纯空气暴露时间30min。柱状图给出了每个时间段的平均值。数据代表平均值±SD（$n=4$）

数据修改自：Pauluhn, J. *Inhal. Toxicol.*, 2006a, 18, 423.

　　复合肺功能终点增强间隙（Penh）可以测定呼吸暂停的发生和延长时间。如其他文章所述，无论是由受体刺激引起的还是肺实质力学特性的变化引起的呼吸变化都可能与Penh存在关联性（Pauluhn，2004）。相对于在复合测点需要约束的容积排水量体积描记器中测量呼吸频率和潮气量（图19.2），Penh被认为是一个更有吸引力的测点，它利用了没有任何限制或复杂干预的无约束全身体积描记（Hamelmann等，1997）。只测量箱压和无量纲参数Penh（其他呼吸参数），它是根据呼气时箱压衰减时测量的呼吸模式和呼吸结构，以及潮式呼吸时吸气和呼气压力最大值的比值得出的。一些实验观察结果认为Penh可以代替肺阻力，

甚至是气道阻力，尽管在气压容积描记器中无法测量跨肺压力（呼吸的驱动力以及随后的流量和容积变化）。有几个因素会影响涉及多种参数计算的 Penh，它的滥用会导致对响应的错误解释。由于几乎所有的呼吸力学变量都显示出了定性的相关性（Mitzner 等，2003；Mitzner 和 Tankersley，1998），因此似乎很难将 Penh 的变化与任何特定的病理生理变化（如气道收缩）的因果联系起来。同样重要的是，鼻气道阻力是专性鼻呼吸啮齿类动物总气道阻力的最大组成部分（Lung，1987）。

通过无约束容积描记法测量 Penh，并不能直接评估任何特定的生理变量。Penh 是由自发潮呼吸时的最大吸气量（PIF）和最大呼气量（PEF）、呼气时间（ET）和松弛时间（Rt，定义为呼出 65%吸入量的时间）的无量纲关系推导而来的，公式如下（Hamelmann ET, 1997）：

$$Penh = \frac{PEF}{PIF} \times (\frac{ET}{Rt} - 1)$$

Rt 通常被定义为 TV 从开始呼气到返回 35%的时间。这是该动物从呼气开始到呼出 65%的 TV 的时间（Drorbough 和 Fenn, 1955; Epstein 和 Epstein 1978; Hamelmann 等，1997; Kimmel 等，2002）。停顿时间由 $\frac{ET}{Rt} - 1$ 给出。在光气暴露下的大鼠，可以发现这种停顿发生在呼气结束和吸入下一次呼吸之间（Pauluhn, 2006a），这是下呼吸道受体刺激的典型特征（可能是由近肺泡 J 反射刺激引起的; Paintal, 1969，1981;Lee 和 Widdicombe, 2001）。这些呼吸暂停期是典型的肺（肺泡）迷走神经刺激。假设由于血浆渗出增加而引起的肺实质顺应性的任何改变，都可以通过延长 AT 和 Penh 来进行恢复（Li 和 Pauluhn, 2010; Pauluhn, 2004, 2006a）。如果肺部的弹性阻力因疾病而增加，呼吸模式就会相应地改变以尽量减少机械功来克服增加的弹性组织阻力。然而，建议在呼吸控制中将这样的变化归因到特定的病理生理学的影响，这种解释与其他作者一致（Hantos 和 Brusasco, 2002）。Peták 等人（2001）也得出结论，在高氧时（小鼠）气道和组织力学性能的测量中并没有反映 Penh 的变化，并且与其他体积描记指标的关系也不易解释。尽管有以上缺点，Penh 似乎以一种完全无创和无干扰的方式整合了几个生理测点，因此在以增量变化而非绝对变化为重点的研究中，很容易识别非特异性功能变化。然而，仍需谨慎将这些变化与任何特定的病理生理作用联系起来。

在停止光气暴露后，在 25mg/m³×30min（750mg·min/m³）下暴露的大鼠的 AT 有明显的变化，48mg/m³×30min（1440mg·min/m³）及以上的 $c×t$ 关系仍呈升高趋势。这些 $c×t$ 与迷走神经 C 类纤维刺激的关系符合时间调整后的半数致死浓度（LCt_{50}）和非致死阈值浓度（LCt_{01}），分别为 1741mg·min/m³ 和 1075mg·min/m³（图 19.1）。光气暴露后，呼吸暂停时间延长（图 19.6 和图 19.8）和心动过缓（图 19.9）持续超过 20h，尽管有明确证据表明肺水肿（图 19.5）和血液浓度增加（图 19.10）随时间变化。

对大鼠的研究表明，Penh 的增加与肺水含量的增加有明显的联系，肺重量增加，BAL 蛋白增加（图 19.7）。BAL 细胞总数的变化与肺部流体动力学的不良影响之间似乎没有明确的联系。图 19.7 和图 19.8 描述了急性暴露于不同浓度光气后 Penh 的时间过程分析。呼吸模式的变化被作为 c 和 $c×t$ 依赖机制的间接证据。浓度依赖的损伤响应通过增加的 Penh 反映出来，并随着 $c×t$ 的增加而与光气暴露同步发生（图 19.8）。这些结果支持这样的结论，即最关键的事件似乎发生在水肿前期的临床期，这与控制心肺血管功能的功能失调的神经源性因素一致。

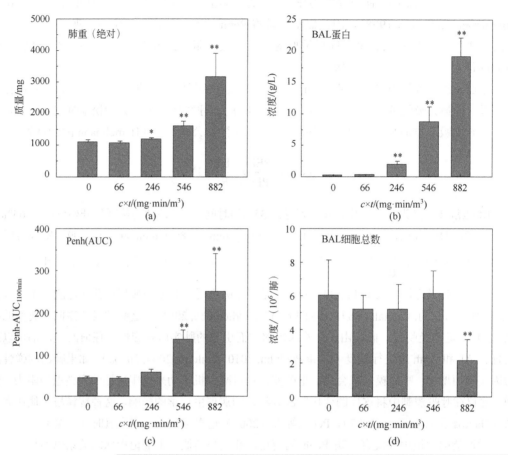

图19.7 比较暴露于 0mg/m³、66mg/m³、246mg/m³、546mg/m³ 和 882mg/m³ 光气 1h 大鼠的肺重量（a）、BALF 蛋白（b）、Penh（AU）（c）和 BALF 细胞总数（d）
暴露后第一天处死大鼠。"*"表示仅通过鼻接触空气的对照组有统计学意义（*$p<0.05$，**$p<0.01$）。数据代表平均值±SD（$n=8$）
修改自：Li, W.-L. et al. *Inhal. Toxicol.*, 2011, 23: 842.

　　心肺活动的持续抑制似乎预示着肺 C 类纤维的失调，持续的神经源性过度刺激是致命性急性肺水肿发生的重要因素（Li 等，2011）。值得注意的是，从可逆性到持久性的转变正好发生在光气的 $c×t$ 阈剂量，该剂量会导致明显的水肿和相关致命性。因此，持续刺激迷走神经 C 类纤维似乎使 C 类纤维对压倒性自主控制无反应，很可能发生交感神经衰竭以及肺部和体循环血管动力紊乱。同样，肺迷走反射刺激、呼吸暂停、心动过缓和胆碱能症状也与光气诱导 ALI 的发病机制有关（Bruner 等，1948a; Diller, 1985a）。这种对光气的刺激反应在暴露开始时立即发生，包括剂量率（即浓度）和 $c×t$ 依赖成分（图 19.6、图 19.8 和图 19.9）。刺激浓度依赖性迷走神经 C 类纤维的因子间的竞争性相互作用，可以被光气 $c×t$ 依赖性失活所抵消。残余光气失活的原因是表面活性剂中含有的亲核试剂。总的结果是一个即刻神经刺激的刺激程度取决于解毒因子仍然可用的程度。如果失去活性，神经源性刺激将持续进行（Li 等，2011）。

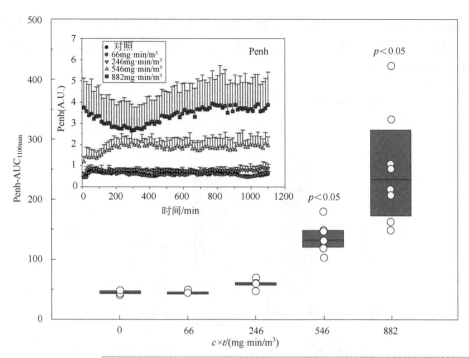

图 19.8 大鼠暴露于 0mg/m³、66mg/m³、246mg/m³、546mg/m³ 和 882mg/m³ 光气 1h 后气压体积描记器中增强暂停（Penh）的测量

在光气暴露期结束不久后就开始进行超过 20h 的测量。数据代表每组 8 只大鼠的平均值±SD（部分数据来自 Li 等，2011）。箱须图显示单个数据点，包含矩形盒（数据的第 25～75 百分位）及其中值。符号表示 8 只/组大鼠在整个数据采集时间为 20h 的曲线下面积（见插图）

修改自：Li, W.-L. et al. *Inhal. Toxicol*., 2011, 23, 842.

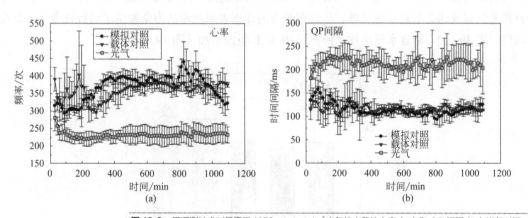

图 19.9 用遥测技术对暴露于 1050mg·min/m³ 光气的大鼠的心率（a）和 QP 间隔（b）进行时间-过程分析

在光气暴露停止后不久，大约 20h 开始采集数据。对照组不暴露或腹腔注射生理盐水。数据代表平均值±SD（n＝4）

　　随着呼吸和心率的降低，体温也随之降低（图 19.10）。正常对照大鼠的体温表现出典型的昼夜节律，而暴露于光气的大鼠则表现出统计学意义上的持续低温，对昼夜节律无反应。由于它们较小的热惯性，与人类不同，实验室啮齿类动物在暴露于呼吸道刺激物时，会产生一种称为反射性呼吸迟缓的低温反应。同样对于其他呼吸道刺激物，体温过低也伴随着与呼吸相关的通气、心率和代谢的降低，这可能会减少暴露和毒性（Gordon, 1990, 1993; Gordon 等, 1988, 2008;

Watkinson 和 Gordon, 1993)。在使用小型啮齿动物模型时，需要认识到这些物种特异性差异；否则，继发于低温的生理变化可能被不适当地认为是不利的。由于它们具有较小的热惯性，小鼠明显比大鼠更不耐热。

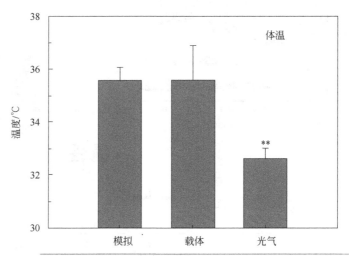

图 19.10 暴露于 1050mg·min/m³ 光气的大鼠相对于未暴露对照的体温
数据代表光气暴露后 20h 的平均值±SD（$n=4$），通过腹腔内植入遥测发射机记录。"*" 表示鼻暴露控制组的差异有统计学意义（**$p<0.01$）

总的来说，呼吸模式的长期变化表明迷走神经参与（图 19.8）、停止光气暴露后持续窦性心动过缓（图 19.9）和低温（图 19.10），可被认为是迷走神经活动增强的特异性症状。这些测点在光气暴露约 20h 后显著持续，尽管有明确的证据表明血流动力学发生了进行性变化（血液浓度，图 19.11），肺含水量增加，肺重量和 BAL 蛋白增加（图 19.6）。

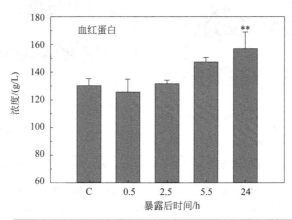

图 19.11 大鼠暴露于 1050mg·min/m³（暴露时间 30min）光气后血红蛋白的时间过程变化
数据代表平均数±SD（$n=8$）。"*" 表示鼻暴露对照组有统计学意义（**$p<0.01$）

图 19.6 和图 19.11 对暴露于空气（对照）或 1050mg·min/m³ 下的大鼠，进行了血液中的血红蛋白、BALF 中外渗蛋白和肺重量的时间过程分析。所有研究的测点在光气暴露后 5～6h 均有明显的增加，24h 后影响最大。BALF 蛋白的病理诊断敏感性大约比湿肺重量高两个数量

级。同时，所有三个测点都明确表明血浆和蛋白质从外周循环重新分布到肺。

这一系列变化并非光气中毒所特有的，因为在暴露于其他肺部刺激物后也有类似的发现（Bruner 等，1948a; Gordon 等，2008; Pauluhn，2004）。在心率测量的时间段内，心率变异性［即连续心跳的间隔的差异程度（自主神经系统交感神经臂和副交感神经臂之间平衡的指标; Farraj 等，2011）］并未发生。与前面讨论的病理生理事件的顺序一致，心率也由副交感神经机制控制。任何对该系统的刺激都会延长到下一次心跳的时间，从而减慢脉搏（Houston 和 Tracey，2011）。

19.3.3 中性粒细胞的致病机理

中性粒细胞在肺内积聚的现象，在某些高通透性肺水肿的动物和成人呼吸窘迫综合征（ARDS）患者中相对常见。中性粒细胞所释放的毒性氧自由基会导致急性肺损伤（ALI）。在所有高通透性肺水肿中，这些细胞是否介导通透性的增加仍有争议（Glauser 和 Fairman，1985; Pauluhn 等，2007）。然而，中性粒细胞被认为在 ALI/ARDS 的病理进程中起关键作用（Abraham，2003）。相反，ALI/ARDS 的早期急性期的特征表现为富含蛋白质的水肿液流入肺泡腔，这是肺泡毛细血管屏障通透性增加和（或）肺动脉高压所造成的。

与以前的研究及已发表的数据一致，支气管肺泡灌洗液（BAL）中的蛋白质和中性粒细胞（PMNs），是验证光气诱导的肺组织功能影响的最敏感的测点，可以发现急性炎症反应和跨膜通透性的增高这两个指标是相互依赖的（图 19.12）。尽管没有直接详细讨论，但 PMNs 似乎是无刺激性的、被动的，显然不会对其他细胞或组织造成任何危险，因为这两个测点都遵循相同的时间过程（Pauluhn，2006b）。暴露在大约 117mg・min/m³ 的环境中未引起超过背景值（第 95 百分位数）的显著变化，而在大约 200（189~221）mg・min/m³ 的环境中暴露后的第一天与相同时间控制的对照组相比，观察到明显的增加（Pauluhn，2006b）。

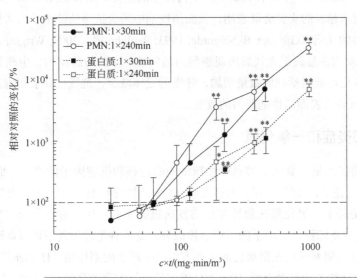

图 19.12 暴露 30min 或 240min 后，光气对支气管肺泡洗出液中性粒细胞（BAL PMN）和蛋白质含量的相对浓度×时间（$c×t$）依赖性

暴露后第一天处死大鼠。数据代表平均值±SD。"*" 为仅鼻接触空气的对照组的统计学意义（$^*p<0.05$，$^{**}p<0.01$）

数据来自：Pauluhn, J. et al. *Inhal. Toxicol.*, 2007, 19: 789.

暴露后的第三天，支气管肺泡灌洗液（BALF）中的大部分变化已经无法与对照组相区别。BAL PMNs 的 $c×t$ 曲线的轻微左移似乎与细胞计数方法的实验偏差有关。考虑到在最大效应时间点（暴露后 1 天）急性肺水肿的最敏感测点所反映的 $c×t$ 关系，$117mg \cdot min/m^3$ 被认为是未观察到不良反应的浓度（图 19.12）。与 240min 的暴露期相比，在 30min 的暴露后，这些肺损伤指标在 $c×t$ 图中的变化不太明显。在相似暴露浓度下观察到，大鼠分钟呼吸量呈下降趋势（Pauluhn, 2006b），因此该数值与图 19.2 中的数据一致。这意味着暴露持续时间调整后，30min 的吸入剂量小于 240min。

暴露于光气后的组织损伤可通过急性预暴露于光气气体而减少（Ghio 和 Hatch, 1996; Hatch 等，2001）。这些作者证明，大鼠暴露于光气 6h 后的第二天，蛋白浓度和中性粒细胞比例均增加。一周后再次暴露于 $480mg \cdot min/m^3$ 时，灌洗证实了耐受性增强，第二次暴露后尽管有更多的 BAL 中性粒细胞，但是较先前暴露于光气的大鼠相比蛋白质浓度降低。使用秋水仙碱和葡聚糖的研究进一步证实了中性粒细胞浸润对组织的保护作用。秋水仙碱减少了第一次暴露后中性粒细胞的浸润，因此抑制了第二次暴露后耐受性的增强。而通过气管滴注葡聚糖能产生中性粒细胞侵入，而再次暴露于光气后损伤减轻。在使用秋水仙碱和葡聚糖的研究中，中性粒细胞的浸润由于耐受性的增强而增加。因此，对光气产生耐受性后的肺损伤提供了一个独特的结论，即中性粒细胞与肺损伤无关，而是具有保护作用。同样，在暴露于 $240mg \cdot min/m^3$ 的光气环境中后，通过 0h、4h 和 24h 的后暴露，给麻醉动物静脉注射乙酰胆碱进行测试，并评估呼气阻力和动态顺应性。将预暴露后即刻和进行 4h 的后暴露的动物实验数据对比，可以观察到呼气阻力和动态顺应性的显著变化。用秋水仙碱预处理过的大鼠，证实了秋水仙碱降低了光气暴露后中性粒细胞浸润、蛋白质聚集以及造成相应的呼气阻力和动态顺应性的变化（Ghio 等，2005）。

总的来说，可以得出结论，尽管 BAL 中有较多的中性粒细胞，但耐受性表现为 BAL 蛋白质显著降低。这一现象的一个解释机制是产生自由基的能力降低和/或吞噬细胞产生和释放促炎因子的抑制。越来越多的实验旁证表明，表面活性剂中所含抗菌肽的水平或活性的变化，可能会导致宿主防御的缺陷（Gilmour 和 Selgrade, 1993; Pauluhn 等，2007; Wright, 2003; Yang 等，1995）。啮齿类动物在暴露于光气后所观察到的适应性，可能与肺结构、生理和生物化学的改变有关。这种变化可能包括细胞数量增加、呼吸道受体减少、抗氧化分子和酶含量的增加，以及黏液分泌和/或合成表面活性剂能力的改变。

19.3.4　肺部炎症和一氧化氮

一氧化氮的优点是一氧化氮抑制中性粒细胞的迁移和细胞因子的产生，而一氧化氮合酶（NOS）抑制剂会使 ALI 恶化。尽管有报道称 NOS 活性抑制剂可减轻 ALI 并减少过氧亚硝酸盐的形成，但是关于一氧化氮在急性肺损伤发病机制中的作用还存在争议（Wizemann 等，1994）。NOS 是内皮源性舒张因子的主要活性成分，是多种生理条件下调节血液流动的关键介质。然而，NOS 的阻断可能在微血管通透性方面产生严重的副作用（Hinder 等，1997）。作为血管张力和宿主防御的内源性介质，吸入 NO 能够使血管舒张并降低肺血管阻力（Creagh-Brown 等，2009）。

一些研究用来调查光气诱导的 ALI 是否可以被诊断为大鼠暴露于光气后呼出的 NO 增加，或者通过吸入 NO 气体和用 NOS 抑制剂治疗是否能起到缓和作用。对暴露于空气（对照）或

1050mg·min/m³ 光气环境下的大鼠，在暴露 5h 和 24h 后对呼出气中的 NO 和二氧化碳（CO₂）进行分析，NO 的增加很少，但不具有明显的时间依赖性。L-NAME 是一种 NOS 抑制剂的诱导型和组成型亚型，已被证明在治疗性给药 50mg/kg 后可有效缓解小鼠光气诱导的肺水肿（Torkunov 和 Shabanov，2009）。在类似治疗给药方案中，剂量范围为 2～100mg L-NAME/kg 对肺重没有明显影响。吸入浓度为 $1.5×10^{-6}×6h$ 或 $15×10^{-6}×20h$ 的 NO，水肿形成加剧（Li 等，2011）。这与先前发表的数据一致（Li 等，2013），呼出的 NO（图 19.13）与急性肺水肿和血浓缩之间没有很密切的联系，并且对 NOS 抑制剂无反应（Li 等，2011），这支持了以下结论：NO 似乎在光气诱导的肺损伤中没有任何直接作用。

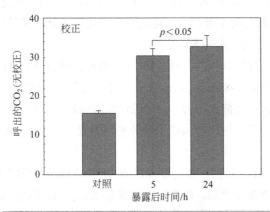

图 19.13 在光气暴露（1050mg·min/m³）5h 和 24h 后大鼠呼出一氧化碳量的动态检测
同时检测假性对照大鼠作为同期对照组；图中符号 T 代表平均值±SD（*n*=3）

19.4 光气诱导 ALI 的推测机理

关于吸入光气的作用模式，提出几种假设：

① 盐酸释放的间接细胞毒性和酸相关上皮细胞（肺细胞Ⅰ）损伤。酸度的影响几十年前就被排除（Diller，1985a；Pauluhn 等，2007）。与化学反应一致，光气的毒性更可能与溶质和/或细胞表面的亲核基团的即时酰化有因果关系。亲核抗氧化剂和肽的 *c×t* 消耗可能导致酶功能和膜屏障功能的破坏。与此假设相一致的是，预防性的强亲核试剂显著增加了对光气的耐受性（Diller，1980；Stevens 等，1999）。光气暴露前大鼠对水肿形成的自我耐受性，并不支持"水解和与盐酸相关的发生任何明显程度组织损伤是肺水肿的主要原因"的观点。（Ghio 和 Hatch，1996；Hatch 等，2001）。

② 内皮组织功能失调。毛细血管内皮的通透性和开窗性，可能受（神经）内分泌/旁分泌控制的影响。此外，肺微血管内皮细胞具有保存细胞内环磷酸腺苷（cAMP）的固有能力，这增强了其屏障功能（Stevens 等，1999）。cAMP 水平的增加对于保持平滑肌细胞完整紧密连接是必要的，它可以防止或阻止间质和/或肺泡水肿。光气暴露能够降低肺组织 cAMP 浓度，经证明重建耗尽的 cAMP 可以预防和治疗光气诱导的肺水肿（Sciuto 和 Hurt，2004）。

③ 肺表面活性剂恶化伴随高渗透性水肿。表面活性剂在控制肺泡内表面张力和肺液平衡

中起着关键作用。许多因素与功能性表面活性剂有关。对于水肿患者来说，表面活性剂的功能失调和表面张力的增加相互关联，并促进肺不张和间质静水压力的降低，从而影响血管灌注和流动动力学（Nieman 和 Bredenberg, 1985）。酰化作用、炎症介质，特别是血浆源性蛋白抑制表面活性剂的性质，被认为是表面活性剂功能受损发展为高渗透性肺水肿的主要步骤（Doyle 等，1999; Parker 和 Townsley, 2004; Seeger 等，1985）。光气暴露鼠对水肿形成的适应或自我耐受（Ghio 和 Hatch, 1996; Hatch 等，2001）或其他下呼吸道刺激（Pauluhn, 2002），也可能（至少部分地）与自适应地增加储存和合成表面活性剂和/或亲核进攻分子的容量和速率有关。

④ 炎症和氧化应激增加。组织损伤的发生是消耗抗氧化剂阶段产生的氧化剂的失衡导致的（Sciuto 和 Hurt, 2004）。通过吸入/灌注抗氧化剂的治疗性给药，并没有提供充分的证据表明这种机制在急性水肿中起关键作用，但它可能有助于减轻炎症相关的应激氧化反应（Pauluhn 和 Hai, 2011; Sciuto 等，1995, 2003a,b,c）。

⑤ 淋巴系统阻塞。通过作用方式②和③增加的微血管通透性，可能导致淋巴引流液溢出，随后吞噬肺泡（Parker 等，1981）。大量液体流向淋巴管稀释了细胞液蛋白，从而降低了微血管静水压力，增加了微血管周静水压力。淋巴源性乳酸菌增多，微血管周围静水压力增加，微血管周围胶体浸润压力降低，这三者构成了水肿安全因素（Nieman, 1985; Staub, 1974），与表型水肿表现的延迟一致。

⑥ 缺氧性肺血管阻力。由于 C 类纤维刺激或末期缺氧导致的肺血管阻力增加，肺血管系统内的静水压力会因血液黏度增加、血栓形成和肺毛细血管内皮细胞破裂而进一步加重。其他致水肿型病原，如油酸，也能导致类似的肺损伤。类似于光气，油酸也引起心排血量的减少并伴随急性渗透性肺水肿，这是由于血浆体积显著减少，肺液含量显著增加（Henning 等，1986）。作者得出结论，肺血流和右心室力的减少不依赖于神经相互作用、心室干扰或冠状动脉血流减少。相反，心室力的下降是由于肺血管阻力增加，导致右心室对后负荷增加的适应能力较差（(Sciuto 和 Hurt, 2004)。尽管病因不同，但油酸模型可以很好地模拟许多光气模型（Ballard-Croft 等，2012）。

⑦ Rothlin（1941）首次提出了一个关于水肿的迷走神经样神经源性病因的假说，并认为光气引起的肺水肿是由反射性介导的血管反应引起的。

不能排除 C 类纤维相关刺激，也可能是由于大剂量光气暴露，交感神经系统释放大量儿茶酚胺，导致肺血压升高诱发大鼠心动过缓，这种儿茶酚胺的冲击可能导致外围血管收缩，血管阻力增加，并重新分配血液进入肺循环系统。需要考虑肺炎症反应损伤的继发性反应，以及微血管控制中相关神经源性改变最终导致肺水肿（Chen, 1995; Ivanhoe 和 Meyers, 1964; Sedy 等，2009）。同样地，心血管-神经调节失调与血液从体循环转到肺循环有关，必须加以解释（Baekey 等，2010; McMullan 等，2009; Sarnoff 等，1953）。光气诱导的肺水肿在致死的 $c \times t$ 的光气暴露后迅速被（无意的）大剂量戊巴比妥麻醉减轻（未发表），这一发现支持神经源性机制在光气诱导的肺水肿中发挥作用的观点，因为已证明深度麻醉对减轻其他类型的神经源性肺水肿有效（Sedy 等，2009）。

虽然迷走神经切开术和副交感神经溶解药物（阿托品），能够预防或消除光气的神经源性病因，但它们对肺水肿不产生影响（Bruner 等，1948a,b）。研究者曾将狗暴露在 15000mg·min/m³ 的 $c \times t$ 中，是之前大鼠和狗吸入研究中使用浓度的 15 倍（Li 等，2011; Pauluhn, 2006c; Pauluhn

等，2007）。我们有理由相信功能型肺内皮细胞和上皮细胞是任何有效药物治疗的最重要的先决条件（Berthiaume 等，1999，2002；Berthiaume 和 Matthay，2007）。双侧迷走神经切断术不会中断副交感神经节与肺血管和气道平滑肌之间的所有神经连接。此外，非胆碱机制（如速激肽）可以发挥多种作用，从而造成肺部液体动力学的改变（Hong 等，1995）。总的来说，除了假设（i），所有其他假设的作用模式几乎都与光气诱导的 ALI 有关，并表现为与吸入剂量、剂量率和分析时间点相关。

交感神经系统和副交感神经系统并不是对立的；相反，它们之间的相互作用是复杂的，并且会发生动态相互作用（Olshansky 等，2008）。迷走神经的传入激活可以在中枢和压力感受器水平调节传出交感神经和副交感神经功能。传出性迷走神经激活具有抑制交感神经激活和儿茶酚胺释放的强直性和基础性作用。相关的心血管效应包括通过抑制交感神经系统而降低心率。正如 Ivanhoe 和 Meyers（1964）提出的那样，消除肺交感神经张力会导致肺血管的收缩和肺神经源性控制的关闭。Sciuto 和 Hurt（2004）在得出肺循环的静脉侧比动脉侧更易于血管收缩的结论后，提出肺血管收缩可能是光气诱导急性肺水肿的原因之一的假设。当发生危及生命的肺水肿时，任何淤血和肺血栓都可能因肺缺氧性血管收缩而进一步恶化。如果在伴随血液浓度和血液黏度增加的血流动力学状态下，血浆容量重新分配到肺中进一步加重急性水肿和缺氧，心率（心排血量）下降和全身血管收缩将是另一种死亡原因。所有这些因素进一步严重阻碍气体交换，导致肺流体动力学失衡。

促炎和抗炎机制的同时激活与肺水肿的发生类似于其他同型造血系统，其协同作用协调止血。任何淤血和肺血栓阻塞将导致炎症（Huston 和 Tracey，2011）。副交感神经刺激会抑制强直性交感神经的激活，这意味着任何交感神经张力都会被强烈的迷走神经作用覆盖。这种复杂的相互关系使得很难明确将肺水肿（对大鼠的吸入毒性研究）的任何神经麻痹病因归因于副交感神经或交感神经系统（Ivanhoe 和 Meyers, 1964）。同样，迷走神经介导的神经机制也可以通过胆碱抗炎方式抑制促炎性细胞因子的释放（Bernik 等，2002；Borovikova 等，2000）。体液和神经源性因素之间复杂的相互关系，使得预测光气诱导肺水肿的主要病理机制和药物治疗的最佳策略变得越来越困难。

总之，当分析光气诱导肺水肿这一病理事件的时间进程时，直接的细胞毒性事件需要不同的损伤反应时间进程模式。因此，我们得出结论，在光气暴露 24h 内，参与心肺血流动力学控制的感觉运动迷走神经的过度反射，最终可能导致急性肺水肿的自我延续和自我放大。随着急性肺水肿的恶化，心排血量的显著降低进一步降低了对组织的氧输送，肺水肿越来越难以依靠药物干预。在人体还观察到暴露于光气后的持续心动过缓和其他副交感神经张力过度的典型症状（Bruner 等，1948b）。这些特征可能要求将治疗策略从抗炎症转化为重新激活心肺自主控制和导致肺动脉高压和水肿的血管动力学的机制研究。

19.5 毒性及物种差异

在实验动物物种中有大量的光气急性吸入数据（图 19.3）。就与人类的相关性而言，必须严格评估每种动物模型的优缺点，特别要注意暴露在环境中光气的实际浓度以及所应用的暴露方案和模式。吸入光气的急性毒性已在其他地方进行了详细综述（AEGL, 2002; Borak 和 Diller, 2001; Diller, 1985a,b; Diller 和 Zante, 1982; Duniho 等, 2002; Pauluhn, 2006a,b,c; Pauluhn 等, 2007; Zwart 等, 1990）。人体数据仅限于意外暴露的描述性影响。因此，人体数据库一直被认为不适合用于推导工作场所限值或急性暴露水平指南（AEGL, 2002），到目前为止，所有的暴露限值都是基于受控动物暴露研究得出的。大多数模型都考虑了与急性吸入暴露相关的影响，只有一项研究调查了 3 个月暴露期间的吸入毒性（Kodavanti 等，1997）。

Hatch 等人（2001）证明，Fischer 大鼠一次暴露于 4.1mg/m³（1476mg·min/m³；暴露时间 6h）可导致 BAL 蛋白（暴露后 18h）升高，约为对照组的 100 倍。这种 $c \times t$ 条件在使用 4 周或 12 周的 1 天/周的暴露方案时，即使在重复暴露后也不会导致死亡（Kodavanti 等，1997）。关于 1008mg·min/m³（4.2mg/m³×240min）和 1476mg·min/m³（4.1mg/m³×360min）的影响程度，Hatch（2001）等人使用的暴露时间延长了 50%，导致 BAL 蛋白质浓度相应较高（图 19.1）。间歇性、亚慢性暴露后效应的减弱，支持了先前已经提到的出现适应机制这一观点（Kodavanti 等，1997）。值得注意的是，大鼠单次吸入暴露的独立研究的累积 $c \times t$ 结果与 Kodavanti 等人（1997）进行的为期 12 周的重复吸入研究的边界 NO（A）EL 十分吻合。这一结果与依赖于非累积急性效应的作用模式是一致的，其他肺部刺激物也有类似的发现（Pauluhn, 2002, 2004）。尽管在间歇性暴露情景中引发了适应性反应，但似乎不存在从一个暴露日到另一个暴露日的明显影响。因此，慢性损伤很可能是由急性机制引起的，除非组织损伤-时间积分足够小，在不累积损伤的情况下进行充分的重建。这支持了以下结论，即反复暴露于光气的慢性后果可能取决于反复发生的急性刺激相关效应（急性对慢性刺激），而不是累积效应。

19.6 对策及药物干预

目前，光气所致急性肺损伤的治疗，主要集中在当患者因肺水肿而出现急性呼吸窘迫症状时，通过补充氧气来缓解低氧血症。除了物理缓解措施（氧气和机械通气）以外，尚未针对该特定类型的急性肺损伤建立任何公认的合理化和经验验证的干预原则。实现这一目标的一个主要障碍是缺乏对相关机制的认识，包括其表型表现的时间进程和 $c \times t$ 依赖性。由于光气具有特定的理化特性，这种化学物质引起的急性肺损伤很大程度上局限于下呼吸道，对呼吸道的这一特定区域具有典型的损伤响应。先前的吸入光气研究表明，在没有长期后遗症的情况下，非致命性肺损伤是快速可逆的（Li 等，2011; Pauluhn, 2006a,b）。而且，这些研究已经证明，中性粒细胞的出现与外渗蛋白表现出相似的吸纳和恢复特征。这些发现支持了这样的假设，即炎症中性粒细胞似乎反映了一种功能失调的肺泡毛细血管屏障，而不是积极参与水肿的形成（Pauluhn 等，2007）。

与光气的亲油性和肺泡内表面活性剂层的两亲性一致，光气优先保留在下呼吸道。该表面活性剂层包含高浓度的、能够清除光气的低至高分子量亲核底物。该层解毒光气的能力似乎足以缓冲低剂量的光气（Pauluhn 等，2007），但较高的剂量率可能会使这种能力和亲核部分的酰化作用不堪重负，继而干扰或破坏膜功能。类似的反应可能发生在迷走神经 C 类纤维的膜上，C 类纤维支配下呼吸道的大部分迷走神经传入纤维。它们在检测病理生理条件的发作中所起的伤害性作用，意味着 C 类纤维神经末梢的给药剂量可能比其他任何组织都要高。在正常和异常的生理条件下，这些迷走神经纤维产生的传入活动在调节心肺功能方面也起着重要作用（Lee，2009）。因此，光气对这些传入物质的激活可能引起呼吸和心血管的反射性反应。这种副交感神经刺激的特点是呼吸暂停时间延长（stimulation of Paintal refex; Paintal, 1969, 1981; Pauluhn, 2006a）和心动过缓。

由于肺泡和远端气道上皮细胞对损伤具有明显的抵抗性，肺液清除的调节功能可能发生在损伤的肺中。因此，肺泡上皮是清除水肿过程中的关键因素。事实上，肺泡上皮屏障不仅是紧密的上皮细胞，而且还积极参与离子和溶质的运输。同样重要的是，基于 β-肾上腺素受体刺激的急性肺水肿的缓解，需要完整的 II 型肺泡上皮，以使这一药效学原理具有可操作性。在这种情况下，尽管上皮 II 型细胞仅占肺泡表面积的约 5%，但却占肺泡细胞总量的约 60%，占所有肺实质细胞的 15%左右，因此仍然起着至关重要的作用。Inkerton 等人 1992 年详细介绍了不同哺乳动物物种中正常肺泡区域的细胞的确切特征。II 型细胞覆盖的表面积可能会因损伤而明显增加。为了有效地保持肺泡空间没有多余的液体、离子和血清蛋白，细胞内配备了许多膜结合的水通道和离子泵以及白蛋白结合受体。因此，II 型细胞在正常肺功能以及肺部对有毒化合物的反应中发挥重要作用（Castranova 等，1988; Fehrenbach, 2001）。然而，为了行之有效，运输原则可能还没有最大限度地上调，而且必须存在进一步提高液体清除的能力。最重要的是，给予 β-肾上腺素能激动剂的剂量绝对不能刺激血流动力学效应，这会进一步增加动力引起水肿液外渗。总之，观察结果表明，在肺损伤中钠转运机制可能存在显著的内源性激活，但当肺泡上皮严重受损时，这种机制可能不起作用（Berthiaume, 1998; Berthiaume 等，1999, 2002）。

因此，对于任何类型消除光气性肺水肿的药物操作，必须保持在急性肺损伤后最初 12h 内肺泡上皮屏障重吸收肺泡水肿液的能力。在肺泡上皮发生严重损伤的肺部区域，必须重建组织才能调节肺水肿的消退。最后，在肺泡 II 型细胞增殖较强的区域，肺泡液体清除率可能存在内在增强。事实上，一些研究表明，持续使用 β-肾上腺素能激动剂治疗肺泡 II 型细胞，可以增强上皮钠通道（ENaC）的表达，而肺水肿的消退需要上皮钠主动转运。在轻中度肺损伤中，肺泡水肿液体的清除率通常保持不变甚至上升。一些研究表明肺泡水肿的消退依赖于肺泡上皮内离子的主动转运。肺泡液体清除的刺激与钠转运分子的激活或表达增加有关，如钠离子通道或钠钾三磷酸腺苷酶（Folkesson 等，1996; Guidot 等，2006; Matthay 等，2002a,b）。当发生严重的肺损伤时，肺泡液体清除率的降低（Ware 和 Matthay, 2001）可能与肺泡通透性的改变或钠、氯转运分子活性或表达的变化有关。多种药理工具，例如 β-肾上腺素能激动剂，可能在刺激受损伤肺中肺泡水肿的消退方面是有效的（Berthiaume 等，1987, 1999, 2002; Frank 等，2000; Kennedy 等，1989; Sciuto 等，1995, 1996）。

糖皮质激素已被证明可以提高肺泡液体的清除率，尽管最近的系统研究显示，即使在暴露后 1h 雾化吸入类固醇或在暴露后 ≥6h 静脉注射大剂量皮质类固醇的情况下，也未产生任何益处（Grainge 和 Rice, 2010）。同样，麻醉器械猪，间歇正压通气，以 2000mg·min/m³ 的光气暴露，暴露后 6h 静脉注射甲基泼尼松龙（12.5mg/kg），或在暴露后的 1h、6h、12h 和 18h 静脉注射布地奈德（0.5mg/mL 溶液 2mL），在死亡率、肺水肿和分流率方面没有变化；但对一些心脏参数，如每搏量和左心室每搏功有一些有益的影响（Smith 等，2009）。这些作者及其他作者（de Lange 和 Meulenbelt, 2011）认为，在人体暴露于光气等肺部损害剂后，皮质类固醇的有效性并不确定，因为在一些结构良好的对照研究中，皮质类固醇的用药适应症尚不明确。对大鼠的实验研究表明，皮质类药物可加重光气的毒性（Liu 等，2014）。

19.7 展望

对于由光气引起的急性肺损伤（acute lung injury, ALI），抗炎治疗的效果明显是有限的。对此可能的解释是，在临床上当急性水肿变得明显时，该疾病实际上已经发展到一种越来越难治疗的程度。神经源因子几乎都是在接触时才发挥作用，并且在很大程度上会导致水肿形成的时间依赖性，呼吸控制和心肺变化随时间的变化支持了这一观点。肺部和全身血管控制的明显失衡，同时伴有血液浓缩和淤血，可能会进一步加剧由光气引起的急性肺水肿。根据吸入的剂量，可能涉及多种机制。因此，治疗方式需要根据吸入的 $c×t$ 关系来进行调整。在无症状阶段，每种类型的对策都有与之相关的不良副作用。为了降低这些副作用的风险，我们迫切需要早期的肺泡损伤和肺部血管控制缺失的生物标志物，以进行最合适的诊断、预测和选择。

习　题　1. 光气（$COCl_2$）气体已被证明是下呼吸道（肺泡）刺激物。您认为最有可能的死亡过程是什么？

a. 由 CO（缺氧）和 HCl（肺呼吸道刺激和肺泡水肿）的水解和综合毒性而导致的瞬时性死亡

b. 接触后 24h 内出现急性肺水肿，且随时间加重。因此，在接触后 24h 内发生死亡，且无延迟性死亡

c. 由急性支气管收缩而导致的瞬时性死亡

d. 没有给出用于预测死亡发生的优先时段的原因

答案：b

解析：在接触后约 10～15h 后，急性肺泡刺激和积聚水肿液使淋巴排毒系统不堪重负，从而导致死亡。严重时，会因肺泡水肿而死亡。

2. 对于接触光气的大鼠，在 10min 和 360min 的吸入接触后，比较等量 $c×t$ 下的致死毒性。预期的结果是什么？

a. 10min 和 360min 时的半数致死浓度（LC_{50}）相等

b. 10min 时半数致死浓度（LC_{50}）的值较低

c. 10min 时半数致死浓度（LC_{50}）的值较高

d. 因为吸入时不能达到稳态，所以持续 10min 的短时间接触在实验上是不可行的

答案：c

解析：在 $c×t$ 相等的情况下，10min 时需要按比例提高浓度进行测试。而较高的浓度会引起短暂的反射性换气抑制。由于吸入量较少，所以 10min 时的 LC_{50} 会更高。

3. 光气（COCl₂）和氯气（Cl₂）都是强烈的肺部刺激物。与刺激相关的 ALI 可能主要发生在哪些部位，机理是什么？

a. 由于 $COCl_2$ 和 Cl_2 有共同的部分 Cl_2，所以两者的毒性机理和损伤部位相同

b. $COCl_2$ 的主要损伤部位是肺泡，而 Cl_2 的主要损伤部位是肺泡和呼吸道。由于这两种分子都含有 Cl，所以它们的毒性机理相似

c. Cl_2 比 $COCl_2$ 更易溶于水。因此，呼吸道损伤的部位主要取决于其水溶性和浓度，而不是化学反应性或机理

d. Cl_2 是一种氧化剂，而 $COCl_2$ 是一种酰化剂。因此，两者各自作用，互不影响

答案：c

解析：水溶性决定了损伤的主要部位。

4. 光气（COCl₂）已被证明是一种肺部刺激物。你认为在动物模型中，对于急性剂量反应分析最灵敏的测点是什么？

a. 通过 BAL 探查从肺部毛细血管外渗到肺泡的蛋白质

b. 组织病理学

c. 血液气体分析

d. 血液中促炎性细胞因子的测定

答案：a

解析：BAL 中的蛋白质是与疾病模式相匹配的最可量化的测点。

5. 事实证明，动物在预先接触刺激性光气 $C \times t$ 一周后，对碳酰氯的抵抗力会增强。最可能引起这种抵抗力的机理是什么？

a. 第二次接触时感官刺激更明显，并且会立即减少换气量

b. 由于黏液分泌过多而导致呼吸道堵塞。因此，光气无法穿过肺泡，会被呼出而不会造成伤害

c. 与损伤相关的细胞的适应性增强，会产生因子来中和光气

d. 抗炎因子的诱导使中性粒细胞失活

答案：c

解析：任何先前的损伤都会增加动物对光气的抵抗力，这是因为细胞会增殖，或其表面活性剂和清除这种亲核基团的因子的产量会增加。

6. 在大鼠吸入接触的生物测定中，若想模拟可能致死的氯气和光气混合物的高浓度意外接触。对该气体的职业性暴露可能是全身性的。以下哪种方法最合适？

a. 全身接触，持续时间为 1min、3min 和 10min，然后立即分析 BAL

b. 全身接触，持续时间为 1min、3min 和 10min，接触后至少要 14 天

c. 仅鼻腔接触，持续时间为 15min 和 60min，然后立即分析 BAL

d. 仅鼻腔接触，持续时间为 15min 和 60min，接触后至少要 14 天

答案：d

解析：这样的短期暴露仅需鼻腔暴露即可，24h 内就会形成水肿。因此，只有选项 d 能提供有关较早发生和延迟发生的致死性信息。

参考文献

Abraham, E. 2003. Neutrophils and acute lung injury 619. *Crit. Care Med.* 31: S195–S199.

AEGL (Acute Exposure Guideline Levels) for Selected Airborne Chemicals). 2002. Phosgene, Vol. 2. Prepared by the National Research Council of the National Academies. The National Academies Press, Washington, DC. pp. 15–70.

Baekey, D.M., Molkov, Y.I., Paton, J.F., Rybak, I.A., and Dick, T.E. 2010. Effect of baroreceptor stimulation on the respiratory pattern: Insights into respiratory-sympathetic interactions. *Respir. Physiol. Neurobiol.* 174(1–2): 135–145. Epub September 15, 2010.

Ballard-Croft, C., Wang, D., Sumpter, L.R., Zhou, X., and Zwischenberger, J.B. 2012. Large-animal models of acute respiratory distress syndrome. *Ann. Thorac. Surg.* 93: 1331–1339.

Bernik, T.R., Friedman, S.G., Ochani, M., DiRaimo, R., Ulloa, L., Yang, H., Sudan, S., Czura, C.J., Ivanova, S.M., and Tracey, K.J. 2002. Pharmacological stimulation of the cholinergic antiinflammatory pathway. *J. Exp. Med.* 195: 781–788.

Berthiaume, Y. 1998. Mechanisms of edema clearance. In: *Pulmonary Edema*, Weir, E.K. and Reeves, J.T. (eds.). Futura, Armonk, NY, pp. 77–94.

Berthiaume, Y. and Matthay, M.A. 2007. Alveolar edema fluid clearance and acute lung injury. *Respir. Physiol. Neurobiol.* 159: 350–359.

Berthiaume, Y., Folkesson, H.G., and Matthay, M.A. 2002. Lung edema clearance: 20 years of progress—Invited review: Alveolar edema fluid clearance in the injured lung. *J. Appl. Physiol.* 93: 2207–2213.

Berthiaume, Y., Lesur, O., and Dagenais, A. 1999. Treatment of adult respiratory distress syndrome: Plea for rescue therapy of the alveolar epithelium. *Thorax* 54: 150–160.

Berthiaume, Y., Staub, N.C., and Matthay, M.A. 1987. Beta-adrenergic agonists increase lung liquid clearance in anesthetized sheep. *J. Clin. Invest.* 79: 335–343.

Borak, J. and Diller, W.F. 2000. Phosgene exposure: Mechanisms of injury and treatment strategies. *J. Occup. Environ. Med.* 43: 110–119.

Borovikova, L.V., Ivanova, S., Zhang, M., Yang, H., Botchkina, G.I., Watkins, L.R., Wang, H., Abumrad, N., Eaton, J.W., and Tracey, K.J. 2000. Vagus nerve stimulation attenuates the systemic inflammatory response to endotoxin. *Nature* 405: 468–462.

Bruner, H.D., Boche, R.D., Gibbon, M.H., and McCarthy, M.D. 1948a. Electrocardiographic study of heart and effect of vagotomy in phosgene poisoning. *Proc. Soc. Exp. Biol. Med.* 68: 279–281.

Bruner, H.D., Gibbon, M.H., McCarthy, M.D., Boche, R.D., Talbot, T.R., Lockwood, J.S., and Sanders, G.B. 1948b. Studies on experimental phosgene poisoning; infusions in the treatment of experimental phosgene poisoning. *Ann. Intern. Med.* 28: 1125–1131.

Castranova, V., Rabovsky, J., Tucker, J.H., and Miles, P.R. 1988. The alveolar type II epithelial cell: A multifunctional pneumocyte. *Toxicol. Appl. Pharmacol.* 93, 472–473.

Chen, H.I. 1995. Hemodynamic mechanisms of neurogenic edema. *Biol. Signals* 4: 186–192.

Cotarca, L. 1999. Comment on "Chemical Safety. Safe handling of Triphosgene [bis(trichloromethyl)carbonate"—Letter to the Editor. *Org. Process Res. Dev.* 3: 377.

Cotarca, L. and Eckert, H. 2003. Chapter 2: Phosgenation reagents. In: *Phosgenations: A Handbook*. Wiley-VCH Verlag GmbH, Weinheim, Germany, pp. 3–31.

Cotarca, L., Delogu, P., Nardelli, A., and Sunjic, V. 1996. Bis(trichloromethyl) carbonate in organic synthesis. *Synthesis* 5: 553–576.

Creagh-Brown, B.C., Griffiths, M.J., and Evans, T.W. 2009. Bench-to-bedside review: Inhaled nitric oxide therapy in adults. *Crit. Care* 13(3): 221. Epub May 29, 2009. Review.

Damle, S.B. 1993. Safe handling of diphosgene and triphosgene. *Chem. Eng. News* 71, 4.

de Lange, D.W. and Meulenbelt, J. 2011. Do corticosteroids have a role in preventing or reducing acute toxic lung injury caused by inhalation of chemical agents? *Clin. Toxicol. (Phila.)* 49(2): 61–71.

Diller, W.F. 1978. Medical phosgene problems and their possible solution. *J. Occup. Med.* 20: 189–193.

Diller, W.F. 1980. The methenamine misunderstanding in the therapy of phosgene poisoning. *Arch. Toxicol.* 46: 199–206.

Diller, W.F. 1985a. Pathogenesis of phosgene poisoning. *Toxicol. Ind. Health* 1: 7–15.

Diller, W.F. 1985b. Late sequelae after phosgene poisoning: A literature review. *Toxicol. Ind. Health* 1: 129–133.

Diller, W.F. and Zante, R. 1982. Dosis-Wirkungs-Beziehungen bei Phosgen-Einwirkung auf Mensch und Tier. *Zbl. Arbeitsmed.* 32: 360–368.

Doyle, I.R., Nicholas, T.E., and Bersten, A.D. 1999. Partitioning lung and plasma protein: Circulating surfactant proteins as biomarkers of alveolocapillary permeability. *Clin. Exp. Pharmacol. Physiol.* 26: 185–197.

Drorbough, J.E. and Fenn, W.O. 1955. A barometric method for measuring ventilation in newborn infants. *Pediatrics* 16: 81–87.

Duniho, S.M., Martin, J., Forster, J.S., Cascio, M.B., Moran, T.S., Carpin, L.B., and Sciuto, A.M. 2002. Acute pulmonary changes in mice exposed to phosgene. *Toxicol. Pathol.* 30: 339–349.

Epstein, M.A. and Epstein, R.A. 1978. A theoretical analysis of the barometric method for measurement of tidal volume. *Respir. Physiol.* 32: 105–120.

Farraj, A.K., Hazari, M.S., and Cascio, W.E. 2011. The utility of the small rodent electrocardiogram in toxicology. *Toxicol. Sci.* 121: 11–30.

Fehrenbach, H. 2001. Alveolar epithelial type II cell: Defender of alveolus revisited. *Respir. Res.* 2: 33–46.

Flury, F. 1921. Über Kampfgasvergiftungen. I: Über Reizgase. *Z. Gesamte Exp. Med.* 13: 1–15.

Folkesson, H.G., Matthay, M.A., Weström, B.R., Kim, K.J., Karlsson, B.W., and Hastings, R.H. 1996. Alveolar epithelial clearance of protein. *J. Appl. Physiol.* 80: 1431–1445.

Frank, J.A., Wang, Y., Osorio, O., and Matthay, M.A. 2000. β-Adrenergic agonist therapy accelerates the resolution of hydrostatic pulmonary edema in sheep and rats. *J. Appl. Physiol.* 89: 1255–1265.

Gary, W.H., Chang, W., Chen, J., Schlueter, C.F., and Rando, R.J. 2010. Deviations from Haber's law for multiple measures of acute lung injury in chlorine-exposed mice toxicological sciences. *Toxicol. Sci.* 118: 696–703.

Gerriets, J.E., Reiser, K.M., and Last, J.A. 1996 Lung collagen crosslinks in rats with experimentally induced pulmonary fibrosis. *Biochim. Biophys. Acta* 1316: 121–131.

Ghio, A.J. and Hatch, G.E. 1996. Tolerance to phosgene is associated with a neutrophilic influx into the rat lung. *Am. J. Respir. Crit. Care Med.* 153: 1064–1071.

Ghio, A.J., Lehmann, J.R., Winsett, D.W., Richards, J.H., and Costa, D.L. 2005. Colchicine decreases airway hyperreactivity after phosgene exposure. *Inhal. Toxicol.* 17: 277–285.

Gibbon, M.H., Bruner, H.D., Boche, R.D., and Lockwood, J.S. 1948. Studies on experimental phosgene poisoning. II. Pulmonary artery pressure in phosgene-poisoned cats. *J. Thorac. Surg.* 17: 264–273.

Gilmour, M.I. and Selgrade, M.J. 1993. A comparison of the pulmonary defenses against

Streptococcal infection in rats and mice following O$_3$ exposure: Differences in disease susceptibility and neutrophil recruitment. *Toxicol. Appl. Pharmacol.* 123: 211–218.

Glauser, F.L. and Fairman, R.P. 1985. The uncertain role of the neutrophil in increased permeability pulmonary edema. *Chest* 88: 601–607.

Gordon, C.J. 1990. Thermal biology of the laboratory rat. *Physiol. Behav.* 47: 963–991.

Gordon, C.J. 1993. *Temperature Regulation in Laboratory Rodents.* Cambridge University Press, New York.

Gordon, C.J., Mohler, F.S., Watkinson, W.P., and Rezvani, A.H. 1988. Temperature regulation in laboratory mammals following acute toxic insult. *Toxicology* 53: 161–178.

Gordon, C.J., Spencer, P.J., Hotchkiss, J., Miller, D.B., Hinderliter, P.M., and Pauluhn, J. 2008. Thermoregulation and its influence on toxicity assessment. *Toxicology* 244: 87–97.

Grainge, C. and Rice, P. 2010. Management of phosgene-induced lung injury. *Clin. Toxicol.* 48: 497–508.

Grommes, J. and Soehnlein, O. 2011. Contribution of neutrophils to acute lung injury. *Mol. Med.* 17: 293–307.

Guidot, D.M., Folkesson, H.G., Jain, L., Sznajder, J.I., Pittet, J.-F., and Matthay, M.A. 2006. Integrating acute lung injury and regulation of alveolar fluid clearance. *Am. J. Physiol. Lung Cell Mol. Physiol.* 291: L301–L306.

Haber, F. 1924. Zur Geschichte des Gaskrieges (On thehistory of gas warfare). In: *Fünf Vorträge aus den Jahren 1920–1923* (Five Lectures from the Years 1920–1923). Springer, Berlin, Germany, pp. 76–92.

Hamelmann, E., Schwarze, J., Takeda, K., Oshiba, A., Larsen, G.L., Irvin, C.G., and Gelfand, E.W. 1997. Noninvasive measurement of airway responsiveness in allergic mice using barometric plethysmography. *Am. J. Respir. Crit. Care Med.* 156: 766–775.

Hantos, Z. and Brusasco, V. 2002. Assessment of respiratory mechanics in small animals: The simpler the better? *J. Appl. Physiol.* 93: 1196–1197.

Hatch, G.E. 1992. Chapter 33: Comparative biochemistry of airway lining fluid. In: *Treatise on Pulmonary Toxicology: Comparative Biology of the Normal Lung*, Vol. I, Parent, R.A. (ed.). CRC Press, Boca Raton, FL, pp. 617–632.

Hatch, G.E., Kodavanti, U., Crissman, K., Slade, R., and Costa, D. 2001. An 'injury-time integral' model for extrapolating from acute to chronic effects of phosgene. *Toxicol. Ind. Health* 17: 285–293.

Hatch, G.E., Slade, R., Stead, A.G., and Graham, J.A. 1986. Species comparison of acute inhalation toxicity of ozone and phosgene. *J. Toxicol. Environ. Health* 19: 43–53.

Hendricks, W. 1986. OSHA method 61, Sampling and analytical methods–phosgene, https://www.osha.gov/dts/sltc/methods/organic/org061/org061.html (Accessed on July 8, 2014).

Henning, R.J., Heyman, V., Alcover, I., and Romeo, S. 1986. Cardiopulmonary effects of oleic acid-induced pulmonary edema and mechanical ventilation. *Anesth. Analg.* 65: 925–932.

Hinder, F., Booke, M., Traber, L.D., and Traber, D.L. 1997. Nitric oxide and endothelial permeability. *J. Appl. Physiol.* 83(6): 1941–1946.

Hong, J.-L., Rodger, I.W., and Lee, L.-Y. 1995. Cigarette smoke-induced bronchoconstriction: Cholinergic mechanisms, tachykinins, and cyclooxygenase products. *J. Appl. Physiol.* 78: 2260–2266.

Huston, J.M. and Tracey, K.J. 2011. The pulse of inflammation: Heart rate variability, the cholinergic anti-inflammatory pathway and implications for therapy. *J. Intern. Med.* 269: 45–53.

IPCS. 1998. Phosgene: Health and safety guide no. 106. International Program on Chemical Safety (IPCS), World Health Organization, Geneva, http://inchem.org.documents/sg/sg/hsg106.htm. (Accessed on April 9, 2014).

Ivanhoe, F. and Meyers, F.H. 1964. Phogene poisoning as an example of neuroparalytic acute pulmonary edema: The sympathetic vasomotor reflex involved. *Chest* 46: 211–218.

Kennedy, T.P., Michael, R., Hoidal, J.R., Hasty, D., Sciuto, A.M., Hopkins, C., Lazar, R., Bysani, G.K., Tolley, E., and Gurtner, G.H. 1989. Dibutyl cAMP, aminophylline, and β-adrenergic agonists protect against pulmonary edema caused by phosgene. *J. Appl. Physiol.* 67: 2542–2552.

Kimmel, E.C., Whitehead, G.S., Reboulet, J.E., Carpenter, R.L. 2002. Carbon dioxide accumulation during small animal, whole body plethysmography: Effects on ventilation, indices of airway function, and aerosol deposition. *J. Aerosol. Med.* 15: 37–49.

Kluge, S. and Szinicz, L. 2005. Acute Exposure Guideline levels (AEGLs), toxicity and properties of selected chemical and biological agents. *Toxicology* 214: 268–270.

Kodavanti, U.P., Costa, D.L., Giri, S.N., Starcher, B., and Hatch, G.E. 1997. Pulmonary structural and extracellular matrix alterations in Fischer 344 rats following subchronic exposure. *Fundam. Appl. Toxicol.* 37: 54–63.

Lee, L.-Y. 2009. Respiratory sensations evoked by activation of bronchopulmonary C-fibers. *Respir. Physiol. Neurobiol.* 167: 26–35.

Lee, L.-Y. and Widdicombe, J.G. 2001. Modulation of airway sensitivity to inhaled irritants: Role of inflammatory mediators. *Environ. Health Perspect.* 109(suppl 4): 585–589.

Li, W., Liu, F., Wang, C., Truebel, H., and Pauluhn, J. 2013. Novel insights into phosgene-induced acute lung injury in rats: Role of dysregulated cardiopulmonary reflexes and nitric oxide in lung edema pathogenesis. *Toxicol. Sci.*, 131: 612–628.

Li, W.-L., Hai, C.X., and Pauluhn, J. 2011. Inhaled nitric oxide aggravates phosgene model of acute lung injury. *Inhal. Toxicol.* 23: 842–851.

Li, W.L. and Pauluhn, J. 2010. Comparative assessment of the sensory irritation potency in mice and rats nose-only exposed to ammonia in dry and humidified atmospheres. *Toxicology* 276: 135–142.

Liu, F., Pauluhn, J., Trübel, H., and Wang, C. 2014. Single high-dose dexamethasone and sodium salicylate failed to attenuate phosgene-induced acute lung injury in rats. *Toxicology* 315: 17–23.

Lung, M.A. 1987. Effects of lung inflation on nasal airway resistance in the anesthetized rat. *J. Appl. Physiol.* 63: 1339–1343.

Matthay, M.A., Clerici, C., and Saumon, G. 2002a. Lung edema clearance: 20 years of progress. Invited reviews: Active fluid clearance from the distal air spaces of the lung. *J. Appl. Physiol.* 93: 1533–1541.

Matthay, M.A., Folkesson, H.G., and Clerici, C. 2002b. Lung epithelial fluid transport and resolution of pulmonary edema. *Physiol. Rev.* 82: 569–600.

McMullan, S., Dick, T.E., Farnham, M.M., and Pilowsky, P.M. 2009. Effects of baroreceptor activation on respiratory variability in rat. *Respir. Physiol. Neurobiol.* 166: 80–86.

Mitzner, W. and Tankersley, C. 1998. Noninvasive measurement of airway responsiveness in allergic mice using barometric plethysmography. *Am. J. Respir. Crit. Care Med.* 158: 340–341.

Mitzner, W., Tankersley, C., Lundblad, L.K., Adler, A., Irvin, C.G., and Bates, J. 2003. Interpreting Penh in mice. *J. Appl. Physiol.* 94: 828–832.

Nash, T. and Pattle, R.E. 1971. The absorption of phosgene by aqueous solutions and its relation to toxicity. *Ann. Occup. Hyg.* 14: 227–333.

NDRC. 1946. Chemical warfare agents, and related chemical problems Parts Ⅰ–Ⅲ. Summary technical report of Division 9, NDRC, Vol. 1, Authored by Kirner, W.R., Bush, V., and Conant, J.B. Office of Scientific Research and Development, National Defense Research Committees, Washington, DC.

Nieman, G.F. 1985. Current concepts of lung-fluid balance. *Respir. Care* 30, 1062–1076.

Nieman, G.F. and Bredenberg, C.E. 1985. High surface tension pulmonary edema induced by detergent aerosol. *J. Appl. Physiol.* 58: 129–136.

Niessner, R. 2010. Quantitative determination of phosgene doses by reflectometric badge readout. *Anal. Bioanal. Chem.* 397: 2285–2288.

Olshansky, B., Sabbah, H.N., Hauptman, P.J., and Colucci, W.S. 2008. Parasympathetic nervous system and heart failure: Pathophysiology and potential implications for therapy. *Circulation* 118: 863–871.

Paintal, A.S. 1969. Mechanism of stimulation of type J pulmonary receptors. *J. Physiol.* 203: 511–532.

Paintal, A.S. 1981. Effects of drugs on chemoreceptors, pulmonary and cardiovascular receptors. In: *International Encyclopedia of Pharmacology and Therapeutics*, Section 104, *Respiratory Pharmacology*, Widdicombe, J.G. (ed.). Pergamon Press, Oxford, U.K., pp. 217–239.

Parker, J.C. and Townsley, M.I. 2004. Evaluation of lung injury in rats and mice. *Am. J. Physiol. Lung Cell Mol. Physiol.* 286: L231–L246.

Parker, J.C., Parker, R.E., Granger, D.N., and Taylor, A.E. 1981. Vascular permeability and transvascular fluid and protein transport in the dog lung. *Circ. Res.* 48: 549–561.

Pauluhn, J. 2002. Critical analysis of biomonitoring endpoints for measuring exposure to polymeric diphenyl-4,4′-diisocyanate (MDI) in rats: A comparison of markers of exposure and markers of effect. *Arch. Toxicol.* 76: 13–122.

Pauluhn, J. 2004. Comparative analysis of pulmonary irritation by measurements of Penh and protein in bronchoalveolar lavage fluid in Brown Norway rats and Wistar rats exposed to irritant aerosols. *Inhal. Toxicol.* 16: 159–175.

Pauluhn, J. 2006a. Acute nose-only exposure of rats to phosgene. Part I: Concentration × time dependence of LC_{50}s and non-lethal-threshold concentrations and analysis of breathing patterns. *Inhal. Toxicol.* 18: 423–435.

Pauluhn, J. 2006b. Acute nose-only exposure of rats to phosgene. Part II: Concentration × time dependence of changes in bronchoalveolar lavage during a follow-up period of 3 months. *Inhal. Toxicol.* 18: 595–607.

Pauluhn, J. 2006c. Acute head-only exposure of dogs to phosgene. Part III: Comparison of indicators of lung injury in dogs and rats. *Inhal. Toxicol.* 18: 609–621.

Pauluhn, J. 2011. Acute nose-only inhalation exposure of rats to di- and triphosgene relative to phosgene. *Inhal. Toxicol.* 23: 65–73.

Pauluhn, J. and Hai, C.X. 2011. Attempts to counteract phosgene-induced acute lung injury by instant high-dose aerosol exposure to hexamethylenetetramine, cysteine or glutathione. *Inhal. Toxicol.* 23: 58–64.

Pauluhn, J. and Mohr, U. 2000. Inhalation studies in laboratory animals—Current concepts and alternatives. Review. *Toxicol. Pathol.* 28: 734–753.

Pauluhn, J. and Thiel, A. 2007. A simple approach to validation of directed-flow nose-only inhalation chambers. *J. Appl. Toxicol.* 27: 160–167.

Pauluhn, J., Carson, A., Costa, D.L., Gordon, T., Kodavanti, U., Last, J.A., Matthay, M.A.,

Pinkerton, K.E., and Sciuto, A.M. 2007. Workshop summary — Phosgene-induced pulmonary toxicity revisited: Appraisal of early and late markers of pulmonary injury from animals models with emphasis on human significance. *Inhal. Toxicol.* 19: 789–810.

Peták, F., Habre, W., Donati, Y.R., Hantos, Z., and Barazzone-Argiroffo, C. 2001. Hyperoxia-induced changes in mouse lung mechanics: Forced oscillations vs. barometric plethysmography. *J. Appl. Physiol.* 90: 2221–2230.

Pinkerton, K.E., Gehr, P., and Crapo, J.D. 1992. Chapter 11: Architecture and cellular composition of the air-blood barrier. In: *Treatise on Pulmonary Toxicology: Comparative Biology of the Normal Lung*, Vol. I, Parent, R.A. (ed.). CRC Press, Boca Raton, FL, pp. 121–128.

Rothlin, E. 1941. Pathogenesis and treatment for phosgene intoxication. *Schweiz. Med. Wochenschr.* 71: 1526–1535. (Cited in EPA 1986).

Sarnoff, S.J., Berglund, E., and Sarnoff, L.C. 1953. Neurohemodynamics of pulmonary edema. III. Estimated changes in pulmonary blood volume accompanying systemic vasoconstriction and vasodilation. *J. Appl. Physiol.* 5: 367–374.

Sciuto, A.M. 1997. Ibuprofen treatment enhances the survival of mice following exposure to phosgene. *Inhal. Toxicol.* 9: 389–403.

Sciuto, A.M. 1998. Assessment of early acute lung injury in rodents exposed to phosgene. *Arch. Toxicol.* 72: 283–288.

Sciuto, A.M. 2005. Chapter 20: Inhalation toxicology of an irritant gas — Historical perspectives, current research, and case studies of phosgene exposure. In: *Inhalation Toxicology*, 2nd edn., Katz, S.A. and Salem, H. (eds.). Taylor and Francis, CRC-Press, New York, pp. 457–483.

Sciuto, A.M. and Hurt, H.H. 2004. Therapeutic treatments of phosgene-induced lung injury. *Inhal. Toxicol.* 16: 565–580.

Sciuto, A.M., Carpin, L.B., Moran, T.S., and Forster, J.S. 2003b. Chronological changes in electrolyte levels in arterial blood and bronchoalveolar lavage fluid in mice after exposure to an edemagenic gas. *Inhal. Toxicol.* 15: 663–674.

Sciuto, A.M., Cascio, M.B., Moran, T.S., and Forster, J.S. 2003a. The fate of antioxidant enzymes in bronchoalveolar lavage fluid over 7 days in mice with acute lung injury. *Inhal. Toxicol.* 15: 675–685.

Sciuto, A.M., Clapp, D.L., Hess, Z.A., and Moran, T.S. 2003c. The temporal profile of cytokines in the bronchoalveolar lavage fluid in mice exposed to the industrial gas phosgene. *Inhal. Toxicol.* 15: 687–700.

Sciuto, A.M., Lee, R.B., Forster, J.S., Cascio, M.B., Clapp, D.L., and Moran, T.S. 2002. Temporal changes in respiratory dynamics in mice exposed to phosgene. *Inhal. Toxicol.* 14: 487–501.

Sciuto, A.M., Phillips, C.S., Orzolek, L.D., Hege, A.I., Moran, T.S., and Dillman, J.F. 2005. Genomic analysis of murine pulmonary tissue following carbonyl chloride inhalation. *Chem. Res. Toxicol.* 18: 1654–1660.

Sciuto, A.M., Strickland, P.T., Kennedy, T.P., and Gurtner, G.H. 1995. Protective effects of N-acetylcysteine treatment after phosgene exposure in rabbits. *Am. J. Respir. Crit. Care Med.* 151: 768–772.

Sciuto, A.M., Strickland, P.T., Kennedy, T.P., Guo Y.-L., and Gurtner, G.H. 1996. Intratracheal administration of DBcAMP attenuates edema formation in phosgene-induced acute pulmonary injury. *J. Apppl. Physiol.*, 80: 149–157.

Sedy, J., Zicha, J., Kunes, J., Hejcl, A., and Syková, E. 2009. The role of nitric oxide in the development of neurogenic pulmonary edema in spinal cord-injured rats: The effect of preventive interventions. *Am. J. Physiol. Regul. Integr. Comp. Physiol.* 97(4): R1111–R1117. Epub August 12, 2009.

Seeger, W., Stöhr, G., Wolf, H.R., and Neuhof, H. 1985. Alteration in surfactant function due to protein leakage: Special interaction with fibrin monomer. *J. Appl. Physiol.* 58: 326–338.

Slade, R., Crissman, K., Norwood, J., and Hatch, G. 1993. Comparison of antioxidant substances in bronchoalveolar lavage cells and fluid from humans, guinea pigs, and rats. *Exp. Lung Res.* 19: 469–484.

Smith, A., Brown, R., Jugg, B., Platt, J., Mann, T., Masey, C., Jenner, J., and Rice, P. 2009. The effect of steroid treatment with inhaled budesonide or intravenous methylprednisolone on phosgene-induced acute lung injury in a porcine model. *Mil. Med.* 174(12) : 1287–1294.

Staub, N.C. 1974. Pulmonary edema. *Physiol. Rev.* 54: 678–811.

Stevens, T., Creighton, J., and Thompson, W.J. 1999. Control of cAMP in lung endothelial cell phenotypes. Implications for control of barrier function. *Am. J. Physiol.* 277: L119–L126.

Szinicz, L. 2005. History of chemical and biological warfare agents. *Toxicology* 214: 167–181.

Torkunov, P.A. and Shabanov, P.D. 2009. Using NO-synthase inhibitors derived from L-arginine for preventing acute experimental lung edema development in mice. *Eksp. Klin. Farmakol.* 72: 44–46.

US Environmental Protection Agency (EPA). 2005. Toxicological review of phosgene. In support of summary information on the integrated risk information system (IRIS). EPA/635/R-06/001. U.S. Environmental Protection Agency, Washington, DC. Available at http://www.epa.gov/iris/subst/0487.htm. (Accessed on April 9, 2014).

Ware, L.B. and Matthay, M.A. 2001. Alveolar fluid clearance is impaired in the majority of patients with acute lung injury and the acute respiratory distress syndrome. *Am. J. Respir. Crit. Care Med.* 163: 1376–1383.

Watkinson, W.P. and Gordon, C.J. 1993. Caveats regarding the use of the laboratory rat as a model for acute toxicological studies: Modulation of the toxic response via physiological and behavioral mechanisms. *Toxicology* 81: 15–31.

Winternitz, M.C. 1920. *Pathology of War Gas Poisoning.* Yale-University Press, New Haven, CT, pp. 35–66.

Witschi, H. 1997. The story of the man who gave us "Haber's law". *Inhal. Toxicol.* 9, 199–207.

Witschi, H. 1999. Some notes on the history of Haber's law. *Toxicol. Sci.* 50: 164–168.

Wizemann, T.M., Gardner, C.R., Laskin, J.D., Quinones, S., Durham, S.K., Goller, N.L., Ohnishi, S.T., and Laskin, D.L. 1994. Production of nitric oxide and peroxynitrite in the lung during acute endotoxemia. *J. Leukoc. Biol.* 56(6): 759–768.

Wright, J.R. 2003. Pulmonary surfactant. A front line of lung host defense. *J. Clin. Invest.* 111: 1453–1455.

Yang, Y.G., Gilmour, M.I., Lange, R., Burleson, G.R., and Selgrade, M.K. 1995. Effects of acute exposure to phosgene on pulmonary resistance to infection. *Inhal. Toxicol.* 7: 393–404.

Zwart, A. and Woutersen, R.A. 1988. Acute inhalation toxicity of chlorine in rats and mice: Time-concentration-mortality relationships and effects on respiration. *J. Hazard. Mater.* 19: 195–208.

Zwart, A., Arts, J.H.E., Klokman-Houweling, J.M., and Schoen, E.D. 1990. Determination of concentration-time-mortality relationships to replace LC_{50} values. *Inhal. Toxicol.* 2: 105–117.

第20章

化学战剂和核武器❶

Terry J. Henderson, Nabil M. Elsayed, Harry Salem

20.1 引言

化学战剂（CWAs）是一种适量摄入就足以致命、使人体丧失机能或对人体产生破坏性作用的具有特殊毒性的化学物质。自其在第一次世界大战中被德国引入以来，便一直被作战部队用作战争武器。然而近些年，这些试剂也被军队用来镇压没有战斗能力的叛乱市民，或被恐怖分子用来对抗手无寸铁的无辜百姓，1995年在东京发生的沙林毒气事件就是一个鲜活的案例。在"9·11"事件之后，这些试剂被恐怖分子用来部署恐袭的风险更是显著增加，尽管美国和大部分欧洲国家比以往更加重视，投入了大量的反恐资源以应对可能发生的化学和生物恐怖主义袭击，但是恐怖袭击中的炸弹爆炸仍是造成人员伤亡和财产损失的最常见原因。

核武器（NW）可以通过核反应产生的能量获得巨大的破坏力，但通常并不包括在化学战剂范围内。然而，随着人们对潜在的核恐袭关注度的提高，以及便携式核武器、放射性扩散装置（脏弹）的潜在部署，核武器和脏弹也似乎应该被纳入化学战剂的讨论范畴。与化学战剂不同的是，核武器与放射性核扩散设备对生命和财产更具破坏性，它们爆炸后产生的辐射污染会持续相当长的时间。迄今为止，核武器只在第二次世界大战美国对日作战中使用过两次。

20.2 化学战简史

化学武器的使用最早要追溯到公元前1000年，中国在战争中使用了含砷的烟雾。在公元前600年，围攻基拉期间，Solon在希腊雅典城邦的供水中投毒。之后的公元前429年，伯罗奔尼撒战争期间，斯巴达

❶ 本章所表达的观点和意见是作者的观点和意见，除非其他官方文件另有规定，否则不应解释为军队立场、政策或行使决策的官方部门立场。本章中引证用到的商品名称不表示陆军部对此类商业物品使用的官方认可或批准。

人对雅典城邦使用了有毒烟雾，并在特洛伊战争中使用了沾有毒药的箭矢。事实上，英文词汇中的 toxin、posion，来自希腊词汇 *toxikon*，而 toxikon 反过来又源自希腊词汇中的 *toxon* 或 arrow。Leonardo da Vinci 在化学战的历史中也曾发挥过作用。在公元 1100 年，他建议用硫化砷和铜绿制成火药作为反舰武器。

现代化学战是由德国在第一次世界大战期间发动的，1914 年 10 月，德军违反了 1899 国际禁令，向驻扎在法国新沙佩勒附近的英军释放了成分为联苯胺氯硫酸盐的肺刺激性炮弹（105mm 口径）。然而这次进攻并不成功，因为炮弹里的炸药摧毁了该种化学物质。1915 年 1 月，德军对波兰波立茅附近的俄军发射了含有二甲苯基溴化物的炮弹，但是寒冷天气抑制了该化合物的汽化。1915 年 4 月 22 日，在著名化学家弗里茨·哈伯的指导下，德军与法、阿军队在比利时伊普尔的作战中从 5730 个钢瓶中释放了 168t 氯气，两天之后，德军又在伊普尔释放了 150～200t 的氯气用来对付加拿大军队。结果连续两天的毒气造成了约 5000 人死亡，10000 人伤残。英军在 1915 年 9 月 25 日用他们的化学气体武器进行了反击，在比利时的卢斯释放了氯气。在整个战争期间，德军开发并使用了光气（一种比氯气更有效的气体），以及双光气。作为回应，法国使用了氰化氢、氯化氰。1917 年 7 月 17 日，德国陆军使用了由 Lommel 和 Steinkopf 开发的新化学战剂发动了攻击，该种试剂在高浓度条件下吸入会引起皮肤起疱和坏死。德军以两位化学家的名字将其命名为 LoSt。然而，英军将这种新的毒气称为芥子气，因为该试剂有芥末或大蒜的气味，并且储它的容器上标记了黄色十字，其实，这是一种油溶性液体。法军根据其第一次投入使用的地点称其为 Yprite。芥子气在战争中使用 6 周后造成了 20000 英军的伤亡，随后英国人将高爆药和芥子气进行混合对德军实施反击。在 1918～1921 年的俄罗斯内战期间，英军对新组建的苏联布尔什维克军队再次使用了芥子弹。第一次世界大战结束后，经统计约有 83000 人死亡，120 万人受伤。德国、英国和法国分别约有 8000～9000 人死于气体战，而俄国的这一数字达到了 56000 人，因为他们当时并没有开发出有效的防毒面罩来对士兵进行保护。除此之外，美国远征军也因化学战导致 71345 人受伤，1462 人死亡。战后，芥子气的生产仍在继续，并在 20 世纪 20 年代和 30 年代英国入侵阿富汗、意大利入侵埃塞俄比亚以及日本入侵中国的作战中被再次使用。近些年的伊拉克-伊朗战争，它又被伊拉克军队用来对付伊朗以及平息库尔德人的起义。

1936 年 12 月，另一位德国科学家 Gerhard Schrader 意外发现了一种新的杀虫剂。Schrader 将其稀释了 20 万倍后喷洒昆虫，就足以致其死亡。他在一次实验事故中受到了污染，身体产生了副作用，出现了包括瞳孔收缩、对光敏感、呼吸急促和头晕的症状。与其他吸入性毒性气体不同，该种化学物质只要与皮肤接触就能够引发痉挛和死亡（U.S.Army Medical Research Institute of Chemical Defense [USAMRICD], 2000）。这种新化合物随后被命名为塔崩（GA），从此标志着有机磷酸盐作为强效化学神经试剂被引入化学战中。另外几种 G 系列的试剂也陆续被研制了出来，包括沙林（GB）和梭曼（GD）；几种化合物的结构见图 20.3。在第二次世界大战结束时，苏联人缴获了 12000 吨塔崩毒剂和它们的加工厂，这些都被转移至苏联构成了苏联化学武器项目开展的基础。战后，苏联和美国研制了更强效的 V 系列毒剂，其中包括 VX、VE 和 VR。表 20.1 罗列了几个主要国家在军事冲突中使用化学武器的年表。

表 20.1　化学武器主要军事使用国年表

时期	使用者	使用的化学试剂
公元前 1000 年	中国	砷烟
围攻希腊基尔哈（公元前 600 年）	雅典的梭伦	有毒供水
伯罗奔尼撒战争（公元前 429 年）	斯巴达对抗雅典	燃烧沥青和硫黄
伯罗奔尼撒战争（公元前 424 年）	斯巴达	燃烧沥青和硫黄
第一次世界大战（1914 年）	法国对德国	催泪瓦斯
第一次世界大战（1915 年 4 月 22 日）	德国对法国	氯气
第一次世界大战（1915 年 9 月 25 日）	英国对德国	氯气
第一次世界大战（1918 年 2 月 26 日）	德国对美国	光气和氯化苦
第一次世界大战（1918 年 6 月）	美国对德国，组建了化学战部队	
俄国内战（1918—1921 年）	英国对俄国布尔什维克	亚当毒气以及芥子气弹药
西班牙内战（1922—1927 年）	摩洛哥的西班牙革命叛军	
阿比西内亚（埃塞俄比亚）战争（1935 年）	意大利对埃塞俄比亚	空中喷洒芥子气
中国（1936 年）	日本对中国	芥子气、光气和氰化氢
越南、柬埔寨、老挝（1962—1970 年）	美国对越南	脱叶剂（黄蓝粉白）和催泪瓦斯
也门内战（1963—1967 年）	埃及对也门保皇党	光气和芥子气
阿富汗	苏联对阿富汗	涉嫌使用黄雨（真菌毒素）
伊朗-伊拉克战争（1983—1988 年）	伊拉克对伊朗	芥子气、塔崩
伊拉克安法尔战役（1987—1988 年）	伊朗对库尔德	氰化氢、芥子气

资料来源：改编自蒙特利国际研究所，詹姆斯·马丁不扩散研究中心，2002 年国家使用及生物和化学武器管制年表。网址：http://cns.miis.edu/cbw/pastuse.htm，查阅日期：2014 年 5 月 23 日。

20.3　化学战剂分类

化学战剂可以通过两种方式进行分类：第一种，基于它们在环境中的杀伤力和持久性进行划分，如图 20.1 所示；第二种，根据其作用机制和主要靶器官进行划分。表 20.2 罗列了一些化学战剂的一般特征，这些特征可以在战斗中导致敌人伤亡、致残、分散注意力等，或用来控制民众暴乱。表中还标出了每种化学战剂的吸入致死剂量，即 70kg 的男性的半数致死暴露量（LCt_{50}，$mg \cdot min/m^3$）。导致人体失能的试剂被分为致命性和非致命性两种，这些试剂中也包含执法人员使用的种类，比如梅斯毒气，尽管通常在有效浓度下暴露不具致命性，但在很高浓度或进行长时间暴露则可能致命。

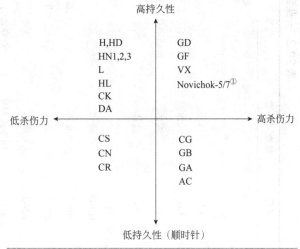

图 20.1　根据持久性和杀伤力对化学战剂进行分类
①诺维乔克（Novichok）是苏联开发的一种神经毒剂，可用信息非常有限。这种药剂被认为具有很高的杀伤力和持久性。
注：由文献 Evison、D. and Hinsley, D., Br. Med. J., 2002，324: 332. 修改而来

表 20.2 一些致命性和非致命性化学战剂的性质

类别/名称	简写	状态（20℃）	气味	吸入致死量[①]	显效时间	作用结果
			战争试剂			
				窒息剂		
氯气	CL	气体	漂白剂	3000	快速	
光气	CG	气体	新鲜干草玉米	3200	立刻	肺损伤和肺水肿
双光气	DP	液体	新鲜干草玉米	3200	立刻	肺损伤和肺水肿
三氯硝基甲烷	PS	液体	刺激性	20000	快速	吸入
			起疱剂			
硫芥子气	H,HD	液体	大蒜	1500	延迟	水泡，组织烧伤，血管损伤，坏死
氮芥子气	HN-1	液体	鱼腥，发霉	1500	延迟	水泡，组织烧伤，血管损伤，坏死
氮芥子气	HN-2	液体	香醇的水果	3000	延迟	
氮芥子气	HN-3	液体	无味	1500	延迟	水泡，组织烧伤，血管损伤，坏死
光气肟	CX	固体或液体	有穿透力	3200（估值）	立刻	对眼睛，鼻子，肺黏膜产生严重刺激
路易斯剂	L	液体	天竺葵	1500	快速	水泡，组织损伤，血管损伤，坏死，全身中毒
路易斯芥子气	HL	液体	大蒜	1500	立刻感到刺痛，延迟起疱	水泡，组织烧伤，血管损伤，坏死，全身中毒
苯二氯胂	PD	液体	无味	2600	眼部：立刻；皮肤：缓慢	刺激，恶心，呕吐，水疱
乙基二氯胂	ED	液体	果味，刺激性	3000~5000	立刻感到刺痛，延迟起疱	水疱，死亡
甲基二氯胂	MD	液体	无味	3000~5000	快速	水疱，皮肤，眼睛，呼吸道损伤，全身中毒

Inhalation Toxicology (3rd ed)
吸入毒理学（原著第三版）

类别/名称	简写	状态（20℃）	气味	吸入致死量①	显效时间	作用结果
全身中毒性毒剂						
氰化氢	AC	气体或液体	苦杏仁	2500~5000	非常快速	与氧气结合，加速呼吸
氯化氰	CK	气体	苦杏仁	11000	非常快速	窒息，刺激，减弱呼吸
砷化氢	SA	气体	大蒜	5000	延迟	对血液，肝脏，肾脏造成损伤
神经毒剂（有机磷酸盐）						
塔朋	GA	液体	无味	400	非常快速	呼吸停止，死亡
沙林	GB	液体	无味	100	非常快速	呼吸停止，死亡
环沙林	GF	液体	不甜，麝香，桃子，紫胶	35	非常快速	呼吸停止，死亡
梭曼	GD	液体	樟脑	70	非常快速	呼吸停止，死亡
VX	VX	液体	无味	50		
诺维乔克-5/7	—	—	—	—	—	是VX毒性的5~10倍
控暴剂（非致命性） 催泪剂						
氯苯乙酮	CN	固体	苹果花	14000	瞬时	流泪，呼吸道刺激
氯仿和氯苯乙酮	CNC	液体	氯仿	11000	瞬时	流泪，呼吸道刺激
氯仿中的氯苯乙酮	CNS	液体	捕蝇纸	11400	瞬时	流泪，呼吸道刺激
氯苯乙酮/苯和四氯化碳	CNB	液体	苯	11000（估计）	瞬时	强效催泪
溴苯乙腈	CA	液体	酸果	8~11000（估计）	瞬时	流泪，眼睛和呼吸道刺激
邻氯苯基丙腈	CS	固体	胡椒粉	大于50000	瞬时	无高度刺激

类别/名称	简写	状态（20°C)	气味	吸入致死量①	显效时间	作用结果
呕吐剂						
二苯氯胂	DA	固体	无味	15000（估计）	非常快速	类感冒症状、头痛、呕吐、恶心
亚当氏剂	DM	固体	无味	15000（估计）	非常快速	类感冒症状、头痛、呕吐、恶心
二苯胂基氰	DC	固体	苦杏仁/大蒜	10000（估计）	快速	类感冒症状、头痛、呕吐、恶心
失能剂						
3-苯基唑啉	BZ	固体	无味	20000	延迟	心动过速、头晕、呕吐、口干、视力模糊、昏迷、随机活动

① 吸入致死量是以一个体重 70kg 的人的平均致死暴露量（LCt_{50}）表示，单位为 mg·min/m^3。

资料来源：Marrs T C, et al.化学战剂：毒理学和治疗. New York：John Wiley &Sons，1996；Ellison H. 化学和生物战剂手册. Florida：CRC 出版社，2000；USAMRICD（美国陆军化学防御医学研究所）. 化学伤亡医疗管理手册. 3 版. 马里兰州阿伯丁：化学事故护理科，2000；Gaylor D W. 哈伯法则在标准制定和风险评估中的应用. 毒理学，2000，149：17-19。

氯气是第一次世界大战中使用的窒息性毒剂，但被认为作用有限，最终被杀伤力更为巨大的其他窒息性毒剂替代。接触氯气会导致中央气道损伤和肺水肿。吸入 $1000×10^{-6}$ 的氯会在 2～3min 内死亡。其半数致死浓度为 $6000×10^{-6}$。

20.3.1 致命化学战剂

20.3.1.1 肺部毒剂

肺部毒剂，或者窒息剂，虽然它们也会造成眼睛或皮肤的损伤，但几乎只通过吸入来产生毒性。包括氯气、光气、双光气、氯化苦，以及有毒的热裂解产物如氮氧化物、磷氧化物、硫氧化物和过氟异丁烯。肺部毒剂容易渗透进入呼吸系统，到达深肺区域（呼吸性细支气管和肺泡）以及呼吸树的外围隔层。窒息剂可引起鼻咽部、气管和喉部刺激；呼吸暂停；胸闷；毛细血管和肺泡壁损伤；延迟性肺水肿；肺部大量液体积聚，也会干扰吸氧，导致成人出现呼吸窘迫综合征（ARDS）或非心源性肺水肿（USAMRICD，2000）。由于它们的靶向反应活性，肺部毒剂往往在肺泡-毛细血管膜表面或在呼吸道近端被代谢清除，不会向全身扩散从而引发显著的临床反应。

光气是比氯气更有效的肺部毒剂；它在 1812 年被 John Davy 发现，如前所述，在第一次世界大战中就已被德国当作化学战武器使用。1915 年 12 月，光气首次被用于进攻驻扎在比利时伊普尔附近的英军部队。88t 光气从 4000 个钢瓶中被释放出来，总共造成了 1069 人伤亡，其中 120 人死亡。随后，双方使用了大量的光气，到第一次世界大战结束时，光气造成的死亡人数约占所有化学武器造成人员死亡总数的 85%。目前，美国每年生产超过十亿磅的光气供工业使用。吸入光气会损害肺部并产生肺水肿（Marrs 等，1996），其水解会产生氯化氢，这会增加其毒性［化学式（20.1）］。光气的羰基［$>C=O$］可以与官能团如氨基［—NH_2］、巯基［—SH］和羟基［—OH］发生酰化反应，使其失去功能性的同时提升其病理生理效应（Marrs 等，2000；USAMRICD，2000）。目前还没有治疗光气中毒的解毒剂，其半数致死浓度约为 $3200mg·min/m^3$，是氯气的两倍。苏联曾在过去大量储备光气。在 1963～1967 年的也门内战期间，埃及军队用它来对付也门的保皇党（表 20.1）。光气中毒的临床处理方法主要为氧气疗法和输入高剂量类固醇以防止肺水肿的发生。如果已经出现了肺水肿，则要采用呼气末端正压的方法维持动脉血氧分压在 60mmHg 以上。

$$COCl_2 \xrightarrow{H_2O} CO_2 + 2HCl \qquad (20.1)$$

氯化苦是一种窒息性毒剂，同时也是一种土壤熏蒸剂，它的杀虫和杀菌特性使其在草莓、西红柿、烟草等高价值作物的种植过程中被广泛使用，且还可被用来治疗腰椎方面存在的疾病。苏格兰化学家约翰·斯坦豪斯在 1848 年首次合成了氯化苦，在第一次世界大战期间，它被归类为窒息性毒剂，有时也被用来与硫芥混合以降低其冰点。目前，它在美国被归为催泪剂。2004年 4 月 9 日，英国广播公司（BBC，2004）报道了保加利亚索阿发生的氯化苦毒气袭击事件，此次事件中有 40 人受伤，1 人伤势严重，这使得氯化苦作为一种潜在的恐怖化学武器再次成为人们关注的焦点。氯化苦是一种无色到浅绿色的油状液体，有强烈的刺激性气味，分解后，能产生光气、氮氧化物和氯化合物。半数致死浓度为 30ppm，吸入 20ppm 时可引起支气管或肺部病变。皮肤和眼睛接触氯化苦可导致化学性烧伤或皮炎，眼睛长时间接触可致失明。对于氯化苦的暴露，目前还没有有效的解毒剂，在呼吸系统受损严重的情况下，尤其是当动脉血氧分压不能维持在 60mmHg 以上时，建议采用呼吸机提供呼气终末正压，以使肺泡扩张。

20.3.1.2　氰类毒剂（全身性毒剂）

全身性毒剂早期一般指氰类毒剂，因为与其他（发疱剂）只产生局部作用的化学战剂不同，该种毒剂能够造成全身的氰化物中毒效应。然而，目前已经证明，大多数化学制剂同样能够产生全身性作用。全身性毒剂包括氰化氢［HCN］（AC）、氯化氰［NCCl］（CK）以及砷化氢［AsH₃］（SA）。液体氰化物在封闭的弹筒中能够迅速汽化，一旦吸入，形成的氰化物阴离子［CN⁻］很容易扩散到身体的每个器官和组织。第一次世界大战期间，法国人部署了 4000t 氰化物，但没有发挥多大作用，可能是使用小口径（1~2 磅）弹筒释放该化合物的缘故。其失效的另一个可能原因是它的高挥发性使其快速扩散从而不能形成足够高的浓度，毕竟氰化物致毒主要还是通过吸入途径实现。氰化物与细胞色素氧化酶结合，阻断氧的摄取和细胞内氧的利用，导致人体发绀和死亡。氰化氢在美国也被用于毒气室处决罪犯。其临床处理方法是氧气疗法和分两步使用解毒剂进行解毒。第一步，先使用一种能够形成高铁血红蛋白药物给发绀患者，如亚硝酸戊酯或亚硝酸钠，使患者体内含 Fe（Ⅱ）的血红蛋白氧化成含 Fe（Ⅲ）的高铁血红蛋白，优先完成与氰离子的结合。第二步是提供硫供体，利用次氯酸钠，可将有毒氰化物转化为无毒硫氰酸盐［式（20.3）］。还有一种副作用较少、更为有效的解毒剂——α-酮戊二酸。在碱性条件下使用次氯酸盐可完成对氰化物的清除（Marrs 等，1996）。

$$CNHb \xrightarrow[\text{亚硝酸钠（Ⅳ）}]{\text{亚硝酸戊酯（吸入）}} CNHb \qquad\qquad (20.2)$$

$$CN^- \xrightarrow[\text{硫供体}]{\text{硫代硫酸钠}} SCN^- \qquad\qquad (20.3)$$

20.3.1.3　起疱剂

起疱剂，是第一次世界大战期间的主要军事威胁。它们最常见的影响是引发皮肤水肿、红斑和水疱，造成眼部刺激、结膜炎、角膜混浊和眼部损伤、上呼吸道脱落、肺水肿、代谢衰竭、中性粒细胞减少、败血症。除此之外，起疱剂还可引起胃肠道反应并抑制骨髓干细胞的生成（USAMRICD, 2000）。主要的起疱剂包括硫芥［分子式：(ClCH₂CH₂)₂S；缩写为 H］，氮芥［分子式：(ClCH₂CH₂)₂NCH₂CH₃, (ClCH₂CH₂)₂NCH₃, (ClCH₂CH₂)₃N；缩写为 HN-1, HN-2, 和 HN-3］，路易斯剂[ClCHCHAsCl₂]（L），路易斯芥子气（HL），路易斯剂和芥子气的混合物，以及光气肟（分子式：Cl₂CNOH；缩写为 CX）。

硫芥，又被称作芥子气，它实际上是一种黏性液体，如表 20.1 所示，已有很长的战争使用历史。硫芥损伤的确切作用机理尚未完全弄清，但已有一些假说被提出（Papirmeister 等，1985, 1991；Somani 和 Babu, 1989）。图 20.2 阐释了现今已经发现的可能的硫芥毒性作用机制（Sidell 等，1997），而现代生物化学手段如基因组学和蛋白质组学的应用，有可能使人们对硫芥的损伤和修复过程有更具体的认识。与此同时，近年来发表的大量研究结果表明，使用 N-乙酰半胱氨酸（NAC）和谷胱甘肽进行抗氧化治疗，可能对治疗硫芥损伤或加速伤口愈合具有潜在的益处（Elsayed 等，1992; Gross 等，1993; Amir 等，1998; Anderson 等，2000; Atkins 等，2000; Kumar 等，2001; Das 等，2003; Elsayed 和 Omaye, 2004）。由于针对硫芥的解毒剂尚未被研制出来，临床处理仅限于清除毒素和对症支持治疗。标准清毒方法是使用 0.5%家用漂白剂（Smith 和 Dunn, 1991）。

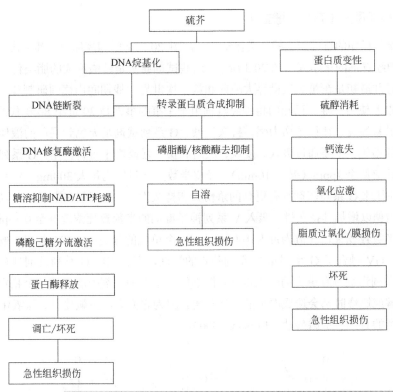

图20.2 现有理论对硫芥作用机理、导致急性组织损伤的阐释示意图

来自：Sidell 等人修订的《起疱剂》，军事医学教科书第 1 章，化学和生物战的医学方面。Sidell, F. R., Takafuji, E. T., Franz, D. R. 华盛顿：沃尔特里德陆军医疗中心，1997：197-228。

氮芥类起疱剂包含三种。HN-1 和 HN-3 更倾向于作为起疱剂使用（Mann, 1948），而 HN-2 作为癌症化疗制剂已在临床上使用多年。暴露在氮芥蒸气中 10min，浓度只需 30ppm 就会对皮肤产生影响，而浓度为 1ppm 或更高时则会刺激眼睛。吸入暴露的半数致死浓度为 18ppm，经皮肤半数致死量为 700mg。人体无法自行代谢氮芥，也就是说人体暴露其中的毒性是会不断累积的。HN-3 和硫芥组成了另一类起疱剂——芥子气组，因为它们产生的起疱效应是类似的（Mann, 1948）。

路易斯剂（左旋）是以 Wilford Lee Lewis 博士的名字命名的，他在 1918 年首次合成了这种化合物，但它批量生产的时间较晚，并未赶上第一次世界大战。虽然它可以单独使用，但在没有其他化学试剂使用的情况下，一些国家如苏联将其与芥子气混合使用，这样可以降低其冰点，用于地面喷洒和空中喷洒（USAMRICD, 2000）。路易斯剂的半数致死浓度为 1500mg·min/m³，与芥子气相似。针对路易斯剂和路易斯芥子气暴露的临床治疗，包括肌肉注射二巯基丙烯酸二甲基丙烯酸钠，这种药物通常被称作英国反路易斯剂。

光气肟不是严格意义上的起疱剂；或者说，它更像是一种瘙痒剂或荨麻剂，会对皮肤和组织造成腐蚀性损伤，并且这种损伤可能 2 个月也无法完全愈合。吸入后，CX 蒸气刺激性极强，稍有接触就会立刻对组织造成损伤（USAMRICD, 2000）。该种毒剂的暴露将导致致命性的肺膜肿胀和肺水肿形成（Ellison, 2000）。临床治疗方法仅限于立即对暴露区域进行净化以及针对出现的症状对症治疗。

20.3.1.4　神经毒剂（有机磷酸盐）

　　神经毒剂是已知的毒性最大的一类化学毒剂，图 20.1 从低到高标示了其杀伤力和持久性的强弱。各种神经毒剂的化学式如图 20.3 所示。这些试剂通常是磷酸形成的脂类化合物或有机磷酸盐。神经毒剂最初是在第二次世界大战前和第二次世界大战期间由德国研制和储存的，但从未在战场上投入使用。唯一已知的将神经毒剂用于军事的事件是 20 世纪 80 年代的两伊战争。G 系列药剂最易挥发，往往杀伤力强，持久性低。G 系列试剂是无色到褐色的液体，其黏稠度从水到轻机油不等，主要通过吸入、皮肤、眼睛和摄入暴露产生毒害作用。G 系列试剂的半数致死浓度估计值低至 1ppm（暴露 10min），经皮半数致死量约为每人 300mg。V 系列药剂的挥发性较小，往往比 G 系列药剂具有更高的杀伤力和持久性。这些药剂在室温下可以是固体或液体，也可以增稠以增加其持久性。吸入 V 系列神经毒剂的半数致死浓度低至 0.3ppm（10min），经皮暴露的半数致死量估计值为每人 100mg。在一个单独的分类中，GV 毒剂，被认为是一种不稳定毒剂。GV 融合了 G 系列和 V 系列药物的特性，即它们比 G 系列毒剂具有更大的经皮毒性，比 V 系列毒剂具有更大的吸入毒性，但不如两个系列毒剂中的任何一个稳定。所有的神经毒剂在水解或燃烧时都会造成严重的二次危害，因为它们会产生氟化氢、氮氧化物和磷氧化物，以及残留的有毒有机磷酸盐（Ellison, 2000）。

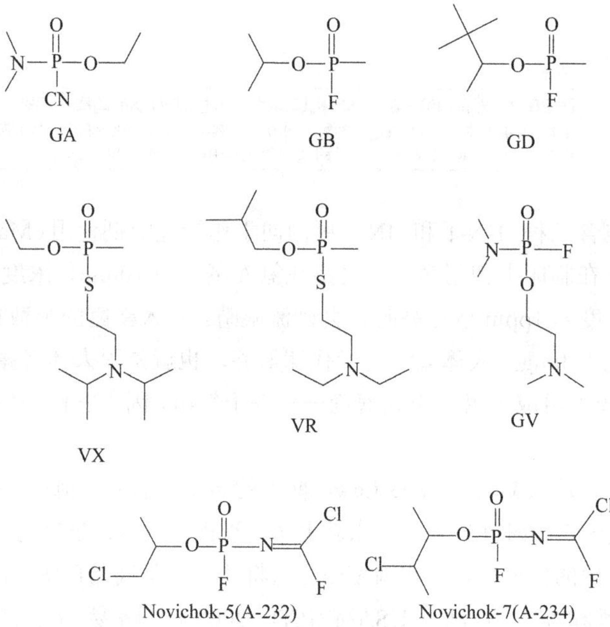

图 20.3　G 系列毒剂（GA、GB、GD）、V 系列毒剂（VX、VR、GV）和诺维乔克系列毒剂（A-232、A-234）的化学结构式

　　最新的一类神经毒剂是苏联在 20 世纪 70 年代和 80 年代开发的诺维乔克系列。这种试剂在研制时被要求达到以下三个目的：①使用标准北大西洋公约组织（NATO）的化学检测设备无法识别；②能够突破北约的化学防护装备；③在储存和使用上比 G 和 V 系列神经毒剂更安全。关于这类药剂的组成、持久性和对人体毒性的信息非常有限。然而，有效信息确实表明诺维乔克毒剂的杀伤力可能是 VX 的 8 倍，而后者是美国军火库中一种高杀伤力毒剂（Ellison,

2000）。诺维乔克系列包括 100 多种结构类似物，从军事角度来看，Novichock-5 是最有前途的（Tucker, 2007）。一些诺维乔克试剂是二元制剂，可以伪装成无害的农产品以逃避国际检查和验证制度。二元制剂作为神经毒剂前体存在，它们在使用时相互混合才能够产生毒性。一般来说，前体的危险性要比毒剂本身小得多，处理二元毒剂比一元神经毒剂更为安全和容易。此外，毒剂前体通常比真正的毒剂更稳定，这为延长神经毒剂的保质期提供了一种有效手段。

神经毒剂是一种胆碱酯酶抑制剂，通过抑制血浆中的丁酰胆碱酯酶和红细胞中的乙酰胆碱酯酶与组织和器官中的胆碱能受体位点的结合，来破坏神经系统的功能。这些部位包括平滑肌和骨骼肌、中枢神经系统与大多数外分泌腺（USAMRICD, 2000）。神经毒剂通过过量乙酰胆碱的积累产生临床作用。暴露在神经毒剂气体中一个明显症状是双侧瞳孔缩小，常伴有尖锐或不规则收缩引发的眼周隐痛、视力模糊、恶心、偶尔呕吐。吸入神经毒剂会导致流涕、支气管收缩和胸闷。对中枢神经系统的影响包括意识丧失、癫痫发作和呼吸暂停。临床治疗的方法包括净化、通气、服用解毒剂和支持治疗。可用的解毒剂包括阿托品和氯解磷定（2-PAMCl）。2003年，美国药物管理局批准使用溴吡斯的明，作为针对神经毒剂——梭曼（GD）中毒的预处理方法。

20.3.2　非致命性化学战剂

非致命性化学战剂（控暴剂），通常包括催泪瓦斯或催泪瓦斯制剂、呕吐剂和失能剂，也包括致幻剂。下面将对催泪剂和呕吐剂展开更详细的讨论。

20.3.2.1　催泪剂（催泪弹）

催泪瓦斯在第一次世界大战期间被首次投入使用。法国警察用它们来控制战前暴动，而在战争期间用它们对抗敌军却效果有限。随着更多致命化学战剂被研制出来，控暴剂在战场上的使用量大为减少，目前，该类制剂主要为执法机构所使用。催泪剂在许多国家也被用于军事训练，在越南的美军也广泛应用催泪剂阻断隧道（TM 8-285, 1956; USAMRICD, 2000）。

催泪剂是一种局部刺激物，可引起短暂的不适和剧烈的眼部疼痛，迫使人闭上眼睛，导致其暂时丧失抵抗能力。这些药剂也能造成呼吸道刺激，导致呼吸困难。在高浓度下，催泪剂会刺激皮肤，引起暂时的烧灼以及瘙痒、恶心和呕吐。这些影响是短暂的，在暴露结束后持续时间不会超过几分钟（TM 8-285, 1956; USAMRICD, 2000）。在封闭空间里，非常高浓度的催泪剂也会致命（Ellison, 2000）。催泪剂主要是低蒸气压的固体，无色或黄色，有胡椒的气味。这种药剂以气溶胶的形式扩散但持久性并不强；不过，该毒剂的大量释放会导致固体或液体在体内沉积并可能造成持久性的危害。受催泪剂影响的伤者通常在脱离污染环境后 15min 内即可康复，不需要治疗。高水平的暴露会导致皮炎和与热烧伤相似的皮肤烧伤，治疗方法与前述相同。有关催泪剂的更多详细信息，请参阅本书第 11 章。

20.3.2.2　呕吐剂

呕吐剂最初是作为喷嚏剂开发的，是一种非致命性化学物质，估计暴露 10min 时的半数致死浓度为 $1000mg/m^3$，持续时间约为 30min。这种类型的试剂会对上呼吸道产生类似摄入胡椒状的刺激，也会刺激眼睛和导致流泪。此外，这些药物可引起咳嗽、打喷嚏、恶心、呕吐和全身不适，并引发上呼吸道、副鼻窦和眼睛出现局部炎症。呕吐剂可以气溶胶形式进行扩散，通过吸入或直接作用于眼睛产生效果（TM 8-285, 1956; Ellison, 2000; USAMRICD, 2000）。这一类的药剂是结晶固体，通过加热分散为细颗粒烟雾，范围从淡黄色到白色，经空气稀释后变为无色。受害者通常在脱离污染环境后 2h 即可恢复，不需要相应的临床治疗。剧烈运动可进一步缩短症状的持续时间（Ellison, 2000）。有关呕吐剂的更多详细信息，请参阅本书第 11 章。

20.3.2.3 失能剂（致幻剂）

失能剂是非致命的化学武器，目的在于制造混乱或幻觉。这种类型的试剂是抗胆碱能药物，可与突触后的受体连接位点结合，对乙酰胆碱形成竞争性抑制作用。二苯乙醇酸-3-奎宁酯（BZ）是这类试剂中比较具有代表性的物质。BZ 是一种无味、无刺激性的固体，它在土壤、水等大多数表面上的持久性很强。暴露于 BZ 会导致心动过速、口干和黏膜干燥、眩晕、谵妄、高血压。吸入、摄入或经皮肤吸收后，也可产生毒性。临床救治的方法包括给药毒扁豆碱和水杨酸以及相应的支持治疗（TM 8-285, 1956; Ellison, 2000; USAMRICD, 2000）。关于失能剂更详细内容可参阅本书第 12 章。

20.4 美国和俄罗斯联邦的化学战剂储备

如前所述，关于现代化学战的应用，始于第一次世界大战德国人在战争中使用了氯气。包括美国在内的许多国家禁止在战场上使用化学战剂。例如，在美国内战期间，美国陆军部于 1863 年 4 月 24 日发布了第 100 号通令，宣布"以任何方式使用毒药，无论是在水中、食物中投毒还是使用有毒化学武器，都应被排除在现代战争之外"。1899 年 7 月 29 日，关于陆战法规的海牙公约（Ⅱ）签署，它宣称"特别禁止……使用有毒化学武器"。

1925 年美国的宪法也禁止在战争中使用化学毒剂。第一次世界大战后，许多国家的政府希望禁止在战争中使用化学武器，因为这是造成人员伤亡的可怕手段。1925 年，在国际联盟（现联合国的前身）的 38 个国家签署了《日内瓦议定书》，规定"……禁止在战争中使用窒息性气体、有毒气体或其他气体以及细菌作战。"该议定书已被 130 多个国家签署，但存在许多漏洞，包括没有禁止制造和利用化学武器威胁他国，"其他气体"这个表述很模糊，并且也没有对非法使用这类武器的国家进行处罚的相关规定。表 20.3 列出了部分控制使用或禁止制造化学武器的主要法律框架形成的年表。

第二次世界大战期间，虽然意大利在入侵非洲的埃塞俄比亚时使用了化学武器，日本在入侵中国时使用了化学和生物制剂（表 20.1），但欧洲战区并未在战争中使用化学武器。第二次世界大战后，德国已经开发出一种新的化合物（神经毒剂），包括塔崩、沙林和梭曼。德国人存储的大量毒剂（2 万～3 万吨塔崩）被盟军缴获。然而，苏联接管了大部分制造工厂，并把它们搬到了俄罗斯的伏尔加格勒。随着"冷战"的开始，化学战剂的研究和发展进入了一个新的阶段，大量的化学毒剂和武器被储备了起来。1992 年《关于禁止发展、生产、储存和使用化学武器及销毁此种武器的公约》（《化学武器公约》）被联合国批准并于 1997 年开始生效。表 20.4 和表 20.5 列出了美国和俄罗斯联邦在两国同意停止生产化学武器并销毁现有库存后的化学武器储备（美国科学家联合会，2000; 哈里格尔，2003; 俄罗斯军火局，2003 年）。

表 20.3 按时间顺序列出的部分控制使用化学武器的主要事件和法律框架的发展情况

日期	框架	主要条款/成果
1863 年 4 月 24 日	美国陆军部，100 号通令	以任何方式使用毒药，无论是在水中、食物中投毒还是使用有毒化学武器，都应被排除在现代战争之外
1899 年 7 月 29 日	关于陆战法规的海牙公约（Ⅱ）	专门禁止使用毒药和有毒武器
1925 年 6 月 17 日	关于禁止在战争中使用窒息性、有毒或其他气体和细菌作战的日内瓦议定书	许多国家签署了该议定书，但其于 30 年后方才生效
1972 年 4 月 10 日	关于禁止细菌（生物）及毒素武器的发展、生产和储存及销毁此种武器的公约	由美国、英国和苏联等国向联合国提出的禁止生物武器公约
1975 年 1 月 22 日	日内瓦议定书（1925）	美国加入日内瓦协定，该议定书最初由美国在 1925 年 6 月 17 日签署
1992 年 9 月 3 日	关于禁止发展、生产、储存和使用化学武器及销毁此种武器的公约	该公约获联合国批准
1997 年 4 月 29 日	关于禁止发展、生产、储存和使用化学武器及销毁此种武器的公约	截至 1997 年 11 月，已有 165 个国家签署了《化学武器公约》，其中在 104 个国家正式生效

资料来源：整理自《阿瓦隆计划》《战争法：陆地上的战争法和习惯》（海牙Ⅱ），耶鲁法学院，康涅狄格州纽黑文，1899 年，网址：http://www.yale.edu/lawweb/阿瓦隆/战争法/海牙 02.htm。

表 20.4 俄罗斯联邦化学武器的估计储备量

类别	第一类化学武器		第二类化学武器		第三类化学武器	
名称	神经毒剂（GA、GB、VX）	$32.2×10^3$t	窒息剂（CG）	$10×10^3$t	NA	NA
	起疱剂（H, L, HL）	$7.8×10^3$t	装填 CG 的炮弹（122mm 口径）	$3.844×10^6$	惰性化学弹药，不连续和推进剂装药	$2.883×10^8$
总量①		$40×10^3$t		$10×10^3$t		$0$①

① 所有库存的第三类化学武器均已在 2003 年 4 月销毁。

资料来源：俄罗斯军火局，化学裁军，化学武器，化学武器发展史。可从以下网址获得：http://www.munition.gov.ru/eng/hstchw.html, 2003。

表 20.5 美国化学武器的估计储备量

类别	一元化学武剂		二元化学武剂	
名称	神经毒剂（GA、GB、VX、TGA、TGB）	13352.63t	磷酸二甲酯（DF）、异丙醇和异丙胺（OPA）、2-二异丙氨基甲基磷酸乙酯（QL）	680.19t
	起疱剂（H, HD, HT, L）	172469.948t		
总量		30599.57t		680.19t

资料来源：Harigel G G. 化学和生物武器：在战争中的使用，对社会和环境的影响. 核时代和平基金会，加利福尼亚州圣巴巴拉，2003：1-25. 网址：http://www.wagingpeace.org。

20.5 核武器

核武器是战争史上最具破坏力的武器。它只在第二次世界大战中被使用过两次。拥有核武器有助于抵抗其他国家的侵略和胁迫，而国家之间利用这种具有毁灭性破坏力的手段进行相互掣肘，则被作为一种政策和外交手段。这种武器可以造成大规模的破坏，例如日本广岛和长崎两座城市所经历的。此外，核武器爆炸（泄漏）产生的放射性物质，可在环境中存续多年，对所有生命系统会造成长期负面影响，并使得大片土地难以再继续使用。21世纪初以来，由于全球恐怖主义形势复杂，人们对可能发生的核恐怖袭击的关注度也有所增加。对恐怖分子来说，由于缺乏技术手段或制造设施，复杂的核武器不是一个明智的选择，但"冷战"残余的微型核装置则有可能通过非法手段制造、购买获得。如果恐怖分子决心对军事人员或平民造成极大伤害，也有可能研制和使用初级电磁武器。为了解核武器或放射性核设备的潜在风险，有必要对核武器进行审查。

20.5.1 主要的核武器类型

核武器可以是炸弹、导弹弹头、炮弹和其他装置形式。本文仅限于炸弹，因为恐怖分子的核攻击很可能涉及小型炸弹或爆炸性、放射性扩散装置（RDD）。核弹的主要类型包括裂变弹、聚变弹、盐弹、中子弹和其他一些装置，还包括能够被人为蓄意造成放射性中毒的装置或材料，例如2006年Alexander Litvinenko中毒事件，这已成为恐怖分子散布放射性材料的另一种选择（Goldfarb和Litvinenko，2007）。

20.5.1.1 裂变弹

裂变弹或原子弹这种核武器的基本作用机制是，当被中子轰击时，铀或钚等重元素的核裂变产生能量，从而释放出轻元素和更多中子，并进一步引发链式连锁反应。在裂变弹中，足量的浓缩铀或钚（核式链反应速度以指数增长所需的原料的量）变成超临界物质。用点燃或发射的方式把两块亚临界体积的浓缩核裂变材料分开，引爆时让其中一块撞击另一块，使两块亚临界体积的核裂变材料结合在一起，变成一块超临界体积，使之引爆（枪法）；或利用炸药爆炸产生向球心会聚的爆轰液，挤压次临界裂变材料，快速增大材料密度，达到超临界状态（内爆法）（FM 8-10-7, 1993）。后一种方法更为复杂，是引爆钚武器的唯一方法。

20.5.1.2 聚变弹

聚变弹通常指氢弹（H炸弹）。这些武器需要极高的温度，比如裂变核（一枚原子弹）爆炸产生的能量，用较轻的元素触发连锁反应，比如氢或氦，产生更重的元素和大量的能量（Alt等，1989; Rhodes, 1995）。

20.5.1.3 盐弹

盐弹是一种热核武器，它采用先进的设计来产生更大的破坏力。其中一种设计就是改变核装置外壳所使用的材料。例如，带有中性（未浓缩）铀外壳的核弹，在爆炸时，产生强烈的快中子导致壳内的中性铀发生裂变，尽管未经过浓缩，但仍可显著地增加武器的爆炸当量。通过在核武器外壳中使用不同的元素，可以控制不同的放射性坠尘沉降持续时间。例如，在外壳中使用钴，中性钴会被核聚变发射的中子转化为^{60}钴，这是一种强效且持久的γ射线辐射源，将

478

提供长期（数年）放射性坠尘沉降持续时间。其他的外壳类型还包括锌［中等时间（数月）的辐射源］和金［短时间（数天）的辐射源］（Glasstone 和 Dolan, 1977）。

20.5.1.4　中子弹

中子弹是小型的增强辐射型热核武器，在这种武器中，聚变反应产生的中子不会在武器内部被吸收。这些武器使用 X 光镜以及由铬或镍制成的辐射外壳，而不是其他核武器中常见的铀或铅，可允许中子从武器内逃逸出来。而这会释放出高能毁灭性中子，造成中子流的强烈爆发，导致重大伤亡。然而，与盐弹不同的是，电离辐射的爆发只发生在爆炸时，而不伴有附加的增强残留辐射（Glasstone 和 Dolan, 1977; Cohen, 1983）。中子弹爆炸释放的中子辐射能够穿透很厚的防护材料，如装甲。

20.5.2　核爆炸的能量分布

核爆炸将释放大量不同形式和大小的能量。能量的主要形式是爆炸超压（BOP）、热辐射、初始电离辐射（瞬时）和残留辐射（延迟沉降物）以及电磁脉冲（EMP）（Glasstone 和 Dolan, 1977）。中等大小核爆炸（小于 10000t）的能量分布见表 20.6。

表 20.6　核武器爆炸产生的总能量的分布

物理效应	贡献率/%	描述
BOP		气压的突然改变
标准裂变/融合	50	相当于快速压缩/解压缩的环境水平
增强辐射武器	40	造成死亡或非致命伤害的波
热辐射		暴露于热能的直接影响（烧伤）
标准裂变/融合	35	
增强辐射武器	25	暴露于环境火的间接影响（烧伤）
初始电离辐射		中子、伽马射线、阿尔法、贝塔粒子发射
标准裂变/融合	5	爆炸后 1min 内（立即）
增强辐射武器	30	
残留（尘降）辐射		阿尔法、贝塔、伽马射线（延时）
标准裂变/融合	10	
增强辐射武器	5	带宽，高强度，短时间的突发，电离空气分子引起的电磁能量
EMP		带宽，高强度，短时间的突发，电离空气分子引起的电磁能量

资料来源：摘自《核事件及其后果》，《军事医学教科书》第 1 部分，第 2 卷，核战争的医学后果，Walker R I 和 Cerveny T J 编著，陆军部，华盛顿，1989: 1-14; FM 8-10-7《战地手册：核、生物和化学环境中的健康服务支援》，陆军部，华盛顿，1993。

20.5.2.1　爆炸超压

核爆炸产生的 50%～60% 的能量来自爆炸超压（BOP）和由此产生的爆炸风。爆炸超压是指高于（正）或低于（负）环境压力的大气压力的突然变化。1000t 爆炸的峰值超压可达 200～

400kPa；距离引爆点中心的距离不同，杀伤力也有所不同（表 20.7）。在空气中，超压的大小与空气密度成正比，也就是说，空气密度越高，爆炸超压（静超压）越大。另一个影响核爆破坏力的因素是爆炸风产生的拉力（动压）。这两个因素都会导致物理破坏（Glasstone 和 Dolan, 1977; FM 8-10-7, 1993; FM 8-9, 1996）。爆炸波产生的快速压缩/解压缩循环通过人体和固态物体来进行能量传递，其破坏性极大。暴露于爆炸超压下会引起以下三种主要类型的损伤。首先，暴露在冲击波下会导致原发爆炸损伤，主要针对人体内部具有中空结构的系统，如呼吸系统、肠胃系统、听觉系统（其中，肺部是对损伤最为敏感的器官，且这种损伤可能是致命的）；暴露在飞弹下会导致二次爆炸损伤；最后，爆炸波冲击固体物体时引发的身体位移将造成三次爆炸损伤（Rössle, 1950; Schardin, 1950; White 等，1971; Stuhmiller 等，1991; Elsayed, 1997）。冲击波的大小和频率、身体相对于冲击波的位置和距离、炮弹中爆炸波的潜在放大倍率，会进一步影响这些损伤的大小。可能的爆炸伤害机制在 1997 年被提出。在这一机制中，传入的冲击波会损伤红细胞并释放血红素铁，从而引发自由基介导的反应，这些反应在最初爆炸后继续传播，导致延迟死亡（Gorbounov 等，1995, 1997; Elsayed 等，1997）。

表 20.7　千吨核爆炸的最大超压暴露范围和杀伤力

峰值超压/kPa	离爆点的距离/m	致死率/%
233～294	150	1
294～415	123	50
>415	110	100

资料来源：FM 8-10-7《战地手册：核、生物和化学环境中的健康服务支援》，陆军部，华盛顿，1993。

20.5.2.2　热辐射

表面核爆轰是从包括可见光、红外和紫外光的火球向外发射大量（30%～40%）的电磁辐射（表 20.6）。大部分热辐射造成的损伤与强光引起的皮肤灼伤、眼睛损伤有关，甚至可以在爆轰点（爆心投影点）由爆炸风传播到远离火球的地点引发火灾。热辐射引起的灼伤，要么直接由暴露表面吸收热能产生损害（闪光灼伤），要么间接地通过爆炸风传播到环境中引发火灾（火焰灼伤）。有几个因素可以控制闪光灼伤的能量，包括爆炸当量、与火球的距离、爆炸高度、天气状况和周围环境。烧伤程度取决于热脉冲的流量（通过测量每平方厘米皮肤暴露吸收的热量）和持续时间。例如，1000t 爆轰产生的热辐射范围在 0.78km 内，脉宽 0.12s，辐射通量 $4.0cal/cm^2$（$1cal=4.1840J$）将对裸露皮肤产生二级烧伤（Glasstone 和 Dolan, 1977; FM 8-10-7, 1993; FM 8-9, 1996）。

20.5.2.3　初始电离辐射

核爆炸所释放能量的 4%～5% 是以初始中子和 γ 射线的形式存在的。中子几乎全部从裂变或聚变反应中释放出来，而初始伽马射线是由相同反应和短半衰期产物的衰变产生的。核爆炸在爆炸后第一分钟（瞬时辐射）内产生四种类型的电离辐射：中子和 γ、α、β 辐射。

中子是在爆炸的前几秒释放出来的不带电粒子，不会直接使组织离子化，也不会造成放射性坠尘危害。然而，由于它们质量较大，可以与其他原子核相互作用，扰乱原子结构，因此可能造成比 γ 射线多 20 倍的损伤。中子发射量占核武器总能量的 5%～20%；然而，中子弹产生的中子量要高得多，用辐射就可以杀死人，而不是通过爆炸效应破坏物体。

Inhalation Toxicology (3rd ed)
吸入毒理学（原著第三版）

γ射线是由爆炸本身以及核辐射残留释放出来的。这种射线波长短、无电荷、辐射能量高，类似于 X 射线。因其高能量和穿透性，可造成全身辐射，对健康具有严重的危害。

β粒子是高能、高速的电子或正电子，主要存在于放射性坠尘的残留辐射中。粒子的穿透性很弱，在人体组织中传递距离较短。然而，大量的 β 射线暴露会对皮肤的基底层产生类似于热性皮肤烧伤的损伤（β烧伤）（Glasstone 和 Dolan, 1977; FM 8-10-7, 1993; FM 8-9, 1996）。β衰变有两种类型，β−和 β+，分别产生电子和正电子。

与氦原子的组成一致，α粒子同样是由两个质子和两个中子构成。这些粒子较重（是中子质量的 4 倍），带电，并且具有放射性危害。由于尺寸较大，α粒子缺乏穿透力，一层皮肤和一套衣服就可以将其轻易阻挡在外。α粒子的危害几乎可以忽略不计，但如果被吸入或摄入到体内，则会造成严重的内部损害。

20.5.2.4　残留（放射性坠尘）辐射

残留辐射的主要危害是放射性坠尘和中子诱导造成的危害。

（1）裂变产物

在裂变反应中，重铀或钚原子核的分裂产生大量半衰期不同的裂变产物（产率约 60g/kt），爆炸 1min 后，活力约为 $1.1×10^{21}$Bq（贝可）（相当于 $3×10^{11}$g 镭）。这些产物具有不同的衰减速率（β 射线和 γ 射线的辐射），环境持久性从很短（秒）到长（数月）到很长（数年）不等。对动物危害最大的裂变产物包括锶-90（半衰期 28 年）、铯-137（半衰期 30 年）、碳-14（半衰期 5800 年）、锶-89（半衰期 51 天）和碘-131（半衰期 8 天）。碘- 131 沉积在植被表面，若被动物摄入，然后分泌到乳汁中而被人类摄取，所造成体内暴露的风险最高。碘-131 主要集中在甲状腺，并可最终破坏甲状腺。锶-89 和锶-90 在核辐射中大量产生。与碘-131 类似，食用受污染的水果、蔬菜和牛奶是主要的健康危害途径，因为锶很容易被人体骨骼吸收。

（2）未裂变核材料

核爆并不消耗裂变反应中的全部浓缩铀或钚，其中大部分在爆炸过程中散去而不发生裂变，未消耗的浓缩铀或钚通过辐射 α 粒子继续缓慢衰减。

（3）中子感应放射

当暴露在中子通量下的原子核捕获到一个中子后，通过发射能激活环境中其他原子的 β 和 γ 辐射，使其具有放射性，并在很长一段时间内持续衰减，从而产生一个危险区域，成为人类禁区。

20.5.2.5　电磁脉冲

电磁脉冲是由某些高能爆炸，特别是核爆炸，或快速旋转的磁场，产生的含有电子和磁成分的辐射。在发生核爆袭时，爆炸产生的 γ 射线（主要是光子）与中层的原子发生碰撞，将能量传递给它们的电子。增加的能量使电子从其电子轨道逸出，成为自由电子。这种现象被称为康普顿效应，自由电子运动产生的电流称为康普顿电流。这些电子以大约 94% 的光速开始向下运动（Longmire, 1986），但地球的磁场与自由电子的磁场耦合，并将它们的运动方向变为垂直于地磁场的方向。地磁场的相互作用，以及向下的电子流，在其影响区域的上空产生了非常大但很短暂的电磁脉冲。这被称为核电磁脉冲的 E1 分量，其大部分损害是通过在电子设备中产生击穿电位差（电压）造成的。E1 分量波动过快，致使避雷器难以提供有效保护，进而摧毁电子设备、电线、天线和金属物体，干扰射频链路和微电路，并能使卫星、计算机和通信设备瘫痪。核电磁脉冲的第二分量——E2 分量，是在中子散射的 γ 射线和非弹性 γ 射线形成的中子核爆炸中产生的。

E2 分量是一个持续时间从约 1μs 到 1s 的中值时间脉冲。这种分量与闪电产生的电磁脉冲有许多相似之处；然而，它往往比前者要弱得多。由于避雷技术的广泛应用，E2 分量是造成设备损坏可能性最小的电磁脉冲分量。核电磁脉冲的最后一个分量是 E3 分量，它是一种持续数十至数百秒的非常缓慢的脉冲，是由核爆炸引起的地球磁场的扰动和磁场重新回到自然状态所引起的。E3 分量类似于由太阳辐射引起的非常严重的地磁暴。就像地磁暴一样，E3 分量可以在长导体中诱导电流，从而损坏电力线路和变压器。自从 20 世纪 40 年代首次开发和测试核聚变以来，电磁脉冲的存在就已为人所知。然而，它们的影响直到 1962 年才被完全理解。当时美国进行了一系列高空大气试验，并在太平洋上空约 250 英里（1 英里 = 1609m）、距离夏威夷约 900 英里的区域引爆了一个核装置。由此产生的电磁脉冲破坏了整个夏威夷的电台和电气设备（Ricketts 等，1976）。电磁脉冲没有已知的生物学效应。

20.5.3 电离辐射的化学和生物学效应

当原子吸收电离辐射时，可以释放出一个粒子（通常是一个电子、质子或中子，但有时是整个原子核）。这个过程可以改变原子之间的化学键并产生离子，通常是以离子对的形式存在，其反应活性很高。这极大地增强了单位辐射能量的化学和生物伤害，因为在这个过程中化学键会被打破。就活细胞而言，辐射与细胞分子的直接相互作用可能造成无法弥补的损伤，并导致细胞功能失常或细胞死亡。辐射与体内的水分子相互作用产生的毒性分子（自由基），又会反过来影响邻近的活性分子，并导致能够使细胞出现损伤的间接相互作用发生。体内对辐射敏感性最强的器官是造血和胃肠道系统。直接和间接的细胞辐射损伤，与特定的组织对辐射的敏感性和辐射剂量有关。虽然高剂量的辐射会导致细胞死亡，但低剂量会引起多种效应，包括有丝分裂周期延迟、细胞生长的中断以及通透性和运动性的改变。一般来说，放射敏感性往往与细胞分化程度成反比。预测辐射损害是非常困难的，因为暴露的器官往往是未知的。最直观的人体损害是全身照射引起的严重急性放射综合征（ARS）。被照射者在辐射照射后 60 天内的半数致死量（$LD_{50}/60$）约为 450cGy。如果辐射损伤后有足够比例的干细胞未受损伤，细胞是有可能恢复的。虽然可以从辐射中完全恢复，但由辐射引起的损伤将导致后期复发的可能性更高（Glasstone 和 Dolan, 1977; FM 8-10-7, 1993; FM 8-9, 1996）。表 20.8 列出了一些较为常见的放射性核素的相对放射毒性、吸入剂量系数和半数致死量。

20.5.4 电离辐射暴露引起的急性放射综合征和癌症

ARS（急性放射综合征）是在短时间内暴露于大剂量离子辐射（10cGy 或以上）24h 内出现的一系列健康影响。ARS 患者的发病和症状类型很大程度上取决于辐射暴露程度。较小剂量会导致胃肠道反应，如恶心和呕吐，以及与血细胞数下降有关的症状，如感染和出血。大剂量暴露会导致神经系统的损害并迅速死亡。ARS 症状可能会在辐射暴露后持续几个月。治疗通常采用抗生素、血液制品、集落刺激因子和干细胞移植（Donnelly 等，2010）。

ARS 的医学表现主要有三个方面：造血、胃肠和脑血管。对造血的影响需要暴露于造血活跃的骨髓区域，其特征是血细胞数量急剧下降。这可能会导致由于白细胞数量降低而引起感染，血小板数量减少而导致出血，以及由于红细胞数量减少而引起贫血（Donnelly 等，2010）。在接受 25cGy 低剂量的全身照射后，这些变化可以通过血液测试检测到。胃肠反应需要胃肠吸收剂量为 6～30Gy（Donnelly 等，2010）。恶心、呕吐、食欲不振和腹痛通常在 2h 内出现。脑血管综合征通常发生在吸收剂量大于 30Gy 的大脑照射下，低至 10Gy 的剂量也可能发生（Donnelly 等，2010）。它会出现神经症状，如头晕、头痛或意识下降，在暴露后几分钟到几小时内发生，但不会呕吐。表 20.9 列出了 ARS 的症状与全身吸收剂量的关系。

表 20.8 单位活度的相对放射毒性、单位摄入的吸入剂量系数和选定的放射性核素的半数致死量

放射性核素	单位活度的相对放射毒性[①]	单位摄入的吸入剂量系数[②]/（Sv/Bq）	LD$_{50}$[③]	
			mg/kg	包含化合物
^{51}Cr	中等	3.20×10^{-11}	13～811	所有 Cr（Ⅳ）化合物
			183～2365	所有 Cr（Ⅲ）化合物
^{54}Mn	高	1.50×10^{-9}	225～3730	所有化合物
^{60}Co	高	1.00×10^{-8}	42～6170	所有化合物
^{63}Ni	中等	4.80×10^{-10}	39～9000	所有化合物
^{65}Zn	中等	1.60×10^{-9}	237～5000	所有化合物
^{89}Sr	高	6.10×10^{-9}	2350～2900	所有化合物
^{90}Sr	高	3.60×10^{-8}		
^{109}Cd	中等	6.60×10^{-9}	100～300	所有可溶性化合物
^{129}I	高	3.60×10^{-8}	3320～22000	所有化合物
^{131}I	高	7.4×10^{-9}		
^{134}Cs	高	6.60×10^{-9}	1000～2500	所有可溶性化合物
^{137}Cs	高	4.60×10^{-9}		
^{210}Pb	很高	1.10×10^{-6}	90～300	所有可溶性无机化合物
^{210}Po	很高	3.30×10^{-6}	0.006～0.015	只有氯代物
^{224}Ra	高	3.00×10^{-6}	0.1～0.2	只有氯代物
^{226}Ra	很高	3.50×10^{-6}		
^{228}Th	很高	3.20×10^{-5}	3800	所有可溶性化合物
^{232}Th	低	4.50×10^{-5}		
^{234}U	很高	3.50×10^{-6}	114～1580	所有可溶性化合物
^{235}U	低	3.10×10^{-6}		
^{238}U	低	2.90×10^{-6}		
^{238}Pu	很高	4.60×10^{-5}	0.005～1.6	所有可溶性化合物
^{239}Pu	很高	5.00×10^{-5}		
^{241}Am	很高	4.20×10^{-5}	0.032～0.262	所有可溶性化合物
^{243}Cm	很高	3.10×10^{-5}	0.0014	所有可溶性化合物

① 单位活度的相对放射毒性，是指一种物质由于其放射性而引起有害影响的能力。出于保护目的，放射性核素被分为四个风险组（IAEA，1973）：很高的放射毒性（Ⅰ组）、高放射毒性（Ⅱ组）、中等放射毒性（Ⅲ组）和低放射毒性（Ⅳ组）。

② 吸入剂量系数，对应于器官或组织内单位摄入的待积等效剂量[HT(t)]或单位摄入的待积有效剂量 E(t)，其中 t 是累积剂量的时间段（即成人 50 年）。单位摄入剂量系数，以 Sv/Bq 表示，也用平均剂量系数。

③ 测量急性毒性，通常包括在非放射性动物种群中致死的毒性效应。

与 ARS 的症状非常相似，当剂量太低而不能引起急性症状时，会在暴露数月至数年后出现慢性辐射综合征（Reeves 和 Ainsworth, 1995）。ARS 和慢性放射综合征的幸存者在余生面临着更高的癌症风险，因为电离辐射释放的能量通常会破坏细胞 DNA。诱变事件不是在接受辐射后立即发生的；然而，存活的细胞似乎具有基因组不稳定性，导致后代变异率增加。这些细胞将通过多个阶段的致瘤性转化而发展，经过多年的潜伏可能最终转化为肿瘤。肿瘤的转化可分为三个主要的独立阶段：细胞形态学改变、细胞永生化（丢失正常的、限制生命的细胞调节过程）和利于肿瘤形成的适应期（Little, 2000）。电离辐射比其他辐射更容易增加某些癌症种类的风险。白血病是最常见的辐射诱发癌症，另外肺癌、皮肤癌、甲状腺癌、多发性骨髓瘤、乳腺癌和胃癌的发病率也高于其他类型癌症。

表 20.9　全身辐射由外或内吸收引起的症状[①]

并发症阶段	项目	剂量范围/Gy[②]				
		1～2	2～6	6～8	8～30	>30
先兆症状（直接）	恶心、呕吐					
	发病率	5%～50%	50%～100%	75%～100%	90%～100%	100%
	发病时间	2～6h	1～2h	10～60min	<10min	几分钟
	持续时间	<24h	24～48h	<48h	<48h	NA[③]
	腹泻	无	无至轻度	重度	重度	重度
	发病率	—	<10%	>10%	>95%	100%
	发病时间	—	3～8h	1～3h	<1h	<1h
	头痛	轻微	轻度到中度	中度	剧烈疼痛	剧烈疼痛
	发病率	—	50%	80%	80%～90%	100%
	发病时间	—	4～24h	3～4h	1～2h	<1h
	发烧	无	中度	中度到严重	严重	严重
	发病率	—	10%～100%	100%	100%	100%
	发病时间	—	1～3h	<1h	<1h	<1h
	中枢神经功能	无损害	6～20h 认知障碍	<24h 认知障碍	快速失能	癫痫发作、震颤、共济失调和嗜睡
潜伏期疾病		28～31 天 轻度到中度，白细胞减少，乏力、虚弱	7～28 天 轻度至重度 白细胞减少症，紫癜，出血，感染，3 倍剂量后发作	<7 天 严重的白细胞减少、高热、腹泻、呕吐、头晕、定向障碍、低血压和电解质失衡	恶心、呕吐、严重腹泻、高热、电解质失衡和休克	NA[③]

Inhalation Toxicology (3rd ed)
吸入毒理学（原著第三版）

并发症阶段	项目	剂量范围/Gy[②]				
		1～2	2～6	6～8	8～30	>30
致死率	无护理的发病率	0%～5%	5%～100%	95%～100%	100%	100%
	护理后的发病率	0%～5%	5%～50%	50%～100%	100%	100%
	死亡时间	6～8 周	4～6 周	2～4 周	2～14 周	1～2 天

① 全身辐射低于 1Gy 不太可能引起任何症状。

② 1rad = 1cGy；100rad = 1Gy。

③ 不适用；患者于 48h 内死亡。

资料来源：AFRRI（武装部队放射生物学研究所）、放射成因医学管理．2．默克手册，辐射暴露和污染，马里兰州贝塞斯达，2003。http://www.merckmanuals.com/professional/injuries_poisonong/radiation_exposure_and_contamination/radiation_exposure_and_contamnation.html, 2012；国际重量与计量局，美国国家标准与技术研究所（NIST），国际单位制（SI）．美国标准与技术学会特刊（第 330 卷）．泰勒 B N，汤普森 A．美国国家标准与技术研究所商务部，马里兰州盖瑟斯堡，2008。

20.5.5 辐射激效假说

众所周知，即使是中等剂量的电离辐射也会造成生物损伤，而且损害的程度与辐射剂量成正比。这种量效关系用电离辐射暴露的线性无阈值（LNT）模型来描述，图 20.4 给出了在背景辐射值以上区域的推测数据。根据该模型，辐射总是被认为是有害的，因此，几次非常小的辐射的总和被认为与一次较大的辐射具有相同的效果。LNT 模型专门用于辐射防护，以量化辐射暴露并设定监管限制。然而有证据表明，极低剂量的电离辐射刚好高于背景值时，会刺激修复机制的激活，从而防止疾病发生（主要是癌症）。另外，如果没有电离辐射，这些修复机制就不会被激活。这些证据引出了辐射激效假说，该假说规定，任何关于辐射剂量作用下的生物损伤的描述，都必须包括修复机制的保护作用。图 20.4 还显示了辐射激效假设数据图。任何激效响应的一个独特特征是零等效点（ZEP），即来自辐射暴露的正负生物效应之间的安全阈值剂量。激效模型的低剂量区在背景辐射和 ZEP 之间。

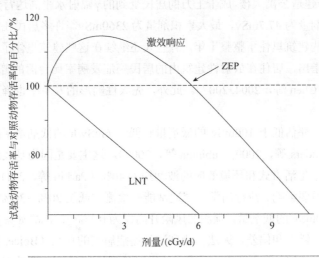

图 20.4 将动物暴露于仅高于背景水平的可控电离辐射水平，显示线性 LNT 和激效响应的假设数据图
图中显示了激效响应的零等效点（ZEP）

对其他几类暴露也做了假设，包括药物（所有药物都有大量毒性）和乙醇（酒精饮料）对心脏病和中风的正负效应（Calabrese 和 Cook, 2006）。目前，剂量响应的激效模型正处于激烈争论中（Kaiser, 2003），激效对于化学风险监管很重要的观念并没有被广泛接受（Axelrod 等，2004）。激效的概念在应用于电离辐射时引起了很大的争议。美国国家研究委员会（NRC）、国家辐射防护和测量委员会以及联合国原子辐射影响科学委员会（UNSCEAR）的报告一致指出，目前还没有明确的证据表明人类存在辐射兴奋，在 NRC 的具体案例中，辐射激效被直接反对。然而，法国国家医学院（Académie nationale de Médecine, 2005）的一份报告驳回了剂量小于 20mSv 的 LNT 致癌风险模型。院方认为，可能存在几种剂量效应关系而非一种，这些关系可能存在于靶组织、辐射剂量、剂量率、个体敏感因子等变量。

有大量的研究结果支持辐射激效假说，这些来源于动物研究。大约从 1940 年开始，在整个文献史中可以发现数百项研究描述暴露于低水平电离辐射后产生的正生物学效应。例如，喂食放射性铀尘的老鼠比对照组更年轻（Stone, 1942），而其他暴露在 2.5Gy X 射线剂量下的老鼠既表现出超排卵，也表现出超着床（Hahn 和 Ward, 1967）。与对照组相比，先前暴露于 2～3Gy X 射线下的小鼠的不育性显著降低（Luning, 1960; Spalding 等，1981）。另有研究发现，200mGy 剂量的 X 射线照射小鼠可以保护其抵抗进一步的 X 射线暴露和臭氧气体（Miyachi, 2000），而 1mGy/h 的 γ 射线照射小鼠可以阻止甲基胆蒽诱导的癌症发展（Sakai 等，2002）。培养中的细胞也被证明能诱导免受低水平辐射的保护机制（Azzam 等，1994; Toledo 等，2006）。一些涉及暴露于低水平电离辐射的人类亚群的研究也报告了辐射激效的结果。其中最引人关注的是印度喀拉拉邦及其周边地区的居民。这些居民受到该地区独居石砂大约 8mSv/h 的 γ 辐射，大约相当于英国伦敦剂量的 80 倍。这些砂子中大约含有世界上三分之一经济上可开采的放射性钍储量。一项对 69958 名喀拉拉邦居民进行的长达十年的研究报告称，他们接触地面 γ 辐射并没有产生过多的癌症风险（Nair 等，2009）。据报道，除白血病外，癌症的相对风险为 $-0.13Gy^{-1}$，表明癌症风险降低。研究还发现，白血病发病率与该地区高背景辐射无明显关系。另一个引人注目的案例是关于台湾 180 栋放射性公寓楼的居民。1982 年，2 万多吨钢材意外受到 Co-60 污染，其中大部分用于建造公寓大楼。成千上万的居民受到的 γ 辐射水平高达背景辐射水平的 1000 倍；平均过量累积剂量为 47.7mSv，最大累积剂量为 2360mSv。许多居民在放射性被追踪和测量之前就已经在这些建筑里住了整整十年，有些人还继续在这些建筑里住了十年。台湾地区一份数千居民的报告指出，居住在放射性建筑内的居民癌症发病率比台湾的普遍发病率低 3.6%，比预期低 20 多倍（Chen 等，2004, 2007）。此外，先天性畸形的发生率也降至台湾一般人群的 7%左右。

值得注意的是，评估低于 100mSv 的低剂量和低于 6mSv/h 的低剂量率的辐射风险非常困难且有争议（Mullenders 等，2009; Tubiania 等，2009）。这主要是因为基线癌症发病率很高，约为 42%，并且由于生活方式和环境效应的波动约为 40%（Parkin 等，2011; Boice, 2012），掩盖了低水平辐射的微弱影响。流行病学研究通常能够检测到低至 20%～30%的癌症发病率的升高，但对于低于 100mSv 的低剂量，预测的风险升高仅为 0.1%～0.4%，如果存在过多的癌症病例，由于混杂因素、错误和偏差，无法检测到过量癌症病例的存在（Boice, 2010, 2012）。由于缺乏直接的流行病学证据，关于低于 100mSv 的辐射暴露的剂量-反应行为是否是激效的、线性的，以及是否符合 LNT 模型，一直存在很大的争议。

486

20.5.6 1950～2020 年寿命研究和 LNT 模型

考虑到使用 LNT 模型和辐射激效的争议，使用模型来预测低水平辐射暴露下的健康相关问题最近受到了一些审查（例如，Cutler 和 Pollycove，2009）。对于日本广岛和长崎原子弹爆炸幸存者的数据尤其如此。该项审查自 1947 年起由现在的辐射效应研究基金会进行，关于广岛-长崎幸存者癌症死亡率的寿命研究（LSS）似乎支持这样的结论，即用 LNT 模型预测的辐射暴露的影响被严重夸大，并没有反映公众的真实风险，广岛和长崎原子弹爆炸释放出大量热量，造成两座城市 42.9 万居民中 15 万～20 万人死亡。LSS 中的 86572 人大约是炸弹爆炸 2.5 公里（1.6 英里）范围内幸存者的一半，该研究发现，在炸弹爆炸 40 年后，有 344 人死于癌症，87人死于白血病（Shimizu 等，1996），远低于预测的 10%～30% 中的 1%（Cutler 和 Pollycove，2009）。此外，由于这群人中有 3.6 万人距离中心点足够远，不会受到严重辐射，因此这部分幸存者中只有 0.7% 受到辐射。在这些人中，有 56% 的人在 1991 年还活着，38902 人已经死亡，这表明他们中大约 1% 的人死于辐射诱发的癌症。据估计，到 2020 年 LSS 结束时，约有 800 人死于辐射（Lapp，1995），即 1% 左右。

爆炸的幸存者经历了许多令人惊讶的健康风险，如热烧伤、爆炸碎片造成的伤口、感染、口渴、饥饿，以及缺乏卫生设施、住所和医疗等。而他们的整个社会结构也遭到了破坏。该人群的过量癌症死亡人数，是估算因环境中任何辐射暴露而导致过量罹患致命癌症的基础。在接受超过 500mSv 辐射的 4489 名幸存者中，共有 634 人死于癌症，比预期多 196 人。通过对过量的癌症数据拟合直线（LNT 模型）来估计预期的癌症死亡人数，被外推到低剂量范围内的几个数量级。核反应堆事故中的预期剂量很有可能落入这一低剂量范围。由于癌症起源于一个突变的细胞，辐射改变了细胞，因此辐射防护专业人员利用 LNT 模型预测癌症死亡率的超额风险。这些幸存者（Kondo，1993）和辐射激效的有利影响证据被忽略。Cohen（1990）指出，LNT 模型表明动物患癌症的风险应与其体重成正比。更大、更重的动物有更多的细胞，因此，在相同的吸附剂量下，应该比更小、更轻的动物有更高的癌症发病率。这种癌症风险与体型的比例尚未被观察到。

20.6 放射性扩散装置（RDD，脏弹）及放射性爆炸装置

RDD，也被称为脏弹，是将常规炸药，如甘油炸药、三硝基甲苯（TNT）、季戊四醇（PETN）或塑料炸药（C-3 和 C-4）与放射性物质结合在一起的武器。放射性在常规炸药的初始爆炸中扩散，在空气中产生辐射和污染。一般来说，与 RDD 有关的常规炸药爆炸比放射性物质的杀伤力和造成的损害更大。使用脏弹的目的是扰乱公共服务，引起公众恐慌，而不是造成重大伤亡、死亡和破坏，其结果是达到了制造恐怖的目的。脏弹可以是装在手提箱里的小装置，也可以是卡车大的装置。然而，脏弹不是核武器，因为它不涉及核裂变反应，也不产生破坏性的爆炸波或热辐射、电离辐射。许多具有军事、工业或医疗用途的放射性材料可被用来生产脏弹，方法是把高放射性材料包在铅里，并用常规炸药将其包裹起来。根据大气条件的不同，所产生的爆炸会将辐射扩散到很大的区域，并可能造成潜在的健康问题。例如，可以使用武器级的铀

和钚，或用过的核燃料，它们将是最致命的材料。然而，它们也是潜在恐怖分子最难以获得和处理的。相比之下，主要用于癌症治疗的医疗级化学品，如镭和铯同位素，使用时风险较小，但效力也较低。

20.6.1 放射性爆炸造成的健康危害和污染

三起核事故说明了与放射性爆炸有关的潜在健康危害和放射性污染传播造成的影响。

（1）1986 年切尔诺贝利核事故

1986 年发生在乌克兰切尔诺贝利核电站的灾难，是人类历史上最大的核灾难，也是第一个被评定为国际核事故等级（INES）7 级的核灾难。灾难始于 1986 年 4 月 26 日切尔诺贝利核电站 4 号反应堆的系统测试。在一次突然且意外的电力冲击和紧急关闭尝试之后，电力输出呈指数级上升并达到了峰值，导致反应堆容器破裂和一系列蒸气爆炸。该事件使反应堆的石墨慢化剂暴露在空气中，导致其着火。由此引发的火灾很难扑灭，导致放射性物质释放到大气中（美国海军学院[USNA]，2001）。事故导致了一系列爆炸，完全摧毁了 4 号反应堆，放射性物质散布，污染了乌克兰北部、白俄罗斯、俄罗斯和斯堪的纳维亚半岛。至少有 31 人在灾难中直接死亡，140 位核电站工作人员和救援人员出现了严重的急性呼吸综合征。最终调动了约 53 万名工人控制污染并采取避免更大灾难的后续相应措施，消耗了约 180 亿卢布（约 5800 万美元）。在核电站周围立即建立了一个 31 千米的隔离区，即使在灾难发生 18 年之后，部分受核辐射影响的地区仍禁止耕种。

切尔诺贝利核灾难的影响在事故发生几十年后仍能被感受到，并将持续多年。距离切尔诺贝利核电站 35km 的普里皮亚季市在反应堆爆炸数小时后被疏散，直到今天仍处于完全疏散状态。城市和发电厂周围的大部分地区都成了森林。2006 年 12 月，一个巨大的混凝土石棺密封结构已经建立起来，以密封反应堆及其内容物。从 1986 年到 2000 年，有 350400 人从白俄罗斯、俄罗斯和乌克兰污染最严重的地区撤离并被重新安置。关怀科学家联盟估计，由于这次事故，癌症病例将增加 50000 例，导致癌症死亡人数增加 25000 人。一些人得出结论，在全世界数十亿暴露于切尔诺贝利事故放射性污染的人当中，1986～2004 年近 100 万人过早死于癌症（Yablokov 等，2009）。乌克兰官员估计，在未来两万年里，切尔诺贝利核电站周围的地区将不再是人类生命的安全地带。

（2）1987 年戈亚尼亚核事故

戈亚尼亚事件是 1987 年 9 月发生在巴西中部的一次放射性污染事故。金属拾荒者闯入戈亚尼亚市的一个废弃医院，偷走了一个含有约 93g（3.3 盎司）高放射性铯-137 的放射治疗源。装有氯化铯的屏蔽胶囊被打碎，传给了亲朋好友，导致 4 人死亡，249 人受到污染，14 人过度接触，11.4 万人接受持续监测。四名伤亡人员被埋在用混凝土覆盖的铅衬棺材里。这起事故导致整个戈亚尼亚地区展开了大规模的清理工作。大量受污染的表层土壤被移走，85 所房屋被拆除，大量个人物品被毁。事故将放射性污染扩散到巴西中部的三个地区，即使在清理之后，7TBq（tetabecquerel 或 10^{12}Bq）的放射性仍然没有恢复。

（3）2011 年福岛第一核电站核事故

福岛第一核电站的核灾难是第二起被评为 INES 7 级的核灾难。2011 年 3 月 11 日日本东北部地震和海啸发生后,福岛第一核电站发生了一系列设备故障、核熔毁和放射性物质泄漏（IEEE

Spectrum, 2011; New Zealand Herald, 2011)。地震发生后，所有三个正在运行的反应堆都自动关闭，紧急发电机启动，为电子设备和冷却系统供电。然而，地震后的海啸很快淹没了处在低洼地带的应急发电机，导致它们立即失灵。因而切断了水泵的电源，而水泵是在反应堆关闭后的几天里不断向反应堆提供循环冷却水以防止核熔毁的必要设备，导致三个反应堆迅速过热。日本政府在拖延了很长一段时间之后，才开始向反应堆注入海水（一种紧急程序），但这对于防止堆芯熔毁显然为时已晚。在接下来的几个小时和几天里，1号、2号和3号反应堆完全熔毁（Tanabe，2011）。反应堆熔化时的高温和高压导致核燃料金属包层和周围剩余的水发生化学反应，产生爆炸性的氢气。当急救人员努力冷却和关闭反应堆时，发生了几起氢气-空气化学爆炸（Hyer Regional News, 2011; IAEA, 2011）。出于反复发生的小爆炸、大气中放射性气体的排放以及更大爆炸的可能性的担忧，导致核电站周围20km范围内的人员被疏散，距离核电站20~30km的居民则被要求待在室内。

福岛核事故发生多年后，放射性污染依然严重。在灾难发生后的几个月里，大量的放射性物质被释放到地面和海水中，持续数月，直到循环机组到位冷却。日本政府从该厂30~50km的测量显示，铯-137的含量高到令人担忧，这导致该地区种植的食物禁止出售，并暂时不建议使用自来水为婴儿准备食物（Nature News Blog, 2012）。2012年5月，运营福岛核电站的公司报告称，在2011年3月期间，至少有900PBq（或10^{15}Bq）释放到大气中，相当于切尔诺贝利灾难的17%（Kyodo News, 2012）。大约有2.5万人死于地震和海啸，然而没有人因辐射泄漏而死亡。但至少有六名工人受到的电离辐射超过了他们的寿命极限，超过300人受到了大剂量的辐射。事故导致微量的辐射，包括碘-131、铯-134和铯-137，遍布世界各地，在纽约州、阿拉斯加、夏威夷、俄勒冈州、加利福尼亚州、加拿大、澳大利亚（New Scientist, 2011）、斐济、马来西亚和新几内亚（CTBTO, 2011）都检测到了放射性坠尘。2011年12月16日，日本当局宣布核电站处于稳定状态，尽管还需要几十年的时间来清除周围地区的污染并让核电站退役（BBC, 2011）。截至2012年10月，核反应堆仍在向海洋泄漏放射性物质。事发地周围水域仍然禁止捕鱼，在该地区捕获的鱼中铯-134和铯-137的含量与灾后立即发现的鱼中的含量并没有差异（Buesseler, 2012）。

20.6.2 应对放射性扩散装置袭击的准备工作

根据国际原子能机构（IAEA）的报告，1993~2000年共发生370起核走私事件。2001年4月，乌兹别克斯坦海关人员截获一辆卡车，车上载有10个铅封的箱子，里面装满经锶-90辐照过的废金属。为了使公众做好准备，一些国家和国际组织印发了关于脏弹爆炸事件的信息表和公众指南（Ford, 1998; CDC, 2003; USNRC, 2003; WHO, 2003; OSHA, 2004）。

20.7 蓄意放射性中毒

故意放射性中毒是指使用放射性物质故意污染一个或多人，使其丧失行为能力、死亡或产生其他破坏性的影响。自2006年亚历山大·利特维年科事件以来，这些投毒事件直到最近才引起媒体和公众的强烈关注。与使用核弹或脏弹不同的是，受害者摄入放射性物质，是最常用的放射性暴露手段，但也可以通过吸入。α 放射源是用于蓄意放射性中毒的最理想的放射性核素。α 粒子无法穿透很厚的物质，只能在几厘米的空气中停留，这使它们成为最安全、最容易处理的放射性核素。源自 α 放射源的生物伤害只有在吸入、摄入或通过开放性伤口吸收后才会发生。由于 α 放射源可以在很短的距离内多次发生电离，在同等能量下，它比 β 或γ放射源更有可能造成相当大的生物伤害。人的感官是看不见 α 放射源的，在小剂量（毫克）的情况下是致命的，而且很容易运输，被发现的机会很小，这使得它们作为潜在的武器非常有吸引力。在过去的几十年里发生了多起蓄意放射性中毒事件。自 1957 年以来，已经发生了四起备受瞩目的蓄意放射性中毒事件。

20.7.1 1957 年尼古拉·科赫洛夫中毒事件

尼古拉·霍洛夫（Nikolai Khokhlov）是苏联国家安全委员会（KGB）的一名官员，1953 年，他在拒绝暗杀一名苏联异见人士后叛逃到美国。1957 年，在德国法兰克福参加一个反苏联会议时，他喝了半杯咖啡，他说这杯咖啡不如平时好喝。几小时后，霍洛夫病重，因铊中毒住院治疗。尽管医生当时认为他的生命危在旦夕，但霍洛夫在一个月后康复并出院。他回到美国，最终于 2007 年死于心脏病发作。这是第 13 届克格勃部门（Andrew 和 Mitrokhin, 2000）一次失败的暗杀行动，也是有史以来第一次有记录的蓄意放射性中毒事件。事件的许多细节尚不清楚，包括中毒事件中使用的铊同位素。

20.7.2 2003 年约瑞·舍科钦中毒事件

约瑞·舍科钦（Yuri Shchekochikhin）是一名俄罗斯调查记者、作家和俄罗斯杜马议员。他因描写关于俄罗斯有组织犯罪和腐败不作为并开展反腐运动而成名。2003 年 6 月 17 日，他到梁赞出差，距离莫斯科约 200km 时，出现了类似流感的症状。当日，他回到莫斯科的家中，发烧，喉咙痛，全身疼痛，皮肤有烧灼感。在接下来的几天里，舍科钦的健康状况迅速恶化，最终于 6 月 21 日住院。在接下来的 12 天里，他的器官一个接一个地衰竭，皮肤完全脱落。他失去了所有的头发、肺、肝、肾，最后，他的大脑在 7 月 3 日停止工作。莫斯科中央临床医院（Moscow Central Clinical Hospital）的医生正式宣布他死于莱尔综合征（Lyell's Syndrome），这是一种对药物或感染产生的严重过敏反应，但过敏原从未被确定。但是，舍科钦的临床结果被列为医学机密，家人、同事和媒体都无法获得。虽然他生命最后 16 天的症状与 ARS 症状一致，但引起症状的放射性物质或放射性核素从未被识别出来。俄罗斯联邦安全局（FSB）的一名专家报告称，舍科钦很可能是因铊中毒（BBC, 2007）。

20.7.3 2004 年罗曼·采波夫中毒事件

罗曼·采波夫（Roman Tsepov）是一位来自俄罗斯圣彼得堡的商人，是弗拉基米尔·普京（Vladimir Putin，俄罗斯联邦总统和总理，1999 年至今）在圣彼得堡市政府任职期间的密友，也是普京的私人保镖。他在 2004 年 9 月 11 日病倒，出现严重食物中毒的症状。在他住院时，医生无法阻止毒物持续影响他的骨髓并产生 ARS 症状，最终导致他于 2004 年 9 月 24 日死亡。一项验尸调查发现了放射性中毒的明确证据，但没有确定是哪种放射性核素（Sunday Times, 2006）。

20.7.4　2006年亚历山大·利特维年科中毒事件

亚历山大·利特维年科（Alexander Litvinenko）事件是迄今为止记录最多的蓄意放射性中毒事件。利特维年科曾是克格勃（KGB）和联邦安全局（FSB）的一名官员，他逃离了俄罗斯的法庭起诉，并在英国获得了政治庇护。2006年11月1日，他突然生病住院。3周后，2006年11月23日，利特维年科去世，成为第一个被证实为致命的钋-210诱发ARS的受害者（Acton等，2007; Goldfarb和Litvinenko，2007）。他的症状似乎符合给药剂量约为2GBq（gigabecquerel或10^9Bq），相当于约10μg钋-210，大约摄入半数致死量的200倍。利特维年科死后，在他的尸体中发现钋。医生和伦敦警察厅的调查人员无法更早地探测到钋，因为它不是γ辐射源。与大多数常见的辐射源不同，钋-210只释放出普通辐射探测器看不见的α粒子。利特维年科在死前几小时才使用特殊设备进行了α辐射源测试（Goldfarb和Litvinenko，2007）。2007年1月，英国警方调查人员在利特维年科生病那天去过的酒店发现了一个被钋-210严重污染的茶壶。事故发生后，英国有700多人接受了钋-210污染检测。其中，超过100人的尿液中钋-210的浓度表明中毒事件造成了某种污染，但只有不到20人的尿液中钋-210的浓度大于6mSv（UNSCEAR，2011）。

20.8　小结

自第一次世界大战引入化学战剂以来，已经过去了100多年，在了解其大部分作用机制方面已经取得了重大进展。然而，尽管取得了这些进展，但其中一些药物并没有有效的解毒剂。例如，硫芥仍在继续生产、储存，甚至被一些国家秘密使用，而这种毒剂也可能被恐怖分子所拥有和使用。硫芥没有解药，只能建议对受害者进行洗消和支持治疗。对军事和文职人员的另一个重大威胁是爆炸造成的伤害。近年来，爆炸研究的重点已经集中于开发和改进在伊拉克及其他战场必不可少的防护背心，以及开发更准确的爆炸损伤预测模型。目前对化学和生物恐怖主义的研究也应该包括爆炸的影响。爆炸装置的引爆，无论是否混入化学或生物材料，都有可能造成原发爆炸伤害，并伴有玻璃碎片或飞弹造成的二次穿透伤害。此外，含有化学或生物制剂的爆炸装置的爆炸，有可能因其在爆炸后继续存在而产生其他不利影响。核爆炸或放射性爆炸的结果可能要复杂得多。这些爆炸包括原发爆炸造成的巨大爆炸伤害、热辐射造成的灼伤、电离辐射造成的内伤，以及电离辐射造成的长期影响，例如癌症。所有这些不良影响可能会因火灾时烟雾和燃烧气体的吸入性伤害而进一步复杂化，更不用说对意外袭击的心理应激和创伤了。即便通常只是针对一个人的蓄意放射性投毒，也有可能污染许多人，这种污染有时也可能发生在距离事发地相当远的地方。总体来说，这些事件表明，应提高意识并考虑到可能同时发生的多重复杂伤害，对潜在恐怖袭击的准备和反应则应包括针对综合伤害的医疗救治和处理。

习　题　1. 为什么α辐射源是蓄意放射性中毒的理想武器？
　　　　　　答：它们很难被发现，容易操作（能量低），吸入后会造成多重损害。

2．接触放射性核素后的轻微体征和症状是什么？

答：恶心、呕吐、腹泻、头痛和发烧。

3．核装置和脏弹有什么区别？

答：脏弹是用炸药、塑料炸药等常规炸药来投放放射性碎片；而核裂变（A 弹）或聚变（H 弹）则是利用核裂变（A 弹）或聚变（H 弹）来产生巨大的破坏力，在这个过程中也会释放放射性碎片。

4．请描述密封响应以及为什么它如此难以证明。

答：少量（暴露）产生积极而非有害的影响，并与非线性阈值模型差异显著。

参考文献

Académie Nationale de Médecine, Académie des Sciences (National Academy of Medicine, Academy of Sciences), Aurengo, A., Averbeck, A., Bonnin, A., le Guen, B., Masse, R., Monier, R., Tubiana, M., and Valleron, A.-J., Dose-effect relationships and estimation of the carcinogenic effects of low doses of ionizing radiation, de Vatharie, Florent, Paris, 2005.

Acton, J.M., Rogers, M.B., and Zimmerman, P.D. 2007. Beyond the dirty bomb: Re-thinking radiological terror, *Survival*, 49: 151–168.

AFRRI (Armed Forces Radiobiology Research Institute), *Medical Management of Radiological Causalities*, 2nd edn., Armed Forces Radiobiology Research Institute, Bethesda, MD, 2003.

Alt, L.A., Forcino, C.D., and Walker, R.I. 1989. Nuclear events and their consequences, in *Textbook of Military Medicine*, Part 1, Vol. 2, *Medical Consequences of Nuclear Warfare*, Walker, R.I. and Cerveny T.J., eds., Office of the Surgeon General, Department of the Army, Washington, DC, pp. 1–14.

Amir, A., Chapman, S., Gozes, Y., Sahar, R., and Allon, N. 1998. Protection by extracellular glutathione against sulfur mustard induced toxicity in vitro, *Hum. Exp. Toxicol.*, 17: 652–660.

Anderson, D.R., Byers, S.L., and Vesely, K.R. 2000. Treatment of sulfur mustard (HD)-induced lung injury, *J. Appl. Toxicol.*, 20: S129–S132.

Andrew, C. and Mitrokhin, V. 2000. *The Mitrokhin Archive: The KGB in Europe and the West*, Penguin Press, New York.

Atkins, K.B., Lodhi, I.J., Hurley, L.L., and Hinshaw, D.B. 2000. *N*-acetylcysteine and endiothelial cell injury by sulfur mustard, *J. Appl. Toxicol.*, 20: S125–S128.

Axelrod, D., Burns, K., Davis, D., and von Larebeke, N. 2004. "Hormesis"-an inappropriate extrapolation from the specific to the universal, *Int. J. Occup. Med. Environ. Health*, 10: 335–339.

Azzam, E.I., Raaphorst, G.P., and Mitchel, R.E.J. 1994. Radiation-induced adaptive response for protection against micronucleus formation and neoplastic transformation in C3H 10T1/2 mouse embryo cells, *Radiat. Res.*, 138: s28–s31.

BBC (British Broadcasting Corporation), Forty hurt in Sofia gas accident, 2004. Available at http://news.bbc.co.uk/2/hi/europe/3613979.stm, Accessed June 16, 2014.

BBC (British Broadcasting Corporation), Russia's poisoning "without a poison," 2007. Available at http://news.bbc.co.uk/2/hi/programmes/file_on_/46324241.stm, Accessed

July 30, 2007.

BBC (British Broadcasting Corporation), Japan PM says Fukushima nuclear site finally stabilized, 2011. Available at http://www.bbc.co.uk/news/world-asia-16212057, Accessed May 21, 2014.

Boice Jr., J.D. 2010. Uncertainties in studies of low statistical power, *J. Radiol. Prot.*, 30: 115–120.

Boice Jr., J.D. 2012. Radiation epidemiology: A perspective on Fukushima, *J. Radiol. Prot.*, 32: N33–N40.

Buesseler, K.O. 2012. Fishing for answers off Fukushima, *Science*, 338: 480–482.

CDC (Centers for Disease Control and Prevention), *Dirty Bombs. Fact Sheet.* Centers for Disease Control and Prevention, Department of Health and Human Services, Atlanta, GA, 2003.

Calabrese, E.J. and Cook, R. 2006. The importance of hormesis to public health, *Environ. Health Perspect.*, 114: 1631–1635.

Chen, W.L., Luan, Y.C., and Shieh, M.C. 2004. Is chronic radiation an effective prophylaxis against cancer? *J. Am. Phys. Surg.*, 9: 6–10.

Chen, W.L., Luan, Y.C., Shieh, M.C., Chen, S.T., Kung, H.T., Soong, K.L., Yeh, Y.C. et al. 2007. Effects of cobalt-60 exposure on health of Taiwan residents suggest new approach needed in radiation protection, *Dose-Response*, 5: 63–75.

Cohen, B.L., *The Nuclear Energy Option: An Alternative for the 90s*, Plenum Press, New York, 1990.

Cohen, S.T., *The Truth about the Neutron Bomb: The Inventor of the Bomb Speaks Out*, Morrow, New York, 1983.

CTBTO (Comprehensive Nuclear-Test-Ban Treaty Organization), Fukushima-related measurements by the CTBTO – Page 1, 2011. Available at http://www.ctbto.org/press-centre/highlights/2011/fukushima-related-measurements-by-the-ctbto/fukushima-related-measurements-by-the-ctbto-page-1/, Accessed May 21, 2014.

Cuttler, J.M. and Pollycove, M. 2009. Nuclear energy and health and the benefits of low-dose radiation hormesis, *Dose-Response*, 7: 52–89.

Das, S.K., Mukherjee, S., Smith, M.G., and Chatterjee, D. 2003. Prophylactic protection by N-acetylcysteine against the pulmonary injury induced by 2-chloroethyl ethyl sulfide, a mustard analogue, *J. Biochem. Mol. Toxicol.*, 17: 177–184.

de Toledo, S.M., Assad, N., Venkatachalam, P., Li, L., Howell, R.W., Spitz, D.R., and Azzam, E.I. 2006. Adaptive responses to low-dose/low-dose-rate gamma rays in normal human fibroblasts: The role of growth architecture and oxidative metabolism, *Radiat. Res.*, 166: 849–857.

Donnelly, E.H., Nemhauser, J.B., Smith, J.M., Kazzi, Z.N., Farfán, E.B., Chang, A.S., and Naeem, S.F. 2010. Acute radiation syndrome: Assessment and management, *South. Med. J.*, 103: 541–546.

Ellison, H. *Handbook of Chemical and Biological Warfare Agents*, CRC Publishers, Boca Raton, FL, 2000.

Elsayed, N.M. 1997. Toxicology of blast overpressure, *Toxicology*, 121: 1–15.

Elsayed, N.M. 1997. Gorbunov, N.V., and Kagan, V.E., A proposed biochemical mechanism for blast overpressure induced hemorrhagic injury, *Toxicology*, 121: 81–90.

Elsayed, N.M. and Omaye, S.T. 2004. Biochemical changes in mouse lung after subcutaneous injection of the sulfur mustard 2-chloroethyl 4-chlorobutyl sulfide, *Toxicology*, 199: 195–206.

Elsayed, N.M., Omaye, S.T., Klain, G.J., and Korte, Jr., D.W. 1992. Free radical-mediated lung response to the monofunctional sulfur mustard butyl 2-chloroethy sulfide after subcutaneous injection, *Toxicology*, 72: 153–165.

Evison, D. and Hinsley, D. 2002. Chemical weapons, *Br. Med. J.*, 324: 332–335.

Federation of American Scientists, *Weapons of Mass Destruction around the World: Chemical Weapons*, Federation of American Scientists, Washington, DC, 2000. Available at www.fas.org.

FM 8-10-7, *Field Manual: Health Service Support in a Nuclear, Biological and Chemical Environment*, Department of the Army, Washington, DC, 1993.

FM 8-9, *Virtual Naval Hospital–NATO Handbook on Medical Aspects of NBC Defensive Operations AMedP-6(B)*, Part I: Nuclear. Departments of the Army, Navy, and Air Force, Washington, DC, 1996.

Ford, J.L. *Radiological Dispersal Devices: Assessing the Transnational Threat*, Strategic Forum, Institute for National Strategic Studies, National Defense University, Washington, DC, 1998.

Gaylor, D.W. 2000. The use of Haber's law in standard setting and risk assessment, *Toxicology*, 149: 17–19.

Glasstone, S. and Dolan, P.J., eds. *The Effects of Nuclear Weapons*, Department of Defense and Energy Research and Development Administration, Washington, DC, 1977.

Goldfarb, A. and Litvinenko, M. *Death of a Dissident: The Poisoning of Alexander Litvinenko and the Return of the KGB*, Free Press, New York, 2007.

Gorbounov, N.V., Elsayed, N.M., Kisin, E.R., Kozlov, A.V., and Kagan, V.E. 1997. Air blast overpressure induces oxidative stress in rat lungs: Interplay between hemoglobin, antioxidants, and lipid peroxidation, *Am. J. Physiol.*, 272: L320–L334.

Gorbounov, N.V., Osipov, A.N., Day, B.W., Zyas-Rivera, B., Kagan, V.E., and Elsayed, N.M. 1995. Reduction of ferrylmyoglobin and ferrylhemoglobin by nitric oxide: A protective mechanism against ferry1 hemoprotein-induced oxidations, *Biochemistry*, 34: 6689–6699.

Gross, C.L., Innace, J.K., Hovatter, R.C., Meier, H.L., and Smith, W.J. 1993. Biochemical manipulation of intracellular glutathione levels influences cytotoxicity to isolated human lymphocytes by sulfur mustard, *Cell Biol. Toxicol.*, 9: 259–267.

Hahn, E.W. and Ward, W.F. 1967. Increased litter size in the rat x-irradiated during the estrous cycle before mating, *Science*, 157: 956–957.

Harigel, G.G., *Chemical and Biological Weapons: Use in Warfare, Impact on Society and Environment*, Nuclear Age Peace Foundation, Santa Barbara, CA, pp. 1–25, 2003. Available at www.wagingpeace.org.

Hyer Regional News, Hydrogen explosions Fukushima nuclear power plant: What happened? 2011. Available at http://www.hyer.eu/news/regional-news/hydrogen-in-nuclear-accidents-what-is-the-role-of-the-gas-in-fukushima, Accessed on May 21, 2014.

IAEA (International Atomic Energy Agency), *Safe Handling of Radionuclides*. International Atomic Energy Agency, Vienna, Austria, 1973.

IAEA (International Atomic Energy Agency), Fukushima nuclear accident update log 2011. Available at http://www.iaea.org/newscenter/news/2011/fukushima150311.html, May 08, 2011.

IEEE Spectrum, Explainer: What went wrong in Japan's nuclear reactors. Available at http://spectrum.ieee.org/tech-talk/energy/nuclear/explainer-what-went-wrong-in-japans-nuclear-reactors, April 04, 2011.

International Bureau of Weights and Measures, United States National Institute of Standards and Technology (NIST), *The International System of Units (SI)*, NIST Special

Publication 330, Taylor, B.N. and Thompson, A., eds., Department of Commerce, National Institute of Standards and Technology, Gaithersburg, MD, 2008.

Joy, R.J.T., Historical aspects of medical defense against chemical warfare, in *Textbook of Military Medicine*, Part I, *Medical Aspects of Chemical and Biological Warfare*, Sidell, F.R., Takafuji, E.T., and Franz, D.R., eds., Walter Reed Army Medical Center, Washington, DC, 1997, pp. 87–109.

Kaiser, J. 2003. Sipping from a poisoned chalice. *Science*, 302: 376–379.

Kondo, S., *Health Effects of Low-Level Radiation*, Kinki Press, Osaka, Japan (Medical Physics Publishing, USA), 1993.

Kumar, O., Sugendran, K., and Vijayaraghavan, R. 2001. Protective effect of various antioxidants on the toxicity of sulphur mustard administered to mice by inhalation or percutaneous routes, *Chem. Biol. Interact.*, 134: 1–12.

Kyodo News, TEPCO puts radiation release early in Fukushima release at 900 PBq, 2012. Available at http://english, kyodonews.jp/news/2012/05/159960.html, May 24, 2012.

Lapp, R.E., *My Life with Radiation: Hiroshima Plus Fifty Years*, cogito Books, Hexhan, Northumberland, U.K., 1995.

Little, J.B., Ionizing radiation, in *Cancer Medicine*, 6th edn., Kufe, D.W., Pollock, R.E., Weichselbaum, R.R., Bast, Jr., R.C., Gansler, T.S., Holland, J.F., and Frei, III, E., eds., B.C. Decker, Hamilton, Ontario, Canada, 2000.

Longmire, C.L., *Justification and Verification of High-Altitude EMP Theory*, Part 1, LLNL-9323905, Lawrence Livermore National Laboratory, Livermore, CA, 1986.

Lunung, K. 1960. Studies of irradiated mouse populations, *Hereditas*, 46: 668–674.

Marrs, T.C., Maynard, R.L., and Sidell, F.R., *Chemical Warfare Agents: Toxicology and Treatment*, John Wiley & Sons, New York, 1996.

Merck Manuals, Radiation exposure and contamination, 2012. Available at http://www.merckmanuals.com/professional/injuries_poisonong/radiation_exposure_and_contamination/radiation_exposure_and_contamnation.html, March 14, 2013.

Miyachi, Y. 2000. Acute mild hypothermia caused by a low-dose of x-irradiation induces a protective effect against mid-lethal doses of x-rays, and a low level concentration of ozone may act as a radiomimetic, *Br. J. Radiol.*, 73: 289–304.

Mullenders, L., Atkinson, M., Herwig, P., Sabatier, L., and Bouffler, S. 2009. Assessing cancer risks of low-dose radiation, *Nat. Rev. Cancer*, 9: 596–604.

Nair, R.R.K., Balakrishnan, R., Suminori, A., Jayalekshmi, P., Nair, M.K., Gangadharan, P., Koga, T., Morishima, H., Seiichi, N., and Sugahara, T. 2009. Background radiation and cancer incidence in Kerala, India-Karanagappally cohort study, *Health Phys.*, 96: 55–66.

Nature News Blog, World Health Organization weighs in on Fukushima, 2012. Available at http://blogs.nature.com/news/2012/05/world-health-organization-weighs-in-on-fukushima.html, October 06, 2013.

New Scientist, Fukushima radioactive fallout nears Chernobyl levels, 2011. Available at http://www.newscientist.com/article/dn20285-fukushima-radioactive-fallout-nears-chernobyl-levels.html. Accessed on March 19, 2013.

New Zealand Herald, Japan's unfolding disaster "bigger than Chernobyl" 2011. Available at http://www.nzherald.co.nz/world/news/article.cfm?c_id=2&objectid=10716671, Accessed March 19, 2013.

OSHA (Occupational Safety and Health Administration), *Radiological Dispersal Devices (RDD)/Dirty Bombs*, Occupational Safety and Health Administration, Department of Labor, Washington, DC, 2004.

Papirmeister, B., Feister, A.J., Robinson, S.I., and Ford, R.D., *Medical Defense against Mustard Gas: Toxic Mechanisms and Pharmacological Implications*, CRC Press, Boca Raton, FL, 1991.

Papirmeister, B., Gross, C.L., Meir, H.L., Petrali, J.P., and Johnson, J.B. 1985. Molecular basis for mustard-induced vesication, *Fundam. Appl. Toxicol.*, 5: S134–S149.

Parkin, D.M., Boyd, L., and Walker, L.C. 2011. 16. The fraction of cancer attributable to lifestyle and environmental factors in the UK in 2010, *Br. J. Cancer*, 105, s77–s81.

Reeves, G.I. and Ainsworth, E.J. 1995. Description of the chronic radiation syndrome in humans irradiated in the former Soviet Union, *Radiat. Res.*, 142: 242–243.

Rhodes, R., *Dark Sun: The Making of the Hydrogen Bomb*, Simon & Schuster Publishers, New York, 1995.

Ricketts, L.W., Bridges, J.E., and Miletta, J., *EMP Radiation and Protective Techniques*, John Wiley & Sons Publishers, New York, 1976.

Rössle, R., Pathology of blast effects, in *German Aviation Medicine, World War II*, Vol. 2, U.S. Government Printing Office, Washington, DC, 1950, pp. 1260–1273.

Russian Munitions Agency, Chemical disarmament, chemical weapons. History of CW development, 2003. Available at www.munition.gov.ru/eng/hstchw.html, November 12, 2003.

Sakai, K., Iwasaki, T., Hoshi, Y., Nomura, T., Oda, T., Fujita, K., Yamada, T., and Tanooka, H. 2002. Suppressive effect of long-term low-dose rate gamma irradiation on chemical carcinogenesis in mice, *Int. Cong. Ser.*, 1236: 487–490.

Schardin, H., The physical principles of the effects of a detonation, in *German Aviation Medicine, World War II*, Vol. 2, U.S. Government, Washington, DC, 1950.

Shimizu, Y., Pierce, D.A., Preston, D.L., and Mabuchi, K. 1996. Studies of the mortality of atomic bomb survivors, Report 12, Part I, Cancer: 1950–1990, *Radiat. Res.*, 146: 1–27.

Sidell, F.R., Urbanetti, J.S., and Smith, W.J., Vesicants, in *Textbook of Military Medicine*, Part I, *Medical Aspects of Chemical and Biological Warfare*, Sidell, F.R., Takafuji, E.T., and Franz, D.R., eds., Walter Reed Army Medical Center, Washington, DC, 1997, pp. 197–228.

Smart, J.K., History of chemical and biological warfare: An American perspective, in *Textbook of Military Medicine*, Part I, *Medical Aspects of Chemical and Biological Warfare*, Sidell, F.R., Takafuji, E.T., and Franz, D.R., eds., Walter Reed Army Medical Center, Washington, DC, 1997, pp. 9–86.

Smith, W.J. and Dunn, M.A. 1991. Medical defense against blistering chemical warfare agents, *Arch. Dermatol.*, 127: 1207–1213.

Somani, S.M. and Babu, S.R. 1989. Toxicodynamics of sulfur mustard, *Int. J. Clin. Pharmacol. Ther. Toxicol.*, 27: 419–435.

Spalding, J.F., Brooks, M.R., and Tietjen, G.L. 1981. Comparative litter reproduction characteristics of mouse populations for 82 generations of x-irradiated male progenators, *Proc. Soc. Exptl. Biol. Med.*, 166: 237–240.

Stone, R. 1942. Health protection activities of the plutonium project, *Proc. Am. Philos. Soc.*, 90: 11–19.

Stuhmiller, J.H., Phillips, Y.Y, and Richmond, D.R., The physics and mechanisms of primary blast injury, in *Textbook of Military Medicine*, Part 1, Vol. 5, *Conventional Warfare, Ballistic, Blast, and Burn Injuries*, Bellamy, R. and Zajtchuk, R., eds., Office of the Surgeon General, Department of the Army, Washington, DC, 1991, pp. 241–270.

Sunday Times, The Putin bodyguard riddle, 2006. Available at http://www.timesonline.co.uk/

article/0,2087-2484298,00.html, April 04, 2013.

Tanabe, F. 2011. Analysis of core melt accident in Fukushima Daiichi-unit 1 nuclear reactor, *J. Nucl. Sci. Technol.*, 48: 1135–1139.

The Avalon Project. 1899. *Laws of War: Laws and Customs of War on Land (Hague II)*, Yale Law School, New Haven, CT. Available at www.yale.edu/lawweb/avalon/lawofwar/hague02.htm.

TM 8-285. 1956 *Technical Manual: Treatment of Chemical Warfare Casualties*, Departments of the Army, Navy, and Air Force, Washington DC.

Tubiana, M. 2009. Feinendegen, L.E., Yang, C., and Kaminski, J.M., The linear no-threshold relationship is inconsistent with radiation biologic and experimental data, *Radiology*, 251: 13–22.

Tucker, J.B. 2007. *War of Nerves: Chemical Warfare from World War I to Al-Qaeda*, Anchor Books, Sioux City, IA.

UNSCEAR (United Nations Scientific Committee on the Effects of Atomic Radiation). 2011. Sources and effects of ionizing radiation: UNSCEAR 2008 report to the general assembly with scientific annexes, Vol. II: Scientific annexes C, D, and E, United Nations, New York.

USAMRICD (U.S. Army Medical Research Institute of Chemical Defense). 2000 *Medical Management of Chemical Casualties Handbook*, 3rd ed. Chemical Casualty Care Division, Aberdeen Proving Ground, MD.

USNA (U.S. Naval Academy), Explosives. Naval applications of chemistry, Chemistry Department, U.S. Naval Academy, Annapolis, MD, 2001.

USNRC (U.S. Nuclear Regulatory Commission). 2013. Fact sheet on dirty bombs, 2003. Available at http://www.nrc. gov/reading-rm/doc-collections/fact-sheets/dirty-bombs.html, April 08.

White, C.S., Jones, R.K., Damon, E.R., and Richmond, D.R. 1971. The biodynamics of airblast, Technical Report, DNA 2738-TI, Department of Defense, Washington, DC.

WHO (World Health Organization). 2003. Health Protection Guidance in the Event of a Nuclear Weapons Explosion, WHO/RAD Information Sheet, Radiation and Environmental Health Unit, World Health Organization, Geneva, Switzerland.

Yablokov, A.V., Nesterenko, V.B., and Nesterenko, A.V. 2009. *Chernobyl: Consequences of the Catastrophe for People and the Environment*, Wiley-Blackwell, Hoboken, NJ.

第21章

应急计划指南

Finis Cavender

21.1 引言

21.1.1 社区保护的背景和需要

1984 年 12 月，印度博帕尔释放了 40t 甲基异氰酸酯（MIC），该事件让人们意识到了制定化学品应急预案的必要性。令人惊讶的是，人们对 MIC 的毒性知之甚少，它主要用作甲萘威生产过程中的一种捕获化学中间体，而从未对其进行过毒理学深入研究。缺乏毒理学研究基础的部分原因是：其急性毒性非常大，从未考虑过长期研究。在这场悲剧中，3800 多名居民死亡，另有 20 万人遭受有害健康影响（Union Carbide Corporation, 2013），印度乃至全世界人民都对该类事件的发生感到愤怒，因为当地居民根本不知道家对面的马路上存放着大量如此危险的化学品（Rusch,1993; Cavender 和 Gephart, 1994; Cavender, 2002, 2006）。

在全球范围内，居住在化工厂附近的居民，要求向他们提供有关其社区正在生产或使用的化学品的信息，他们坚决要找到解决办法以防类似的灾难再次发生。因此，许多化工公司开始制定应急计划，其中大部分包括基于健康的暴露值。然而，如果每家公司都有自己的暴露值，那么每一组暴露值的毒理学基础及其基本原理可能因公司而异，这取决于他们所掌握的数据，这种差异会造成困扰，并可能导致公众提出质疑："我们应该使用哪些值？"一个更好的办法是让利益相关的化学品公司合作，为相关化学品制定一套统一的应急反应暴露值，消除使得应急反应规划者和管理者感到困惑的多重数据（Rusch, 1993; Cavender 和 Gephart, 1994; Kelly 和 Cavender, 1998; Cavender, 2002, 2006）。

美国公众的强烈抗议导致 1986 年颁布了《超级基金修正案和再授权法》，其中载有题为"应急计划和社区知情权"的条款，这项立法连同 1990 年《清洁空气法》第三篇的规定，要求当地社区建立应急计划。如果没有暴露值，公众该如何制定应急响应计划？如果没有一套基于急性毒性数据的统一暴露值，每项计划都会导致全国各个社区出现不同数

Inhalation Toxicology (3ʳᵈ ed)
吸入毒理学（原著第三版）

量的暴露值，因此，更为重要的是，应为每种化学品制定一套独立的暴露值，以用于应急反应规划。

21.1.2　1986年是否有适用于应急计划的健康数据?

1986年，职业暴露指南和标准如美国职业接触指导方针和标准会议等政府工业卫生学家的阈限值会议（2005）、美国政府工业卫生协会（AIHA）工作场所环境暴露水平（WEELs）（AIHA，2005b）、美国国家职业安全与健康研究所（NIOSH）推荐的接触限值（RELs）（NIOSH，1992），以及职业安全与健康管理局的许可接触限值（OSHA，1995）适用于许多化学品。然而，这些数值不适合评估公众的短暂紧急暴露。这些数值是为保护工人的健康而制定的。这些研究主要基于数月和数年的重复剂量研究，以模拟工人在其工作生涯中的每日暴露量，这些水平被设定为通常工作日8小时的时间加权平均值，用于防止急性和慢性健康影响，它们不是为了保护儿童、老年人或其他受到危害的个人，例如哮喘或酒精依赖的个人。

除了这些职业标准外还制定了几类准则，以便于在紧急情况下使用，这些紧急情况涉及单一接触可能对健康造成不利影响的特定化学品或混合物。20世纪50年代，美国国家研究委员会（NRC）开始设置行动紧急数据作为对特定暴露场景的咨询响应。这些紧急数据主要是为国防部（DOD）开发的，并适用于年轻健壮的人。例如，海军需要在隐蔽的空间（如潜艇淹没）设置暴露水平，1964年，这种暴露水平被称为紧急暴露水平（EELs）（NRC，1986）。

此外，在1964年，AIHA毒理学委员会也引入了EELs的概念，并初步提出了三种化学品：二氧化氮、1,1-二甲基肼和1,1,1-三氯乙烷（AIHA毒理学委员会，1964），建立EELs单次暴露5min、15min、30min或60min，它们被定义为不会导致不可逆毒性、损害执行紧急操作能力或损害从暴露中逃脱能力的水平，然而，这些水平是为健康工人设计的，并不是为了保护大部分普通人，考虑到重复了NRC指南，没有开发额外的AIHA EELs（Jacobson，1966）。

1986年，NRC将EELs改为紧急暴露指导标准（EEGLs），该标准的制定已经涉及多种化学品（NRC，1986）。EEGLs主要是为军事人员开发的，并不适用于普通民众。考虑到公众对于数据的需要，NRC引入了短期公共应急指导标准（SPEGLs）的概念，但几乎没有制定SPEGLs（NRC，1986）。NRC还为持续暴露场所（例如潜艇）制定了持续暴露指导标准（CEGLs）（NRC，1986）。20世纪90年代，航天器的固定舱也制定了类似的标准。这种称为航天器最大允许浓度（SMAC）的标准已在一系列期刊中公布（NRC，1992；SMACs，2000）。

国家职业安全与健康研究所（NIOSH）在20世纪70年代末制定了一系列代表"立即危及生命和健康（IDLHs）"的接触水平的数值（NIOSH，1994）。这些数值用于确定NIOSH/OSHA标准完成计划中的呼吸防护要求。自1994年以来，对一些IDLHs进行了审查并提供了一系列相关文件。使用IDLHs的一个固有问题是，它们适用于配备有防护服和设备的工作场所，未考虑到居住在附近社区的较敏感人群的暴露，如老人、儿童或哮喘患者。此外，基本原理和文件未经过同行审查，该文件也未普遍提供。

其他组织也考虑了制定短期接触指南，包括美国国家标准协会、宾夕法尼亚州卫生部和国家消防协会。一般来说，这些组织的指导方针仅针对职业暴露，这些方针不再更新或者仅仅是相对危险的等级。因此，它们不能满足紧急情况下的需要（AIHA，2005c；Cavender，2006）。

尽管一些组织已经推荐了各种各样的"紧急数据"，但除了少数NRC SPEGLs外，没有一个是专门针对潜在的意外泄漏而开发的。NRC SPEGLs 的开发过程是一个完整且耗时的过程。因此，针对各种化学品，需要为应急规划人员和管理人员尽快制定一套新的数据。

21.2 制定应急计划指南

21.2.1 应急计划指南的诞生

1986 年，由于没有适当的数据，一些公司根据内部需要独立制定了应急计划指南数据。他们得出了以下类似的结论：

① 这些数据主要用于应急计划和响应。

② 这些数据适用于防止短期暴露对健康造成影响。

③ 它们不适用于反复暴露造成的影响，也不适用于环境空气质量指南。

④ 这些数据是指导。它们不是划分安全水平的绝对危险条件。

⑤ 这些数据并不表示必须采取特定行动。

⑥ 这些数据只是制定保护邻近民众计划所需规划活动的一个要素。

⑦ 一般来说，需要应急计划指南的化学品，应基于挥发性、毒性和可释放量。

制定这些指导数据，很明显需要一种统一的方法。统一的流程和定义可以提供更加一致的指导方针。另外，分享多种化学品的标准将事半功倍（Rusch, 1993; Cavender 和 Gephart, 1994; Kelly 和 Cavender, 1998; Cavender, 2002, 2006; AIHA, 2005c）。

21.2.2 组织资源顾问的角色

认识到这一需求，组织资源顾问（ORC）成立了一个特别工作组，以满足对于可靠、统一和有据可查的应急计划指南的需求。这些愿意重视应急指导方面并发挥积极作用的公司，组成了 ORC 应急计划指南（ERPGs）工作组，通过执行统一的流程协调他们的工作。ORCERPG 工作组的成员共同制定了确定紧急暴露指导标准的方法，和一份需要 ERPGs 的化学品清单。参与的公司承诺将根据工作小组制定的方法，为选定的化学品制定企业资源规划和生产计划。这些公司参加 ORC 工作组是自愿的（Rusch, 1993; Cavender 和 Gephart,1994; Kelly 和 Cavender, 1998; Cavender, 2002，2006; AIHA, 2005c）。

当应急响应计划（ERP）委员会成立时，许多化工公司都有组织资源顾问（ORC）的代表，需要特定化学品 ERP 的化学公司将起草一份文件草案，并通过 ORC 提交给 ERP 委员会。目前已有 40 份左右文档生效（Cavender, 2002, 2006; AIHA, 2005c）。

21.2.3 美国工业卫生协会的作用

美国工业卫生协会（AIHA）是一个制定 ERP 文件的理想组织，因为它的成员既包括工业卫生学家，也包括来自利益相关方化学品公司、政府机构、学术机构和公共部门的毒理学家。因此，ERP 委员会于 1987 年成立，最初是工作场所环境暴露级别委员会下的一个特设小组，具体负责根据应急计划编制相应的文件。1988 年，ERP 开始编写 ERPGs（Rusch, 1993; Cavender

和 Gephart, 1994; Cavender, 2002, 2006; AIHA, 2005a,b）。

很明显，除化工公司以外的组织也需要 ERPGs。例如，能源部（DOE）下设了许多核电站、实验室和研究机构。由于能源部和许多其他组织没有代表参加 ORC，因此需要一种方法使其他利益相关者能够为他们需要 ERPGs 的化学品提供一份文件草案。因此，ORC 退出了流程，所有文件现在都通过 AIHA 的指南基础直接提交给 ERP 委员会。DOE、DOD、生产商联盟和委员会成员已经提交了报告。ERPGs 已经被整合到风险管理场景中，从而保护在非战争情况下的士兵。文件参考了多种资料，而且化学品的选择基于化学品的产量和物理/化学性质（如挥发性、气味、反应性和溶解度）（Cavender, 2002, 2006; AIHA, 2005c）。

ERPGs 迅速获得了全球的认可和接受，目前在全世界范围内使用。1991 年，欧洲化学品生态毒理学和毒理学中心（ECETOC）发布了紧急暴露指数（EEIs）的概念（ECETOC, 1991）。然而，只有三份文件被发表，主要是因为应急计划人员广泛接受 ERPGs（ECETOC, 1991; Woudenberg 和 von der Torn, 1992; AIHA, 2005c）。荷兰科学家没有开发额外的 EEIs 而是加入了 ERP 委员会，协助开发科学合理的文件。

应美国环境保护署和美国毒物和疾病登记署的要求，NRC 于 1993 年召集了一个关于制定社区紧急暴露标准（CEELs）指南的小组委员会。CEELs 报告为短期接触高浓度化学毒物的风险评估提供了蓝图。该报告认为 NRC SPEGLs 和 AIHA ERPGs 可能有助于制定 CEELs 的标准（NRC，1993）。NRC 制定 CEEL 的标准与制定 ERPG 所用的既定方法相似。然而，从未产生任何的 CEEL 文件（Rucsh, 1993; Cavender 和 Gephart, 1994; Cavender, 2002, 2006; AIHA, 2005c）。为了取得进展，1995 年，环境保护局的代表与 ERP 委员会接洽，并表示对应急计划制定类似数据感兴趣。经过数次会议之后，EPA 通过 NRC/AEGL 委员会率先制定了急性暴露指导标准（AEGL），该委员会成立于 1996 年（NRC，2001）。ERP 委员会欢迎环境保护局努力开发相似的暴露值数据，并帮助他们建立了 AEGL 委员会。从一开始，计划是相互独立地工作。AEGLs 的基础与 ERPGs 非常相似，因为 ERP 与 EPA 合作制定了该计划（Kelly 和 Cavender, 1998; Cavender, 2002, 2006; AIHA, 2005c; Rusch, 2006）。

截至 2011 年 11 月，NAC/AEGL 委员会为优先清单上的 329 种化学品中除 5 种以外的所有化学品制定了临时文件。到目前为止，没有更新 AEGL 文档（请参阅 AEGL 网站上标题为 Highlight 的弹出窗口）（https://www.aiha.org/）。委员会将着手推进临时文件进入最后的拟订阶段。当所有文件达到最后状态时，委员会将完成其工作（EPA/AEGL, 2012）。目前没有更新 AEGL 文件的程序。

这意味着 ERP 委员会是为保护公众而编制和更新应急文件的唯一活跃机构。

21.2.4 关注的程度是什么？

AIHA ERP 委员会采用了三种指导浓度标准。下面将定义并简要介绍每一种标准。

21.2.4.1 ERPG-3

ERPG-3 是"空气中的最高浓度，当低于该浓度时，几乎所有人都可以暴露在空气中长达 1h，且不会影响健康或危及生命"。

ERPG-3 水平是最坏情况下的规划水平，高于该水平时，暴露于 ERPG-3 以上的水平可能对部分民众致命。该指导水平可用于确定发生事故时化学品的最大可释放量。在计划阶段使用该数值，以预测如果发生释放社区中可能出现的暴露水平。一旦可释放量已知（储罐的大小等），就可以确定减小此类释放可能的方式。

21.2.4.2　ERPG-2

ERPG-2 是"空气中的最高浓度，当低于该浓度时，几乎所有人都可以暴露在空气中长达 1h，且不会出现或发展出不可逆或其他严重的影响健康的症状而削弱个人采取保护措施的能力。"

在 ERPG-2 以上，对于社区的一些民众来说，可能会有显著的不良健康影响或症状，包括肺病或肝病、流产或癌症。这一水平可能会损害个人采取保护行动的能力。这些影响可能包括头晕、严重的眼部或呼吸道刺激、中枢神经系统抑制或肌肉无力。

21.2.4.3　ERPG-1

ERPG-1 是"空气中的最高浓度，当低于该浓度时，几乎所有人都可以暴露在空气中长达 1h，且不会受到轻微、短暂的不良健康影响，也不会察觉到明显的异味。"

ERPG-1 意味着不会对民众造成健康危害，但可能由于气味、咳嗽、不适或刺激而令人察觉。如果发生了一个小的、非威胁性的化学品释放，人们可能会察觉到气味或轻微刺激，但该浓度低于可能造成严重影响健康的浓度。对于某些物质，由于其性质，可能不存在 ERPG-1，这种情况包括感官知觉水平高于 ERPG-2 水平的物质。在这种情况下，ERPG-1 的标准会被认为"不合适"。也有可能没有有效的感官感知数据可用于该化学品。在这种情况下，ERPG-1 的标准将被视为"数据不足"。

所有计划活动都是为了确保即使发生灾难性释放，工厂或流程的日常操作也不会导致致命性危害。ERPG-2 是应急预案中最重要和有效的一种。这是某地区作出撤离或就地避难决定所依据的标准。在收集和审查了所有对 ERPG-2 标准有影响的数据之后，设置 ERPG-1 和 ERPG-3 标准就非常简单。

21.2.5　什么时段是合适的?

人们可以为这些指南考虑一系列时间段；但是，决策集中在一个时间段，即 1h。这一决策是基于毒性信息的可用性和对接触情景的合理估计。大多数急性吸入毒性研究是 1h 或 4h，因为 EPA、消费品安全委员会、交通部、经济和社区发展组织以及其他政府机构，要求对其中一或两个时间段进行研究。10min、30min 或 8h 内很少有急性致死率数据。考虑到波动性和天气条件，某些释放可能短于或长于 1h，但 1h 应能很好地通知人们，为工厂内的适当救援行动留出时间，并允许急救人员到达并隔离现场。委员会一直拒绝制定 1h 以外时间段的数值，因为对于大多数暴露场景，1h 的时间是足够的；当预计另一个时间段很重要时，应急计划人员或管理人员可以针对各自情况制定具体的数值，而不是使用每种化学品的安全系数或浓度×时间（$c×t$）外推值。然而，在必要的情况下，ERP 委员会为不同的时间段制定了 ERPGs（见 1999 年氟化氢 ERPG 文件增编）。一般来说，组织工作针对的是非常短的时间。在 10min 内不可能报告泄漏或释放、运行空气扩散模型，然后让通讯社在 10min 内向公众通报讯息。如果该讯息是"关上窗户，关闭空调，以防止外部空气进入房屋"，那么在公众意识到危险之前，暴露就已经结束了（Kelly 和 Cavender, 1998; Cavender, 2002; AIHA, 2005c）。对于需要推断不同时段的应急管理人员，有两种公认的方法。对于非刺激性药物，哈伯法则（浓度×时间=常数，或 $c \times t = k$）通常在三倍或四倍的时间范围内有效（Haber, 1924）。荷兰人似乎研究了一种适用于所有化学品的更好的方法，并得出了 $C^n \times t = k$，事实上，$n=3$ 外推到较短的暴露期，$n=1$ 外推到较长的暴露期（ten Berge 等，1986）。为了获得最好的结果，n 应根据剂量-反应曲线的斜率得出。

21.2.6 这些数字是如何推导出的?

在制定化学品的 ERPG 标准时，十分重要的一点是需要强调使用急性或短期吸入毒性数据和工作经验。ERPG 为一生一次，暴露时间为 1h。在对不利健康影响进行评估时，应考虑即时和延迟健康影响。当认为一次接触可能会造成不利的生殖、发育或致癌影响时，则需要在推导 ERPG 时仔细考虑这些数据（Rucsh, 1993; Cavender 和 Gephart, 1994; Kelly 和 Cavender, 1998; Cavender, 2002, 2006; AIHA, 2005c）。如果使用致癌性数据，NRC 采用的数学方法可用于评估单次接触致癌的风险（NRC, 1986）。

由于每种化学品可能具有不同的剂量-反应曲线，并产生显著不同的效应，因此对任何化学品制定 ERPG 数据，都要根据具体情况进行评估。此外，可用数据的数量与质量也有很大差异。目前没有对 ERPG 值进行选择的公式，三个 ERPG 值之间也没有固定的关系（Rucsh, 1993; Cavender 和 Gephart, 1994; Kelly 和 Cavender, 1998; Cavender, 2002, 2006; AIHA, 2005c）。对于 ERPG-3 水平，一些刺激性化学物质的 1h LC_{50}（动物的最高非致死水平）与人体致死阈值之间的关系已经被研究。必须仔细考虑这些关系，因为它们并不适用于所有化学品（Rusch 等，2009）。

记录和公布 ERPG 的基本原理是非常重要的。AIHA 出版了一本袖珍手册（AIHA, 2005c），其中包含了所有 ERPG 文件的数值。此外，任何关注这些数值的人都应获得完整的 ERPG 文件（AIHA, 2005a）。这些文件提供了用于推导 ERPG 的所有数据和原理。

21.2.7 化学品选择和数据要求

ERPG 是为一生一次最多 1h 的暴露而开发的。因此，急性毒性数据以及工作场所处理化学品的经验，对于开发 ERPG 非常重要。由于大多数社区暴露预计是通过吸入的方式，因此吸入毒性数据是最有用的设定数值。一个或多个物种的 1h 或 4h 吸入致死性研究[1h 半数致死浓度（LC_{50}）或 4h LC_{50}、瑞士-韦伯斯特小鼠呼吸抑制研究（RD_{50}）、气味阈值、工作场所暴露或已知浓度的人体试验，均可用于设定 ERPG 数值。重复暴露毒性数据、发育毒性数据、致敏性数据和致癌性数据，在设定最终数值时也十分重要。吸入方式以外的途径产生的毒性是有效的，如果唯一的致癌性或发育研究是通过口服给药进行的，那么在设定 ERPG-2 标准时应仔细考虑此类研究。最后，如果机械或剂量反应数据可用，则可适当使用这些数据（Rucsh, 1993; Cavender 和 Gephart, 1994; Kelly 和 Cavender, 1998; Cavender, 2002, 2006; AIHA, 2005c）。

显然，数据集越完整，设定 ERPG 数值就越容易，这些数值的可信度也就越高，因为人们会更确信这些注意到的影响是由于暴露于化学物质中导致的。然而，重要的是，数据需要详细并与 ERPG 的推导相关。关于汞蒸气或甲苯二异氰酸酯（TDI）的毒性已有许多报告，但大多数都不能用于推导 ERPG。众所周知，汞蒸气是有毒的，但没有人对汞蒸气进行 1h LC_{50} 研究。同样尽管有许多关于 TDI 致敏特性的报道，但这些数据对于 TDI 整体急性毒性的贡献不大。

最后，可以注意到一些常见化学物质是非常活跃的，例如氟化氢（HF）。由于在标准吸入室中进行研究时，HF 的极端反应性会破坏吸入室，因此这类化学物质需要在有涂层或内衬的特殊腔室中进行研究，以减少对腔室的损坏。

这些文件在 AIHA 2005 ERPG 和 WEELs 手册（AIHA，2005c）的以下章节中进行了说明：
"1．鉴别；2．化学和物理性质；3．动物毒性数据；4．人类经验；5．现行职业接触指南；6．建议的 ERPG 及其原理；7．工具书类"。

21.2.8　评审过程

对于提交给 ERP 委员会的文件，应遵守以下准则：

① 编写组织应由多学科团队组成，包括工业卫生、毒理学、医学和其他卫生专业领域，从而收集、审查数据，并起草 ERPG 文件。

② 编者应找到对该化学品有重大兴趣的生产商、大用户和行业协会，并要求他们提供未公布的数据及其他相关信息。研究已知空气中浓度对人体或动物的影响尤其有用。

③ 应进行强有力的文献检索，并应包含适当的在线数据库，包括 MEDLINE 和 TOXLINE。

④ 编者应尽可能获取所有数据的原始参考文献，因为在二次参考文献中经常出现转录错误或重大遗漏。

⑤ ERPG 文件应按照 AIHA 最新版 ERPG 手册（AIHA，2005c）中规定的格式起草。

⑥ 编写组织应向 ERP 委员会提交标有"初稿"的 ERPG 文件。

⑦ 所有参考文献的副本必须随文件初稿一起提供。对于一些冗长的出版物，如 NTP 慢性研究，可能不需要完整的文件。未公布的数据，例如内部工业报告，往往会给予巨大的帮助，这些数据代表了某给定化学品绝大部分的毒性数据。除非提供了包含方法、结果和结论等细节的摘要，否则不应使用保密的公司报告。

⑧ 收到文件初稿后，AIHA ERP 委员会将指派一名初级审查员和一名二级审查员对初稿进行深入审查，并修改任何不符合当前制定 ERPG 文件规定的章节。审查员可就任何必要的澄清或更正与提交人联系。

⑨ 经过初步审查和修订后，该文件将被提交给 AIHA ERP 委员会全体成员，并详细讨论数据摘要、ERPG 数值和原理。任何一份文件在投票批准之前都可能多次在会议上进行讨论。

⑩ 在将最终的文件送交所有成员投票之前，需要绝大多数成员进行投票。成员可投赞成票、反对票或弃权票。"反对票"必须附有具体解释。每一份 ERPG 文件都会争取通过。

⑪ 在委员会投票之前，ERPG 数值、原理和参考资料都发布在 AIHA 网站上（www.aiha.org），并在 45 天内收集关于化学品或文件的任何个人或公共评论。

⑫ 在通过投票程序获得批准后，所有必要的修改都被纳入文件中，然后连同整个参考资料包一起发送给 AIHA 总部以便发布。

⑬ ERPG 文件与所有参考文献的副本一起存放在 AIHA。这些文件将根据需要公布于众。

⑭ ERPG 在 7 年后更新，但可在相关新数据可用时随时进行审查和修订。

21.2.9　审查中的 ERPG 发表评论策略

① AIHA 网站每季度会公布一份 ERPG 审查的所有化学品清单（https://www.aiha.org/）。

同时也会公布以下声明："目前正在研究下列材料，以供今后 ERPG 使用，欢迎提供信息和评论。如果对申请者或完成的 ERPG 有任何意见，可联系 AIHA 科技事务部，该部门将把所有意见转发给委员会现任主席。"

② 对于已批准进行 ERPG 标准投票的化学品，将在投票前 45 天在网站公布 ERPG 数值、理由和参考文献列表。这样，在发布文件之前就有时间供公众审阅和评论。所有适当的意见将在投票前纳入文件内。45 天内未收到的意见将纳入该文件的下一次更新中。另外，如果它们提供了重要的新数据，将尽快对文件进行重新审查。

③ 主席将把意见交给一级审查员，并将一份副本交给二级审查员和秘书。一级和二级审查员将作出答复，并在主席同意的情况下，将答复直接发送给提交初步意见的个人。评论及回复的副本将列在下次会议的会议记录中，并与 ERPG 的参考文件包一起保存。如有可能，将在委员会下次会议后 30 天内作出答复。

④ 若负责人要求参加委员会会议讨论特定文件，主席可酌情批准。通常来说，他们只出席讨论感兴趣的文件。个人应受到鼓励且无需提前提交书面意见。主席有权在必要时限制讨论以确保会议的有序、有效进行。

⑤ 所有出席会议的请求及所有未在会议上提出的意见必须以书面形式提出。所有书面评论都会有简短的书面回复。

⑥ 尽管委员会可以根据这些意见选择将新信息纳入 ERPG 文件，但他们没有义务这样做。

⑦ 即使提出正式要求，也很少提供文件草稿。对于某些工作委员会或有关政府机构，一份每页加盖印章的草案的副本可以交给负责人。在这些文件中，暂定数据被删除，因为它们并不反映委员会或协会的立场。这些数据可以进行口头传达，但要注意它们只是暂时的。文件草稿从不发表，因为草稿可能包含不完整或错误的数据，这些数据通常在审查期间完成或更正。

⑧ 未经委员会投票批准的 ERPG 数据不得公布。这些数据通常会随着审查期间对数据的评估而发生变化。

21.3　ERPG 在应急响应指南中的应用

21.3.1　如何使用数据？

ERPG 用于应急计划，它可应用于制定各种强制性或自愿性的应急响应计划。这些计划通常包括用空气扩散模型确定浓度等值线。ERPG 也用于保护公众免受交通事故影响的计划。ERPG 对于遵循应急计划和社区知情权立法极为重要。使用 ERPG 的对象包括：空气扩散建模者、社区行动应急响应（CAER）参与者、消防专家、政府机构、工业过程安全工程师、工业卫生学家和毒物学家、当地应急计划协调员（LEPC）、RCRA 经理、风险评估师和风险经理、国家应急委员会、运输安全工程师。

ERPG 可与空气扩散模型以及蒸气压和储存量等数据一起使用，以估计释放的气体在邻近地形上扩散的方向和速度。这些模型还将提供云层在扩散期间的浓度。这些模型包含了释放量、速率、挥发性、风速和风向、温度以及其他环境条件，有助于应急计划人员知道应该向谁发出警报、第一响应者在发生释放时应该向哪里报告。根据这些模型可以制定行动计划。根据人口密度、人口类型（如学校）、地形、天气条件和其他危害（如饥荒）等的不同，制定的紧急计划可能会有所不同。

许多和有毒化学品意外释放有关的空气扩散模型，都源于《极度危险物质危险分析应急规划技术指南》（又称"绿皮书"），该指南出版于 1987 年（美国环境保护署/美国联邦应急管理局/美国交通部，1987），为社区接触限值的技术应用提供了依据。ERPG 可用于确定社区保护行动的位置（就地避难、疏散或隔离区）。

尽管应急计划人员需要知道释放的条件，但是使用这些模型也可以预测潜在释放的程度。这使工厂负责能够重新评估因工艺或人为因素而可能造成的"最坏情况"。自"9·11"事件以后，工业破坏和恐怖活动也被考虑在内。考虑到工厂设计和社区规划，工程师们设计了储罐的尺寸，以确保潜在释放不会达到高于 ERPG-2 标准的空气浓度（该浓度作为响应浓度）。这类信息对于运输化学品十分有用。根据预计意外泄漏可能导致的浓度，对罐车或罐车内的数量进行限制设定。

21.3.2　使用 ERPG 数据的限制

ERPG 具有普遍参考价值，是专家通过最佳可用数据得出的最佳判断，旨在作为整体应急计划的一部分。这些标准不能用作重复暴露的安全限值，不能用作安全和不安全暴露条件之间的界线，也不能作为定量风险评估的基础。

人体反应并不是严格发生在相同暴露水平的所有人身上，而是在较大浓度范围内变化。ERPG 值应尽量适用于一般人群中的所有个体；然而，在任何人群中，都可能有过敏个体在暴露浓度远低于大多数个体可能反应的水平时，产生不良反应。此外，由于这些 ERPG 值是作为规划应急响应指南而不是暴露指南而得出的，因此它们不包含通常会纳入暴露指南的安全系数。相反，它们是对浓度的预估值，超过这个浓度观察到所定义的效应的可能性是不可接受的。这些预估值是通过文件总结得到的可用数据（AIHA，2005a）。在某些数据有限的情况下，这些预估值的不确定性可能很大。需要 ERPG 数值的用户在应用这些数值之前有必要仔细查看文档。

当使用 ERPG 数值来确定计划或采取紧急行动时，需要仔细评估特定场地或特定情形的因素。这些可能包括 1h ERPG 数值与不同持续时间暴露有什么关联；是否存在特殊风险人群（如老年人、幼儿或有疾病的人）；其他因素，如化学品的挥发性和蒸气密度、储存量、天气条件和地形。

21.3.3　未来会怎样？

截至 2014 年 3 月，ERP 委员会公布了 145 种化学品的 ERPG 文件，并对其中 79 种化学品进行了更新。尽管其他团队正在编制应急计划文件，但始终需要 ERP 委员会的参与，因为政府机构或外国企业的化学品甄选程序中，永远不会完全包括美国工业界感兴趣的许多化学品。因此，ERP 作为持续推进工作的志愿机构，将为全世界人民的安全继续评估相关数据并编制文件，以降低暴露风险。毕竟，化学品是我们生活中不可或缺的一部分，生活中化学品制造、运输或储存的暴露可能性不应构成过度的风险。"像博帕尔这样的灾难永远不会再发生了！"然而，"永远不会"这个词并没有统计基础，因此我们需要进行精密的计划，并考虑所有可用数据，努力降低或最小化严重暴露的风险（Kelly 和 Cavender, 1998; Cavender, 2002, 2006; AIHA, 2005c）。

1. 导致印度博帕尔数千人死亡，并引导 ERPG 建立的化学物质是_____？

a. TDI

b. MIC

c. 甲萘威或塞文

d. 丙烯醛

e. 二甲基氰化物

答案：b

2. ERPG 的 60min 时段基于_____。

a. 许多急性吸入研究持续 1h

b. 很少进行 10min LC_{50} 分析

c. 对于明显的暴露，没有人会等待 8h 再逃避暴露

d. 即使在大范围的环境暴露中，几乎每个人都可以在 1h 内避开暴露或采取保护措施

e. 预计 1h 比其他时间尺度都要容易

答案：d

3. 在考虑化学品储罐等的尺寸时，ERPG-2 是最关键的，因为_____。

a. 空气扩散模型更难确定致死水平

b. 虽然没有人希望发生明显的环境释放，但有充分的理由去了解实际浓度

c. 虽然没有人希望发生明显的环境释放，但未造成永久伤害比死亡或永久伤害更能使人接受

d. 高浓度的疏散可能导致街道和高速公路的交通堵塞

e. 虽然没有人希望发生明显的环境释放，但如果所有的反应都必须在一个封闭的系统中进行，那么就不能有竞争力

答案：c

4. ERPG-1 标准设置为_____。

a. 没有人会知道发生释放

b. 没有人会打电话给毒物控制中心

c. 没有人会去急诊室

d. 没有人会允许他们的孩子在外面玩

e. 没有人会经历更多轻微、短暂的影响

答案：e

5. ERPG 在世界范围内使用是因为_____。

a. 它们是专门为化学物质释放的环境响应而开发的

b. 它们是至少每 10 年更新一次的唯一标准

c. 它们是 EPA 规定的数据，用于意外环境释放后的空气扩散建模

d. 以上都是

e. 以上都不是

答案：d

6．用于设置 ERPG-3 标准的数据类型为_____。

a．吸入发育研究

b．流行病学研究

c．急性眼部刺激研究

d．以上都是

e．以上都不是

答案：e

参考文献

American Conference of Governmental Industrial Hygienists (ACGIH), *Documentation of Threshold Limit Values and Biological Exposure Indices*, ACGIH Worldwide, Cincinnati, OH, 2005.

American Industrial Hygiene Association (AIHA), *Documentation of Emergency Response Planning Guidelines*, AIHA Press, Fairfax, VA, 2005a.

American Industrial Hygiene Association (AIHA), *Documentation of Workplace Environmental Exposure Levels*, AIHA Press, Fairfax, VA, 2005b.

American Industrial Hygiene Association (AIHA), *The AIHA 2003 Handbook for ERPGs and WEELs*, AIHA Press, Fairfax, VA, 2000, 2005c.

American Industrial Hygiene Association Toxicology Committee, Emergency exposure limits, *Am. Ind. Hyg. Assoc. J.*, 25, 578–586, 1964.

Cavender, F. Emergency response planning guidelines. In *Inhalation Toxicology*, 2nd edn., H. Salem and S. Katz (eds.). Taylor & Francis Group, Boca Raton, FL, 2006, pp. 61–72.

Cavender, F.L. 2002. Protecting the community, one guideline at a time, *Synergist (AIHA)*, 13: 29–31.

Cavender, F.L. and Gephart, L.A. 1994. Emergency response planning, *J. Air Waste Manage.*, 11: 111–122.

EPA/AEGL Environmental Protection Agency/Acute Exposure Guideline Levels. www.epa.gov/oppt/aegl/.

European Centre for Ecotoxicology and Toxicology of Chemicals, Emergency exposure indices for industrial chemicals, Technical Report 43, ECETOC, Brussels, Belgium, March 1991.

Haber, F. *Funf Vortage aus den Jahren 1920–1923: Geschichte des Gaskrieges*. Verlag von Julius Springer, Berlin, Germany, 1924, pp. 76–92.

Jacobson, K.H. 1966. AIHA short-term values, *Arch. Environ. Health*, 12, 486–487.

Kelly, D.P. and Cavender, F.L. Emergency response. In *Encyclopedia of Toxicology*, Vol. 1, Wexler, P. (ed.). Academic Press, San Diego, CA, 1998, pp. 527–531.

National Research Council (NRC). Standard operating procedures for developing acute exposure guideline levels (AEGL's) for hazardous chemicals, National Academy Press, Washington, DC, 2001.

National Research Council (NRC), Commission on Life Sciences, Board on Environmental Studies and Toxicology, Committee on Toxicology: Criteria and methods for preparing emergency exposure guidance level (EEGL), short-term public emergency guidance level (SPEGL), and continuous exposure guidance level (CEGL) documents, National Academy Press, Washington, DC, 1986.

National Research Council (NRC), Commission on Life Sciences, Board on Environmental Studies and Toxicology, Committee on Toxicology: Guidelines for developing community emergency exposure levels (CEEL's) for hazardous substances, National Academy Press, Washington, DC, 1993.

National Research Council (NRC), Committee on Toxicology: Guidelines for developing spacecraft maximum allowable concentrations (SMACs) for space station containments, National Academy Press, Washington, DC, 1992.

NIOSH 1994. Documentation for Immediately Dangerous to Life or Health Concentrations (IDLHs). http://www.cdc.gov/niosh/idlh/intridl4.html.

NIOSH 1994a to NIOSH 1992. NIOSH RELs and general recommendations for safety and health. http://www.aresok.org/npg/nioshdbs/docs/92-100.htm.

OSHA (Occupational Safety and Health Administration). 1995. Permissible exposure limits (PELs), 1910:1000, *Federal Register*, June 29.

Rusch, G.M. 1993. The history and development of emergency response planning guidelines, *J. Hazard. Mater.*, 33: 192–202.

Rusch, G.M. 2006. The development and application of acute exposure guideline levels for hazardous substances. In *Inhalation Toxicology*, 2nd edn., H. Salem and S. Katz (eds.). Taylor & Francis Group, Boca Raton, FL, pp. 39–60.

Rusch, G.M., Bast, C.B., and Cavender, F.L. 2009. Establishing a point of departure for risk assessment using acute inhalation toxicology data, *Reg. Toxicol. Pharmacol. Reg. Toxicol. Pharmacol.* 54: 247–255.

Subcommittee on Spacecraft Maximum Allowable Concentrations National Research Council; Commission on Life Sciences (CLS), Spacecraft Maximum Allowable Concentrations (SMACs) for selected airborne contaminants 1994–2000, Vol. I–IV. National Academy Press, Washington, DC.

Superfund Amendments and Reauthorization Act, 1986.

ten Berge, W.F., Zwart, A., and Appleman, L.M., 1986. Concentration-time mortality response relationships of irritant and systematically acting vapors and gases, *J. Hazard. Mater.*, 13: 301–309.

Title III, Clean Air Act Amendments, 1990. http://epa.gov/oar/caa/caaa.html.

Union Carbide Corporation, Bhopal Information Center, http://www.Bhopal.com/chrono.htm accessed May 19, 2014.

US Environmental Protection Agency/US Federal Emergency Management Agency/US Department of Transportation, Technical guidance for hazard analysis: Emergency planning for extremely hazardous substances. US Government Printing Office, Washington, DC, December, 1987.

Woudenberg, F. and von der Torn, P. 1992. Emergency exposure limits: A guide to quality assurance, *Good Pract. Regul. Law*, 1: 249–293.

第22章

呼吸系统给药途径的安全性评价

Shayne C. Gad

22.1 引言

通过吸入给药的药物和药剂，包括气体和蒸气麻醉剂、冠状血管扩张剂、支气管扩张剂、皮质类固醇、黏液溶解剂、祛痰药、抗生素以及越来越多易鼻吸收的肽和蛋白质（Cox 等，1970; Williams, 1974; Paterson 等，1979; Hodson 等，1981; Lourenco 和 Cotromanes, 1982; Tamulinas 和 Leach, 2000）。氟氯烃对环境的影响使人们对干粉吸入器（DPIs）重新产生了兴趣，此外，它还显示出对一些新药具有更好的耐受性和吸收效果。最近新的鼻腔给药系统也应运而生，如表 22.1 所示。过量吸入药物在治疗等过程中进入肺部系统，可能会导致不良的局部和/或全身反应。因此，就局部组织毒性、全身毒性和治疗/毒性比而言，通过呼吸途径提供的药物制剂的安全性评估是必不可少的。得到的数据对于评估过程的研究和潜在治疗剂的开发至关重要，其一般过程如图 22.1 所示。

表 22.1 鼻腔给药系统

给药系统	给药方式
液体鼻腔制剂	
滴注和导尿管	滴
单位剂量容器	挤压瓶
计量泵喷雾	无空气无防腐剂喷雾
压缩空气喷雾器	
粉剂室	
吹气器	单剂量粉末吸入器
多剂量干粉系统	
加压 MDI（剂量吸入器）	
鼻凝胶	

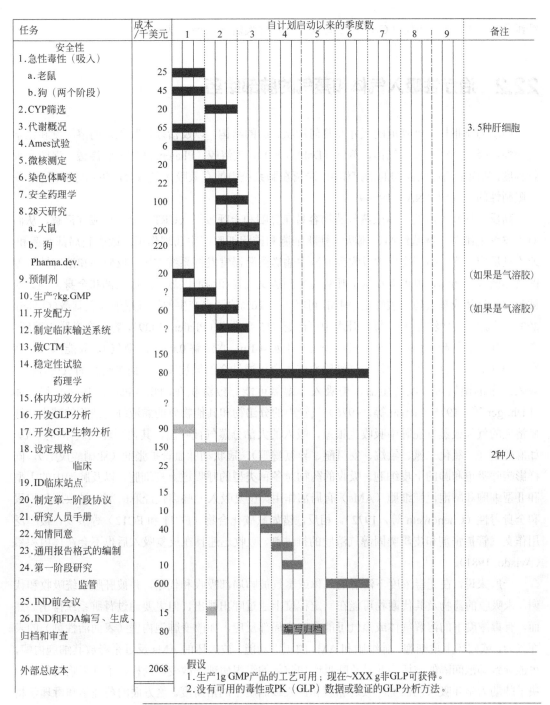

任务	成本/千美元	自计划启动以来的季度数									备注
		1	2	3	4	5	6	7	8	9	
安全性											
1.急性毒性（吸入）											
a.老鼠	25										
b.狗（两个阶段）	45										
2.CYP筛选	20										
3.代谢概况	65										3.5种肝细胞
4.Ames试验	6										
5.微核测定	20										
6.染色体畸变	22										
7.安全药理学	100										
8.28天研究											
a.大鼠	200										
b. 狗	220										
Pharma.dev.											
9.预制剂	20										（如果是气溶胶）
10.生产?kg.GMP	?										
11.开发配方	60										（如果是气溶胶）
12.制定临床输送系统	?										
13.做CTM	150										
14.稳定性试验	80										
药理学											
15.体内功效分析	?										
16.开发GLP分析	90										
17.开发GLP生物分析	150										
18.设定规格	25										2种人
临床											
19.ID临床站点	15										
20.制定第一阶段协议	10										
21.研究人员手册	40										
22.知情同意	10										
23.通用报告格式的编制											
24.第一阶段研究	600										
监管											
25.IND前会议	15										
26.IND和FDA编写、生成、归档和审查	80					编写归档					
外部总成本	2068	假设 1.生产1g GMP产品的工艺可用；现在~XXX g非GLP可获得。 2.没有可用的毒性或PK（GLP）数据或验证的GLP分析方法。									

图 22.1 呼吸途径药物的典型药物开发活动（Gad, 2009）的首次人体（第一阶段）研究
图中介绍的是开发一种潜在药物涉及的所有任务，从指定负责人到完成初始（FIM-首次人体）临床研究，通常在正常健康的志愿者身上进行

目前，吸入途径药物在市场上销售的治疗药物中所占比例不到 1%。然而，随着制药技术的进步和新型治疗药物结构的引入（特别是肽和一氧化二氮类似物等高活性小分子），人们对于利用吸入途径治疗疾病的兴趣再次高涨，包括呼吸系统疾病（哮喘、非典型肺炎和囊性

纤维化）、中枢神经系统（CNS）疼痛以及全身性疾病（如糖尿病）。

22.2 治疗性吸入气体和蒸气的肺部给药

肺动力学指标、呼吸道的尺寸和几何形状、肺的结构，以及治疗性吸入剂的溶解度和化学反应性，极大地影响吸入气体、蒸气（Dahl, 1990）、气溶胶（Phalen, 2009）的渗透、滞留和吸收程度，从而影响这些药物的治疗作用。滞留在肺系统中的有效吸入剂量会产生治疗和毒性（剂量限制性的）反应（NAS, 1958）。

高反应性和可溶的气体或蒸气药物容易在鼻咽和上呼吸道（URT）膜处反应并溶解，从而对上皮纤毛细胞、杯状细胞、刷状缘柱状细胞和鳞状细胞产生生理作用，或引起局部刺激和/或不良反应。溶解的药物也被吸收到血液中输送到靶器官发挥系统作用。反应性和溶解性较差的气体或蒸气药物，很可能穿透上呼吸道并到达支气管和肺泡区域，造成局部和全身影响。未被吸收的气体或蒸气随后被呼出。例如，可吸入由 10% 的氨水产生的氨气用于呼吸刺激（O'Neil, 2006）。氨在水中极易溶解，每毫升水中可溶解 715 毫升氨（Phalen, 2009），容易在黏膜内溶解，造成上呼吸道刺激。相反，氧气只能少量溶于水（1mL 水溶解 0.031mL 氧气），并能深入气体交换的肺泡。在目标组织中，与红细胞血红蛋白可逆结合的氧被脱离，而未结合的氧被呼出。吸入适量的湿氧可以维持生命，但吸入非湿氧可能导致沉积在动物（Pavia, 1984）和人体（Lichtiger 等，1975; Gamsu 等，1976）气管中的分泌物和其他物质的黏液纤毛清除的减少。低脂溶性的气体或蒸气在肺中吸收也很差，吸入的大部分蒸气被呼出。其他药理性气体和蒸气，如麻醉剂（一氧化二氮、氟烷、安氟醚、异氟醚等）、冠状动脉血管扩张剂（亚硝酸戊酯），同样影响呼吸道和肺的上皮细胞。吸收的药物对各种类型的呼吸道上皮细胞，以及肺泡中的 I 型和 II 型细胞和肺泡巨噬细胞（AMs）有局部作用。反复吸入一些卤代烃麻醉剂将导致蒸气积累和全身毒性（Chenoweth 等，1972）。相反，诸如氟碳化合物（FC11 和 FC12）等蒸气，被广泛用作支气管扩张剂和皮质类固醇气溶胶的推进剂，吸收迅速且在反复吸入后也不会在体内积累（Aviado, 1981）。

一般来说，在无毒浓度下溶解的气体或蒸气被肺局部吸收和代谢，并被肝脏系统吸收和代谢。未吸收的药物及其代谢物可能在一定程度上通过呼出排出，但主要通过肾脏系统排出。然而，有毒浓度下的溶解气体或蒸气可能会产生局部反应，如改变肺泡内壁（表面活性剂）的表面张力，或破坏上皮细胞、肺细胞和 AMs 的正常功能。被破坏的 AMs 反过来释放其细胞内酶，可能导致肺泡间隔的破坏，并导致呼吸道和肺部的组织病理学改变。同样，不良影响的程度取决于肺动力学和吸入剂在上呼吸道黏膜和血浆或脂质中的溶解度。这方面的药理学和毒理学将在后面讨论。

22.3 吸入性气溶胶的肺部给药

对于吸入性气溶胶，颗粒大小是影响渗透、沉积，从而影响药理作用剂量和部位的主要因素（Dautreband, 1962a,b; Agnew, 1984）。粒径用空气动力学直径（AD）表示，定义为单位密度的球形颗粒（$1g/cm^3$）的直径，与所述颗粒具有相同的末端沉降速度，而不管其形状和密度如何（Marple 和 Rubow, 1980）。AD 单位为微米（μm）。气溶胶颗粒为较窄 AD 尺寸范围的样品，被认为是单分散的气溶胶；而气溶胶颗粒为较宽 AD 尺寸范围的样品，是一种异分散或多分散的气溶胶。通常颗粒大小呈钟形分布，在 AD 平均值的两侧分布着较小和较大的颗粒。相似颗粒占比高的气溶胶样品具有窄的颗粒大小分布或小的几何标准偏差（GSD）。GSD 小于 2 的气溶胶样品被认为是单分散气溶胶。因此，AD 值和 GSD 值不大于 2 都被认为在呼吸道和肺具有最佳的肺渗透和分布。例如，在鼻呼吸中，AD＞15μm 的气溶胶颗粒很可能通过渗透和撞击留在鼻咽（胸外或头部）区域。沉积在鼻咽的颗粒被认为是不可吸入的（Lippmann, 1970; Miller 等, 1979）。

在口呼吸中，15μm 颗粒中只有 10%～15%能够穿透喉部到达胸内气管支气管（TB）区域。到达胸内气管支气管区域的颗粒被认为是可吸入的（Lippmann, 1970; Miller, 1979）。

在自然的鼻和口呼吸中，只有微量的 AD＞10μm 气溶胶颗粒到达肺部（Swift 和 Proctor, 1982）。AD 中 3～4μm 的气溶胶颗粒被认为是 TB 沉积的最佳尺寸。沉积机制是通过沿气管和支气管分支的撞击，空气的方向发生变化，并通过重力沉降在细气道中，其数量与颗粒沉降速度和沉降时间成正比（Hatch 和 Gross, 1964; Hyder 等, 1980）。然而，AD 中 1～2μm 的气溶胶粒子由于颗粒太小而不能有效地撞击和沉积，导致结核沉积减少（Lippmann, 1977; Chan 和 Lippmann, 1980; Stahlhofen 等，1980）。因此，大多数非常细小的颗粒被呼出。然而，由于分子扩散过程，在细支气管和肺泡壁上沉积的约 0.5μm 的超细颗粒再次增多。即使如此，约 90%的吸入 0.5μm 颗粒仍将在安静的潮汐呼吸和更多低强度呼气中被呼出（Davis 等，1972; Taulbee, 1978）。那些到达细小支气管和肺泡的细小颗粒被认为是可吸入的（Lippmann, 1970）。

一般来说，AD＞10μm 的颗粒主要沉积在上呼吸道。而 AD 为 1～5μm 的颗粒，GSD 小于 2，很可能到达下呼吸道（LRT），包括 TB 区和肺泡，口咽损失小。

适合吸入的气溶胶样品的比例也可以根据质量中值空气动力学直径（MMAD）来确定，它表示气溶胶样品的 50%（按重量计算）小于或等于所述中值 AD。例如，MMAD 为 5μm 的样品，意味着该样品重量的 50%具有 5μm 或更小的 AD。因此，MMAD 是确定不可吸入、可吸入或可呼吸的气溶胶样品比例的一个很好的指标。一个 MMAD 为 5μm 和 GSD 小于 2 的气溶胶样品，被认为是肺沉积和滞留的最佳选择（肺动力学工作组, 1966）。

除了 AD 和 GSD，受试者的肺动力学在通量上也极大地影响气溶胶颗粒在呼吸道不同区域的分布（Agnew, 1984）。例如，呼吸道空气流速明显影响 TB 沉积模式。气道空气流速的增加（可能是由于运动或工作），提高了大气道分叉处颗粒撞击的有效性（Dennis, 1961; Hatch 和 Gross, 1964; Parent, 1991）。因此，受高浓度颗粒（热点）影响的斑点经常出现在隆突和气道分叉处（Lee 和 Wang, 1977; Bell, 1978; Stahlhofen 等，1981）。此外，每次呼吸的深度（潮气量）也影响气溶胶的分布。较小的潮气量可使近端传导气道产生较大的压力，而使远端气道产生较少的沉降。

一般来说，缓慢而深的吸气，然后是一段时间的屏气，会增加肺周围部分的气溶胶沉积，而快速吸入则会增加口咽部和大型中央气道的沉积。因此，呼吸频率（低速度）和呼吸深度（潮气量）会影响吸入气溶胶的肺部穿透和沉积模式。因此，一种理想大小的治疗性气溶胶应深入呼吸道和肺部，只有当气溶胶以正确的方式吸入时才会产生理想的效果。

22.4 吸入性气溶胶的吸收和清除

沉积在呼吸道上皮细胞上的可溶性治疗气溶胶,其被吸收和代谢的方式与可溶性气体和蒸气相同,而不溶性药物气溶胶很少。香甘酸钠(SCG)可能是作为预防性平喘的唯一不溶性粉末(Wanner, 1979)。沉积在上呼吸道纤毛细胞上的不溶性颗粒,通过黏液纤毛清除机制去除。沉积在没有纤毛细胞的末端气道上的颗粒,可能被内吞入上皮细胞。在有毒浓度下,细胞死亡,碎片被吞噬并转运到细胞间质,通过淋巴或血管引流物去除或重新进入气道纤毛区。沉积在肺泡壁上的颗粒可被 AMS 或中性粒细胞(PMNs)吞噬,并从肺泡细胞的低表面张力的表面活性区转运到纤毛气道的高表面张力支气管液体区,并通过黏液纤毛清除机制消除(Lauweryns 和 Baert, 1977)。吞噬的最佳粒径为 2~3μm,而小于 0.26μm 的颗粒在激活巨噬细胞方面不太有效(Holma, 1967)。在任何情况下,AMs 只能吞噬沉积粒子的一小部分。未被吞噬颗粒被转移到淋巴系统或血管循环(如前所述)得以消除(Ferin, 1977)。

与吸入的气体或蒸气一样,可溶性和不溶性气溶胶颗粒会在沉积部位产生理想的或不理想的局部效应,也可能在溶解、吸收和代谢后产生全身效应。

22.5 吸入性气溶胶、气体和蒸气的药物毒性

吸入途径将药物送入肺系统治疗呼吸道疾病,消除了许多在静脉或口服给药的遇到的生物利用度问题,如血浆结合和首先代谢。因此,低剂量的吸入足以达到理想的治疗性剂量和反应,而不会引起许多不良副作用。此外,药物与目标部位的直接接触确保了速效性作用。然而,吸入药物性气溶胶、气体和蒸气的影响,也取决于这些物质的药理性质及其在呼吸系统中沉积的位置。例如,关于支气管扩张药物的经典实验(Dautrebande, 1962a,b)表明,异丙烯醇的气溶胶颗粒不会深入到下呼吸道(LRAs)。这样,药物气溶胶的有效浓度可以到达支气管平滑肌的 β-肾上腺素受体。刺激受体可使平滑肌 BERS 松弛并导致支气管扩张(McFadden, 1986; Westfall 和 Westfall, 2011)。这种快速的支气管反应可以在健康和哮喘的受试者中产生,而不会引起任何不良的心脏影响。相反,相同剂量的大颗粒异丙肾上腺素主要沿上呼吸道沉积,少量到达 LRA 的平滑肌。药物迅速吸收到气管和支气管静脉,并立即输送到心脏左心室。药物在心脏中的高血浆浓度会引起明显的心血管效应,如心动过速和高血压。其他 β-肾上腺素能药物的气溶胶,如肾上腺素、异丙肾上腺素、特布他林和沙丁胺醇,通过吸入、刺激气管内沉积部位的纤毛搏动频率和黏液产生,在动物和人类中诱导支气管扩张效应(Pavia, 1984; Wanner, 1981)。这种刺激黏液的产生可能不利于呼吸过程,特别是对于哮喘患者和囊性纤维化患者。因此,TB 黏液纤毛清除机制也受到刺激。相反,抗胆碱支气管扩张剂,如阿托品和异丙托溴铵,会导致肺部黏膜滞留(Pavia 等,1983a,b)。因此,在对吸入性 β-肾上腺素支气管扩张药物的药理学或安全性评估中,气溶胶应具有适合于在外周气道沉积的颗粒大小,以尽量减少副作用。然而,抗胆碱能剂应该具有更大的粒径,以适合在大气道中沉积(Ingram,

1977; Hensley 等，1978）。

其他治疗性气溶胶，如倍氯米松二丙酸、戊酸倍他米松和布地奈德皮质类固醇（Williams，1974）；卡本西林和庆大霉素抗生素（Hodson 等，1981）；2-巯基乙烷磺酸盐（Pavia 等，1983b）和 N-乙酰半胱氨酸溶黏剂；甚至用于预防流感和结核病的疫苗（Lourenco 和 Cotromanes，1982），都是通过吸入和/或口服使用。当这些药物作为气溶胶来生产，某些颗粒的大小可能针对肺系统的一个特定区域或多个区域，这取决于治疗靶点。在任何情况下，当气溶胶作为细颗粒传递时，由于药物单位质量的分配面积增加，吸收速率增加。因此，皮质类固醇治疗哮喘和支气管炎的有效气溶胶剂量，仅是口服剂量的一小部分（Williams，1974）。一种溴甘酸二钠（DSG）干粉的气溶胶，预防哮喘发作时支气管收缩的预防性剂量（Cox 等，1970），主要通过局部抑制支气管平滑肌肥大细胞释放化学介质而产生作用。因此，DSG 颗粒尺寸的 AD 应该约为 2μm，以最有效地渗透到支气管区域（Godfrey 等，1974; Curry 等，1975）。同样，局部麻醉剂和表面活性剂的治疗性气溶胶可能需要适当的粒径，以针对肺系统的特定区域。

除了不良的药理作用外，有毒浓度的可溶性或不溶性气溶胶粒子，可能导致不良的生理和/或组织病理学反应。例如，刺激性气溶胶会导致剂量相关的呼吸速率下降（Alarie，1966，1981a），而吞噬的颗粒会导致 AMs 和中性粒细胞趋化到沉积部位（Brain，1971）。最大反应通常发生在暴露后 24h，并在暴露后大约 3 天内恢复正常（Kavet 等，1978）。此外，大量吞噬颗粒可能与巨噬细胞内的溶酶体膜相互作用，释放细胞毒性溶酶体酶、蛋白酶和自由基，进而损害邻近的肺组织（Hocking 和 Golde, 1979）。

一般来说，一种特定的药物传递到肺系统的特定位点，将局部或系统地发挥特定的药理或毒理作用。因此，在吸入剂的安全评估中，应根据所需的毒理学信息将药物输送到肺系统的靶位点。

最后，许多药物，如安非他明、食欲抑制剂、抗组胺药、抗精神病药、三环抗抑郁药、镇痛药、麻醉品，以及已知在肺中积累的 β-肾上腺素能阻断剂（Wilson, 1982），尽管不是通过吸入途径服用的，但是在这些药物的安全性评估中，还应评估其肺毒性。还有一些体外技术被建议用于评估吸入对呼吸组织的影响（Agu 等，2002），可作为潜在治疗方法的有效筛选工具。

22.6 鼻腔给药治疗

生物技术在治疗学上的革命使人们重新对鼻腔给药途径产生了兴趣，认为鼻腔给药途径是一种安全有效的给药途径。这反过来又促进了对这一途径的给药新方法的研究，这证明是非常有益的（Smaldone, 1997; Sharma 等，2001; Lawrence, 2002; Aldridge, 2003）。表 22.2 列出了这条途径与其他途径的比较并指出了优势。这些优势促进了大量局部活性（表 22.3）和系统活性（表 22.4）治疗用途的新药开发（和成功营销）。同时，这也促使 FDA 颁布了关于这一主题的新准则（CDER, 2002），并引起了对最终使用安全性的关注（Kannisto 等，2002）。这些准则和关注将直接影响新药的开发，如表 22.5 所示。

鼻腔给药的目标是鼻腔，体积（成人）仅为 20mL，总的表面积（人体）为 180cm^2。空腔表面覆盖 2～4mm 厚的由呼吸和嗅觉成分组成的鼻黏膜。

潜在药物和包括毒物在内的其他物质的跨膜转运有三种不同的机制：①简单扩散——无载体或能量参与的非饱和机制；②被动运输——可饱和，有载体参与，但没有直接消耗能量；③主动运输——一种既涉及载体又涉及能量消耗的可饱和机制。

表22.2　影响给药途径选择的因素

主要因素	给药途径					
	口服	静脉	肌注/皮下	透皮	鼻腔	肺部
输送与吸收	间接；通过胃肠道系统吸收	静脉直接给药	间接；从肌肉/皮下组织吸收	间接；通过相对不渗透的皮肤吸收	间接；通过高渗透性鼻黏膜吸收	间接；但药物传递到一种大的高渗透性上皮细胞
传送分配	受消化过程影响，首先经过首过代谢	需要专业医护人员进行	疼痛的注射，可能需要专业医护人员进行	高度可变，传送缓慢，可能引起皮肤反应	自行操作，要求高溶解度	需要深入、缓慢地吸入小的气溶胶颗粒
患者的便利性	高	低	低	中等	中等到高	中等到高
起效	慢	快	中等	慢	快	中等到快
大分子传送	否	是	是	否	是	是
生物有效性	低到高	参比标准	中等到高	低	高	中等到高
剂量控制	中等	好	中等	差	中等	中等到好

资料来源：Moren F. Aerosol dosage formulations, in *Aerosols in Medicine*, 2nd edn., Moren, S., Dolovich, M.B., Newhouse, M.T., and Newman, S.P., eds., Amsterdam: Elsevier, 1993: 329-336. Durham, S.R. *Clin. Exp. Allergy Rev.*，2002, 2: 32; Greenstone, 2001.

表22.3　市售鼻部产品（局部活性）

产品	药物	适应症	制造商
阿斯特林鼻喷雾剂	盐酸氮卓斯汀	季节性变应性鼻炎的治疗	华莱士实验室
二丙酸倍氯米松鼻定量喷雾剂	一水二丙酸倍氯米松	季节性和常年性变应性鼻炎的对症治疗	艾伦和汉伯里/葛兰素威康公司
万古霉素 AQ 鼻喷雾剂	一水二丙酸倍氯米松	季节性和常年性变应性鼻炎的对症治疗	先灵葆雅公司
鼻皮质鼻腔吸入器	布地奈德	季节性和常年性变应性鼻炎和非过敏性常年性鼻炎的对症治疗	阿斯特拉美国公司
纳萨尔克罗姆鼻腔液	色甘酸钠	季节性和常年性变应性鼻炎的对症防治	桑多兹制药公司
氯化肾上腺素	肾上腺素盐酸盐	鼻血管收缩药	帕克戴维斯
纳沙利德鼻腔液	氟尼缩松	治疗季节性和常年性变应性鼻炎	杜拉贸易有限公司
氟尿酶鼻腔喷雾剂	丙酸氟替卡松	季节性和常年性变应性鼻炎的对症治疗	葛兰素史克公司

Inhalation Toxicology (3rd ed)
吸入毒理学（原著第三版）

产品	药物	适应症	制造商
阿托文特鼻喷雾剂	异丙托溴铵	鼻炎症状的缓解	勃林格英格海姆制药公司
利沃斯汀鼻喷雾剂	左卡巴司汀	治疗过敏性鼻炎	杨森研究部/强生公司
萘甲唑林鼻腔喷雾剂、鼻腔液和滴鼻液	萘甲唑啉盐酸盐	及时、长期缓解因普通感冒、鼻窦炎引起的鼻塞	西瓦消费者制药
氟尼索内酯鼻液	氟尼缩松	鼻血管收缩药	博士伦
阿夫林鼻喷雾剂	羟甲唑啉盐酸盐	暂时缓解与感冒、干草热和鼻窦炎有关的鼻塞	先灵葆雅保健品
维克常规减充血鼻腔喷雾剂和超细喷雾	苯福林盐酸盐	暂时缓解因感冒、花粉热、上呼吸道过敏或鼻窦炎引起的鼻塞	宝洁
维克蒸气吸入器（OTC）	1-脱氧麻黄碱	鼻血管收缩药	宝洁
内舒拿喷鼻剂	莫米松	季节性和常年性鼻过敏症状的治疗	先灵公司
那斯科特（鼻内用药）	乙酰丙胺	季节性和常年性变应性鼻炎的治疗	安内特

资料来源：Moren, F. Aerosol dosage forms and formulations. In: Moren, S., Dolovich, M. B., Newhouse, M. T., Newman, S. P., *Aerosols in Medicine*. 2 版. 阿姆斯特丹：爱思唯尔，1993: 329-326. Durham, S. R., *Clin. Exp. Altergy Rev.*, 2002, 2: 32-37. Wills, P., Greenstone, M. *Cochrane Database Syst. Rev.* CD002996, 2001。

表22.4 市售鼻部产品（系统活性）

产品	药物	适应症	制造商
斯塔多尔 NS® 鼻腔喷雾剂	酒石酸布托啡诺	疼痛的处理，包括偏头痛	布里斯托尔·迈尔斯·斯奎布
米卡林鼻喷雾剂	降钙素-盐	高钙血症和骨质疏松症的治疗	诺华
DDAVP 鼻喷雾剂	醋酸去氨加压素	尿崩症	阿文提斯制药公司
偏头痛鼻喷雾剂	甲磺酸二氢麦角胺	偏头痛的治疗	诺华
Medihaler-ISO 喷雾	异丙肾上腺素硫酸盐	支气管痉挛的治疗	3M 制药公司
保欣宁喷雾剂	硝酸甘油	预防冠心病引起的心绞痛	波尔博斯卡姆股份有限公司
西纳雷尔鼻腔液	醋酸那法瑞林	中央性早熟，子宫内膜异位症	罗氏实验室
烟碱吸入器	尼古丁	戒烟	法玛西亚公司
辛托菌素鼻喷雾剂	后叶催产素	促进乳汁排出	诺华
咪唑啉鼻喷雾剂	舒马曲坦	偏头痛	葛兰素史克公司
瑞沙吸入粉	扎那米韦	甲型流感和乙型流感合并急性疾病的治疗	葛兰素史克公司

表 22.5　开发中的药物

产品	适应症	制造商	开发阶段
鼻腔尼古丁喷雾剂	戒烟	法玛西亚公司	第三阶段试验
福莫特罗，奥克斯图布哈拉尔	气喘，哮喘	阿斯利康公司	第三阶段试验
佐米格（唑米曲坦）	偏头痛	阿斯利康公司	保密协议备案
Ciches Onide	支气管-呼吸	阿文提斯制药公司	第三阶段试验
鼻内用流感疫苗	疫苗	艾维龙	建议核准
吸入胰岛素	糖尿病治疗	礼来公司	第二阶段试验
GW	支气管-呼吸	葛兰素史克公司	第二阶段试验
INS 37217 鼻内	支气管-呼吸	灵感制药	第二阶段试验
必可酮	支气管-呼吸	梅德拉制药公司	临床
喘乐灵	支气管-呼吸	梅德拉制药公司	临床
VLA-4 拮抗剂	支气管-呼吸	默克公司	第二阶段试验
PT-141	生殖系统治疗	帕拉丁科技公司	第二阶段试验
PA-1806	支气管-呼吸	华大因源公司	临床
Exubera 吸入胰岛素	糖尿病治疗	辉瑞公司	第三阶段试验
NNS	戒烟援助	法玛西亚公司	第三阶段试验
伊洛前列	心血管药物	先灵葆雅公司	第三阶段试验
沙鲁坦醇	支气管-呼吸	谢菲尔德制药公司	第二阶段试验
普米克	支气管-呼吸	阿斯利康公司	新标签批准
沙美特罗干粉吸入剂	支气管-呼吸	葛兰素史克公司	新适应症批准
尼古丁透皮吸收贴片	戒烟援助	法玛西亚公司	新组建审批
氟尼缩松	严重哮喘和肺病	博士伦制药公司	经核准
色甘酸钠	持续性哮喘	诺维克斯制药公司	经核准

22.6.1　鼻—脑传递

在 20 世纪中期已经观察到物质从鼻腔到中枢神经系统的输送，病毒可以通过嗅觉途径从鼻腔移动到大脑。

许多研究也报道了重金属通过嗅觉途径从鼻腔到大脑的运输。

如铁氰化钾、辣根过氧化物酶、胶体金和白蛋白等示踪材料的研究，显示了这些物质从鼻腔到大脑的运输。

各种低分子量药物，如雌二醇、头孢氨苄、可卡因和某些肽，已被证明在鼻腔给药后到达脑脊液、嗅球和大脑的某些部分。

加强鼻腔给药策略的开发，能提高鼻腔给药途径的有效性吗？提高此类利用率的两大类策略是：①配方操作（通过与酶抑制剂或吸收促进剂共同施用或使用生物黏附系统）；②药物分子的结构修饰（即前药方法）（Ugwake 等，2001）。下文将分别进行讨论。

22.6.2 配方的优点

① 通过配方成分与鼻黏膜的相互作用，以安全、有效和可逆的方式增加鼻黏膜的通透性。

② 增加药物溶解度和防止酶降解。

③ 增加药物在鼻腔的停留时间。常用的配方方法包括：液体制剂、水溶液、合成表面活性剂、胆盐、磷脂、环糊精、胶束、脂质体、乳胶、聚合微球。

22.6.2.1 配方中使用的辅料及潜在损伤与评估

自 20 世纪 80 年代以来，各种各样的赋形剂和赋形剂技术已用于鼻给药产品。对这些技术的概述如下。

（1）表面活性剂

自 20 世纪 70 年代以来，表面活性剂对鼻黏膜药物吸收的影响得到了研究。

1981 年，Hirai 等人比较了非离子、阴离子、两性合成表面活性剂和天然阴离子表面活性剂在体内对胰岛素的鼻吸收。研究表明：

① 大多数表面活性剂相对于提取膜成分增强了胰岛素吸收。

② 增强效应与表面活性剂提取膜组分的效率有关。

③ 烷基糖苷是一种新型糖源表面活性剂。

④ 烷基链长度在 12～14 之间的麦芽苷衍生物在低表面活性剂浓度下增强胰岛素吸收。

⑤ 其机制包括紧密连接的松解和细胞转运的增加。

⑥ 表面活性剂单体产生的增强效应与表面活性剂分子穿透和渗透脂质双层的能力有关。

⑦ 羧甲基纤维素（CMC）单体聚集成胶束，可以溶解组分，特别是胆固醇和磷脂。

（2）胆盐

① 增强胰岛素吸收，但对生物膜的影响较弱。

② 吸收促进作用似乎是由于抑制了胰岛素酶的降解。

③ 胆盐似乎是肽和蛋白质最有前途和最有效的吸收促进剂，被广泛用作渗透促进剂。

（3）环糊精

① 环糊精是一种环状低聚糖，含有至少 6-D-葡萄糖苷，由 α-1,4 连接。

② 环糊精是通过预水解淀粉的酶促反应产生的。

③ 天然环糊精由希腊字母 α、β 和 γ 来命名。其中 β 形式是三者中最易溶的。

④ 环形结构类似于具有特征腔体积的截锥。

⑤ 腔的内表面具有轻微的疏水性，而外表面是亲水性的。

⑥ 环糊精与亲脂分子形成包合物。

⑦ 一般它对鼻黏膜的刺激性比胆盐和表面活性剂小。

⑧ 通过免受酶降解而增加溶解度，改善亲脂药物的鼻吸收。

⑨ 非常有效的亲水肽吸收增强剂，不是复合物。

⑩ Shao 和 Mitra（1992）评价了几种环糊精对胰岛素的促进吸收作用。二甲基-β-环糊精对胰岛素的促吸收效果最好。

⑪ 促进的程度与鼻黏膜扰动程度密切相关。

（4）混合胶束

① 胰岛素在糖氨胆酸钠（NaGC）和亚油酸存在下的鼻吸收高于单独使用 NaGC 或亚油酸。

② 胆汁盐和脂肪酸的混合胶束似乎对肽的吸收有协同作用。

③ 通过观察发现 NaGC 和亚油酸的混合胶束对［D-精氨酸］京都啡肽的鼻吸收有最大的促进作用，其效果大于单独使用甘氨胆酸盐的效果。

（5）配方和潜在黏膜损伤

① 增强吸收包括与黏膜的相互作用。

② 提出的增强机制如下：i. 膜成分的提取；ii. 膜的渗透和流态化；iii. 紧密连接的松解；iv. 鼻腔黏液纤毛清除系统紊乱；v. 同时运输环境毒素；vi. 不良反应必须持续时间短、轻微且可迅速逆转；vii. 从膜中提取脂质和蛋白质的动力学，是通过测量膜标记酶的活性来评估损伤程度的方法；viii. 乳酸脱氢酶（与细胞内损伤相关的细胞溶质酶）；ix. 5′-核苷酸酶（膜结合酶，膜扰动的指示剂）；x. 碱性磷酸酶（与膜损伤相关的膜结合酶）。

③ 吸收促进剂的理想特性包括：i. 药理惰性；ii. 无刺激性、无毒性和非过敏性；iii. 对鼻黏膜的影响应是暂时的和完全可逆的；iv. 浓度有效；v. 与其他佐剂相容；vi. 无难闻气味或味道；vii. 价格便宜且易于获得。

④ 影响黏膜损伤的因素包括：i. 药物监管；ii. 剂量；iii. 频率；iv. 种间差异；v. 对吸收促进剂的敏感性。

⑤ 大鼠鼻刺激研究的临床症状包括：

i. 研究时间少于 90 天；ii. 挣扎、打喷嚏、流涎、摇头和揉鼻子。

⑥ 在超过 90 天的研究中鼻刺激的组织学表现：

包括鼻中隔和鼻甲黏膜表面的炎症、炎症细胞的上皮和黏膜下浸润、化脓性渗出物和黏膜增生。

Zhang 和 Jiang（2001）提出了降低药物局部组织鼻毒性的具体方法，可就此进行了解。

（6）评估刺激性和损害的方法

① 红细胞：用于研究吸收促进剂的膜活性。

② 组织学：鼻黏膜的组织学研究。

③ 细胞内蛋白质释放：暴露于吸收促进剂引起的细胞损伤指数。

④ 耐受性：这些是主观（双重掩蔽）研究，其中个人说明由于在配方中使用增强剂而产生的任何影响。

⑤ 纤毛功能：纤毛搏动频率是通过视频采集系统从牺牲的组织样本中获取的；用于纤毛功能研究的组织包括鸡胚气管、冷冻保存的人蝶窦黏膜、大鼠鼻黏膜和最近的人鼻上皮细胞。

（7）报告的鼻腔刺激反应

① 急性和/或慢性给药时，局部刺激、灼伤和刺痛均见于月桂醇-9、胆盐和牛磺酸钠。

② 当二甲基环糊精用于鼻胰岛素输送时有轻微鼻痒。

③ 在使用甘胆酸和甲基纤维素进行胰岛素鼻腔给药的研究中，报告了鼻烧灼和鼻窦炎。

22.6.2.2 给药形式

临床药品和给药的方法，也就是给病人服用的药物的实际最终形式，有很多种。这些主要类别的要点总结如下。需要注意的是，如果使用给药装置，还必须经过食品药品监督管理局的审查和批准。

（1）液体鼻腔制剂

① 临床实践中使用最广泛的剂型。

② 主要基于水性配方。

③ 由于过敏和慢性病导致黏膜干燥，便于加湿。

④ 主要缺点是微生物稳定性受到限制。

⑤ 药物化学稳定性下降和在鼻腔停留时间短是其缺点。

⑥ 沉积位置和沉积模式取决于给药装置、给药方式和制剂的物理化学性质。

⑦ 制剂取决于是局部用药还是全身用药。

⑧ 关注患者依从性、成本效益和风险评估。

（2）滴注和 Rhinyle 导管

① 导管用于输送到指定区域。

② 将滴注导管与汉密尔顿螺纹柱塞注射器相连接，用于比较恒河猴体内滴注、雾化和喷雾的沉积情况。

③ 这些仅用于实验研究，不用于商业临床产品。

（3）滴剂

① 这是最古老的输送方式之一。

② 采用低成本设备。

③ 易于制造。

④ 缺点与微生物和化学稳定性有关。

⑤ 输送量无法控制。

⑥ 配方很容易被移液管（输送装置）污染。

（4）粉末剂型

① 干粉末在鼻腔给药中使用频率较低。

② 主要优点包括不需要防腐剂和药物稳定性高。

③ 与溶液相比，它延长了鼻腔区域的滞留时间。

④ 添加生物黏附辅料导致清除率进一步降低。

⑤ 如果药物的气味和味道不可接受，鼻粉可能会增加患者的依从性，尤其是对于儿童。

（5）喷粉器和单剂量粉末吸入器

① 许多喷粉器采用在胶囊中放置预先准备好的粉末。

② 使用明胶胶囊可以填充和涂抹不同量的粉末。

③ 在单剂量粉末吸入器中，推动活塞会导致室内空气预压缩。

④ 活塞刺穿薄膜，膨胀的空气将排入鼻孔。

（6）加压 MDIs

① 它们是在表面活性剂的存在下，将药物悬浮在液体喷射剂中制成的。

② 必须评估药物和喷射剂之间的物理化学相容性。

③ 药物的相分离、沉淀、晶体生长、多态性、分散性和吸附影响药物粒径、剂量分布和沉积模式。

④ 其优点包括：便携性、小尺寸、大剂量范围内的可用性、剂量一致性和准确性以及内容物保护。

⑤ 其缺点包括：推进剂刺激鼻腔和氟氯化碳消耗臭氧层。

（7）鼻凝胶

① 凝胶的鼻腔给药可通过预加压泵实现。

② 凝胶在鼻腔中的沉积取决于给药方式，因为其黏度大且扩散性差。

③ 含有维生素 B_{12} 的鼻腔凝胶可用于全身给药。

（8）专利鼻制剂

① West Pharma 开发了基于壳聚糖作为吸收促进剂的鼻腔技术（ChiSys）。

② 壳聚糖是一种具有生物黏附性的天然多糖。

③ 可延长制剂在鼻腔中的保留时间。

④ 可能通过促进细胞旁转运促进吸收。

22.7 吸入疗法的安全性评估方法

评价吸入毒性的方法应根据药理学和/或毒理学进行选择，实验设计应明确药物在肺部系统靶点的传递途径。例如，如果肺部对药物的免疫反应有问题，那么肺部的淋巴组织应该是评估的主要目标。以下是一些适用于吸入药物气体、蒸气或气溶胶安全性评估的生理、生化和药理学试验。

吸入药物气体（一氧化二氮）、蒸气（水杨酸盐）或气溶胶（几乎任何使用表面活性剂的）都可能引起荨麻疹的刺激。为了评估吸入剂引起荨麻疹刺激的可能性，小鼠体容积描记术（Alarie, 1966,1981a, b）已被证明是非常有用的。这项技术的原理是呼吸刺激物刺激位于呼吸道表面从鼻子到肺泡区域的感觉神经末梢，神经末梢反过来刺激各种反射反应（Alarie, 1973; Widdicombe, 1974），导致吸气和呼气模式的特征性变化，最显著的是呼吸频率的降低。刺激的强度和刺激物的浓度与呼吸频率抑制的程度呈正相关。浓度响应可以用 RD_{50} 定量表示，RD_{50} 定义为空气中导致呼吸频率降低 50%的药物浓度（对数）。暴露于药物环境中的完整小鼠上呼吸道刺激阳性的标准是，呼吸频率的降低和呼气模式的定性改变。大量实验结果表明，小鼠的反应与人体的反应几乎完全相关（Alarie, 1980; Alarie 和 Luo, 1984）。因此，这项技术可用于预测空气中药物化合物对人体的刺激性。从药物配制的角度来看，具有上呼吸道刺激性的吸入性药物需要另一种给药途径。从工业卫生的角度来看，识别刺激性是非常重要的。如果一种药物气体、蒸气或气溶胶有刺激性，它就具有警告属性。如果有足够的警告属性，工人将避免吸入产生毒效应剂量的空气毒物；如果没有警告属性，工人可能会在不知不觉中吸入产生毒效应剂量的毒物。然而，警告属性对于提醒个人潜在的健康风险不是很可靠，因为一个人可以变得耐受或适应气味或刺激特征。

呼吸道刺激可通过至少两种方式改变治疗剂的吸收。如果刺激导致细胞死亡和/或减少，这种损伤将提高吸收程度。然而，如果刺激导致黏液分泌增加，这可能会增加吸收障碍，从而降低全身药物利用率。

吸入心血管药物，如普萘洛尔气溶胶（β肾上腺素能受体激动剂），可能会影响受试者的呼吸循环。为了评估吸入剂的心肺效应，使用小鼠或豚鼠模型的容积描记技术是有用的。完整小鼠或豚鼠的阳性反应标准是，吸气和呼气持续时间以及呼吸间隔的变化（Schaper, 1989）。

吸入安氟醚（Schwettmann和Castlein, 1976）等药物蒸气，以及螺旋霉素（Davies和Pepys, 1975）和四环素（Menon和Das, 1977）等抗生素，可引起肺部致敏。为了检测吸入药物和化学气溶胶引起的肺部致敏，使用豚鼠模型的体容积描记技术已被证明是有用的（Patterson和Kelly, 1974; Karol, 1988, 1989; Thorne和Karol, 1989）。完整豚鼠肺致敏阳性的标准是，呼吸频率及其深度的变化，以及诱导后和给药后气道收缩反应的开始时间（Karol等，1989）。

呼吸道的黏液纤毛运输系统可受到呼吸刺激物、局部镇痛剂、麻醉剂和副交感神经刺激物的损害（Pavia, 1984）。这些药物中的任何一种都会延缓纤毛的跳动频率和黏膜浆液的分泌。因此，吸入的微粒、细菌或内源性碎屑向口腔咽部推进以进行咳痰或吞咽的能力将受到阻碍。相反，吸入肾上腺素能激动剂可增加黏液纤毛转运系统的活性，并有助于从肺系统清除有害物质。实验室评估药物对动物模型黏液纤毛运输的不良影响，可以通过测量手术制备的动物气管内黏液线性流动速度来实现（Rylander, 1966）。临床上，正常人体受试者气管上皮上标记物的转移，也可以通过纤维支气管镜技术观察到（Pavia等，1980; Mussatto等，1988）。阳性反应的标准是，黏液上标记物在给定距离内转运时间的变化或黏液分泌率的变化（Davis, 1976; Johnson等，1983, 1987; Webber和Widdicombe, 1987）。更全面的关于黏液纤毛清除的讨论可以在几篇综述中找到（Last, 1982; Pavia, 1984）。

对支气管肺泡灌洗液（BALF）的细胞学研究，可以评估吸入药物对呼吸道上皮细胞的影响。这种液体可以从完整的动物或切除的肺中获得（Henderson, 1984, 1988, 1989）。液体成分（如中性粒细胞、抗体形成淋巴细胞和抗原特异性IgG）的定量分析提供了肺部对吸入制剂的细胞和生化反应的信息（Henderson, 1984; Henderson等，1985, 1987）。例如，吸入氟烷后BALF参数未受干扰（Henderson和Lowrey, 1983）。阳性反应的标准是蛋白质含量增加、炎症中性粒细胞和巨噬细胞数量增加、免疫反应淋巴细胞数量增加和淋巴细胞形态改变、可溶解细胞的胞质酶（乳酸脱氢酶）增加（Henderson, 1989），以及存在特异性免疫反应的抗原特异性抗体（Bice, 1985）。

肺系统细胞结构的形态学检查是大多数吸入毒性研究的基础。吸入空气中产生毒效应剂量的药物蒸气或气溶胶，主要导致气道上皮细胞的局部组织病理学改变，其中有两种类型：非纤毛细胞和纤毛细胞。非纤毛细胞是Clara细胞，含有分泌颗粒和光滑的内质网（SER），分泌颗粒缺乏SER；纤毛细胞，其自由表面有短粗的微绒毛和大量的细胞质纤维。如果药物在肺部的浓度梯度高到足以到达肺泡，Ⅰ型肺泡细胞也会受到影响（Evans, 1982）。通过血液影响肺部的药物，如博莱霉素（Aso, 1976），引起血管系统内皮细胞的改变，导致肺泡弥漫性损伤。细胞损伤的标准是纤毛丢失、肿胀、坏死和细胞碎片脱落进入气道腔。从损伤中恢复的组织的特点是分裂的祖细胞数量增加，随后中间细胞增加，最终分化为正常的表面上皮。

肺部药物配制研究是研究和开发新型吸入药物的基础。吸入的药物通常在肺部被吸收和代谢到一定程度，因为肺部和肝脏一样，都含有活性酶系统。药物可被代谢为非活性化合物而被排泄，或被代谢为引起肺损伤的高反应性毒性代谢物。在大多数肺沉积研究中，气体或蒸气通过全身暴露（Paustenbach, 1983）或仅头部暴露（Hafner, 1975）传递。对于气溶胶，通过口呼吸给药的 90%以上的剂量会沉积在口咽部并被吞咽。因此，沉积模式反映了吸收以及贡献不大的肺代谢。对于单靠肺部系统确定吸入药物的处理方式，剂量测定的气管内雾化技术（Leong, 1988）是有用的。在这项技术中，可以使用微型气液雾化喷嘴在气管内雾化微量的放射性标记药物溶液。或者，可以使用微量注射器将少量液体分散在气管内。在这两种技术中，精确剂量的标记药物溶液完全进入呼吸道和肺部。因此，随后对排泄物的放射分析仅反映了药物在肺部的分布情况，而不像经口吸入药物那样出现口咽部沉积气溶胶的并发症。例如，在一项关于平喘药洛度沙胺氨丁三醇的研究中，比格犬通过气管内雾化吸入接受一定剂量的放射性标记药物后，产生的尿液代谢物显示，完整药物的比例很高。然而，口服给药后产生的代谢物主要是非活性结合物。这种差异是由于药物通过肺部系统给药时，避免了肝脏的首过代谢。因此，结果表明药物必须通过吸入给药才能有效。这一关键信息对于选择最有效的给药途径和这种抗哮喘药物的配方极为重要（Leong 等，1988）。

还应评估吸入药物的心脏毒性。例如，吸入氟碳化合物蒸气可引起心脏不良反应，氟碳化合物广泛用作药物气溶胶的喷射剂。吸入麻醉剂的蒸气也被证明会导致心率降低、心律和血压改变（Merin, 1981; Leong 和 Rop, 1989）。更重要的是，吸入氟碳喷射剂中 β 受体激动剂的平喘气溶胶，可引起明显的心动过速、心电图（ECG）改变和心律失常致敏（Aviado 1981; Balazs, 1981）。长期吸入药物气溶胶也可导致心肌病（Balazs, 1981）。为了检测心脏毒性，吸入药物期间或长期治疗期间应频繁监测动物动脉压、心率和心电图，这种标准方法应用于吸入药物的安全性评估。

由于吸入途径只是一种给药方法，其他非肺效应，如行为效应（Ts'o 等，1975）和肾脏和肝脏毒性，也应进行评估。此外，还应注意不是通过吸入途径给药，而是在肺部积聚导致肺损伤的药物（Wilson, 1982），如博来霉素。

22.7.1　毒性评价参数

Paracelsus 在 400 多年前就说过"所有物质都是毒物，唯有剂量使之区分为毒物还是药物"。因此，在吸入药物的安全性评估中，必须确定吸入剂量或吸入暴露量与生理、生化、细胞学或形态学反应的关系。毒性信息对于制定指南以防止治疗期间急性或慢性过量用药，或在制造和工业处理期间无意接触散装药物及其配方产品的健康危害，至关重要。

22.7.1.1　吸入剂量

大多数药物设计用于口服或非肠道给药，其剂量以毫克（mg）的药物重量除以千克（kg）的体重计算：

$$剂量(mg/kg) = \frac{药物重量(mg)}{体重(kg)}$$

对于吸入性药物，吸入剂量已在许多数学模型中有表示（Dahl, 1990）。然而，实际方法是基于暴露浓度和持续时间，而不是基于理论概念。因此，吸入剂量以暴露浓度表示，单位为 mg/L 或 mg/m^3，或者，更不常见的是，以空气百万分之一（10^{-6}，ppm）表示，暴露持续时间（t）以 min 为单位，通气参数包括呼吸频率（每分钟呼吸次数）和潮气量（TV）（每呼吸升数）以及无量纲滞留因子 α，它与药物的反应性和溶解度有关。这些参数的乘积除以体重（单位：kg），得出剂量：

$$剂量 = \frac{c \times t \times R \times TV \times \alpha}{体重}(\text{mg/kg})$$

在对吸入动物呼吸道的气体、蒸气或气溶胶的影响进行严格评估时，推荐使用剂量学方法（Oberst, 1961）。然而，由于同时测量各种参数的复杂性，只有少数关于气态药物或化学品的研究采用了剂量学方法（Weston 和 Karel, 1946; Leong 和 MacFarland, 1965; Landy 等，1983; Stott 和 McKenna, 1984; Dallas 等，1986、1989）。对于液体或粉状气溶胶的研究，采用改良技术，如气管内滴注（Brain 等，1976）或气管内雾化（Leong 等，1988）将准确剂量的试验材料送入下呼吸道，同时绕过上呼吸道，忽略通气参数。这些方法将一定量药剂送到肺部，而不是模拟实际吸入时的暴露/分布模式。

在常规吸入研究中，一般认为，当动物年龄、性别和体重相似时，呼吸参数相对恒定。这使得只有 c 和 t 是剂量考虑的主要变量。

$$剂量（\text{mg} \cdot \text{min/L}）= c \times t（\text{mg} \cdot \text{min/L}）$$

$c \times t$ 不是真正的剂量，因为它的单位是 mg·min/L 而不是 mg/kg。然而，$c \times t$ 可以作为一个近似的剂量来操作（MacFarland, 1976）。

表 22.6　常见实验物种和人体的呼吸参数

物种	体重/kg	肺容量/mL	分钟通气量/（mL/min）	肺泡表面积/m^2	肺容量/%（表面积）	分钟通气量/%（肺容量）	分钟通气量/%（表面积）
小鼠	0.023	0.74	24	0.068	10.9	32.4	353
大鼠	0.14	6.3	84	0.39	16.2	13.3	215
猴	3.7	184	694	13	14.2	3.77	53
狗	22.8	1501	2923	90	16.7	1.95	33
人	75	7000	6000	82	85.4	0.86	73

资料来源：Altman, P.L. and Dittmer, D.S., *Biological Data Book*, Vol. Ⅲ, Federation of American Societies for Experimental Biology, Bethesda, MD, 1974.

动物的呼吸参数将决定吸入的空气量，从而决定进入呼吸系统的测试气体的量。为了说明这一点，表 22.6 给出了一些实验物种和人体的常用参数，其中包含肺泡表面积，因为它是大多数吸入气体的目标组织。通过比较这些参数可以看出，以小鼠和人为例（McNeill, 1964），小鼠在 1min 内吸入的气体量大约是其肺容量的 30 倍，而人在休息时吸入的气体量大约和其肺容量相当。人体通过增加工作量，可以达到与小鼠相同的比例，但是却无法长期维持。这意味着在相同的吸入大气浓度下，小鼠单位肺容量的剂量比人体高 30 倍（Touvay 和 le Mosquet, 2000）。人体肺泡表面积的分钟通气量是小鼠的 5 倍，因此小鼠单位面积上的剂量是人体的 5 倍（Akoun, 1989）。实验动物的肺容量与肺泡表面积比人体还要小得多，这意味着在实验动物中，吸入气体与肺泡表面的接触程度更大。

虽然可以参考不同物种的标准呼吸参数来计算随时间变化的吸入剂量和沉积剂量，但通常情况下，吸入物质会影响实验动物的呼吸方式。最常见的例子是刺激性气体，可降低呼吸频率高达 80%。这种现象是由于吸入物质刺激鼻腔内的三叉神经末梢，呼吸循环期间出现间歇性停顿。停顿的持续时间以及呼吸频率的降低与浓度有关，因此可以绘制出浓度-反应关系。Alarie（1981a）对此进行了广泛的研究，并形成了用于定量比较不同材料刺激性的测试筛选原则，该方法可用于评估人体呼吸道刺激的暴露极限。

早期反射反应引起的刺激是造成暴露期间呼吸参数改变的原因之一，此外还有许多其他因素。包括其他类型的反射反应，如支气管收缩、多种溶剂的麻醉作用、随暴露进程出现的中毒迹象，或者是实验动物由于吸入气体的不愉悦感而自主降低呼吸频率。这些影响呼吸方式和吸入剂量的程度只能通过实际测量来评估。

通过同时监测潮气量和呼吸频率（或分钟通气量）以及血液中的吸入蒸气浓度和暴露环境中的蒸气浓度，对 $c \times t$ 关系的药代动力学进步研究，结果表明，有效剂量几乎与具有饱和代谢的蒸气（如 1,1,1-三氯乙烷）暴露浓度成正比（Dallas 等，1989），但在较高的暴露浓度下与稳态血浆浓度不成正比。

认识到可能存在的偏差，这种使用 c 和 t 进行剂量确定的简化方法，为几乎所有吸入毒理学研究中的剂量反应评估提供了基础。

22.7.1.2 剂量-反应关系

毒理学中的剂量-反应是多方面的，这一点经常被忽视。首先应认识到以下 3 个方面，并且必须考虑到这 3 个方面，才能理解生物系统反应。

① 随着剂量的增加暴露人群中发病率增加（人群发病率）；
② 随着剂量的增加受影响个体的反应严重性增加（严重性）；
③ 随着剂量的增加出现反应的时间或反应进行阶段的时间减少（滞后时间）。

吸入毒理学中最古老的剂量-反应原理是基于哈伯法则，该法则指出，在 c 与 t 互补变化的情况下，对吸入毒物的反应是相同的（Haber, 1924）。例如，如果 $c \times t$ 引起相同响应的某一特定程度，那么 $c \times t = k$，k 就是这个响应程度的常数。它最早在战争气体中被开发使用，并且非常适用于化学战剂的短时间暴露。

急性暴露于气态化合物（Rinehart 和 Hatch, 1964）和慢性暴露于惰性颗粒物（Henderson, 1991）的条件下，c 或 t 在狭窄范围内变化，哈伯法则也适用。超出这些限制的 c 或 t 的偏移将导致 $c \times t = k$ 的假设不成立（Adams 等，1950, 1952; Sidorenko 和 Pinigin, 1976; Andersen 等，1979; Uemitsu 等，1985）。例如，某动物可以以恒定速率暴露于 1000ppm 的乙醚中 420min 或 1400×10^{-6} 的乙醚中 300min，而不会引起任何麻醉反应。但是，暴露于 420000×10^{-6} 的乙醚下 1min 肯定会引起动物麻醉甚至死亡。此外，四氯化碳在大鼠体内具有饱和代谢，受四氯化碳吸入影响的肝酶的毒性动力学研究表明（Uemitsu 等，1985），$c \times t = k$ 不能正确反映该化合物的毒性值。因此，在将哈伯法则用于吸入毒性数据的内插法或外推法时，必须注意该方法的局限性，在大多数吸入情况下不建议使用。

22.7.1.3 暴露浓度与反应

在某些医疗情况下（例如，患者对吸入麻醉剂的不同暴露持续时间，或手术室中医生和护士连续暴露在麻醉剂的亚麻醉浓度之下），必须要知道接触某一药物的安全持续时间。持续时间的安全性可以通过确定药物的半数有效时间（Et_{50}）或半数致死时间（Lt_{50}）来评估。这些统计量表示影响或杀死 50%暴露于特定浓度的空气传播药物或化学品下的动物所需要的暴露持续时间。

图 22.2 是累积概率对暴露浓度对数的概率图。暴露在 1000mg/m³ 浓度下 10h 或 10mg/m³ 浓度下 1000h，$c \times t$（近似剂量）约为 10000h·mg/m³。与浓度-反应图相似，斜率表示三种药物作用机理和安全暴露范围的差异。两种药物 Et_{50} 或 Lt_{50} 的比值表示它们的相对毒性，而同一药物 Et_{50} 与 Lt_{50} 的比值为治疗率。

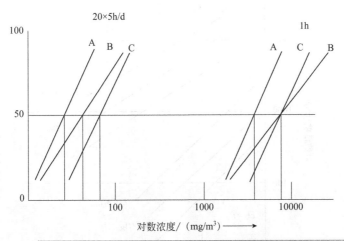

图 22.2 以累积概率对暴露浓度的对数绘制的剂量-反应关系图
A、B、C 是不同机制作用或动力学作用的制剂

22.7.1.4 浓度和暴露时间的乘积（$c \times t$）vs 反应

工人在生产或包装过程中会暴露在不同浓度的气态、气溶胶或粉末状药物环境下，为了评估这种情况下的吸入毒性，应更全面地测定 $E(c \times t)_{50}$ 或 $L(c \times t)_{50}$ 值。$E(c \times t)_{50}$ 或 $L(c \times t)_{50}$ 值是统计得出的值，代表暴露的程度，表示为 c 和 t 乘积的函数，即预计影响或杀死 50%的动物所需的剂量（图 22.3）。另一条曲线表示每组杀死 50%及以上实验动物所需的暴露剂量（Irish 和 Adams, 1940）。

图 22.4 使用杀死 50%实验动物的 c 和 t 的各种组合解释了药物的吸入暴露情况。例如，当一组动物持续暴露于浓度为 1000mg/m³ 的药物 A 约 2h，或持续暴露于浓度为 100mg/m³ 的药物 A 约 20h 时，死亡率为 50%。此外，该图还说明了药物 A 的吸入毒性比药物 B 高一个数量级。例如，暴露在 100mg/m³ 浓度的药物 A 下 100h 会杀死 100%的动物，而暴露在 1000mg/m³ 浓度的药物 B 下 100h 不会杀死任何动物。

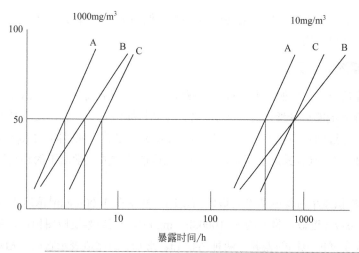

图22.3 以累积概率对暴露时间的对数绘制的剂量-反应关系图

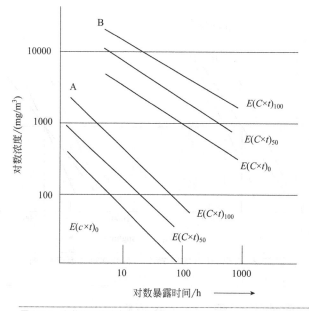

图22.4 以药物暴露浓度的对数和暴露时间的对数绘制的剂量-反应关系图

22.7.1.5 暴露浓度的单位

对于治疗性气体和蒸气，暴露浓度通常以百万分之一（10^{-6}，ppm）表示。空气样品中气体或蒸气的 ppm 的计算遵循阿伏伽德罗定律，即"在相同的温度和压力下，等体积的气体分子数量相等"。换句话说，在标准温度和压力下，即 1atm（相当于 760mmHg, 101.325kPa 的压力）和 273K 的温度下，1mol 任何气体具有相同的体积（22.4L）。但是，查尔斯定律指出，在恒压下，气体的体积与绝对温度成正比，因此在环境条件下，必须根据查尔斯定律对 22.4L 的体积进行校正。因此，在 25℃ 的室温条件下，1mol 气体占据 24.5L 的体积。

$$22.4L \times \frac{298K}{273K} = 24.5L$$

Inhalation Toxicology (3rd ed)
吸入毒理学（原著第三版）

玻意耳定律指出，在温度不变的条件下，气体体积与压强成反比，因此可以通过玻意耳定律对偏离一个大气压的气体体积进行进一步校正。

$$24.5L \times \frac{758mmHg}{760mmHg} = 24.4L$$

实际上，大多数动物实验环境中的气压通常仅有几毫米汞柱变化，因此几乎不需要校正。

使用上述方法，可以计算出给定重量液体产生的蒸气体积。例如，1mol 的水重 18g，而 1mol 的乙醇重 46g。当 1mol 的液体完全蒸发时，水和乙醇在室温（25℃）和标准大气压（760mmHg）下都将占据 24.5L 的体积。在吸入实验中，如果知道测试液体的体积和动物暴露室内的气流速率，则可以计算出暴露室内的蒸气浓度，以 ppm 或 mg/L 为单位。美国矿务局发布的转换表可以对分子量 300 以下的化合物在 ppm 和 mg/L 之间进行快速转换（Fieldner 等，1921；Patty, 1958）。

对于非挥发性液态和粉状药物的气溶胶，气雾或粉尘的浓度必须以 mg/L 或 mg/m³ 表示。随着生物技术的进步，许多药理学测试技术采用特定的受体结合，考虑分子数与受体数之比，在这种情况下，暴露浓度以 μmol/m³ 表示更合适。

22.7.2 呼吸安全药理学

药品与工业环境化学品的不同之处在于，它对呼吸系统造成不良反应的关注范围更广，不仅关注可逆功能退化（可医治功能退化），还关注除直接呼吸外的其他途径的药物扩散对呼吸系统功能的影响，这是安全药理学一个相对较新的领域。

早在 1964 年，人们就发现 β-肾上腺素阻断剂可导致哮喘患者支气管收缩（并可能导致死亡）（McNeill, 1964）。从那时起，许多类似的不良反应被发现。表 22.7～表 22.9 总结了多种药物学/治疗类的药物对呼吸系统造成的已知不良反应，由此产生的全球监管规范（表 22.10 和表 22.11）要求在对人类用药之前进行规定的呼吸评估。此类评估的目的是评估药物对呼吸功能造成药理或毒理副作用的可能性。肺通气模式的改变或者机械性能的变化都可能造成呼吸功能的变化。

呼吸系统负责产生和调节使肺膨胀和收缩所需的经肺压。肺和血液之间的正常气体交换需要适宜肺泡通气的呼吸方式。肺泡通气变化造成肺通气功能障碍，通常为肺换气不足或换气过度综合征。换气过度会导致动脉 CO_2 的分压升高，超过正常范围可能导致酸中毒、肺动脉高压、充血性心力衰竭、头痛和睡眠障碍。换气不足会导致动脉 CO_2 的分压低于正常值，并可能导致碱中毒、晕厥、癫痫发作、心排血量减少和肌肉无力。

正常通气要求呼吸器官提供足够的总肺通气量（分钟通气量），以及适当的呼吸深度和频率（潮气量）。肺泡通气所需的呼吸深度和频率主要取决于肺部的解剖死腔。通常，分钟通气量相同的情况下，快速的浅呼吸模式（呼吸急促）比慢速的深呼吸模式效率低。因此，分钟通气量、潮气量或呼吸频率的任何变化都会影响通气效率（Milic-Emili, 1982）。个体呼吸时吸气和呼气阶段的气流速率和持续时间是不同的，且相互独立（Boggs, 1992）。因此，对每个阶段的气流速率和持续时间的变化进行表征，可以确定潮气量或呼吸速率变化的机制（Milic-Emili, 1982; Indans, 2002）。例如，在吸气期间（主动阶段）气流下降通常表示呼吸动力下降，而在呼气期间（被动阶段）气流下降通常说明呼吸阻塞。

表 22.7 已知造成肺部疾病的药物

化学治疗类	免疫抑制类
细胞毒性：	环孢菌素
咪唑硫嘌呤	白细胞介素-2[①]
博来霉素[①]	**止痛剂类**
白消安	海洛因[①]
氯丁酸	美沙酮[①]
环磷酰胺	纳洛酮[①]
依托泊苷	乙氯维诺[①]
美法仑	丙氧芬[①]
丝裂霉素[①]	水杨酸盐[①]
亚硝基脲	**心血管类**
丙卡巴肼	胺碘酮[①]
长春花碱	血管紧张素转换酶抑制剂
异环磷酰胺	抗凝血剂
非细胞毒性：	β-阻断剂[①]
甲氨蝶呤[①]	双嘧达莫
阿糖胞苷[①]	纤溶剂[①]
博来霉素[①]	鱼精蛋白[①]
丙卡巴肼[①]	托卡尼德
抗生素类	**吸入类**
两性霉素 B[①]	吸入油
呋喃妥因	氧气[①]
急性的[①]	**静脉注射类**
慢性的	血液
柳氮磺吡啶	乙醇胺油酸酯（鱼肝油酸钠）[①]
磺酰胺	乙碘油（淋巴管造影）
戊烷脒	滑石粉
抗炎类	脂肪乳液
乙酰水杨酸[①]	**其他**
黄金	溴隐亭
甲氨蝶呤	丹曲林
非甾体抗炎药	氢氯噻嗪[①]
青霉胺[①]	甲基麦角胺

口服避孕药	放射物
宫缩抑制剂[①]	药物诱导的系统性红斑狼疮[①]
三环素[①]	补体介导的白细胞停滞[①]
L-色氨酸	

① 通常会导致急性或亚急性呼吸功能不全。

资料来源：Touvay, C. and le Mosquet, B., *Therapie*, 2000, 55: 71; Akoun, G.M., *Natural history of drug induced pneumonitis*.// Akoun, G. M, White, J. P. *Drug Induced Disorders*, Volume 3: Treatment Induced Respiratory Disorders. New York: Elsevier Scientic Publishers B.V., 1989: 3-9; Dorato, M.A., *Drugs Pharm. Sci.*, 1994, 62: 345; Lalej-Bennis, D., *Diabetes Metab.*, 2001, 27(3): 372; Mauderly, J.L., McClellan R O, Henderson R F. *Effects of inhaled toxicants on pulmonary function*, in *Concepts in Inhalation Toxicology*. New York: Hemisphere Publishing Corp, 1989: 347-401; Rosnow, E.C., *Chest*, 1992, 102: 239.

表22.8 对呼吸功能产生不良反应的药物

引起或加重支气管痉挛的药物	肾上腺素[②]
长春碱	乙草胺醇[②]
呋喃妥因（急性）	纤溶剂
乙酰水杨酸	鱼精蛋白
非甾体类抗炎药	血液制品[②]
白细胞介素-2	脂肪乳液
β-阻断剂	氢氯噻嗪
双嘧达莫	补体介导的白细胞停滞
鱼精蛋白	葡聚糖（右旋糖酐-70）[②]
戊烷脒、倍氯米松和推进剂喷雾	肿瘤坏死因子[②]
氢化可的松	鞘内注射甲氨蝶呤
可卡因	三环类抗抑郁药[②]
普罗帕酮	胺碘酮+氧气
与急性发作性肺功能不全相关的药物[①]	纳洛酮
博来霉素加氧气	**与胸腔积液有关的药物**
丝裂霉素	化学治疗剂
博来霉素[①]	呋喃妥因（急性）
丙卡巴肼[①]	溴隐亭
甲氨蝶呤[①]	丹曲林
两性霉素 B	甲基麦角胺
呋喃妥因（急性）[②]	L-色氨酸
乙酰水杨酸[②]	药物诱导的系统性红斑狼疮
白细胞介素-2[②]	宫缩抑制剂
海洛因和其他麻醉剂[②]	胺碘酮

食管静脉曲张硬化剂	呋喃妥因（慢性）
白细胞介素-2	胺碘酮
引起亚急性呼吸衰竭的药物	L-色氨酸
化学治疗剂	药物诱导的系统性红斑狼疮

① 与过敏和嗜酸性粒细胞增多有关。

② 通常在 48～72h 内可逆，意味着是非心脏性肺水肿，而不是炎性间质肺炎。

发病不少于 48h。

资料来源：McNeill, R.S. *Lancet*, 1964, 21: 1101; Borison, H.L. *Pharmacol. Ther. B*, 1997, 3: 211; Tatters-eld, A.E. *J. Cardiovasc. Pharmacol.*, 1986, 8（Suppl. 4）: 535; Illum L, Davis, S. S. *Clin. Pharmacokinet.*, 1992, 23: 30; Shao Z., et al. 1992; Shao, Z. and Mitra, A.K. *Pharm. Res.*, 1992, 9: 1184; Fariba, et al. 2002.

表 22.9　已知影响呼吸调节的药物

镇静剂	氯丙嗪
吸入麻醉剂	羟嗪
巴比妥类药物	龙庞（甲苯噻嗪）
苯二氮䓬类药物	烯丙吗啡
安定	**兴奋剂**
羟基安定	生物碱
氯氮䓬	尼古丁
血清素类似物	洛贝林
甲氧基-二甲基色胺	哌啶
多巴胺类似物	黄嘌呤类似物
阿扑吗啡	茶碱
腺苷类似物	咖啡因
2-氯腺苷	可可碱
R-苯基异丙基腺苷（*R*-PIA）	止痛药
N-乙基羧酰胺（NECA）	多沙普仑
β-肾上腺素拮抗剂	水杨酸盐
马来酸替莫洛尔	孕酮类似物
GABA 类似物	阿米三嗪
麝香酚	甘氨酸类似物
巴氯芬	士的宁
麻醉剂	GABA 拮抗剂
吗啡	微毒素
可待因	双瓜林
美沙酮	血清素合成抑制剂
哌替啶	对氯苯丙氨酸
苯唑星	利血平
镇静剂/止痛药	

根据 ICH（S7A）和 FDA 指南，所有新药（少数例外，参见 Gad, 2009）必须对三个核心器官系统（中枢神经系统、心血管系统和呼吸系统）进行药理安全性评估。表 22.11 列出了强制呼吸系统评估法规的要求。

表 22.10　规定的呼吸系统安全药理学评估

呼吸功能	未麻醉动物的呼吸速率和相对潮气量
肺功能	麻醉动物的呼吸速率、潮气量、肺阻力和肺顺应性

表 22.11　法规文件推荐在安全药理学研究中进行的呼吸功能测试

美国	FDA 指南中非临床药理/毒理学部分申请的格式和内容（章节 II D，1987 年 2 月 12 日）
日本	卫生福利部指导方针《生产（进口）药物准许》申请中要求的安全药理学研究（1991 年 1 月 4 日，YAKUSHIN-YAKU 通知版本）
澳大利亚	临床试验豁免方案中《研究药物和药品申请》准备和提交指南（STET 12，15）
加拿大	RA5 附件 2，准备和提交药物申报指南（第 21 页）
英国	1968 年药品法，产品许可证申请指南（MAL 2，p.A3F-1）

肺通气功能障碍可分为中枢性的和外周性的。中枢性障碍涉及呼吸器官的神经系统组成部分，该部分位于中枢神经系统，包括髓质中枢模式发生器（CPG），以及调节 CPG 输出的位于髓质、脑桥、下丘脑和大脑皮层的集成中心（Boggs, 1992）。影响 CPG 周围神经系统的主要神经输入是动脉化学感受器（Boggs, 1992）。许多药物通过与中枢神经系统（Eldridge 和 Millhorn, 1981; Mueller, 1982; Keats, 1985）或动脉化学感受器（Heymans, 1955; Heymans 和 Niel, 1958）的选择性相互作用刺激或抑制通气。

呼吸器官的缺陷可分为换气不足或换气过度综合征，一般通过检查意识清醒的动物模型中的通气参数来评估。通气参数包括呼吸频率、潮气量、分钟通气量、最大（或平均）吸气流量，最大（或平均）呼气流量和吸气时间。肺部机械性能缺陷分为阻塞性障碍和限制性障碍，可以在动物模型中分别通过改变流量和压力进行评估。用于检测阻塞性障碍的参数包括最大呼气流量、最大肺活量在 25% 和 75% 时的强制呼气流量以及特定时间的强制呼气量，而用于检测限制性障碍的参数包括肺活量、深吸气量、功能余气量和肺顺应性。评估阻塞性障碍和限制性障碍的另一种方法，是在潮气呼吸下分别连续测量动态肺阻力和肺顺应性，通常在给药后（数分钟内）立即测量。安全药理学研究中使用的物种与毒理学研究中通常使用的物种相同，一般是大鼠和狗，因为这些物种的药代动力学和毒理学/病理学数据是已知的。这些数据可以为选择测试间隔、剂量和解释功能变化提供参考。在豚鼠、大鼠和狗中，测试呼吸功能参数的技术和过程已经非常成熟（Amdur 和 Mead, 1958; King, 1966; Mauderly, 1974; Diamond 和 O'Donnell, 1977; Murphy, 1994）。

呼吸系统安全药理学中的关键问题包括：该物质是否影响呼吸控制机制（中枢或外周），导致换气不足（呼吸抑制）或换气过度（呼吸刺激）；该物质是否作用于呼吸系统的某个部分，引起支气管痉挛、阻塞或纤维化等；该物质会引起急性反应还是慢性反应；观察到的反应是否依赖于剂量。

22.7.2.1 体积描记法

测量实验动物呼吸功能的经典方法是体积描记法。它有两个基本的操作原则（Palecek, 1969; O'Neil 和 Raub, 1984; Brown 和 Miller, 1987; Boggs, 1992）。

① 将已麻醉或未麻醉，受限制或未限制的动物（小鼠、大鼠或狗）置于装有呼吸流量计的动物室中（单只或双只）。

② 吸气和呼气时能通过室内压力的变化得到动物的呼吸流量。

体积描记法主要有三种类型：恒定体积、恒定压力和压力体积组合型。恒定体积的体积描记器是一个密封的盒子，通过测量盒子内部压力的变化来检测体积的变化。在体积描记器内，试验动物从体积描记器外吸入室内空气，导致肺体积增加（胸腔扩张），从而导致体积描记器压力升高。同时，气体呼出到体积描记器外，导致体积描记器压力降低。通过测量体积描记器压力的变化和适当的校准因子，可以知道肺体积的变化幅度。通过注入或排出箱内压力对体积描记器进行校准。为避免出现人为的绝热现象，空气注入或排出的速率应与胸腔扩张的速率保持相同，以相同的 dp/dt 表示（压力随时间变化）。

恒定压力的体积描记器是一个内壁带有呼吸流量计端口的盒子。该体积描记器通过流量的积分 $\int \Delta Flow$ 来检测体积变化，流量由呼吸流量计端口监控。气流在吸气期间向外流动（空气从体积描记器内部流向外部环境），在呼气期间向内流动。或者，用肺活量计代替呼吸流量计安装在体积描记器上，检测体积变化。为了检测体积描记器的压力和流速，通常使用灵敏的压力传感器。重要的是，传感器在体积变化范围内必须随体积呈线性变化。体积描记器应尽量无漏气现象，在呼吸操作过程中温度尽量不改变。体积描记器还应该具有线性特性，没有滞后现象。动态精度需要足够的频率响应。针对大鼠、小鼠和豚鼠开发了一种快速集成式流量体积描记器，其对高达 240Hz 的正弦输入频率具有快速响应（Sinnet, 1981）。类似的体积描记器也可以用于大型哺乳动物。

压力体积式体积描记器兼具上述两种体积描记器的特征。对于恒定压力的体积描记器，体积的变化首先与气体压缩或膨胀有关。通过将体积描记器的压力信号转化为体积信号，可以校正这一部分的体积变化。因此，组合型压力体积式体积描记器具有出色的频率响应特性和广泛的灵敏度（Leigh 和 Mead, 1974）。

如果要同时检测体积、流量和压力变化，则可以从原始信号中同时导出多个呼吸变量。然后，使用全身体积描记器来测量大多数呼吸变量，如潮气量、呼吸频率以及每分钟的改变量，每分钟的改变量包括潮气量、呼吸频率、分钟通气量、顺应性、肺阻力、功能余气量、压力体积特性和最大呼气流量曲线。表 22.12 给出了由这些方法确定的代表性参数。

表 22.12　对标准药物的功能性呼吸反应

参数	茶碱 （10mg/kg, PO）	戊巴比妥 （35mg/kg, IP）	安定 （35mg/kg, IP）	可待因 （100mg/kg, IP）
F/（呼吸/min）	+++	———	———	无变化
TV/mL	无变化	无变化	无变化	−
t_i/s	——	++	++	+

参数	茶碱 (10mg/kg, PO)	戊巴比妥 (35mg/kg, IP)	安定 (35mg/kg, IP)	可待因 (100mg/kg, IP)
t_e/s	--	+++	++	-
PIF/（mL/s）	++	-	-	-
PEF/（mL/s）	++	无变化	+	-

注：+代表增加，-代表减少，s 代表秒，F 代表呼吸速率，TV 代表潮气量，t_i 代表吸入时间，t_e 代表呼出时间，PIF 代表肺吸入率，PEF 代表肺呼出率。

资料来源：Touvay, C., le Mosquet, B. *Therapie*, 2000, 55: 71.

选择适当的参考值来解释实验发现是必不可少的（Drazen, 1984; American Thoracic Society, 1991）。

22.7.2.2　呼吸功能安全性研究的设计

对呼吸系统进行安全药理学评估，是为了确定药物是否会对呼吸功能产生影响。对呼吸功能的完整评估必须包括动力器官和肺部，因此设计的呼吸功能安全性研究最好能对这些功能器官都进行评估。首先，对整个呼吸系统进行评估，测试药物是否造成完整的有意识的实验动物的通气模式改变。随后评估药物对麻醉/麻痹动物肺机械性能的影响。这些评估最终将确定（McNeill, 1964）整个呼吸系统是否发生了药物诱导的变化（Touvay 和 le Mosquet, 2000），以及这些变化是否与肺部或肺外因素有关。

口服药物后测量通气模式的时间间隔选择应基于药代动力学数据。选择的时间通常包括达到药物最大血浆浓度的时间（t_{max}），t_{max} 之前和之后至少各一次，以及给药大约 24h 后的某一时间（评估可能的延迟效应）。如果药物是静脉推注，则在给药前 5min 监测通气参数，给药后连续 20～30min 监测通气参数，并分别于 1h、2h、4h 和 24h 时监测通气参数，以评估可能的延迟效应。如果是通过吸入或静脉输注给药，通气参数通常在暴露期间连续监测以及给药后 1h、2h、3h 和 24h 时监测。

选择具有最大通气变化的时间间隔来评估肺力学。如果未发生通气变化，则使用 T_{max}。如果需要在给药后 30min 内评估肺的机械特性，则应进行肺顺应性和肺阻力的动态测量，包括给药前的空白测量和给药后 1h 内的连续测量。如果在给药 30min 或更长时间后需要测量肺的机械特性，则选择一个时间点进行压力-体积和流量-体积的测量。

在肺部通气和肺部机械性能评估完成后，可以进行补充实验，包括血气分析、潮气末 CO_2 测量或对 CO_2 和 NaCN 的响应测量。通常，这些将作为单独的研究来进行。

22.7.2.3　二氧化碳图

体积描记器测量速率和容量的能力在检测和评估肺通气功能障碍上受到限制（Murphy, 1994）。

换气不足或换气过度综合征的检测需要测量动脉二氧化碳分压（p_{aCO_2}）。在人体和大型动物模型中，可以使用导管或针头采集动脉血，再使用血气分析仪分析 p_{aCO_2}。然而，在有意识的啮齿动物中，通气测量期间通过穿刺术或导管术获取动脉血样本是不切实际的。另一种监测 p_{aCO_2} 的无创替代方法是测量峰值（潮气末）CO_2 浓度。该技术在人体中已成功运用（Nuzzo 和 Anton, 1986），也已在大鼠中运用（Murphy, 1994）。测量大鼠的潮气末 CO_2 含量需要使用鼻罩和微型二氧化碳计（哥伦布公司），微型二氧化碳计用于采集鼻罩内空气并计算潮气末 CO_2 浓度。大鼠的潮气末 CO_2 值随通气变化而变化，并能准确反映 p_{aCO_2} 的变化（Murphy, 1994）。

目前已开发一种无创的方法用于清醒的大鼠，该方法可以区分药物是对通气中枢神经系统造成影响还是对外周神经系统造成影响。CO_2 暴露主要是通过中枢神经机制刺激肺通气（Borison, 1977）。相反，大剂量注射 NaCN 是通过选择性刺激外周化学感受器产生短暂的通气刺激（Heymans 和 Niel, 1958）。因此，为了区分中枢神经系统和外周神经系统的影响，分别测量暴露于 8% CO_2 气体 5min 和静脉推注 300μg/kg NaCN 时的通气变化（处理前与处理后）。在这种情况下，中枢抑制剂（如硫酸吗啡）会抑制 CO_2 应答，但对 NaCN 应答几乎无影响。

用于安全药理学研究的物种应与用于毒理学研究的物种相同。使用这些物种（大鼠、狗或猴）的优点（McNeill, 1964）是这些物种的药代动力学数据可以用来确定测量间隔，急性毒性数据可以用来选择合适的高剂量（Touvay 和 le Mosquet, 2000）。此外，这些物种的毒理学/病理学发现有助于解释功能改变的机制。其中大鼠是首选，因为大鼠易于获得且已建立成熟的肺功能测量技术。

22.8　治疗性药物的吸入暴露技术

许多吸入暴露技术已应用于吸入毒性研究，如全身吸入、仅鼻吸入、仅口吸入或仅头吸入等技术（Drew, 1973; MacFarland, 1976; Leong 等，1981; Phalen, 2009），以及鼻内暴露技术（Elliott 和 de Young, 1970）、气管内雾化技术（Leong, 1985、1988; Schreck, 1986）和全身体积描记技术（Alarie, 1966; Thorne 和 Karol, 1989）。表 22.13 总结了几种主要吸入暴露方式的优缺点。

表 22.13　几种呼吸暴露方式的优点、缺点及注意事项

暴露方式	优点	缺点	注意事项
全身暴露	是实现长期暴露（4h 以上）最简单且唯一可行的方法	使用大量的测试物质 粉末和液态气溶胶一起用会导致暴露途径混淆	暴露室内混合 动物热负荷 分布均匀
仅头部暴露	适用于重复暴露 限制了进入动物的途径 剂量输送更有效	会产生动物应激 可能损失很大 脖子密封 装卸困难	压力波动 取样和损失 气温、湿度 动物舒适 动物约束
仅鼻/口暴露	仅限于口和呼吸道暴露 材料更少（高效） 节约材料 可以有规律地暴露	会产生动物应激 脸部密封 动物难以大量暴露	压力波动 体温 取样 密封 动物舒适 管道/面罩内损失

暴露方式	优点	缺点	注意事项
仅肺部暴露（气管给药）	剂量精确	技术困难	空气湿度/温度
	暴露途径单一	需麻醉或气管切开	动物应激
	材料更少（高效）	样本少	生理支持
	可以有规律地暴露	不经鼻	
		沉积和应答中易产生人为影响	
局部肺暴露	总剂量精确	技术上更困难	动物应激
	剂量定位准确	需麻醉	生理支持
	可达到局部高剂量	剂量定位困难	
	未暴露的对照组织来自同一只动物	结果解释难	
		肺内物质可能重新分配	

资料来源：Gad, S. C., Chengelis, C. P. *Acute Toxicology Testing: Perspectives and Horizons.* 2nd ed. San Diego: Academic Press, CA, 1998: 404–466.

动态（相对于静态）吸入暴露系统的设计和操作主要标准如下：

① 整个暴露腔内测试气体环境的浓度必须相对一致，且在暴露开始或结束时以接近理论的速率增加和减少。Silver（1946）研究表明，一个暴露腔达到平衡点所花费的时间与通过该腔室的气体流速和腔室的体积成正比。因此，上升和下降阶段的浓度-时间关系可以用以下等式表示：

$$t_x = k\frac{V}{F}$$

式中，t_x 是达到平衡浓度 $x\%$ 所需的时间；k 是由 x 值确定的常数值；V 是腔室体积；F 是腔室的气体流速。

② 暴露腔经常引用 t_{99} 值，表示达到 99%的平衡浓度所需的时间，并提供了腔室效率的估算值。因此，在最大效率下，t_{99} 的理论 k 值为 4.605，实际腔室性能的评估结果越接近此值，腔室效率越高，腔室的设计就越好。必须控制流速，流速不能过大，以免在室内引起流动效应，但流速必须能够维持相应数量暴露动物所需的正常氧气水平、温度和湿度。在大多数情况下，一般每小时至少换气 10 次是合适的。但是，还必须考虑腔室的设计和室内密度，某些设计，比如 Doe 和 Tinston（1981）的设计，在较低的换气速率下也可以有效发挥作用。

③ 腔室或各种暴露材料不应影响测试气体环境的化学或物理性质。

对于吸入药物的关键实验室研究，应使用指定药粒尺寸范围的单分散气溶胶，使药物易于到达肺部指定目标区域。Dautrebande 气溶胶发生器（Dautrebande, 1962c）和 DeVilbiss 雾化器（Drew 和 Lippmann, 1978）是用于短期吸入研究的经典单容器发生器。对于长期吸入研究，经常使用多容器雾化器（Miller 等，1981）或连续注射计量洗涤雾化器（Leong 等，1981）。雾化器通过空气在微细液体流上的剪切力或容器内表面液体的超声分解产生多分散液滴气溶胶（Drew 和 Lippmann, 1978）。喷射雾化器产生的气溶胶的中位直径在 1.2～6.9μm，几何标准差为 1.7～2.2，超声波雾化器产生的气溶胶的中位直径在 3.7～10.5μm，几何标准差为 1.4～2.0（Mercer, 1981）。

　　为了测试治疗药剂，通常由加压定量吸入器（MDI）产生液体气溶胶（Newman, 1984; Gad 和 Chengelis, 1998; Newton, 2000）。加压定量吸入器通过雾化一定量的药物产生气溶胶，这些药物溶解在喷射剂中。其中最重要的是喷射剂（尽管它们通常是惰性气体）和赋形剂（如稳定剂）（表 22.14）。因此，气溶胶由带有推进剂涂层的药物颗粒组成。当气溶胶从孔道中出来时，平均粒径可能会高达 30μm（Moren, 1981）。在通过管状或锥状垫片后，喷射剂会蒸发，中位直径将降低至 2.8～5.5μm，几何标准差为 1.5～2.2（Hiller 等，1978; Sackner 等，1981; Newman, 1984），使气溶胶在吸入研究中更稳定。在长时间的动物暴露研究中，必须使用机电设备依次开启多个定量吸入器（Ulrich 等，1984），以维持轻微波动但相对稳定的腔内浓度。

表 22.14　干粉气溶胶中使用的部分赋形剂

有效成分	赋形剂载体
硫酸沙丁胺醇	乳糖（63～90μm）：规则，喷雾干燥，再结晶
布地奈德	乳糖 [α-一水合物（≤32μm、63～90μm、125～180μm）]
rhDNA 酶	乳糖 [50%（质量分数）<42mm 和 115mm]
	甘露醇 [50%（质量分数）<43mm]
	氯化钠 [50%（质量分数）≤87mm]
牛血清白蛋白-麦芽糊精（50～50）	乳糖 [α-一水合物（63～90mm）]
	微小乳糖 [76%（质量分数）<10mm]
	微粉化聚乙二醇 6000 [97.5%（质量分数）≤10mm]
重组人粒细胞刺激因子——甘露醇	聚乙二醇 8000（38～75mm，90～125mm）

　　为了将干粉生成气溶胶，开发了各种用于急性和慢性动物吸入研究的粉尘发生器，如赖特粉尘进料机、空气淘析器、流化床粉尘发生器以及空气冲击粉碎机，许多文章中都有相关介绍（Hinds, 1980; Leong 等，1981; Gardner 和 Kennedy, 1993; Gad 和 Chengelis, 1998; Hext, 2000; Valentine 和 Kennedy, 2001; Phalen, 2009）。为了产生粉状治疗药剂，使用了定量的干粉吸入器、吸入器或旋转吸入器（Newman, 1984）。在制造过程中，将药物粉末的粒径微粉化至特定的尺寸范围，再用吸入器或旋转吸入器将粉末分散。

　　还有另外一种针对人和试验动物的干粉给药方法。干粉虽然不经常用于鼻腔给药，但却越来越受欢迎。干粉给药可以通过多种装置进行，最常见的是吸药器（insufflator）。许多吹入器给药前粉末装在明胶胶囊中。为了提高患者的依从性，开发了多剂量干粉吸入器，该吸入器已用于递送布地奈德。这些装置产生的微粒无论是从数量还是从空气动力学尺寸来看，都可以满足实验动物给药。早期的干粉吸入器（如 Rotohaler®）使用单个微粉化药物胶囊，很难处理，而现代设备则使用吸塑包（如 Diskus®）或储存器（如 Turbuhaler®）。干粉吸入器依靠吸气作用将药物从吸入器转移至肺部，因此，广泛研究了吸入气流速率对各种装置的影响。这些装置要克服的主要问题是确保微粉化药物完全分散在气流中。建议患者从装置中吸气尽可能迅速，以提供最大的动力来分散粉末。药物数量和沉积方式会因装置而异，例如，Turbuhaler 产生的沙丁胺醇在肺部的输送量要比 Diskus 大得多。Vidgren 等人（1987）通过伽马闪烁显像法证明，SCG 典型的干粉药剂在口腔中损失了 44%，在装置喷嘴中损失了 40%。

另外，必须强调，由于颗粒的质量与其直径的立方成正比，所以非均相分散气溶胶的主要质量集中在一些相对较大的颗粒。因此，对暴露药物颗粒的粒径分布和浓度应使用级联撞击器或膜滤器采样技术进行采样，使用光学或激光粒度分析仪进行监测，并使用光学或电子显微镜技术进行分析。

总之，许多产生气体、蒸气和气溶胶的技术已经开发并应用于吸入毒理学研究。通过适当调节雾化器的工作条件和定量吸入器，以及在定量吸入器上使用垫片或储存附件，可以产生更多可吸入范围内（可用于吸入研究）的颗粒。在吸入药物的安全性评估中，精确控制暴露浓度对准确确定剂量-反应关系至关重要。

最后，对比各种动物暴露技术，全身暴露技术最适合用于气体和蒸气的安全性评估，并且可以使大量动物同时暴露在相同浓度的药物下。但是，该技术不适用于气溶胶和粉末暴露，因为该暴露条件代表了药物的吸入、摄入和皮肤吸收所产生的综合结果（Phalen, 2009; Gad 和 Chengelis, 1998; Gad, 2009）。

22.9　监管指南

吸入药物安全性评估的监管准则非常有限。CDER（2002）发布了一份指南，但其更侧重于羧甲基纤维素问题（CMC）而不是安全性评估。有效指导仅限于以下内容：

① 水溶性吸入药物应无菌。
② 实验动物的暴露应采用与临床上尽可能相似的方式和方案。

这些会导致其他问题的发生，因为它们可能与动物福利或技术限制相冲突。例如，某些治疗气体每天 24h 向患者输送。在动物中，仅鼻腔暴露技术根本不可能做到这一点（应激过大，实验动物无法获得食物和水），而且从动物饲养的角度看，即使是全身暴露技术也无法严格做到这一点。

22.10　毒性数据的作用

无论测试的类型和监控的参数是什么，最终目标都是对剂量反应数据进行插值或推断，得到无明显不良反应水平（NOAEL）或无明显影响水平（NOEL）。对 NOAEL 赋予 1～10 的安全系数，可以获得 I 期临床试验的单次安全暴露剂量。通过赋予更严格的安全系数，还可以获得临床试验的多次暴露剂量。药物成功通过所有安全性评估并进入生产阶段后，要进行更多的毒性试验，以建立阈限值-时间加权平均值（TLV-TWA）。TLV-TWA 定义为"一天 8h，一周 40h 的正常工作时间，几乎所有工作人员每日重复暴露，而没有不良反应的加权平均浓度"（ACGIH，2006）。使用 TLV 值作为指导，可以确保药物生产和药物工业处理行业中达到长期安全的职业暴露。正确的药用化学品和药品的安全评估，将确保生产制造出造福人类和动物的安全药物。此外，吸入毒性数据还必须符合食品药品监督管理局、职业健康与安全管理局和环境保护局的多项法规要求（Gad 和 Chengelis, 1998）。

有关吸入毒理学和毒理学技术更全面的描述和讲解，可以参考以下几本专著、综述和教科书：Willeke, 1980; Leong 等，1981; Witschi 和 Netterheim, 1982; Clarke 和 Pavin, 1984; Witschi 和 Brain, 1985；巴罗，1986; McFadden, 1986; McClellan 和 Henderson, 1989; Gardner 和 Kennedy, 1993; Gad 和 Chengelis, 1998; Hext, 2000; Valentine 和 Kennedy, 2001; Witschi, 2001; Pauluhn, 2002; Salem 和 Katz, 2006; Phalen, 2009。

习　题

1. 哈伯法则除了受暴露浓度影响外，还与什么变量相关？

答：暴露时间（持续时间）。

2. 蛋白质疗法可以有效地实现哪两个呼吸区域的传递？

答：鼻腔通道和深肺区域。

3. BALF 可以在什么组织上评估吸入药物？

答：肺的支气管区域。

4. 呼吸安全药理学评估哪些参数？

答：呼吸频率、呼吸量和血气浓度。

5. 从深肺区域清除气溶胶颗粒的方法是什么？

答：黏液纤毛运输器。

术语解释　**验收标准**：所述试验的数值极限、范围或其他标准。

批次：同一生产订单、同一生产周期内、规定范围内具有统一特性和质量的一定数量的药品或其他材料 ［21 CFR 210.3（b）（2）］。

容器密封系统：包含包装、保护和输送药剂等多种形式包装组件的总和。如果旨在为药品提供额外的保护（如箔纸外包装），则包括主要包装组件和次要包装组件。容器密封系统还包括用于鼻腔吸入喷雾的泵。对于鼻腔喷雾和吸入溶液、悬浮液和喷雾药品，容器密封系统的关键组件是与患者或制剂接触的组件，以及影响装置整体性能的力学组件或任何保护性包装组件。

CRF：病例报告表。

CTM：临床试验材料。

CTU：临床试验组。

CYP：P450 同工酶。

药品：成品的剂量形式和容器密封系统。

药物：在疾病的诊断、治愈、缓解、治疗或预防中，提供药理活性或其他直接作用的活性成分，或影响人体结构或任何功能的活性成分 ［21 CFR 314.3 （b）］。

赋形剂： 药物以外的任何制剂组分。

可萃取物： 可以从容器密封系统的人造橡胶或塑料成分中用溶剂萃取出的化合物。

GLP： 实验室管理规范。

GMP： 生产质量管理规范。

吸入溶液、悬浮液和喷雾剂： 含有活性成分的药品溶解或悬浮在制剂中（通常是水制剂），可以包含其他赋形剂，可以口服。口服的水制剂必须是无菌的（21 CFR 200.51）。吸入溶液和悬浮液要与特定的雾化器一起使用。吸入喷雾剂是组合产品，其中用于计量、雾化和向患者输送制剂的组件是容器密封系统的一部分。

吹药器： 与 Rynacrom 药筒一起使用的干粉鼻腔吸入器。每个药筒包含一剂；吸入器连接药筒，通过挤压球囊将粉末吹入鼻子。

可浸出物： 从药品容器密封系统的人造橡胶或塑料成分中浸出的化合物。

MDI： 定量吸入器，由气溶胶装置和塑料吸嘴组成。这是目前最常见的吸入器类型，被广泛使用。

鼻喷雾剂： 含有活性成分的药品溶解或悬浮在制剂中（通常是水制剂），可以包含其他赋形剂，通过鼻腔吸入。鼻喷雾剂的容器密封系统包括容器和用于计量、雾化和向患者输送制剂的所有组件。

伤害感受： 感觉到鼻部疼痛。

无效对照剂： 与药品剂型相同，但不含药物或用惰性成分替代药物的药剂。

泵： 用于计量、雾化和向患者输送制剂的容器密封系统的所有组件。

说明书： 药物、药品、中间介质、原料试剂、组件、加工材料、容器密封系统以及生产药物或药品的其他材料的确认批准申请中提供的质量标准（即测试、分析过程和验收标准）。

特定杂质： 包含在药物或药品说明书中的已识别或未识别的杂质，单独列出并加以限制，以确保药物和/或药品质量的可再现性。

Spinhaler 吸入器： 与专为 Spinhaler 设计的 Intal 胶囊一起使用的干粉吸入器。每个胶囊包含一剂；吸入器连接胶囊，使粉末可通过吸嘴吸入。

Syncroner 吸入器： 带有细长吸嘴的定量吸入器，用于观察药物是否正确吸入的辅助装置。

Turbuhaler 吸入器： 一种干粉吸入器。药物呈球丸状；当吸入器的主体旋转时，将规定量的药物从球丸上研磨。粉末通过顶部的槽孔被吸入。

参考文献

ACGIH. 2006. *Documentation of the Threshold Limit Values and Biological Exposure Indices*, 7th edn. American Conference of Governmental Industrial Hygienists, Cincinnati, OH.

Adams, E.M., Spencer, H.C., Rowe, V.K., and Irish, D.D. 1950. Vapor toxicity of 1,1,1,-trichloroethane (methylchloroform) determined by experiments on laboratory animals. *Arch. Ind. Hyg. Occup. Med.* 1: 225–236.

Adams, E.M., Spencer, H.C., Rowe, V.K., McCollister, D.D., and Irish, D.D. 1952. Vapor toxicity of carbon tetrachloride determined by experiments on laboratory animals. *Arch. Ind. Hyg. Occup. Med.* 6: 50–66.

Agnew, J.E. 1984. Physical properties and mechanisms of deposition of aerosols. In: *Aerosols and the Lung, Clinical Aspects* (S.W. Clarke and D. Pavia, eds.). Butterworth, London, U.K., pp. 49–68.

Agu, R.U., Jorissen, M., Kinget, R., Verbeke, N., and Augustigns, P. 2002. Alternatives to in vivo nasal toxicological screening for nasally administered drugs. *STP Pharma Sci.* 12: 13–22.

Akoun, G.M. 1989. Natural history of drug-induced pneumonitis. In: *Drug Induced Disorders*, Volume 3: *Treatment Induced Respiratory Disorders* (G.M. Akoun and J.P. White, eds.). Elsevier Scientific Publishers B.V., New York, pp. 3–9.

Alarie, Y. 1966. Irritating properties of airborne material to the upper respiratory tract. *Arch. Environ. Health* 13: 433–449.

Alarie, Y. 1973. Sensory irritation by airborne chemicals. *CRC Crit. Rev. Toxicol.* 2: 299–363.

Alarie, Y. 1981a. Toxicological evaluation of airborne chemical irritants and allergens using respiratory reflex reactions. In: *Inhalation Toxicology and Technology* (B.K.J. Leong, ed.). Ann Arbor Science, Ann Arbor, MI, pp. 207–231.

Alarie, Y. 1981b. Bioassay for evaluating the potency of airborne sensory irritants and predicting acceptable levels of exposure in man. *Food Cosmet. Toxicol.* 19: 623–626.

Alarie, Y. and Luo, J.E. 1984. Sensory irritation by airborne chemicals: A basis to establish acceptable levels of exposure. In: *Toxicology of the Nasal Passages* (C.S. Barrow, ed.). Hemisphere, New York, pp. 91–100.

Alarie, Y., Kane, L., and Barrow, C. 1980. Sensory irritation: The use of an animal model to establish acceptable exposure to airborne chemical irritants. In: *Toxicology: Principles and Practice 1* (A.L. Reeves, ed.). John Wiley & Son, New York, pp. 48–92.

Aldridge, S. 2003. Inhaled antibodies work better for chronic sinusitis. *My Health and Age*, March 4, 2003, pp. 18–23.

Altman, P.L. and Dittmer, D.S. 1974. *Biological Data Book*, Vol. III. Federation of American Societies for Experimental Biology, Bethesda, MD.

Amdur, M.O. and Mead, J. 1958. Mechanics of respiration in unanesthetized guinea pigs. *Am. J. Physiol.* 192: 364–368.

American Thoracic Society. 1991. Lung function testing: Selection of reference values and interpretative strategies. *Am. Rev. Respir. Dis.* 144: 1202–1218.

Andersen, M.E., French, J.E., Gargas, M.L., Jones, R.A., and Jenkins, L.J. Jr. 1979. Saturable metabolism and the acute toxicity of 1,1-dichloroethylene. *Toxicol. Appl. Pharmacol.* 47: 385–393.

Aso, Y., Yoneda, K., and Kikkawa, Y. 1976. Morphologic and biochemical study of pulmonary changes induced by bleomycin in mice. *Lab. Invest.* 35: 558–568.

Aviado, D.M. 1981. Comparative cardiotoxicity of fluorocarbons. In: *Cardiac Toxicology*, Vol. II (T. Balazs, ed.). CRC Press, Boca Raton, FL, pp. 213–222.

Aviado, D.M. and Micozzi, M.S. 1981. Fluorine-containing organic compounds. In: *Patty's Industrial Hygiene and Toxicology*, Vol. 2B (G.D. Clayton and F.E. Clayton, eds.). Wiley, New York, pp. 3071–3115.

Balazs, T. 1981. Cardiotoxicity of adrenergic bronchodilator and vasodilating antihypertensive drugs. In: *Cardiac Toxicology*, Vol. II (T. Balazs, ed.). CRC Press, Boca Raton, FL, pp.

61–73.

Barrow, C.S. 1986. *Toxicology of the Nasal Passages*. Hemisphere, New York.

Bell, K.A. 1978. Local particle deposition in respiratory airway models. In: *Recent Developments in Aerosol Science* (D.T. Shaw, ed.). Wiley, New York, pp. 97–134.

Bice, D.E. 1985. Methods and approaches to assessing immunotoxicology of the lower respiratory tract. In: *Immunotoxicology and Immunopharmacology* (J.H. Dean, M.I. Luster, A.E. Munson, and H.A. Amos, eds.). Raven Press, New York, pp. 145–157.

Boggs, D.F. 1992. Comparative control of respiration. In: *Comparative Biology of the Normal Lung*, Vol. I (R.A. Parent, ed.). CRC Press, Boca Raton, FL, pp. 309–350.

Borison, H.L. 1977. Central nervous system depressants: Control-systems approach to respiratory depression. *Pharmacol. Ther. B* 3: 211–226.

Brain, J.D. 1971. The effects of increased particles on the number of alveolar macrophages. In: *Inhaled Particles III Proceedings of ISOHS Symposium*, Unwin Brothers Ltd., London, U.K., pp. 220–223.

Brain, J.D., Knudson, D.E., Sorokin, S.P., and Davis, M.A. 1976. Pulmonary distribution of particles given by intratracheal instillation or be aerosol inhalation. *Environ. Res.* 11: 13–33.

Brown, L.K. and Miller, A. 1987. Full lung volumes: Functional residual capacity, residual volume and total lung capacity. In: *Pulmonary Function Tests: A Guide for the Student and House Officer* (A. Miller, ed.). Grune & Stratton, Inc., New York, pp. 53–58.

Burham, S.R. 2002. The ideal nasal corticosteroid: Balancing efficacy, safety and patient preference. *Clin. Exp. Allergy Rev.* 2: 32–37.

CDER. 2002. *Guidance for Industry: Nasal Spray and Inhalation Solution, Suspension, and Spray Drug Products-Chemistry, Manufacturing and Control Documentation*. Food and Drug Administration, Washington, DC.

Chan, T.L. and Lippmann, M. 1980. Experimental measurements and empirical modelling of the regional deposition of inhaled particles in humans. *Am. Ind. Hyg. Assoc. J.* 41: 399–409.

Chenoweth, M.B., Leong, B.K.J., Sparschu, G.L., and Torkelson, T.R. 1972. Toxicities of methoxyflurane, halothane and diethyl ether in laboratory animals on repeated inhalation at subanesthetic concentrations. In: *Cellular Biology and Toxicity of Anesthetics* (B.R. Fink, ed.). Williams & Wilkins, Baltimore, MD, pp. 275–284.

Cherniack, N.S. 1988. Disorders in the control of breathing: Hyperventilation syndromes, In: *Textbook of Respiratory Medicine* (J.F. Murray and J.A. Nadal, eds.). W.B. Saunders Co., Philadelphia, PA, pp. 1861–1866.

Clarke, S.W. and Pavia, D. (eds.) 1984. *Aerosol and the Lung: Clinical and Experimental Aspects*. Butterworth, London, U.K.

Cox, J.S.G., Beach, J.E., Blair, A.M.J.N., Clarke, A.J., King, J., Lee, T.B., Loveday, D.E.E. et al. 1970. Disodium cromoglycate. *Adv. Drug. Res.* 5: 115–196.

Curry, S.H., Taylor, A.J., Evans, S., Godfrey, S., and Zeidifard, E. 1975. Disposition of disodium cromoglycate administered in three particle sizes. *Br. J. Clin. Pharmacol.* 2: 267–270.

Dahl, A.R. 1990. Dose concepts for inhaled vapors and gases. *Toxicol. Appl. Pharmacol.* 103: 185–197.

Dallas, C.E., Bruckner, J.V., Maedgen, J.L., and Weir, F.W. 1986. A method for direct measurement of systemic uptake and elimination of volatile organics in small animals. *J. Pharmacol. Methods* 16: 239–250.

Dallas, C.E., Ramanathan, R., Muralidhara, S., Gallo, J.M., and Bruckner, J.V. 1989. The uptake and elimination of 1,1,1-trichloroethane during and following inhalation exposure in rats. *Toxicol. App. Pharmacol.* 98: 385–397.

Dautrebande, L. 1962a. Importance of particle size for therapeutic aerosol efficiency. In: *Microaerosols.* Academic Press, New York, pp. 37–57.

Dautrebande, L. 1962b. Practical recommendation for administering pharmacological aerosols. In: *Microaerosols.* Academic Press, New York, pp. 86–92.

Dautrebande, L. 1962c. Production of liquid and solid micromicellar aerosols. In: *Microaerosols.* Academic Press, New York, pp. 1–22.

Davies, R.J. and Pepys, J. 1975. Asthma due to inhaled chemical agents—The macrolide antibiotic spiramycin. *Clin. Allergy* 5: 99–107.

Davis, B., Marin, M.G., Fischer, S., Graf, P., Widdicombe, J.G., and Nadel, J.A. 1976. New method for study of canine mucus gland secretion *in vivo*: Cholinergic regulation. *Am. Rev. Respir. Dis.* 113: 257 (abstract).

Davis, C.N., Heyder, J., and Subba Ramv, M.C. 1972. Breathing of half micron aerosols. I. Experimental. *J. Appl. Physiol.* 32: 591–600.

Dennis, W.L. 1961. The discussion of a paper by C.N. Davis: A formalized anatomy of the human. In: *Inhaled Particles and Vapours*, (C.N. Davis, ed.). Pergamon Press, London, U.K., p. 88.

Diamond, L. and O'Donnell, M. 1977. Pulmonary mechanics in normal rats. *J. Appl. Physiol.* 43: 942–948.

Doe, J.E. and Tinston, D.J. 1981. Novel chamber for long-term inhalation studies. In: *Inhalation Toxicology and Technology* (K.J. Leong, ed.). Ann Arbor Science, Ann Arbor, MI, pp. 472–493.

Dorato, M.A. 1994. Toxicological evaluation of intranasal peptide and protein drugs. *Drugs Pharm. Sci.* 62: 345–381.

Drazen, J.M. 1984. Physiological basis and interpretation of indices of pulmonary mechanics. *Environ. Health Perspect.* 56: 3–9.

Drew, R.T. and Laskin, S. 1973. Environmental inhalation chambers. In: *Methods of Animal Experimentation*, Vol. IV. Academic Press, New York, pp. 1–41.

Drew, R.T. and Lippmann, M. 1978. Calibration of air sampling instruments. In: *Air Sampling Instruments for Evaluation of Atmospheric Contaminants*, 5th edn. American Conference of Governmental Industrial Hygienists, Cincinnati, OH, Section I, pp. 1–32.

Durham, S.R. 2002. The ideal nasal corticosteroid: Balancing efficacy, safety and patient preference. *Clin. Exp. Allergy Rev.* 2: 32–37.

Eldridge, F.L. and Millhorn, D.E. 1981. Central regulation of respiration by endogenous neurotransmitters and neuromodulators. *Ann. Rev. Physiol.* 3: 121–135.

Elliot, G.A. and DeYoung E.N. 1970. Intranasal toxicity testing of antiviral agents. *Am. N. Y. Acad. Sci.* 173: 169–175.

Evans, M.J. 1982. Cell death and cell renewal in small airways and alveoli. In: *Mechanisms in Respiratory Toxicology*, Vol. 1 (H. Witschi and P. Nettesheim, eds.). CRC, Boca Raton, FL, pp. 189–218.

Fariba, A., Kellie, M., Stephen, M., Oune, O., Kafi, A., and Mary, H. 2002. Repeated doses of antenatal corticosteroids in animals: A systematic review, *Am. J. Obstet. Gynecol.* 186: 843–849.

Ferin, J. 1977. Effect of particle content of lung on clearance pathways. In: *Pulmonary Macrophage and Epithelial Cells* (C.L. Sanders, R.P. Schneider, G.E. Dagle, and H.A.

Ragan, eds.). Technical Information Center, Energy Research & Development Administration, Springfield, VA, pp. 414–423.

Fieldner, A.C., Kazt, S.H., and Kinney, S.P. 1921. Gas masks for gases met in fighting fires. Technical paper no. 248. US Bureau of Mines, Pittsburgh, PA.

Gad, S.C. 2009. *Drug Safety Evaluation*, 2nd edn. Wiley, Hoboken, NJ.

Gad, S.C. 2012. *Safety Pharmacology*, 2nd edn. CRC Press, Boca Raton, FL.

Gad, S.C. and Chengelis, C.P. 1998. *Acute Toxicology Testing: Perspectives and Horizons*, 2nd edn. Academic Press, San Diego, CA, pp. 404–466.

Gamsu, G., Singer, M.M., Vincent, H.H., Berry, S., and Nadel, J.A. 1976. Postoperative impairment of mucous transport in the lung. *Am. Rev. Respir. Dis.* 114: 673–679.

Gardner, D.E. and Kennedy Jr., G.L. 1993. Methodologies and technology for animal inhalation toxicology studies. In: *Toxicology of the Lung*, 2nd edn. (D.E. Gardner, J.D. Crapo, and R.O. McClellan, eds.). Raven Press, New York.

Godfrey, S., Zeidifard, E., Brown, K., and Bell, J.H. 1974. The possible site of action of sodium cromoglycate assessed by exercise challenge. *Clin. Sci. Mol. Med.* 46: 265–272.

Haber, F.R. 1924. Funf Vortage aus den jahren 1920–1923, No. 3. *Die Chemie im Kriege*. Julius Springer, Berlin, Germany.

Hafner, R.E., Jr., Watanabe, P.G., and Gehring, P.J. 1975. Preliminary studies on the fate of inhaled vinyl chloride monomer in rats. *Am. N. Y. Acad. Sci.* 246: 135–148.

Hatch, T.F. and Gross, P. 1964. *Pulmonary Deposition and Retention of Inhaled Aerosols*. Academic Press, New York, pp. 16–17, 51–52, 147–168.

Henderson, R. 1988. Use of bronchoalveolar lavage to detect lung damage. In: *Toxicology of the Lung* (D.E. Gardner, J.D. Crapo, and E.J. Massaro, eds.). Raven Press, New York, pp. 239–268.

Henderson, R. 1989. Bronchoalveolar lavage: A tool for assessing the health status of the lung. In: *Concepts in Inhalation Toxicology* (R.O. McClellan and R.F. Henderson, eds.). Hemisphere, Washington, DC, pp. 414–442.

Henderson, R.F. 1984. Use of Bronchoalveolar lavage to detect lung damage. *Environ. Health Perspect.* 56: 115–129.

Henderson, R.F. and Loery, J.S. 1983. Effect of anesthetic agents on lavage fluid parameters used as indicators of pulmonary injury. *Lab. Anim. Sci.* 33: 60–62.

Henderson, R.F., Barr, E.B., and Hotchkiss, J.A. 1991. Effect of exposure rate on response of the lung to inhaled particles. *Toxicologists* 11: 234 (abstract).

Henderson, R.F., Benson, J.M., Hahn, F.F., Hobbs, C.H., Jones, R.K., Mauderly, J.L., McClellan, R.O., and Pickrell, J.A. 1985. New approaches for the evaluation of pulmonary toxicity: Bronchoalveolar lavage fluid analysis. *Fundam. Appl. Toxicol.* 5: 451–458.

Henderson, R.F., Mauderly, J.L., Pickrell, J.A., Hahn, F.F., Muhle, H., and Rebar, A.H. 1987 Comparative study of bronchoalveolar lavage fluid: Effect of species, age, method of lavage. *Exp. Lung Res.* 1: 329–342.

Hensley, M.J., O'Cain, C.F., McFadden, E.R. Jr., and Ingram, R.H. Jr. 1978. Distribution of bronchodilatation in normal subjects: Beta agonist versus atropine. *J. Appl. Physiol.* 45: 778–782.

Heyder, J., Gebhart, J., and Stahlhofen, W. 1980. Inhalation of aerosols: Particle deposition and retention. In: *Generation of Aerosols and Facilities for Exposure Experiments* (K. Willeke, ed.). Ann Arbor Science, Ann Arbor, MI, pp. 80–99.

Heymans, C. 1955. Action of drugs on carotid body and sinus. *Pharmacol. Rev.* 7: 119–142.

Heymans, C. and Niel, E. 1958. The effects of drugs on chemoreceptors. In: *Reflexogenic*

Areas of the Cardiovascular Systems (C. Heymans and E. Neil, eds.). Churchill, Ltd., London, U.K., pp. 192–199.

Hiller, F.C., Mazunder, M.K., Wilson, J.D., and R.C. Bone, R.C. 1978. Aerodynamic size distribution of metered dose bronchodilator aerosols. *Am. Rev. Respir. Dis.* 118: 311–317.

Hinds, W.C. 1980. Dry–dispersion aerosol generators. In: *Generation of Aerosols and Facilities for Exposure Experiments* (K. Willeke, ed.). Ann Arbor Science, Ann Arbor, MI, pp. 171–187.

Hirai, S., Yashiki, T., and Mima, H. 1981. Mechanisms for the enhancement of the nasal absorption of insulin by surfactants. *Int. J. Pharm.* 9: 173–184.

Hocking, W.G. and Golde, D.W. 1979. The pulmonary alveolar macrophage. *N. Engl. J. Med.* 310: 580–587, 639–645.

Hodson, M.E., Penketh, A.R., and Batten, J.C. 1981. Aerosol carbenicillin and gentamicin treatment of *Pseudomonas aeruginosa* infection I patients with cystic fibrosis. *Lancet* 2: 1137–1139.

Holma, B. 1967. Lung clearance of mono- and di-disperse aerosols determined by profile scanning and whole body counting: A study on normal and SO_2 exposed rabbits. *Acta Med. Scand. Suppl.* 473: 1–102.

Illum, L. and Davis, S.S. 1992. Intranasal insulin. Clinical pharmacokinetics. *Clin. Pharmacokinet.* 23: 30–41.

Indans, I. 2002. Non-lethal end-points in inhalation toxicology. *Toxicol. Lett.* 135(1): 53.

Ingram, R.H., Wellman, J.J., McFadden, E.R. Jr., and Mead, J. 1977. Relative contributions of large and small airways to flow limitation in normal subjects before and after atropine and isoproterenol. *J. Clin. Invest.* 59: 696–703.

Irish, D.D. and Adams, E.M. 1940. Apparatus and methods for testing the toxicity of vapors. *Ind. Med. Surg.* 1: 1–4.

Johnson, H.G., McNee, M.L., and Braughler, J.M. 1987. Inhibitors of metal catalyzed lipid peroxidation reactions inhibit mucus secretion and 15 HETE levels in canine trachea. *Prostaglandins Leukot. Med.* 30: 123–132.

Johnson, H.G., McNee, M.L., Johnson, M.A., and Miller, M.D. 1983. Leukotriene C_4 and dimethylphenylpiperazinium-induced responses in canine airway tracheal muscle contraction and fluid secretion. *Int. Arch. Allergy Appl. Immun.* 71: 214–218.

Kannisto, S., Voutilainen, R., Remes, K., and Korppi, M. 2002. Efficacy and safety of inhaled steroid and cromane treatment in school-age children: A randomized pragmatic pilot study. *Pediatr. Allergy Immunol.* 13: 24–34.

Karol, M.H. 1988. Immunologic responses of the lung to inhaled toxicants. In: *Concepts in Inhalation Toxicology* (R.O. McClellan and R. Henderson, eds.). Hemisphere Publishing, Washington, DC, pp. 403–413.

Karol, M.H., Hillebrand, J.A., and Thorne, P.S. 1989. Characteristics of weekly pulmonary hypersensitivity responses elicited in the guinea pig by inhalation of ovalbumin aerosols. In: *Toxicology of the Lung* (D.E. Gardner, J.D. Crapo, and E.J. Massaro, eds.). Raven Press, New York, pp. 427–448.

Kavet, R.I., Brain, J.D., and Levens, D.J. 1978. Characteristics of weekly pulmonary macrophages lavaged from hamsters exposed to iron oxide aerosols. *Lab. Invest.* 38: 312–319.

Keats, A.S. 1985. The effects of drugs on respiration in man. *Ann. Rev. Pharmacol. Toxicol.* 25: 41–65.

King, T.K.C. 1966. Measurement of functional residual capacity in the rat. *J. Appl. Physiol.*

21: 233–236.

Lalej-Bennis, D. 2001. Six month administration of gelified intranasal insulin in 16 type 1 diabetic patients under multiple injections: Efficacy vs subcutaneous injections and local tolerance. *Diabetes Metab.* 27(3): 372–377.

Landy, T.D., Ramsey, J.C., and McKenna, M.J. 1983. Pulmonary physiology and inhalation dosimetry in rats: Development of a method and two examples. *Toxicol. Appl. Pharmacol.* 71: 72–83.

Last, J.A. 1982. Mucus production and ciliary escalator. In: *Mechanisms in Respiratory Toxicology*, Vol. 1 (H. Witschi and P. Nettesheim, eds.). CRC Press, Boca Raton, FL, pp. 247–268.

Lauweryns, J.M. and Baert, J.H. 1977. Alveolar clearance and the role of the pulmonary lymphatics. *Am. Rev. Resp. Dis.* 115: 625–683.

Lawrence, S. 2002. Intranasal delivery could be used to administer drugs directly to the brain. *Lancet* 359: 1674.

Lee, W.C. and Wang, C.S. 1977. Particle deposition in systems of repeated bifurcating tubes. In: *Inhaled Particles IV* (W.H. Walton, ed.). Pergamon, Oxford, U.K., pp. 49–60.

Leigh, D.E. and Mead, J. 1974. *Principles of Body Plethysmography*. National Heart and Lung Institute, NIH, Bethesda, MD.

Leong, B.K.J. and MacFarland, H.N. 1965. Pulmonary dynamics and retention of toxic gases. *Arch. Environ. Health* 11: 555–563.

Leong, B.K.J. and Rop, D.A. 1989. The combined effects of an inhalation anesthetic and an analgesic on the electrocardiograms of beagle dogs. *Abstract-475. International Congress of Toxicology.* Taylor & Francis, London, U.K., p. 159.

Leong, B.K.J., Coombs, J.K., Petzold, E.N., and Hanchar, A.J. 1988. A dosimetric endotracheal nebulization technique for pulmonary metabolic disposition studies in laboratory animals. *Inhal. Toxicol.* Premier issue:37–51.

Leong, B.K.J., Coombs, J.K., Petzold, E.N., Hanchar, A.H., and McNee, M.L. 1985. Endotracheal nebulization of drugs into the lungs of anesthetized animals. *Toxicologist* 5: 31 (abstract).

Leong, B.K.J., Lund, J.E., Groehn, J.A., Coombs, J.K., Sabaitis, C.P., Weaver, R.J., and Griffin, L. 1987. Retinopathy from inhaling 4,4′-methylenedianiline aerosols. *Fundam. Appl. Toxicol.* 9: 645–658.

Leong, B.K.J., Powell, D.J., and Pochyla, G.L. 1981. A new dust generator for inhalation toxicological studies. In: *Inhalation Toxicology and Technology* (B.K.J. Leong, ed.). Ann Arbor Science, Ann Arbor, MI, pp. 157–168.

Lichtiger, M., Landa, J.F., and Hirsch, J.A. 1975. Velocity of tracheal mucus in anesthetized women undergoing gynaecologic surgery. *Anesthesiology* 42: 753–756.

Lippmann, M. 1970. "Respirable" dust sampling. *Am. Ind. Hyg. Assoc. J.* 31: 138–159.

Lippmann, M. 1977. Regional deposition of particles in the human respiratory tract. In: *Handbook of Physiology*, Section 9, pp. 213–232.

Lippmann, M., Yeates, D.B., and Albert, R.E. 1980. Deposition, retention and clearance of inhaled particles. *Br. J. Ind. Med.* 37: 337–362.

Logemaan, C.D. and Rankin, L.M. 2000. Newer intranasal migraine medications. *Am. Fam. Physician* 61: 180–186.

Lourenco, R.V. and Cotromanes, E. 1982. Clinical aerosols. II. Therapeutic aerosols. *Arch. Intern. Med.* 142: 2299–2308.

MacFarland, H.N. 1976. Respiratory toxicology. In: *Essays in Toxicology*, Vol. 7 (W.J.

Hayes, ed.). Academic Press, New York, pp. 121–154.

Marple, V.A. and Rubow, K.L. 1980. Aerosol generation concepts and parameters. In: *Generation of Aerosols and Facilities for Exposure Experiments* (K. Willeke, ed.). Ann Arbor Science, Ann Arbor, MI, p. 6.

Mauderly, J.L. 1974. The influence of sex and age on the pulmonary function of the beagle dog. *J. Gerontol.* 29: 282–289.

Mauderly, J.L. 1989. Effects of inhaled toxicants on pulmonary function. In: *Concepts in Inhalation Toxicology* (R.O. McClellan and R.F. Henderson, eds.). Hemisphere Publishing Corp, New York, pp. 347–401.

McClellan, R.O. and Henderson, R.F. 1989. *Concepts in Inhalation Toxicology.* Hemisphere, Washington, DC.

McFadden, E.R., Jr. 1986. *Inhaled Aerosol Bronchodilators.* Williams & Wilkins, Baltimore, MD, pp. 40–41.

McNeill, R.S. 1964. Effect of a β-adrenergic blocking agent, propranol, on asthmatics. *Lancet* 21: 1101–1102.

Menon, M.P.S. and Das, A.K. 1977. Tetracycline asthma—A case report. *Clin. Allergy* 7: 285–290.

Menzel, D.B. and Amdur, M.O. 1986. Toxic responses of the respiratory system. In: *Casarett and Doull's Toxicology*, 3rd edn. (C.D. Klaassen, M.O. Amdur, and J. Doull, eds.). Macmillan, New York, pp. 330–358.

Mercer, T.T. 1981. Production of therapeutic aerosols; principles and techniques. *Chest* 80(Suppl. 6): 813–818.

Merlin, R.G. 1981. Cardiac toxicity of inhalation anesthetics. In: *Cardiac Toxicology*, Vol. II. CRC Press, Boca Raton, FL, pp. 4–10.

Milic-Emili, J. 1982. Recent advances in clinical assessment of control of breathing. *Lung* 160: 1–17.

Miller, F.J., Gardner, D.E., Graham, J.A., Lee, R.E., Jr., Wilson, W.E., and Bachmann, J.D. 1979. Size considerations for establishing a standard for inhalable particles. *J. Air Pollut. Cont. Assoc.* 29: 610–615.

Miller, J.L., Stuart, B.O., Deford, H.S., and Moss, O.R. 1981. Liquid aerosol generation for inhalation toxicology studies. In: *Inhalation Toxicology and Technology* (B.K.J. Leong, ed.). Ann Arbor Science, Ann Arbor, MI, pp. 121–207.

Moren, F. 1981. Pressurized aerosols for oral inhalation. *Int. J. Pharm.* 8: 1–10.

Moren, F. 1993. Aerosol dosage forms and formulations. In: *Aerosols in Medicine*, 2nd edn. (S. Moren, M.B. Dolovich, M.T. Newhouse, and S.P. Newman, eds.). Elsevier, Amsterdam, the Netherlands, pp. 329–336.

Morris, J.B. and Shusterman, D.J. 2010 *Toxicology of the Nose and Upper Airway.* Informa, New York.

Mueller, R.A. 1982. The neuropharmacology of respiratory control. *Pharmacol. Rev.* 34: 255–285.

Murphy, D.J. 1994 Safety pharmacology of the respiratory system: Techniques and study design. *Drug Dev. Res.* 32: 237–246.

Murphy, D.J., Joran, M.E., and Grando, J.C. 1994. Microcapnometry: A non-invasive method for monitoring arterial CO_2 tension during ventilatory measurements in conscious rats. *Toxicol. Methods* 4: 177–187.

Mussatto, D.J., Garrad, C.S., and Lourenco, R.V. 1988. The effect of inhaled histamine on human tracheal mucus velocity and bronchial mucociliary clearance. *Am. Rev. Respir.*

Dis. 138: 775–779.

National Academy of Sciences (NAS). 1958. *Handbook of Respiration*. NAS National Research Council/W.B. Saunders, Philadelphia, PA, p. 41.

Newman, S.P. 1984. Therapeutic aerosols. In: *Aerosols and the Lung, Clinical and Experimental Aspects* (S.W. Clarke and D. Pavia, eds.). Butterworth & Company, London, U.K., pp. 197–224.

Newton, P.E. 2000. Techniques for evaluating hazards of inhaled products. In: *Product Safety Evaluation Handbook*, 2nd edn. Marcel Dekker, Inc., New York, pp. 243–298.

Nuzzo, P.F. and Anton, W.R. 1986. Practical applications of capnography. *Respir. Ther.* 16: 12–17.

Oberst, F.W. 1961. Factors affecting inhalation and retention of toxic vapours. In: *Inhaled Particles and Vapours* (C.N. Davis, ed.). Pergamon Press, New York, pp. 249–266.

O'Neil, J.J. and Raub, J.A. 1984. Pulmonary function testing in small laboratory mammals. *Environ. Health Perspect.* 53: 11–22.

O'Neil, M.J. 2006. *The Merck Index*, 14th edn. Merck & Co., Inc., Whitehouse Station, NJ.

Palecek, F. 1969. Measurement of ventilatory mechanics in the rat. *J. Appl. Physiol.* 27: 149–156.

Parent, R.A. 1991. *Comparative Biology of the Normal Lung*. CRC Press, Boca Raton, FL.

Paterson, J.W. 1977. Bronchodilators. In: *Asthma* (T.J.H. Clark and S. Godfrey, eds.). Chapman and Hall, London, U.K., pp. 251–271.

Paterson, J.W., Woocock, A.J., and Shenfield, G.M. 1979. Bronchodilator drugs. *Am. Rev. Respir. Dis.* 120: 1149–1188.

Patterson, R. and J.F. Kelly. 1974. Animal models of the asthmatic state. *Ann. Rev. Med.* 25: 53–68.

Patty, F.A. 1958. *Industrial Hygiene and Toxicology*, 2nd edn. Interscience, New York.

Pauluhn, J. 2002. Overview of testing methods used in inhalation toxicology: From facts to artifacts. *Eurotox 2002*, Budapest, Hungary, pp. 5–7.

Paustenbach, D.J., Carlson, G.P., Christian, J.E., Born, G.S., and Rausch, J.E. 1983. A dynamic closed-loop recirculating inhalation chamber for conducting pharmacokinetic and short-term toxicity studies. *Fundam. Appl. Toxicol.* 3: 528–532.

Pavia, D. 1984. Lung mucociliary clearance. In: *Aerosols and the Lung, Clinical and Experimental Aspects* (S.W. Clarke and D. Pavia, eds.). Butterworth & Co, London, U.K., pp. 127–155.

Pavia, D., Bateman, J.R.M., Sheahan, N.F., Agnew, J.E., Newman, S.P., and Clarke, S.W. 1980. Techniques for measuring lung mucociliary clearance. *Eur. J. Respir. Dis.* 67(Suppl. 110): 157–177.

Pavia, D., Sutton, P.P., Agnew, J.E., Lopez-Vidriero, M.T., Newman, S.P., and Clarke, S.W. 1983a. Measurement of bronchial mucociliary clearance. *Eur. J. Respir. Dis.* 64(Suppl. 127): 41–56.

Pavia, D., Sutton, P.P., Lopez-Vidriero, M.T., Agnew, J.E., and Clarke, S.W. 1983b. Drug effects on mucociliary function. *Eur. J. Respir. Dis.* 64(Suppl. 128): 304–317.

Phalen, R.F. 2009. *Inhalation Studies: Foundations and Techniques*, 2nd edn. Informa, Boca Raton, FL, pp. 35–46, 51–57.

Pigott, G.H. 2009 Inhalation toxicology. In: *General and Applied Toxicology*, 3rd edn. (B. Ballantyne, T.C. Marrs, and T. Syversen, eds.). Wiley, Hoboken, NJ.

Rinehart, W.E. and Hatch, T. 1964. Concentration-time product (Ct) as an expression of dose in sublethal exposures to phosgene. *Am. Ind. Hyg. Assoc. J.* 25: 545–553.

Rosnow, E.C. 1992. Drug-induced pulmonary disease: An update. *Chest* 102: 239–250.

Rylander, R. 1966. Current techniques to measure alterations in the ciliary activity of intact respiratory epithelium. *Am. Rev. Respir. Dis.* 93(Suppl.): 67–85.

Sackner, M.A., Brown, L.K., and Kim, C.S. 1981. Basis of an improved metered aerosol delivery system. *Chest* 80(Suppl. 6): 915–918.

Salem, H. and Katy, S.A. 2006. *Inhalation Toxicology*, 2nd edn. Tayler & Francis, Philadelphia, PA.

Schreck, R.W., Sekuterski, J.J., and Gross, K.B. 1986. Synchronized intratracheal aerosol generation for rodent studies. In: *Aerosols, Formation and Reactivity, Second International Aerosol Conference*, Berlin, Germany. Pergamon Press, New York, pp. 37–51.

Schwettmann, R.S. and Casterline, C.L. 1976. Delayed asthmatic response following occupational exposure to enflurane. *Anesthesiology* 44: 166–169.

Shao, Z., Krishnamoorthy, R., and Mitra, A.K. 1992. Cyclodextrins as nasal absorption promoters of insulin-mechanistic evaluations. *Pharm. Res.* 9: 1157–1163.

Shao, Z., and Mitra, A.K. 1992. Nasal membrane and intracellular protein and enzyme release by bile salts and bile salt fatty-acid mixed micelles-correlation with facilitated drug transport. *Pharm. Res.* 9: 1184–1189.

Sharma, S., White, G., Imondi, A.R., Plaelse, M.E., Vail, D.M., and Dris, M.G. 2001. Development of inhalation agents for oncological use. *J. Clin. Oncol.* 19: 1839–1847.

Sidorenko, G.I. and Pinigin, M.A. 1976. Concentration-time relationship for various regimens of inhalation of organic compounds. *Environ. Health Perspect.* 13: 17–21.

Silver, S.D. 1946. Constant flow gassing chambers: Principles influencing design and operation. *J. Lab. Clin. Med.* 31: 1153–1161.

Sinnet, E.E. 1981. Fast integrated flow plethysmograph for small mammals. *J. Appl. Physiol.* 50: 1104–1110.

Smaldone, G.C. 1997. Determinants of dose and response to inhaled therapeutic agents in asthma. In: *Inhaled Glucocorticoids in Asthma: Mechanisms and Clinical Actions* (R.P. Schleimer, W.W. Busse, and P.M. O'Byrne, eds.). Marcel Dekker, New York, pp. 447–477.

Stahlhofen, W., Gebhart, J., and Heyder, J. 1980. Experimental determination of the regional deposition of aerosol particles in the human respiratory tract. *Am. Ind. Hyg. Assoc. J.* 41: 385–398.

Stahlhofen, W., Gebhart, J., and Heyder, J. 1981. Biological variability of regional deposition of aerosol particles in the human respiratory tract. *Am. Ind. Hyg. Assoc. J.* 42: 348–352.

Stott, W.T. and McKenna, M.J. 1984. The comparative absorption and excretion of chemical vapors by the upper, lower and intact respiratory tract of rats. *Fundam. Appl. Toxicol.* 4: 594–602.

Swift, D.B. and Proctor, D.F. 1982. Human respiratory deposition of particles during oronasal breathing. *Atmos. Environ.* 16: 2279–2282.

Tamulinas, C.B. and Leach, C.L. 2000. Routes of exposure: Inhalation and intranasal. In: *Excipient Toxicology and Safety* (M.L. Weiner and L.A. Kotkoskie, eds.). Marcel Dekker, New York, pp. 185–205.

Task Group on Lung Dynamics. 1966. Deposition and retention models for internal dosimetry of the human respiratory tract. *Health Phys.* 12: 173–207.

Tattersfield, A.E. 1986. Beta adrenoreceptor antagonists and respiratory disease. *J. Cardiovasc. Pharmacol.* 8(Suppl. 4): 535–539.

550

Taulbee, D.B., Yu, C.P., and Heyder, J. 1978. Aerosol transport in the human lung from analysis of single breaths. *J. Appl. Physiol.* 44: 803–812.

Thorne, P.S. and Karol, M.H. 1989. Association of fever with late-onset pulmonary hypersensitivity responses in the guinea pig. *Toxicol. Appl. Pharmacol.* 100: 247–258.

Touvay, C. and Le Mosquet, B. 2000. Systeme respiratoire et pharmacology de securite. *Therapie* 55: 71–83.

Ts'o, T.O.T., Leong, B.K.J., and Chenoweth, M.B. 1975. Utilities and limitations of behavioral techniques in industrial toxicology. In: *Behavioral Toxicology* (B. Weiss and V.G. Laties, eds.). Plenum Press, New York, pp. 265–291.

Uemitsu, N., Minobe, Y., and Nakayoshi, H. 1985. Concentration-time-response relationship under conditions of single inhalation of carbon tetrachloride. *Toxicol. Appl. Pharmacol.* 77: 260–266.

Ugwoke, M.I., Verbeke, N., and Kinget, R. 2001. The biopharmaceutical aspects of nasal mucoadhesive drug delivery. *J. Pharm. Pharmacol.* 53: 3–21.

Ulrich, C.E., Klonne, D.R., and Church, S.V. 1984. Automated exposure system for metered-dose aerosol pharmaceuticals. *Toxicologist* 4: 48.

Valentine, R. and Kennedy, G.L., Jr. 2001. Inhalation toxicology. In: *Principles and Methods of Toxicology*, 4th edn. (W. Hayes, ed.). Raven Press, New York, pp. 1085–1143.

Vidgren, M.T., Karkkainen, A., Paronen, T.P., and Karjalainen, P. 1987. Respiratory tract deposition of ^{99}Tc-labeled drug particles administered via a dry powder inhaler. *Int. J. Pharm.* 39: 101–105.

Wanner, A. 1979. The role of mucociliary dysfunction in bronchial asthma. *Am. J. Med.* 67: 477–485.

Wanner, A. 1981. Alteration of tracheal mucociliary transport in airway disease. Effect of pharmacologic agents. *Chest* 80 (Suppl. 6): 867–870.

Webber, S.E. and Widdicombe, J.G. 1987. The actions of methacholine, phenylephrine, salbutamol and histamine on mucus secretion from the ferret in-vitro trachea. *Agents Actions* 22: 82–85.

Weibel, E.R. 1963. *Morphometry of the Human Lung*. Springer-Verlag, Heidelberg, Germany.

Weibel, E.R. 1983. How does lung structure affect gas exchange? *Chest* 83: 657–665.

Westfall, T.C. and Westfall, D.P. 2011 Adrenergic agonists and antagonists. In: *Goodman & Gilman's: The Pharmacological Basis of Therapeutics*, 12th edn. (B.L. Brunton, B. Chabner, and B. Knollman, eds.). McGraw Hill Medical, New York, pp. 277–304.

Weston, R. and Karel, L. 1946. An application of the dosimetric method for biologically assaying inhaled substances. *J. Pharmacol. Exp. Ther.* 88: 195–207.

Widdicombe, J.G. 1974. Reflex control of breathing. In: *Respiratory Physiology*, Vol. 2 (J.G. Widdicombe, ed.). University Park Press, Baltimore, MD.

Willeke, K. 1980. *Generation of Aerosols and Facilities for Exposure Experiments*. Ann Arbor Science, Ann Arbor, MI.

Williams, M.H. 1974. Steroids and antibiotic aerosols. *Am. Rev. Respir. Dis.* 110: 122–127.

Wills, P. and Greenstone, M. 2001. Inhaled hyperosmolar agents for bronchiectasis. *Cochrane Database Syst. Rev.* CD002996.

Wilson, A.G.E. 1982. Toxicokinetics of uptake, accumulation, and metabolism of chemicals by the lung. In: *Mechanisms in Respiratory Toxicology*, Vol. 1 (H. Witschi and P. Nettesheim, eds.). CRC Press, Boca Raton, FL, pp. 162–178.

Witschi, H.P. and Brain, J.D. 1985. *Toxicology of Inhaled Materials*. Springer-Verlag, New York.

Witschi, H.P. and Nettesheim, P. 1982. *Mechanisms in Respiratory Toxicology*, Vol. 1. CRC Press, Boca Raton, FL.

Zhang, Y. and Jiang, X. 2001. Detoxification of nasal toxicity of nasal drug delivery system. *Zhongguo Yiyao Gongye Zazhi* 32: 323–327.

Inhalation Toxicology (3rd ed)

吸入毒理学（原著第三版）